Ullrich Bauer · Uwe H. Bittlingmayer · Matthias Richter (Hrsg.)

Health Inequalities

Gesundheit und Gesellschaft

Herausgegeben von
Ullrich Bauer
Uwe H. Bittlingmayer
Matthias Richter

Der Forschungsgegenstand Gesundheit ist trotz reichhaltiger Anknüpfungspunkte zu einer Vielzahl sozialwissenschaftlicher Forschungsfelder – z. B. Sozialstrukturanalyse, Lebensverlaufsforschung, Alterssoziologie, Sozialisationsforschung, politische Soziologie, Kindheits- und Jugendforschung – in den Referenzprofessionen bisher kaum präsent. Komplementär dazu schöpfen die Gesundheitswissenschaften und Public Health, die eher anwendungsbezogen arbeiten, die verfügbare sozialwissenschaftliche Expertise kaum ernsthaft ab.

Die Reihe „Gesundheit und Gesellschaft" setzt an diesem Vermittlungsdefizit an und systematisiert eine sozialwissenschaftliche Perspektive auf Gesundheit. Die Beiträge der Buchreihe umfassen theoretische und empirische Zugänge, die sich in der Schnittmenge sozial- und gesundheitswissenschaftlicher Forschung befinden. Inhaltliche Schwerpunkte sind die detaillierte Analyse u. a. von Gesundheitskonzepten, gesundheitlicher Ungleichheit und Gesundheitspolitik.

Ullrich Bauer · Uwe H. Bittlingmayer
Matthias Richter (Hrsg.)

Health Inequalities

Determinanten und Mechanismen gesundheitlicher Ungleichheit

VS VERLAG FÜR SOZIALWISSENSCHAFTEN

Bibliografische Information der Deutschen Nationalbibliothek
Die Deutsche Nationalbibliothek verzeichnet diese Publikation in der Deutschen Nationalbibliografie; detaillierte bibliografische Daten sind im Internet über http://dnb.d-nb.de abrufbar.

1. Auflage 2008

Lektorat: Frank Engelhardt

VS Verlag für Sozialwissenschaften ist Teil der Fachverlagsgruppe
Springer Science+Business Media.
www.vs-verlag.de

Umschlaggestaltung: KünkelLopka Medienentwicklung, Heidelberg
Druck und buchbinderische Verarbeitung: Krips b.v., Meppel
Gedruckt auf säurefreiem und chlorfrei gebleichtem Papier

ISBN 978-3-531-15612-5

Inhalt

II. Sozio-kulturelle Erklärungsansätze

III. Interaktion, Biografie, Lebenslauf

Zum Reihenstart „Gesundheit und Gesellschaft“

Es ist überraschend genug, wie lange das Thema „Gesundheit“ von einer sozialwissenschaftlichen Problematisierung weitgehend ausgeschlossen bleiben konnte. Bis auf wenige Versuche, Gesundheit überhaupt zu thematisieren, existierte über lange Zeit nur eine versprengte medizinsoziologische Diskussion. Die disziplinäre Evolution hatte das Thema weitläufig der Medizin übertragen. Zugelassen – und damit legitimiert – waren allenfalls noch die medizinnahen, naturwissenschaftlich ausgerichteten Fächer. Zu einer originär sozialwissenschaftlich basierten Gesundheitsforschung kommt es erst heute. Es scheint so, als ob dafür die Hilfe einer Interdisziplin wie den Gesundheitswissenschaften unverzichtbar war. So wurde in Deutschland an eine Tradition angeschlossen, die durch Kriegs- und Nachkriegszeit einen Neubeginn brauchte und nun über einen Zeitraum von rund zwei Jahrzehnten eine große Bandbreite hoch aktueller Bezüge zu allerlei Themen der eigentlich soziologischen Diskussion herstellen konnte. Das Gesundheitsthema bildet damit keinesfalls nur den Stoff für eine Bindestrichsoziologie. Gesundheit ist heute eine Querschnittsthematik in den Sozialwissenschaften. Zu einer langen Reihe der Thematisierung von Gesundheit allein in den speziellen Soziologien gehören die sozialpolitische Diskussion und die politische Soziologie, die Kindheits- und Jugendforschung, die Lebenslaufs- und Lebensverlaufsforschung, die Professionssoziologie, die Genderforschung, die Institutionen-, Organisations- und Arbeitssoziologie, die Alterssoziologie etc. – und dies stellt immer noch nur eine kleine Auswahl dar.

Parallel ist Gesundheit Gegenstand dessen, was wir heute noch unter dem Zugang der Allgemeinen Soziologie verstehen. Gleichsam klassische Soziologiefragen nach der Verteilung ungleicher Lebenschancen, der Machtverteilung innerhalb der Gesellschaft stellen sich mit dem Gesundheitsthema neu. Nirgendwo können wir so ernsthaft von einem individuellen vitalen Interesse sprechen wie bei dem Streben nach Gesundheit. Die Aufrechterhaltung, Förderung und Wiederherstellung von Gesundheit ist also nur vordergründig ein technisches Thema. Im Hintergrund stehen allgemeine Theorieprobleme der Sozialwissenschaften. Die Frage etwa, wie sich unterschiedliche Gesundheitskulturen ausbilden, ist unbeantwortbar, wenn wir nicht auf sozialisations-, handlungs- und akteurstheoretisches Wissen zurückgreifen können. Die Ausbildung von unterschiedlichen Bedürfnissen nach Gesundheit ist an gesellschaftstheoretische Überlegungen gebunden. Hierzu gehört auch das macht- und herrschaftstheoretisch zu basierende Verhältnis zwischen ökonomischen Zwängen und gesundheitlichen Freiheiten, das Gesundheitsdispositiv genau so wie die ideologisch aufgeladene Beziehung zwischen Selbst- und Kollektivverantwortung. Auch und gerade mit der Frage gesundheitlicher Ungleichheiten wird an eine besonders virulente Thematik der Sozialstruktur- und Ungleichheitsforschung angeschlossen, die in der gesundheitswissenschaftlichen Diskussion auch dann noch weiter existierte, als man in der Soziologie mit der Dauerproklamation des Abschieds von den alten Ungleichheiten fast schon in der Bedeutungslosigkeit verschwand.

Heute sprechen wir also nicht mehr nur über Krankheit, sondern über Gesundheit. Nicht mehr nur über die Medizin, sondern über eine unbeschreiblich breite Palette von Institutionen, die das Gesundheitsfeld rahmen. Für die Überwindung dieser disziplinären Lücke sind die modernen Gesundheitswissenschaften, wie sie hier in Bielefeld Schule machen, eine unabdingbare Voraussetzung. Klaus Hurrelmann und seine interdisziplinäre Ausrichtung bildeten für die Bielefelder Gesundheitswissenschaften den prägenden Ausgangspunkt. Auf ihn gehen die Umrisse des heutigen Paradigmas Gesundheit und Gesellschaft in den maßgeblichen Zügen zurück. Ihm ist hierfür genau so zu danken wie für eine Initiative, die in unserem Bielefelder Kollegenkreis so viele Anstöße und Anregungen gegeben hat, dass wir nun die Reihe „Gesundheit und Gesellschaft" im Verlag für Sozialwissenschaften erfolgreich einrichten konnten.

Die Reihe systematisiert eine sozialwissenschaftliche Perspektive auf Gesundheit. Die einzelnen Beiträge beinhalten sowohl theoretische als auch empirische Zugänge. Inhaltliche Schwerpunkte umfassen die Analyse gesundheitlicher Ungleichheiten, unterschiedlicher Gesundheitskonzepte sowie nationaler und internationaler Gesundheitspolitiken. Die Reihe startet mit dem Band „Health Inequalities: Determinanten und Mechanismen gesundheitlicher Ungleichheit". Für dessen Fertigstellung und die nun erfolgreichen, intensiven Bemühungen, ein so interessantes sozialwissenschaftliches Veröffentlichungsprojekt auf den Weg zu bringen, danken wir dem Verlag und hierbei ausdrücklich Frank Engelhardt, Monika Mühlhausen und Cori Antonia Mackrodt. Für entscheidende Hilfe bei der Fertigstellung des vorliegenden Bandes bedanken wir uns sehr herzlich bei Tuba Hastaoglu, Ute Sauer, Miriam Schmuhl und Lukas Slotala.

Bielefeld, im Mai 2008
Ullrich Bauer, Uwe H. Bittlingmayer, Matthias Richter

Einführung

Determinanten und Mechanismen gesundheitlicher Ungleichheit. Die Herausforderung einer erklärenden Perspektive

Ullrich Bauer, Uwe H. Bittlingmayer, Matthias Richter

1 Einleitung

Wenn in der deutschsprachigen Debatte ein englischer Fachterminus so viel Aufmerksamkeit erfährt wie „Health Inequalities", ist das meist ein sicheres Anzeichen für ein Thema, über das man in Deutschland unter Deutschsprachigen nur selten spricht. Health Inequalities stellen in den wissenschaftlichen wie auch den öffentlichen Debatten der anglophonen Länder ein durchaus gebräuchliches und wirkungsvolles Schlagwort dar (Bartley 2004; Bartley, Blane & Davey Smith 1998; Davey Smith 2003; Lahelma 2006). Damit werden Phänomene gesundheitlicher Ungleichheit gefasst, wenn diese an Formen gesellschaftlicher Ungleichverteilung gekoppelt sind. Die Debatte über gesundheitliche Ungleichheiten verfügt also – verfolgt man sie weiter international – über eine direkte Verbindung zur Frage sozialer Ungleichheiten. Sie ist eng verknüpft mit weiterführenden Fragen sozial- und wohlfahrtsstaatlicher Sicherung. In Deutschland dagegen bilden sich solche Verbindungen in den entsprechenden Fachdiskussionen noch nicht einheitlich ab. Noch bedarf es einiger Bemühungen, das Thema Health Inequalities sowohl im politischen als auch im wissenschaftlichen Kontext stärker zu verankern.

In einiger Hinsicht erinnern solche Bemühungen an das, was vor einigen Jahren als PISA-Schock erlebt wurde. Die Diskussion über Bildungsungleichheiten vermag in der Tat viele Ähnlichkeiten zu dem aufzuweisen, was wir heute in Deutschland als gesundheitliche Ungleichheiten diskutieren. Zwar bliebe es unvollständig, dem deutschen Gesundheitswesen eine ähnlich skandalöse Bilanz wie dem hiesigen Bildungswesen nachzusagen. Eine klare gesellschaftliche Spaltung wie die der deutschen Bildungslandschaft, sehr alte Selektionsstrukturen eines mehrfach gestuften Bildungswesens, die die soziale Hierarchie verlässlich in eine Schulformhierarchie übersetzen und aus dieser wieder die alte soziale Hierarchie hervorbringen – das alles ist im Gesundheitsbereich so noch nicht vorstellbar. Deutschland ist im Gesundheitssektor kein Selektionsweltmeister. Und dennoch weit genug oder auch immer weiter vom Gegenteil entfernt. Was im Bildungsbereich als die starke Determinationskraft der außerschulischen Existenz- und Lebensbedingungen für die Entwicklung einer erfolgreichen Bildungsbiographie von Heranwachsenden angesehen wird, bezeichnet im Gesundheitsbereich ganz analog Strukturen der Verfügbarkeit über materielle wie immaterielle Ressourcen, die als entscheidende Weichensteller für den Verlauf von Gesundheitsbiographien fungieren. Im individuellen Gesundheitszustand lässt sich wie beim Bildungserfolg die Kumulation begünstigender bis benachteiligender Einflussfaktoren erkennen. Gesundheit also ist ein kumulatives Produkt, in das materielle, soziale, psychische und biologische Faktoren gleichermaßen hineinspielen. Was aber bedeutet das für die heutige Forschung über sozioökonomische Unterschiede in der Gesundheit? Was, für eine integrierende Perspektive, die nach Determinanten und Mechanismen gesundheitlicher Ungleichheit fragt?

Geht man einmal davon aus, dass auch im internationalen Kontext in zahlreichen Einzelfragen ein immer noch variierender Kenntnisstand in der Debatte über gesundheitliche Ungleichheiten konstatiert werden kann (Mackenbach 2006; Richter & Hurrelmann 2006a), so besteht zumindest Einigkeit darüber, woran sich die Forschung – wenn man so will, das Paradigma „Health Inequalities" – künftig zu orientieren hat. Die Unterscheidung dreier Ebenen der Thematisierung hat sich mittlerweile durchgesetzt. Im Mittelpunkt steht dabei die Differenzierung von Anätzen, die gesundheitliche Ungleichheiten entweder: a) *beschreiben*, b) *erklären* oder c) *reduzieren* wollen (Richter & Hurrelmann 2006b). Alle drei Ebenen erweisen sich als notwendig und aufeinander verwiesen. Dennoch aber erfolgte ihre Entwicklung bis jetzt keinesfalls gleichschrittig.

Wenn heute über Health Inequalities gesprochen wird, dann nehmen wir damit zumeist eine Diskussion auf, in der wir statistische Zusammenhänge beschreiben. Diese *Beschreibungsebene* hat inzwischen eine enorme Bandbreite erhalten. Wir wissen dadurch, dass die Lebensdauer und damit Risiken der Morbidität und frühzeitiger Mortalität im internationalen Vergleich nahezu uneingeschränkt sozial ungleich verteilt sind. Die Verteilung gesundheitlicher Lebenschancen folgt dementsprechend einem sozialen Gradienten. Das heißt, die höchsten Gesundheitsrisiken erfahren diejenigen Gruppen mit dem geringsten Maß an eigenständiger Verfügbarkeit über ökonomische, kulturelle und soziale Ressourcen. Umgekehrt sind die Gesundheitsrisiken dann besonders niedrig, wenn entsprechende Ressourcen in hohem Maße vorhanden sind. In dem Maße, in dem nun in den vergangenen Jahren zahlreiche empirische Belege zum Einfluss von Ungleichheiten im Einkommens- und Bildungsspektrum auf die Ausprägung gesundheitlicher Ungleichheiten Berücksichtigung finden, werden anwendungsorientierte Zweige von Public Health sensibilisiert (die jetzt viel Aufmerksamkeit erfahrenden Ansätze zielgruppenspezifischer Gesundheitsförderung stehen hierfür beispielhaft). Mit der Zunahme beschreibender Daten wächst also heute durchaus auch der

Druck, gegen solche Ungleichheiten vorzugehen (vgl. aktuell etwa Bauer 2006, 2007; Kolb & Wolf 2006; SVR 2007; Richter & Hurrelmann 2007). Wo aber setzt das Bemühen um die *Reduzierung* gesundheitlicher Ungleichheiten an?

Bei aller Offenheit für jüngere Bemühungen zur Prävention und Intervention, der wissenschaftliche Diskussionsstand gibt hierfür noch zu wenig her. Der sprunghafte Wechsel zwischen der Ebene der *Beschreibung* und den Versuchen zur *Reduzierung* gesundheitlicher Ungleichheiten lässt übersehen, dass eine wirklich tragfähige ätiologische Perspektive noch lange nicht zur Ausbildung gelangen konnte. Gemeinhin nehmen wir heute Verursachungszusammenhänge an, über deren tatsächlichen Wirkmechanismus nur wenig detaillierte Kenntnisse vorhanden sind. Nicht nur, dass damit eine wirklich intervenierende Perspektive von Beginn an fraglich erscheint, wenn nicht recht klar ist, wo denn eigentlich genau gesundheitliche Ungleichheiten entstehen und wo und wann folglich in diesem Entstehungszusammenhang zu intervenieren wäre. Vielmehr fällt heute die grundsätzliche Schwäche der bisherigen Forschungsdiskussion auf, die sich – und das unabhängig davon, ob wir hier die hiesige deutschsprachige oder die internationale Debatte verfolgen – mehrheitlich zwischen dem Anspruch auf Bechreibung und Reduzierung gesundheitlicher Ungleichheiten bewegt. Sicher erfahren wir in diesem Zusammenhang einen Effekt jener zahlreichen und langjährigen Bemühungen, die Problematik sozial ungleich verteilter Gesundheitschancen auf die politische Tagesordnung überhaupt erst einmal setzen zu können; die Thematik Ungleichheit ist seit vielen Jahren in politischer Hinsicht umkämpft (der Terminus technicus in dieser Bewegung mal tabuisiert, mal Kampfbegriff) und bedarf immer einer besonderen Legitimation. Dies darf aber in der Konsequenz nicht bedeuten, dass für alle weiterführenden Bemühungen ein derart ungünstiges Verhältnis akzeptiert wird, in dem Ansätze, die die bloße *Beschreibung* von Ungleichheiten vornehmen, jene Versuche, die eine umfassende wissenschaftliche *Erklärung* anvisieren, proportional bei weitem übersteigen. Der Status quo der Health Inequalities Forschung bedarf heute zweifellos einer Veränderung, die auf die deutlichere Akzentuierung erklärender Ansätze gesundheitlicher Ungleichheit zielen.

Der hier vorliegende Sammelband ist durch diese einleitenden Überlegungen grob positioniert. Er kann auf einer inzwischen breiten Basis von Forschungsbeiträgen aufbauen, die das Thema Health Inequalities in beschreibender Perspektive empirisch bereits gut erschlossen haben. Diese Forschungslinie wird fortgeführt und sie ist heute mit den Möglichkeiten der Gesundheitsberichterstattung, quer- und längsschnittlich angelegter Surveys in einer guten Ausgangsposition, mehr und umfassenderes Material über das Ausmaß und die Veränderung sozial bedingter gesundheitlicher Ungleichheiten zu liefern (Mielck 2000, 2005; Lampert et al. 2005). Neue Impulse erfordert die Forschung dagegen bei der

Erschließung ätiologischer Zugänge. Der hierzu vorliegende Forschungsstand ist inzwischen aufgearbeitet (hier wie im Folgenden Richter & Hurrelmann 2006a; Mackenbach 2006; Siegrist & Marmot 2006). Die heute geläufige Unterteilung sieht vor, dass wir uns bisher in einem Spektrum von Ansätzen bewegen, die die Erklärung sozial bedingter gesundheitlicher Ungleichheit entweder:

- als ungleiche Exposition gegenüber gesundheitsschädigenden bzw. -förderlichen Umwelten verstehen (*materieller Ansatz*),
- als Effekt ungleicher Präferenz- oder Verhaltensmuster wie dem Rauchen, dem Risikoverhalten etc. (*kulturell-verhaltensbezogener Ansatz*) oder
- als Ergebnis einer übermäßigen Belastung durch Stress, der wiederum in einem Konglomerat aus kontinuierlichen Belastungen (Familie, Arbeitsplatz), kritischen Lebensereignissen (Tod einer/s Angehörigen, Trennungserfahrungen etc.) und einer entsprechenden individuellen Disposition entsteht (*psychosozialer Ansatz*).

Dass mit jedem dieser einzelnen Ansätze nur ein Detailangebot zu einer zusammenfassenden erklärenden Perspektive gemacht werden kann, steht außer Frage. Noch lassen sich die wenigen vorhandenen Traditionslinien aber zu einem großen Teil nur additiv verstehen und in dieser Weise auch miteinander kombinieren. Wichtiger ist, dass die Theoriediskussion im Bereich der Forschung über gesundheitliche Ungleichheiten noch nicht abgeschlossen ist. Was heute noch recht statisch als unterschiedliche Ebenen der Erklärung gedacht wird – etwa als Strukturebene im materiellen Ansatz, als Gruppen- und Institutionenebene im kulturell-verhaltensbezogenen Ansatz oder als Mikroebene im psychosozialen Ansatz –, findet durchaus schon Eingang in komplexere Erklärungsmodelle. Hierzu gehört der Versuch, ungleich begünstigende Faktoren der unterschiedlichen Ebenen als Schutz- bzw. als Risikofaktoren zu bündeln (Mackenbach 2006; Steinkamp 1999; Mielck 2000; Richter & Mielck 2000; Bauer 2005) oder auch die unterschiedlichen Strukturebenen analytisch zu modellieren (Lampert & Kroll 2006; siehe auch Geyer; Lahelma et al. in diesem Band). Hieraus entsteht ein präziseres Bild, in dem direkte und indirekte Gefährdungen, distale und proximale Faktoren des individuellen Gesundheitsstatus in einem Interaktionsmodell aufeinander bezogen werden. Auf diese Weise werden jetzt erste Schritte zu einer dringenden Intensivierung der Theorie- und Modelldiskussion entwickelt. An Komplexität gewinnen solche Versuche, wenn sie gebündelte Faktoren wachsender bzw. abnehmender Gefährdungen in einer lebenslangen Betrachtung berücksichtigen. Diese als Ansätze einer Lebenslaufperspektive zusammengefassten Versuche (Dragano & Siegrist 2006; Osler 2006; siehe auch Davey Smith in diesem Band) erfahren heute mit Recht viel Aufmerksamkeit.

Eine erklärende Perspektive gesundheitlicher Ungleichheit kann damit auf zahlreiche Vorarbeiten zurückgreifen. Diese auch weiterhin in modellbildender Absicht zu kombinieren, scheint eine der kommenden Aufgaben im Sinne einer Minimalanforderung darzustellen. Eine übergreifendere, an der auch der vorliegende Band ansetzt, ist die zügigere Integration der Thematik in den allgemeinen sozialwissenschaftlichen Forschungsrahmen. Dieser Versuch, der bislang nur wenige Vorarbeiten kennt, verspricht zwar auch keine pauschalen Antworten. Mit Rückgriff auf allgemeine Erkenntnisse der Sozialstruktur- und Ungleichheitsforschung sowie bereits vorliegende Befunde einzelner Forschungsfelder wie etwa der Bildungs- und Sozialisationsforschung (wo offenbar die Ähnlichkeiten, nicht die Unterschiede überraschen), scheint jedoch der Kontext leichter und genauer definierbar, in dem zunächst noch die Fragen präzisiert und das vorhanden Instrumentarium ausgebildet wird.

2 Auf dem Weg zu einer sozialwissenschaftlichen Betrachtungsweise gesundheitlicher Ungleichheiten

Die anvisierte stärkere Rückführung der Forschung über gesundheitliche Ungleichheiten auf die sozialwissenschaftliche Theoriediskussion bedeutet nicht nur eine methodische und methodologische Versicherung. Vielmehr wird hierüber die Beschäftigung mit gesundheitlicher Ungleichheit, also die ungleiche Verteilung *individueller* Morbiditäts- und Mortalitätsraten von Beginn an als ein *soziales* Phänomen dechiffriert, in dem statistische Relationen zwar wichtige Hinweise zur konkreten Ausprägung sozial bedingter gesundheitlicher Ungleichheit liefern können, die sozialwissenschaftliche Theorie allerdings auf Fragedimensionen abzielt, die die sozialepidemiologische Forschung bisher nicht in den Blick genommen hat. Damit ist nicht nur eine normative Bewertung gesundheitlicher Ungleichheiten gemeint (vgl. Bittlingmayer, Sahrai & Schnabel, im Druck). Hierzu gehören vielmehr auch Fragen danach, inwieweit Gesundheit und Krankheit als sozial sinnhafte Konstruktionen und handlungsdeterminierende Parameter verstanden werden müssen. Je nachdem, ob etwa Krankheit oder Gesundheit als Konsequenz eigener präventiver oder gesundheitsfördernder Handlungen oder, umgekehrt, als nicht zu beeinflussendes Schicksal verstanden werden, unterscheiden sich die alltäglichen Umgangsformen mit Gesundheit und Krankheit.

Die Beschäftigung mit unterschiedlichen Dimensionen sozialer und gesundheitlicher Ungleichheiten – übergreifende Strukturierungsformen, die als Dimensionen hier in Betracht kommen, sind vor allem Schicht, Milieu oder Klasse (vgl. u.a. Hradil 2006a; Wilkinson & Pickett im Band), Migration/Ethnizität (vgl. Marschalck & Wiedl 2005; Altgeld, Bächlein & Deneke 2006; Spallek & Razum im Band) oder Geschlecht (vgl. Kuhlmann & Kolip 2005; Nideröst 2007; Kuhlmann & Kolip im Band) – ist auch und gerade auf gesellschaftstheoretische Überlegungen angelegt. So verweist allein die bloße Existenz sozial bedingter gesundheitlicher Ungleichheit auf zu Grunde liegende soziale Herrschaftsverhältnisse, deren Produktions- und Reproduktionsbedingungen Teil der Erklärungsversuche gesundheitlicher Ungleichheiten sind bzw. sein sollten (Kühn 1993; Wilkinson 2005; vgl. hierzu auch aus einer diskursanalytischen herrschaftskritischen Perspektive Schmidt 2008). Denn die Existenz von sozialer Ungleichheit, gerade wenn sie über Generationen stabil bleibt, ist mit sozialen Herrschaftsstrukturen, die sich zum Beispiel in besonderen Privilegien oder Ressourcenakkumulationen niederschlagen, verwoben (vgl. Imbusch 1998; Vester 2002; Berger & Schmidt 2004; Bittlingmayer & Bauer 2006). Dass die Diskussion über sozioökonomische Unterschiede in der Gesundheit, sobald sie über die bloße Beschreibung hinaus gelangen will und sich auf die Erklärung und sogar Reduzierung oder Beseitigung konzentriert, auf herrschaftssoziologische Perspektiven hinaus läuft, wird in den national und international vorliegenden Studien allzu selten thematisiert (vgl. aber Wilkinson 2005).

Es ist vor diesem Hintergrund nicht übertrieben festzuhalten, dass in der bisherigen Erforschung von gesundheitlichen Ungleichheiten, national wie international, das Potenzial einer sozialwissenschaftlichen Analyse noch kaum ausgeschöpft ist. In den folgenden Abschnitten werden wir diese Behauptung anhand unterschiedlicher Zugänge und Ebenen verdeutlichen: die Untersuchung von sozial bedingten gesundheitlichen Ungleichheiten aus der Perspektive der Gesellschaftstheorie, der Milieuforschung, der Lebenslaufforschung sowie der Sozialisationstheorie. Die folgenden Abschnitte sollen somit – so weit in kursorischer Form machbar – wichtige Anhaltspunkte einer sozialwissenschaftlich geerdeten Erforschung über gesundheitliche Ungleichheiten liefern, die in der Regel unthematisiert bleiben.

2.1 Gesundheitliche Ungleichheiten im gesellschaftstheoretischen Fokus

Soziologische Gesellschaftstheorien haben sich bislang – abgesehen von der bedeutenden Ausnahme Talcott Parsons – nur in Ausnahmefällen einem Thema wie Gesundheit oder Krankheit mit allgemeineren theoretischen Zugängen genähert. Die Rolle ist eher von der Ethnologie als von der Soziologie übernommen worden (vgl. etwa Evans Prittchard 1988). Die Betrachtung der spezielleren Verknüpfung zwischen gesellschaftstheoretischen Modellen und gesundheitlichen Ungleichheiten findet sich sogar noch seltener und bildet eine vergleichweise große Forschungslücke, die nicht mit der Erhebung und Interpretation weiterer gesundheitsbezogener Daten zu schließen ist. Die Relevanz der Gesellschaftstheorie für gesundheitliche Ungleichheiten offenbart sich dabei *einerseits* in einem genaueren Verständnis der zu Grunde liegenden Produktions- und Reproduktionsbedingungen der statistisch abbildbaren Korrelationen oder empirischen Ursache-Wirkungsverhältnissen. *Andererseits* in der grundsätzlichen Anlage, wie – ausgehend von dem bekannten Public Health Action Cycle (vgl. Richter & Hurrelmann 2006a) – die Reduktion oder gar Beseitigung von Health Inequalities zu konzeptionalisieren ist. Dabei ist die Varianz und das Spektrum der Bezüge zwischen gesellschaftstheoretischen Überlegungen und sozial bedingter gesundheitlicher Ungleichheit beträchtlich. Im Folgenden kann diesbezüglich keine ausführlichere Erörterung der unterschiedlichen gesellschaftstheoretischen Zugänge zu Krankheit und Gesundheit sowie ihrer impliziten oder expliziten Konsequenzen erfolgen, sondern nur angedeutet werden, welche Argumentationsfiguren und -strategien aus derartigen Überlegungen erwachsen.

Strukturfunktionalismus

Unterscheiden lässt sich eine theoriegeleitete Konzeptionalisierung gesundheitlicher Ungleichheiten entlang ganz unterschiedlicher Argumentationslinien. In der Tradition von Talcott Parsons (1958, 1967) etwa fungiert die medizinische Versorgung bekanntlich als spezialisierter Reparaturbetrieb, in dem die Arbeitskraft der sozialen Akteure wieder hergestellt werden kann. Grundlage ist gewissermaßen ein doppeltes gesellschaftliches Agreement. Sobald die Arbeitskraft durch Krankheit eingeschränkt ist, haben soziale Akteure die Aufgabe, sich unmittelbar um die Wiederherstellung ihrer Arbeitskraft zu kümmern. Zu diesem Zweck wird das medizinische System in Anspruch genommen, das als professionelle Dienstleistung mit der Zielvorgabe gesamtgesellschaftlich ausdifferenziert wurde, eine baldige Reintegration in die Arbeitswelt zu ermöglichen. Während also soziale Akteure im Krankheitsfall in der Verpflichtung sind, sich um sofortige professionelle Hilfe zu kümmern, sind die professionellen Dienstleister ihrerseits in der Verantwortung, die sozialen Akteure ohne Verzögerung wieder arbeitsfähig zu machen. Dafür ist Krankheit der einzig legitime Grund, temporär aus der Arbeitswelt auszuscheiden und die eigene Arbeitskraft dem ökonomischen System zu entziehen. Krankheit legitimiert in dieser Hinsicht individuellen Produktionsausfall. „Das ‚Privileg' der Befreiung von normalen Aufgaben und Rollenverpflichtungen muß sich der Patient mit seiner Unterordnung unter die Allkompetenz der medizinischen Helfer, durch weitgehenden Verzicht auf Mitbestimmung über das Behandlungsgeschehen und durch bedingungslose Kooperationsbereitschaft, kurz: unter freiwilligem Verzicht auf konstitutive Elemente relativ erkaufen, die für seine Identität als Nicht-Patient entscheidend gewesen sind." (Schnabel 1988: 32) Durch diese argumentative Figur wird Krankheit als etwas prinzipiell Abweichendes verstanden, als temporäre Funktionsstörung, die es *aus gesamtgesellschaftlichen Gründen* zu beheben gilt.

Es ist zu Recht häufig kritisiert worden, dass aus einer funktionalistischen Perspektive, wie Parsons sie vertritt, letztlich verfolgt, Krankheit in erster Linie als Normverstoß, als Devianz in den Blick kommt (vgl. etwa Schnabel 1988: 29-39; Schmidt 2008). In Hinblick auf die Einschätzung gesundheitlicher Ungleichheiten ergibt sich aus der strukturfunktionalistischen Theoriestrategie allerdings ein wertvolles Motiv, das häufig in sozialepidemiologischen Studien wenig Berücksichtigung findet. In Krankheit (oder Gesundheit) gehen gesamtgesellschaftliche Bewertungen unmittelbar mit ein. Lebensweltlich ist der Strukturfunktionalismus stark verankert, wie etwa die Empörung über das Krank „feiern" oder das „Blaumachen" zeigen. Krankheit meint also nicht einfach einen bio-psychoorganischen Zustand, sondern ist in der Regel von Werthaltungen und Zuschreibungen umstellt. Auf den Gegenstand ungleich verteilter Chancen für Gesundheit bezogen heißt das mitunter, spezifische Bevölkerungsgruppen besitzen nicht nur ein erhöhtes Krankheitsrisiko, sondern auch ein erhöhtes Risiko, Objekt diskriminierender Zuschreibungen zu werden und in der Konsequenz geringere gesellschaftliche Akzeptanz, soziale Anerkennung und „funktionale Wertschätzung" zu erfahren. Auch wenn Parsons stabilitätsorientierte Hintergrundtheoreme sehr umstritten sind, so sind doch strukturfunktionalistische Argumentationsmuster in Hinblick auf die Erklärung und die Konsequenzen von Health Inequalities nicht zu unterschätzen.

Systemtheorie

Als gesellschaftstheoretisches Erbe von Parsons wird in Deutschland in der Regel die Systemtheorie Niklas Luhmanns betrachtet. Ihm zufolge sind moderne Gesellschaften am ehesten zu charakterisieren als Ansammlung ausdifferenzierter Funktionssysteme entlang der Leitunterscheidung System und Umwelt. Seine Soziologie, in der der Handlungsbegriff durch den Kommunikationsbegriff ersetzt wird, geht davon aus, dass die einzelnen Funktionssysteme wie Ökonomie, Recht, Wissenschaft, Religion oder Erziehung als selbstreferetielle Kommunikationssysteme gefasst werden müssen, in die „von außen" nicht direkt eingegriffen werden kann. Das führt dann unmittelbar zu der viel diskutierten Thematik von „Steuerungsproblemen" in modernen Gesellschaften. Zwar hat Luhmann keine Studie vorgelegt, in der er ein Subsystem Gesundheit festschreibt, das nach einer eigenen „Funktionslogik" und nach einem eigenen binären Code, etwa „gesund/nicht gesund"[1] Vorgänge aus der Umwelt selektiert und nach eigenen funktionsspezifischen Operationen abarbeitet (einen solchen Versuch unter-

[1] Oder auch in einer jüngeren Variante von Bauch (2006a: 9f.) vorgeschlagen: „gesundheitsförderlich/gesundheitshinderlich".

nimmt Bauch 1996). Dennoch wird von systemtheoretisch inspirierten Autorinnen und Autoren Gesundheit bzw. Krankheit als ein besonderes Funktionssystem ausgewiesen, dem zum Teil sogar eine besondere Stellung in der Reihe der Funktionssysteme (Luhmann 1983; Kraft 2006) attestiert wird.

Die Systemtheorie Luhmanns hat traditionell erhebliche Schwierigkeiten, in ihre in der Regel sehr abstrakten Überlegungen empirische Realitäten zu integrieren, insbesondere dann, wenn es sich um soziale Ungleichheiten handelt (vgl. Münch 1996). Im Kontext der Erklärung der Produktions- und Reproduktionsbedingungen gesundheitlicher Ungleichheiten ist deshalb in den wenigen systemtheoretischen Studien luhmannscher Provenienz, die hierzu vorliegen (zusammenfassend Bauch 2006b), wenig zu erwarten. Ableiten lässt sich das eher abstrakte Argument, dass gesundheitliche Ungleichheiten ein mehr oder weniger „normaler" Bestandteil der Funktionsweise moderner Gesellschaften sind, die nicht intendiert installiert werden, sondern sich aus dem alltäglichen Operieren aller Funktionssysteme ergeben. Bedeutsamer ist die Theorie selbstreferentieller Systeme bei der Frage nach den Interventionsmöglichkeiten und -strategien, also bei den potenziellen politischen Maßnahmen und Steuerungsversuchen, gesundheitliche Ungleichheiten reduzieren zu wollen. Hier wirkt sie insbesondere vermittelt über die Organisationssoziologie in die Gesundheitswissenschaften hinein. Zentral ist die These, dass die Steuerungskapazitäten in modernen Gesellschaften durch politische Maßnahmen und Regelungsversuche überschätzt sind. Die Theorie selbstreferentieller Systeme geht davon aus, dass ein System, das auf den Umgang mit Krankheit und/oder Gesundheit spezialisiert ist, durch Kommunikation in anderen Funktionssystemen oder der Umwelt lediglich „irritiert" werden kann. Direkte Veränderungen von „außen" sind theoriekonzeptionell ausgeschlossen. Die Theorie liefert dadurch einerseits eine Reihe von skeptischen Hinweisen zur Erklärung der in der Praxis vielfach beobachteten (und beklagten) Schwierigkeiten, gesundheitsförderliche oder präventive Maßnahmen nachhaltig zu implementieren. Andererseits liegt damit auch eine Perspektive vor, die die häufig wenig zielführenden politischen Steuerungs- und Regulationsversuche in das Gesundheits- und Krankheitssystem begreiflich zu machen versucht (vgl. zur Steuerungsproblematik etwa Willke 1997).

Kritische Theorie

Neben diesen beiden systemtheoretischen Perspektiven lässt sich eine dritte gesellschaftstheoretische Variante benennen, die dichter am Gegenstand Health Inequalities liegt und in der Tradition der Kritischen Theorie verankert ist. Zentral ist dieser Perspektive ein kritischer und vergleichsweise radikaler Blick auf gesamtgesellschaftliche Strukturen, die die individuelle Gesundheit präformieren. Der unmittelbare Bezug zu gesundheitlichen Ungleichheiten ist im Kontext der

Kritischen Theorie doppelt situiert: in der Analyse psychischer Gesundheit sowie in der Analyse der ökonomischen Grundstrukturen kapitalistischer Gesellschaften.

Zunächst ist im Rahmen der Beschäftigung mit psychischer Gesundheit im direkten Gegensatz zu den grundlegenden Einschätzungen von Parsons (1958, 1975), die Normalität gesellschaftlichen Funktionierens einerseits sowie die individuelle Gesundheit innerhalb solcher Strukturen andererseits gerade das *Verdächtige*. „[D]ie Spannungen und Belastungen, denen der Einzelne ausgesetzt ist, beruhen nicht auf individuellen Störungen und Erkrankungen, sondern auf dem *normalen* Funktionieren der Gesellschaft (und des Individuums). ‚Normales Funktionieren': wahrscheinlich ist die Definition für den Arzt eindeutig. Der Organismus funktioniert normal, wenn er störungsfrei und in Übereinstimmung mit dem biologischen und physiologischen Aufbau des menschlichen Körpers arbeitet. [...] was aber heißt normales Funktionieren in der Liebe, beim Haß, bei Arbeit und Freizeit, bei einer Aktionärsversammlung, auf dem Golfplatz, in den Elendsvierteln, im Gefängnis oder in der Armee?" (Marcuse 1968: 8/9) Genau in dem Augenblick, in dem die gesellschaftliche Normalität, in die Erkrankte wieder integriert werden sollen, selbst problematisch wird, erscheint aus der Perspektive einer Kritischen Theorie der Gesellschaft psychische Krankheit oder aggressives Verhalten nicht als deviant, sondern als „rationale" und „vernünftige" Reaktion auf bestehende gesellschaftliche Verhältnisse.[2]

In besonderem Maße einer ungleichheitsanalytischen Betrachtung verpflichtet sind damit weniger die Verhaltensweisen, Lebensstile und Praktiken *einzelner Individuen*, selbst wenn sie im statistischen Aggregat entlang etwa von Schichtindices oder Milieuvariablen unterschiedliche Krankheitsrisiken transportieren. Im Mittelpunkt stehen in dieser Theorietradition stärker gesamtgesellschaftliche Strukturen und erst in zweiter Linie lebensstil- und verhaltensorientierte Variablen. Der Maßstab Kritischer Theorie zur Beurteilung gesamtgesellschaftlicher Strukturen, der dieser Perspektive zu Grunde liegt, ist dabei bemerkenswert nahe an der Gesundheitsdefinition der WHO:[3] „Eine Gesellschaft ist krank, wenn ihre fundamentalen Institutionen und Beziehungen (d.h. ihre Struktur) so geartet sind, daß sie die Nutzung der vorhandenen materiellen und intellektuellen Mittel für die optimale Entfaltung der menschlichen Existenz (Humanität) nicht gestatten." (Marcuse 1968: 11) Eine auf die gesellschaftlichen Strukturen bezogene Perspektive hat auch in der aktuellen Debatte ihren Stellenwert. Hierzu bisher besonders exponiert der Ansatz Richard Wilkinsons (2005: 2): „Our growing un-

---

[2] Eine solche Überlegung ist analog zu den machttheoretischen und historischen Studien, die Michel Foucault vorgelegt hat. Vgl. hierzu etwa Foucault 1968 [1954]; Foucault 1988 [1963].

[3] Die klassische, implizit auf die gesellschaftliche Struktur bezogene Definition von Gesundheit der WHO bezeichnet einen „Zustand des völligen körperlichen, geistigen und sozialen Wohlbefindens und nicht nur die Abwesenheit von Krankheit" (WHO 1946).

derstanding of the social determinants of health in modern societies has the potential to usher in another, more fundamental transformation in the quality of our lives. By identifying what is about the social structure that does the damage, we initiate a program of reform that will allow future generations, with benefit of hindsight, to see how disfigured our societies and social relations really were.“ Die Perspektive steht sicher in der Tradition der Kritischen Theorie, erweitert aber aus gesundheitswissenschaftlicher Perspektive den Anwendungsbereich, der in der Kritischen Theorie noch auf die psychischen und psychologischen Momente bzw. inneren Deformierungen des Subjekts fokussiert war.

Die Analyse ökonomischer bzw. kapitalistischer Hintergrundstrukturen, die ein zweites Moment des Zugangs zu Health Inequalities aus der Perspektive der Kritischen Theorie liefert und die individuelle psychische Gesundheit konzeptionell makrotheoretisch rahmt, verweist zunächst darauf, dass die Maximierung ökonomisch-monetären Profites wenig mit der Maximierung des Gesundheitszustandes der Bevölkerung gemein hat. So wird beispielsweise argumentiert, dass das heutige Gesundheitswesen weniger ein selbstverständlicher Bestandteil kapitalistischer Gesellschaften ist, sondern durch die Arbeiterbewegung in sozialen Auseinandersetzungen erst erkämpft wurde (vgl. Deppe 1987). Solange gesundheitliche Ungleichheiten nicht die Prozesse der Profitmaximierung ernsthaft beeinträchtigen, werden sie aus strikt ökonomischer Sicht lediglich als potenziell bedeutsame Randgrößen verstanden. Das gilt nicht nur für die statistisch sichtbaren ungleichen Mortalitäts- und Morbiditätsraten, sondern eben so sehr für Fragen der betrieblichen Gesundheitsförderung. Oder andersherum: Erst wenn die Betriebe davon überzeugt werden können, dass sich Gesundheitsförderung betriebswirtschaftlich lohnt, werden entsprechende Programme installiert.

Auch in Hinblick auf die Idee einer Reduzierung sozioökonomischer Ungleichheiten in der Mortalität und Morbidität sind diese gesellschaftstheoretischen Überlegungen folgenreich. Denn gesundheitliche Ungleichheiten werden so analytisch unmittelbar mit gesamtgesellschaftlichen Ungleichheiten verbunden, also mit dem Gefüge von sozialen Milieus und Klassen in Gegenwartsgesellschaften. Dass in einer Gesellschaft, in der große soziale Ungleichheit vorherrscht, ebenfalls ein hohes Maß an ungleichen gesundheitlichen Lebenschancen auffindbar ist, ist aus einer materialistischen Perspektive wenig überraschend. Das Rezept zur Reduktion von Health Inequalities führt dann aber notwendig über die Reduktion gesamtgesellschaftlicher Ungleichheiten (analog argumentieren Wilkinson 1996, 2005; Schmidt & Kolip 2007; vgl. auch Wilkinson & Pickett sowie Schnabel im Band). Aus einer Perspektive der Kritischen Theorie wird hiermit explizit der Zusammenhang zwischen sozialer Ungleichheit und sozialer bzw. politischer Herrschaft adressiert. Bereits aus den achtziger Jahren stammt die noch immer aktuelle Einschätzung von Hans-Ulrich Deppe (1987: 7), dass „heute der gesellschaftliche und politische Umgang mit Gesundheit bzw. Krankheit gemeinhin auf Probleme reduziert [wird], die im unmittelbaren Einzugsbereich des Gesundheitswesens liegen. Es geht dabei vor allem um die Finanzierung, Steuerung und Planung der medizinischen Versorgung und um die kurzfristige Befriedigung der Bedürfnisse daran beteiligter Interessen." Explizit abgegrenzt wird eine materialistische, kritisch-theoretische Perspektive, die „von der Zielvorstellung der Weltgesundheitsorganisation [ausgeht], die Gesundheit als den ‚Zustand des vollständigen körperlichen, geistigen und sozialen Wohlbefindens' definiert" und die die Versuche zur Umsetzung oder Blockade dieser Zielvorstellung als „Ausdruck offener und verdeckter gesellschaftlicher Auseinandersetzungen, als Teil der politischen Herrschaft" (ebd.) begreift.

Die hier nur sehr selektiv und sehr kursorisch aufgeführten gesellschaftstheoretischen Modelle werden – so viel ist zu erwarten – künftig in einem engeren Zusammenhang zum Thema Health Inequalities zu sehen sein. Dies einerseits, weil sozialwissenschaftliche Zeitdiagnose dem Gegenstandsbereich Gesundheit insgesamt und der besonderen Problematik gesundheitlicher Ungleichheit viel stärker als bisher Beachtung wird schenken müssen. In gewisser Weise wird damit die Sondersituation, in der im Verlauf der historischen Evolution von Sozial- und Naturwissenschaften das Thema Gesundheit nahezu ausschließlich der Medizin oder den medizinnahen Disziplinen zugeschlagen wurde, rückgängig gemacht. In dem Maße, in dem sozialwissenschaftliche Großtheorien wieder auf den Gegenstandsbereich Gesundheit Anwendung finden (und die Palette der Gründe hierfür ist wie angedeutet groß: die Frage guten Lebens, die Chancen-, Ungleichheits- und Gerechtigkeitsproblematik etc.), findet eine inhaltliche Komplettierung in den Sozialwissenschaften selbst statt. Andererseits aber wirkt diese Bewegung auf die Health Inequalities-Forschung zurück. Die engere Kopplung an eine sozialwissenschaftliche Perspektive bewirkt eine deutliche Perspektivenerweiterung. Hier wird viel von dem zu füllen sein, was in der Forschungsdiskussion als Theoriedefizit bereits wahrgenommen wird. Wenn als künftiges Ziel also Ernst zu nehmen ist, den Komplexitätsgrad einer erklärenden Perspektive gesundheitlicher Ungleichheit zu steigern, dann bedeutet dies auch den Rekurs auf die allgemeinen Produktions- und Reproduktionsbedingungen sozialer Ungleichheit. Dass jüngere Ansätze der Sozialstruktur- und Ungleichheitsforschung in der Lage sind, diese Lücke zu füllen, kann heute durchaus begründet angenommen werden.

2.2 Individuum – Schicht/Klasse – Milieu: Die ungleichheits- und sozialstrukturanalytische Perspektive

In der deutschsprachigen Sozialstrukturanalyse und Ungleichheitsforschung hatte mit Beginn der 1980er Jahre eine grundlegende Revision eingesetzt. Annahmen zur Strukturierung moderner Gesellschaften entlang der Hierarchie ungleicher Güter und Ressourcen wurden zurückgewiesen, dem so genannten Stratifikationsmodell starrer Klassen- und Schichtzugehörigkeit wurde das Entvertikalisierungsmodell einer pluralisierten und enthierarchisierten Sozialstruktur gegenübergestellt (Beck 1986; Hradil 1992; Gross 1994; Müller-Schneider 1994; zusammenfassend Hillebrand, Kneer & Kraemer 1998; aktuell Hradil 2006b). Der sozialwissenschaftliche Mainstream der 1980er und 90er Jahre hatte – besonders, aber nicht nur in einem deutschen Sonderweg – zunächst einen bedeutsamen Wechsel von der Annahme stratifizierter, vertikal-strukturierter Klassengesellschaften (der dominierenden Annahme zuvor) zur Vorstellung enthierarchisierter, horizontal-differenzierter Lebenslagen vollzogen. Diese Vorstellung einer nivellierten Sozialstruktur ist auch im erweiterten sozialwissenschaftlichen Diskussionskontext nicht folgenlos geblieben. In den Gesundheitswissenschaften etwa erfährt sie eine hohe Resonanz dadurch, dass Fragen gesellschaftlicher Chancenverteilung und Chancengerechtigkeit über lange Zeit kaum berücksichtigt wurden.

Mit dem Ende der 1990er Jahre setzt indes zunächst in der soziologischen Sozialstrukturanalyse ein Gegentrend ein (Geißler 1996; Dangschat 1998; Geißler 1998; Bischoff, Herkommer & Hüning 2002). Mit der Vorstellung der gesellschaftlichen Neutralisierung strukturierter sozialer Ungleichheiten wurde mehr und mehr kritisch umgegangen. Zum einen dadurch begründet, dass sich die so genannten Entstrukturierungsansätze empirisch nicht bewähren konnten. Zum anderen durch eine nunmehr vehement wahrnehmbare Phase gesellschaftlicher Restrukturierung (Hradil 2006b), die die temporäre Abfederung des Ungleichheitsgefälles in der Nachkriegszeit wieder rückgängig machte. Die verfügbaren empirischen Befunde zur gesellschaftlichen Ungleichverteilung verweisen seither mehrheitlich darauf, dass sich die Ungleichheitsstruktur moderner Gesellschaften nicht aufgelöst, sondern allenfalls transformiert hat und soziale Schließungsprozesse neuerlich zunehmen (u.a. Berger & Vester 1998; Vester et al. 2001; Geißler 2006; Bauer & Vester 2008).

Mit seinen Untersuchungen zur sozialen Ungleichheitsreproduktion stellen die Annahmen Pierre Bourdieus (1982, 1987) den direkten Gegenpart zur Entstrukturierungs- und Entvertikalisierungsthese in der deutschen Sozialstruktur dar (vgl. auch Vester 2002). In Bourdieus Sozialraummodell lassen sich anhand der beiden strukturierenden Hauptprinzipien, dem ökonomischen und dem kulturellen Kapital, soziale Positionen nach dem zur Verfügung stehenden Kapitalvolumen vertikal und nach der Kapitalstruktur, entsprechend dem Mengenverhältnis zwischen ökonomischem und kulturellem Kapital, horizontal differenzieren. Im sozialen Raum sind die einzelnen Positionen nach dem Prinzip eines Nachbarschaftsverhältnisses durch räumliche Nähe miteinander verbunden oder durch Distanz voneinander getrennt (Bourdieu 1982, 1987). Das strukturelle Ordnungsraster des Sozialraums arbeitet dabei mit einer zweifachen Raumkonzeption: Zum einen existiert ein Raum der sozialen Positionen (z.B. der Berufszughörigkeit), zum anderen existiert ein symbolischer Raum der Alltagsexistenz, genauer der Lebensstile, der Abstände zu anderen Formen der Lebensführung markiert. Bei Bourdieu ist damit eine Vielzahl von Handlungsweisen, die häufig nur den Nuancen unterschiedlicher Geschmacksmuster zugerechnet werden, an der Hervorbringung und Stabilisation von Ungleichheitsmustern beteiligt.

Ergebnisse der epidemiologischen Diskussion über die Bedeutung gesundheitsrelevanter Lebensstile unterlegen die enge Orientierung an einer von Bourdieu vorgezeichneten Forschungsperspektive inzwischen hinlänglich (Williams 2003). Somit besteht zumindest innerhalb der Sozial-Epidemiologie weitreichendes Einvernehmen darüber, dass die Varianten gesundheitsförderlicher Verhaltensmuster als ein Bestandteil individueller Lebensstile aufzufassen sind, die wiederum selbst nach den zur Verfügung stehenden Lebensbedingungen und Ressourcen, folglich nach der sozialstrukturellen Positionierung variieren (Elkeles & Mielck 1997; Sperlich & Mielck 2003; Steinkamp 1999; Winkler 2000). Sozial-Epidemiologische Lebensstilkonzeptionen operationalisieren in enger Anlehnung an die Sozialraumlehre Bourdieus die Ebene des Individualverhaltens als eine Art Zwischenglied der Vermittlung von gesellschaftlichen Lebensbedingungen (Position im System sozialer Ungleichheit und damit verbundener Belastungen) und dem Outcome auf der organismischen Ebene, den unterschiedlichen Krankheits- oder Gesundheitsrisiken (Steinkamp 1999: 130; Nideröst 2007). Der Lebensstil synthetisiert hiernach Fähigkeiten und Eigenschaften, Einstellungen und Kompetenzen, die mit einer bestimmten sozialen Lebenslage verbunden sind. Er bildet andererseits ein „Auswahlreservoir" für die tatsächlichen Reaktionsweisen und Handlungsmuster, die das gesundheitliche Gleichgewicht beeinflussen; das gilt für die Distresserfahrungen, gesundheitsabträgliche Verhaltensweisen, die Kumulation von verhaltensbedingten Risikofaktoren, die Kompetenz zur angemessenen Versorgungsnutzung sowie für die Empfänglichkeit bzw. den Widerstand gegenüber Angeboten der Gesundheitsförderung gleichermaßen (Bauer 2005; Bauer & Bittlingmayer 2006; Bauer & Büscher 2008).

Das Sozialraummodell Bourdieus und sozial-epidemiologische Erkenntnisse überschneiden sich in dieser zentralen Diagnose: Lebensstiltypen sind mit der Struktur sozial ungleicher Lebensumstände eng verknüpft, individuelle Handlungsdispositionen sind das Ergebnis sozialstrukturell variierender Möglichkeiten der Aneinung von Kompetenzen (Janßen 1999). Dies ist durchaus konkordant mit einer Sichtweise in der Sozial-Epidemiologie, innerhalb der schon seit geraumer Zeit auf die langen biografischen Linien der Entstehung gesundheitsförderlicher Verhaltensmuster und ihre Verwobenheit mit der Struktur von Umwelt- bzw. Umfeldbedingungen verwiesen wird (siehe auch den Beitrag von Davey Smith im Band). Das Milieukonzept der Hannoveraner Arbeitsgruppe interdisziplinäre Sozialstrukturanalyse (AgiS) könnte in diesem Sinne eine durchaus plausible Möglichkeit darstellen, in analytischer Hinsicht die Grundüberlegungen des Sozialstrukturmodells Bourdieus weiterzuführen, auf der Grundlage einer empirischen Aktualisierung.

Die empirisch basierte Milieukonzeption (s. Abb. 1) hat eine relativ verfestigte Form und ähnelt darin im internationalen Vergleich der Gliederung anderer fortgeschrittener Gesellschaften (Vester et al. 2001: 48-54). Der Milieublick beinhaltet zum einen die strikt hierarchische Dimension sozialer Ungleichheit, die Beachtung eines Unten und Oben. Zum anderen tauchen in der Milieuperspektive jene bedeutsamen horizontalen Differenzierungen auf, die auf die unterschiedliche Ausprägung von Mentalitäten und Lebensstilen verweisen, ohne die eine Vorstellung über das gesellschaftliche Gefüge sozialer Ungleichheit heute nicht mehr auskommen kann. Gerade in dieser Beachtung der Komplexität sozialer Ausdrucks- und Handlungsformen scheint damit auch der innovative Gehalt der Milieuperspektive begründet zu sein (Bremer & Lange-Vester 2006). Für eine erklärende Perspektive im Kontext der Forschung über gesundheitliche Ungleichheiten ist dies von hoher Bedeutung, weil damit nicht nur unterschiedliche Positionen in der Sozialstruktur bezeichnet werden. Vielmehr öffnet sich der Milieuzugang noch stärker als bisher für die Identifikation von Typen der Lebensführung, Mentalitäten und Habitus, die als vielfältige Einflussfaktoren auf die Gesundheitsbiografie fungieren. Der Blick auf milieuspezifische Mentalitäten und Lebensstile ist hiernach also immer schon der Blick auf Bedingungen und Möglichkeitsräume gesundheitsrelevanter Praxis (vgl. als sozialhistorische Fallstudie Lange-Vester 2007). Milieus fungieren als Kontexte, milieuspezifische Unterschiede als Ressourcenungleichheiten. Damit kann einmal ein komplexes und dynamisches, über die vereinfachte Vorstellung viel zu grob verfahrender Schichten- und Klasseneinteilungen hinausgehendes Sozialstrukturmodell angeboten werden. Gerade mit Blick auf empirisch besonders auffällige Phänomene wie die relativ stabile Reproduktion ungleicher gesundheitlicher Lebenschancen scheint mit der Milieuperspektive ein wichtiges Erklärungsinstrument zu entstehen. Empirische Forschung bestätigt hinlänglich, dass Milieus nicht beliebig gewählte Lebensstil-Gemeinschaften, sondern Teil einer sozialen Gesamtgliederung sind. Die meisten Menschen erben von ihren Herkunftsfamilien und

Abbildung 1:

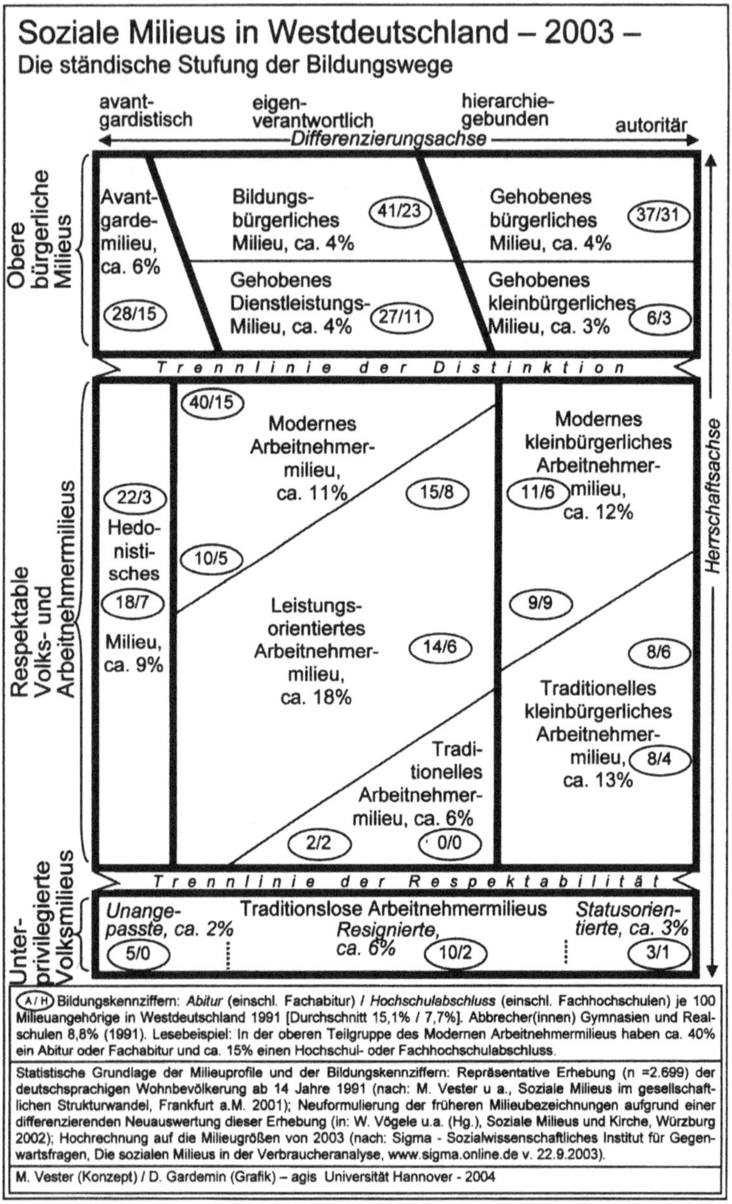

(A/H) Bildungskennziffern: *Abitur* (einschl. Fachabitur) / *Hochschulabschluss* (einschl. Fachhochschulen) je 100 Milieuangehörige in Westdeutschland 1991 [Durchschnitt 15,1% / 7,7%]. Abbrecher(innen) Gymnasien und Realschulen 8,8% (1991). Lesebeispiel: In der oberen Teilgruppe des Modernen Arbeitnehmermilieus haben ca. 40% ein Abitur oder Fachabitur und ca. 15% einen Hochschul- oder Fachhochschulabschluss.

Statistische Grundlage der Milieuprofile und der Bildungskennziffern: Repräsentative Erhebung (n =2.699) der deutschsprachigen Wohnbevölkerung ab 14 Jahre 1991 (nach: M. Vester u a., Soziale Milieus im gesellschaftlichen Strukturwandel, Frankfurt a.M. 2001); Neuformulierung der früheren Milieubezeichnungen aufgrund einer differenzierenden Neuauswertung dieser Erhebung (in: W. Vögele u.a. (Hg.), Soziale Milieus und Kirche, Würzburg 2002); Hochrechnung auf die Milieugrößen von 2003 (nach: Sigma - Sozialwissenschaftliches Institut für Gegenwartsfragen, Die sozialen Milieus in der Verbraucheranalyse, www.sigma.online.de v. 22.9.2003).

M. Vester (Konzept) / D. Gardemin (Grafik) – agis Universität Hannover - 2004

-milieus nicht nur deren äußeren sozialen Status mit seinen Ressourcen an ökonomischem-, Bildungs- und Beziehungskapital. Milieus sind Sozialisationsgemeinschaften, die spezifische, auf Generationen überdauernde Erfahrungen zurückgehende und in den Mentalitäten verfestigte „Strategien" weitergeben, mit denen Anforderungen wie die des Bildungserwerbs oder der Gesundheitssicherung bewältigt werden (hierzu ausführlicher aus der Milieuforschung Bremer 1999; Vögele, Bremer & Vester 2002; aus der Sozialisationsforschung Grundmann et al. 2003, 2004, 2006; zusammenführend Grundmann & Bittlingmayer 2006; Bauer & Vester 2008).

Das Akteurskonzept, das im Milieuansatz durch die Verbindung mit dem Habituskonzept Bourdieus gekennzeichnet ist, nimmt zwar zum einen die grundsätzliche Variabilität menschlicher Persönlichkeitsentwicklung an (Büchner & Brake 2007). Im Hinblick auf die Reproduktionsmechanismen sozialer Ungleichheit aber sind vor allem Effekte von Relevanz, die zur „sozialen Vererbung" spezifischer Habitus-, Lebensstil- und Mentalitätstypen führen, die also eine Art bleibende Bindung an die Grenzen milieuspezifischer Kontexte bewirken (Brake & Kunze 2004; Bremer 2007; Lange-Vester 2007). Jedes Milieu verfügt demnach über ein anderes ganzheitliches Handlungsmuster, das auf komplexe Situationen abgestimmt ist und sich aus entsprechend komplexen Geschmacks-, Bewertungs-, Moral- und Handlungsmustern bis hin zu ganz verschiedenen Strategien des Umgangs mit Gesundheit und Gesundheitsförderung zusammensetzt. Die äußeren Ressourcen („Kapital") und inneren Handlungsrepertoires („Habitus") sind damit nicht starr determiniert, sondern eine Art Grundformel oder allgemeine Ausstattung, die erweitert und umgewandelt werden.

2.3 Gesundheitliche Ungleichheit im Kontext von Sozialisation und Lebenslauf

Lange Zeit wurden gesundheitliche Ungleichheiten als ein universelles Phänomen thematisiert, das sich in allen Lebensphasen wieder findet. Diese Schlussfolgerung basierte aber im Wesentlichen auf Studienergebnissen aus den ersten Lebensjahren und der erwerbstätigen Bevölkerung, wobei auch hier lediglich die Altersgruppe der 35- bis 65-Jährigen im Mittelpunkt der Betrachtung stand (West 1997; Macintyre 1997; Mackenbach 2006). Herausgefordert wurde diese „Allgemeingültigkeit" gesundheitlicher Ungleichheit durch eine zunehmende Zahl epidemiologischer Studien, die aufzeigen konnte, dass in bestimmten Lebensabschnitten, wie dem hohen Alter und der Adoleszenz, teilweise geringere und inkonsistente Zusammenhänge zwischen sozialer Ungleichheit und Gesundheit auftreten (West & Sweeting 2004, Richter 2005; Richter & Mielck 2006; Lampert & Maas 2002; Knesebeck 2000). Diese Ergebnisse unterstrichen die *zeitliche Dimension* gesundheitlicher Ungleichheit und irritierten die bislang vorherrschende Vorstellung eines konsistent starken Zusammenhangs zwischen sozialer Ungleichheit und Gesundheit. Es wurde immer deutlicher, wie wichtig es ist, gesundheitliche Ungleichheiten nicht nur im Querschnitt in einzelnen ausgewählten Altersgruppen zu betrachten, sondern den gesamten Lebenslauf und alle Lebensphasen in den Blick zu nehmen. In den letzten Jahren konnte der deskriptive und analytische Kenntnisstand zu dieser Fragestellung deutlich erweitert werden und so zu einer Weiterentwicklung bislang vorliegender Ansätze beitragen (siehe Erhart, Wille & Ravens-Sieberer; Huismann; Lampert, Maas & Mayer und Hoffmann in diesem Band). Diese Ergebnisse lassen allgemein die Schlussfolgerung zu, dass im Lebenslauf unterschiedlichen Dimensionen sozialer Ungleichheit ebenso wie Determinanten gesundheitlicher Ungleichheit eine wechselnde Bedeutung zukommt.

Zusätzliche Unterstützung bekam die längsschnittliche Betrachtung sozioökonomischer Unterschiede in der Gesundheit durch Ergebnisse verschiedener Geburtskohortenstudien aus Großbritannien und den skandinavischen Ländern (Lynch & Davey Smith 2005; Osler 2006; Blane 2006; siehe auch Davey Smith in diesem Band). Diese Studien haben einen wertvollen Beitrag zum besseren Verständnis der Determinanten und Mechanismen gesundheitlicher Ungleichheiten geleistet und wiederholt den dynamischen Charakter der Produktion und Reproduktion sozioökonomischer Unterschiede in der Gesundheit verdeutlicht. Aktuell werden zwei unterschiedliche Modelle diskutiert, um die zeitliche Dynamik der pathogenetischen Entwicklung und ihrer Beeinflussung durch soziale Faktoren zu verdeutlichen: einerseits das *Modell kritischer Perioden* und andererseits das *Modell kumulativer Exposition* (siehe Dragano & Siegrist 2006; Blane 2006; Dragano 2007).

Das *Modell kritischer Perioden* geht – stark vereinfacht – davon aus, dass die gesellschaftliche Stellung der Eltern die gesundheitlichen Voraussetzungen für das spätere Leben der Kinder zentral mitbestimmt. Es wird also ein Brückenschlag vom sozialen Status der Herkunftsfamilie zur späteren Gesundheit im Erwachsenenalter hergestellt (hierzu ausführlich Dragano 2007). Eine besondere Rolle kommt hierbei der Schwangerschaft und den ersten Lebensjahren zu, wo über frühe Risikofaktoren zentrale „Weichenstellungen" für die weitere gesundheitliche Entwicklung und spätere Krankheiten stattfinden.

Das *Modell kumulativer Exposition* ist weniger deterministisch, greift die multikausale Entstehungsgeschichte der heute vorherrschenden chronisch-degenerativen Erkrankungen auf und bezieht weitere Risiken im Lebenslauf in das Modell mit ein. Das Modell konstatiert, dass eine sozioökonomische Benachteiligung zu bestimmten Zeitpunkten im Lebenslauf eine kumulative Dosis-Wirkung-Beziehung zu der gesundheitlichen Lage hat. Gesundheitliche Ungleichheiten können demnach auf eine Akkumulation von benachteiligenden Lebensbedingungen über den Lebenslauf zurückgeführt werden. Sozioökonomische und gesundheitliche Belastungen summieren sich über die Lebenszeit auf und beeinflussen die Gesundheit im Erwachsenenalter in Abhängigkeit von der Dauer und Intensität, mit der sie gemeinsam auf die Person einwirken.

Das Kumulationsmodell ist inzwischen zu einem „Pfadmodell" bzw. zu einem Modell von „Risikoketten" weiterentwickelt worden (Dragano & Siegrist 2006). Diese Modellvorstellung betont zwar ebenfalls die hervorgehobene Bedeutung der frühen Entwicklungsphasen, aber nur weil damit die sozioökonomische Laufbahn vorgeformt und beeinflusst wird. Zudem wird hier nicht nur eine additive Kumulation verschiedener Belastungen im Lebenslauf postuliert, sondern bestimmte Wendepunkte diskutiert, die die weitere Entwicklung – in eine günstige oder ungünstige Richtung – bahnen (Power & Kuh 2006).

Die unterschiedlichen Modelle, die im Rahmen einer Lebenslaufperspektive im Kontext der Health Inequalities-Forschung diskutiert werden, stammen im Wesentlichen aus der Epidemiologie. Dementsprechend orientieren sie sich auch stark an einem medizinisch ausgerichteten Risikofaktorenkonzept. Eine stringente theoretische Grundlage der Modelle im Sinne einer sozialwissenschaftlichen Theorie, die über reine statische Modellannahmen hinausgeht, fehlt bislang aber weitgehend. Dabei liegen Anknüpfungspunkte an eine sozialisationstheoretische Perspektive auf der Hand (s. auch oben die Funktion von Milieus als Sozialisationsräumen). Ähnlich argumentieren auch Singh-Manoux und Marmot (2005), die u.E. die ersten waren, die versucht haben, in der Sozialepidemiologie Ansätze aus der Sozialisationsforschung für die Erklärung gesundheitlicher Ungleichheit zu nutzen. Die Autoren sehen Sozialisation dabei als den zentralen Prozess an, der den kulturell/verhaltensbezogenen Erklärungsansatz und den strukturell/materiellen Ansatz sowie die Erklärung durch gesundheitsbedingte Selektionsprozesse über den Lebenslauf verbindet (siehe auch Richter & Hurrelmann 2006b). Welchen Beitrag vermag demnach eine sozialisationstheoretische Perspektive zur Erklärung gesundheitlicher Ungleichheit zu leisten? Worin liegen innovative Potenziale, die es künftig weiter auszudeuten gilt?

Sozialisation kann nach unserem aktuellen Verständnis als Prozess der Persönlichkeitsentwicklung verstanden werden, der in produktiver Auseinandersetzung mit der inneren und der äußeren Realität während des gesamten Lebenslaufs stattfindet (vgl. u.a. Hurrelmann 1976; Hurrelmann 1983; Bauer & Hurrelmann 2007). Im Lebenslauf kommt es somit zu einer ständigen Konfrontation mit neuen Situationen, die jeweils typische Anforderungen an die Entwicklung in einzelnen Lebensphasen beinhalten und mit angemessenen Handlungskompetenzen bewältigt werden müssen (siehe Tabelle 1). Der Lebenslauf gewinnt dadurch eine prozessorale Struktur. Übergänge von einer Lebensphase in die nächste fordern jeweils eine Neuorganisation von Einstellungen und Handlungen und können mit tief greifenden Krisen und Störungen mitsamt ihren gesundheitsabträglichen Effekten einhergehen. Die Persönlichkeitsentwicklung in sozialisationstheoretischer Perspektive lässt sich demnach als eine Aufeinanderfolge der Lösung von Entwicklungsaufgaben über den ganzen Lebensweg hinweg verstehen. In jedem Lebensabschnitt müssen „Syntheseleistungen" erbracht werden, um die Anforderungen einer inneren und äußeren Realität miteinander in Einklang zu bringen.

Tabelle 1: Entwicklungsaufgaben in einzelnen Lebensphasen

Lebensphase	**Entwicklungsaufgaben**
Kindheit	
Frühe Kindheit (0-5 Jahre)	emotionales „Urvertrauen" aufbauen soziales Bindungsverhalten entwickeln grundlegende sensorische und motorische Fertigkeiten aufbauen sprachliche Ausdrucksfähigkeit entwickeln
Späte Kindheit (6-11 Jahre)	Beziehungen mit Altersgleichen aufbauen angemessenes männliches oder weibliches Rollenverhalten üben grundlegende Fertigkeiten im Lesen, Schreiben und Rechnen entwickeln Gewissen, Moral und Wertprioritäten aufbauen
Jugendalter	
Frühes Jugendalter (12-17 Jahre)	Veränderungen der körperlichen Erscheinung akzeptieren Bewältigung der Geschlechtsreife formale intellektuelle Operationen lernen schulische Leistungsfähigkeit stärken innere Ablösung von den Eltern einleiten Beziehungen zu Altersgenossen beiderlei Geschlechts aufbauen Übernahme der männlichen oder weiblichen Geschlechtsrolle festigen
Spätes Jugendalter (18-25 Jahre)	Abstrakte intellektuelle Operationen lernen emotionale Unabhängigkeit von den Eltern aufbauen sexuelle Beziehungen aufbauen Vorbereitung auf eine berufliche Karriere treffen Wertsystem als Leitfaden für das Verhalten entwickeln stabiles Selbstbild und Ich-Identität entwickeln Nutzung des Konsumwarenmarktes beherrschen
Erwachsenenalter	

Lebensphase	Entwicklungsaufgaben
Frühes Erwachsenenalter (26-45 Jahre)	Partnerbeziehung aufnehmen und aufrecht erhalten Berufseinstieg und Berufslaufbahn bewältigen Gründung, Versorgung und Betreuung einer eigenen Familie Haushalt organisieren Verantwortung als Staatsbürger übernehmen
Spätes Erwachsenenalter (46-60 Jahre)	Festigung und ständige Neudefinition der Partnerbeziehung Partnerbeziehung neu gestalten Ablösung von den eigenen Kindern einleiten körperliche Umstellungen bewältigen Verantwortung als Staatsbürger fortführen berufliche Karriere fortführen
Seniorenalter	
Frühes Seniorenalter (61-75 Jahre)	Austritt aus dem Erwerbsleben nachberufliche Alltagsaufgaben neu definieren Selbstdefinition auf Pensionsrolle Kontakte zu Kindern und Enkeln festigen neue Rolle im sozialen Netzwerk finden
Spätes Seniorenalter (76 Jahre und älter)	Tod des Partners/der Partnerin überwinden mit schwindenden Körperkräften haushalten mit chronischen Krankheiten leben Verlust der Selbstversorgungsfähigkeit ertragen eine Haltung zum Sterben entwickeln

Quelle: Hurrelmann (2006)

Aber wie genau gestaltet sich die Beziehung zwischen gesellschaftlicher Struktur und individueller Gesundheit sozialisationstheoretisch aus? Sozialisation kann nach Singh-Manoux und Marmot (2005) als der Prozess bzw. das zentrale „Element" verstanden werden, durch den die soziale Positionierung über den Lebenslauf vermittelt und mit unterschiedlichen Determinanten und Mechanismen gesundheitlicher Ungleichheit verbunden wird und so die gesellschaftliche Stellung mit individueller Gesundheit verknüpft. Mit Determinanten sind hier die verschiedenen Erklärungsansätze gesundheitlicher Ungleichheit gemeint, wie sie bereits im Black-Report[4] beschrieben wurden. Sie beinhalten soziale Selektionsprozesse ebenso wie strukturelle und verhaltensbezogene Faktoren.

[4] Dieser Bericht, der der sozial-epidemiolgoischen Forschung bis heute als wichtiger Referenzpunkt dient, fasst die Ergebnisse einer britischen Arbeitsgruppe unter Vorsitz von Douglas Black zusammen. Diese wurde 1977 von der damaligen Labour-Regierung beauftragt, empirische Angaben zu

Insgesamt liegt damit auch aus sozial-epidemiologischer Perspektive ein Theorieangebot vor, das sehr stark auf die Komplexität des Ineinanderwirkens materieller und kultureller Faktoren setzt. Das, was die Lebenslaufforschung bereits in zahlreichen Studien nachweisen konnte, dass nämlich die unterschiedlichen Determinanten in einer engen Beziehung zueinander stehen, kann damit konzeptionell eingeholt werden. Sozialisation erhält nach dieser Vorstellung eine Schlüsselposition und wird als der Prozess gesehen, der zur wechselseitigen Beziehung zwischen den einzelnen Erklärungsgrößen führt (Richter 2005; Bauer 2005). Solche Ansätze befinden sich durchaus in Übereinstimmung mit den Annahmen zur Bourdieuschen Habitustheorie, zur sozialstrukturellen Milieukonzeption sowie zu einer gesellschaftstheoretischen Konzeption, die wie die Kritische Theorie sensibel ist für die Kopplung von gesellschaftlichen Hintergrundbedingungen, sozialen Normierungseffekten und der Funktion des psychischen Apparates. Denn die abstrakten und formal bestimmten biografischen Entwicklungsaufgaben stellen sich in Abhängigkeit von der Milieuzugehörigkeit für die Individuen in ihren konkreten Lebenswelten jeweils anders.

Wichtige Syntheseleistungen im Rahmen des Sozialisationsprozesses hängen also nicht nur von individuellen Bedingungen der Persönlichkeit ab (wie mit der Betonung der Ausbildung von Bewältigungskompetenzen häufig angenommen wird, so die realistische Situationsanalyse, Fähigkeit zur Orientierung des eigenen Verhaltens, flexibles Reagieren auf die Ausgangssituation etc.), sondern ebenso von strukturellen Bedingungen der sozialen Umwelt (familiale Unterstützung, Anerkennung im Freundeskreis, Angebot von Bildung und Arbeit, förderliche ökologische Umwelt, Milieu- und Schicht- bzw. Klassenzugehörigkeit etc.). Dies zeigt auch an, dass die individuelle sozioökonomische Umwelt sozialisierenden Einfluss auf das Verhalten, die Einstellungen und Überzeugungen jedes Einzelnen ausübt (Emirbayer & Mische 1998). Der sozioökonomische Status und die Milieuzugehörigkeit bestimmen die Art und Weise, wie Individuen leben und arbeiten, wie sie Probleme bewältigen, was sie in ihrer Freizeit tun oder welchen beruflichen Belastungen sie ausgesetzt sind (Janßen 1999). Nahezu alle diese Einflüsse stehen in einer direkten Assoziation zur Gesundheit. Für die Analyse des Zusammenhangs von Sozialstruktur und Persönlichkeitsentwicklung wird in dieser Perspektive die Bewältigung von restriktiven, die Persönlichkeitsentwicklung einschränkenden Sozialisationsbedingungen bedeutsam. Die verschiedenen Ausprägungen der Bewältigungskompetenz sind Skills, die über den sozioökonomischen Kontext sowie über die Milieuzugehörigkeit geprägt werden, und zwar sowohl in frühester Kindheit wie über den gesamten Lebenslauf. Erst durch den subjektiven Verarbeitungsprozess, der sich in der Strukturierung von Persönlichkeitsmerkma-

sozialen Unterschieden in der Mortalität und Morbidität zusammenzustellen, zu interpretieren und Maßnahmen für deren Reduzierung zu erarbeiten (Townsend & Davidson 1992).

len im sozialen, emotionalen, intellektuellen und körperlichen Bereich niederschlägt, kann die Bedeutung der sozialstrukturellen Bedingungen der Sozialisation zum Ausdruck kommen (Williams 2002; Hurrelmann 2006; Bittlingmayer 2008). Ein wichtiges theoretisches Verbindungselement stellt hierbei Bourdieus Konzept des Habitus dar (siehe auch Abel, Abraham & Sommerhalder 2006). Der Habitus wird erzeugt und geformt durch spezifische Lebensbedingungen, die sich aus der Position innerhalb einer Gesellschaft und der damit verbundenen Ausstattung mit ökonomischem, sozialem und kulturellem Kapital ergeben. Er stellt ein generatives Erzeugungsprinzip dar, das soziale Strukturen über den Prozess der Sozialisation, in spezifische Wahrnehmungs-, Denk- und Handlungsschemata übersetzt und damit verinnerlicht wird. Damit stellt der Habitus ein *auf das Subjekt* bezogenes Konzept der Verinnerlichung *kollektiver Dispositionen* dar, welche dem Individuum klassenabhängige und prädisponierte Wege des Denkens, Fühlens und Handelns zur Verfügung stellt (Bauer & Vester 2008). Die einzelnen kognitiven und verhaltensbezogenen Schemata reproduzieren oder modifizieren wiederum einen kollektiven Habitus und reproduzieren so bestehende soziale Strukturen. Der Sozialisationsprozess führt so auch zu intergenerationalen „Gemeinsamkeiten“ in Bezug auf den sozialen Status, was wiederum Kontinuität in Bezug auf Lebens- und Arbeitsbedingungen impliziert (Lange-Vester 2007) (siehe Abb. 2).

Sozialisationstheoretische Ansätze stellen einen konzeptuellen Rahmen zur Verfügung, um die allgegenwärtige Beziehung zwischen sozialstrukturellen Hintergrundbedingungen und Gesundheit im Lebenslauf theoretisch verankern und besser erklären zu können. Der Gedanke, dass soziale Ungleichheiten das Verhalten, die Emotionen und kognitiven Prozesse beeinflussen ist auch in der stärker individuen-zentrierten Psychologie ein zunehmend prominentes Thema (Singh-Manoux & Marmot 2006, Gallo & Mathews 2003). Eine detaillierte Analyse, wie soziale Strukturen auf die Persönlichkeitsentwicklung von Kindern, Jugendlichen und Erwachsenen einwirken, steht gerade aus Perspektive der Lebenslaufforschung noch aus. Weitere Forschung ist dringend notwendig, um diese skizzierten Ideen zu überprüfen. Besonders interessant ist dabei die Frage, welche Phase im Lebenslauf für Veränderungen besonders „ansprechbar“ ist, um in die sozialen und gesundheitlichen „Laufbahnen“ eingreifen zu können.

Abbildung 2: Der zirkelförmige Verlauf des Sozialisationsprozesses

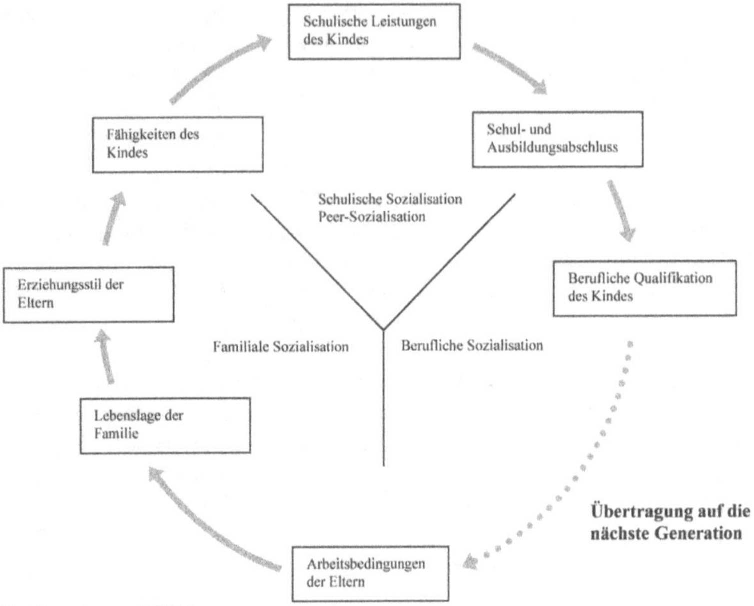

Quelle: Hurrelmann (2006)

3 Aufbau und Beiträge des Bandes

Im Folgenden soll in aller Kürze etwas konkreter in die Strukturierungslogik des Bandes eingeführt und die einzelnen Beiträge knapp verortet werden. Der erste Block ist mit dem Titel *Sozio-ökonomische Erklärungsansätze* überschrieben und zielt insbesondere auf die Konzeptionalisierung und Analyse der gesellschaftlichen Rahmenbedingungen gesundheitlicher Ungleichheiten ab. Eine sozialwissenschaftlich angeleitete Perspektive auf gesellschaftliche Rahmenbedingungen ist in den Gesundheitswissenschaften nicht unbekannt. Sie spielt beispielsweise in der für Public Health grundlagentheoretischen Unterscheidung von Verhaltens- und Verhältnisprävention eine maßgebliche Rolle (vgl. Schnabel 2007) oder liegt sozialepidemiologischen Studien über die Zusammenhänge gesamtgesellschaftlicher Ungleichheit und gesundheitlicher Ungleichheit zu Grunde. So argumentieren *Richard G. Wilkinson* und *Kate E. Pickett* im ihrem Artikel „Das Problem relativer Deprivation. Warum einige Gesellschaften erfolgreicher sind als andere“ auf der Grundlage empirischer Befunde, dass sich das konkrete

Maß gesamtgesellschaftlicher Ungleichheit auf die relative Deprivation der sozial Benachteiligten Gruppen entlang der unterschiedlichsten gesundheitsrelevanten Dimensionen auswirkt. Je höher dabei die gesamtgesellschaftliche Ungleichheit in Form der Einkommensspreizung ist, desto massiver sind die Indikatoren für gesundheitliche Ungleichheiten.

Das Ausmaß der Polarisierung von Einkommen ist aber keine schicksalhafte nationale Größe, sondern dem jeweiligen sozialpolitischen Pfad geschuldet, mit dem Nationalstaaten die Einkommens- und Vermögensverteilung zu regulieren suchen (maßgeblich für die Analyse nationaler Pfade Esping-Andersen 1990; aktuell hierzu Butterwegge 2006). Gesellschaftliche Rahmenbedingungen verweisen in diesem Zusammenhang insbesondere auf das Zusammenspiel ökonomischer und politischer Macht. Eine Resultante dieses Zusammenspiels ist die gesamtgesellschaftliche Arbeitslosenquote. *Thomas Elkeles* zeigt in seinem Beitrag „Gesundheitliche Ungleichheit am Beispiel von Arbeitslosigkeit und Gesundheit" nicht nur die massiven gesundheitlichen Konsequenzen auf, die mit dem Status der Arbeitslosigkeit verbunden sind. Er argumentiert darüber hinaus, dass sich vor dem Hintergrund von andauernder Massenarbeitslosigkeit und der Ausdehnung atypischer Beschäftigungsformen die – vor allem stresstheoretisch gefassten – negativen Konsequenzen von Arbeitslosigkeit immer stärker auch auf soziale Gruppen ausdehnen, die (noch) in Arbeitsverhältnissen sind.

Der Beitrag „Soziale Ungleichheit bei der krankheitsbedingten Frühverrentung" von *Nico Dragano, Heiko Friedel* und *Wolfgang Bödeker* beschäftigt sich mit der Frühverrentung, die als ein spezieller Bereich des sozioökonomischen Feldes verstanden werden kann. Das in der Regel unfreiwillige frühzeitige Ausscheiden aus der aktiven Erwerbsarbeit kann als Spiegelbild zur Arbeitslosigkeit verstanden werden, denn analog zur Arbeitslosigkeit müssen die betroffenen Individuen auch bei der Frühverrentung eine Reihe von Nachteilen in Kauf nehmen. *Dragano et al.* können nachweisen, dass der in der Regel sozioökonomisch nachteilige Status der Frühverrentung sozial ungleich verteilt ist. Sie resümieren ihren Beitrag entsprechend: „Menschen mit wenig Einkommen, niedriger Bildung und niedrig qualifizierten Jobs müssen häufiger als besser gestellte Personen ihren Beruf krankheitsbedingt aufgeben. Damit sind Erwerbstätige aus niedrigen sozialen Schichten hinsichtlich ihrer Aussichten auf ein gesundes Ende ihres Erwerbslebens benachteiligt."

Auch der Beitrag „Empirie und Erklärung gesundheitlicher Ungleichheiten" von *Siegfried Geyer* analysiert Aspekte des ökonomischen Feldes und nimmt jüngere Entwicklungen und Dynamiken zum Ausgangspunkt. *Geyer* untersucht am Beispiel von gesellschaftlichen Statusinkonsistenzen, wie erklärungskräftig die sozialepidemiologisch häufig zusammengefassten Dimensionen von Einkommen, Beruf und Bildungsabschluss (etwa im Winkler-Index) jeweils sind.

Auf der Basis ökonomischer Differenzierungsprozesse und nach dem „Ende des Fordismus", so das zentrale Argument, müsste die Erfassung der individuellen Position im sozialen Raum stärker als bislang die dynamischen Aspekte sozialer Differenzierung berücksichtigen.

Vor dem Hintergrund methodischer Unzulänglichkeiten fordern auch *Eero Lahelma, Mikko Laaksonen, Pekka Martikainen & Ossi Rahkonen* in ihrem Artikel „Die Mehrdimensionalität der sozioökonomischen Lage – Konsequenzen für die Analyse gesundheitlicher Ungleichheit" eine komplexere Modellierung der vertikalen Strukturen von Gegenwartsgesellschaften (vgl. auch Lampert & Kroll 2006). Plädiert wird hier explizit für eine Zusammenarbeit der bis heute noch weitgehend getrennten Forschungstraditionen der soziologisch und theoretisch orientierten Klassenanalyse einerseits sowie der sozialepidemiologisch orientierten sozioökonomischen Analyse innerhalb von Public Health andererseits. *Lahelma et al.* schlagen hierzu auf der Basis eigener Forschung ein komplexes multidimensionales Pfadmodell vor, das beide Traditionen zumindest in einem ersten Schritt anzunähern erlaubt.

In der Health Inequalities-Forschung werden gesellschaftliche Rahmenbedingungen traditionell über die vertikale Ungleichheitsstruktur von Gesellschaften verankert. Der Blick auf gesellschaftliche Rahmenbedingungen ist allerdings weit umfassender. Gesellschaftliche Rahmenbedingungen beziehen sich auf historisch über einen längeren Zeitraum relativ etablierte Strukturen, die die Handlungen der einzelnen sozialen Akteure im Sinne von Leitplanken rahmen und vorbestimmen. Ein Beispiel für solche Rahmenbedingungen wäre der Urbanisierungsgrad oder die räumliche Gestaltung der sozialen Hierarchie innerhalb von Nationalstaaten. In der Stadt- und Raumsoziologie gilt seit längerem, dass „Raum" nicht nur soziale Ungleichheiten verlängert oder exekutiert, sondern als eigenständiger sozioökonomischer Ungleichheitsproduzent begriffen werden muss (Dangschat 1998). Der Artikel von *Andreas Mielck* untersucht in diesem Sinne die regionalen Einflüsse auf den Gesundheitszustand. Vorgestellt und genauer am empirischen Material entfaltet wird dabei die Unterscheidung zwischen „compostional effects" und „contextual effects". Compositional Effects beziehen sich auf die Bevölkerungsstruktur einer Region. Wenn ein hoher Anteil sozial benachteiligter Akteure in einer Region lebt, dann werden die Morbiditäts- und Mortalitätsraten entsprechend überdurchschnittlich sein. Hier werden also lediglich Effekte abgebildet, die in der vertikalen Struktur der Gesamtgesellschaft verankert sind und sich regional niederschlagen. Contextual Effects sind demgegenüber räumliche Effekte, die einen vom individuellen Status unabhängigen Einfluss auf die Gesundheit ausüben. Diese können sich zum Beispiel in besonderen Luftverschmutzungen oder einer besonders geringen Facharztdichte widerspiegeln.

Im zweiten inhaltlichen Block des Bandes, der als „Sozio-kulturelle Erklärungsansätze“ überschrieben ist, eröffnen *Ellen Kuhlmann & Petra Kolip* die Diskussion. Ihr Beitrag „Die ‚gemachten‘ Unterschiede. Geschlecht als Dimension gesundheitlicher Ungleichheit“ zeigt auf, inwieweit Geschlechterverhältnisse als eigenständige Erklärungsdimension gesundheitlicher Ungleichheit verstanden werden müssen. Nicht nur die analytische Rekonstruktion wichtiger Positionen der Gender Theory, sondern auch ein empirischer Blick in die geschlechterdifferenzierte medizinische Praxis (etwa bei verordneten Versorgungsleistungen oder Diagnosen) zeigt markante Hinweise auf die Produktion und Reproduktion von Ungleichheiten, die in höchstem Maße als gesundheitsrelevant angesehen werden. Ihre Ergebnisse sind so vielfältig wie richtungweisend für die weitere Fachdiskussion: Sie weisen zum einen auf den stabilen Gender-Bias des Gesundheitsversorgungssystems hin, zum anderen auf die wichtigen Interdependenzen von Alters- und Geschlechtsunterschieden.

Johannes Siegrist nähert sich der Ungleichheitsproblematik aus der inzwischen sehr weit vorangeschrittenen ätiologischen Perspektive des Modells beruflicher Gratifikationskrisen. Sein Beitrag „Soziale Anerkennung und gesundheitliche Ungleichheit“ zielt auf die Auswirkungen der arbeitsvertraglich geregelten Tauschverhältnisse von Leistung und Belohnung auf unterschiedliche Erkrankungen. Dass dabei inzwischen ein mannigfaltiges Bild internationaler Untersuchungen entstanden ist, dass die starken Hypothesen zur Wirkung mangelnder Anerkennung empirisch zu untermauern vermögen, zeigt Siegrist äußerst gewinnbringend für die weitere Diskussion auf. Im Kontext vieler weiterer Beiträge im Band, die auf die Auswirkungen relativer Ungleichheiten und Deprivationen zielen, wird die Stärke sozio-kultureller Erklärungsansätze gut deutlich. Auf diese Weise wird ein Pfad sichtbar, der die Auswirkungen von Ressourcenungleichheiten verfolgt. Dies ist zweifellos ein wichtiger Schritt von der deskriptiven zur erklärenden Perspektive gesundheitlicher Ungleichheiten. Und ganz notwendig werden dabei künftig mehr oder weniger invisibilisierte Effekte sozialer Ungleichheit – hierzu gehören unterschiedliche Grade der Anerkennung – intensiver zu diskutieren sein.

Wichard Puls nimmt den Zusammenhang zwischen Arbeitsbedingungen und Alkoholkonsum auf. Unter dem Titel „Betriebliche Rahmenbedingungen, Stress und der Konsum von Alkohol. Eine Diskussion der Befunde in soziologischer Perspektive“ kann Puls am Einzelfall eine enorme Komplexität aufbauen, die die Diskussion von Erklärungsmodellen im Kontext gesundheitlicher Ungleichheiten direkt adressiert. Puls stellt damit die gängigen, meist unreflektierten Annahmen zur Bedeutung von Stress als erklärender Variable in Frage. Er verwendet selbst eine Theorietypologie, die er zur Grundlage nimmt, um existierende Erklärungsansätze des Alkoholmissbrauchs auf ihre Plausibilität hin zu überprüfen. Das Fazit von Puls ist überzeugend, wenn er argumentiert, dass erst der Einsatz komplexer soziologischer Theorien dazu beitragen kann, Wirkungszusammenhänge zu beschreiben, die auch für die Erklärung von Health Inequalities dienlich sind. Puls plädiert für eine engere Theorie-Empirie-Kopplung und schließt damit konsequent an dem Bemühen an, sozio-kulturellen Erklärungsfaktoren mehr Aufmerksamkeit zu widmen.

Der Beitrag von *Simone Weyers* über „soziale Ungleichheit, soziale Beziehungen und Gesundheitsverhalten“ befindet sich auf dieser Linie. *Weyers* schließt an bestehende Diskussionsstränge mit einer komprimierten Auswahl aus dem soziologischen Theorieangebot sozio-kultureller Erklärungsansätze an. Ihr Ausgangspunkt ist das individuelle gesundheitsbezogene Verhalten. Dass zwischen diesem und dem sozioökonomischen Status eine enge Kopplung besteht, ist inzwischen gut empirisch unterlegt. Mit Daten der Heinz Nixdorf Recall-Studie kann *Weyers* sehr überzeugend darlegen, dass soziale Beziehungen in diesem engen Kopplungsverhältnis eine Moderatorfunktion übernehmen.

Jacob Spallek & Oliver Razum knüpfen mit ihrem Beitrag „Erklärungsmodelle für die gesundheitliche Situation von Migrantinnen und Migranten“ an dieser Stelle sehr konstruktiv an. Ihre Zielgruppe, Menschen mit Migrationshintergrund, muss eine weit gewichtigere Rolle in der hiesigen Forschungsdiskussion einnehmen als dies bisher der Fall ist. Gerade im Vergleich mit der angloamerikanischen Diskussion bestehen hier noch erhebliche Defizite. Der breite und komplexe Überblick gängiger Erklärungsansätze ist künftig sicher Ausgangspunkt weiterer Versuche, gesundheitliche Ungleichheiten aufzunehmen, die mit ethnischen Ungleichheiten oder Migrationsaspekten verbunden sind. *Spallek & Razum* heben bereits hervor, dass künftige Erklärungsmodelle neben der epidemiologischen Situation im Herkunftsland eine Lebenslaufperspektive berücksichtigen müssen. Diese darf Migration nicht als singuläres, statisches Ereignis betrachten, sondern muss Migrationseffekte im Kontext unterschiedlicher Einflussfaktoren auf eine gesamte Gesundheitsbiographie begreifen.

Die beiden ersten Themenblöcke beziehen sich stark auf Determinanten und Mechanismen gesundheitlicher Ungleichheit, denen oftmals ein übergreifender Charakter beigemessen wird. Jedoch beziehen sich die dazugehörigen analytischen Aussagen und Hypothesen nahezu ausschließlich auf den Forschungsgegenstand „Erwachsene“. Kinder und Jugendliche oder ältere Menschen stehen selten im Fokus der erklärenden Forschung. Der dritte Block „Interaktion, Biographie, Lebenslauf“ thematisiert daher stärker den Wechsel von Determinanten gesundheitlicher Ungleichheit über einzelne Lebensphasen und eine mögliche Kumulation über den gesamten Lebenslauf. Diese Fokussierung auf einzelne Lebensphasen kann helfen, die Frage zu beantworten, welche Prozesse in welchem Alter für welche Art von gesundheitlichen Ungleichheiten von Bedeutung sind. Zudem wird eine deutlichere Fokussierung auf Mechanismen gesundheitlicher Ungleichheit ermöglicht, weil die Frage nach Verursachung und/ oder Selektion in den Mittelpunkt rückt.

Der Block startet mit einem umfassenden Überblick über die „Bedeutung einer Lebenslaufperspektive für die Erklärung gesundheitlicher Ungleichheit" von *George Davey Smith*, einem der führenden Wissenschaftler im Forschungsfeld „Health Inequalities". Die heute vorherrschenden chronisch-degenerativen Krankheiten weisen in der Regel eine lange Entstehungsgeschichte auf. In den letzten Jahren fand diese Erkenntnis zunehmend Eingang in die ätiologische Forschung über gesundheitliche Ungleichheiten. Im Rahmen einer Lebenslaufperspektive gesundheitlicher Ungleichheiten konnten hierbei wichtige Erkenntnisse gewonnen werden, indem der zeitliche Rahmen der Betrachtung von Zusammenhängen zwischen sozialer Ungleichheit, Risikofaktoren und Erkrankungen erweitert wurde und so Einflüsse in den frühen Lebensjahren für die Erklärung gesundheitlicher Ungleichheit im Erwachsenenalter einbezogen werden. Der Beitrag von *Davey Smith* arbeitet detailliert heraus, welche Determinanten und Mechanismen sich für die Genese gesundheitlicher Ungleichheiten in unterschiedlichen Lebensphasen bzw. über den Lebenslauf identifizieren lassen und weist eindrucksvoll nach, dass Krankheiten und frühzeitiger Tod das Ergebnis eines langfristigen Prozesses der Exposition gegenüber verschiedenen Risikofaktoren über den Lebenslauf ist.

Anschließend greifen *Michael Erhart, Nora Wille* und *Ulrike Ravens-Sieberer* mit ihrem Beitrag „In die Wiege gelegt? Gesundheit im Kindes- und Jugendalter als Beginn einer lebenslangen Problematik" den Gedanken der Lebenslaufperspektive auf und unterstreichen die Bedeutung der Lebensphasen „Kindheit" und „Jugend" für die Genese gesundheitlicher Ungleichheiten im späteren Lebenslauf. Unter Rückgriff auf zahlreiche empirische Studien stellen die Autoren die sich im Kindes- und Jugendalter herausbildenden bzw. ab diesem Lebensabschnitt auf die Gesundheit im Lebenslauf wirkenden Einflussfaktoren dar und diskutieren ihre Bedeutung für sozioökonomische Unterschiede in der Gesundheit.

Die drei Beiträge von *Martijn Huismann*, von *Thomas Lampert, Ineke Maas* und *Karl Ulrich Mayer* sowie von *Rasmus Hoffmann* beschäftigen sich mit einer weiteren Lebensphase, die wie das Kindes- und Jugendalter von der Sozialepidemiologie oft ausgeblendet wurde und erst in den letzten Jahren zunehmend in den Fokus der Forschung getreten ist: das hohe Lebensalter. Hinter diesem Mangel an Aufmerksamkeit für sozial bedingte gesundheitliche Ungleichheit unter älteren Menschen steht die stillschweigende Annahme, dass solche Ungleichheiten im Alter nicht mehr vorhanden sind oder zumindest relativ unerheblich und dementsprechend unwichtig seien. Der Beitrag „Gesundheitliche Ungleichheit im hohen Lebensalter“ von *Martijn Huisman* leitet diesen inhaltlichen Abschnitt ein und gibt zunächst einen Überblick über den internationalen Forschungsstand auf deskriptiver und teilweise auch auf erklärender Ebene, was den gegenwärtigen Forschungsstand gut reflektiert. *Thomas Lampert et al.* stellen in ihrem Beitrag „Sozioökonomische Ungleichheit der Mortalität im hohen Alter“ Ergebnisse aus der Berliner Altersstudie (BASE) vor, eine der wenigen aussagekräftigen Studien über gesundheitliche Ungleichheiten im hohen Alter in Deutschland. Sie können zeigen, dass auch im hohen Alter sozioökonomische Unterschiede in der Gesundheit (hier Sterblichkeit) vorliegen, auch wenn sie sich etwas schwächer und teilweise auch inkonsistenter darstellen. Die Autoren bestätigen damit auch eindrucksvoll die Ergebnisse der internationalen deskriptiven Forschung, wie sie im Beitrag von *Martijn Huisman* vorgestellt wurden. *Rasmus Hoffmann* greift in seiner Arbeit „Soziale Ungleichheit in der Altersmortalität“ die Thematik gesundheitlicher Ungleichheiten im hohen Alter ebenfalls auf und stellt empirische Analysen aus den USA und Dänemark vor. Auch in diesem Beitrag wird die durchschlagende Kraft sozialer Ungleichheiten für die Gesundheit bis in hohe Alter deutlich. Bemerkenswert ist vor allem das Ergebnis, dass das Einkommen eine stärkere prädiktive Kraft für die frühzeitige Sterblichkeit hat als die Bildung, wobei dieser Effekt nur geringfügig über einzelne Todesursachen variiert und somit auf übergreifende Verursachungsfaktoren hinweist.

Der letzte Beitrag von *Rainer Unger* zu „Gesundheit im Lebenslauf. Zur relativen Bedeutung von Selektions- gegenüber Kausaleffekten am Beispiel des Familienstands“ widmet sich abschließend der wichtigen Frage nach gesundheitsbezogenen Selektions- und Verursachungseffekten über den Lebenslauf. Am Beispiel des Familienstandes kann mit Daten des Sozioökonomischen Panels (SOEP) gezeigt werden, dass der Unterschied in der Gesundheit zwischen Verheirateten und Ledigen nicht auf einen protektiven Effekt der Ehe im Sinne eines Verursachungsprozesses zu erklären ist, sondern vollständig auf die Selektion der gesünderen Personen in die Ehe zurückzuführen ist. Diese Ergebnisse unterstreichen die Relevanz einer Lebenslaufsperspektive bei der Identifizierung der Determinanten und Mechanismen gesundheitlicher Ungleichheit und zeigen wie wichtig es auch in Deutschland ist, Längsschnittdaten zu erheben und zu analysieren. Gerade soziale Mobilitätsprozesse stellen ein entscheidendes Forschungsfeld der Erklärung gesundheitlicher Unterschiede und Ungleichheiten in der Zukunft dar.

Im abschließenden vierten Abschnitt des Bandes werden Konsequenzen für Forschung und Praxis diskutiert. *Hilary Graham* eröffnet die Auseinandersetzung mit einem sehr informierten Überblick in international vergleichender Perspektive unter dem Titel „Die Bekämpfung gesundheitlicher Ungleichheiten und die Bedeutung sozialer Determinanten: Unterschiedliche Definitionsansätze und ihre politischen Konjunkturen“. Von hier aus gelingt es, den deutschen Bezugsrahmen zu relativieren. Mit dem Blick auf unterschiedliche Gesundheitspolitiken in Nordirland, Wales, Schottland, England, den USA, Neuseeland, Schweden oder Dänemark fällt auf, wie groß der Vorsprung anderer Länder ist, wenn es um die Problematik gesundheitlicher Ungleichheiten geht. *Graham* bietet in der Vergleichsperspektive aber auch sehr positive Anknüpfungspunkte. Sie macht immer wieder deutlich, welche Fehler nicht noch einmal begangen werden müssen, wenn wie in Deutschland jetzt eine Art nachholende Entwicklung in der Gesundheitspolitik einsetzt. Sie zeigt ferner, dass erhebliche Unterschiede in Anlage und Durchführung unterschiedlicher Gesundheitspolitiken bestehen, je nachdem, ob das Ziel der Reduzierung gesundheitlicher Ungleichheiten vorrangig dadurch erreicht werden soll, die Situation armer Gruppen zu verbessern oder, indem die Abstände zwischen allen Gruppen einer Gesellschaft – also der soziale Gradient gesundheitlicher Lebenschancen – verringert werden soll. Graham macht deutlich, was sich in den hiesigen politischen Diskussion erst allmählich beginnt niederzuschlagen: Die Reduzierung gesundheitlicher Ungleichheiten kann nach allen bisherigen Erfahrungen weder in der einen noch in der anderen Variante ohne die Verringerung allgemeiner gesellschaftlicher Verteilungsungleichheiten tragfähige Erfolge vorweisen (siehe auch unten, Abschnitt 4.).

Peter-Ernst Schnabel nimmt diese Stoßrichtung auf, indem er aktuelle Public Health-Paradigmen daraufhin überprüft, ob sie die Komplexität sozialer Ungleichheiten aufnehmen können und damit überhaupt auf die Aufgabe ausgerichtet sind, Ungleichheiten zu reduzieren. Sein Beitrag „Ungleichheitsverstärkende Prävention vs. ungleichheitsverringernde Gesundheitsförderung“ beinhalt das starke Plädoyer für eine Stärkung der Ursprungsidee der Gesundheitsförderung. Schnabel kritisiert damit eine auf naturwissenschaftlichem Denken aufbauende, meist sehr eindimensional ausgerichtete Interventionspraxis bei der Anwendung von Public Health.

Wie wichtig die Festlegung auf ein multidimensionales und multimodales Interventionsverständnis bei der Verringerung gesundheitlicher Ungleichheiten ist, macht auch *Thomas Altgeld* deutlich. Seine Analyse „Gesundheitsfördernde Settingarbeit als Schlüsselstrategie zur Reduktion von gesundheitlichen Ungleichheiten“ basiert auf der Infragestellung dessen, was im Moment als Anwendung des überaus vielschichtigen Settingansatzes Praxis geworden ist. Altgeld kritisiert die Unterkomplexität der politisch instrumentalisierten Settingorientierung, die lediglich als Begriff inflationär gebraucht wird, keinesfalls aber in der Realität eine Form der authentischen Umsetzung findet. Über die Reichweite dessen, was gesundheitsfördernde Settings in ihrer Substanz beinhalten, klärt Altgeld umfassend auf. Dass mit ihm dabei einer der kompetentesten Vertreter des Ansatzes zu Wort kommt, macht die Ausführungen sowohl für die weitere wissenschaftliche als auch für die konkret anwendungsorientierte Diskussion besonders wertvoll.

Zum Abschluss des Themenblockes und damit des gesamten Bandes problematisiert *Thomas Gerlinger* die Aufgabe der Gesundheitspolitik. Seine „Anmerkungen über Unterlassungen und Fehlentwicklungen gesundheitspolitischen Handelns" beinhalten eine Art Assessment zur Effektivität der bisherigen politischen Bemühungen, sozial bedingte Ungleichheiten der Gesundheit und der gesundheitlichen Versorgung zu verringern. Sein Fazit hierzu ist eindringlich: „Gesundheitspolitik ist durch eine Reihe von Unterlassungen und Fehlentwicklungen an der Aufrechterhaltung, ja möglicherweise der Verschärfung gesundheitlicher Ungleichheiten beteiligt." Den Policy Beliefs verantwortlicher Eliten korrespondiert damit eine tatsächliche Entwicklung, die dem Ziel der Ungleichheitsreduzierung entgegengesetzt ist. Hierzu gehört die – gerade politische erhobene – Forderung nach mehr Eigenverantwortung (die lediglich die ressourcenstarken Gruppen privilegiert) genau so wie der Wandel auf dem Gebiet der Krankenversorgungspolitik, der vor allem anderen zu einer Privatisierung von Krankheitskosten führt und damit für die Entstehung weiterer Ungleichheiten so stimulierend wirkt wie das fortbestehende (unten wiederum politisch bekräftigte) Nebeneinander von gesetzlicher und privater Kranken- und Pflegeversicherung.

4 Das Verhältnis zwischen gesamtgesellschaftlichen und gesundheitlichen Ungleichheiten – ein Ausblick

Die im letzten Block des Bandes positionierten Beiträge zu gesundheitspolitischen Anforderungen zeigen anschaulich, dass die Erforschung gesundheitlicher Ungleichheiten auch die politische Regulation gesamtgesellschaftlicher Ungleichheiten im Allgemeinen wie auch gesundheitlicher Ungleichheiten im Speziellen im Blick behalten muss. Dabei geht es vor allem um den Zusammenhang des in (gesundheits-)politischen Debatten verhandelten Maßes „legitimer Ungleichheiten" einerseits und dem individuellen Anspruch auf persönliche Schutzrechte (relevant etwa bei Arbeitsschutzbestimmungen), politische Teilnahme (beispielsweise zentral für die Ausbildung gesundheitsfördernden sozialen Kapitals) und sozialer Teilhabe (etwa zentral für die Partizipation an gesamtgesellschaftlichem Reichtum) andererseits. Dieses Verhältnis ist seit mindestens zwei Jahrzehnten in Bewegung geraten. Denn in dem Augenblick, in dem sich die Public Health Forschung und andere sozialwissenschaftliche Disziplinen dem Gegenstand Health Inequalities zuwenden, vergrößert sich das Maß an sozialer Ungleichheit, das im politischen Feld geduldet, bewusst in Kauf genommen oder gar initiiert wird (vgl. etwa Gerdes 2006). Diese Entwicklungen lässt sich sowohl anhand der Diskussionen um eine so genannte Ökonomisierung im Gesundheitswesen nachvollziehen als auch an den gewissermaßen materiellen Niederschlägen, denen sich gesundheitliche Ungleichheiten im Kernbereich der gesundheitlichen Versorgung gegenüber sehen. Auf beide Aspekte soll im letzten Abschnitt der vorliegenden Einleitung kurz eingegangen werden.

In den letzten Jahren ist der Gegenstandsbereich der Versorgungsungleichheit besonders hervor getreten. Es handelt sich dabei gewissermaßen um eine besonders materielle Seite gesundheitlicher Ungleichheit. Zwar muss konzediert werden, dass diese Debatte bisher nahezu ausschließlich im internationalen, speziell angloamerikanischen Sprachraum geführt wird (als jüngere Auswahl Bao et al. 2007; Brady et al. 2007; Dixon et al. 2007; Prentice & Pizer 2007). Dennoch weisen auch die wenigen verfügbaren Erkenntnisse aus Deutschland schon jetzt in die gleiche Richtung (vgl. Tiesmeyer et al. 2007; Bauer & Büscher 2008). Für die Versorgungsproblematik bedeutet dies in einer ersten Annäherung, dass durch bestehende Ungleichheitsverhältnisse eine Zuweisungs- und Selektionsdynamik in Gang gesetzt wird, die durch die zur Verfügung stehenden Ressourcen gesteuert wird. Die Nutzung und Inanspruchnahme scheint also hoch ungleichheitsrelevant zu sein. Wenn diese für Deutschland noch kaum systematisierten Befunde sich in der Weise erhärten, dass auch in der Inanspruchnahme sowie in der Versorgungsleistung sich soziale Gradienten nachweisen lassen, dann kann hier von einer Verdopplung der Problematik gesundheitlicher Ungleichheit gesprochen werden: Erstens weisen sozial benachteiligte Gruppen vielfach höhere Morbiditätsraten auf und zweitens nutzen sie weniger (bzw. weniger erfolgreich) die angebotenen Versorgungsleistungen und bekommen zudem nicht die gleichen Versorgungsangebote wie besser gestellte Privatpatienten.

Vor dem Hintergrund solcher doppelten Materialisierungen von Health Inequalities, in denen sich neben sozial ungleichen Morbiditäts- und Mortalitätsraten die material ungleiche Ausstattung formal gleicher Rechte in der gesundheitlichen Versorgung widerspiegeln, ist die Erforschung gesundheitlicher Ungleichheiten damit notwendig auf die politische Regulierung gesundheitsbezogener Leistungen verwiesen. In der entsprechenden jüngeren politikwissenschaftlich orientierten Literatur stößt man hier insbesondere auf den Topos der „Ökonomisierung" bzw. „Verbetriebswirtschaftlichung" im Gesundheitswesen als maßgeblichem politischen Trend (Bauer 2007; Schmidt & Kolip 2007; Gerlinger 2007; Hensen & Hensen 2008; vgl. auch die Beiträge von Gerlinger und Schnabel im Band). Teilweise wird diese Entwicklung auch in Deutschland allerdings bereits zwei bis drei Jahrzehnte früher angesetzt: „Das gesundheits- und sozialpolitische Umfeld wird seit etwa Mitte der siebziger Jahre von Leistungsabbau, Desolidarisierung und – komplementär – dem Vordringen von Wettbewerbs- und Marktideologien bestimmt." (Rosenbrock 2006: 1089)

Unabhängig vom genauen Startpunkt einer gesundheitspolitischen Kehrtwende sind mittlerweile alle Bereiche der nach dem „kurzen Traum immerwährender Prosperität“ (Lutz 1984) bis dahin kaum problematisierten sozialen Rechte (vor allem Alters- und Gesundheitsvorsorge, staatliche Transferleistungen) unter den Verdacht einer Kostenexplosion geraten, die von den staatlichen Akteuren nicht mehr steuerfinanziert eingefangen werden kann (Braun, Kühn & Reiners 1998). Deshalb wird mit der Transformation zentraler Organisationsprinzipien im Gesundheitswesen primär der Zweck der Ausgabensenkung verfolgt. Ein entsprechender Politikwechsel, der mit Rekurs auf die Unterscheidung sozialstaatlicher Paradigmen als ein schleichender Übergang vom konservativen zum wirtschaftsliberalen Modell bezeichnet werden kann, ist auf seine weiteren Implikationen bisher jedoch kaum untersucht (vgl. aber Gerlinger & Rosenbrock 2007). Allein der Blick auf Gesundheitssysteme, die wie das US-amerikanische prototypisch für einen neo- oder ultraliberalen Zuschnitt stehen, kann als erster Orientierungspunkt für eine Trendanalyse dienen, um nicht nur ·primär wirtschaftliche, sondern in umfassenderer Hinsicht allgemeine gesellschaftliche Folgen des Ökonomisierungsprozesses im Gesundheitswesen zu antizipieren (Kühn 1993). So findet mit Rekurs auf das, was unter der Ökonomisierungschiffre als Veränderungstendenz im deutschen Gesundheitswesen diskutiert wird, der Trend zu einer deutlicheren wirtschaftsliberalen Orientierung Bestätigung. Im Kern lässt sich so die Umwidmung der Idee der Sozialstaatlichkeit und damit der Übergang von der Solidar- zur Selbstverantwortung diagnostizieren (Dahme, Kühnlein & Wohlfahrt 2005; Schmidt 2008). Auf diese Weise aber wird die Selbstverständlichkeit sozialstaatlicher Versorgung mehr und mehr vakant, sie ist vor dem Hintergrund ökonomischer Imperative selbst begründungspflichtig geworden (Butterwegge 2006; Maucher 2005; Strodtholz 2005).

Mit Blick auf die Versorgungssituation lassen sich inzwischen mehr und mehr internationale, vor allem US-amerikanische Trendaussagen verallgemeinern, nach denen der Versorgungssektor auf wachsenden Ökonomisierungsdruck mit Verknappungsstrategien reagiert (De Geest 2005). Dies ist jedoch nur vordergründig eine „bloße“ Rationalisierungsproblematik. Sie muss bereits heute als Problematik der Rationierung von wichtigen Versorgungsleistungen ernst genommen werden. Schon jetzt zeichnet sich ab, dass mit der veränderten Finanzierungslage Versorgungsengpässe und -versäumnisse eingetreten sind (IQWiG 2006), von denen aber nicht alle Nutzer gleich betroffen sind (Bauer, Schaeffer & Rosenbrock 2005).

Diese Überlegungen und das, was die Forschung zum Thema Health Inequalities heute vorlegen kann, verweisen deutlich auf einen immensen politischen Handlungsbedarf (siehe auch Graham im Band). Auch deswegen haben wir uns im letzten Abschnitt des Bandes für einen solche Auseinandersetzung entschieden. Wer heute aber gleiche Gesundheitschancen herstellen will, der muss mehr als nur einen gesundheitspolitischen Kunstgriff wagen. Die modernen Gesundheitswissenschaften lehren, wie komplex das Ursachengefüge ist, das zur Krankheitsentstehung führt. Bei den meisten Krankheitsursachen handelt es sich um weit mehr als nur um reine körperliche Begebenheiten. Sozialer und psychischer Stress gehören nach allen vorliegenden Erkenntnissen zu den wichtigsten Faktoren, die unser Krankheitsrisiko erhöhen. Dass gerade psychische und soziale Stressfaktoren in den unteren sozialen Schichten dominieren, dort also, wo auf wenig Ressourcen zurück gegriffen werden kann und wo das tägliche Leben immer auch eine Art täglichen Überlebenskampf darstellt, macht schnell deutlich, warum dieselben Gruppen viel häufiger und gravierender von Krankheit betroffen sind.

Erst hierdurch wird verständlich, warum es auch aus gesundheitlicher Sicht so dramatisch ist, wenn der Anstieg derjenigen, die heute von Transfereinkommen, also von Sozialhilfe und Hartz IV leben müssen, gerade die jüngsten Altersgruppen so überproportional stark trifft. Der Sozialhilfeanteil hatte sich – betrachtet man nur die Gesamtbevölkerung – zwischen 1980 und 2001 bereits verdoppelt. In der Altergruppe der 0 bis 7-Jährigen hatte er sich aber im gleichen Zeitraum vervierfacht. Diese Formen der sozialen Polarisierung deuten ebenfalls auf einen US-amerikanischen Trend hin. Von hier aus wird verständlich, warum uns Health Inequalities in Zukunft häufiger noch im deutschen Sprachraum begegnen werden. Sprechen wir also über Health Inequalities, sprechen wir auch über gesamtgesellschaftliche soziale Ungleichheiten. Die Erkenntnis, dass eine Gesundheitspolitik, die dieser Problematik entgegen wirken will, auch eine ausgleichende und solidarisch orientierte Sozialpolitik sein muss, ist aus wissenschaftlicher Perspektive gut abgesichert (Bauer 2006; Gerlinger & Rosenbrock 2007; Bittlingmayer & Bauer 2007; Schnabel 2007, Remmers im Druck). Die Entscheidung, gesundheitliche Ungleichheiten zu reduzieren ebenso wie die Entscheidung, ein hohes Maß an Health Inequalities zu akzeptieren, ist und bleibt eine politische. Bislang finden gesellschaftskritische Erkenntnisse aus der Public Health-Forschung wenig Eingang in die Entscheidungsprozesse politischer Akteure. Es bleibt zu hoffen, dass sich dies in näherer Zukunft ändern wird.

Literatur

Abel T, Abraham A, Sommerhalder K (2006). Kulturelles Kapital, kollektive Lebensstile und die soziale Reproduktion gesundheitlicher Ungleichheit. In: Richter M, Hurrelmann K, eds. Gesundheitliche Ungleichheit. Wiesbaden: VS-Verlag: 185-198.

Altgeld T, Bächlein B, Deneke, C, eds. (2006). Diversity Management in der Gesundheitsförderung. Nicht nur die leicht erreichbaren Zielgruppen ansprechen! Frankfurt, Main: Mabuse.

Bao Y, Escarce JJ, Fox SA (2007). Socioeconomic and Racial/Ethnic Differences in the Discussion of Cancer Screening: „Between-“ versus „Within-“ Physician Differences. Health Services Research, 42 (3), 950–970.

Bartley M (2004). Health inequalities. An introduction to theories, concepts and methods. Cambridge: Polity Press.

Bartley M, Blane D, Davey Smith G, eds. (1998). The sociology of health inequalities. Oxford: Blackwell Publishers.

Bauch J (1996). Gesundheit als sozialer Code. Von der Vergesellschaftung des Gesundheitswesens zur Medikalisierung der Gesellschaft. Weinheim: Juventa.

Bauch J (2006a). Selbst- und Fremdbeschreibung des Gesundheitswesens. Anmerkungen zu einem „absonderlichen“ Sozialsystem. In: Bauch, J, ed. Gesundheit als System. Systemtheoretische Beobachtungen des Gesundheitswesens. Konstanz: Hartung-Gorre Verlag: 1-19.

Bauch J, eds. (2006b). Gesundheit als System. Systemtheoretische Beobachtungen des Gesundheitswesens, Konstanz: Hartung-Gorre Verlag.

Bauer U (2005). Das Präventionsdilemma. Potenziale schulischer Kompetenzförderung im Spiegel sozialer Polarisierung, Wiesbaden: VS-Verlag.

Bauer U (2006). Die sozialen Kosten der Ökonomisierung von Gesundheit. Aus Politik und Zeitgeschichte. Beilage zur Wochenzeitung Das Parlament 8-9: 17-24.

Bauer U (2007). Gesundheit im ökonomisch-ethischen Spannungsfeld. Jahrbuch für Kritische Medizin, 44 (1), 98-119.

Bauer U, Bittlingmayer UH (2006). Zielgruppenspezifische Gesundheitsförderung. In: Hurrelmann, K, Laaser U, Razum, O, eds. Handbuch Gesundheitswissenschaften, 4., vollständig überarb. Aufl., Weinheim: Juventa: 781-818.

Bauer U, Büscher A, eds. (2008). Soziale Ungleichheit und Pflege. Befunde angewandter Pflegeforschung. Wiesbaden: VS-Verlag.

Bauer U, Hurrelmann K (2007). Sozialisation. In: Tenorth H-E, Tippelt R, eds. Lexikon Pädagogik, Weinheim, Basel: Beltz Verlag: 672-675

Bauer U, Rosenbrock R, Schaeffer D (2005). Stärkung der Nutzerposition im Versorgungswesen – gesundheitspolitische Herausforderung und Notwendigkeit. In: Iseringhausen O, Badura, B, eds. Wege aus der Krise der Versorgungsorganisation, Bern: Huber: 187-201

Bauer U, Schaeffer D (2006). Soziale Ungleichheit in der Pflege – (k).ein Thema? Managed Care, 7: 8-11

Bauer U, Vester M (2008). Soziale Ungleichheit und soziale Milieus als Sozialisationskontexte. In: Hurrelmann K, Grundmann M, Walper S eds. Handbuch Sozialisationsforschung. 7. vollst. überarb. Aufl. Weinheim und Basel: Beltz: 184-202

Beck U (1986). Die Risikogesellschaft. Auf dem Weg in eine andere Moderne, Frankfurt, Main: Suhrkamp.

Berger PA, Vester M, eds. (1998). Alte Ungleichheiten – Neue Spaltungen, Opladen: Leske + Budrich.

Berger PA, Schmidt V, eds. (2004). Welche Gleichheit? Welche Ungleichheit? Grundlagen der Ungleichheitsforschung, Wiesbaden: VS-Verlag
Bischoff J, Herkommer S, Hüning H (2002). Unsere Klassengesellschaft, Hamburg: VSA.
Bittlingmayer UH (2008). Ungleich sozialisierte Körper. Soziale Determinanten der Körperlichkeit 10- und 11-jähriger Kinder. Zeitschrift für Soziologie der Erziehung und Sozialisationsforschung, 28: im Erscheinen.
Bittlingmayer UH, Bauer U (2006). Ungleichheit – Bildung – Herrschaft. Zur politischen Soziologie der Milieutheorie Michael Vesters. In Bremer H, Lange-Vester A, eds. Soziale Milieus und Wandel der Sozialstruktur. Die gesellschaftlichen Herausforderungen und die Strategien der sozialen Gruppen, Wiesbaden: VS-Verlag: 212-234.
Bittlingmayer, UH, Bauer U (2007). Individualisierte Prävention: Zur Ideologie des a-sozialen Gesundheitsentscheiders. In: Schmidt B, Kolip P, eds. Gesundheit: Fördern oder Fordern? Gesundheitsförderung zwischen Eigenverantwortung und Sozialem Wirken. Weinheim, München: Juventa: 105-116.
Bittlingmayer UH, Sahrai S, Schnabel P-E (2008). Normativität und Public Health. Vergessene Dimensionen gesundheitlicher Ungleichheit, Wiesbaden: VS-Verlag (im Druck)..
Blane D (2006). The life course, the social gradient and health. In: Marmot M, Wilkinson R, eds. Social determinants of health. Oxford: Oxford University Press: 54-77.
Bourdieu P (1982). Die feinen Unterschiede. Kritik der gesellschaftlichen Urteilskraft, Frankfurt, Main: Suhrkamp.
Bourdieu P (1987). Sozialer Sinn. Kritik der theoretischen Vernunft, Frankfurt, Main: Suhrkamp.
Brady J, Ho K, Kelley E, Clancy CM (2007). AHRQs National Healthcare Quality and Disparities Reports: An Ever-Expanding Road Map for Improvement. Health Services Research, 42 (4), xi–xxi.
Brake A, Kunze J (2004). Der Transfer kulturellen Kapitals in der Mehrgenerationenfolge. Kontinuität und Wandel zwischen den Generationen. In: Engler S, Krais B, eds. Das kulturelle Kapital und die Macht der Klassenstrukturen, Weinheim, München: Juventa: 71-96.
Braun B, Kühn H, Reiners H (1998). Das Märchen von der Kostenexplosion. Populäre Irrtümer zur Gesundheitspolitik, Frankfurt, Main: Fischer.
Bremer H (1999). Soziale Milieus und Bildungsurlaub, Hannover: agis-Texte 22.
Bremer H (2004). Von der Gruppendiskussion zur Gruppenwerkstatt. Ein Beitrag zur Methodenentwicklung in der typenbildenden Mentalitäts-, Habitus- und Milieuanalyse, Münster: Lit
Bremer H (2007). Soziale Milieus, Habitus und Lernen. Zur Selektivität des Bildungswesens am Beispiel von Weiterbildung, Weinheim, München: Juventa.
Bremer H., Lange-Vester, A. (2006). Soziale Milieus und Wandel der Sozialstruktur. Die gesellschaftlichen Herausforderungen und die Strategien der sozialen Gruppen, Wiesbaden: VS-Verlag
Büchner P, Brake, A (2007). Die Familie als Bildungsort. Strategien zur Weitergabe und Aneignung von Bildung und Kultur im Alltag von Mehrgenerationenfamilien. Forschungsbericht über ein abgeschlossenes DFG-Projekt. Zeitschrift für Soziologie der Erziehung und Sozialisationsforschung, 27: 197-213.

Butterwegge C (2006). Krise und Zukunft des Sozialstaates, 3. erw. Aufl., Wiesebaden: VS-Verlag.

Chen E, Matthews KA, Boyce WT. Socioeconomic differences in children's health: how and why do these relationships change with age? Psychological Bulletin 128: 295-329.

Dahme H-J, Kühnlein G, Wohlfahrt N. (2005). Zwischen Wettbewerb und Subsidiarität. Wohlfahrtsverbände unterwegs in die Sozialwirtschaft (hg. v. der Hans-Böckler-Stiftung). Berlin: Edition sigma.

Dangschat J (1998). Klassenstrukturen im Nachfordismus. In: Berger PA, Vester M, eds. Alte Ungleichheiten – Neue Spaltungen, Opladen: Leske + Budrich: 49-87.

Davey Smith G, ed. (2003).. Health Inequalities: Lifecourse Approaches. Bristol: The Policy Press.

De Geest S (2005). Zusammenfassung, RICH-Nursing Study, Rationing of Nursing Care in Switzerland = CH, Effects of Rationing of Nursing Care in Switzerland on Patients` and Nurses` Outcomes. Basel: Institut für Pflegewissenschaft.

Deppe H-U (1987). Krankheit ist ohne Politik nicht heilbar. Zur Kritik der Gesundheitspolitik, Frankfurt, Main: Suhrkamp.

Dixon A, Le Grand J, Henderson J, Murray R, Poteliakhoff E. (2007). Is the British National Health Service equitable? The evidence on socioeconomic differences in utilization. Journal of Health Services Research 12: 104-109

Dragano N (2007). Gesundheitliche Ungleichheit im Lebenslauf. Aus Politik und Zeitgeschichte 42, 18-25.

Dragano N, Siegrist J. (2006). Die Lebenslaufperspektive gesundheitlicher Ungleichheit: Konzepte und Forschungsergebnisse. In: Richter M, Hurrelmann K, eds. Gesundheitliche Ungleichheit. Grundlagen, Probleme, Perspektiven. VS-Verlag: Wiesbaden: 171-184.

Elkeles T, Mielck A (1997). Entwicklung eines Modells zur Erklärung gesundheitlicher Ungleichheit. Das Gesundheitswesen 59: 137-143.

Emirbayer M, Mische A (1998). What is agency? American Journal of Sociology 103: 962-1023.

Esping-Andersen G (1990). The Three Worlds of Welfare Capitalism, Princeton: Princeton Univ. Pr.

Evans Prittchard E E (1988). Hexerei, Orakel und Magie bei den Zande, Frankfurt, Main: Suhrkamp.

Foucault M (1968). Psychologie und Geisteskrankheit, Frankfurt, Main: Suhrkamp.

Foucault M (1988). Die Geburt der Klinik. Eine Archäologie des ärztlichen Blicks, Frankfurt, Main: Fischer.

Geißler R (1996). Kein Abschied von Klasse und Schicht. Ideologische Gefahren der deutschen Sozialstrukturanalyse. Kölner Zeitschrift für Soziologie und Sozialpsychologie 48: 319-338.

Geißler R (1998). Das mehrfache Ende der Klassengesellschaft. Diagnosen sozialstrukturellen Wandels. In: Friedrichs J, Lepsius MR, Mayer KU, eds. Die Diagnosefähigkeit der Soziologie. Sonderheft 38 der Kölner Zeitschrift für Soziologie und Sozialpsychologie. Opladen: Westdeutscher Verlag: 207-233.

Geißler R (2006). Die Sozialstruktur Deutschlands. Wiesbaden: VS-Verlag.

Gerdes J (2006). Der „Dritte Weg“ als Kolonialisierung der Lebenswelt. Die Sozialdemokratie in der Wissensgesellschaft. In: Bittlingmayer UH, Bauer U, eds., Die „Wissensgesellschaft“. Mythos, Ideologie oder Realität? Wiesbaden: VS Verlag für Sozialwissenschaften: 553-613.

Gerlinger T (2007). Gesundheitspolitik und die Frage in der gesundheitlichen Versorgung. In: Tiesmeyer K, Brause M, Lierse M, Lukas-Nülle M, Hehlmann T, eds. Der blinde Fleck. Ungleichheiten in der Gesundheitsversorgung, Bern: Huber: 39-52.

Gerlinger T, Rosenbrock R (2007). Gesundheitspolitik. Eine systematische Einführung. 2. vollständig überarb. und erw. Auflage, Bern: Huber.

Graham H (2002). Building an interdisciplinary science of health inequalities: the example of lifecourse research. Social Science & Medicine 55: 2005-2016.

Gross P (1994). Die Multioptionsgesellschaft, Frankfurt, Main: Suhrkamp.

Grundmann M (2006). Sozialisation. Skizze einer allgemeinen Theorie, Konstanz: UVK.

Grundmann M Groh-Samberg O, Bittlingmayer UH, Bauer U (2003). Milieuspezifische Bildungsstrategien in Familie, Jugend und Schule. Zeitschrift für Erziehungswissenschaften 6: 25-45.

Grundmann M, Bittlingmayer UH, Dravenau D, Groh-Samberg O (2004). Die Umwandlung von Differenz in Hierarchie? Schule zwischen einfacher Reproduktion und eigenständiger Produktion sozialer Bildungsungleichheit. Zeitschrift für Soziologie der Erziehung und Sozialisation 24: 125-145.

Grundmann M, Bittlingmayer UH (2006). Bildungsmilieuspezifische Erfahrungsinhalte. Zur Bestimmung der isländischen Sozialisationsmatrix. In: Grundmann M, Dravenau D, Bittlingmayer UH, Edelstein W. Handlungsbefähigung und Milieu. Zur Analyse milieuspezifischer Alltagspraktiken und ihrer Ungleichheitsrelevanz, Münster: Lit: 161-198.

Grundmann, M, Dravenau, D, Bittlingmayer, U H, Edelstein, W. (2006). Handlungsbefähigung und Milieu. Zur Analyse milieuspezifischer Alltagspraktiken und ihrer Ungleichheitsrelevanz, Münster: Lit.

Hensen G, Hensen P, eds. (2008). Gesundheitswesen und Sozialstaat. Gesundheitsförderung zwischen Anspruch und Wirklichkeit, Wiesbaden: VS-Verlag (im Druck)..

Hillebrand F, Kneer G, Kraemer K, eds. (1998). Verlust der Sicherheit? Moderne Lebensstile zwischen Multioptionalität und Knappheit, Opladen: Westdeutscher Verlag.

Hradil S (1992). Alte Begriffe und neue Strukturen. Die Milieu-, Subkultur- und Lebensstilforschung der 80er Jahre. In: Hradil S, ed. Zwischen Bewußtsein und Sein. Die Vermittlung ‚objektiver' und ‚subjektiver' Lebensweisen, Opladen: Leske + Budrich: 15-55.

Hradil S (2006a). Was prägt das Krankheitsrisik: Schicht, Klasse oder Milieu? In: Richter M, Hurrelmann K, eds. Gesundheitliche Ungleichheit. Grundlagen, Probleme, Perspektiven. Wiesbaden: VS-Verlag: 33-52.

Hradil S (2006b). Die Sozialstruktur Deutschland im internationalen Vergleich. Wiesbaden: VS-Verlag.

Hurrelmann K, ed. (1976). Sozialisation und Lebenslauf. Empirie und Methodik sozialwissenschaftlicher Persönlichkeitsforschung, Reinbek bei Hamburg: Rowohlt.

Hurrelmann K (1983). Das Modell des produktiv-realitätsverarbeitenden Subjekts in der Sozialisationsforschung. Zeitschrift für Sozialisationsforschung und Erziehungssoziologie 3: 91-103.
Hurrelmann K (2006). Gesundheitssoziologie. Eine Einführung in sozialwissenschaftliche Theorien von Krankheitsprävention und Gesundheitsförderung, Weinheim, München: Juventa.
Hurrelmann K. (2006). Einführung in die Sozialisationstheorie (9. Auflage). Weinheim: Beltz.
Imbusch P (1998). Von Klassen und Schichten zu sozialen Lagen, Milieus und Lebensstilen. Von der Machtversessenheit zur Machtvergessenheit. In.: Imbusch P, ed. Macht und Herrschaft. Sozialwissenschaftliche Konzeptionen und Modelle, Opladen: Leske + Budrich: 275-297.
IQWiG – Institut für Qualität und Wirtschaftlichkeit im Gesundheitswesen (2006): Arbeitspapier: Zusammenhang zwischen Pflegekapazität und Ergebnisqualität in der stationären Versorgung. Eine systematische Übersicht. Köln: IQWiG.
Janßen C (1999). Lebensstil oder Schicht? Ein Vergleich zweier Konzepte im Hinblick auf ihre Bedeutung für die subjektive Gesundheit unter besonderer Berücksichtigung der gesundheitlichen Kontrollüberzeugungen, Berlin: Logos.
Kolb S, Wolf C, eds. (2006). Kein einziges Märchen – Leidfaden Gesundheitswesen. Wahre Geschichten über die Ware Gesundheit, Frankfurt, Main: Mabuse.
Knesebeck O. von dem (2000). Sozialer Status und subjektive Gesundheit im Alter. Zeitschrift für Gesundheitswissenschaften 3: 262-272.
Kraft V (2006). Unwissenheit schmerzt nicht oder: Gesundheits- und Erziehungssystem in vergleichender Perspektive. In: Bauch J,ed. Gesundheit als System. Systemtheoretische Beobachtungen des Gesundheitswesens, Konstanz: Hartung-Gorre Verlag: 39-63.
Kuhlmann E, Kolip P (2005). Gender und Public Health, Weinheim, München: Juventa.
Kühn H (1993). Healthismus. Eine Analyse der Präventionspolitik und Gesundheitsförderung in den USA. Berlin: ed. Sigma.
Lahelma E (2006). Health inequalities – the need for explanation and intervention. European Journal of Public Health 16: 339.
Lampert T, Kroll LE (2006). Die Messung des sozio-ökonomischen Status in sozialepidemiologischen Studien. In: Richter M, Hurrelmann K, eds. (2006b). Gesundheitliche Ungleichheit. Grundlagen, Probleme, Perspektiven. Wiesbaden: VS-Verlag: 297-319.
Lampert T, Maas I (2002). Sozial selektives Überleben ins und im Alter. In: Backes GM, Clemens, W, eds. Zukunft der Soziologie des Alter(n).s. Opladen: Leske + Budrich: 219-249.
Lampert T, Saß A, Häfelinger M, Ziese T (2005). Armut, soziale Ungleichheit und Gesundheit. Berlin: Robert Koch-Institut.
Lange-Vester A (2007). Habitus der Volksklassen. Kontinuität und Wandel seit dem 18. Jahrhundert in einer thüringischen Familie, Münster: Lit.
Luhmann N (1983). Medizin und Gesellschaftstheorie. Mensch, Medizin und Gesellschaft 3: 168-175.

Lutz B (1984). Der kurze Traum immerwährender Prosperität. Eine Neuinterpretation der industriell-kapitalistischen Entwicklung im Europa des 20. Jahrhunderts, Frankfurt a.M., New York: Campus.

Lynch J, Davey Smith G (2005). A life course approach to chronic disease epidemiology. Annual Review of Public Health 26: 1-35.

Mackenbach JP (2006). Health Inequalities: Europe in profile. An independet expert report commissioned by the UK presidency of the EU. London: Department of Health. Online: [Online] http://www.dh. gov.uk/assetRoot/04/12/15/84/04121584.pdf.

Macintyre S (1997). The Black Report and beyond – what are the issues? Social Science & Medicine 44, 723- 745.

Marcuse H (1968). Aggressivität in der gegenwärtigen Industriegesellschaft. In: (o. Hg.). Aggression und Anpassung in der Industriegesellschaft, Frankfurt, Main: Suhrkamp.

Marschalck P, Wiedl KH, eds. (2005). Migration und Krankheit. IMIS-Schriften 10, Osnabrück: VR Unipress.

Maucher MG (2005). Dienstleistungen des Sozial- und Gesundheitsbereichs zwischen Gemeinwohlverpflichtungen und Sozialmarktorientierung -- Vorbereitende Aktivitäten zur Erarbeitung einer Mitteilung der EU. Sozialer Fortschritt – Unabhängige Zeitschrift für Sozialpolitik 54: 142-148.

Mielck A (2000). Soziale Ungleichheit und Gesundheit. Empirische Ergebnisse, Erklärungsansätze, Interventionsmöglichkeiten. Bern: Huber.

Mielck A (2005). Soziale Ungleichheit und Gesundheit. Einführung in die aktuelle Diskussion, Bern: Huber.

Mielck A (2007). Zum Zusammenhang zwischen sozialer Ungleichheit und gesundheitlicher Versorgung. In: Tiesmeyer K, Brause M, Lierse M, Lukas-Nülle M, Hehlmann T, eds. Der blinde Fleck. Ungleichheiten in der Gesundheitsversorgung, Bern: Huber, 21-38.

Müller-Schneider T (1994). Schichten und Erlebnismilieus. Der Wandel der Milieustruktur in der Bundesrepublik Deutschland. Wiesbaden: Deutscher Universitäts-Verlag.

Münch R (1996). Modernisierung und soziale Integration. Schweizerische Zeitschrift für Soziologie, Revue suisse de sociologie 22: 603-629.

Nideröst S (2007). Männer, Körper und Gesundheit. Somatische Kultur und soziale Milieus bei Männern, Bern: Huber.

Osler M (2006).. The life course perspective: a challenge for public health research and prevention. European Journal of Public Health 16: 230.

Parsons T (1975). The Sick Role and the Role of the Physician Reconsidered. Health and Society, 53: 257-278.

Parsons T (1967). Definition von Gesundheit und Krankheit im Lichte der Wertbegriffe und der sozialen Struktur Amerika. In: Mitscherlich A, Brocher T, Mering O von, Horn K, eds. Der Kranke in der modernen Gesellschaft. Köln, Berlin: Kiepenheuer Witsch: 57-87.

Parsons T (1958). Struktur und Funktion der modernen Medizin. Eine soziologische Analyse. In: König R, Tönnesmann M, eds. Probleme der Medizin-Soziologie. Sonderheft 3 der Kölner Zeitschrift für Soziologie und Sozialpsychologie, Opladen; Westdeutscher Verlag: 10-57.

Power C, Kuh D (2006). Life course development of unequal health. In: Siegrist J, Marmot M, eds. Social inequalities in health. New evidence and policy implications. Oxford: Oxford University Press: 27-53.

Prentice JC, Pizer SD (2007). Delayed Access to Health Care and Mortality. Health Services Research, 42 (2), 644–662.

Remmers H (2008). Ethische Aspekte der Verteilungsgerechtigkeit gesundheitlicher Versorgungsleistungen. In: Bittlingmayer UH, Sahrai D, Schnabel P-E, eds. Normativität und Public Health. Vergessene Dimensionen gesundheitlicher Ungleichheit, Wiesbaden: VS-Verlag (im Druck).

Richter M (2005). Gesundheit und Gesundheitsverhalten im Jugendalter: Der Einfluss sozialer Ungleichheit. Wiesbaden: VS-Verlag.

Richter M, Hurrelmann K, eds. (2006a). Gesundheitliche Ungleichheit. Grundlagen, Probleme, Perspektiven. Wiesbaden: VS-Verlag.

Richter M, Hurrelmann K (2006b). Gesundheitliche Ungleichheit: Ausgangsfragen und Herausforderungen. In: Richter M, Hurrelmann K, eds. Gesundheitliche Ungleichheit. Grundlagen, Probleme, Perspektiven. Wiesbaden: VS-Verlag: 11-32.

Richter M, Hurrelmann K (2007). Warum die gesellschaftliche Verhältnisse krank machen. Aus Politik und Zeitgeschichte 42, 3-10.

Richter M, Lampert L, Hurrelmann K (2006). Soziale Ungleichheit und Gesundheit im Kindes- und Jugendalter: Aktuelle Erkenntnisse zur gesellschaftlichen Differenzierung gesundheitlicher Risiken und deren Ursachen. Gesellschaft – Wirtschaft – Politik 2, 195-209

Richter M, Mielck A (2000). Strukturelle und verhaltensbezogene Determinanten gesundheitlicher Ungleichheit. Zeitschrift für Gesundheitswissenschaften 3: 198-215.

Richter M, Mielck A (2006). Gesundheitliche Ungleichheit im Jugendalter: Herausforderungen für die Prävention und Gesundheitsförderung. Prävention und Gesundheitsförderung 4, 248-254.

Rosenbrock R (2006). Gesundheitspolitik. In: Hurrelmann, K, Laaser U, Razum, O, eds. Handbuch Gesundheitswissenschaften, 4., vollständig überarb. Aufl., Weinheim, München: Juventa: 1079-1116.

Schmidt B (2008). Eigenverantwortung haben immer die Anderen. Der Verantwortungsdiskurs im Gesundheitswesen, Bern: Huber.

Schmidt B, Kolip P, eds. (2007). Gesundheit: Fördern oder Fordern? Gesundheitsförderung zwischen Eigenverantwortung und Sozialem Wirken. Weinheim, Müchen: Juventa.

Schnabel P-E (2007). Gesundheit fördern und Krankheit prävenieren. Besonderheiten, Leistungen und Potenziale aktueller Konzepte vorbeugenden Gesundheitshandelns, Weinheim, München: Juventa.

Schnabel P-E (1988). Krankheit und Sozialisation. Vergesellschaftung als pathogener Prozess, Opladen: Westdeutscher Verlag.

Siegrist J, Marmot M, eds. (2006). Social Inequalities in Health: New Evidence and Policy Implications. Oxford University Press, Oxford.

Singh-Manoux A, Marmot M. The role of socialisation in explaining social inequalities in health. Social Science & Medicine 60: 2129-2133.

Sperlich S, Mielck A, (2003). Sozialepidemiologische Erklärungsansätze im Spannungsfeld zwischen Schicht- und Lebensstilkonzeptionen. Plädoyer für eine integrative Betrachtung auf der Grundlage der Bourdieuschen Habitustheorie. Zeitschrift für Gesundheitswissenschaften 11: 165-179.

Steinkamp G (1991). Sozialstruktur und Sozialisation. In: Hurrelmann, K, Ulich, D, eds. Handbuch der Sozialisationsforschung. Weinheim/Basel: Beltz, 251-277.

Steinkamp G (1999). Soziale Ungleichheit in Morbidität und Mortalität. Oder. Warum einige Menschen gesünder sind und länger leben als andere. In: Schlicht W, Dickhuth H-H, eds. Gesundheit für alle – Fiktion oder Realität. Schorndorf: Hofmann: 101-154.

Strodtholz, P (2005). Das Solidarsystem im Umbau. Entwicklungsbedarf und Gestaltungsoptionen für die Gesundheitspolitik. Weinheim, München: Juventa.

SVR (2007). Sachverständigenrat zur Begutachtung der Entwicklung im Gesundheitswesen. Kooperation und Verantwortung. Voraussetzungen einer zielorientierten Gesundheitsversorgung. Gutachten. Berlin.

Tiesmeyer K, Brause M, Lierse M, Lukas-Nülle M, Hehlmann T, eds. (2007). Der blinde Fleck. Ungleichheiten in der Gesundheitsversorgung, Bern: Huber.

Townsend P, Davidson N (1992). The Black Report. In: Townsend P, Davidson N, Whitehead M, eds. Inequalities in health: The Black Report and The Health Divide. London: Penguin: 31-213

Vester M (1998). Was wurde aus dem Proletariat? In: Friedrichs J, Lepsius MR, Mayer KU, eds. Die Diagnosefähigkeit der Soziologie. Sonderheft 38 der Kölner Zeitschrift für Soziologie und Sozialpsychologie, Opladen: Westdeutscher Verlag: 164-206.

Vester M (2002): Das relationale Paradigma und die politische Soziologie sozialer Klassen. In: Bittlingmayer UH, Eickelpasch R, Kastner J, Rademacher C. Theorie als Kampf. Zur politischen Soziologie Pierre Bourdieus, Opladen: Leske + Budrich: 61-121.

Vester M, Oertzen P von, Geiling H, Hermann T, Müller D (2001). Soziale Milieus im gesellschaftlichen Strukturwandel. Zwischen Integration und Ausgrenzung, Frankfurt, Main: Suhrkamp.

Vögele W, Bremer H, Vester M, eds. (2002). Soziale Milieus und Kirche, Würzburg: Ergon.

West P (1997). Health Inequalities in the early years: Is there equalisation in youth? Social Science & Medicine 44, 833-858.

West P, Sweeting H (2004). Evidence on equalisation in health in youth from the West of Scotland. Social Science & Medicine 59: 13-27

Wilkinson R (1996). Unhealthy societies. The afflictions of inequality, London: Routledge.

Wilkinson R (2005). The impact of inequality. How to make sick societies healthier, New York, London: New Press.

Williams GH (2003). The determinants of health: structure, context and agency. Sociology of Health and Illness 25: 131-154.

Willke H (1997). Supervision des Staates. Frankfurt, Main: Suhrkamp.

Winkler J (2000). Die Bedeutung der neueren Forschungen zur sozialen Ungleichheit der Gesundheit für die allgemeine Soziologie. In: Helmert U, Voges W, Müller R, eds.

Müssen Arme früher sterben? Soziale Ungleichheit und Gesundheit in Deutschland. Weinheim: Juventa: 43-58.

I. Sozio-ökonomische Erklärungsansätze

Das Problem relativer Deprivation: Warum einige Gesellschaften erfolgreicher sind als andere[1]

Richard G. Wilkinson, Kate E. Pickett

1 Einleitung

Ein typischer Ansatz bei der Analyse von Kontexteinflüssen bestimmter Wohnquartiere auf den Gesundheitszustand der Bewohner ist die Kontrolle der sozioökonomischen Profile in den Wohngebieten (Diez-Roux 1998; Merlo 2003, Pickett & Pearl 2001). Weil individuelle Charakteristika gewöhnlich den größten Einfluss auf das Gesundheitsprofil einer Region haben, müssen diese kontrolliert werden, um festzustellen, ob positive oder negative Gesundheitseffekte übrig bleiben, die allein mit den besonderen Merkmalen einer Region oder eines Wohnquartiers selbst zusammenhängen. Auf der lokalen Ebene kann der Anteil an Menschen mit einem bestimmten sozioökonomischen Profil in erster Linie eine Frage der Güterverteilung sein: Wie wird aus einer Gegend ein benachteiligtes Quartier, bewohnt von einem überdurchschnittlich hohen Anteil ärmerer, weniger gut ausgebildeter Gruppen, während die Nachbargegend besser gestellte Leute anzieht (Macintyre, Maciver & Sooman 1993; Tunstall, Shaw & Dorling 2004)? Aus einer anderen Perspektive jedoch ist dies alles keine Frage der räumlichen Verteilung von Gruppen mit bestimmten Eigenschaften, sondern eine Frage nach den sozialen Triebkräften und Faktoren, die diese bestimmten Eigenschaften und ihre Verteilung überhaupt erst hervorbringen. Wodurch werden – muss dann gefragt werden – die Prozentanteile einer Bevölkerung bestimmt, die den verschiedenen Berufs-, Bildungs- und Einkommensgruppen zugeordnet werden? Die Antwort auf diese Frage hängt, so könnte man meinen, von den Effekten hunderter verschiedener Prozesse ab, die alle wiederum unterschiedliche Aspekte der Verursachung von Armut oder Reichtum betreffen. Bildungspolitik und Lehrmethoden, soziale Mobilität, Armutsspiralen, die Beständigkeit von Klassenkulturen – um nur ein paar wenige Aspekte zu nennen, die wiederum jeder für sich die ganze Komplexität der Interaktion von Individuen untereinander, mit ihrer sozialen Umwelt und mit der Gesamtgesellschaft beinhalten. Un-

---

[1] Übersetzte, leicht veränderte und gekürzte Fassung des Originalbeitrags, der unter dem Titel *The problems of relative deprivation: why some societies do better than others* zuerst 2007 in *Social Science & /Medicine*, 65 (9), S. 1965-78 erschienen ist.

abhängig von dieser enormen Komplexität der Problematik, werden wir in diesem Beitrag versuchen zu zeigen, dass eine breite Palette individueller Problemlagen, die mit dem Phänomen relativer Deprivation assoziiert sind (schlechter Gesundheitszustand, zu frühe Elternschaft, Gewalt, geringes Vertrauen, geringer Schulerfolg, hoher Anteil an Kriminalität, Drogenmissbrauch und Übergewicht), von einem Faktor abhängen: Der Einkommensverteilung innerhalb einer Gesellschaft.

Vielleicht gibt es ja, so weit unsere Hypothese, jenseits der unendlichen Komplexität unterschiedlicher Ursachen für das Gesundheits- und Bildungsniveau, für hohe Gewaltbereitschaft, Teenagerschwangerschaften, eine hohe Gefängnisauslastung etc. und jenseits der Versuche, für jedes dieser Probleme eine separate Lösungsstrategie zu entwerfen, auch einfachere Erklärungs- und Lösungsmuster. Wenn die Verbreitung jeder dieser Problemlagen in Zusammenhang steht mit dem Faktor relativer Deprivation in der Gesellschaft und zudem all diese Probleme in ungleich strukturierten Gesellschaften tendenziell häufiger vorkommen, könnte dies etwas fundamental Wichtiges über die Auswirkungen der Prozesse sozialer Differenzierung und Stratifizierung aussagen.

Wir betrachten hier Einkommensungleichheit sowohl als Indikator als auch als Determinante für das Ausmaß gesellschaftlicher Stratifizierung. Die große Zahl sehr verschiedener Zielgrößen, von der wir bereits zeigen können, dass sie in statistischer Hinsicht mit der Einkommensverteilung korreliert, deutet auf einen Zusammenhang von Einkommensunterschieden und weit reichenden Effekten sozialer Differenzierung hin. Wir betrachten unterschiedliche Populationen hierbei nicht einfach als die Gesamtheit im Grunde sehr ähnlicher Individuen, die – durch Zufall oder Fügung – in sehr unterschiedliche Einkommensgruppen gelangt sind, woraus sich dann wiederum, auf einer höheren Abstraktionsebene, ungleiche Gesellschaften mit sehr unterschiedlichen Einkommensniveaus und -abstufungen ergeben. Vielmehr gehen wir davon aus, dass die mit der Einkommensverteilung in Zusammenhang stehenden sozialen Prozesse an der komplexen Konstituierung der individuellen und klassenspezifischen Charakteristika beteiligt sind (Bourdieu 1984). Diesbezüglich auf Bourdieus Konzept des Habitus rekurrierend, argumentiert Williams (1995), es sei „der Klassenhabitus, der nicht nur unseren Lebensstil und unsere Aussichten auf individuellen Aufstieg bestimmt [....], sondern auch die Ungleichheiten hinsichtlich Gesundheit und Krankheit“ und – wie wir hinzufügen würden – hinsichtlich zahlreicher anderer Zielgrößen. Die sozialen Prozesse, die in Zusammenhang mit der Einkommensverteilung stehen, schließen insbesondere Einflüsse der frühkindlichen Prägung auf die soziale und kognitive Entwicklung mit ein, die allem Anschein nach Auswirkungen sowohl auf die Gesundheit als auch auf die soziale Mobilität haben und somit als zentrale Faktoren sozialer Differenzierung fungieren (Ben-Shlomo & Kuh 2002).

Nach dem theoretischen Zugang, den wir hier vorstellen, stehen Prozesse sozialer Statusdifferenzierung, einschließlich der Frage, ob eine Gesellschaft eine mehr oder weniger hierarchische Klassenstruktur aufweist, in engem Zusammenhang mit der Einkommensverteilung. Aus ganz unterschiedlichen Gründen glauben wir darauf verweisen zu können, dass diese Differenzierungsprozesse in erster Linie auf einzelstaatlicher Ebene strukturiert werden. Wie Taylor und Flint (2000) darlegen, „haben sich Klassen bisher auf nationalstaatlicher Ebene definiert." Diese Überzeugung gründet heute nicht nur auf der Tatsache, dass die Einkommensverteilung in erster Line die auf dem Markt einer bestimmten Volkswirtschaft erzielten Einkommen widerzuspiegeln vermag, wobei die Auswirkungen verschiedener Modi der Umverteilung zusätzlich zu konzedieren sind, die sich aus den jeweils nationalen Typiken der Steuer- und Sozialsysteme ergeben – auch die jüngere Forschungsdiskussion über Einkommensungleichheit und Gesundheit weist nahezu einheitlich in diese Richtung (Wilkinson & Picket 2006). Zudem können wir bestätigen, was auch schon in früheren Untersuchungen (Franzini, Ribble & Spears 2001; Wilkinson 1997) herausgestellt wurde, dass nämlich die Stärke des Zusammenhangs zwischen gesundheitlicher Lage und dem Grad der Einkommensungleichheit dann am verlässlichsten festgestellt werden kann, wenn die Einkommensunterschiede ganzer Staaten oder anderer geo-politischer Einheiten miteinander verglichen werden. Das vorliegende Zahlenmaterial zeigt diesbezüglich eine Art abgestuften Zusammenhang. Das heißt, dass kleinräumig verfahrende Untersuchungen (zu Gemeinden, Kommunen, einzelnen Wohngebieten oder Landkreisen) nur einen schwachen oder gar keinen Zusammenhang erkennen lassen, während die Makroebene (Bundesstaaten, Regionen, große Städte etc.) einen tendenziell stärkeren, einheitlicheren, statistischen Zusammenhang aufweist. Am eindeutigsten stellen sich solche Zusammenhänge schließlich dann dar, wenn mehrere Nationalstaaten miteinander verglichen werden. Zusätzliches Gewicht erhalten diese noch sehr allgemeinen Befunde dadurch, dass sich Muster eines solchen abgestuften Zusammenhangs auch aus früheren Analysen ergeben, die sich mit einem Thema wie dem Verhältnis von Einkommensungleichheit und Gewalttätigkeit bzw. Gewaltbereitschaft befasst haben (Hsieh & Pugh 1993).

Einkommensunterschiede innerhalb großer regionaler Einheiten können leicht in Ungleichheiten zwischen und innerhalb kleinerer Teilgebiete untergliedert werden (Lobmayer & Wilkinson 2002). Vorausgesetzt wird dabei, dass soziale Vergleichsprozesse unter benachbarten Individuen und Gruppen nachweisbare Auswirkungen auf die Gesundheit haben. Ist es aber wirklich so, wie Ballas et al. fragen: „Vergleichen sich Menschen mit *peer groups* in ihrer Nachbarschaft, ihrer Stadt, Region oder ihrem Land oder möglicherweise mit *Diasporagruppen* in anderen Ländern oder mit Gruppen, von denen sie nur sehr wenig wissen? [...] Es gibt viele Arten geographisch nicht genau definierter Gruppen, mit denen wir uns vergleichen können oder mit denen wir uns hinsichtlich unseres sozialen Status ungefähr auf eine Stufe stellen würden. Es ist aber überhaupt nicht klar, wie sich Referenzgruppen (jeweils) konstituieren" (Ballas, Dorling & Shaw 2007). Wie schon angedeutet, vertreten wir hier die Auffassung, dass die Gesundheitslage von Menschen in benachteiligten Regionen nicht aufgrund von Ungleichheiten innerhalb dieser Gegenden schlechter ist, sondern aufgrund der Benachteiligung solcher sozialen und geographischen Einheiten im Verhältnis zur Gesamtgesellschaft. Um nur ein besonders dramatisches Beispiel zu geben: In den USA hatten afro-amerikanische Männer im Jahr 1996 ein Durchschnittseinkommen von $ 26.522 und eine durchschnittliche Lebenserwartung von 66,1 Jahren. Im Vergleich dazu hatten Männer in Costa Rica ein mittleres Durchschnittseinkommen von – umgerechnet auf die Kaufkraft – nur $ 6.410, ihre Lebenserwartung lag jedoch bei durchschnittlich 75 Jahren (Marmot & Wilkinson 2001). Wenn man also Einkommensniveaus nur auf Basis von „absoluten" Einkommensunterschieden bemisst (dasselbe gilt für Bildung oder Deprivation) und dabei annimmt, dass direkte Auswirkungen auf die Gesundheit unabhängig von anderen Kontextbedingungen existieren, übergeht man schlicht, dass sich arme Regionen zu allererst im Verhältnis zur Gesamtgesellschaft als arm konstituieren, also in relationaler Hinsicht als arm zu bezeichnen sind. Mit der hier verfolgten These wollen wir also nicht die individuellen Biographien von Menschen vernachlässigen, die, wie Marston (2000) herausstellt, immer eine direkte lokale Verortung besitzen und damit an spezifische Bedingungen gekoppelt sind. Wir fügen aber hinzu, dass soziale Klassen durch ihr Verhältnis zueinander konstituiert werden, und dies zu einem gravierenden Teil durch eine sehr vermittelte Einwirkung bedingt ist, das heißt, durch Effekte der Klassenstruktur einer jeweiligen Gesamtbevölkerung, die wiederum von den individuellen Merkmalen abgekoppelt sind und damit für die Forschung nicht immer unmittelbar sichtbar.

Wir beginnen den hier vorzustellenden empirischen Überblick mit einer Zusammenfassung bereits publizierter Befunde. Auf dieser Basis wird bereits deutlich gemacht werden können, dass das gesamtgesellschaftliche Ausmaß der Einkommensungleichheit in Relation steht zu allgemeinen Krankheits- und Mortalitätsrisiken, zu krankhaftem Übergewicht, zur Rate der Teenagerschwangerschaften, zu psychischen Erkrankungen, Mordhäufigkeit, geringer sozialer Kohäsion und geringem sozialen Kapital sowie zu rassistischen und allgemein feindseligen Einstellungen. Im Anschluss überprüfen wir neue Hypothesen, nach denen auch ein geringes schulisches Leistungsniveau, der Anteil der Inhaftierten an der Gesamtbevölkerung, die Zahl der Drogentoten und geringe soziale Mobilität in

Beziehung stehen zu Ausmaß und Umfang der Einkommensungleichheit in einer Bevölkerung. Wir werden dabei durchgehend betonen, dass es nicht darum geht, ob und inwiefern Ungleichheiten in den Einkommen gleichbedeutend sind mit einem höheren Maß an allgemeinen sozialen Ungleichheiten, sondern immer konkret darum, dass sich größere Einkommensunterschiede in Relation befinden mit dem sozialen Gradienten gesundheitlicher Ungleichheit und mit anderen sozialen Problemen, deren Ausmaß mit Blick auf die Gesamtgesellschaft beziffert werden muss und nicht als ein lediglich klassenspezifisches Symptom.

2 Aktuelle empirische Befunde zum Zusammenhang zwischen Ungleichheit und sozialen Problemen

Morbidität und Mortalität

In einer kürzlich vorgenommenen Auswertung von 168 Untersuchungen über das Verhältnis zwischen Einkommensungleichheit und gesundheitlichen Ungleichheiten haben wir abschließend feststellen können, dass die große Mehrheit der Studien zu dem Ergebnis kam, dass Menschen in egalitäreren Gesellschaften – das heißt in Gesellschaften mit einem geringeren Grad der Einkommensspreizung – tendenziell gesünder sind als in nicht-egalitären Gesellschaften (Wilkinson & Pickett 2006). Untersuchungen, die sich auf kleinräumige Regionen wie Gemeinden oder noch kleinere Einheiten bezogen, bildeten hierbei die einzigen nennenswerten Ausnahmen. Wir betrachteten insgesamt 104 Studien, in denen die Einkommensungleichheiten innerhalb ganzer Staaten, Bundesstaaten, Regionen oder großer Städte gemessen und miteinander verglichen wurden. Wir haben damit also Einheiten von hinreichender Größe einbezogen, womit gewährleistet ist, dass die dort gemessenen Einkommensunterschiede als Indikator für das Maß an sozialer Differenzierung und Hierarchie der jeweiligen Gesamtgesellschaft dienen kann. Nach Kontrolle zahlreicher Variablen (unter anderem solcher, die entweder als vermittelnde oder als Störvariablen fungieren können) lassen 81 von 104 Studien (78%) bei allen oder mindestens einigen der untersuchten gesundheitsrelevanten Variablen einen statistisch signifikanten Zusammenhang zur Einkommensungleichheit erkennen (vor der statistischen Kontrolle war der Anteil der Untersuchungen, die diesen Zusammenhang stützen konnten, sogar noch höher). Diesbezüglich bestätigende Befunde kamen nicht nur von einer großen Anzahl länderübergreifender Vergleichsstudien in Industrie- und Schwellenländern. Bestätigend waren auch die Untersuchungen zu größeren Regionen, Bundesstaaten und großen urbanen Zentren, die in so unterschiedlichen Ländern wie Kanada, Chile, China, Ecuador, Italien, Russland, Taiwan, Großbritannien und den Vereinigten Staaten durchgeführt wurden. Im Gegensatz dazu ergaben, was als aufschlussreich angesehen wird, Untersuchungen zum sozialen Gradienten gesundheitlicher Ungleichheit, die sich auf kleinere Gebiete erstreckten, sehr viel weniger eindeutige Ergebnisse.

Übergewicht
In einer separaten Studie über krankhaftes Übergewicht (BMI > 30) in 21 der reichsten Industriestaaten ließ sich das vermehrte Auftreten von Adipositas in den ungleicheren Gesellschaften deutlich bestätigen (Pickett et al. 2005). Ein statistisch relevanter Zusammenhang ergab sich für das Übergewicht sowohl von Frauen als auch von Männern, der Zusammenhang war jedoch bei den Frauen noch deutlich stärker ausgeprägt. Dieselbe Studie zeigte auch, dass größere Ungleichheiten mit erhöhter Kalorienaufnahme assoziiert sind. Sogar nach der Kontrolle der Kalorienzufuhr blieb der Zusammenhang zwischen Übergewicht und Ungleichheit statistisch signifikant, auch wenn er sich leicht abschwächte.

Geburtenraten unter Teenagern
Ob aus biologischen oder sozialen Gründen: Die Mutterschaft im Teenageralter wird oft als problematisch angesehen. Das Hauptargument dabei ist, die frühen Geburten hätten negative gesundheitliche und soziale Konsequenzen für die betroffenen Mütter und Kinder. Vergleichsstudien sowohl unter den 21 reichen Industriestaaten als auch unter den 50 Bundesstaaten der USA ergaben diesbezüglich einen engen Zusammenhang zwischen der Häufigkeit von Teenagergeburten und dem Ausmaß an Einkommensungleichheiten (Gold et al. 2001; Gold et al. 2002; Pickett, Mookherjee & Wilkinson 2005).

Psychische Störungen
Auf Basis von stichprobenartigen Bevölkerungserhebungen und mit besonderem Augenmerk auf die Vergleichbarkeit solcher Daten hat die WHO vor einiger Zeit Schätzungen zur Häufigkeit psychischer Erkrankungen in acht Industriestaaten vorgelegt (sechs westeuropäische plus Japan und die Vereinigten Staaten, Demyttenaere et al. 2004). In unseren Untersuchungen fanden sich diesbezüglich statistisch signifikante Korrelationen zwischen Einkommensungleichheiten und der Häufigkeit psychischer Erkrankungen. Dies gilt sowohl hinsichtlich der Gesamtanzahl psychischer Störungen als auch hinsichtlich schwerwiegender psychischer Erkrankungen (Pickett, James & Wilkinson 2006). Dieser Zusammenhang (r=0,79; p=0,002) ist durch eine weitere WHO-Erhebung in Neuseeland sowie andere außerhalb der WHO erhobene Daten für Australien, Kanada und Großbritannien bestätigt worden (Abb. 1). Allein der Vergleich unter den 50 US-Bundesstaaten ergab keine Bestätigung des Zusammenhangs zwischen Einkommensungleichheit und psychischen Erkrankungen.

Abbildung 1: Die Prävalenz psychischer Erkrankungen in Beziehung zur Einkommensungleichheit in wohlhabenden Ländern

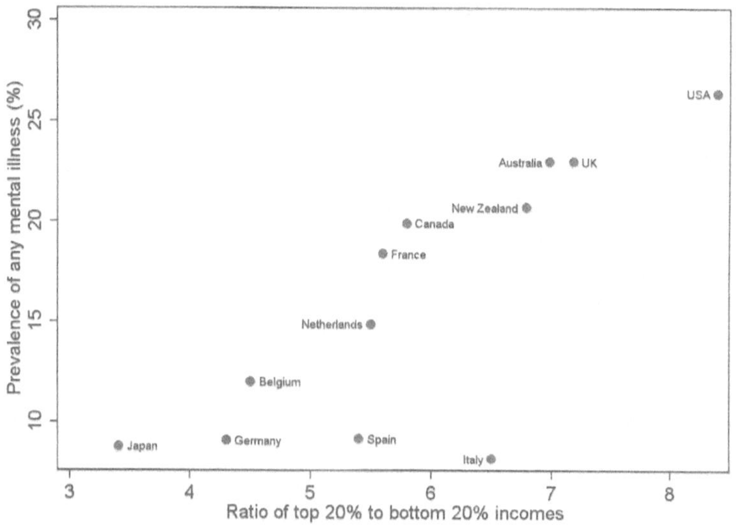

Prävalenz psychischer Erkrankungen (%)
Verhältnis der 20% höchsten und 20% niedrigsten Einkommen

Soziale Kohäsion
Alltagsweltlich erscheint bereits unmittelbar einsichtig, dass ein hohes Maß an sozialer Ungleichheit eine desintegrierende, jegliche positive Form von Sozialität spaltende Wirkung entwickelt. In der ersten Hälfte des 19. Jahrhunderts berichtete de Tocqueville (2000) über die Vereinigten Staaten, dass die Stärke des dortigen Assoziations- und Vereinslebens sowie der staatsbürgerlichen Partizipation durch das begründet sei, was er als „die Gleichheit der Lebensbedingungen" bezeichnete. Zahlreiche Untersuchungen, die Mordraten, Feindseligkeit, Rassismus, das in der Bevölkerung existierende Vertrauen und soziales Kapital untersuchen, deuten seit dem tatsächlich bestätigend darauf hin, dass die Qualität der sozialen Beziehungen und der sozialen Kohäsion immer dann geringer wird, wenn Ungleichheiten und Disparitäten in einer Gesellschaft zunehmen (Wilkinson 2005).

Mordraten
Umfangreiches statistisches Zahlenmaterial lässt auf einen ebenso stabilen Zusammenhang zwischen wachsenden Ungleichheiten und proportional zunehmen-

den Mordraten in einer Bevölkerung schließen. Alle 24 einschlägigen Studien, die sich auf große Gebiete (Länder, Regionen, Bundesstaaten oder urbane Zentren) beziehen, ergeben diesbezüglich statistisch signifikante Effekte (Wilkinson & Pickett 2006). Ein älterer Überblick wies ebenfalls auf solche stabilen Zusammenhänge hin, die sich (ähnlich wie bereits erwähnt) bei der Untersuchung größerer Gebiete als ausgeprägter erweisen als bei dem Vergleich innerhalb kleinerer geographischer Einheiten (Hsieh & Pugh 1993).

Vertrauen

Es existieren bereits Analysen zum Verhältnis zwischen Einkommensungleichheiten und differenzierten Kriterien und Messgrößen, die die Qualität sozialer Beziehungen (wie Vertrauen und soziales Kapital) anzeigen sollen. Wie bereits hervorgehoben (Wilkinson 2005), decken sich diese Erkenntnisse mit den Befunden über die Ausprägung von Gewaltbereitschaft und deuten somit darauf hin, dass die Qualität von sozialen Beziehungen mehrheitlich in den ungleicheren Gesellschaften eingeschränkt ist. Sowohl eine internationale Vergleichuntersuchung von Daten aus 38 Ländern (Uslaner 2002) als auch eine vergleichende Untersuchung unter den 50 Bundesstaaten der USA (Kawachi et al. 1997) ergaben ein wesentlich niedrigeres Niveau des gegenseitigen Vertrauens, wenn die untersuchten Regionen ein höheres Maß an Einkommensunterschieden aufwiesen. In den 50 US-Bundesstaaten mit geringeren Einkommensunterschieden gaben nur 10 bis 15% der Befragten an, dass sie anderen Menschen nicht vertrauen könnten. Diese Zahl erhöhte sich auf 35 bis 40% in den Bundesstaaten mit einem größeren Maß an Einkommensungleichheit. Im internationalen Vergleich ergeben sich diesbezüglich immer sehr ähnliche, vom jeweiligen Maß der Einkommensungleichheit abhängige Unterschiede in der Bereitschaft, jemand anders zu vertrauen.

Soziales Kapital

Entsprechende Auswirkungen unterschiedlicher Grade der Einkommensungleichheit wurden auch dann festgestellt, wenn soziale Netzwerke auf ihre Stabilität hin überprüft werden. Putnam berichtet von einem solchen Zusammenhang zwischen Einkommensungleichheiten und dem von ihm entwickelten Index, der die Stärke der „civic community" in 20 Regionen Italiens vergleicht (Putnam 1993). Das Gleiche gilt für die von Putnam untersuchte Relation zwischen Ungleichheit und einem Index für soziales Kapital, der bei einem Vergleich der Bundesstaaten in den USA eingesetzt wurde (Putnam 2000). Putnam erwähnt dabei auch eine im Zeitverlauf „auffällige" parallele Entwicklung zwischen der Entwicklung von Ungleichheitsstrukturen einerseits und der des sozialen Kapitals. Bis in die späten 1960er Jahre hinein verringerten sich Einkommensunterschiede und das soziale Kapital vermehrte sich parallel. In den Jahren zwischen 1965 und 1970 aber kehrten sich beide Entwicklungen um: Die Einkommensunterschiede wurden größer und das verfügbare soziale Kapital wurde geringer.

Feindselige und rassistische Einstellungen
Als zunächst letzter Indikatorenbereich, der anzeigt, dass eine größere Ungleichheit der Einkommen mit negativen sozialen Beziehungen einhergeht, sei auf US-amerikanische Erhebungen über allgemein feindselige und rassistische Einstellungen verwiesen. Williams, Feaganes und Barefoot (1995) ermittelten anhand von Stichproben das Ausmaß feindseliger Einstellungen unter der Bevölkerung von zehn großen Städten der Vereinigten Staaten. Das durchschnittliche Ergebnis für jede Stadt stand in einem statistisch signifikanten Verhältnis mit dem dort herrschenden Ausmaß an Einkommensungleichheit (Wilkinson 2005). In einer separaten Studie kamen Kennedy et al. (1997) zu dem Ergebnis, dass in US-Bundesstaaten mit besonders großen Einkommensunterschieden die Menschen verstärkt rassistische Einstellungsmuster ausbildeten.

3 Neuere Untersuchungen

Vor dem Hintergrund des aktuellen Diskussionsstandes und der hier vorgestellten Befunde, verfolgte unsere Forschungsgruppe jüngst das Ziel, in noch größerem Umfang zu überprüfen, ob und inwiefern andere mit relativer Benachteiligung zusammenhängende soziale Problemlagen sich in einer Korrelation mit den Bedingungen und Ausprägung gesamtgesellschaftlicher Einkommensungleichheit befinden. Weil mit dieser Zielrichtung bisher jedoch nur in begrenztem Umfang kompatible Daten verfügbar sind, konnte auch nur eine begrenzte Anzahl möglicher abhängiger Variable in den Blick genommen werden. Dennoch aber scheint es auf dieser Grundlage immerhin möglich, zusätzlich zu den bereits diskutierten Befunden, ein umfangreicheres Bild über den empirischen Zusammenhang zwischen Einkommensungleichheiten sowie dem schulischen Leistungserfolg, Inhaftierungsraten, der Anzahl der Drogentoten und sozialer Mobilität zu erstellen.

Methoden
Um die Vergleichbarkeit der unterschiedlichen Datenquellen zu erhöhen, beschränken wir im Folgenden die vergleichenden Analysen auf Staaten, die zu den 50 reichsten der Welt zählen (berechnet nach dem Pro-Kopf-Einkommen bei angenommener Kaufkraftparität auf dem Stand des Jahres 2002). Um Effekte auszuschließen, die vorrangig in Staaten entstehen, die zu den so genannten Steuer-

paradiesen zählen, wurden Staaten mit weniger als drei Millionen Einwohnern aus den Berechnungen ausgeschlossen. Daten zur Einkommensverteilung waren danach für insgesamt 24 Länder zugänglich, die unsere Kriterien erfüllten.[2]

Die Daten zur Einkommensungleichheit entstammen Erkenntnissen des Human Development Indikatorensystems (HDI) aus dem Jahr 2003. Die Berichtszeitpunkte variieren leicht von Land zu Land, sie liegen aber ausschließlich innerhalb der Periode 1992-1998 (United Nations Development Program 2003). Für Deutschland verwendeten wir einen Durchschnittswert der HDI-Kennzahlen der Berichte von 2002-2004, da die Angaben für 2003 aus nicht erkennbaren Gründen stark abweichend waren. Um den Vergleich mit den bereits vorgestellten Daten zu ermöglichen, wurde die Einkommensungleichheit wiederum als das *Verhältnis* des Jahresdurchschnittseinkommens der reichsten 20% der Bevölkerung zum Einkommensdurchschnitt der ärmsten 20% berechnet. Das Verhältnis beider Einkommensquintile bewegte sich zwischen 3,4 für Japan (das Land mit den geringsten Ungleichheiten) und 9,7 für Singapur (das Land mit der ausgeprägtesten Einkommensungleichheit). Ergänzend zu den Analysen auf internationaler Ebene haben wir unsere Forschungsfrage auf einen Vergleich von 50 US-Bundesstaaten, einschließlich des Districts of Columbia (DC), ausgedehnt. Dabei verwendeten wir nicht unsere eigenen Ungleichheitsindikatoren, sondern Angaben des sogenannten Ginikoeffizienten zur Ungleichheit von Familieneinkommen, die von der US-amerikanischen Behörde für Bevölkerungsstatistik (US Census Bureau 2004) für das Jahr 1999 bereitgestellt werden. Der Ginikoeffizient variiert hierbei zwischen 1, dem Indikator für maximale Einkommensungleichheit, und 0, dem Wert für völlige Einkommensgleichheit (Allison 1978).

Schulischer Leistungserfolg

Die Analyse von Schulleistungen im internationalen Vergleich greift auf Schätzwerte zur Mathematik- und Lesekompetenz 15-Jähriger aus dem *Programme for International Student Assessment* (PISA) aus dem Jahr 2003 zurück (OECD Programme for International Student Assessment 2004). Entsprechende Daten liegen für insgesamt 19 Länder vor. Wie weit sich die Ungleichheit bei den schulischen Leistungen in Abhängigkeit von der Einkommensungleichheit befindet, zeigen die Daten in Abbildung 2 (r=-0,50, p=0,029). Um zu überprüfen, ob eine ähnliche Relation auch unter den 50 Bundesstaaten der USA existierte, kombinierten wir Berechnungen zur Mathematik- und Leseleistung im achten Schuljahr (US Department of Education 2004a, 2004b). Die Leistungen waren hierbei – noch deutlicher als im internationalen Trend – in den Bundesstaaten mit größe-

[2] Australien, Belgien, Dänemark, Deutschland, Finnland, Frankreich, Griechenland, Großbritannien, Irland, Israel, Italien, Japan, Kanada, Neuseeland, die Niederlande, Norwegen, Österreich, Portugal, Schweden, die Schweiz, Singapur, Slowenien, Spanien und die Vereinigten Staaten.

ren Einkommensunterschieden signifikant schlechter (r=-0,69, p<0,01).[3] Zudem stießen wir auf die statistisch hoch signifikante Tendenz, nach der in den Bundesstaaten mit einem höheren Maß an Ungleichheiten eine größere Anzahl an SchülerInnen die Highschool ohne Abschluss verlässt (r=0,66, p<0,01).

Abbildung 2: Bildungserfolg in Beziehung zur Einkommensungleichheit in wohlhabenden Ländern

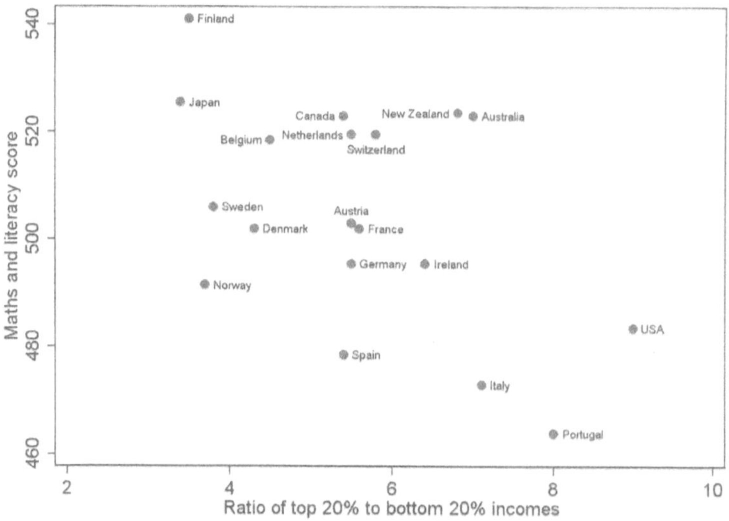

Testwert in Mathematik und der Lese- und Schreibfähigkeit
Verhältnis der 20% höchsten und 20% niedrigsten Einkommen

Inhaftiertenraten

Statistische Angaben über den Prozentsatz der Inhaftierten an der Gesamtbevölkerung unterschiedlicher Länder sind dem „United Nations Survey on Crime Trends and the Operations of Criminal Justice Systems" (United Nations Crime and Justice Information Network 2000) zu entnehmen. Indem wir die dort angegebenen Kennzahlen mit dem länderspezifischen Grad von Einkommensungleichheit (Abb. 3) in Beziehung setzten, ergibt sich ein Korrelationskoeffizient für den Gesamtzusammenhang von r=0,69 (p<0,01). Weil die Vereinigten Staaten bei den Inhaftierungen als ein besonderer „Ausreißer" angesehen werden

[3] Für den District of Columbia (DC) gilt dies in besonderem Maße, der statistische Zusammenhang im Gesamtvergleich der Bundesstaaten bleibt aber auch dann hoch signifikant, wenn der District of Columbia aus den Berechnungen ausgeschlossen bleibt.

müssen, überprüften wir den Zusammenhang nochmals unter Ausschluss der US-Statistiken. Die stärke des Zusammenhangs nahm dadurch sogar zu auf r=0,75, p<0,01.

Abbildung 3: Inhaftierungsraten in Relation zur Einkommensungleichheit in wohlhabenden Ländern

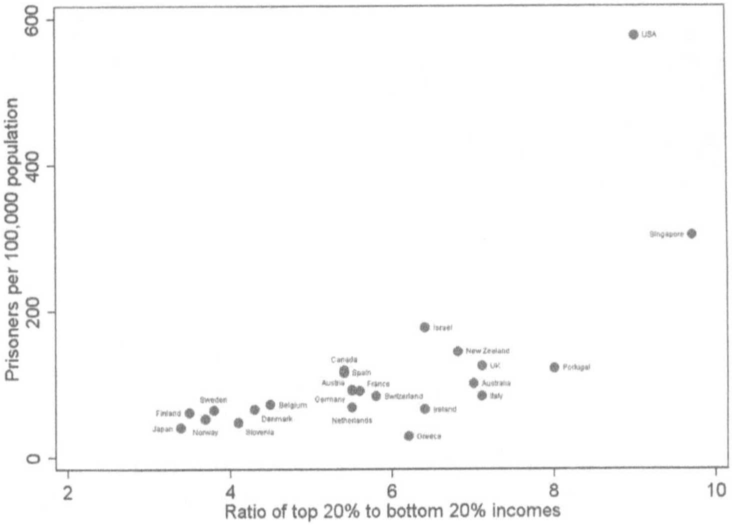

Gefängnisinsassen je 100.000 Einwohner
Verhältnis der 20% höchsten und 20% niedrigsten Einkommen

Derselbe Zusammenhang wurde bei einem Vergleich der 50 Bundesstaaten der USA (einschließlich DC) überprüft. Die Angaben über Inhaftierungsquoten für den Zeitraum 1997-1998 lieferte das US Department of Justice (2006). Der Korrelationskoeffizient für den Zusammenhang zwischen dem Anteil der Inhaftierten und dem Grad der Einkommensungleichheit in den unterschiedlichen Bundesstaaten lag bei r=0,77, p<0,01. DC fungierte in dieser Beziehung wiederum als ein extremer „Ausreißer“. Dort existiert die bei Weitem größte Einkommensungleichheit, die Inhaftierungsquote beträgt 1.566/100.000 Einwohner – mehr als doppelt so viel wie in Louisiana, dem Staat mit der zweithöchsten Ziffer. Bei Ausschluss von DC verringerte sich die Korrelation auf r=0,56, blieb aber statistisch signifikant (p<0,01). Die einzelnen Ergebnisse sind in Abbildung 4 ersichtlich (unter Ausschluss von DC, um die Skalierung zu erleichtern). Dort ist auch kenntlich gemacht, welche Bundesstaaten die Todesstrafe beibehalten und welche sie abgeschafft haben. Die Abschaffung der Todesstrafe hat demnach offenbar seltener in den Staaten stattgefunden, die eine ausgeprägte Einkommensspreizung ausweisen.

Abbildung 4: Inhaftierungsraten im Verhältnis zur Einkommensungleichheit in 50 US Staaten und DC (unter Einbeziehung aller Staaten mit und ohne Todesstrafe)

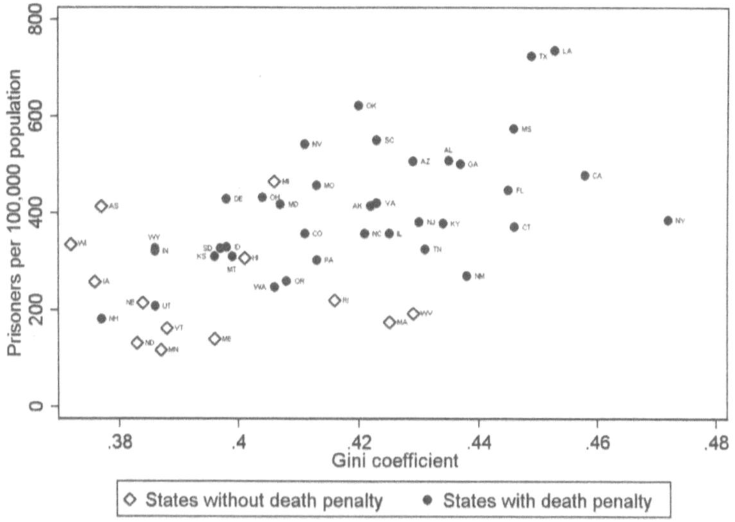

Gefängnisinsassen je 100.000 Einwohner
Staaten ohne Todesstrafe
Staaten mit Todesstrafe

Drogentote

Die Angaben (unter Kontrolle der Variable Lebensalter) zu Todesfällen nach unbeabsichtigter Vergiftung mit Narkotika oder Halluzinogenen (ICD-10 Code X42) sind für die einzelnen US-Bundesstaaten (einschließlich DC) den Statistiken des Center for Disease Control and Prevention Compressed Mortality Files (1999-2002) entnommen. Die Korrelation zur Einkommensungleichheit lag im Bundesdurchschnitt bei r=0,61 (p<0,01). Wie schon in den früheren Analysen übernimmt der District of Columbia (DC) eine „Ausreißerrolle“. Der Zusammenhang zwischen der Rate der Drogentoten und den einzelstaatlichen Einkommensdisparitäten blieb jedoch nach Ausschluss von DC statistisch signifikant. Für den internationalen Vergleich existieren offenbar keine verlässlichen Daten über Todesfälle als Folge von Drogenkonsum und -missbrauch (Advisory Council on the Misuse of Drugs 2000).

Soziale Mobilität

Durch die Vorgängeruntersuchung von Blanden, Gregg und Machin (2005) sind heute aktuelle internationale Daten über die generationsübergreifende soziale Mobilität für einige Länder zugänglich. Das Ausmaß an sozialer Mobilität wurde hierbei bemessen durch die Bestimmung des Verhältnisses zwischen dem Einkommen des Vaters und des Sohnes (zu dem Zeitpunkt, als der Sohn in etwa 30 Jahre alt ist). Die Berechnung erfolgte auf der Grundlage repräsentativer Kohortenuntersuchungen; höhere Korrelationen zwischen dem Einkommen des Vaters und des Sohnes wurden dabei als Indikator für eine *geringere* soziale Mobilität in den jeweiligen Gesellschaften gewertet. In insgesamt acht Ländern, für die

Abbildung 5: Intergenerationale soziale Mobilität in Beziehung zur Einkommensungleichheit in wohlhabenden Ländern

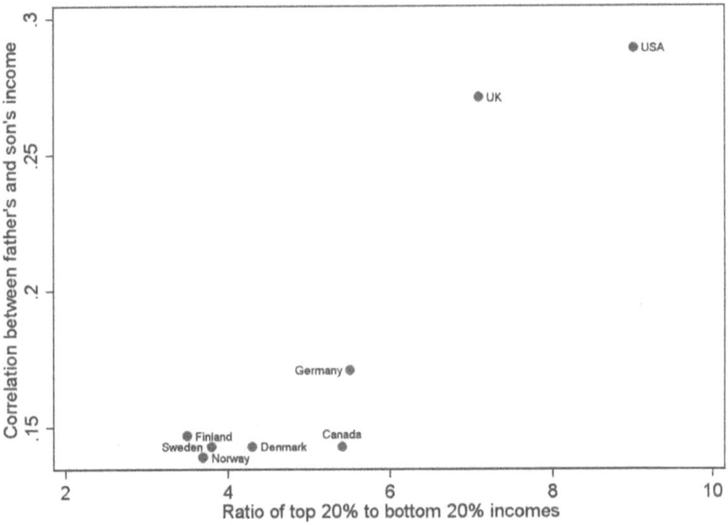

Korrelation zwischen väterlichem Einkommen und dem des Sohnes
Verhältnis der 20% höchsten und 20% niedrigsten Einkommen

entsprechende Daten verfügbar waren, zeigte sich ein statistisch relevanter Zusammenhang zwischen generationenübergreifender sozialer Mobilität und dem Grad der Einkommensungleichheit (r=0,93, p<0,01). Abbildung 5 bildet diese

Zusammenhänge ab: Beim Vergleich der acht Länder ergibt sich, dass sich größere Einkommensunterschiede mit geringerer sozialer Mobilität in einem sehr engen Zusammenhang befinden. Werden die USA und Großbritannien als mögliche „Ausreißer" aus den Vergleichsberechnungen ausgeschlossen, bleibt die bezeichnete Korrelation auf einem recht beachtlichen Niveau erhalten hoch (r=0,60), ist aber bei nur sechs Datenquellen nicht mehr als statistisch signifikant einzuschätzen.

4 Diskussion

Die hier skizzierten empirischen Evidenzen leisten einiges zur Bestätigung der eingangs formulierten grundsätzlichen Ausgangsannahme, nach der eine Vielzahl der hier als soziale Probleme gebündelten Indikatorenbereiche – von gesundheitlichen Problemlagen bis zu den schlechten schulischen Leistungen – mit den Effekten relativer Benachteiligung in Zusammenhang stehen und damit in ungleichen Gesellschaften häufiger vorkommen. Um die Vergleichbarkeit mit früheren Arbeiten zu gewährleisten, wurden für die hier präsentierten Analysen Korrelationskoeffizienten (nach Pearson) verwendet, welche von Normalverteilung und Linearität ausgehen. Wir fanden jedoch heraus, dass die Verwendung des nichtparametrischen Spearman-Korrelationsverfahrens im Wesentlichen zu den gleichen Ergebnissen führte und in keinem Fall die vorgestellten statistischen Berechnungen und Schlussfolgerungen beeinflusste. Außerdem wurde überprüft, ob die Ergebnisse der internationalen Vergleiche auch dann noch als valide anzusehen waren, wenn statt des Verhältnisses zwischen einem oberen und unteren Einkommensquintil die oberen und unteren 10% für die Bildung des Ginikoeffizienten verwandt wurden. In all diesen Fällen ergaben die unterschiedlichen Berechnungsgrundlagen keine wesentlichen Unterschiede in den Befunden.

Obwohl nun abschließend kausale Ableitungen aus bloßen Beobachtungsstudien naturgemäß problematisch sind, erfüllt das hier vorgelegte Zahlenmaterial epidemiologische Kriterien, nach denen Kausalitätsannahmen als gültig bemessen werden (Gordis 2004; Hill 1965). Bereits frühere Untersuchungen über den Zusammenhang zwischen Einkommensungleichheit und Gesundheit haben gezeigt, dass es sich hierbei um sehr robuste Beziehungen handelt und dass diese in der klassischen Form „Wirkung proportional zur Dosis" auftreten: Wenn sich also soziale Ungleichheiten verstärken, nehmen auch die Probleme gesundheitlicher Ungleichheiten zu (Wilkinson & Pickett 2006). Bisherige Befunde aus entsprechenden Analysen zur relativen Deprivation in größeren regionalen Einheiten (die Ebene von Nationen und Staaten, nicht die der eher lokalen Einheiten) konnten bereits vielfach repliziert und damit bestätigt werden (Subramian & Kawachi 2004; Wilkinson & Pickett 2006). Die Untersuchungen zur Wirkung chronischen Stresses liefern hierbei eine plausible biopsychosoziale Erklärung für die dargestellten Zusammenhänge (Sapolsky 2005). Außer diversen Zeitreihenanalysen (Marmot & Bobak 2000; Wilkinson 1992) existieren zudem Beispiele von Gesellschaften – etwa Großbritannien während der beiden Weltkriege oder ehemals planwirtschaftlich verfasste Gesellschaften im Übergang zur Marktwirtschaft – an denen sich zeigen lässt, dass Veränderungen im Einkommensspektrum zur maßgeblichen Modifikation hinsichtlich gesundheitlich relevanter Zielgrößen führen. Die hier neu vorgestellten Erkenntnisse können diesen Aussagen ein noch höheres Maß an Spezifizierung hinzufügen: Wenn also relative Benachteiligung das Bindeglied zwischen Einkommensungleichheiten und gesundheitlichen Problemen darstellt, dann kann durchaus zu Recht davon ausgegangen werden, dass andere mit relativer Benachteiligung verknüpfte soziale Problemlagen ebenfalls mit dem Grad der relativen Einkommensungleichheit, nicht jedoch mit den Unterschieden in den „absoluten“ Einkommensniveaus korrelieren.

Dieses Gesamtbild lässt darauf schließen, dass die Reproduktion und Perpetuierung großer Einkommensunterschiede in manchen Gesellschaften in vielerlei Hinsicht als sozial dysfunktional anzusehen ist. Auffällig ist durchgehend, dass eine Gruppe eher egalitär ausgerichteter Länder (gewöhnlich Japan, Schweden und Norwegen, oft auch andere skandinavische Länder) bessere Outcomes bei einer Vielzahl von Zielgrößen erreichen und eine komplementäre Gruppe von Ländern mit großer Einkommensungleichheit (die USA, Portugal, oft auch Großbritannien) tendenziell schlechtere „Bilanzen“ erzielen. Mitunter fällt es uns schwer, für dieses stets wiederkehrende Muster andere Gründe als die Effekte relativer Deprivation anzunehmen. Zwar existieren offensichtlich zahlreiche Ähnlichkeiten zwischen den USA und Großbritannien, für den Vergleich zwischen den USA und Portugal oder Singapur jedoch (Länder also, die ebenfalls meist schlecht abschneiden) gilt dies nicht. Singapur und die USA sind ethnisch stark diversifizierte Gesellschaften, Portugal jedoch hat eine in ethnischer Hinsicht sehr viel homogenere Bevölkerung (in ähnlicher Weise wie Finnland und Japan). Japan und die USA sind stark dienstleistungsbasierte Volkswirtschaften, während Singapur und Finnland eine noch immer eher produktionsbasierte Ökonomie aufweisen. Obschon Japan und Schweden wiederum bei fast allen Zielgrößen „gut“ abschneiden, gibt es zwischen den beiden Ländern erhebliche Unterschiede (etwa hinsichtlich der Stellung der Frauen in der Gesellschaft und ihrer Beteiligung am Erwerbsleben). Darüber hinaus hat Japan, ganz im Gegensatz zu Schweden, nur einen geringen Prozentsatz allein erziehender Elternteile und entsprechend gering fallen dortige Scheidungsquoten aus. Beide Länder unterscheiden sich sogar hinsichtlich solcher Versuche ganz fundamental, die sie zur Erreichung von mehr Einkommensgleichheit unternehmen: Während Schweden vor allem auf Umverteilung mittels Steuern und Sozialleistungen setzt, bestehen in Japan schon vor der Abgabe von Steuern und Sozialleistungen viel geringere Einkommensunterschiede als in allen anderen untersuchten Vergleichsländern. Schweden kann auf eines der am stärksten ausgeprägten wohlfahrtsstaatlichen Sozialsysteme zurückgreifen, während Japan einen ungewöhnlich kleinen Anteil des BSP für Sozialausgaben einsetzt. Nicht einmal die Arbeitslosenstatistiken der unterschiedlichen Länder lassen sich in ein ätiologisches Muster erfolgversprechend aufnehmen, auch sie können nicht – gegenüber dem Ansatz der relativen Deprivation durch Einkommensungleichheit – als alternativer Erklärungsversuch dienen: Finnland hat eine Arbeitslosenquote von 8,4%, die damit näher an der Quote Portugals liegt (7,6%) als an der Japans (4,4%), die wiederum selbst recht nahe an der von Singapur (3,1%) liegt (Central Intelligence Agency 2006).

Interpretation

Die Variabilität unterschiedlicher Gesellschaftsformationen ist in der Menschheitsgeschichte hoch: von den prähistorischen eher egalitären Formationen bis hin zu den tyrannischen Hierarchien (Boehm 1993; Erdal & Whiten 1996). Mit großer Gewissheit können wir heute feststellen, dass auch moderne Gesellschaften sich darin voneinander unterscheiden, wie hierarchisch und sozial differenziert sie sind. Die Entwicklung vergleichbarer Kriterien zur Messung von Einkommensunterschieden scheint uns in diesem Zusammenhang nur erstmals die Möglichkeit zu geben, das Ausmaß und die Auswirkungen sozialer Differenzierung in unterschiedlichen Gesellschaften zumindest grob erfassen und damit miteinander vergleichen zu können. Hiermit eröffnet sich ein neuer Zugang und vielversprechender Strang empirischer Sozialforschung.

Obwohl für die uns hier interessierenden Dimensionen Daten aus insgesamt nur acht Ländern vorlagen, scheint sich doch die Vermutung bestätigen zu lassen, dass Länder mit einer größeren Spreizung der Einkommen ein geringeres Maß an sozialer Mobilität aufweisen, wodurch wiederum die starke Hintergrundannahme, nach der ein enger Zusammenhang zwischen Einkommensungleichheit und gesellschaftlicher Stratifikation besteht, gleichzeitig an Plausibilität gewinnt. Große Einkommensunterschiede verfestigen allem Anschein nach die Sozialstruktur und verringern die Chancen sozialer Mobilität. Die Aussicht auf ein höheres Maß an Chancengleichheit rückt also bei größeren Einkommensunterschieden in weite Ferne. Dieser Eindruck wird dadurch verstärkt, dass in Großbritannien und den Vereinigten Staaten soziale Mobilität um so mehr abnahm, je größer die messbaren Einkommensdisparitäten wurden (Blanden et al. 2005). Als ob größere soziale Distanzen auch in räumliche Entfernung übersetzt würden, verstärken sich zugleich Formen der Entmischung und Segregation der Wohnorte von Armen und Reichen (Berube 2005; Kawachi 2002, Mayer 2001).

Wie um zu bestätigen, dass die Verknüpfung zwischen allgemeinen gesellschaftlichen Ungleichheiten und den hier untersuchten Zielgrößen vermittelt wird durch die unterschiedlichen Niveaus *relativer* Deprivation in einer Gesellschaft, lassen sich Anzeichen dafür in großer Fülle finden, dass die von den Deprivationseffekten am deutlichsten abhängigen Zielgrößen mit unterschiedlichen Graden der Einkommensungleichheit besonders hoch korrelieren. So ist etwa die Relation zwischen Mortalitätsraten und der Einkommensverteilung typischerweise unter Männern in den beruflich aktiven Altersphasen am engsten, weil dies zugleich auch die Alters- und Geschlechtsgruppe ist, in der der soziale Gradient für gesundheitliche Ungleichheiten den steilsten und linearsten Verlauf zeigt. Ein ähnlicher Fall: Ebenso wie Einkommensungleichheit bei Frauen in einem engeren Verhältnis mit krankhaftem Übergewicht steht als bei Männern, so sind auch die klassenspezifischen Unterschiede des Übergewichts bei Frauen ausgeprägter als bei Männern (Molarius et al. 2000). Das Maß der Gewaltbereitschaft und die Rate der Teenagermütter scheinen ebenfalls Beispiele für Probleme zu sein, die in besonders engem Zusammenhang sowohl mit relativer Benachteiligung als auch mit Einkommensungleichheiten stehen (Health Development Agency 2003; Wilson & Daly 1997). All diese Beobachtungen scheinen die simple Interpretation zu stützen, dass der Ausgangspunkt für die Wechselwirkung darin besteht, dass mehr soziale und gesundheitliche Probleme eine Reaktion auf die weitreichenden Effekte relativer Benachteiligung darstellen und dass soziale und Einkommensungleichheiten die Effektstärke regulieren.

Die Einsicht in den Zusammenhang zwischen Ungleichheiten und einer Reihe von gesundheitlichen und sozialen Problemen leistet auch einen Beitrag in der viel allgemeineren Debatte zu der Frage, ob gesundheitliche Ungleichheiten durch Selektionseffekte oder durch sozial Verursachung bedingt sind (vgl. z.B. Claussen et al. 2005; Dohrenwend et al. 1992; Goldman 1994; Hudson 2005; McMunn et al. 2006; Ritsher et al. 2001; vgl. auch Unger im Band). Nach der Annahme sozialer Selektion könnten soziale Ungleichheiten hinsichtlich gesundheitlich relevanter Zielgrößen tendenziell die selektive Wirkung einer Form der Aufstiegs- und Abstiegsmobilität darstellen, die wiederum die Gesunden von den Kranken scheidet, so dass die Gesündesten die soziale Leiter hinaufsteigen und im Resultat die höchsten Einkommen erzielen, während die Ungesündesten am unteren Ende der Einkommensskala landen. Natürlich kann auch die hierzu konträre Ansicht vertreten werden, nach der die gesundheitlichen Ungleichheiten das Ergebnis des prägenden Einflusses schlechterer materieller und sozialer Umstände auf die Gesundheitsrisiken sind. Wenn es nun gelingt, einen engen Zusammenhang nachzuweisen zwischen dem gesellschaftlichen Ausmaß der Einkommensungleichheit und einer Reihe sozialer Probleme, die mit der Gesundheit in keinem engeren Zusammenhang stehen, erlangen wir möglicherweise eine neue Perspektive für das Problem: Soziale Selektion vs. soziale Verursachung. Für den Fall nämlich, dass eine höhere Mordrate oder die höhere Prävalenz krankhaften Übergewichts in einem Land mit größeren Einkommensunterschieden beobachtbar ist, ist es doch sehr unwahrscheinlich, dass das größere Ausmaß an Gewalt und Gewaltbereitschaft oder die höhere Zahl übergewichtiger Menschen wiederum als Ursache für die größere Einkommensunterschiede anzusehen sind. In etwas elaborierterer Hinsicht scheint wesentlich wahrscheinlicher, dass das Ursache-Wirkungs-Verhältnis das genau umgekehrte ist: Dass nämlich größere Einkommensunterschiede zu mehr Gewalt und mehr Übergewicht führen. Wenn also ein Zusammenhang besteht zwischen sozialen bzw. ökonomischen Ungleichheiten in einer Gesellschaft und Problemlagen, die zudem mit relativer Benachteiligung in Zusammenhang stehen, dann ist das ein deutlicher Hinweis darauf, dass auch im Fall von gesundheitlichen Ungleichheiten Prozesse sozialer Verursachung wirksam sind. Dies soll zusammenfassend nicht besagen, dass soziale Mobilität sich nicht auch selektiv auswirken kann. Mobilitätsprozesse selektieren recht sicher, aber in Abhängigkeit von der Prägung durch größere oder geringere soziale Ungleichheiten, die die Individuen erfahren haben. Eine solche Überlegung scheint gerade mit Blick auf die Langzeiteffekte frühkindlicher Sozialisationsprozesse überaus plausibel.

Nicht nur scheint relative Benachteiligung die gemeinsame „Wurzel" zahlreicher sozialer Probleme, sondern diese Probleme – einschließlich der gesundheitlichen – werden unter Umständen sogar durch ähnliche Kausalzusammenhänge bedingt. In Rahmen dieser Überlegungen spielen psychosoziale kausale Pfade wie vor allem chronischer Stress die zentrale Rolle. Die relativen Anteile der psychosozial vermittelten Effekte einerseits, der direkten, unvermittelten Wirkungen materieller Faktoren andererseits sind mit Blick auf die Zusammenhänge zwischen sozialen und gesundheitlichen Ungleichheiten inzwischen vielfach diskutiert (Lynch et al. 2000; Marmot & Wilkinson 2001). Eine Vielzahl der sozialen Probleme, die offenbar mit Einkommensungleichheit korrelieren, sind an sich bereits über das Verhalten vermittelt und liefern somit Belege dafür, dass Einkommensungleichheit psychosoziale Auswirkungen hat. Wenn also ein geringer sozialer Status den chronischen Stress erhöht, würde das künftig einen erfolgversprechenden Erklärungsansatz dafür liefern können, warum so viele gesundheitliche und verhaltensbezogene Probleme ihre tatsächliche Ursache offenbar in relativer Benachteiligung haben.

In unterschiedlichen Forschungszusammenhängen ist wieder der Überlegung gefolgt worden, von der hohen sozialen Relevanz von Einkommensunterschieden auf die Relevanz sozialer Vergleichsprozesse, also relativer Deprivation, zu schließen. Eine lange traditionsreiche Linie soziologischer Theorie, die sich bis zurück zu den Annahmen von Marx zur Präponderanz der ökonomischen Struktur (Bergesen & Bata 2002) und Durkheims Konzept der „sozialen Tatsachen“ erstreckt (Berkman et al. 2000; Schwartz & Diez-Roux 2001), hat immer wieder betont, dass Individuen durch ihre soziale Umgebung geprägt werden. Es fehlt jedoch bis heute an empirischer Forschung, die die relative Bedeutung, das Ausmaß und die kausale Funktion des sozialen Vergleichs mit Resultaten ausreichender Evidenz untermauert. Im Anschluss an Runciman (1966) wird häufig angenommen, dass solche Vergleiche in erster Linie auf lokaler Ebene stattfinden, obwohl bis zu einem gewissen Grade bereits anerkannt ist, dass räumliche Nachbarn nicht immer soziale Nachbarn sind (Mitchell et al. 2000). Wenn nur der Zusammenhang zwischen Ungleichheit und Gesundheit dann enger ausfällt, wenn die Untersuchung sich auf ganze Gesellschaften und nicht nur auf kleinere regionale Bezugsräume erstreckt, dann impliziert das, dass wir es hier mit den Auswirkungen von Vergleichsprozessen zu tun haben, die weit größere Einheiten einbeziehen als bisher angenommen. Dunn, Veenstra und Ross (2006) berichteten diesbezüglich bereits über das Verhältnis zwischen Gesundheit und verschiedenen Indikatoren für den sozio-ökonomischen Status in einer kanadischen Erhebung. Sie fanden heraus, dass der subjektiv eingeschätzte Gesundheitszustand stark davon abhängig war, ob sich die Befragten im Vergleich zum kanadischen Durchschnitt für finanziell besser oder schlechter gestellt hielten. Sie berechneten außerdem, in welchem Verhältnis das tatsächliche Einkommen der Befragten im Vergleich zu den Einkommen in der unmittelbaren Nachbarschaft und zu dem in der jeweiligen Provinz stand. Zwar ergaben sich in beiden Fällen statistisch relevante Zusammenhänge. Die Korrelation zwischen Gesundheit und Einkommen war jedoch dann stärker, wenn man das individuelle Einkommen mit dem in der Provinz in Beziehung setzte (gegenüber der Effektstärke auf der Ebene der Nachbarschaft). Diese Erkenntnisse entsprechen zusammenfassend dem, was wir auf der Grundlage unserer Auswertung von Studien über Einkommensungleichheit und Gesundheit (Wilkinson & Pickett 2006) erwarten konnten.

Aufgrund der vielfach verbreiteten Tendenz, dass die Referenzpunkte für Einkommen lokal seien, spricht man oft von den unterschiedlichen Einkommensniveaus als „absolute“ Einkommensungleichheiten. Natürlich aber ist es innerhalb eines nationalen Bezugsrahmens überhaupt nicht möglich, zu entscheiden, ob Zusammenhänge zwischen Gesundheit und Einkommen der absoluten Höhe des Einkommens geschuldet sind, also dem materiellen Lebensstandard selbst, der durch das Einkommen ermöglicht wird, oder aber der relativen Position auf der Sozialstatusskala. Erst wenn die Einkommen verschiedener Länder miteinander vergleichen werden, wie in unserem Beispiel das der schwarzen männlichen Bevölkerung in den USA und Costa Rica, oder wenn die jeweilige durchschnittliche Lebenserwartung und das Bruttoinlandsprodukt pro Kopf bei den reichsten Ländern verglichen werden, sehen wir, wie schwach die tatsächliche Relation zwischen absolutem Einkommensniveau und gesundheitlichen Ungleichheiten ist. Trotzdem ist es immer noch alles andere als unüblich, mit Rekurs auf kleinere regionale Einheiten Zusammenhänge zwischen dem Durchschnittseinkommen und der Gesundheit der Bevölkerung als Indikator für die einschlägige Wirksamkeit des „absoluten" Einkommensniveaus zu betrachten, statt als Effekt des Ranges, den die lokale Bevölkerung auf der nationalen Skala einnimmt – ob also die jeweilige Region in Relation zu den Standards der übrigen Gesellschaft als benachteiligt anzusehen ist oder nicht.

Was wir hier insgesamt vorschlagen, mag auf den ersten Blick aussehen wie die Annahme einer „geheimnisvollen" Fernwirkung: Relationen und Vergleiche jenseits der lokalen Ebene sind allem Anschein nach wichtiger als die rein lokalen. Dieses Gesamtmuster sieht tatsächlich viel weniger unplausibel aus, sobald wir die Einkommensverteilung viel stärker als eine Determinante in den Prozessen sozialer Differenzierung in Betracht ziehen und nicht einfach nur unter dem Aspekt des Einkommensvergleichs. Wie bereits angedeutet spricht die breite Palette gesundheitlicher und sozialer Probleme, die mit dem Grad der Einkommensverteilung zusammenhängt, sowie die Tatsache, dass diese auch in Relation zu relativer Deprivation in einer Gesellschaft stehen, letztlich dafür, dass die hervorstechende Bedeutung der Einkommensverteilung auf etwas wesentlich Tiefergehendem beruht als auf bloßen Einkommensvergleichen (mit Blick auf die absoluten Abstände). Als Einkommensungleichheit zum ersten Mal Berücksichtigung in der Public Health-Debatte fand, überwog noch die Vorstellung, dass, wenn überhaupt ein Zusammenhang mit Gesundheit besteht, dieser lediglich Ausdruck dahinter liegender oder noch unbekannter Kausaleffekte sei. Mittlerweile scheint es jedoch wesentlich wahrscheinlicher, dass wir mehr über das Wesen all jener Faktoren lernen können, die die wohlbekannten gesundheitlichen (Klassen-)Unterschiede hervorbringen. Der hierbei vielleicht entscheidende Punkt ist der, dass die beschriebenen Zusammenhänge uns sehr viel über die von den Prozessen sozialer Differenzierung ausgehenden sozialen Wirkungszusammenhänge zu verraten mögen.

Einen wichtigen Hinweis auf die Bandbreite der Mechanismen, die durch ein hohes Maß an sozialer Ungleichheit in Gang gesetzt werden, geben uns die in den Abbildung 3 und 4 dargestellten Inhaftierungsraten. Eine Analyse des Anstiegs der Inhaftiertenquoten in Großbritannien und den Vereinigten Staaten während der letzten Jahrzehnte des 20. Jahrhunderts, also in einer Periode zunehmender Einkommensungleichheit, ergibt, dass der größte Teil der Steigerung bedingt war durch härtere Strafen, nicht durch einen Anstieg der Kriminalitätsraten (Maurer 2001). Abbildung 4 legt diesbezüglich sogar einen Zusammenhang zwischen größeren Einkommensungleichheiten und einer repressiveren Haltung gegenüber Delikten nahe. Wir erkennen so, dass die US-Bundesstaaten, in denen größere Einkommensdisparitäten existieren, mit größerer Wahrscheinlichkeit die Todesstrafe beibehalten. Mehr Ungleichheiten und die Zunahme gesellschaftlicher „Distanzverhältnisse“ können also begleitet werden von einer Zunahme sozialer Härte und Repression.

Bleibt abschließend die Frage zu beantworten, wie denn die einzelnen Mitglieder einer Gesellschaft ihre Statuszugehörigkeit und damit den Status überhaupt bemessen können. Eine zusammenfassende Antwort muss diesbezüglich wohl das Wissen um eine ganze Reihe verschiedener Realitäten beinhalten, die mit der subjektiven Statuszuweisung zusammenhängen und die sämtlichst durch das Einkommen geprägt sind. Eine Person kann z.B. seinen Status einschätzen anhand ehemaliger Schulkameraden, des sozialen Prestiges der Schule, die sie besuchte, des Einkommens und der sozialen Positionierung der Eltern, der mit der eigenen Wohnung, dem Wohnviertel oder Stadtteil verbundenen sozialen Konnotationen, der eigenen Bildungsabschlüsse und des späteren Platzes in der beruflichen Hierarchie, anhand des – meist medial vermittelten Wissens – um das Leben der Elite, der Reichen und Mächtigen, der Berühmtheiten und Stars usw. Auf irgendeine Art lernen wir alle die verschiedenen Grade der Unter- bzw. Überlegenheit in unserer Gesellschaft kennen und damit einzuschätzen, wo wir selbst stehen. Oder, wie schon Emerson (1883) sagte: „This very certain that each man carries in his eye the exact indication of his rank in the immense scale of men, and we are always learning to read it”.

Schlussfolgerungen

Oftmals wird angenommen, dass das Vorhaben, nationale Standards auf Gebieten wie Bildung und Gesundheit anzuheben, von dem Versuch, sozial bedingte Ungleichheiten im Gesundheits- und Bildungsbereich zu verringern, gänzlich unterscheidbar wäre. Die vielleicht wichtigste Schlussfolgerung aus den hier gezeigten Zusammenhängen aber beinhaltet, dass die erfolgreiche Steigerung allgemeiner nationaler Standards sehr stark von einer Verringerung der Ungleichheiten in den jeweiligen Ländern abhängig zu sein scheint. Die Verringerung von Ungleichheiten könnte demnach nicht nur das Gesamtniveau gesundheitlicher Lebenschancen in der Bevölkerung verbessern, sondern auch das Leistungsniveau der Schulkinder. Dadurch könnte soziale Kohäsion erhöht, zugleich die Gewalt und Gewaltbereitschaft sowie die Verbreitung minderjähriger Mütter etc. verringert werden.

Die hier skizzierten Zusammenhänge zwischen Einkommensdisparitäten und einer breiten Palette von gesundheitlichen und sozialen Problemen sind alles andere als belanglos. Selbst wenn extreme Beispiele außer Acht gelassen werden, ergeben sich beim Vergleich zwischen Ländern und US-Bundesstaaten mit stark bzw. weniger stark ausgeprägter Ungleichheit enorme Unterschiede: Zehnmal so hohe Mordraten, sechsmal so viele Geburten unter Teenagern, sechsmal häufigeres Vorkommen von krankhaftem Übergewicht sowie fünf- oder sogar zehnmal so hohe Inhaftiertenraten. Jeder dieser Zusammenhänge betrifft den Kern von Problemen, die Gegenwartsgesellschaften beträchtlich zu schaffen machen und damit auch ständig in der Öffentlichkeit präsent sind. Regelmäßig werden politische Initiativen und Strategien angedacht, mit denen versucht wird, derartige Problemlagen jeweils isoliert in den Griff zu bekommen: Strategien zur Bekämpfung der Gefängnisüberbelegung, zur Verringerung von Gewalttätigkeit und -bereitschaft und der Anzahl von Teenagermüttern, zur Verbesserung der schulischen Leistungen der Kinder usw. – Ganz so, als ob es zwischen diesen scheinbar isolierbaren Problemlagen überhaupt keine Zusammenhänge gäbe.

Obwohl häufig gesagt wird, Großbritannien sei „Kontinental-Europa voraus in der Entwicklung und politischen Umsetzung von Strategien zur Verringerung sozio-ökonomisch bedingter gesundheitlicher Ungleichheiten" (Mackenbach 2006), bleibt hier festzuhalten, dass der Erfolg solcher Strategien auch in Großbritannien bisher eher bescheiden ist. Der Grund dafür könnte wiederum sein, dass man sich weniger auf die Verringerung der Belastung durch relative Deprivation konzentriert als auf die zahlreichen, lediglich symptomorientierten Versuche, die Auswirkungen auf die Gesundheit zu reduzieren. Natürlich bleibt es schwierig – so viel sei konzediert – die allgemein bekannten gesundheitsrelevanten Effekte relativer Deprivation einzudämmen. Wenn aber die gesundheitlichen Beeinträchtigungen nur ein Bruchteil von zahlreichen gesellschaftlichen Problemlagen darstellen, die alle mit relativer Benachteiligung in Zusammenhang stehen und daher auch in vergleichsweise egalitären Ländern weniger verbreitet sind, dann verspricht, die zugrundeliegenden Ungleichheiten substanziell anzugehen, einen weit beträchtlicheren und umfassenderen Nutzen. Wenn angenommen werden kann, dass Ungleichheit psychosoziale Auswirkungen hat, die unter Umständen mit chronischem Stress korrelieren, dann ist es durchaus möglich, dass einige der gesundheitlichen und gesellschaftlichen Probleme, die durch große Unterschiede in der Statushierarchie gekennzeichnet sind, im chronischen Stress eine gemeinsame Wurzel haben. Statt also immer mehr in Gefängnisse, Ärzte, Gesundheitsförderer, Sozialarbeiter, Erziehungspsychologen und Drogen-Rehabilitationseinrichtungen zu investieren, in teure, aber bestenfalls partiell wirksame Ansätze also, die die aus relativer Deprivation entstehenden Probleme zu kompensieren versuchen, wäre es möglicherweise ökonomisch sinnvoller und gesellschaftlich erfolgversprechender, die zugrundeliegenden Ungleichheiten selbst in Angriff zu nehmen. Schließlich sind die Unterschiede, die wir hier untersucht haben, nicht die Unterscheidung zwischen einer idealen, aber vollkommen unrealistischen gesellschaftlichen Situation mit völliger Gleichheit einerseits und der gesellschaftlichen Wirklichkeit, die wir heute vorfinden, andererseits. Vielmehr zeigt sich die Bedeutung der kontinuierlichen und bereits bestehenden Unterschiede, die allesamt in entwickelten, demokratisch verfassten Marktwirtschaften bestehen, darin, dass Gegenwartsgesellschaften als hoch variabel und gestaltungsfähig anzusehen sind.

Aus dem Englischen übersetzt von Konrad Jocksch & Ullrich Bauer

Literatur

Advisory Council on the Misuse of Drugs (2000). Reducing drug-related deaths. London: Stationary Office.

Allison PD (1978). Measures of inequality. American Sociological Review 43, 865-880.

Ballas D, Dorling D, Shaw M (2007). Social inequality, health, and well-being. In: Hawrorth J, Hart GJ, eds. Well-Being: individual, community, and social perspectives. Basingstoke: Palgrave: 163-186

Ben-Shlomo Y, Kuh D (2002). A life course approach to chronic disease epidemiology: conceptual models, empirical challenges and interdisciplinary perspectives. International Journal of Epidemiology 31): 285-293

Bergesen AJ, Bata M (2002). Global and national inequality: are they connected? Journal of World-Systems Research, III: 130-144.

Berkman LF, Glass T, Brissette I, Seeman TE (2000). From social integration to health: Durkheim in the new millennium. Social Science and Medicine 51: 843-857.

Berube A (2005). Mixed communities in England. York: Joseph Rowntree Foundation.

Blanden J, Gregg P, Machin S (2005). Intergenerational mobility in Europe and North America. London: Centre for Economic Performance, London School of Economics.

Boehm C (1993). Egalitarian behavior and reverse dominance hierarchy. Current Anthropology 34: 227-254.

Bourdieu P (1984). Distinction, Cambridge: Harvard University Press

Center for Disease Control and Prevention Compressed Mortality Files 1999-2002 Accessed on: 30 March 2006 Available at: http://wonder.cdc.gov/wonder/help/mort.html.

Central Intelligence Agency World Factbook Accessed on: 13 September 2006 Available at:https://www.cia.gov/cia/publications/factbook/index.html.

Claussen B, Smits J, Naess O, Davey Smith G (2005). Intragenerational mobility and mortality in Oslo: social selection versus social causation. Social Science and Medicine 61: 2513-2520.

de Tocqueville A (2000). Democracy in America Indianapolis: Hackett

Demyttenaere K, Bruffaerts R, Posada-Villa J, Gasquet I, Kovess V et al. (2004). Prevalence, severity, and unmet need for treatment of mental disorders in the World Health Organization World Mental Health Surveys. JAMA 291: 2581-2590.

Diez-Roux (1998). Bringing context back into epidemiology: Variables and fallacies in multi-level analysis, American Journal of Public Health 88: 216–222.

Dohrenwend BP, Levav I, Shrout PE, Schwartz S, Naveh G, et al. (1992). Socioeconomic status and psychiatric disorders: the causation-selection issue. Science 255: 946-952.

Dunn JR, Veenstra G, Ross N (2006). Psychosocial and neo-material dimensions of SES and health revisited: predictors of self-rated health in a Canadian national survey. Social Science and Medicine 62: 1465-1473.

Emerson RW (1883). The Conduct of Life (Originally published by Macmillan, London): 1st World Library 2005 edition.

Erdal D, Whiten A (1996). Egalitarianism and Machiavellian intelligence in human evolution. In: Mellars P, Gibson K, eds. Modelling the early human mind. Cambridge: McDonald Institute Monographs.

Franzini L, Ribble J, Spears W (2001). The effects of income inequality and income level on mortality vary by population size in Texas counties. Journal of Health and Social Behaviour 42: 373-387.

Gold R, Kawachi I, Kennedy B, Lynch JW, Connell FA (2001). Ecological analysis of teen birth rates: association with community income and income inequality. Maternal and Child Health Journal 5: 161-167.

Gold R, Kennedy B, Connell FA, Kawachi I (2002). Teen births, income inequality, and social capital: developing an understanding of the causal pathway. Health Place 8: 77-83.

Goldman N (1994): Social factors and health: the causation-selection issue revisited. Proceedings of the National Academy of Sciences USA 91: 1251-1255.

Gordis L (2004). Epidemiology, Philadelphia: Elsevier Saunders.

Health Development Agency (2003). Teenage pregnancy and parenthood: A review of reviews. Evidence briefing, London: Health Development Agency, National Health Service.

Hill AB (1965). The Environment and Disease: Association or Causation? Journal of the Royal Society of Medicine 58, 295-300.

Hsieh CC, Pugh MD (1993). Poverty, income inequality, and violent crime: A meta-analysis of recent aggregate data studies. Criminal Justice Review 18: 182-202.

Hudson CG (2005). Socioeconomic status and mental illness: tests of the social causation and selection hypotheses. American Journal of Orthopsychiatry 75: 3-18.

Kawachi I, Kennedy BP, Lochner K, Prothrow-Stith D (1997). Social capital, income inequality, and mortality. American Journal of Public Health 87: 1491-1498.

Kawachi I (2002). Income inequality and economic residential segregation. Journal of Epidemiology and Community Health 56: 165-166.

Kennedy BP, Kawachi I, Lochner K, Jones C, Prothrow-Stith D (1997). (Dis)respect and black mortality. Ethnic Disadvantage 7: 207-214.

Lobmayer P, Wilkinson RG (2002). Inequality, residential segregation by income, and mortality in US cities. Journal of Epidemiology and Community Health 56: 183-187.

Lynch JW, Davey Smith G, Kaplan GA, House JS (2000). Income inequality and mortality: importance to health of individual income, psychosocial environment, or material conditions. British Medical Journal 320: 1200-1204.

Macintyre, S., Maciver, S. Sooman, A. (1993). Area, class and health: Should we be focusing on places or people? Journal of Social Policy 22: 213-234.

Mackenbach JP. (2006). Socio-economic inequalities in health in Western Europe. In: Siegrist J, Marmot M, eds. Social inequalities in health. Oxford: Oxford University Press: 224-250.

Marmot M, Bobak M (2000). International comparators and poverty and health in Europe. British Medical Journal 321: 1124-1128.

Marmot M, Wilkinson RG (2001). Psychosocial and material pathways in the relation between income and health: a response to Lynch et al. British Medical Journal 322: 1233-1236.

Marston SA (2000). The social construction of scale. Progress in Human Geography 24: 219-242.

Mayer S (2001). How the Growth in Income Inequality Increased Economic Segregation, The Joint Center for Poverty Research Working Paper 235. Chicago: NorthWestern University/University of Chicago.

McMunn A, Bartley M, Hardy R, Kuh D (2006). Life course social roles and women's health in mid-life: causation or selection? Journal of Epidemiology and Community Health 60: 484-489.

Merlo J (2003). Multilevel analytical approaches in social epidemiology: Measures of health variation compared with traditional measures of association, Journal of Epidemiology and Community Health 57: 550–552.

Mitchell R, Gleave S, Bartley M, Wiggins D, Joshi H (2000). Do attitude and area influence health? A multilevel approach to health inequalities. Health Place 6: 67-79.

Molarius A, Seidell JC, Sans S, Tuomilehto J, Kuulasmaa K (2000). Educational level, relative body weight and changes in their association over 10 years: An international perspective from the WHO MONICA project. American Journal of Public Health 90: 1260-1286.

OECD Programme for International Student Assessment (2004): Learning for Tomorrow's World? First results from PISA 2003.

Pickett KE, Kelly S, Brunner E, Lobstein T, Wilkinson RG (2005). Wider income gaps, wider waistbands? An ecological study of obesity and income inequality. Journal of Epidemiology and Community Health 59: 670-674.

Pickett KE, Mookherjee J, Wilkinson RG (2005). Adolescent birth rates, total homicides, and income inequality in rich countries. American Journal of Public Health 95: 1181-1183.

Pickett KE, James OW, Wilkinson RG (2006). Income inequality and the prevalence of mental illness: a preliminary international analysis. Journal of Epidemiology and Community Health 60: 646-647.

Pickett KE, Pearl M (2001). Multilevel analyses of neighbourhood socioeconomic context and health outcomes: A critical review. Journal of Epidemiology and Community Health 55: 111–122.

Putnam RD (1993). Making democracy work: Civic traditions in modern Italy, Princeton: Princeton University Press.
Putnam RD (2000). Bowling Alone: The Collapse and Revival of American Community, New York: Simon and Schuster.
Ritsher JE, Warner V, Johnson J, Dohrenwend BP (2001). Inter-generational longitudinal study of social class and depression: a test of social causation and social selection models. British Journal of Psychiatry Supplement 40: 84-90.
Runciman WG (1966). Relative deprivation and social justice: a study of attitudes to social inequality in twentieth-century England, London: Routledge.
Sapolsky R (2005): Sick of poverty. Sci Am 293: 92-99.
Schwartz S, Diez-Roux AV (2001). Commentary: causes of incidence and causes of cases--a Durkheimian perspective on Rose. International Journal of Epidemiology 30: 435-439.
Subramanian SV, Kawachi I (2004). Income inequality and health: what have we learned so far? Epidemiological Reviews 26: 78-91.
Taylor PJ, Flint C (2000). Political Geography: World-Economy, Nation-State and Locality, Harlow: Prentice Hall.
Tunstall HV, Shaw M, Dorling D (2004).: Places and health, Journal of Epidemiology and Community Health 58: 6-10.
U.S. Census Bureau (2004). Table S4. Gini ratios by State: 1969,1979,1989,1999: Income Statistics Branch/HHES Division.
United Nations Crime and Justice Information Network (2000). Survey on Crime Trends and the Operations of Criminal Justice Systems (Fifth, Sixth, Seventh): United Nations.
United Nations Development Program (2003). Human Development Report, New York: Oxford University Press.
US Department of Education, N.C.f.E.S. (2004a). The Nation's Report Card: Mathematics Highlights 2003, Washington, DC.
US Department of Education, N.C.f.E.S. (2004b). The Nation's Report Card: Reading Highlights 2003, Washington, DC.
US Department of Justice, B.o.J.S. Incarceration rates for prisoners under State or Federal jurisdiction. File: corpop25.wk1. Accessed on: 30 March 2006 Available at: http://www.ojp.usdoj.gov/bjs/data/corpop25.wk1.
Uslaner E (2002). The moral foundations of trust, Cambridge: Cambridge University Press.
Wilkinson RG (1992). Income distribution and life expectancy. British Medical Journal 304: 165-168.
Wilkinson RG (1997). Comment: income, inequality, and social cohesion. American Journal of Public Health 87: 1504-1506.
Wilkinson RG (2005). The impact of inequality, New York: New Press
Wilkinson RG, Pickett KE (2006). Income inequality and population health: A review and explanation of the evidence. Social Science and Medicine 62: 1768-1784.
Williams R, Feaganes J, Barefoot JC (1995). Hostility and death rates in 10 US cities. Psychosomatic Medicine 57: 94.

Williams SJ (1995). Theorizing class, health and lifestyles: can Bourdieu help us? Sociology of Health and Illness 17, 577-604.
Wilson M, Daly M (1997). Life expectancy, economic inequality, homicide, and reproductive timing in Chicago neighbourhoods. British Medical Journal 314: 1271-1274.

Gesundheitliche Ungleichheit am Beispiel von Arbeitslosigkeit und Gesundheit – Befunde, Erklärungen und Interventionsansätze

Thomas Elkeles

Gesundheitliche Ungleichheit meint im engeren Sinne, dass sich soziale Ungleichheit nicht nur in sozial unterschiedlich verteilten gesellschaftlichen Teilnahmechancen ausdrückt, sondern zusätzlich sich noch in gesundheitlichen Dimensionen zeigt.[1] Arbeitslosigkeit als solche bildet zwar keine klassische Dimension sozialer Ungleichheit, wenngleich enge Bezüge zwischen ungünstigen sozialen Lagen und dem Risiko des Eintritts und des Verbleibs in Arbeitslosigkeit bestehen. Für die Kombination von sozialer Benachteiligung und zusätzlicher gesundheitlicher Ungleichheit steht der Komplex ‚Arbeitslosigkeit und Gesundheit' jedoch geradezu als besonders ausgeprägtes Beispiel, wie die praktisch unstrittige Befundlage zeigt, nach der Arbeitslosigkeit häufig mit einem schlechten Gesundheitszustand und anderen gesundheitlichen Problemen einhergeht. Arbeitslose weisen im Durchschnitt eine deutlich höhere Morbidität und Mortalität sowie deutlich höhere gesundheitliche Belastungen und deutlich weniger gesundheitliche Ressourcen auf als erwerbstätig Beschäftigte.

Auch nach begonnener Erosion des 'Normalarbeitsverhältnisses' stellt in unserer Gesellschaft die Sicherung des Lebensunterhalts eine zentrale Funktion der Erwerbsarbeit dar. Aus ihrem Verlust ergeben sich deutliche bis erhebliche Einschränkungen bei der Versorgung mit Gütern des Lebensbedarfs und bei der Teilnahme am gesellschaftlichen Leben für betroffene Individuen und ihre Familien.

Auch Qualifizierung, sozialer Status, soziale Kontakte, Selbstidentität und -entfaltung sind in hohem Maße an das Vorhandensein von Erwerbsarbeit gebunden. Diese Funktionen der Erwerbsarbeit verleihen ihr potentiell gesundheitsförderliche Potentiale. Dies steht auch nicht im Widerspruch zu den physischen und psychosozialen Risiken, Belastungen und Gefährdungen, die von suboptimal gestalteten Arbeitsplätzen und Arbeitsverhältnissen ausgehen können.

---

[1] Als Modell zur Erklärung sozialer und gesundheitlicher Ungleichheit vgl. Elkeles & Mielck 1993, 1997a, b.

Der Beitrag stellt nach einem Abschnitt zur Entwicklung und Struktur der Arbeitslosigkeit in Deutschland ausgewählte gesundheitliche Befunde im Quer- und Längsschnitt vor, welche zu den beiden grundsätzlichen Erklärungen führen, ein ungünstigerer gesundheitlicher Status von Arbeitslosen sei durch die Arbeitslosigkeit selbst bedingt (Kausations-Hypothese) oder aber sei durch Selektionsprozesse am Arbeitsmarkt verursacht (Selektions-Hypothese). Danach schließt sich ein Abschnitt zu den zugrunde liegenden wie auch weitergehenden theoretischen Erklärungen zur gesundheitlichen Ungleichheit bei Arbeitslosen an. Es folgt ein Abschnitt Interventionsansätze, in dem der aktuelle Stand der Entwicklung, Implementation sowie Evaluation von Interventionen zur Reduzierung gesundheitlicher Ungleichheit am Beispiel von Arbeitslosen dargestellt ist. Da diese Interventionen heute – neben einer integrativen Beschäftigungsförderung – sowohl die Gesundheitsförderung (noch) nicht manifest erkrankter Arbeitsloser als auch das Gesundheitsmanagement bei Arbeitslosen einschließen, welche bereits bei Eintritt der Arbeitslosigkeit manifest erkrankt sind, ist damit durch die Seite der Intervention als Fazit eingeschlossen, dass Selektions-. und Kausationserklärungen sich nicht gegenseitig ausschließen (Schlussabschnitt Konklusion).

1 Entwicklung und Struktur der Arbeitslosigkeit in Deutschland

Im Gefolge der Nachkriegszeit wurde zu Beginn der 60er Jahre in der Bundesrepublik Deutschland für einige Jahre annähernde Vollbeschäftigung erreicht. Schon die erste Rezession im Jahr 1967 und die Folgejahre führten aber bald wieder zu dem Bewusstsein, dass Arbeitslosigkeit als ein soziales und anscheinend dauerhaftes ökonomisches Problem anzusehen sei. Die wenigen, vor allem konjunkturell bedingten Rückgänge der Arbeitslosigkeit der vergangenen 40 Jahre auf einen bestehen bleibenden „Sockel“ (man sprach bzw. spricht daher vom Problem der „Sockelarbeitslosigkeit) fanden bisher auf stets höherem Niveau statt. Nicht nur die Spitzen, sondern auch die Sockel der Arbeitslosigkeit wurden daher zunehmend höher (Abb. 1).

Erheblichen zusätzlichen Auftrieb erhielt die Arbeitslosigkeit durch die im Gefolge der Vereinigung Deutschlands stattgefundene Transformation in Ostdeutschland. Das schon zuvor in der Bundesrepublik bestandene „Nord-Süd-Gefälle“ der Arbeitslosigkeit wird seit den 90er Jahren durch ein „Ost-West-Gefälle“ überlagert. Gegenwärtig ist die Arbeitslosigkeit in Ostdeutschland durchschnittlich annähernd doppelt so hoch wie in Westdeutschland (Abb. 1).

Abbildung 1: Arbeitslosenquote* in der Bundesrepublik Deutschland 1965-2006

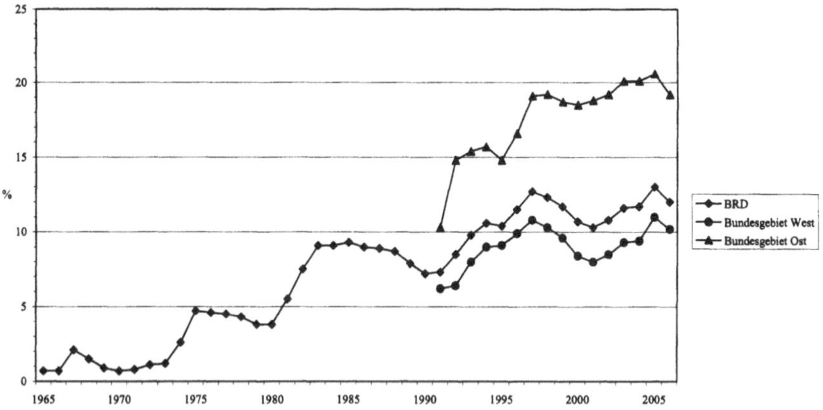

*Arbeitslosenquote bezogen auf alle abhängigen zivilen Erwerbspersonen

Datenquelle: Bundesagentur für Arbeit (eigene Darstellung)

Bis zum Jahr 2002 hatte sich sowohl in West- wie in Ostdeutschland die Arbeitslosenquote von Männern und Frauen jeweils nahezu angeglichen. Seit der Einführung von Hartz IV zum 1.1.2005 und der daraus folgenden Änderungen in der amtlichen Arbeitsmarktstatistik sind noch nicht so differenzierte dreidimensionale Angaben verfügbar.[2] Andererseits ist auch nach der Umstellung nach wie vor zu zeigen, dass die „klassischen" Problemgruppen des Arbeitsmarkts (Jüngere, Ältere, Ausländer und gesundheitlich Beeinträchtigte sowie Schwerbehinderte) in erhöhten Anteilen weiter nachweisbar sind. Hinzu kommen insbesondere gering Qualifizierte, für die der Arbeitsmarkt immer enger wird.

In sozialer wie in gesundheitlicher Hinsicht bilden Langzeitarbeitslose eine besondere Problemgruppe. Ihr Anteil war in den 90er Jahren von etwa einem Viertel auf ein Drittel angestiegen, wobei deren Anteil meist in Westdeutschland

---

[2] Im Februar 2007 vermerkte die Statistik-Website der Bundesagentur für Arbeit noch: „Die Arbeitslosenzahl kann zurzeit vollständig nur für den Bestand in den Merkmalen Alter, Geschlecht und Nationalität (Deutsche/Ausländer) ausgewiesen werden. Weitere Differenzierungen sowie der vollständige Nachweis von Zu- und Abgängen in und aus Arbeitslosigkeit sind noch nicht möglich, da hierzu nur wenig verwertbare Meldungen von zugelassenen kommunalen Träger vorliegen. Deshalb werden ergänzende Auswertungen zur Verfügung gestellt, die allein auf dem IT-Vermittlungssystem beruhen und sich auf Kreise mit vollständigen Daten beschränken; die 69 Kreise mit zugelassenem kommunalen Träger wurden in die Auswertung also nicht einbezogen. Damit sind unverzerrte Angaben zu Strukturen und Veränderungen möglich." (http://www.pub.arbeitsamt.de/hst/services/statistik/detail/a.html (20.02.2007)

über deren Anteil in Ostdeutschland lag, was sich nach 2000 umkehrte. Die (weitere) Veränderung der Arbeitsmarktpolitik und in ihrer Folge auch der amtlichen Statistik lässt derzeit aufgrund ergänzender Auswertungen der Bundesagentur für Arbeit (2007) die Information zu, dass 2005 der Bestand an Langzeitarbeitslosen 36,3% betrug (West: 33,8%, Ost: 41,1%). Der Bestand an Arbeitslosen im Jahresdurchschnitt 2006 gehörte zu 62,9% zum Rechtskreis SGB II und zu 37,1% zum Rechtskreis SGB III (nach Angaben der Statistikseite der Bundesagentur für Arbeit).

2 Ausgewählte gesundheitliche Befunde im Quer- und Längsschnitt

Bereits Routinedaten zeigen an, dass Erwerbslose im Vergleich zu Beschäftigten eine gesundheitlich belastete Gruppe darstellen. In der offiziellen Arbeitslosigkeitsstatistik sind rund ein Viertel aller Erwerbslosen mit gesundheitlichen Einschränkungen registriert, was verstärkt die gut ein Drittel Langzeiterwerbslosen betrifft und in der Vermittlungsfähigkeit einschränkt. Bei Begutachtungen durch den Ärztlichen Dienst der Bundesagentur für Arbeit sind Krankheiten des Muskel-Skelett-Systems sowie psychische Störungen und Verhaltensstörungen die häufigsten Diagnosengruppen (Hollederer 2002, 2003; Hollederer & Brand 2006).

Nach Krankenkassendaten ist die hohe Inanspruchnahme stationärer Leistungen bei Erwerbslosen ein herausragendes Ergebnis. Ihre Krankenhausfallzahlen sind erhöht, weit mehr aber noch die Krankenhaustage. Als arbeitslos gemeldete männliche Erwerbspersonen verbringen etwa doppelt so viele Tage im Krankenhaus wie aktuell beschäftigte Personen. Bei Frauen liegt der Faktor etwas niedriger bei 1,5. Bei Männern wie bei Frauen stehen hierbei psychische Krankheiten an der Spitze der einzelnen Diagnosen. Hierzu gehört auch Alkoholabhängigkeit, die bei erwerbslosen Männern 10% der stationären Morbidität ausmacht (GEK 1999; Grobe & Schwartz 2003). Nach einer anderen Untersuchung stiegen Aufnahmerisiken wegen Herzinfarkt mit der Dauer der Arbeitslosigkeit, was die Autoren auf erhöhte Morbidität für Herzinfarkt bei Erwerbslosen zurückführten (Geyer & Peter 2003). Auch die Mortalität von Erwerbslosen ist nach Krankenkassendaten (GEK 1999; Grobe 2006) wie auch epidemiologischen Studien mit Makro- wie auch Mikrodaten erhöht (Martikainen 1990; Morris, Cook & Shaper 1994).

Auf der Basis von Selbstangaben im telefonischen Gesundheitssurvey 2003 des Robert Koch-Instituts ergaben sich für fast alle erfragten Beschwerden, chronischen Krankheiten und Behinderungen höhere Raten bei Erwerbslosen. Bis zu einem Jahr Erwerbslose hatten signifikant erhöhte odds ratios für: Asthma bronchiale, Rückenschmerzen, Rückenschmerzen in den letzten 12 Monaten, Depression (jemals), Depression auch in den letzten 12 Monaten, Bluthochdruck, erhöhte Blutfettwerte sowie Schwindel. Bei Langzeiterwerbslosen waren es: Rückenschmerzen in den letzten 12 Monaten, Depression (jemals), Depression auch in den letzten 12 Monaten sowie Bluthochdruck (Lange & Lampert 2005).

Das ist jedoch nur die Spitze des Eisbergs. Neben manifesten Krankheiten sind aus einer Vielzahl von Studien auch höhere Belastungen von Erwerbslosen durch allgemeine Befindensstörungen bekannt. Stärker als auf psychosomatische Symptome scheint Erwerbslosigkeit auf andere Indikatoren psychischer Gesundheit zu wirken. Dabei gibt es keine „Arbeitslosigkeitskrankheit“: neben den bereits genannten Beschwerden und Symptomen geht es besonders um unspezifische Symptome, Angst, das subjektive Wohlbefinden und das Selbstwertgefühl.

Körperliche und psychische Beschwerden wurden im nationalen Gesundheitssurvey der Deutschen Herzkreislauf-Präventionsstudie und im Bundes-Gesundheitssurvey 1998 mit Hilfe eines von von Zerssen (1976) entwickelten, getesteten und standardisierten Instruments erfasst, das 24 Items mit jeweils vier graduell abgestuften Beschwerdenausprägungen enthält und einen Auswertungsindex konstruieren lässt („unauffällig“, „Grenzbereich“, „auffällig“).

Arbeitslose haben stets höhere Anteile für auffällige gesundheitliche Beschwerdenausprägungen als voll Beschäftigte (im Folgenden: „Berufstätige“). Dies galt im Bundesgesundheitssurvey 1998 sowohl für beide Geschlechter als auch für beide Teile des Bundesgebiets. Hierbei waren die Unterschiede in Ostdeutschland geringer, bei Frauen insgesamt auch geringer als bei Männern in Westdeutschland, bei denen eine sehr starke Differenz zwischen Arbeitslosen und Berufstätigen besteht. Eine Differenzierung nach Art der körperlichen und psychischen Beschwerden zeigte Schwankungen in der Häufigkeitsverteilung, jedoch für psychische Beschwerden einen Trend: Durchgängig stärkere Beschwerden als Berufstätige hatten arbeitslose Männer (West) bei den Items „Reizbarkeit“, „Grübelei“, „Innere Unruhe“ und „Mattigkeit“ (Elkeles & Kirschner 2004).

Auch gesundheitsriskante Verhaltensweisen wie Rauchen, Alkoholkonsum, gesteigerte Medikamenteneinnahme u.a. sind unter Arbeitslosen stärker ausgeprägt als in der Vergleichsgruppe der erwerbstätig Beschäftigten (Elkeles & Kirschner 2004). Auch sind Arbeitslose seltener sportlich aktiv, so dass möglicherweise kompensatorische Effekte sportlicher Betätigung weniger zum Tragen kommen (Grobe & Schwartz 2003).

Ein Vergleich der Angabe von Kontakteinschränkungen von Erwerbstätigen und Arbeitslosen wirft ein besonderes Licht auf eine soziale Komponente der Gesundheit. Im Bundesgesundheitssurvey 1998 gaben 4,6% aller Befragten starke Einschränkungen sozialer Kontakte zu Familienangehörigen, Freunden oder zum Bekanntenkreis infolge körperlicher oder seelischer Störungen an. Differenziert nach dem Erwerbsstatus zeigte sich, dass Arbeitslose deutlich höhere Kontakteinschränkungen infolge von Beschwerden nennen, mit 9,1% besonders ausgeprägt bei Männern (Abb. 2).

Abbildung 2: Starke Einschränkung der Kontakte zu Familienangehörigen, Freunden oder zum Bekanntenkreis wegen körperlicher oder seelischer Störungen nach Erwerbsstatus und Geschlecht (in %)

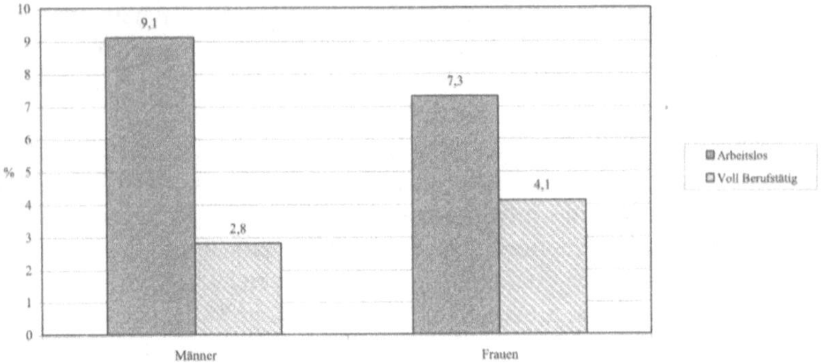

Datenbasis: Bundesgesundheitssurvey 1998, 25- bis unter 65jährige
Quelle: Elkeles/Kirschner 2004, S. 24

Winkelmann (2006) untersuchte hierzu anhand der Daten des Deutschen Sozioökonomischen Panels (SOEP) die Hypothese, größeres soziales Kapital – definiert als Teilnahme in sozialen Netzwerken und an sozialen Aktivitäten – reduziere die negativen Effekte der Arbeitslosigkeit auf das Wohlbefinden. Die Ergebnisse waren jedoch zu unpräzise, um die Nullhypothese verwerfen zu können. Man finde ein „Puzzle" vor, das noch viel Aufklärung benötige.

Anhand verschiedener Befragungs-Datensätze wurde gezeigt, dass deutsche und ausländische Arbeitslose mit ihrer Gesundheit deutlich unzufriedener als entsprechende Erwerbstätige sind (Elkeles & Seifert 1992, 1993a-c, 1996; Laubach, Mundt & Brähler 1999) und auch bei allen anderen verfügbaren Indikatoren der subjektiven Einschätzung des Gesundheitsstatus in der Regel signifikant ungünstigere Ergebnisse haben. Im Bundesgesundheitssurvey 1998 nannten Arbeitslose geringere gesundheitsbezogene Lebensqualität (Elkeles & Kirschner 2004).

Anhand der zusammengeführten nationalen und regionalen Gesundheitssurveys der Deutschen Herz-Kreislauf-Präventionsstudie zeigte sich zunächst, dass bei allen hier verfügbaren Indikatoren der subjektiven Einschätzung des Gesundheitsstatus signifikante Unterschiede zu Lasten der Arbeitslosen bestanden. Zusätzliche signifikante Unterschiede zwischen Kurz- und Langzeitarbeitslosen bei der subjektiven Gesundheit gab es beim gegenwärtigen Gesundheitszustand, bei der Behinderung durch den Gesundheitszustand, bei der Zufriedenheit mit der Gesundheit und mit der allgemeinen Lebenssituation. So nannte fast ein Drittel der Langzeitarbeitslosen einen weniger guten oder schlechten Gesundheitszustand und eine erhebliche Behinderung durch den Gesundheitszustand bei der Erfüllung alltäglicher Aufgaben, entsprechend war die Gesundheitszufriedenheit wie auch die allgemeine Lebenszufriedenheit von Langzeitarbeitslosen nochmals signifikant geringer als die von kürzer Arbeitslosen (Elkeles 1999).

Wie bei allen Vergleichen aufgrund von Querschnittsdaten (um die es sich in der Forschung zu Arbeitslosigkeit und Gesundheit häufig handelt), kommen auch für den Vergleich der Gesundheitsdaten von Arbeitslosen und Beschäftigten grundsätzlich zwei Interpretationsmöglichkeiten der Richtung von zugrunde liegenden Ursache-Wirkungs-Zusammenhängen für die schlechtere Gesundheit von Arbeitslosen in Frage: zum einen die Annahme von Kausaleffekten (der Arbeitslosigkeitsstatus führt zu gesundheitlichen Belastungen) und zum anderen die Annahme von Selektionseffekten (die schlechtere Gesundheit von Arbeitslosen ist durch häufigere und längere Arbeitslosigkeit von primär gesundheitlich Belasteten bedingt; Kausations- und Selektionshypothese, vgl. Elkeles & Seifert 1992, 1993a-c, 1996; Elkeles & Bormann 1999, 2002; Elkeles 2003).

Mit den Längsschnittdaten des SOEP ließ sich ein Kausalitätsnachweis weder anhand der Gesundheitszufriedenheit bei Eintritt in und Austritt aus Arbeitslosigkeit (Elkeles & Seifert 1992, 1993a-c, 1996) noch anhand der später aufgenommenen Frage zum Gesundheitszustand führen (Gallo, Bradley & Kasl 2001). Allerdings sind die in dieser Datenbasis vorhandenen Messzeitpunkte im Abstand von jeweils einem Jahr möglicherweise zu groß, um zwischenzeitliche Effekte messen zu können. Auch messen die dort vorhandenen Gesundheitsindikatoren möglicherweise psychosoziale Gesundheit nicht ausreichend, bei welcher nach der Kausationshypothese die stärksten Veränderungen durch Arbeitslosigkeit zu erwarten wären. Eine neuere Auswertung der SOEP-Daten 1984-2001 anhand der Veränderung der Gesundheitszufriedenheit seitens Romeu-Gordo (2006a, b) bestätigte auf der deskriptiven Ebene zunächst, dass „es nicht möglich ist, einen negativen Effekt des Arbeitsplatzverlustes auf die Gesundheitszufriedenheit nachzuweisen" (Romeu-Gordo 2006a: 58). Ab einer Arbeitslosigkeitsdauer von zwei Jahren stiegen jedoch die negativen Veränderungen, was allerdings ab 3 Jahren nicht mehr galt. Ferner wurde mit verschiedenen multivariaten Modellen für die Gesamt- und Teilstichproben der Einfluss von Kurz- und Langzeitarbeitslosigkeit untersucht. Demnach hatte Kurzzeitarbeitslosigkeit nur für Männer und nur in Westdeutschland einen entsprechenden negativen Einfluss. Für Frauen, die nach zwei Jahren Arbeitslosigkeit nicht aus dem Arbeitsmarkt ausschieden, hatte Arbeitslosigkeit einen signifikanten und negativen Einfluss. Auch empfanden Personen, die über 50 Jahre alt waren, die Folgen der Arbeitslosigkeit als schwerwiegender. Romeu-Gordo (2006a, b) vermutet für die nach Personengruppen unterschiedlichen Ergebnisse jeweils gruppenspezifisch unterschiedliche Erlebens- und Interpretationsweisen der Arbeitslosigkeit und der bestehenden Chancen und Perspektiven.

Um von generalistischen Perspektiven der Arbeitslosenforschung fortzukommen, ist der Begriff „differenzielle Arbeitslosenforschung" eingeführt worden (Wacker 1983). Seitdem sollte ein Leitbild des typischen Arbeitslosen, der unter der Arbeitslosigkeit historisch und soziokulturell in invarianter Form leidet oder gar erkrankt, überholt sein. Arbeitslosigkeit und ihre verschiedenen Formen (von kurzfristigen Übergangsphasen zwischen zwei Beschäftigungsverhältnissen bis hin zur Langzeitarbeitslosigkeit) haben für verschiedene soziale Gruppen unterschiedliche Bedeutung. Die gesundheitlichen Auswirkungen auf der individuellen Ebene sind auch nicht z.B. durch den Typus der Arbeitslosigkeit zwangsläufig vorgegeben, sondern sie hängen von den jeweiligen Bewältigungsmöglichkeiten ab, die den Arbeitslosen zur Verfügung stehen. Dies ist auch einer der Gründe, warum gerade von bedarfs- und zielgruppenspezifischen gesundheitlichen Interventionen für Arbeitslose positive Effekte zu erwarten sind.

Nach Kieselbach (1988) lässt sich eine Reihe von Moderatorvariablen hervorheben, welche die Zusammenhänge von Arbeitslosigkeit und (psychischer) Gesundheit mitbestimmen. Eine Auswahl ist im Folgenden mit Bezug und in Auseinandersetzung mit Kieselbach (1988) zusammengestellt:

- Finanzielle Einschränkungen:
  Sie erklären in einer Vielzahl von Untersuchungen am besten die negativen psychosozialen Konnotationen der Arbeitslosigkeit, was jedoch nicht bedeutet, dass es die finanziellen Einschränkungen allein sind, die dafür verantwortlich sind.
  So fand Rodríguez (2001), dass Bezieher von Arbeitslosengeld, d.h. von Versicherungsleistungen, in der Regel einen deutlich besseren Gesundheitszustand berichten als Bezieher von bedarfsgeprüften Einkommensersatzleistungen wie Arbeitslosen- oder Sozialhilfe.
- Alter:
  Es scheint einen u-förmigen Verlauf des Zusammenhangs von Alter und Belastung zu geben. Im mittleren Alter (wo in der Regel stärkere familiäre Rollenerwartungen wirksam und andere Rollen weniger verfügbar bzw. akzeptiert sind) finden sich die höchsten Werte, bei Jüngeren mittlere und bei Älteren die niedrigsten.

- Geschlecht:
  Frauen scheinen sich weniger als Männer belastet zu fühlen. Als Grund wird angenommen, dass für viele Frauen die Übernahme einer alternativen Rolle (Abwendung vom Arbeitsmarkt) eine Möglichkeit darstellt, in der soziale Anerkennung erworben werden kann.
  Dieses Erklärungskonzept wird allerdings nicht generell geteilt (vgl. Mohr 1993), und wird jedenfalls nicht in den neuen Bundesländern angenommen (vgl. Bormann 2006).
- Qualifikationsniveau:
  Entgegen der früher vertretenen Auffassung, die Belastungen seien für diejenigen am größten, die am tiefsten „fallen", gilt heute als belegt, dass Berufe mit niedrigem Qualifikationsniveau mit stärkeren Belastungen durch Arbeitslosigkeit verbunden sind.
- Arbeits- und Berufsorientierung:
  Je stärker die Arbeits- und Berufsorientierung ist, umso stärker finden sich negative psychosoziale Veränderungen.
- Ursachenattribution und Kontrollerwartung:
  Bei internaler Ursachenattribution („Arbeitslosigkeit ist individuell selbst verschuldet") sind die Belastungen deutlich höher als bei externaler Ursachenattribution („Arbeitslosigkeit ist gesellschaftlich bedingt"). Bei längerer Erfahrung mit Massenarbeitslosigkeit nimmt die internale Ursachenattribution ab und damit greifen mehr externale Erklärungen.
- Hilfesuch-Verhalten und Verfügbarkeit von Hilfsangeboten:
  Sofern Angebote vorhanden sind, die für Arbeitslose erreichbar, annehmbar und wirksam sind, kann das Hilfesuch-Verhalten der Arbeitslosen durch ihre spezifische Situation verändert sein. Es gibt Hinweise darauf, dass Arbeitslose professionelle Hilfe zu vermeiden suchen, um das eigene Selbstwertgefühl durch die Annahme von Hilfe nicht noch weiter zu gefährden, um ihre Probleme vor anderen zu verbergen oder weil sie befürchten, lediglich besänftigt zu werden.

Es handelt sich also um gruppenspezifisch und auch individuell unterschiedlich bedeutsame Moderatorvariablen im Sinne von gesundheitlichen Risiken und Ressourcen (Abb. 3).

Abbildung 3: Moderierende Zusammenhänge zwischen Arbeitslosigkeit und Gesundheit

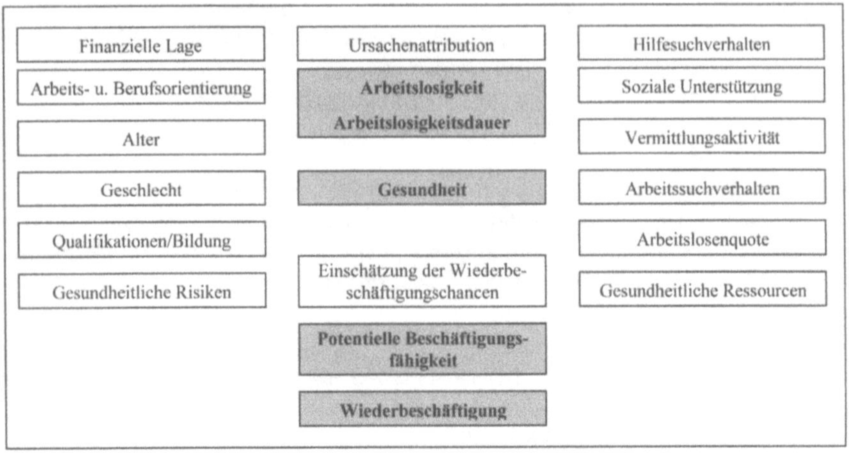

Deren Kenntnis stammt jedoch weniger aus der Literatur zur körperlichen oder allgemeinen Gesundheit von Arbeitslosen als aus der Literatur zur psychosozialen und psychischen Gesundheit. Dort scheint auch die Frage, ob die Befundlage eher im Sinne der Kausations- oder der Selektionshypothese zu werten ist, besser beantwortbar oder zumindest besser empirisch unterlegt zu sein.

Paul und Moser (2001) führten eine Metaanalyse mit 237 Querschnittstudien zum psychischen Wohlbefinden im Vergleich von Arbeitslosen und Erwerbstätigen und mit 87 Längsschnittstudien zur Veränderung psychischer Gesundheit durch. Es bestätigte sich zunächst, dass Arbeitslose mehr allgemeine psychische Symptome, mehr Kennzeichen der Depression und der Angst, mehr psychosomatische Symptome, mehr externale Kontrollüberzeugungen, weniger Lebenszufriedenheit, ein schlechteres emotionales Wohlbefinden und ein geringeres Selbstwertgefühl als Erwerbstätige aufweisen.

Die Befunde aus der Metaanalyse der Längsschnittstudien stützten sowohl die Kausations-, wie auch die Selektionshypothese, wobei die Verursachung von psychischen Symptomen durch Arbeitslosigkeit der wichtigste kausale Faktor sei (vgl. Paul, Hassel & Moser 2006).

Zusammenfassend sei gesagt, dass die – allerdings unsystematische – Datenlage für eine deutlich verminderte psychische Gesundheit von Arbeitslosen durch psychosoziale Belastungen der Arbeitslosigkeit spricht. Auch im Bereich der physischen Gesundheit und des allgemeinen Gesundheitszustandes ist die Befundlage recht eindeutig, die Verursachungszusammenhänge allerdings weniger eindeutig und vermutlich (ebenfalls) vielfach verschränkt. Dies dürfte besonders bei dem Teil der Arbeitslosen der Fall sein, die manifeste Gesundheits-, und damit auch arbeitsmarktliche Vermittlungsprobleme haben.

3 Weitergehende Erklärungen zur gesundheitlichen Ungleichheit bei Arbeitslosen

In der Diskussion um die gesundheitliche Ungleichheit von Arbeitslosen bzw. deren unterschiedliche Erklärungsmöglichkeiten mit der Selektions- und der Kausationshypothese war es bisher wenig üblich, diese beiden Hypothesen vergleichend gesellschaftstheoretisch zu begründen.

Jedenfalls zur Selektionshypothese wurden bisher eher sozialepidemiologische Interpretationsmuster benutzt, zu denen z.B. auch der Verweis auf den bekannten healthy worker effect gehört (in Populationen von erwerbstätig Beschäftigten findet sich ein durchschnittlich besserer Gesundheitsstatus). Anknüpfungspunkte für eine Bezugnahme auf gesellschaftstheoretische Erklärungen könnten sich in der Diskussion in der Sozialstrukturanalyse um die Ablösung oder Erweiterung von vertikalen Klassen- und Schichtungsmodellen hin zu sozialen Lagen und Milieus finden. So ist frühzeitig darauf hingewiesen worden, dass Arbeitsbedingungen wie auch Arbeitsplatz- und Arbeitsmarktrisiken geradezu zentrale „neue" Dimensionen sozialer Ungleichheit seien (Hradil 1987).[3] Allerdings ist die sozial unterschiedliche Verteilung von günstigen bzw. ungünstigen Arbeitsbedingungen sowie von Arbeitsplatz- und Arbeitsmarktrisiken nicht losgelöst von traditionellen Dimensionen sozialer Schichtung, wie deren deutliche Bindung an das schulische und berufliche Bildungsniveau zeigt. Das Sprichwort vom unternehmerischen Ideal „olympiareifer Belegschaften" ist ein alltagssprachlicher Begriff, um sich darüber zu verständigen, dass es gesundheitsbezogene Exklusionsmechanismen und Inklusionsbarrieren gibt, die Segregationstendenzen am Arbeitsmarkt entsprechen, die arbeitsmarkttheoretisch ansonsten unter den Kategorien Geschlecht und Migration thematisiert werden.

Hinsichtlich der Annahme subjektiver Folgen von Arbeitslosigkeit für die psychische und/oder körperliche Gesundheit (Kausationshypothese) wurden bisher stresstheoretische Erklärungen, kritische Lebensereignisse, die Theorie der erlernten Hilflosigkeit (Seligman 1979) und die Übertragung der Stigma-Theorie

[3] Beispielsweise wird hier ausgeführt: „Arbeitsbedingungen erweisen sich bei näherer Hinsicht als sehr vielgestaltig. Bessere und schlechtere Arbeitsbedingungen bemessen sich u.a. nach der Unfallgefahr, dem Gesundheitsrisiko, dem Grad der körperlichen, nervlichen und seelischen Belastung, dem zeitlichen, räumlichen und sachlichen Dispositionsspielraum, dem Grad der Abhängigkeit von Anweisungen und Überwachung, den Kommunikations- und Interaktionschancen, der Sicherheit des Arbeitsplatzes sowie der Dauer und Lage der Arbeitszeit." (Hradil 1987: 30)

(Goffman 1975) erwogen, und häufig wird auf die Deprivationstheorie von Marie Jahoda Bezug genommen (vgl. Kieselbach 2006).

In einer späteren Reflexion ihrer Studie „Die Arbeitslosen von Marienthal" (Jahoda, Lazarsfeld & Zeisel 1933) hat Jahoda die Übertragbarkeit ihrer zentralen Annahmen von materiellen und latenten Funktionen der Erwerbsarbeit für die 70er Jahre geprüft. Jahoda geht von latenten Funktionen der Erwerbsarbeit für die psychosoziale Befindlichkeit und letztlich die psychische und soziale Gesundheit aus.[4]

Insbesondere aus dem Verlust der latenten Funktionen der Erwerbsarbeit leitet Jahoda ab, dass typische Belastungen für die Individuen resultieren können (falls diese nicht anderweitig substituiert werden können, d. V.), für die Jahoda folgende Dimensionen – genannt: Erfahrungskategorien (Jahoda 1983) – angibt:

- Status – sowie Identitätsverlust,
- Verlust einer Zeitstruktur (Fehlen einer regelmäßigen Tätigkeit, der Zeiterfahrung, des Zeitgefühls),
- Fehlen einer Zweckbestimmung (Fehlen der Beteiligung an kollektiven Zielen),
- relative soziale Isolation (Ausschluss von größerer Gemeinschaft, Reduktion der sozialen Kontakte),
- Verlust der Obligation zu regelmäßiger Betätigung sowie
- Verlust der Chance zur Kontrolle der eigenen Lebensumstände.

Jahoda (1983) kam bei Abwägung der seit den 30er Jahren eingetretenen gesellschaftlichen Veränderungen zu dem Schluss, dass die mit dem Verlust der latenten Funktionen von Arbeit verbundenen „Erfahrungskategorien" trotz einiger eingetretener Veränderungen weiterhin Gültigkeit haben. Daraus folgerte sie vor dem Hintergrund neueren empirischen Materials, dass die „heutigen psychischen Reaktionen auf Erwerbslosigkeit mit etwas größerer Gewissheit als früher auf das Fehlen eines Arbeitsplatzes und nicht allein auf eingeschränkte Finanzen zurückzuführen" seien.

Neben dem Einwand, dass eine solche Charakterisierung eine generelle Idealisierung der Erwerbsarbeit darstelle, scheinen auch die in der Arbeits- und Industriesoziologie reflektierten neueren Entwicklungen in der Arbeitswelt mit ihren Chancen und Risiken[5] bedeutenswert für eine Theorie von ‚Arbeitslosigkeit und Gesundheit' bzw. deren Weiterentwicklung.

---

[4] In heutiger gesundheitswissenschaftlicher Terminologie könnte man in diesem Zusammenhang von Gesundheitsressourcen der Erwerbsarbeit sprechen.

[5] Kratzer (2003) leitet die Umschreibung der „schönen neuen Arbeitswelt nach dem Taylorismus" wie folgt ein: „Warum arbeiten eigentlich Softwareentwickler bis spät in die Nacht – und das, ob-

Einerseits nehmen „Normalarbeitsverhältnisse" ab und atypische Beschäftigungsverhältnisse zu (Flexibilisierung als befristete Beschäftigung, Leiharbeit, Teilzeitarbeit und geringfügige Beschäftigung/Minijobs, Ich-AGs), andererseits weiten sich betriebsinterne Flexibilisierungsprozesse aus (Anpassung des Arbeitseinsatzes bei Dauer der Arbeitszeit, des Einkommens, der Arbeitsorganisation und der Qualifikation, vgl. Keller & Seifert 2006, 2007; Seifert 2007). Dies ist als flexibel-marktzentiertes Produktionsmodell gekennzeichnet worden (Dörre 2005): Im Zuge einer langen Phase der Marktöffnung haben sich Elemente eines flexiblen Produktionsmodells herausgebildet, in dessen Folge immer größere gesellschaftliche Bereiche marktförmigeren Steuerungslogiken und Finanzkalkülen überlassen werden. Die Folgen sind u.a. mehr Kundenorientierung (Absatzmärkte), Zunahme der Bedeutung externer Arbeitsmärkte mit der Folge zunehmender Spaltung bzw. Dualisierung des Arbeitsmarktes, Erfolgsorientierung (Zielvereinbarungen, Entlohnung, Gratifikation) sowie marktbezogene Unternehmensbewertung bis weit hinein in die nicht am Markt tätigen Betriebe und Verwaltungen. Als übergeordneter Begriff für zunehmende Erscheinungen wie die Flexibilisierung der Arbeitsorte (Telearbeit, „wandernde Schreibtische", vermehrte Außendienste, Hausbesuche, externe Termine) und die Aufhebung der Grenzen zwischen Arbeits- und Privatsphäre (Informations- und Telekommunikationstechniken, 24 Std.- Erreichbarkeit) wird die Bezeichnung Entgrenzung (von bisherigen regulatorischen Standards, d. V.) benutzt.

Die Folge ist eine neue Mischung von Ambivalenzen und Widersprüchlichkeiten heutiger Arbeit. Bisherige Grenzen, wie sie insbesondere für das fordistisch-tayloristische Produktions- und Managementmodell kennzeichnend waren (Hand-/Kopfarbeit, Anweisung/Durchführung, Trennung zwischen Arbeitskraft und Person/Persönlichkeit im Arbeitsprozess, Arbeitswelt/Lebenswelt) erodieren. Das bedeutet einerseits Chancen zu mehr Selbstbestimmung, aber auch Risiken, gegenüber ökonomischen Interessen und Anforderungen „entgrenzt" zu sein sowie in der Planbarkeit des Lebens und im Aufbau sozialer Beziehungen behindert zu sein (vgl. Sennett 1998).

Im Zuge dieser Entwicklung entgrenzt sich auch die Dichotomie Erwerbstätigkeit/Erwerbslosigkeit einerseits wie auch eine solche zwischen der Arbeitswelt mit ihren psychosozialen und gesundheitlichen Ressourcen und der Arbeitslosigkeit mit ihren psychosozialen und gesundheitlichen Risiken. Nach ersten

wohl sie dazu nicht vom Chef gezwungen wurden? Warum macht vielen, werden sie danach gefragt, der Job vor allem „Spaß", ist „interessant" und abwechslungsreich und scheint die simple Tatsache, dass man damit – und nur damit – sein Geld verdient, so zweitrangig geworden zu sein? Warum gehen Beschäftigte am Wochenende in die Firma, weil man sich dort mit mehr Ruhe auch mal Dingen widmen kann, die über das Alltagsgeschäft hinausgehen? (...) Warum wird hektischer und mehr gearbeitet denn je, obwohl doch die Gesundheit ein großes Thema und jedem bewusst ist, dass Streß und Mehrarbeit auf Dauer eher schädlich sind? (...)" (Kratzer 2003: 11).

Hinweisen auf negative gesundheitliche Korrelate von atypischer Beschäftigung (vgl. Pröll 2004) könnten „alte“ Ungleichheiten teilweise überdeckt und „neue“ Ungleichheiten begründet werden.

4 Interventionsansätze

Lange Zeit galten mögliche gesundheitsbezogene Interventionen als Ansätze reaktiver Prävention, die im Auge zu behalten haben, dass sich proaktive Hauptinterventionen auf den Arbeitsmarkt selbst zu richten haben bzw. hätten. In diesem Sinne sind Programme und Maßnahmen der Prävention und Gesundheitsförderung für Arbeitslose kompensatorischen Charakters. Sie sind vor allem deshalb sinnvoll, um zum Erhalt und zur Förderung der Arbeitsfähigkeit und damit der Wiederbeschäftigungschancen beizutragen. Dabei ist zunächst die unterschiedliche Bedarfslage von (noch) nicht und bereits erkrankten Arbeitslosen zu berücksichtigen. Für letztere dürften Maßnahmen der Gesundheitsförderung, wie sie üblicherweise von den Krankenkassen im Rahmen des § 20 SGB V eingesetzt werden, nicht ausreichend sein (Elkeles & Kirschner 2004; Kirschner & Elkeles 2006).

Der aktuelle Entwicklungsstand in der Diskussion und Praxis der Gesundheitsförderung bei Arbeitslosen ist neben einer zielgruppenadäquaten Ausrichtung durch kombinierte Strategien der Gesundheits- und Beschäftigungsförderung gekennzeichnet (Arbeitsmarktintegrative Gesundheitsförderung).

Dabei steht die Konzeptionierung und Durchführung von gesundheitsbezogenen Interventionen für Arbeitslose allerdings vor einer Reihe von Schwierigkeiten. Hierzu gehört auch, dass Interventionen sensibel darauf auszurichten sind, keine Barrieren durch die Gefahr entstehen oder sich verstärken zu lassen, dass sich Arbeitslose zusätzlich zu ihrer sozialen Rolle nun auch als ‚krank’ stigmatisiert fühlen.

Diese Erkenntnisse wurden durch ein Gutachten für den Bundesverband der Betriebskrankenkassen vertieft (Elkeles & Kirschner 2004; vgl. Elkeles & Kirschner 2005; Kirschner & Elkeles 2006). Die hier vorgenommene Evaluation aktueller und überwiegend in Deutschland durchgeführter Projekte zur Gesundheitsförderung von Arbeitslosen ergab eine unklare Bedarfslage für (weitere) gesundheitliche Interventionen und Indikationen, eine unklare Lage hinsichtlich der Akzeptanz und Inanspruchnahme entsprechender Angebote bei insgesamt hohen Schwierigkeiten der Probandenrekrutierung, eine – von Pflichtberatungen abgesehen – insgesamt geringe Nutzung, zum Teil erhebliche Implementationsschwächen, eine höchst defizitäre Dokumentations- und Evaluationspraxis und eine unklare Evidenzlage hinsichtlich der Wirksamkeit und Wirtschaftlichkeit von

Stressbewältigungsstrategien (Situation von conflicting results) bzw. von gesundheitsfördernden Maßnahmen überhaupt (vgl. Elkeles 2006).

Im Rahmen eines als Gruppenberatung durchgeführten Pilotprojekts, das sich an arbeitsuchende BKK-Versicherte und von Arbeitslosigkeit bedrohte Mitarbeiter einer Transfergesellschaft richtete, wurde versucht, bei den Teilnehmenden ein hohes Maß an Selbstachtung und eigener Steuerung der Lebensgestaltung herzustellen, die Motivation für gesundheitliche Aktivitäten zu fördern, Beziehungsfähigkeit für vertrauensvolle soziale Unterstützung herzustellen und die Fähigkeit zu unterstützen bzw. zu entwickeln, sich Unterstützung von anderen Menschen zu holen (vgl. Kuhnert & Kastner 2006). Die Autoren geben an, die Ergebnisse deuteten darauf hin, dass „Kurzberatungen Arbeitslosen mit geringen bzw. mittleren Beschwerden helfen, ihre schwierige Lebenssituation besser zu bewältigen. Arbeitslose und unsicher Beschäftigte mit komplexen Problemlagen und chronischen Erkrankungen brauchen hingegen langfristige unterstützende soziale und gesundheitsbezogene Hilfen, die ‚gesundheitliche wie soziale Abstiegsprozesse' nicht nur verhindern, sondern auch wieder umkehren können." (Kuhnert & Kastner 2006: 131)

Im Modellprojekt JobFit Regional[6] wurden erstmals Träger der Arbeitsmarktintegration zur Implementierung von Gesundheitsmodulen genutzt. Mit Maßnahmen der Gesundheitsberatung und Gesundheitsförderung sollte und soll in Ergänzung zu den Maßnahmen der Arbeitsmarktintegration eine Verbesserung des Gesundheitszustandes und der Beschäftigungsfähigkeit von Arbeitslosen erreicht werden. Die gesundheitlich ausgerichteten Maßnahmen orientieren sich an den Handlungsfeldern der Gesundheitsförderung nach § 20 SGB V und sind so im Wesentlichen auf die Felder Ernährung, Bewegung, Stress und den Umgang mit Suchtmitteln ausgerichtet. Auf der Basis von 376 Erstbefragungsinterviews und 214 Zweitbefragungsinterviews am Ende der Kurse und Maßnahmen (Kohortenausschöpfung insgesamt 40%) zeigten sich deutliche Effekte hinsichtlich einer verbesserten Einschätzung der Arbeitsfähigkeit, hinsichtlich der sportlichen Aktivität und einer ausgewogenen Ernährung, die in der Kohorte zur tendenziellen Verbesserung auch gesundheitlicher Parameter führte. In der Querschnittsbetrachtung zeigten sich ein tendenziell verbesserter Gesundheitszustand sowie eine signifikante Reduktion bei psychosozialen Beschwerden und eine geringere Stressbelastung durch die Arbeitslosigkeit. Diese Veränderungen sind vor dem Hintergrund der ausgeprägten Krankheits- und Beschwerdenprofile der Teilnehmerpopulation beeindruckend. Die Akzeptanz der Mehrzahl der Teil-

[6] Auftraggeber und Förderer waren der Bundesverband der Betriebskrankenkassen (BV BKK) und das Ministerium für Arbeit, Gesundheit und Soziales (MAGS) des Landes Nordrhein-Westfalen mit Mitteln des Europäischen Sozialfonds (ESF). Die externe Evaluation erfolgt (wie bei AmigA, s.u.) durch Forschung Beratung + Evaluation (FB+E) Berlin (Wolf Kirschner, Thomas Elkeles).

nehmer hinsichtlich der Maßnahmen und Angebote wie auch die Benotung der Qualität ihrer Durchführung war bemerkenswert gut. Die Daten zeigten in Bezug auf Variablen, die direkt Gegenstand der Maßnahmen nach § 20 SGB V waren (z.B. Ernährung, Sport, Stress bzw. Entspannung) in der Kohorte recht hohe Effekte von 12% bis 15%, die sich auch als signifikant erwiesen. Bei den Wirkungen auf globalere Gesundheitsparameter lagen die Effekte erwartungsgemäß niedriger (Gesundheitsbeachtung ca. 10%, Gesundheitszustand ca. 5%.) Bisher waren derartige Effektstärken auf gesundheitliche Parameter kaum – bei Arbeitslosen gar nicht – bekannt (Kirschner 2007).

Ein anderes Modellprojekt aus jüngster Zeit ist das 2005 begonnene Brandenburger Modellprojekt Arbeitsförderung mit integriertem Gesundheitsmanagement (AmigA). Es stellt bisher eines der ganz wenigen Projekte mit einer „ganzheitlichen Ausrichtung“ dar. Zielgruppen sind Arbeitslose aus dem Rechtskreis SGB II und SGB III, bei denen gesundheitliche Einschränkungen ein wesentliches Vermittlungshemmnis darstellen, Beschäftigte, deren Arbeitsplatz aus gesundheitlichen Gründen gefährdet ist (Arbeitsplatzerhaltungsmanagement) sowie Beschäftigte, deren Gesundheit in Folge von bevorstehender Arbeitslosigkeit bedroht ist (outplace management[7]). Das zielgruppenspezifische Vorgehen bei AmigA erfordert ein entsprechendes Profiling der potenziellen „Kunden“. Dafür ist das AmigA-Fallmanagement-Team zuständig. Aufgabe des Fallmanagement-Teams ist die Feststellung der Eignung eines „Kunden“ für das Modellprojekt, die umfassende qualifizierte Eignungsdiagnostik und Abklärung des medizinischen Sachverhalts, die Erstellung des Integrationsplanes sowie die Durchführung eines ganzheitlichen Fallmanagements unter Einsatz beruflicher, sozialer und gesundheitsbezogener Angebote.

Über dieses Projekt hinaus wurde das Fallmanagement mit der neuen, „aktivierenden“ Arbeitsmarktpolitik auch in die Instrumente der Arbeitsmarktintegration bei Arbeitsagenturen und Job Centern von Arbeitsgemeinschaften (ARGEn) und kommunalen Trägern der Erwerbsfürsorge (Optionskommunen) etabliert. Fallmanagement und das ihm vorgelagerte „Profiling“ zielen darauf ab, die individuellen Förder-, Unterstützungs-, und Qualifizierungsbedarfe des arbeitslosen „Kunden“ zu erheben und professionell Hilfeangebote zu planen, zu implementieren und zu koordinieren (vgl. Bartelheimer 2005; Deutscher Verein 2004[8]; Göckler 2006). Ein hierzu verabschiedetes Fachkonzept empfiehlt als Instrument der Zugangssteuerung zum Fallmanagement folgende Festlegung: „Eine Übernahme in das beschäftigungsorientierte Fallmanagement ist in der Regel angezeigt, wenn

[7] Zum Out-Placement-Management vgl. Kieselbach, Beelmann & Jeske 2006a; Kieselbach et al. 2006b

[8] Deutscher Verein für öffentliche und private Fürsorge (2004): Empfehlungen des Deutschen Vereins zu Qualitätsstandards für das Fallmanagement. http://www.deutscher-verein.de/05-empfehlungen/empfehlungen2004/empfehlungen2004_maerz/20040301/ (23.2.2007)

ein erwerbsfähiger Hilfebedürftiger drei abgrenzbare schwerwiegende Vermittlungshemmnisse aufweist, die in seiner Person und/oder Bedarfsgemeinschaft begründet sind und eine Beschäftigungsintegration ohne Prozessunterstützung durch ein Fallmanagement nicht erreicht oder erheblich verzögert würde. Abweichungen von dieser Zugangsdefinition sind möglich, wenn bei Neuzugängen auf der Basis eines abgesicherten Profilings das Risiko der Langzeitarbeitslosigkeit erkennbar und durch Prozessunterstützung des Fallmanagements die Wahrscheinlichkeit des Eintritts minimiert werden kann (Prophylaxeaspekt)".[9] [10]

Im Rahmen der Gesamtqualifizierung für die Anerkennung zum zertifizierten Case Manager bzw. zur Case Managerin nach den Richtlinien der Deutschen Gesellschaft für Care und Case Management (DGCC) wurde ein Aufbaumodul „Handlungsfeld: Gesundheit – Krankheit – Arbeitslosigkeit" entwickelt und in dieser Form erstmals 2006 geschult[11], nach dem seitens der Multiplikatoren weitere Qualifizierungen von Fallmanagern hinsichtlich des Handlungsfeldes Gesundheit von Arbeitslosen stattfinden sollen. Hierbei wird auch angestrebt, sich beim gesundheitsbezogenen Fallmanagement für Arbeitslose (vgl. Hollederer 2006) mit weiteren Akteuren zu vernetzen.

5 Konklusion

Die jüngsten Beispiele für Erfolg versprechende Interventions-Projekte und -Ansätze sind noch recht „zarte Pflänzchen" und dürfen nicht darüber hinwegtäuschen, dass die Bemühungen um gesundheitsbezogene Interventionen für Arbeitslose nach den Prinzipien der Bedarfs- und Zielgruppenspezifität, der Nichtstigmatisierung und Niederschwelligkeit und der Freiwilligkeit noch ganz am Anfang stehen. Auch ist nach Lage der Dinge zu fordern, dass Projekte der Gesundheitsförderung bei Arbeitslosen gut dokumentiert, intern und extern evaluiert und die Ergebnisse auch publiziert werden.

Da diese Interventionen heute – neben einer integrativen Beschäftigungsförderung – sowohl die Gesundheitsförderung (noch) nicht manifest erkrankter

---

[9] Fachkonzept „Beschäftigungsorientiertes Fallmanagement im SGB II". Abschlussfassung des Arbeitskreises vorgelegt von einem Autorenteam aus Kommunen, der Bundesagentur für Arbeit, der Fachhochschule Frankfurt, der Fachhochschule des Bundes – FB Arbeitsverwaltung (Hrsg.: Rainer Göckler). http://www.lwl.org/ks-download/downloads/fwb/03_2005_Fachkonzept-Beschaeftigungsorientiertes%20Fallmanagement%20im%20SGB%20II.pdf (23.2.2007)

[10] Zu Ergebnissen einer Beobachtungsstudie zur Fallbearbeitung unter den Bedingungen einer neuen Rollenverteilung zwischen Fachkräften und Adressaten unter den Bedingungen von Asymmetrie vgl. Baethke-Kinsky, Bartelheimer & Henke 2007.

[11] Für die Beauftragung sei an dieser Stelle der Fachhochschule des Bundes, Bereich Arbeitsverwaltung, sowie dem Bildungsinstitut der Bundesagentur für Arbeit gedankt.

Arbeitsloser als auch das Gesundheitsmanagement bei Arbeitslosen einschließen, welche bereits bei Eintritt der Arbeitslosigkeit manifest erkrankt sind, ist damit durch die Seite der Intervention als Fazit eingeschlossen, dass Selektions- und Kausationserklärungen zur gesundheitlichen Ungleichheit bei Arbeitslosen sich nicht gegenseitig ausschließen.

Literatur

Bartelheimer P (2005). Moderne Dienstleistungen und Erwerbsfürsorge. Fallbearbeitung nach SGB II als Gegenstand soziologischer Forschung. SOFI-Mitteilungen Nr. 33: 55-79.

Baethge-Kinsky V, Bartelheimer P, Henke J (2007). Fallbearbeitung nach SGB II – Beobachtungen aus dem Inneren der „black box". WSI-Mitteilungen 60, 2: 70-77.

Bormann C (2006). Gesundheitliche Konsequenzen von Arbeitslosigkeit in den alten und neuen Ländern in der Gender-Perspektive. In: Hollederer A, Brand H, eds. Arbeitslosigkeit, Gesundheit und Krankheit. Bern: Huber: 85-93.

Dörre K (2005). Prekarisierung contra Flexicurity. Unsichere Beschäftigungsverhältnisse als arbeitspolitische Herausforderung. In: Kronauer M, Linne G, eds. Flexicurity. Die Suche nach Sicherheit in der Flexibilität. Berlin: edition sigma: 53-71.

Elkeles T (1999). Arbeitslosigkeit, Langzeitarbeitslosigkeit und Gesundheit. Sozialer Fortschritt 48, 6: 150-155.

Elkeles T (2003). Arbeitende und Arbeitslose. In: Schwartz FW et al., eds. Das Public Health-Buch. Gesundheit und Gesundheitswesen. (2. Aufl.), München, Jena: Urban & Fischer: 653-659.

Elkeles T (2006). Evaluation von Gesundheitsförderung und die Forderung nach Evidenzbasierung – Fünf Thesen zur Anwendbarkeit auf Gesundheit. Zeitschrift für Evaluation 5, 1: 39-70.

Elkeles T, Bormann C (1999). Arbeitslose. In: Bundesvereinigung Gesundheit e.V., eds. Gesundheit: Strukturen und Handlungsfelder. Neuwied: Luchterhand Verlag, II 6: 1-20.

Elkeles T, Bormann C (2002). Arbeitslose. In: Homfeldt HG, Laaser U, Prümel-Philippsen U, Robertz-Großmann B, eds. Gesundheit: Soziale Differenz – Strategien – Wissenschaftliche Disziplinen. Neuwied, Kriftel: Luchterhand: 11-28.

Elkeles T, Kirschner W (2004). Arbeitslosigkeit und Gesundheit. Intervention durch Gesundheitsförderung und Gesundheitsmanagement – Befunde und Strategien. Reihe Gesundheitsförderung und Selbsthilfe, Bd. 3 (eds. BKK Bundesverband). Bremerhaven: Wirtschaftsverlag NW.

Elkeles T, Kirschner W (2005). Unemployment as a determinant of health. In: Georgieva, L, Burazeri G, eds. Health determinants in the scope of new public health. Sofia/ Lage: Hans Jacobs Publishing Company: 96-131.

Elkeles T, Mielck A (1993). Soziale und gesundheitliche Ungleichheit: theoretische Ansätze zur Erklärung von sozioökonomischen Unterschieden in Mortalität und Mor-

bidität. Veröffentlichungsreihe der Forschungsgruppe Gesundheitsrisiken und Präventionspolitik, Wissenschaftszentrum Berlin für Sozialforschung: P 93-208.
Elkeles T, Mielck A (1997a). Entwicklung eines Modells zur Erklärung gesundheitlicher Ungleichheit. Das Gesundheitswesen 59, 3: 137-143.
Elkeles T, Mielck A (1997b). Ansätze zur Erklärung und Verringerung gesundheitlicher Ungleichheit. Jahrbuch für Kritische Medizin 26 „Soziale Medizin". Hamburg: Argument-Verlag: 23-44.
Elkeles T, Seifert W (1992). Arbeitslose und ihre Gesundheit – Langzeitanalysen mit dem Sozio-ökonomischen Panel. Soziale Welt 43, 3: 278-300.
Elkeles T, Seifert W (1993a). Arbeitslose und ihre Gesundheit – Langzeitanalysen für die Bundesrepublik Deutschland. Sozial- und Präventivmedizin 38, 2: 148-155.
Elkeles T, Seifert W (1993b). Unemployment and Health-Impairments: Longitudinal Analyses from the Federal Republic of Germany. European Journal of Public Health 3, 1: 28-37.
Elkeles T, Seifert W (1993c). Migration und Gesundheit. Arbeitslosigkeits- und Gesundheitsrisiken ausländischer Arbeitsmigranten in der Bundesrepublik Deutschland. Sozialer Fortschritt 42, 10: 235-241.
Elkeles T, Seifert W (1996). Immigrants and Health. Unemployment- and Health – Risks of Labour Migrants in the Federal Republic of Germany, 1984 – 1992. Social Science & Medicine 43, 7 (Oct.): 1035-1047.
Gallo W, Bradley EH, Kasl SV (2001). The effect of job displacement on subsequent health. Proceedings of the 2000 Fourth International Conference of German Socio-Economic Panel Study Users (GSOEP). Vierteljahreshefte zur Wirtschaftsforschung 70, 1: 159-165.
GEK Gmünder Ersatzkasse Deutschland (1999). GEK-Gesundheitsreport 1999. Schriftenreihe zur Gesundheitsanalyse Bd.12. Schwäbisch Gmünd: GEK.
Geyer S, Peter R (2003). Hospital admissions after transition into unemployment. Sozial- und Präventivmedizin 48, 2: 105-114.
Göckler R (2006). Beschäftigungsorientiertes Fallmanagement. Praxisorientierte Betreuung und Vermittlung in der Grundsicherung für Arbeitsuchende (SGB II). Eine Einführung. 2. Aufl., Regensburg: Walhalla Verlag.
Goffman E (1975). Stigma. Über Techniken der Bewältigung beschädigter Identität. Frankfurt a.M.: Suhrkamp.
Grobe T (2006). Sterben Arbeitslose früher? In: Hollederer A, Brand H, eds. Arbeitslosigkeit, Gesundheit und Krankheit. Bern: Huber: 75-83.
Grobe T, Schwartz FW (2003). Arbeitslosigkeit und Gesundheit. Gesundheitsberichterstattung des Bundes Heft 13, Berlin: Robert-Koch-Institut.
Hollederer A (2002). Arbeitslosigkeit und Gesundheit. Ein Überblick über empirische Befunde und die Arbeitslosen- und Krankenkassenstatistik. Mitteilungen aus der Arbeitsmarkt- und Berufsforschung 35, 3: 411-428.
Hollederer A (2003). Arbeitslos – Gesundheit los – Chancenlos. IAB-Kurzbericht Nr. 4: 1-6.
Hollederer A (2006). Fallmanagement für Arbeitslose mit vermittlungsrelevanten gesundheitlichen Einschränkungen. In: Hollederer A, Brand H eds. Arbeitslosigkeit, Gesundheit und Krankheit. Bern: Huber: 181-197.

Hollederer A, Brand H, eds. (2006). Arbeitslosigkeit, Gesundheit und Krankheit. Bern: Huber.

Hradil S (1987). Sozialstrukturanalyse in einer fortgeschrittenen Gesellschaft. Von Klassen und Schichten zu Lagen und Milieus. Opladen: Leske + Budrich.

Jahoda M (1983). Wieviel Arbeit braucht der Mensch? Weinheim, Basel: Beltz.

Jahoda M, Lazarsfeld PE, Zeisel H (1933). Die Arbeitslosen von Marienthal. Leipzig: Hirzel.

Keller B, Seifert H (2006). Atypische Beschäftigungsverhältnisse: Flexibilität, soziale Sicherheit und Prekarität. WSI Mitteilungen 59, 5: 235-240.

Keller B, Seifert H, eds. (2007). Atypische Beschäftigung – Flexibilisierung und soziale Risiken. Berlin: edition sigma.

Kieselbach T (1988). Arbeitslosigkeit. In: Asanger R, Wenninger G, eds. Handwörterbuch der Psychologie. 4. Aufl., München: Psychologie Verlags Union: 42-51.

Kieselbach T (2006). Arbeitslosigkeit und Gesundheit: Stand der Forschung. In: Hollederer A, Brand H, eds. Arbeitslosigkeit, Gesundheit und Krankheit. Bern: Huber: 13- 31.

Kieselbach T, Beelmann G, Jeske D (2006a). Sozialer Konvoi in beruflichen Transitionen: Ein Beitrag zu einem neuen europäischen Sozialmodell für die Begleitung in beruflichen Umbrüchen. In: Hollederer A, Brand H, eds. Arbeitslosigkeit, Gesundheit und Krankheit. Bern: Huber: 137-156.

Kieselbach T, Beelmann G, Mader S, Wagner O (2006b). Berufliche Übergänge : Sozialer Geleitschutz bei Personalentlassungen in Deutschland. München: Hampp.

Kirschner W, Elkeles T (2006). Eine aktuelle Bestandsaufnahme von deutschen Projekten zur Gesundheitsförderung von Arbeitslosen – Probleme, Forschungs- und Entwicklungsbedarfe. In: Hollederer A, Brand H, eds. Arbeitslosigkeit, Gesundheit und Krankheit. Bern: Huber: 97-111.

Kirschner W (2007). Ergebnisse der Teilnehmerbefragung. In: Bellwinkel, M, eds. JobFit Regional. Ein Modellprojekt zur Verbesserung der Beschäftigungsfähigkeit von Arbeitslosen durch Gesundheitsförderung. Reihe Gesundheitsförderung und Selbsthilfe, Bd. 20 (eds. BV BKK). Wirtschaftsverlag NW: Bremerhaven: 61-94.

Kratzer N (2003). Arbeitskraft in Entgrenzung. Grenzenlose Anforderungen, erweiterte Spielräume, begrenzte Ressourcen. Berlin: edition sigma.

Kuhnert P, Kastner M (2006). Chancen und Grenzen arbeitsmarktintegrativer Gesundheitsförderung am Beispiel der Job-Fit-Evaluationsstudie. In: Hollederer, Alfons/ Brand, Helmut (Hrsg.): Arbeitslosigkeit, Gesundheit und Krankheit. Bern: Huber: 123-135.

Lange C, Lampert T (2005). The health of unemployed women and men. First results of the Telephone Health Survey 2003. Bundesgesundheitsblatt Gesundheitsforschung Gesundheitsschutz 48 (11): 1256-1264.

Laubach W, Mundt A, Brähler E (1999). Selbstkonzept, Körperbeschwerden und Gesundheitseinstellung nach Verlust von Arbeit – ein Vergleich zwischen Arbeitslosen und Beschäftigten anhand einer repräsentativen Untersuchung der deutschen Bevölkerung. In: Hessel A, Geyer M, Brähler E, eds. Gewinne und Verluste sozialen Wandels. Globalisierung und deutsche Wiedervereinigung aus psychosozialer Sicht. Opladen: Westdeutscher Verlag: 75-92.

Martikainen PT (1990). Unemployment and mortality among Finnish men, 1981-1985. British Medical Journal 301: 407-411.
Mohr G, eds. (1993). Ausgezählt. Theoretische und empirische Beiträge zur Psychologie der Frauenerwerbstätigkeit. Weinheim: Deutscher Studien Verlag.
Morris JK, Cook DG, Shaper AG (1994). Loss of employment and mortality. British Medical Journal 308: 1135-1139.
Paul K, Hassel A, Moser K (2006). Negatives psychisches Befinden als Wirkung und als Ursache von Arbeitslosigkeit. In: Hollederer A, Brand H, eds. Arbeitslosigkeit, Gesundheit und Krankheit. Bern: Huber: 35-51.
Paul K, Moser K (2001). Negatives psychisches Befinden als Wirkung und als Ursache von Arbeitslosigkeit. In: Zempel J, Bacher J, Moser K, eds. Erwerbslosigkeit: Ursachen, Auswirkungen und Interventionen. Opladen: Leske & Budrich: 83-110.
Pröll U (2004). Arbeitsmarkt und Gesundheit. Gesundheitliche Implikationen der neuen Arbeitsmarktpolitik und Ansatzpunkte zur Prävention. Schriftenreihe der Bundesanstalt für Arbeitsschutz und Arbeitsmedizin, Fb 1018. Dortmund/Berlin/Dresden: Wirtschaftsverlag NW.
Rodríguez E (2001). Keeping the Unemployment Healthy: The Effect of Means-Tested and Entitlement Benefits in Britain, Germany and the United States. American Journal of Public Health 33, 9: 1403-1411.
Romeu-Gordo L (2006a). Beeinflusst die Dauer der Arbeitslosigkeit die Gesundheitszufriedenheit? In: Hollederer A, Brand H, eds. Arbeitslosigkeit, Gesundheit und Krankheit. Bern: Huber: 53-73.
Romeu-Gordo L (2006b). Effects of short- and long-term unemployment on health satisfaction: evidence from German data. Applied Economics 38: 2335-2350.
Seifert H (2007). Arbeitszeit – Entwicklungen und Konflikte. Aus Politik und Zeitgeschehen Nr. 4-5: 17-24.
Seligman MEP (1979). Erlernte Hilflosigkeit. München, Wien, Baltimore: Urban und Schwarzenberg.
Sennett R (1998). Der flexible Mensch. Die Kultur des neuen Kapitalismus. Berlin: Berlin Verlag.
von Braunmühl C, Toumi I (2006). Arbeitsförderung mit integriertem Gesundheitsmanagement. Ein Modellprojekt aus Brandenburg (AmigA). In: Hollederer A, Brand H, eds. Arbeitslosigkeit, Gesundheit und Krankheit. Bern: Huber: 97-111.
von Zerssen D (1976). Die Beschwerdenliste. Manual. Weinheim: Beltz.
Wacker A (1983). Arbeitslosigkeit – soziale und psychische Folgen. 3. Aufl., Frankfurt a.M.: EVA.
Winkelmann R (2006). Unemployment, Social Capital and Subjective Well-Being. IZA Discussion Paper No. 2346. Forschungsinstitut zur Zukunft der Arbeit: Bonn.

Soziale Ungleichheit bei der krankheitsbedingten Frühberentung

Nico Dragano, Heiko Friedel, Wolfgang Bödeker

Für den Fall, dass Beschäftigte aus Krankheitsgründen nicht mehr arbeiten können, kennen moderne Sozialsysteme den Ausweg einer vorzeitigen krankheitsbedingten Berentung. Jährlich beenden auf diese Weise in Europa Hunderttausende Männer und Frauen frühzeitig ihr Erwerbsleben. Im Jahr 2005 mussten beispielsweise in Deutschland 163.960 gesetzlich Versicherte eine Erwerbsminderungsrente neu in Anspruch nehmen (Deutsche Rentenversicherung 2006a).

Stellt man das Idealbild eines gesunden Arbeitslebens bis zum Erreichen der regulären Altersgrenze dagegen, so steht außer Frage, dass die krankheitsbedingte Frührente die schlechtere Option ist. Sie bedeutet nicht nur, dass die Betroffenen chronisch krank sind, sondern auch, dass sie als Frührentner finanzielle Einbußen und weitere Nachteile hinnehmen müssen. Vor diesem Hintergrund lässt sich fragen, ob das Berentungsrisiko in allen gesellschaftlichen Gruppen gleich ist oder ob nicht vielmehr bestimmte soziale Gruppen systematisch häufiger betroffen sind. Die vorliegenden internationalen Studien beantworten diese Frage eindeutig: Das Risiko ist sozial ungleich verteilt, denn es trifft Personen aus niedrigeren sozialen Schichten häufiger als Angehörige oberer sozialer Schichten.

In diesem Beitrag wird, nach einigen einführenden Worten zum rechtlichen Hintergrund und zur gesellschaftlichen Bedeutung der krankheitsbedingten Frührente, die Literatur, auf der das obige Fazit beruht, vorgestellt. Weiterhin wird diskutiert, welche Ursachen die soziale Ungleichverteilung haben könnte. Ein besonderer Blick wird dabei auf gesundheitsgefährdende Arbeitsbedingungen als mögliche Verursacher ungleicher Berentungsrisiken geworfen. An dieser Stelle wird dann auch deutlich gemacht, dass das Wissen über die Determinanten der krankheitsbedingten Frühberentung noch lückenhaft ist. Die Zahl der Studien ist bisher noch gering, und Studien, die explizit auch auf vermittelnde Faktoren in der Beziehung zwischen sozialer Schicht und Frührente eingehen, sind selten. Um diesem Mangel ein wenig abzuhelfen, folgt auf die Literaturübersicht ein kurzer empirischer Teil, in dem neue Analysen aus einem groß angelegten Forschungsprojekt zu den Ursachen der krankheitsbedingten Frühberentung in Deutschland vorgestellt werden. Die Ergebnisse zeigen, dass sich die Vermutung einer sozialen Ungleichverteilung auch für Deutschland bestätigt und dass Arbeitsbedingungen daran einen gewissen Anteil zu haben scheinen, jedoch nicht die gesamte Ungleichheit erklären können.

1 Krankheitsbedingte Frührente: Recht, Verbreitung und Bedeutung

Wenn man die soziale Verteilung der krankheitsbedingten Frührente betrachtet, muss zunächst klar sein, dass die Frührente keine typische Zielgröße sozialepidemiologischer Forschung ist. Im Gegensatz zu manifesten Erkrankungen, Gesundheitsstörungen oder subjektiven Einschränkungen, ist sie kein reines Erkrankungsmaß, obschon immer eine Erkrankung im Spiel sein muss. Der Grund ist, dass sie nicht nur eine medizinische, sondern auch eine rentenrechtliche Größe ist. Um dies deutlich zu machen wird im kommenden Absatz der juristische Rahmen skizziert. Die Darstellung beschränkt sich auf die aktuelle Regelung in der deutschen Rentenversicherung. International gleicht sich die gesetzliche Ausgestaltung aber (siehe hierzu Devetzi 2003; U.S. Social Security Administration 2002), so dass die Grundprinzipien durchaus übertragen werden können.

Die krankheitsbedingte Frührente hat den Zweck, Erwerbstätige gegen das Risiko einer dauerhaften Arbeitsunfähigkeit und der damit verbundenen finanziellen Risiken abzusichern. In der gesetzlichen Rentenversicherung in Deutschland übernimmt die „Rente wegen Erwerbsminderung (EM-Rente)" diese Funktion. In ihrer jetzigen Form existiert sie seit dem Jahr 2001, als sie das bis dahin geltende System der Erwerbs- und Berufsunfähigkeitsrenten ablöste. Ihre rechtlichen Grundlagen sind im Sozialgesetzbuch VI – „Gesetzliche Rentenversicherung" – niedergelegt, auf das sich auch die folgende Beschreibung bezieht (zitiert nach: VDR 2003a). Ohne zu sehr ins Detail zu gehen, ist das wesentliche Kriterium der Erwerbsminderung, dass die berufliche Leistungsfähigkeit einer Person durch eine Krankheit so weit angegriffen ist, dass sie nicht mehr regelmäßig einen „normalen" Arbeitstag bewältigen kann. Wenn ein Versicherter oder eine Versicherte nur noch weniger als drei Stunden täglich arbeiten kann, berechtigt dies zu einer vollen Erwerbsminderungsrente, kann sie noch mindestens 3 aber weniger als 6 Stunden täglich leisten, so gibt es nur eine teilweise Erwerbsminderungsrente.

Das Verfahren zur Feststellung der Berechtigung ist streng geregelt (VDR 2001; VDR 2003b). Durchgeführt wird es vom zuständigen Rentenversicherungsträger auf Antrag des Versicherten. Der medizinische Teil des Verfahrens beruht in der Regel nicht nur auf den ärztlichen Befunden, die der Versicherte selbst beibringt, sondern auf einer zusätzlichen sozialmedizinischen Sachaufklärung durch bestellte Gutachter. Diese ermitteln in einer vorgegebenen Weise, ob und in welchem Maße eine Einschränkung der beruflichen Leistungsfähigkeit aufgrund der Erkrankung besteht. Hierzu können die Gutachter auch eigene diagnostische Untersuchungen durchführen bzw. von Dritten durchführen lassen. Neben versicherungsrechtlichen Kriterien (z.B. Wartezeitregelungen) ist die Sachaufklärung dann die Basis der Entscheidung pro oder contra einer EM-Rente. Entgegen einigen populären Vorurteilen ist ein erfolgreicher Rentenantrag keineswegs sicher: Im Jahr 2006 endeten von den 305.982 Anträgen auf eine volle EM-Rente in der Deutschen Rentenversicherung nur 127.160 mit einem positiven Bescheid (Deutsche Rentenversicherung 2007b).

Den im Rentenverfahren gestellten Diagnosen wird im allgemeinen eine hohe Validität attestiert (Rothenbacher et al. 1998; Voges 1994), zumal sie gerichtsfest sein müssen, da gegen abgelehnte Bescheide Klage geführt werden kann (Cibis & Hüller 2003). Obwohl es wie stets Ausnahmen von der Regel geben dürfte (vgl. Dickmann & Broocks 2006), ist mit einiger Sicherheit davon auszugehen, dass der Umstand einer bewilligten Erwerbsminderungsrente ein valider Indikator für eine zugrundeliegende schwerwiegende Erkrankung ist. Nichtsdestotrotz ist sie ein selektives Maß, denn Krankheitsfälle, die nicht zu Leistungseinbußen im Sinne des Rentenrechts führen, sind ebenso wenig erfasst, wie

- Fälle, für die trotz Krankheit kein Antrag gestellt wurde,
- Fälle, die durch eine vorangegangene Rehabilitation wieder arbeiten können, oder
- Fälle, die andere Wege aus dem Erwerbsleben wählen (von Arbeitslosigkeit bis zu anderen Frühberentungsformen).

Nicht zu vergessen ist auch, dass es ein exklusiv auf die Erwerbsbevölkerung bezogenes Ereignis ist. Bei den Berentungsdiagnosen dominieren chronisch-degenerative Erkrankungen. Am häufigsten führen psychische Erkrankungen in die Rente, gefolgt von Muskel-Skelett-Erkrankungen, Neubildungen und Herz-Kreislaufkrankheiten (Deutsche Rentenversicherung 2006a).

Alle Besonderheiten ändern aber nichts an der Tatsache, dass die krankheitsbedingte Frührente ein relevanter Forschungsgegenstand für die Gesundheitsforschung ist. Das hat mehrere Gründe, die auf verschiedenen Ebenen angesiedelt sind. Auf der individuellen Ebene handelt es sich um ein gravierendes krankheitsbezogenes Ereignis. Diese Frührentner sind schwer erkrankt und dadurch in ihrer funktionellen Leistungsfähigkeit stark beeinträchtigt. Entsprechend schlecht sind die Prognosen der Betroffenen: Verlaufsstudien zeigen, dass krankheitsbedingte Frührentner selbst Jahre nach der Berentung überdurchschnittlich oft auf ambulante und stationäre Versorgung angewiesen sind (Gerdle et al. 2004; Wallman et al. 2004) und dass sie letztlich auch frühreг versterben (Quaade et al. 2002; Vahtera et al. 2005).

Damit leider nicht genug: Da die Rente in der Regel spürbar unterhalb des vorher bezogenen Gehaltes liegt, sind häufig Einkommensverluste die Folge. Und dies geschieht über einen langen Zeitraum, denn das durchschnittliche Berentungsalter bei EM-Renten beträgt derzeit 50,6 Jahre bei Männern und 49,3 Jahre bei Frauen (Deutsche Rentenversicherung 2007a). Das heißt, dass über Jahre hinweg weniger Einkommen zur Verfügung steht, als bei vergleichbaren Erwerbstätigen.

Um Geld geht es auch auf der nächsten Ebene, den Betrieben. Für sie bedeutet Frühberentung unter Umständen direkte finanzielle Verluste, nämlich dann, wenn ein eingearbeiteter, qualifizierter und integrierter Mitarbeiter plötzlich ersetzt werden muss. Hinzu kommen indirekte Kosten, die durch die Beteiligung an den gesamten Kosten der krankheitsbedingten Frührente über den Arbeitgeberbeitrag zur Sozialversicherung zustande kommen.

Womit die dritte Ebene erreicht wäre, nämlich die der Solidargemeinschaft. Seit der Rentenreform 2001 lag der Anteil der krankheitsbedingten Frührenten an allen neuen Versichertenrenten zwischen 17,3 % und 19,7 % (bis einschl. 2005) (Deutsche Rentenversicherung 2006a). Im Jahr 2005 waren z.B. von insgesamt 937.227 neuen Versicherungsrenten 163.960 EM-Renten (ebd.: 34).

Der Anteil der EM-Renten am Rentenbestand (= aktuelle Bezieher einer Rente; neue + alte Renten) ist mit ca. 9 % etwas geringer (Deutsche Rentenversicherung 2006a), da EM-Renten mit Erreichen der regulären Altersgrenze in normale Altersrenten umgewandelt werden und entsprechend in der Statistik geführt werden. Bedenkt man, dass die durchschnittliche Höhe einer EM-Rente 2005 627 € betrug (Deutsche Rentenversicherung 2007a), so wird klar, dass krankheitsbedingte Frührenten ein nicht unerheblicher Posten in den Etats der gesetzlichen Rentenversicherung sind.

2 Soziale Verteilung der krankheitsbedingten Frührente

Ein Blick in die Berentungsstatistik der gesetzlichen Rentenversicherung reicht aus, um erste Indizien für ein soziales Gefälle zu erhalten: Der Anteil der krankheitsbedingten Frührenten an allen neuen Versichertenrenten lag im Jahr 2004 bei Arbeitern mit 20,8 % höher als bei Angestellten mit 13,3 % (VDR 2005). Noch ausgeprägter sind die Unterschiede, wenn man einzelne Berufe vergleicht. Als Beispiel können zwei Berufsgruppen mit verschiedenem Qualifikationsniveau dienen. Während bei den Groß- und Einzelhandelskaufleuten der Anteil der krankheitsbedingten Frührenten bei 15,8 % bei den Männern und 26 % bei den

Frauen lag, waren es bei Hilfsarbeitern 59,7 % und bei Hilfsarbeiterinnen 36 %. Nicht nur ist der Anteil in niedrig qualifizierten Berufen höher, sondern die Erwerbsunfähigkeit tritt auch früher ein, wie die Zugangsstatistik für das Jahr 2005 zeigt: Hilfsarbeiter waren bei Eintritt in die Erwerbsminderungsrente im Schnitt ca. 2 Jahre jünger als der Durchschnitt aller anderen Beschäftigen (Deutsche Rentenversicherung 2006b).

Der Befund, dass Angehörige manueller Berufe in Deutschland ein erhöhtes Risiko der Frühberentung haben, deckt sich mit Informationen aus internationalen Studien, wie mit einigen Beispielen belegt werden kann. Mansson und Kollegen (1998) fanden in einer schwedischen Langzeitstudie, dass manuell Beschäftigte im Vergleich zu nicht-manuell Beschäftigten ein 4,2fach höheres Berentungsrisiko aufgrund von Erkrankungen des Muskel-Skelett-Systems hatten. Für andere Berentungsdiagnosen betrugen die relativen Risiken 2,6 (psychische Erkrankungen) und 2,0 (Kreislauferkrankungen). Eine große Studie aus Norwegen kommt zu einem ähnlichen Ergebnis und demonstriert zudem durch eine genauere Differenzierung der Berufsgruppen, dass es auch innerhalb der Obergruppen der Arbeiter und Angestellten ausgeprägte Unterschiede in Abhängigkeit von Qualifikation und Status gibt (Krokstad & Westin 2004). Die Wissenschaftler berichten, dass die Berentungsrisiken von Facharbeitern niedriger waren als von un- und angelernten Arbeitern, und dass leitende Angestellte seltener betroffen waren als einfache Angestellte. Ein letztes Beispiel ist eine über 20 Jahre dauernde Langzeitbetrachtung aus der Schweiz, die von Gubéran und Usel (1998) vorgestellt worden ist. Hier fanden die Forscher eine überdurchschnittlich hohe krankheitsbedingte Berentung in einfachen Arbeiterberufen, z.B. im Baugewerbe (siehe hierzu auch Arndt et al. 2005), während die Raten in akademischen Berufen und Führungspositionen unterdurchschnittlich waren.

Die berufliche Stellung ist freilich nur ein Baustein der sozialen Position. Andere Indikatoren, wie Einkommen oder Schulbildung, repräsentieren weitere Aspekte der sozialen Differenzierung und sind zugleich wichtige Determinanten der Gesundheit. Betrachtet man die Forschungsliteratur zum Zusammenhang mit der krankheitsbedingten Frühente, so erlebt man keine Überraschung, denn in der Mehrzahl der Untersuchungen sind die genannten Indikatoren deutlich mit der Berentung assoziiert. Die meiste Evidenz gibt es für die Schulbildung, die in vielen Studien als Einflussfaktor berücksichtigt worden ist. In der Regel bedeutet dies, dass mit einem niedrigen Bildungsgrad ein hohes Risiko, im Verlauf der Studie krankheitsbedingt frühberentet zu werden, assoziiert ist (z.B. Beckman et al. 2006; Gjesdal & Bratberg 2002; Hagen et al. 2000; Hagen, Tambs & Bjerkedal 2002; Karnehed, Rasmussen & Kark 2007; Krokstad et al. 2004). Eine übergreifende Aussage über die Stärke des Zusammenhangs ist aber schwierig, da die Definition der Schulbildung in Abhängigkeit von der Studienpopulation und dem

Land stark variiert. Einige exemplarische Schätzungen können dennoch als Orientierung dienen. In einer Langzeitstudie von Krokstad und Mitarbeitern (2002) wurden über 60.000 erwerbstätige Norweger 10 Jahre lang beobachtet. Für die zu Beginn der Studie 20 bis 49 Jahre alten Studienteilnehmer zeigte sich, dass Personen mit dem niedrigsten Bildungsgrad (bis 7 Schuljahre) ein ca. 6fach höheres krankheitsbedingtes Frühberentungsrisiko hatten. Die Vergleichsgruppe bildeten in diesem Fall Männer und Frauen mit dem höchsten, der einem Universitätsabschluss entsprechenden, Bildungsgrad. Relativ zur Vergleichsgruppe hatten auch Personen mit 8-9 Schuljahren ein ca. 4fach und solche mit 10–12 Schuljahren noch ein ca. 2,6fach höheres Risiko.

Ein hohes Einkommen scheint ebenso wie eine hohe Bildung vor Frührente zu schützen, wobei Einkommensangaben nur in wenigen Studien erhoben wurden (z.B. Blekesaune & Solem 2005; Gjesdal et al. 2004). Da die Risikoschätzer zumeist als lineare Regressionskoeffizienten angegeben sind, die ohne Kenntnis der jeweiligen Währung und der Einkommensverteilung nicht einfach interpretierbar sind, wird hier auf eine Darstellung jedoch verzichtet.

Einkommen und Schulbildung sind Standardgrößen der sozialen Ungleichheitsforschung. Dennoch ist es aufschlussreich noch weitere Informationen über die soziale Position in die Bewertung sozial ungleicher Frühberentungsrisiken einfließen zu lassen. Ein Ansatz ist es, im Sinne einer Lebenslaufperspektive die soziale Schicht der Herkunftsfamilie zu betrachten, da aus der sozialepidemiologischen Forschung bekannt ist, dass soziale Benachteiligung während Kindheit und Jugend einen negativen Einfluss auf die Gesundheit im Erwachsenenalter hat (Dragano & Siegrist 2006). Zwei Arbeiten von Upmark und Mitarbeitern zeigen, dass tatsächlich Zusammenhänge nachweisbar sind. In der ersten Untersuchung, die sich auf Daten der schwedischen Musterungsbehörde stützt, beobachteten die Wissenschaftler, dass soziale Benachteilung in der Jugend mit erhöhten krankheitsbedingten Frühberentungsraten im jüngeren Erwachsenenalter assoziiert war (Upmark et al. 1999; Upmark et al. 2001). Ein vergleichbares Ergebnis brachte auch die zweite Studie, die diesmal für eine Stichprobe von Frauen die Verbindung zwischen verschiedenen frühen Risiken (z.B. Benachteiligung, Schulprobleme, frühes Risikoverhalten) und späterer Frührente erforschte (Upmark & Thundal 2002). Interessant ist auch eine Studie mit 366.000 schwedischen Männern von Karnehed, Rasmussen und Kark (2007), in der die soziale Schicht der Herkunftsfamilie über einen hierarchischen Index erfasst wurde. Der über beide Elternteile eingestufte soziale Status der Familie war schwach, aber linear mit der Berentung assoziiert, d.h., dass mit jedem Schritt in der sozialen Hierarchie der Herkunftsfamilie nach unten, die krankheitsbedingten Berentungszahlen signifikant anstiegen.

Ein weiterer vielversprechender Ansatz ist es, den sozialen Status nicht nur auf der individuellen Ebene, sondern auch soziale Charakteristika des Wohnumfeldes zu betrachten. Ein solcher Mehrebenenansatz ist bisher für die Frühberentung nur sporadisch getestet worden. Die aussagekräftigste Untersuchung stammt von einer norwegischen Forschergruppe um Steinar Krokstad (2004). Für ihre Studie kombinierten sie individuelle Angaben von 40.083 Personen mit Sozialdaten der Stadtviertel, in denen diese Männer und Frauen wohnten. Nach einer 10jährigen Beobachtungszeit waren Unterschiede in Abhängigkeit von der sozioökonomischen Position der Nachbarschaft zu erkennen. Personen in sozial benachteiligten Quartieren hatten ein 1,2 bis 1,7-fach höheres Berentungsrisiko als Personen in den „besseren“ Vierteln. Dieser Effekt war unabhängig vom individuellen sozialen Status der Studienpersonen, der in einem Mehrebenenmodell statistisch kontrolliert wurde.

Die Übersicht über die Ergebnisse der Forschung macht deutlich, dass das Fazit, das bereits in der Einleitung gezogen wurde, auf einer stabilen empirischen Basis beruht. Es gibt demnach eine soziale Ungleichheit bei der krankheitsbedingten Frühberentung und die nächste Frage muss lauten warum dies so ist.

3 Ursachen sozialer ungleicher Frühberentungsrisiken

Die Mehrzahl der zitierten Studien beruft sich bei der Erklärung der gefundenen Zusammenhänge auf allgemeine Erkenntnisse zur sozialen Ungleichheit von Gesundheit. Das ätiologische Konzept kann man einfach zusammenfassen: Soziale Schicht ist mit zahlreichen gesundheitsbezogenen Risiken verbunden. Diese wiederum lösen Erkrankungen aus, die dann zur Invalidität und zur Rente führen. Für diesen Verursachungsweg kann also auf das umfangreiche, auch in diesem Buch präsentierte Wissen über die sozialen Ursachen von Erkrankungen verwiesen werden.

Das Problem eines solchen Rückgriffs auf allgemeine Konzepte ist aber, dass die Besonderheiten, die das Ereignis der krankheitsbedingten Frühberentung auszeichnen, keine Beachtung finden. Denn neben dem Aspekt der Erkrankung spielen noch andere, nicht-medizinische Faktoren eine Rolle (Stattin 2005). Zu nennen ist a) das Rentenrecht, b) finanzielle Erwägungen, c) vorangehende Rehabilitation, d) die Prinzipien, welche bei der Begutachtung der funktionelle Einschränkungen im Vordergrund stehen, und e) alternative Ausstiegswege aus dem Erwerbsleben. Der Prozess der Frühberentung ist nicht so linear wie man vermuten könnte. Ob eine bestimmte Erkrankung auch zur Führente führt, hängt, wie gesagt, noch von zahlreichen anderen Einflüssen ab. Soziale Unterschiede können sich auf all diesen Ebenen manifestieren, beispielsweise bei den Möglichkeiten von bereits erkrankten Personen, auf Berufe auszuweichen, die mit der Krankheit besser zu vereinbaren sind.

Zwar sind spezifische Zusammenhänge bisher kaum erforscht, dennoch lassen sich die vermittelnden Faktoren, welche zwischen der sozialen Position und der krankheitsbedingten Frühberentung stehen, eingrenzen. Bedeutsam sind vor allem die klassischen Risikofaktoren für chronisch-degenerative Erkrankungen, denn psychische-, Herz-Kreislauf-, muskulo-skelettale- und Krebserkrankungen machen einen Großteil der Berentungsdiagnosen aus. Studien zu Risikofaktoren der krankheitsbedingten Frührente haben gezeigt, dass ein eingeschränkter Gesundheitszustand, ein riskanter Lebensstil, fehlende soziale Einbindung und arbeitsbezogene Belastungen das Risiko der Frühberentung erhöhen (Dragano 2007). Zugleich sind diese Risiken bekanntermaßen sozial ungleich verteilt (Marmot & Wilkinson 2006), so dass hierüber ein Teil der schichtspezifischen Frühberentung erklärt werden kann. Wie groß ihr Anteil ist, kann allerdings nur geschätzt werden. Hinweise geben Studien, die den Zusammenhang zwischen Indikatoren des sozialen Status und Frühberentung für Risikofaktoren statistisch kontrollieren. Ein solches Vorgehen wurde in einer Studie von Mykletun et al. (2006) gewählt. In dieser Langzeituntersuchung mit über 45.000 Teilnehmern wurde zunächst der Brutto-Effekt der Schulbildung auf das krankheitsbedingte Frühberentungsrisiko (adjustiert nur für Alter und Geschlecht) bestimmt. Im nächsten Schritt wurde das Regressionsmodell für verschiedene moderierende Risiken adjustiert, wie den allgemeinen Gesundheitszustand, psychische Störungen, Rauchen, körperliche Inaktivität und soziale Isolation. Durch diese zusätzliche Kontrolle reduzierte sich das Odds Ratio der Schulbildung (niedrigste vs. höchste) von 2,1 auf 1,5. Ein Teil des Risikos könnte also durch die kontrollierten Faktoren vermittelt worden sein, allerdings war das niedrigere Odds Ratio im adjustieren Modell immer noch signifikant. Ähnliche Ergebnisse finden sich noch in weiteren Publikationen, etwa bei Beckmann et al. (2006) oder Upmark et al. (Upmark et al. 2001).

Besondere Erwähnung verdienen Arbeitsbelastungen als Risikofaktoren der krankheitsbedingten Frühberentung. Dass ungünstige physische und psychische Arbeitsbedingungen gravierende gesundheitliche Folgen haben können, ist hinlänglich bekannt. Dies schlägt sich nach den bisherigen Erkenntnissen auch deutlich im Berentungsgeschehen nieder. Zahlreiche Studienergebnisse zeigen, dass Erwerbstätige, die unter Belastungen, wie anstrengender körperlicher Arbeit, chemischen Giftstoffen, Schichtarbeit oder chronischem Arbeitsstress leiden, ein erhöhtes krankheitsbedingtes Berentungsrisiko haben. Einige dieser Belastungen sind zudem in unteren sozialen Positionen häufiger, so dass sie einen Anteil am Zustandekommen der sozialen Ungleichverteilung der Rentenrisiken haben könnten (Warren et al. 2004). Offensichtlich wird dies bei den physischen Arbeitsbelastungen, die naturgemäß bei Angehörigen manueller Berufe häufiger sind und entsprechend die Gefahr der Frührente in den betroffenen Berufsgruppen erhöhen. Aber auch für psychische Belastungen, wie etwa chronischem Arbeitsstress, sind Schichtunterschiede nachweisbar (Schrijvers et al. 1998; Warren et al. 2004). Eine systematische Prüfung solcher Zusammenhänge, direkt bezogen auf die krankheitsbedingte Frührente ist bisher aber kaum vorgenommen worden. Die Ausnahme bilden zwei Studien aus Schweden und Norwegen, in denen getestet wurde, ob Arbeitsbelastungen als vermittelnde Faktoren der Beziehung zwischen sozialem Status und Frührente in Frage kommen (Krokstad, Johnsen & Westin 2002; Mansson et al. 1998). Beide kommen zu dem Ergebnis, dass ein Teil der ursprünglichen statistischen Beziehung über den Umweg sozial ungleich verteilter Arbeitsbelastungen zustande gekommen ist.

4 Analyse zur krankheitsbedingten Frühberentung in Deutschland

Trotz der insgesamt beachtlichen Zahl an Untersuchungen fehlen Studien, die sich mit den moderierenden Faktoren beschäftigen. Gerade diese Moderatoren sind aber von zentraler Bedeutung, da sie die konkreten Ansatzpunkte für Interventionen aufzeigen. Zudem fällt auf, dass empirische Untersuchungen zum ganz überwiegenden Teil aus den skandinavischen Ländern stammen und es fraglich ist, ob Ergebnisse aus diesen Ländern mit ihrer speziellen wohlfahrtsstaatlichen Tradition ohne weiteres auf andere Sozialsysteme, so z.B. auf Deutschland, übertragbar sind.

Dieses Forschungsdefizit stellt den Ausgangspunkt für die im Folgenden vorgestellte empirische Untersuchung dar. Die Studie basiert auf Analysen aus dem Projekt „Kosten der Frühberentung“, ein von der Bundesanstalt für Arbeitsschutz und Arbeitsmedizin gefördertes kooperatives Forschungsprogramm unter Leitung der „Team Gesundheit GmbH“, die zugleich Träger des Instituts für Prävention und Gesundheitsförderung an der Universität Duisburg-Essen ist. Kern des Projekts war die Zusammenstellung einer umfangreichen Datenbank auf Grundlage von Daten der Deutschen Rentenversicherung, die durch weitere Quellen um die Möglichkeit ergänzt wurde, Risikofaktoren zu untersuchen und Kosten zu kalkulieren.

Eine detaillierte Beschreibung der Methode findet sich bei Bödeker et al. (2006). An dieser Stelle soll eine kurze Skizze des Designs ausreichen. Es handelt sich um eine Fall-Kontroll-Studie, für die Studienpersonen aus dem Stamm der Bundesversicherungsanstalt für Angestellte, der Bundesknappschaft und verschiedenen Landesversicherungsanstalten ausgewählt wurden[1]. „Fälle“ waren

[1] Heute sind all diese Träger in der „Deutschen Rentenversicherung“ zusammengefasst.

alle Versicherten, die im Jahr 1999 eine Erwerbsunfähigkeitsrente ohne Beteiligung des Arbeitsmarktes antraten. Diese Rentenform war zum Zeitpunkt der Erhebung die restriktivste Form der krankheitsbedingten Frührente und nur starke Einschränkungen bis hin zum vollständigen Verlust der Arbeitsfähigkeit berechtigten zu ihrem Bezug.

Insgesamt konnten 29.825 Rentner als Fälle ermittelt werden. Die Kontrollen wurden im Verhältnis 1 zu 9 über ein gematchtes Verfahren aus den nicht berenteten Versicherten ausgelost, insgesamt waren es 268.668 Männer und Frauen.

Potentielle Risikofaktoren wurden dem Datensatz über eine zweite Quelle zugespielt, der Historikdatei der Bundesagentur für Arbeit. Diese Datei erlaubte es, den Fällen und Kontrollen eine individuelle Berufsbiographie zuzuordnen, denn in der Historikdatei sind tagesgenau alle sozialversicherungspflichtigen Beschäftigungen bis zurück ins Jahr 1975 aufgeführt. Den Berufen wiederum konnten durch Verwendung einer Job-Exposure-Matrize Arbeitsbelastungen zugeordnet werden (siehe hierzu: Dragano 2007). Zudem enthielt die Historikdatei einige sozio-demographische Angaben der Versicherten, etwa zur Schul- und Berufsausbildung. Alle Quellen wurden in einem speziellen Verfahren anonymisiert zu einem Datensatz verbunden.

Die im Folgenden vorgestellte Analyse dieser Daten ist einfach aufgebaut. In einem multivariaten logistischen Regressionsmodell wurde zunächst Bildung als unabhängige Variable eingebracht und die Effekte (Odds Ratios) in Bezug auf die Zielgröße ermittelt. Als Indikator für die Bildung diente die höchste erreichte Ausbildung, die in der Statistik als Kombination aus Schul- und Berufsausbildung klassifiziert worden ist. Unterschieden wurden Fachhoch- und Hochschulabschlüsse, Abitur mit und ohne Berufsausbildung, Haupt- und Realschüler mit Berufsausbildung und Haupt- und Realschüler ohne Ausbildung. Bei 2,4% der Personen fehlten die Angaben zur Bildung, so dass diese Gruppe aus den Berechnungen ausgeschlossen wurde.

Im nächsten Rechenschritt wurden zusätzlich körperliche und psychische Arbeitsbelastungen in das Modell eingebracht, um zu erkennen, ob die Kontrolle dieser vermittelnden Größen einen Einfluss auf die statistische Beziehung zwischen Bildung und krankheitsbedingten Frührente hat. Kontrolliert wurde für die physischen Arbeitsbelastungen „schwere Lasten heben“, „Arbeit mit Öl, Fett, Schmutz, Dreck“, „Umgang mit gefährlichen Stoffen oder Strahlung“, „unter Hitze, Kälte, Nässe oder Zugluft arbeiten“, „Arbeiten unter Lärm“, „Arbeit bei Rauch, Staub oder Gasen, Dämpfen“, „Arbeit mit spürbaren Vibrationen, Erschütterungen“ und „Arbeit in anstrengenden Positionen“. Psychosoziale Arbeitsbelastungen sind durch vier Konstrukte abgedeckt: „geringer Handlungsspielraum“, „psychische Anforderungen nach dem Anforderungs-Kontroll-Modell“, „Arbeitsstress nach dem Modell beruflicher Gratifikationskrisen“ und

„Schichtarbeit in Wechselschicht". Beide Modelle sind zusätzlich für methodische Größen adjustiert (Alter, Versicherungsträger, Dauer meldepflichtiger Beschäftigung).

Die Ergebnisse werden hier für Männer und Frauen getrennt präsentiert und sowohl für die gesamte Frühberentung, als auch für drei ausgewählte und über ICD-9 klassifizierte Hauptdiagnosegruppen angegeben. Der Anstieg der krankheitsbedingten Frühberentungswahrscheinlichkeit wird über das Odds Ratio ausgedrückt, das im Vergleich zur Referenzgruppe mit der höchsten Bildung angibt, wie hoch die Berentungsrisiken sind.

Bei beiden Geschlechtern bestätigt sich für diese große Stichprobe deutscher Versicherter ein ausgeprägtes Schichtgefälle in Abhängigkeit vom Bildungsstand (Tabellen 1 und 2). Sowohl bei den Männern als auch bei den Frauen ist ein linearer Anstieg der Odds Ratios mit sinkender Bildung zu beobachten, der allerdings bei den Männern etwas stärker ausfällt. Hier ist die krankheitsbedingte Frühberentung bei Haupt- und Realschülern ohne weitere Berufsausbildung 2,82fach höher als bei der Referenzgruppe. Bei den Frauen beträgt das entsprechende Odds Ratio 1,66. Bemerkenswert ist, dass selbst Personen mit Abitur im Vergleich zu den Fach- und Hochschülern erhöhte Risiken aufweisen. Die Betrachtung der nach Berentungsdiagnosen getrennten Analysen zeigt wiederum Schichteffekte bei allen drei Hauptdiagnosen. Am stärksten fallen sie bei den Muskel-Skelett-Erkrankungen aus, gefolgt von den Herz-Kreislauf-Erkrankungen.

Was geschieht, wenn die Batterie der Arbeitsbelastungen in das Regressionsmodell aufgenommen wird, zeigt die zweite Ergebnisspalte. Dort ist zu sehen, dass sich die Odds Ratios für die Bildung durch die zusätzliche Kontrolle moderierender Faktoren verringern. Besonders ausgeprägt ist dies bei der diagnosespezifischen Berentung für Muskel-Skelett-Krankheiten und Kreislaufkrankheiten. Aufgrund des begrenzten Raumes wird nicht gezeigt, welcher Einfluss von den einzelnen Arbeitsbelastungen ausgeht, allerdings halten sich physische und psychische Belastungen in etwa die Waage (auch bei Muskel-Skelett-Krankheiten).

Insgesamt fällt diese Reduktion der ursprünglichen Odds Ratios für das Berentungsrisiko nach sozialer Schicht durch die Arbeitsbelastungen nicht sonderlich hoch aus. Dies bedeutet, dass Arbeitsbelastungen in dieser Studie zwar einen Teil der statistischen Beziehung zwischen Bildung und Frühberentung erklären könnten, aber zugleich immer noch ein substanzielles Schichtgefälle bleibt, das nach anderen Erklärungen verlangt. Hierzu müssen aber zwei methodische Bemerkungen gemacht werden. Erstens sind fast alle der getesteten Arbeitsbelastungen in dieser Studie deutlich mit der krankheitsbedingten Frühberentung assoziiert. Das heißt, dass zwar ihr Einfluss auf die Beziehung zwischen Sozialschicht und Berentung begrenzt ist, davon unabhängig aber ungünstige Arbeitsbedingungen selbst ein starkes Berentungsrisiko darstellen. Zweitens muss angemerkt werden, dass die Belastungen mit dem indirekten Verfahren der berufsbezogenen Job-Exposure-Matrize gemessen wurden. Diese Methode liefert in der Regel konservative Risikoschätzer (Boyer & Hemon 1993; Goldberg et al. 1993), so dass der Einfluss der Arbeitsbelastungen auf die sozialen Unterschiede möglicherweise unterschätzt worden ist.

Tabelle 1: Ergebnisse der logistischen Regression für die gesamte und die diagnosespezifische Erwerbsunfähigkeit Männer (145.232 Kontrollen und 16.090 Fälle)

	Modell I OR [95% KI]	**Modell II** OR [95% KI]
Alle Diagnosen		
➜ Fachhoch- u. Hochschule	1 [Referenz]	1
➜ Abitur	1,91 [1,72-2,11]	1,73 [1,53-1,91]
➜ Berufsausbildung	2,31 [2,16-2,47]	2,02 [1,88-2,18]
➜ Keine Berufsausbildung	2,82 [2,59-3,07]	2,31 [2,10-2,54]
Psychiatrische Krankheiten [ICD 290-319]		
➜ Fachhoch- u. Hochschule	1	1
➜ Abitur	1,85 [1,54-2,21]	1,70 [1,42-2,04]
➜ Berufsausbildung	1,86 [1,65-2,10]	1,71 [1,50-1,95]
➜ Keine Berufsausbildung	2,68 [2,28-3,14]	2,44 [2,05-2,91]
Herz-Kreislauf-Krankheiten [ICD 390-459]		
➜ Fachhoch- u. Hochschule	1	1
➜ Abitur	2,24 [1,75-2,87]	2,02 [1,60-2,59]
➜ Berufsausbildung	3,20 [2,71-3,77]	2,74 [2,29-3,26]
➜ Keine Berufsausbildung	3,51 [2,88-4,27]	2,74 [2,21-3,38]
Muskel-Skelett-Krankheiten [ICD 710-739]		
➜ Fachhoch- u. Hochschule	1	1
➜ Abitur	2,95 [2,10-4,15]	2,30 [1,63-3,24]
➜ Berufsausbildung	3,81 [3,00-4,88]	2,64 [2,03-3,42]
➜ Keine Berufsausbildung	4,60 [3,51-6,02]	2,81 [2,10-3,76]
Modell kontrolliert für ➜	Alter, RV-Träger, Meldedauer ➜	+ Arbeitsbelastungen zusätzlich

Tabelle 2: Ergebnisse der logistischen Regression für die gesamte und die diagnosespezifische Erwerbsunfähigkeit Frauen (117.167 Kontrollen und 12.949 Fälle)

	Modell I OR [95% KI]	Modell II OR [95% KI]
Alle Diagnosen		
✦ Fachhoch- u. Hochschule	1 [Referenz]	1
✦ Abitur	1,32 [1,17-1,49]	1,32 [1,17-1,48]
✦ Berufsausbildung	1,38 [1,26-1,51]	1,40 [1,28-1,54]
✦ Keine Berufsausbildung	1,66 [1,50-1,85]	1,60 [1,43-1,78]
Psychiatrische Krankheiten [ICD 290-319]		
✦ Fachhoch- u. Hochschule	1	1
✦ Abitur	1,19 [0,99-1,42]	1,23 [1,02-1,48]
✦ Berufsausbildung	1,16 [1,01-1,33]	1,26 [1,10-1,46]
✦ Keine Berufsausbildung	1,49 [1,27-1,75]	1,56 [1,31-1,86]
Herz-Kreislauf-Krankheiten [ICD 390-459]		
✦ Fachhoch- u. Hochschule	1	1
✦ Abitur	1,54 [0,95-2,48]	1,46 [0,91-2,37]
✦ Berufsausbildung	2,20 [1,51-3,19]	2,06 [1,41-3,01]
✦ Keine Berufsausbildung	2,81 [1,88-4,20]	2,39 [1,58-3,63]
Muskel-Skelett-Krankheiten [ICD 710-739]		
✦ Fachhoch- u. Hochschule	1	1
✦ Abitur	2,22 [1,49-3,32]	2,06 [1,38-3,08]
✦ Berufsausbildung	2,53 [1,81-3,54]	2,26 [1,61-3,18]
✦ Keine Berufsausbildung	3,38 [2,37-4,81]	2,58 [1,80-3,72]
Modell kontrolliert für	✦ Alter, RV-Träger, Meldedauer	✦ + Arbeitsbelastungen zusätzlich

5 Fazit

Menschen mit wenig Einkommen, niedriger Bildung und niedrig qualifizierten Jobs müssen häufiger als bessergestellte Personen ihren Beruf krankheitsbedingt aufgeben. Damit sind Erwerbstätige aus niedrigen sozialen Schichten hinsichtlich ihrer Aussichten auf ein gesundes Ende des Erwerbslebens benachteiligt.

Die Ursachen dieser Ungleichheit sind vielfältig. Zum einen sind sie in allgemeinen schichtdifferenziellen gesundheitlichen Belastungen zu suchen, zum anderen leiten sie sich aus direkt mit der ausgeübten Arbeit verbundenen Risiken ab. Angehörige unterer sozialer Schichten üben häufiger Berufe aus, in denen chronische körperliche Fehlbelastungen und psychischer Stress auftreten, was sie für Erkrankungen prädisponiert. Um Missverständnissen vorzubeugen, muss betont werden, dass es bei den beschriebenen sozialen Ungleichheiten um Durchschnittswerte geht. Das heißt, dass es durchaus Berufsgruppen gibt, die nicht den unteren sozialen Schichten zuzuordnen sind, in denen aber trotzdem hohe krankheitsbedingte Frühberentungszahlen zu beobachten sind. Als populäres Beispiel können Lehrer genannt werden (Weber, Weltle & Lederer 2004). Es ist also eine differenzierte Betrachtung notwendig, insbesondere wenn es um die Planung von Präventionsmaßnahmen geht.

Die krankheitsbedingte Frührente sollte zur Prävention animieren, denn sie ist für die Betroffenen ein einschneidendes negatives Ereignis. Auch für die Betriebe ist der krankheitsbedingte Verlust von Mitarbeitern eine Belastung. Nicht nur muss Ersatz rekrutiert und eingearbeitet werden, auch hängen an jedem Frühberentungsfall direkte Kosten in Form von Ausfallzeiten und Produktivitätseinbußen. Hinzu kommen indirekte Kosten, da die Arbeitgeber über ihren Anteil an der Sozialversicherung an der globalen Finanzierung dieser Rentenform beteiligt sind. Letzteres gilt natürlich für die gesamte Solidargemeinschaft der sozialversicherungspflichtigen Beschäftigten. Die Problematik der hohen Kosten, die durch die Frühberentung entstehen, wird in Zukunft wahrscheinlich weiter zunehmen, da sich derzeit ein Wandel in der Altersstruktur der erwerbstätigen Bevölkerung vollzieht. Infolge der Demographischen Alterung, steigt auch der Altersdurchschnitt der arbeitenden Männer und Frauen. Die Nachfrage nach Arbeitskräften muss also zunehmend aus einem älter werdenden Arbeitskräftepotential befriedigt werden. Insofern ist es kaum hinzunehmen, wenn z.B. Facharbeiter bereits mit 50 Jahren ihren Beruf nicht mehr ausüben können, weil sie schwer erkrankt sind.

Prävention sollte sich verstärkt Risikogruppen zuwenden, also Manuell-Beschäftigten und Beschäftigten in einfachen Angestelltenberufen. Weitere Forschung wird dabei helfen, noch präziser definieren zu können, wo Investitionen in die Vermeidung der Invalidität besonderen Gewinn versprechen. Beispielsweise zeigt eine Studie von Österberg und Gustafsson (Österberg & Gustafsson

2006), dass Einwanderer besonders hohe krankheitsbedingte Frühberentungsrisiken haben. Auf diese spezielle Gruppe zugeschnittene Maßnahmen könnten also im Sinne einer Hochrisikostrategie besonderes erfolgreich sein.

Um am Schluss aber vom Speziellen wieder zum Allgemeinen zurückzukehren, kann auch aus den hier gezeigten wissenschaftlichen Erkenntnissen der Schluss gezogen werden, dass dringend Anstrengungen unternommen werden müssen, um gleiche Gesundheitschancen für jede soziale Schicht zu schaffen. Dies wäre dann auch ein Beitrag zur Vermeidung der krankheitsbedingten Frührente.

Literatur

Arndt V, Rothenbacher D, Daniel U, Zschenderlein B, Schuberth S, Brenner H (2005). Construction work and risk of occupational disability: a ten year follow up of 14,474 male workers. Int J Epidemiol 62: 559-566.

Beckman A, Hakansson A, Rastam L, Lithman T, Merlo J (2006). The role country of birth plays in receiving disability pensions in relation to patterns of health care utilisation and socioeconomic differences: a multilevel analysis of Malmo, Sweden. BMC Public Health 6: 71.

Blekesaune M, Solem PE (2005). Working conditions and early retirement. A prospective study of retirement behaviour. Research on Aging 24: 3-30.

Bödeker W, Friedel H, Friedrichs M, Röttger C (2006). Kosten der Frühberentung. In: Schriftenreihe der Bundesanstalt für Arbeitsschutz und Arbeitsmedizin. Dortmund: Wirtschaftsverlag MW.

Boyer J, Hemon D (1993). Retrospective evaluation of occupational exposures in population-based case-control studies: general overview with special attention to job exposure matrices. Int J Epidemiol 22 (2 Suppl): 57-64.

Cibis W, Hüller E (2003). Die sozialmedizinische Begutachtung. In: VDR, eds. Sozialmedizinische Begutachtung für die gesetzliche Rentenversicherung, Berlin u.a.: Springer: 79-127.

Deutsche Rentenversicherung (2006a). Rentenversicherung in Zeitreihen. Ausgabe 2006, Berlin: Deutsche Rentenversicherung Bund.

Deutsche Rentenversicherung (2006b). Rentenzugang 2005, Berlin: Deutsche Rentenversicherung Bund.

Deutsche Rentenversicherung (2007a). Ergebnisse auf einen Blick. Stand: August 2006. http://www.deutsche-rentenversicherung.de. Zugriff am 05.04.2007.

Deutsche Rentenversicherung (2007b). Statistik über Rentenanträge gemäß § 5 RSVwV Berichtszeitraum: Januar bis Dezember 2006. http://forschung.deutsche-rentenversicherung.de/ForschPortalWeb. Zugriff am 05.04.2007.

Devetzi S (2003). Vergleich der Systeme. In: VDR, eds. Rentenversicherung im internationalen Vergleich. Frankfurt a.M.: VDR; DRV-Schriften Bd. 45: 419-462.

Dickmann JR, Broocks A (2006). Das psychiatrische Gutachten im Rentenverfahren wie reliabel? Fortschr Neurol Psychiat. DOI 10.1055/s-2006-944303

Dragano N (2007). Arbeit, Stress und krankheitsbedingte Frührenten. Zusammenhänge aus theoretischer und empirischer Sicht, Wiesbaden: VS Verlag für Sozialwissenschaften.
Dragano N, Siegrist J (2006). Die Lebenslaufperspektive gesundheitlicher Ungleichheit: Konzepte und Forschungsergebnisse. In: Richter M, Hurrelmann K, eds. Gesundheitliche Ungleichheit. Grundlagen, Probleme, Perspektiven, Wiesbaden: VS Verlag für Sozialwissenschaften: 171-184.
Gerdle B, Bjork J, Henriksson C, Begtsson A (2004). Prevalence of current and chronic pain and their influences upon work and healthcare-seeking: a population study. J Rheumatol 31: 1399-1406.
Gjesdal S, Bratberg E (2002). The role of gender in long-term sickness absence and transition to permanent disability benefits. Results from a multiregister based, prospective study in Norway 1990-1995. Eur J Public Health. 12: 180-186.
Gjesdal S, Ringdal P, Haug K, Maeland JG (2004). Predictors of disability pension in long-term sickness absence. Eur J Public Health 14: 398-405.
Goldberg M, Kromhout H, Guenel P, Fletcher AC, Gerin M, Glass DC, Heederik D, Kauppinen T, Ponti A (1993). Job exposure matrices in industry. Int J Epidemiol 22 (2 Suppl): 10-15.
Guberan E, Usel M (1998). Permanent work incapacity, mortality and survival without work incapacity among occupations and social classes: a cohort study of ageing men in Geneva. Int J Epidemiol 27: 1026-1032.
Hagen KB, Holte HH, Tambs K, Bjerkedal T (2000). Socioeconomic factors and disability retirement from back pain. Spine 25: 2480-2487.
Hagen KB, Tambs K, Bjerkedal T (2002). A prospective cohort study of risk factors for disability retirement because of back pain in the general working population. Spine 27: 1790-1796.
Karnehed N, Rasmussen F, Kark M (2007). Obesity in young adulthood and later disability pension: a population-based cohort study of 366,929 Swedish men. Scand J Public Health 35: 48-54.
Krokstad S, Johnsen R, Westin S (2002). Social determinants of disability pension: a 10-year follow-up of 62,000 people in a Norwegian county population. Int J Epidemiol 31: 1183-1191.
Krokstad S, Magnus P, Skrondal A, Westin S (2004). The importance of social characteristics of communities for the medically based disability pension. Eur J Public Health 14: 406-412.
Krokstad S, Westin S (2004). Disability in society-medical and non-medical determinants for disability pension in a Norwegian total county population study. Soc Sci Med 58: 1837-1848.
Mansson NO, Rastam L, Eriksson KF, Israelsson B (1998). Socioeconomic inequalities and disability pension in middle-aged men. Int J Epidemiol 27: 1019-1025.
Marmot M, Wilkinson RG (2006). Social determinants of health. (2. ed), Oxford: Oxford University Press.
Mykletun A, Overland S, Dahl AA, Krokstad S, Bjerkeset O, Glozier N, Aaro LE, Prince M (2006). A population-based cohort study of the effect of common mental disorders on disability pension awards. Am J Psychiatry 163: 1412-1418.

Österberg T, Gustafsson B (2006). Disability pension among immigrants in Sweden. Soc Sci Med 63: 805-816.

Quaade T, Engholm G, Johansen AM, Möller H (2002). Mortality in relation to early retirement in Denmark: a population-based study. Scand J Public Health 30: 216-222.

Rothenbacher D, Arndt V, Fraisse E, Zschenderlein B, Fliedner TM, Brenner H (1998). Early retirement due to permanent disability in relation to smoking in workers of the construction industry. JOEM 40: 63-68.

Schrijvers CTM, van de Mehn D, Stronks K, Mackenbach JP (1998). Socio-economic inequality in health in the working population: the contribution of working conditions. Inte J Epidemiol 27: 1011-1018.

Stattin M (2005). Retirement on grounds of ill health. Occup Environ Med 62: 135-140.

U.S. Social Security Administration (2002). Social Security Programs Throughout the World: Europe, 2002. http://www.ssa.gov/policy/docs/progdesc/ssptw/2002-2003/europe. Zugriff am 12.11.2005.

Upmark M, Lundberg I, Sadigh J, Allebeck P, Bigert C (1999). Psychosocial characteristics in young men as predictors of early disability pension with a psychiatric diagnosis. Soc Psychiatry Psychiatr Epidemiol 34: 533-540.

Upmark M, Lundberg I, Sadigh J, Bigert C (2001). Conditions during childhood and adolescence as explanations of social class differences in disability pension among young men. Scand J Public Health 29: 96-103.

Upmark M, Thundal K-L (2002). An explorative, population-based study of female disability pensioners: the role of childhood conditions and alcohol abuse/dependence. Scand J Public Health 20: 191-199.

Vahtera J, Kivimaki M, Forma P, Wikström J, Halmeenmäki T, Linna A, Pentti J (2005). Organisational downsizing as a predictor of disability pension: the 10-town prospective cohort study. J Epidemiol Community Health 59: 238-242.

VDR, eds. (2001). Das ärztliche Gutachten für die gesetzliche Rentenversicherung Hinweise zur Begutachtung, Frankfurt a.M.: VDR, DRV-Schriften Band 21.

VDR, eds. (2003a). SGB VI Gesetzliche Rentenversicherung. (6. Aufl.), Berlin: VDR.

VDR, eds. (2003b). Sozialmedizinische Begutachtung für die gesetzliche Rentenversicherung. (6. Aufl.), Berlin u.a.: Springer.

VDR (2005). Statistik Rentenzugang des Jahres 2004 einschließlich Rentenwegfall, Rentenänderung/Änderung des Teilrentenanteils, Frankfurt a.M.: VDR.

Voges W (1994). Mißbrauch des Rentensystems? Invalidität als Mittel der Frühverrentung, Frankfurt a.M., New York: Campus.

Wallman T, Burel G, Kullman S, Svardsudd K (2004). Health care utilisation before and after retirement due to illness. A 13-year population-based follow-up study of prematurely retired men and referents from the general population. Scand J Prim Health Care 22: 95-100.

Warren JR, Hoonakker P, Carayon P, Brand J (2004). Job characteristics as mediators in SES-health relationships. Soc Sci Med 59: 1367-1378.

Weber A, Weltle D, Lederer P (2004). Frühinvalidität im Lehrerberuf: Sozial- und arbeitsmedizinische Aspekte. Deutsches Ärzteblatt 101: 850-859.

Empirie und Erklärung gesundheitlicher Ungleichheiten: Die Praxis empirischer Forschung zu gesundheitlichen Ungleichheiten und ihre theoretischen Implikationen

Siegfried Geyer

1 Einleitung

Gesundheitliche Ungleichheiten sind ungeplante Nebeneffekte sozialer Organisation. Sie sind aber nicht nur ungeplant, sondern in ihren Ursachen auch unspezifisch, und dies erschwert die Suche nach kohärenten Erklärungen. Die epidemiologisch orientierte Forschung zu gesundheitlichen Ungleichheiten ist von einigen Ausnahmen abgesehen (Marmot 2004; Wilkinson 2005) nicht primär an Konzepten orientiert (siehe auch den Beitrag von Lahelma et al. in diesem Band), deshalb erscheint es sinnvoll, für die Entwicklung von Theorien die vorliegenden empirischen Befunde zum Ausgangspunkt für die Entwicklung von Erklärungen zu nehmen.

Die Seite der abhängigen Variablen ist weitgehend definiert; meist werden ärztliche Diagnosen (z.B. Herzinfarkt, maligne Erkrankungen, Diabetes, etc.) verwendet, die anhand diagnostischer Verfahren gewonnen wurden. Eine Ausnahme bildet subjektive Gesundheit; selbst bei einer einfachen Messung mittels einer einzigen Frage sind die Ergebnisse konsistent, es existiert jedoch keineswegs Klarheit darüber, was damit gemessen wird. Die vorliegenden Befunde lassen es als gerechtfertigt erscheinen, von einem operational unscharfen Maß zu sprechen, das die Selbstwahrnehmung bislang undiagnostizierter Krankheiten ebenso umfasst wie die unterschiedliche Verfügbarkeit unterstützender Ressourcen, nachlassende Kräfte oder das Erleben unterschiedlicher Arten von Belastungen (Singh-Manoux et al. 2006).

Mit diesem Aufsatz sollen Muster von Zusammenhängen zwischen Merkmalen sozialer Differenzierung und Maßen für Gesundheit als Basis für die Ableitung von Erklärungsmustern verwendet werden. Dabei stehen zwei Fragen im Mittelpunkt:

- Welche Maße zur Erfassung, bzw. zur Messung gesundheitlicher Ungleichheiten werden in der empirischen Forschung verwendet?
- Welche theoretischen Implikationen ergeben sich aus der Verwendung dieser Maße für die Konzeptualisierung gesundheitlicher Ungleichheiten?

2 Indikatoren sozialer Differenzierung und ihre Zusammenhänge

Zunächst werden die am häufigsten verwendeten Indikatoren mit ihrem latenten Gehalt dargestellt, in einem zweiten Schritt werden die theoretischen Implikationen der beschriebenen Zusammenhangsmuster auf ihre empirische Bewährung hin überprüft. Dazu werden überwiegend Ergebnisse aus eigenen Studien verwendet, diese stammen entweder aus Analysen mit Krankenkassendaten oder aus internationalen Vergleichen.

Die Krankenkassendaten umfassen die Versicherten der AOK Mettmann; sie umfassen die Jahre 1987 bis 1996 und beziehen sich auf 416.000 Versicherte. Je nach Fragestellung gingen zwischen 50.000 und 180.000 Fälle in die Analysen ein. Genauere Beschreibungen der Subpopulationen sind in bereits erschienen Veröffentlichungen zu finden (Geyer & Peter 2000; Geyer, Peter & Nielsen 2002; Geyer, Peter & Siegrist 2004; Peter, Yong & Geyer 2003).

Die Sozialstruktur der Versicherten entspricht nicht der Verteilung in der Allgemeinbevölkerung. Geringer qualifizierte Männer und Frauen sind überrepräsentiert, die oberen Einkommens- und Qualifikationsgruppen sind dagegen deutlich unterrepräsentiert, und die oberen 10% der Einkommensverteilung (d.h. die Zielgruppe der privaten Krankenversicherungen) sind nur schwach vertreten. Die berichteten Effekte sollten deshalb im Vergleich zu einer bevölkerungsentsprechenden Verteilung der Einkommen wahrscheinlich eine Unterschätzung darstellen. Hinsichtlich der Berufsgruppen sind sowohl der sekundäre als auch der tertiäre Sektor mit den relevanten Berufsgruppen mit ausreichenden Häufigkeiten repräsentiert, die Landwirtschaft (in der Gesamtbevölkerung ca. 3-4% der Erwerbstätigen) fehlt jedoch. Ein detaillierter Vergleich zwischen der deutschen Versicherungspopulation und der Gesamtbevölkerung findet sich in einer früheren Arbeit (Geyer & Peter 1999).

In der sozialepidemiologischen Literatur dominieren trotz der Diskussion differenzierterer Konzepte wie des kulturellen oder sozialen Kapitals oder Milieuansätzen (Abel 2006) Studien, die sich auf die drei Hauptindikatoren sozialer Differenzierung konzentrieren, nämlich Einkommen, Schulbildung und berufliche Position (siehe den Beitrag von Lahelma et al. in diesem Band). Meist wird deren Verwendung nicht begründet, sondern sie ergibt sich aus den Eigenheiten vorhandener Datensätze, die nicht immer zu wissenschaftlichen Zwecken erhoben wurden. So werden einzelne Indikatoren (z.B. berufliche Position) auch synonym für andere (materielle Lage) verwendet (Al Tamimi & Petersen 1998; Bartley, Blane & Davey Smith 1998). Dieses Vorgehen hat auf den ersten Blick eine gewisse Berechtigung, es ist jedoch nur begründet,

- wenn die Effektstärken der verwendeten Indikatoren vergleichbar hoch sind,
- wenn Indikatoren untereinander hohe Interkorrelationen aufweisen, und
- wenn ihr latenter Gehalt sich überschneidet.

Auf den Vergleich von Effektstärken wird in den folgenden Abschnitten detailliert eingegangen. Eine Betrachtung zweier Datensätze aus Deutschland und Schweden (Geyer et al. 2006) zeigt zwar, dass zwischen allen drei Indikatoren Korrelationen vorhanden sind, in keinem Fall sind sie jedoch so hoch, dass man daraus den Schluss ziehen könnte, dass sie gegeneinander austauschbar wären, wie es z.B. Bartley (Bartley 2004) annimmt. Für Deutschland fallen die Zusammenhänge geringer aus als für die schwedische Population, aber auch bei standardisierten Korrelationen in Größenordnungen von $r<0{,}60$ kann nicht von der Messung identischer Inhalte ausgegangen werden oder, in statistischen Begriffen, von Multikollinearität. Diese Befunde weisen für beide Länder auf erhebliche Statusinkonsistenzen hin, wobei dies in Deutschland in höherem Maß der Fall ist als in Schweden. In weiteren Studien waren die Zusammenhänge ebenfalls moderat (Braveman et al. 2005), und Lahelma et al. (in diesem Band) berichten für Schulausbildung und berufliche Position zwar eine Korrelation von 0,78, aber insgesamt überschreiten die Korrelationen unterschiedlicher Indikatoren sozialer Differenzierung die Größenordnung von $r=0{,}40$ nicht.

Tabelle 1: Rangkorrelationen zwischen deutschen und schwedischen Studienpopulationen (Quelle: Geyer et al. 2006: 806)

		Schweden (Bevölkerungsdaten)		
		Schulbildung	Berufl. Position	Einkommen
Deutschland (Krankenkassendaten)	Schulbildung		**0,55**	**0,31**
	Berufl. Position	*0,58*		**0,51**
	Einkommen	*0,13*	*0,11*	

Vor dem Hintergrund der geringen empirischen Überlappung der drei Indikatoren ist die Frage zu behandeln, ob sich der latente Gehalt dieser Indikatoren ebenfalls unterscheidet, d.h. es ist zu untersuchen, was mit den drei hauptsächlich in der Sozialepidemiologie verwendeten Merkmalen sozialer Differenzierung gemessen wird.

Schulbildung

Schulbildung ist unter den drei Merkmalen das prominenteste, weil sie für fast alle Individuen vorliegt, weil sie im Gegensatz zum Einkommen in Befragungen relativ fehlerfrei angegeben wird, und weil sie als Merkmal jenseits eines bestimmten Alters als unveränderlich angesehen wird. Das Argument der zeitlichen Invarianz ist jedoch in Abhängigkeit von den Inhalten, die gemessen werden sollen, nur mehr oder weniger zutreffend. Für das rein formale Merkmal Bildungsabschluss trifft es zu; wenn jedoch Fähigkeiten oder Intelligenz gemessen werden sollen, ist das Argument weniger gültig, da beides durch äußere Einflüsse verändert werden kann. In früheren Studien wurde gezeigt, dass z.B. die Struktur der Berufsarbeit langfristig Effekte auf geistige Flexibilität und Leistungsfähigkeit haben kann (Hoff 1992; Kohn & Schooler 1983).

Der latente Gehalt der Schulbildung umfasst Unterschiede des Wissensstands, Unterschiede in der Fähigkeit, Wissen in Handeln umsetzen zu können sowie unterschiedliche Fähigkeiten, flexibel nach Lösungen für anstehende Probleme zu suchen. Dies sollte mit unterschiedlichen Graden wahrgenommener Kontrolle über die eigenen Lebensbedingungen sowie über Möglichkeiten der Einflussnahme einhergehen. Letzteres kann wiederum das Ausmaß erlebten Distress beeinflussen (Bandura 1997).

Schulbildung hat zusätzlich eine Platzierungsfunktion für berufliche Positionen; sie bestimmt damit indirekt das Einkommen, obwohl die Zusammenhänge, wie in Tabelle 1 dargestellt, nicht perfekt, sondern eher probabilistisch sind.

In neueren Arbeiten wird versucht, die Untersuchung gesundheitlicher Ungleichheiten um die Bedeutung der Intelligenz zu erweitern. Im Rahmen des Scottish Mental Survey 1932 wurden in der Kindheit der Befragten erfasste Intelligenzmaße auf Morbiditäts- und Mortalitätsrisiken im Erwachsenenalter bezogen (Hart et al. 2003). Es zeigte sich, dass im unteren Viertel der Intelligenzverteilung die Risiken für kardiovaskuläre Erkrankungen im Vergleich zu den darüber liegenden um 75% erhöht waren; erhöhte Sterblichkeitsrisiken zeigten sich ebenfalls für Lungenkrebs. Derartige Zusammenhänge wurden für die Altersgruppen bis zum 65. Lebensjahr berichtet (Hart et al. 2005). In einer weiteren Arbeit wurde ebenfalls gezeigt, dass kognitive Fähigkeiten als Teil der Intelligenz zwar einen Teil des Auftretens von Herzinfarkt sowie subjektiver Gesundheit erklären können, der Beitrag zur Erklärung gesundheitlicher Ungleichheiten erwies sich jedoch als gering (Singh-Manoux et al. 2005).

Berufliche Position

Die berufliche Position ist der Schulausbildung im Lebensverlauf zeitlich nachgeordnet. Der latente Gehalt ist, ebenso wie bei der Schulbildung, nur ungenau spezifiziert. Berufliche Position steht für gesundheitsrelevante Aspekte beruflicher Tätigkeiten. Dazu zählen berufliche Noxen, aber auch Merkmale, die im Bereich der Stresstheorie liegen, etwa unterschiedliche Grade an Kontrolle über die eigene berufliche Tätigkeit (Hoff 1992). An die berufliche Position gebunden sind neben der Kontrolle über die ausgeübten Tätigkeiten auch Kombinationen von Belastungen, und hier sind die gängigen Arbeitsbelastungskonzepte anschlussfähig, etwa das Anforderungs- Kontroll- Modell, das im Fall einer Dysbalance von Anforderungen und Kontrolle bei niedriger sozialer Unterstützung erhöhte Erkrankungsrisiken postuliert (Bosma et al. 1999). Ebenfalls erhöhte Erkrankungsrisiken können auftreten, wenn hohe Anforderungen mit niedrigen Erträgen und niedriger sozialer Unterstützung kombiniert sind (Karasek & Theorell 1990; Siegrist 2000). Für die Kombination beider Modelle wurden ebenfalls erhöhte Risiken für Myokardinfarkt gefunden (Peter et al. 2002). Vor dem Hintergrund der Befunde zu gesundheitlichen Ungleichheiten ist zu erwarten, dass die in den beiden Modellen beschriebenen beruflichen Belastungskonstellationen einen sozialen Gradienten aufweisen.

Das in der Stresstheorie zentrale Konzept der Kontrolle ist auch hier bedeutsam, und in sozialpsychologischen Studien wurde gezeigt, dass die Struktur der beruflichen Tätigkeit den Grad über Schulbildung erworbener mentaler Flexibilität modifizieren kann (Kohn & Schooler 1983). Demnach kann eine monotone Tätigkeit langfristig zu einer Abnahme mentaler Flexibilität führen. Deren Auswirkungen gehen weit über kognitive Prozesse hinaus, denn es wurde gezeigt, dass die Struktur der Arbeitsbedingungen auch das Erziehungs- und Freizeitverhalten beeinflussen kann. Zur Vervollständigung sei noch hinzugefügt, dass Effekte in beide Richtungen gefunden wurden, d.h. dass eine komplexe Arbeitsumgebung, die flexible Problemlösungen erfordert, langzeitlich positive Effekte auf die mentale Flexibilität haben kann.

Einkommen

Einkommen als die dritte sozialepidemiologisch bedeutsame Variable bestimmt die materiellen Lebensbedingungen einschließlich der Voraussetzungen zur Führung eines gesunden Lebensstils. Einkommen ermöglicht auch die Erreichung materieller Ressourcen für die Bewältigung potentiell belastender Situationen durch das Heranziehen professioneller Hilfe sowie zur Erweiterung des eigenen Handlungsspielraumes. In der Sozialepidemiologie ist eine Debatte darüber im Gang, ob die relative Höhe des Einkommens die Ausprägung des sozialen Gradienten von Krankheit und Gesundheit bestimmt (Wilkinson 2005), oder ob die absolute Einkommenshöhe der determinierende Faktor ist (Lynch et al. 2000).

3 Zusammenhänge zwischen sozialer Differenzierung mit Krankheit und Sterblichkeit

Hinsichtlich der Zusammenhänge zwischen Maßen sozialer Differenzierung und Krankheit sowie Sterblichkeit werden drei Erklärungsmuster untersucht. Jedes impliziert ein Modell der Erklärung von Zusammenhängen zwischen sozialer Differenzierung und Krankheit/ Mortalität. In der Literatur werden diese jedoch kaum oder wenigstens nicht vergleichend diskutiert. Wenn eine bestimmte Analysestrategie verfolgt wird, ist damit wenigstens die implizite Annahme bestimmter Muster von Zusammenhängen verknüpft, und diese sollen in den folgenden Abschnitten genauer ausgeführt werden. Es sollen untersucht werden:

- Der Zusammenhang zwischen Einzelmerkmalen im Vergleich im Hinblick auf Zusammenhänge mit Erkrankung und Sterblichkeit. Dieser Vorgehensweise implizit ist, dass jedes der untersuchten Merkmale (bzw. was damit gemessen wird) einen Beitrag zur Variabilität von Gesundheit und Krankheit leistet.
- Der Zusammenhang zwischen der Kumulation nachteiliger oder vorteilhafter Ausprägungen der drei am häufigsten betrachteten Merkmale sozialer Differenzierung und der Variation von Gesundheit und Krankheit.
- Das Auffinden spezifischer Konfigurationen von Ausprägungen der hier betrachteten Merkmale sozialer Differenzierung.

3.1 Der Vergleich von Einzelindikatoren: Unabhängige Effekte von Merkmalen sozialer Differenzierung

Der latente Gehalt der drei in der Sozialepidemiologie zu gesundheitlichen Ungleichheiten hauptsächlich verwendeten Merkmale sozialer Differenzierung ist nicht identisch, und die Zusammenhänge sind empirisch nicht perfekt. Es ist daher sinnvoll, Effektstärken direkt miteinander zu vergleichen und dazu mehrere Erkrankungen zu betrachten, um erkrankungsspezifische Relationen der Effektstärken aufzufinden.

In der Literatur gibt es nur wenige vergleichende Studien zu dieser Thematik, obwohl das Problem durchaus thematisiert wurde (Braveman et al. 2005; Lynch & Kaplan 2000; Macintyre et al. 2004; Macintyre et al. 2003). Die vorliegenden Arbeiten beschränken sich meist auf den Vergleich nur zweier Indikatoren (Andersen et al. 2005; Leinsalu 2002; Morris, Blane & White 1996; Samanek & Voriskova 1999), selten wird mehr als eine Ergebnisvariable betrachtet (Lahelma et al. 2004), sodass ein Vergleich von Effektstärken über verschiedene Erkrankungen hinweg kaum möglich ist.

In einer eigenen Studie wurden im Rahmen deutsch-schwedischer Vergleiche unterschiedliche Ergebnisparameter betrachtet und dabei die drei Indikatoren sozialer Differenzierung miteinander verglichen (Geyer et al. 2006). Für Diabetes zeigte sich für die unterste im Vergleich zur höchsten Bildungskategorie eine Odds Ratio von OR=5,9, während der Gradient für berufliche Position bei OR=2,6 lag. Für Einkommen wurde nur eine Odds Ratio von 1,3 erreicht.

Für Herzinfarkt waren die relativen Risiken für berufliche Position (RR=3,2) und für Bildung (RR=3,3) etwa gleich hoch, während sich die Effekte für Gesamtmortalität deutlich davon unterschieden. Sowohl für die deutsche als auch für die schwedische Untersuchungspopulation war der Gradient für Einkommen am stärksten ausgeprägt (Deutschland: RR= 3,1; Schweden: RR=2,2), während die Gradienten für berufliche Position (Deutschland: RR=2,0; Schweden: 1,0) sowie für Bildung (Deutschland: RR=2,7; Schweden: RR=1,2) durchgängig niedriger ausgeprägt waren. In den schwedischen Daten war der Gradient für Herzinfarktmortalität mit RR=1,9 ähnlich hoch wie für Gesamtmortalität, jedoch muss angemerkt werden, dass in Schweden der größte Anteil der Todesursachen auf Herz- Kreislauferkrankungen entfällt. Diese Analysen ließen sich noch auf maligne Erkrankungen erweitern (Geyer 2008), die Schlussfolgerungen würden jedoch dadurch nicht verändert.

Alle drei Merkmale weisen voneinander unabhängige Effekte auf Morbiditäten und Mortalitäten auf. Die relative Höhe dieser Effekte variiert in Abhängigkeit von der jeweils untersuchten Erkrankung. Aus dieser Schlussfolgerung ergibt sich die Frage, ob die betrachteten Merkmale additive Effekte aufweisen.

3.2 Die kumulativen Effekte von Merkmalen sozialer Differenzierung und die Verwendung additiver Indizes

Neben Einzelindikatoren werden häufig Indexmaße verwendet, um die Komplexität sozialer Differenzierung zu erfassen.

Das einfachste Verfahren dieser Art ist die Bildung eines additiven Index ohne Gewichtung der einzelnen in den Index eingehenden Variablen. In Deutschland häufig verwendet wird z.B. der Winkler-Index (Helmert & Borgers 1998) oder eine additive Indexbildung, wie sie von der Stadt Berlin in der lokalen Gesundheitsberichterstattung verwendet wird (Delekat 2003).

Eine Variante sind gewichtete Indize: Jeder Variablen wird ein Gewichtungsfaktor zugeordnet, der ihre relative Bedeutung im Hinblick auf die zu untersuchende abhängige Variable ausdrücken soll. Eine Weiterentwicklung gewichteter Indize ist die empirische Ermittlung von Gewichtungen auf der Basis von Ergebnissen empirischer Studien. Eine frühe Entwicklung dieser Art ist der Hollingshead-Index (Hollingshead & Redlich 1958; Ganzeboom & Treiman 1996), der, obwohl bereits in den 1950er Jahren entwickelt, noch immer Verwendung findet. Auch hier gehen mehrere Variablen in die Indexbildung ein, jedoch wurden die Gewichtungen durch Regressionsanalysen gewonnen. Zur Indexberechnung wird jeder Ausprägung einer Variablen mit einem (aus der Kalibrierungsstudie gewonnenen) standardisierten Regressionseffekt multipliziert. Ob die Verwendung von Indize bei der Untersuchung gesundheitlicher Ungleichheiten sinnvoll ist, ist fraglich, denn es ergeben sich einige Probleme:

Wenn Indexvariablen gewichtet werden, wird der Effekt in Abhängigkeit von der am höchsten gewichteten Variablen variieren: Wird die Variable mit dem schwächsten Zusammenhang mit der Kriteriumsvariablen am höchsten gewichtet, werden die Zusammenhänge geringer oder sie können verschwinden; wird die Variable mit dem stärksten Zusammenhang mit der Kriteriumsvariablen am stärksten gewichtet, nähert sich der Effekt des Index im Hinblick auf die abhängige Variable der am stärksten gewichteten Variable.

Die Verwendung von Indize wie oben beschrieben ist jedoch ebenfalls keineswegs theoriefrei. Die Bildung derartiger Maße, gleich ob ohne oder mit Gewichtung, impliziert,

- dass die Effekte der in einen Index eingehenden Variablen streng additiv sind, und
- dass ein niedriger Wert auf einer Variablen durch einen hohen Wert auf einer anderen kompensiert werden kann, d.h. die Variablen wären im Hinblick auf die Effekte auf eine krankheitsbezogene Kriteriumsvariable austauschbar.

  Abbildung 1 soll dies verdeutlichen: Der Wert für die höchste Position auf jeder der drei Variablen ist jeweils „1", der niedrigste jeweils „4". Ein Individuum mit einem Summenwert von $\Sigma=3$ hätte die höchste soziale Position, ein Individuum mit dem Summenwert von $\Sigma=12$ hätte dagegen die niedrigste. Zwei Individuen, die beide einen Indexwert von $\Sigma=6$ erreicht haben, könnten dies durch die Position „2" auf allen drei Indexvariablen erreicht haben, aber auch durch eine beliebige Zahl anderer Kombinationen.

Abbildung 1: Austauschbarkeit von Indikatoren sozialer Differenzierung

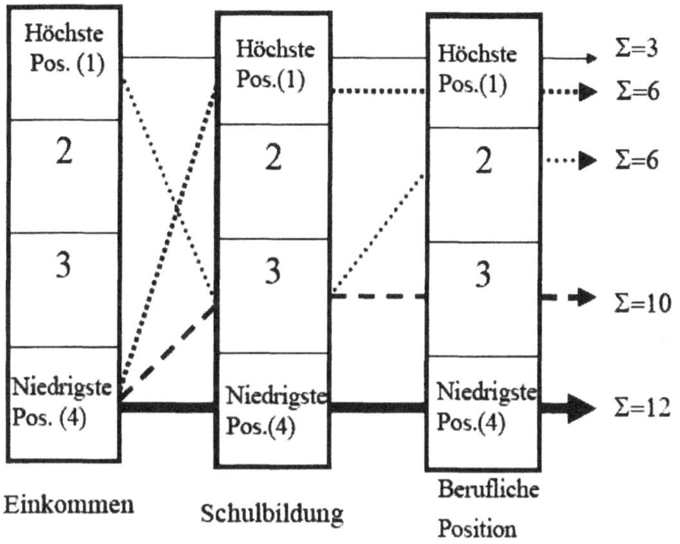

Die Annahme der Kompensation von Indexvariablen, bzw. deren Austauschbarkeit kann durchaus in Frage gestellt werden, es finden sich in der Literatur jedoch kaum Überlegungen dazu, welche die verschiedenen Optionen kritisch hinterfragen.

Empirisch sollten Personen, die auf allen drei Indexvariablen auf den untersten Positionen verortet sind, die höchsten Erkrankungsrisiken aufweisen, umgekehrt sollten Individuen, die auf allen dreien die höchsten Positionen besetzen, die niedrigsten Risiken aufweisen. Dies ist plausibel und kann empirisch überprüft werden. Für die Idee kumulativer Privilegierung, bzw. Benachteiligung finden sich in der soziologischen Literatur durchaus Belege. In den 1970er Jahren formulierte Robert Merton in seinen Arbeiten zur Wissenschaftssoziologie die These kumulativer Vorteile („cumulative advantage“) (Merton 1973), und in den Sozialstrukturanalysen von Blau und Duncan (Blau & Duncan 1967) finden sich Überlegungen und Befunde zu den Konsequenzen kumulativer Benachteiligungen. In der Soziologie wurden diese Überlegungen in verschiedenen Bereichen aufgegriffen (DiPrete & Eirich 2006). In einer Arbeit findet sich ein Bezug zu kumulativen Benachteiligungen im Hinblick auf Gesundheit im höheren Lebensalter (Ross & Wu 1996). In dieser Studie an 2031 Personen zwischen 18 und 90 Jahren zeigte sich mit steigendem Alter zwar ein ansteigender sozialer Gradient für subjektive Gesundheit, für körperliche Funktionseinschränkungen und körperliches Wohlbefinden. Es fanden sich jedoch keinerlei additive Effekte für Einkommen und Schulbildung.

Anhand der bereits eingeführten Krankenversicherungsdaten sowie anhand von Daten des Sozio-Ökonomischen Panels (SOEP) wurde untersucht, ob sich die Gradienten für Herzinfarkt sowie für subjektive Gesundheit unterscheiden, wenn die für Einzelindikatoren ermittelten Risiken mit den Effekten von Indexvariablen verglichen werden. Aufgrund des hohen Grades an Statusinkonsistenz waren die Extrempole der drei Indikatoren sozialer Differenzierung jedoch nur schwach besetzt; die geringsten Besetzungen fanden sich in den obersten Positionen. Es wurden daher die Gruppen als Vergleichsstandard verwendet, die auf allen Indikatoren die höchsten Positionen aufwiesen.

Die Odds Ratio für schlecht eingeschätzte subjektive Gesundheit (Daten des SOEP 2005) für die höchste berufliche Position lag bei OR=0,46 und bei OR=0,71 für die mittlere Kategorie. Die entsprechenden Werte für Schulbildung waren OR=0,51 und OR=0,71, für Einkommen entsprechend OR=0,59 und OR=0,80. Für die höchste Ausprägung der Indexvariablen lag die Odds Ratio bei OR=0,36, ein Wert, der zwar etwas niedriger liegt als für berufliche Position, die beiden Werte unterscheiden sich jedoch statistisch nicht voneinander.

Die Analysen für Herzinfarkt wurden dadurch beeinträchtigt, dass in der ohnehin nur schwach besetzten obersten Indexposition nur ein Fall von Herzinfarkt enthalten war. Das entsprechende relative Risiko betrug RR=0,37 und RR=0,48 für die mittleren Kategorien. Insgesamt sind die relativen Risiken der Indexvariablen niedriger als die entsprechenden Ergebnisse für die mittleren Positionen der Einzelindikatoren, die Differenzen sind jedoch nicht bedeutsam. Diese für Herzinfarkt beschriebenen Ergebnisse wurden für Gesamtmortalität und Diabetes Typ 2 repliziert.

Die Erklärungskraft kumulativer Benachteiligung ist im Hinblick auf gesundheitliche Ungleichheit im Vergleich eher gering. Aus methodischer Sicht muss, zumindest im hier betrachteten Zusammenhang, von der Verwendung von Indize abgeraten werden, da deren Zusammenhänge mit Maßen beeinträchtigter Gesundheit sich nicht deutlich von Einzelindikatoren unterscheiden, zusätzlich verhindert die Verwendung von Indexvariablen die Suche nach den Hauptdeterminanten für gesundheitliche Ungleichheiten.

In den oben beschriebenen Analysen wurde ein einfacher additiver Index verwendet; dagegen könnte eingewandt werden, dass eine Gewichtung bessere Resultate erbringen sollte. Andere Gewichtungsverfahren würden die Güte der Ergebnisse jedoch nicht verändern, denn der Effekt einer Merkmalskombination richtete sich dann nach dem Einzeleffekt der am höchsten gewichteten Variable.

Im vorangegangenen Abschnitt wurde gezeigt, dass für jede Erkrankungs- bzw. Sterbeursache eine andere Kombination von Schulbildung, beruflicher Position und Einkommen zu erwarten ist. Wenn eine Gewichtung ohne Kenntnis bivariater Zusammenhänge vorgenommen wird, könnten Effekte vollständig verschwinden. Die Indexbildung ist daher ein unangemessenes Verfahren für die Erfassung der Komplexität der bei gesundheitlicher Ungleichheiten auftretenden Zusammenhänge. Dieser Ansatz ist theoretisch defizitär, er erbringt im Vergleich zur Analyse von Einzelmerkmalen auch empirisch keine Vorteile.

3.3 Konfigurationen von Merkmalen sozialer Differenzierung: Effekte von Statusinkonsistenz

Es wurde darauf hingewiesen, dass in den untersuchten Populationen ein hohes Maß an Statusinkonsistenz vorliegt, und dass kumulative Benachteiligung als Erklärung für gesundheitliche Ungleichheiten untauglich ist. Statusinkonsistenz könnte als dritte Erklärungsalternative für die Untersuchung herangezogen werden. In diesem Sinn könnte die Hypothese formuliert werden, dass Männer und Frauen, die eine gute schulische oder universitäre Qualifikation erworben haben, auch entsprechende berufliche Positionen und Einkommen anstreben. Sofern dies nicht erreicht worden ist, könnte Unzufriedenheit entstehen. Ob diese Hypothese bestätigt werden kann, ist aus den vorliegenden Untersuchungsbefunden nicht ableitbar. Die bereits veröffentlichten Arbeiten geben zudem wenig Hinweise darauf, wie Statusinkonsistenz operational gefasst werden kann, ab welcher Differenz zwischen verschiedenen Indikatoren sozialer Differenzierung Statusinkonsistenz vorliegt, bzw. als solche wahrgenommen wird. Studien zu den gesundheitlichen Folgen wurden in den 1970er und in den 1980er Jahren veröffentlicht (Ashford 1990; Horan & Gray 1974; House & Harkins 1975); die einzige Arbeit aus neuerer Zeit stammt aus dem Jahr 2003 (Ribet et al. 2003).

Mit den bereits eingeführten Versichertendaten wurden Analysen zu den gesundheitlichen Auswirkungen von Statusinkonsistenz durchgeführt, als abhängige Variable wurde das Auftreten ischämischer Herzkrankheiten verwendet; die verfügbare Fallzahl betrug N=68805 Männer und Frauen im Alter zwischen 25 und 65 Jahren.

Es wurden explorative Analysen mit unterschiedlichen Konfigurationen von Statusinkonsistenz durchgeführt (Peter, Gässler & Geyer 2007). Die Kombination „hohe schulische Qualifikation/ niedrige berufliche Position" war bei Männern mit einem relativen Risiko von RR=3,3 (95%- CI: 2,5-4,0) assoziiert, bei Frauen betrug das entsprechende Risiko RR=3,6 (95%- CI: 2,3-5,8). Da keine theoretisch begründeten Annahmen über die Operationalisierung von Statusinkonsistenz vorliegen, haben diese Analysen explorativen Charakter und bedürfen der Bestätigung durch weitere Studien. Analog zu den oben beschriebenen Vergleichen von Indikatoren sozialer Differenzierung (Geyer et al. 2006) ist es zusätzlich erforderlich, Analysen mit weiteren Erkrankungen durchzuführen.

In einer früheren Studie wurden die sozialen Gradienten für die gleiche Gruppe von Erkrankungen nach schulischer Qualifikation und beruflicher Position miteinander verglichen (Peter, Yong & Geyer 2003), und auch hier zeigte sich, dass die Effekte für die Einzelmerkmale höher ausfielen als in den oben beschriebenen Analysen zur Statusinkonsistenz gefunden. Wenn die Effektstärke als Kriterium verwendet wird, bleibt die simultane Untersuchung von Merkmalen sozialer Differenzierung die bevorzugte Vorgehensweise.

4 Schlussbemerkungen

In den vorangegangenen Abschnitten wurden auf empirischer Basis Elemente zur Erklärung gesundheitlicher Ungleichheiten entwickelt. Den Ausgangspunkt bildete die derzeit gängige Praxis, soziale Differenzierung über die drei Merkmale Schulbildung, berufliche Position und Einkommen abzubilden, und mit den dargestellten Analysen wurden auch die Möglichkeiten für Untersuchungen mit diesem eher traditionellen Ansatz ausgelotet. Dies begründet noch keine kohärente Theorie gesundheitlicher Ungleichheiten, angesichts des ungeplanten und heterogenen Charakters dieses Phänomens sollte es aber auch schwierig sein, eine solche zu formulieren.

Im Zentrum der Betrachtungen standen die folgenden Fragestellungen:

- Was ist der latente Gehalt der in der Sozialepidemiologie hauptsächlich verwendeten Merkmale sozialer Differenzierung?
- Können die drei Merkmale als wechselseitig austauschbar betrachtet werden?
- Wie sind die Zusammenhangsmuster zwischen Merkmalen sozialer Differenzierung einerseits und Morbidität/ Mortalität andererseits darstellbar?

Es hat sich gezeigt, dass jedes der drei Merkmale einen eigenen latenten Gehalt hat, zusätzlich schließt die Höhe ihrer Interkorrelationen empirisch eine Austauschbarkeit aus; es ist daher sinnvoll, in Studien alle drei Merkmale simultan zu betrachten. Gegen diese Praxis könnte eingewandt werden, dass sie in einer zeitlichen Reihenfolge stehen: Schulbildung ist als erstes vollständig festgelegt. Sie hat in der Folgezeit eine Platzierungsfunktion für die berufliche Position, und diese bestimmt wiederum das erzielte oder erzielbare Einkommen. Ein Ignorieren dieser Reihung wäre demnach ein inhaltlicher Fehler (Singh-Manoux, Clarke & Marmot 2002). Es kann jedoch eingewandt werden, dass Schulbildung über lange Zeitperioden hinweg bis ins hohe Alter Effekte auf eine Vielzahl von Faktoren hat. Die berufliche Position, bzw. die Tätigkeitsstruktur können Merkmale wie mentale Flexibilität beeinflussen (Kohn & Schooler 1983; Hoff 1992), aber nicht grundlegend verändern. Es wurde gezeigt, dass die Zusammenhänge zwischen Einkommen, Schulausbildung und beruflicher Position keineswegs perfekt sind, stattdessen gibt es stark ausgeprägte Statusinkonsistenzen.

Vor diesem Hintergrund wurden drei Stränge zur Untersuchung von Zusammenhangsmustern zwischen Merkmalen sozialer Differenzierung und Morbidität/ Mortalität verfolgt:

Der erste war um Effekte der drei Merkmale sozialer Differenzierung bei gemeinsamer Analyse über verschiedene Outcomes zentriert. Es zeigte sich, dass jedes substantielle Zusammenhänge mit Morbiditäts- und Mortalitätsmaßen aufweist, deren Stärke variiert jedoch nach der gewählten Erkrankung. So ist bei Diabetes Schulbildung das mit den höchsten Risiken assoziierte Merkmal; dies verweist auf die Bedeutung von Wissen beim Umgang mit der Erkrankung. In einer früheren Studie wurde dies bei Männern und Frauen mit verminderter Glucosetoleranz gezeigt (Tuomilehto et al. 2001), und die umfangreichen Programme zur Diabetesschulung setzen sowohl beim Krankheitsmanagement als auch bei der Prävention von Sekundärerkrankungen auf den Faktor Wissen sowie auf die Kompetenz zur Umsetzung (Hürter & Danne 2004).

Effekte beruflicher Position lassen sich über langzeitliche Einwirkungen von Arbeitsbedingungen auf das Erleben von Kontrollmöglichkeiten zurückführen (Kohn & Schooler 1983; Hoff 1992). Daran anschlussfähig sind Konzepte, die Zusammenhänge zwischen der Struktur der Arbeit und Erkrankungsrisiken postulieren (Karasek & Theorell 1990; Siegrist 1996). Für Gesamtmortalität lässt sich schließlich kein klares Muster bei den Effekten drei Indikatoren feststellen; dies ist nicht erstaunlich, denn es handelt sich dabei um eine Sammelkategorie.

Der zweite Strang baut auf dem ersten auf; es wurde untersucht, ob die höchsten Erkrankungsrisiken in den Gruppen auftreten, die auf allen Merkmalen sozialer Differenzierung die untersten Ränge einnehmen. Dafür gibt es plausible Begründungen aus der soziologischen Literatur, jedoch fanden sich keine konsistenten und schlüssigen empirischen Belege für Effekte kumulativer Benachteiligung. Vor diesem Hintergrund ist es wenig sinnvoll, die Komplexität sozialer Differenzierung mit Indexmaßen abzubilden. Die Verwendung von Indize führt eher zu einer Verdeckung von Zusammenhängen als zu deren Auffindung.

Der dritte Strang basiert auf der Untersuchung von Statusinkonsistenz als eines weiteren soziologischen Konstrukts. Mangels präziser theoretischer Überlegungen zu gesundheitlichen Auswirkungen von Statusinkonsistenz wurden explorative Analysen mit ischämischen Herzkrankheiten als Kriteriumsvariable durchgeführt. Die gefundenen Risiken für hohen Bildungsstand und niedrige berufliche Position bedürfen jedoch der Bestätigung durch weitere Untersuchungen. Ergänzend ist hinzuzufügen, dass auch hier Analysen von Einzelmerkmalen vergleichbare oder höhere Effektstärken erbracht haben (Peter, Yong & Geyer 2003). Obwohl Statusinkonsistenz ein Konzept ist, dessen Gehalt weiter untersucht werden sollte, sind die Ergebnisse von Untersuchungen mit Einzelindikatoren derzeit empirisch am besten abgesichert, und es kann davon ausgegangen werden, dass jedes der drei hier betrachteten Merkmale eigene Effekte auf die Stärken sozialer Gradienten hat.

Der latente Gehalt von Bildung, beruflicher Position und Einkommen wurde in nur wenigen Studien empirisch ausgelotet. In den letzten Jahren wurde jedoch begonnen, die etwas vernachlässigte theoretische Seite stärker zu entwickeln. Hier spielen insbesondere die Arbeiten von Bourdieu (Bourdieu 1979) eine Rolle, in denen Macht-, Einfluss- und Handlungspotentiale im Rahmen der Untersuchung ökonomischen, gesellschaftlichen und kulturellen Kapitals untersucht worden.

Kawachi et al. (1997) thematisierten insbesondere die Bedeutung sozialen Kapitals, indem sie soziale Kohäsion und Vertrauen in andere sowie in staatliche Institutionen als Determinanten für Unterschiede in Morbidität und Mortalität untersuchten.

Die Bedeutung von kulturellem Kapital für Gesundheit wurde von Abel dargestellt (Abel 2006). Als Beispiele gesundheitsrelevanter Korrelate kulturellen Kapitals beschreibt er gesundheits- und handlungsrelevantes Wissen („Health Literacy"). In einem allgemeineren Sinn bezieht sich Abel auf kognitive und soziale Fähigkeiten, welche das Verständnis von Gesundheit und das Umsetzen gesundheitsrelevanter Information beeinflussen. Der zweite Bereich bezieht sich auf die Ausformung gesundheitsrelevanter Lebensstile, die direkt über Verhaltensweisen und Expositionsmuster mit Gesundheit und Krankheit assoziiert sind.

In den vorausgegangenen Ausführungen wurde der Schwerpunkt eher auf die statischen Aspekte gesundheitlicher Ungleichheit gelegt. Was fehlt, ist eine Untersuchung des dynamischen Aspekts sozialer Differenzierung, wie sie z.B. durch Prozesse intergenerationaler sozialer Mobilität abgebildet werden. Zu dieser Thematik liegen nur wenige Studien vor (Marshall et al. 1999; Ribet et al. 2003). Es könnten daher mehrere Hypothesen geprüft werden: so könnten soziale Aufstiege über die Adaptation veränderter Lebens- und Kommunikationsstile bei den Aufsteigern zu einer Angleichung des Morbiditäts- und Mortalitätsspektrums mit der Ankunftsschicht führen. Es könnte aber auch die Hypothese formuliert werden, dass Verhaltensregeln/ Habitusmuster der Ankunftsschicht von den Aufsteigern nur unvollkommen beherrscht werden, was im Vergleich zu den im

Hinblick auf die Schichtzugehörigkeit stationären Individuen zu erhöhten Erkrankungsrisiken führen könnte.

In den letzten Jahren lässt sich eine Konvergenz der Forschung zu gesundheitlichen Ungleichheiten und der soziologischen/ sozialpsychologischen Stressforschung feststellen. So diskutieren Wilkinson (2005) und Marmot (2004) Einflüsse der sozialen Organisation und eher psychologischer Variablen wie Vertrauen und sozialer Kohäsion, und sie kommen dabei auf eine zentrale und altbekannte Kategorie der Stresstheorie, nämlich Kontrolle. Kontrolle bedeutet die Fähigkeit eines Individuums, auf seine Umgebung direkt (durch eigenes Handeln) oder indirekt (etwa durch unterstützende Personen aus dem näheren oder weiteren sozialen Feld) Einfluss auszuüben. Ebenfalls in diese Kategorie fällt Wissen als Voraussetzung erfolgreichen Handelns, aber auch der Glaube oder die Überzeugung daran, Kontrolle ausüben zu können. Eine Reihe von Konzepten wie Selbstwirksamkeit (Bandura 1997), Sense of Coherence (Antonovsky 1987) oder die Stresstheorie von Lazarus (Lazarus & Folkman 1984; Lazarus 1999) schließen hier an.

Es ist zu erwarten, dass die bisher eher epidemiologische und an Indikatoren orientierte Forschung zu gesundheitlichen Ungleichheiten um soziologische und sozialpsychologische Konzepte angereichert wird, um präzisere Ansatzpunkte zur Reduzierung gesundheitlicher Ungleichheiten identifizieren zu können.

Danksagung
An dieser Stelle möchte ich der AOK- Regionaldirektion Mettmann sowie der AOK Ulm dafür danken, dass sie die Möglichkeit eröffnet haben, mit ihren Daten in großem Umfang wissenschaftliche Analysen durchzuführen. Besonderer Dank gilt Richard Peter, denn die in diesem Aufsatz dargestellten Ergebnisse basieren im Wesentlichen auf gemeinsam mit ihm durchgeführten Analysen und Überlegungen.

Literatur

Abel T (2007). Cultural Capital in Health Promotion. In: McQeen DV, Kickbusch I, eds. Health and Modernity: The Role of Theory in Health Promotion, New York: Springer: 54-78.

Al Tamimi S, Petersen PE (1998). Oral health situation of schoolchildren, mothers and schoolteachers in Saudi Arabia. International Dental Journal 48: 180-186.

Andersen I, Gamborg M, Osler M, Prescott E, Diderichsen F (2005). Income as mediator of the effect of occupation on the risk of myocardial infarction: does the income measurement matter? Journal of Epidemiology and Community Health 59: 1080-1085.

Antonovsky A (1987). Unraveling the mystery of health, San Francisco: Jossey-Bass.

Ashford S (1990). Upward mobility, status inconsistency, and psychological health. Journal of Social Psychology 130: 71-76.

Bandura A (1997). Self-efficacy. The exercise of control, New York: W.H.Freeman & Company.

Bartley M (2004). Health Inequality. An Introduction to Theories, Concepts and Methods, Cambridge: Polity.

Bartley M, Blane D, Davey SG (1998). The Sociology of Health Inequalities, Oxford: Blackwell.

Blau PM, Duncan OD (1967). The American Occupational Structure, New York: Wiley.

Bosma H, Peter R, Siegrist J, Marmot MG (1999). Alternative stress models and the risk of coronary heart disease: the effort-reward imbalance model and the job strain model. American Journal of Public Health 88: 68-74.

Bourdieu P (1979). La distinction. Critique sociale du jugement, Paris: Minuit.

Braveman PA, Cubbin C, Egerter S, Chideya S, Marchi KS, Metzler M, Posner S (2005). Socioeconomic status in health research. Journal of the American Medical Association 205: 2879-2888.

Delekat D (2003). Zur gesundheitlichen Lage von Kindern in Berlin. Spezialbericht 2003-2. Berlin.

DiPrete TA, Eirich, Gregory M (2006). Cumulative disadvantage as a mechanism for inequality: A Review of Theoretical and Empirical Developments. Annual Review of Sociology 32: 271-297.

Ganzeboom HBG, Treiman Donald J (1996). Internationally comparable measures of occupational status for the 1988 international standard classification of occupations. Social Science Research 25: 201-239.

Geyer S (2008). Social inequalities in the incidence and case fatality of cancers of the lung, the stomach, the bowels, and the breast. Cancer Causes and Control (im Druck).

Geyer S, Hemström Ö, Peter R, Vågerö D (2006). Education, income and occupational class cannot be used interchangeably in social epidemiology. Empirical evidence against an unquestioned practice. Journal of Epidemiology and Community Health 60: 804-810.

Geyer S, Peter R (1999). Occupational status and all-cause mortality: A study with health insurance data from Nordrhein-Westfalen, Germany. European Journal of Public Health 9: 114-118.

Geyer S, Peter R (2000). Income, social position, qualification and health inequalities-competing risks? Journal of Epidemiology and Community Health 54: 299-305.

Geyer S, Peter R, Nielsen I (2004). Health inequalities in different age groups: the case of type 2-diabetes: a study with health insurance and medication data. Sozial- und Praventivmedizin 49: 328-335.

Geyer S, Peter R, Siegrist J (2002). Socioeconomic differences in children's and adolescents' hospital admissions in Germany: a report based on health insurance data on selected diagnostic categories. Journal of Epidemiology and Community Health 56: 109-114.

Hart CL, Taylor MD, Davey Smith G, Whalley LJ, Starr JM, Hole DJ, Wilson V, Deary IJ (2005). Childhood IQ and all-cause mortality before and after age 65: Prospective observational study linking the Scottish Mental Survey 1932 and the Midspan Studies. British Journal of Health Psychology 10: 153-165.

Hart CL, Taylor MD, Davey Smith G, Whalley Lawrence J, Starr JM, Hole DJ, Wilson V, Deary IJ (2003). Childhood IQ, Social Class, Deprivation, and Their Relationships with Mortality and Morbidity Risk in Later Life: Prospective Observational Study Linking the Scottish Mental Survey 1932 and the Midspan Studies. Psychosomatic Medicine 65: 877-883.

Helmert U, Borgers D (1998). Rauchen und Beruf. Eine Analyse von 100.000 Befragten des Mikrozensus 1995. Bundesgesundheitsblatt 3: 102-107.

Hoff EH (1992). Arbeit, Freizeit und Persönlichkeit, Heidelberg: Asanger.

Hollingshead AB, Redlich F (1958). Social class and mental illness. A community study, New York: John Wiley/Sons.

Horan PM, Gray BH (1974). Status inconsistency, mobility and coronary heart disease. Journal of Health and Social Behavior 15: 300-310.

House JS, Harkins EB (1975). Why and when is status inconsistency stressful? American Journal of Sociology 81: 395-412.

Hürter P, Danne T (2004). Diabetes bei Kindern und Jugendlichen. Therapie, Klinik, Rehabilitation, Heidelberg: Springer.

Karasek R, Theorell T (1990). Healthy work, New York: Basic Books.

Kawachi I, Kennedy BP, Kimberly Lochner SM, Prothrow-Stith D (1997). Social capital, income inequality, and mortality. American Journal of Public Health 87: 1491-1498.

Kohn ML, Schooler C (1983). Work and personality: An inquiry into the impact of social stratification, Norwood, N.J.: Ablex.

Lahelma E, Martikainen P, Laaksonen M, Aittomaki A (2004). Pathways between socioeconomic determinants of health. Journal of Epidemiology and Community Health 58: 327-332.

Lazarus R, Folkman S (1984). Stress, Coping, and Appraisal, New York: Springer.

Lazarus R (1999). Stress and emotion, Springer Publishing: New York.

Leinsalu M (2002). Social variation in self- rated health in Estonia: a cross-sectional study. Social Science and Medicine 55: 847-861.

Lynch J, Kaplan G (2000). Socioeconomic position. In: Berkman LF, Kawachi I, eds. Social Epidemiology, Oxford: Oxford University Press: 13-35.

Lynch J, Smith G, Kaplan G, House J (2000). Income inequality and mortality: importance to health of individual income, psychosocial environment, or material conditions. BMJ 320: 1200-1204.

Macintyre S, Hiscock R, Ellaway A, Kearns A (2004). The fallacy of the equivalence of a range of household and area based indicators of material resources in the geography of health inequalities. In: Boyle P, Curtis S, Graham E, Moore E, eds. The geography of health inequalities in the developed world: Views from Britain and North America, Aldershot: Ashgate: 309-329.

Macintyre S, McKay L, Der G, Hiscock R (2003). Socio-economic position and health: what you observe depends on how you measure it. Journal of Public Health 25: 288-294.

Marmot MG (2004). Status syndrome, London: Bloomsbury.

Marshall B, Chevalier A, Garillon C, Goldberg M, Coing F (1999). Socioeconomic status, social mobility and cancer occurrence during working life: a case-control study among French electricity and gas workers. Cancer Causes and Control 10: 495-502.

Merton R (1973). The Matthew effect in science. In: Storer NW, eds. The Sociology of Science, Chicago: Chicago University Press: 439-454.

Morris JN, Blane DB, White IR (1996). Levels of mortality, education and social conditions in the 107 local education authority areas of England. Journal of Epidemiology and Community Health 50: 15-17.

Peter R, Gässler H, Geyer S (2007). Socioeconomic status, status inconsistency and risk of ischaemic heart disease. A prospective study among members of a statutory health insurance company. Journal of Epidemiology and Community Health (im Druck).

Peter R, Siegrist J, Hallqvist J, Reuterwall C, Theorell T (2002). Psychosocial work environment and myocardial infarction: improving risk estimation by combining two complementary job stress models in the SHEEP Study. Journal of Epidemiology and Community Health 56: 294-300.

Peter R, Yong M, Geyer S (2003). Schul- und Berufsausbildung, beruflicher Status und ischämische Herzkrankheiten: eine prospeltive Studie mit Daten einer gesetzlichen Krankenversicherung. Sozial-und Präventivmedizin 48: 44-54.

Ribet C, Zins M, Gueguen A, Bingham A, Goldberg M, Ducimetière P, Lang T (2003). Occupational mobility and risk factors in working men: selection, causality or both? Results from the GAZEL study. Journal of Epidemiology and Community Health 57: 901-906.

Ross CE, Wu C-L (1996). Education, Age, and the Cumulative Advantage in Health. Journal of Health and Social Behavior 37: 104-120.

Samanek M, Voriskova M (1999). Congenital heart disease among 815569 chldren born between 1980 and 1990 and their 15-year survival: a prospective Bohemia survival study. Pediatric Cardiology 20: 411-417.

Siegrist J (1996). Soziale Krisen und Gesundheit, Göttingen: Hogrefe/Huber.

Siegrist J (2000). Place, social exchange and health: proposed sociological framework. Social Science and Medicine 51: 1283-1293.

Singh-Manoux A, Clarke P, Marmot M (2002). Multiple measures of socio-economic position and psychosocial health: proximal and distal measures. International Journal of Epidemiology 31: 1192-1199.

Singh-Manoux A, Ferrie JE, Lynch JW, Marmot M (2005). The Role of Cognitive Ability (Intelligence) in Explaining the Association between Socioeconomic Position and Health: Evidence from the Whitehall II Prospective Cohort Study. American Journal of Epidemiology 161: 831-839.

Singh-Manoux A, Martikainen P, Ferrie J, Zins M, Marmot M, Goldberg M (2006). What does self rated health measure? Results from the British Whitehall II and French Gazel cohort studies. Journal of Epidemiology and Community Health 60: 364-372.

Tuomilehto J, Lindström J, Eriksson JG, Valle TT, Hämäläinen H, et al. (2001). Prevention of type 2 diabetes mellitus by changes in lifestyle among subjects with impaired glucose tolerance. The New England Journal of Medicine 344: 1343-1350.

Wilkinson RG (2005). The Impact of Inequality. How to make sick societies healthier, London: Routledge.

Die Mehrdimensionalität der sozioökonomischen Lage – Konsequenzen für die Analyse gesundheitlicher Ungleichheit

Eero Lahelma, Mikko Laaksonen, Pekka Martikainen, Ossi Rahkonen

1 Einleitung

Die aktuelle Forschung über sozioökonomische Ungleichheiten in der Gesundheit ist vor allem auf zwei Forschungstraditionen aus dem 19. Jahrhundert zurückzuführen. Die erste Forschungstradition stammt aus der Soziologie und versteht soziale Klassen als eine wichtige strukturelle Größe nach der Macht und Ressourcen in einer Gesellschaft verteilt werden (Lynch & Kaplan 2000). Die sozialmedizinische/sozialepidemiologische Tradition dagegen fokussiert mehr auf Krankheiten und gesundheitliche Belastungen in unteren sozialen Schichten ebenso wie armen oder anderweitig benachteiligten Personengruppen (Macintyre 1997). Obwohl die moderne Forschung über gesundheitliche Ungleichheiten ihren Ursprung in unterschiedlichen Bereichen hat, gibt es auch Querverbindungen zwischen ihnen. So nutzte insbesondere die sozialmedizinische Forschung Konzepte aus der Klassenanalyse für die Untersuchung der sozial ungleichen Verteilung von Gesundheit in Bevölkerungen. Um ein Beispiel aus der finnischen sozialmedizinischen Tradition zu nehmen: Der Philosoph und Arzt Carl Qvist stellt bereits 1872 fest, dass „[...] the division of population into classes according to either estate or living conditions or occupation and work is one of the most difficult tasks of population statistics" (Lahelma, Karisto & Rahkonen 1996). Seitdem hat sich sowohl in der soziologischen Klassentheorie als auch in der medizinischen Forschung viel getan und verändert. Ebenso haben sich neben den „Klassenstrukturen" auch die berufs-, bildungs- und einkommensbezogenen Strukturen der Gesellschaft verändert. Parallel dazu hat sich die gesundheitliche Lage kontinuierlich verbessert und das Krankheitspanorama hat sich gewandelt – von infektiösen Krankheiten hin zu chronischen Krankheiten. Diese Entwicklungen stellen kontinuierliche Herausforderungen für die Erforschung der gesundheitlichen Ungleichheiten dar. Auch wenn in den letzten Jahren viele Fortschritte gemacht werden konnten, sind bis heute noch viele Aspekte bezüglich der Anwendungsmöglichkeiten sozialer Klassenkonzepte, der Messung sozioökonomischer Ungleichheiten sowie analytischer Strategien ungelöst geblieben.

Ein zentrales Thema ist die Art und Weise, wie soziale Klassen und sozioökonomische Ungleichheiten in der Gesundheitsforschung verstanden und analysiert werden. Zwei bedeutsame Personen, die in der soziologischen Klassentradition stehen, sind Marx und Weber. Sehr vereinfacht wiedergegeben führten nach Marx die Produktionsbeziehungen und ökonomische Ungleichheiten zu zwei antagonistischen sozialen Klassen, nämlich der Bourgeoise und der Arbeiterklasse. Für Weber wiederum entstehen ökonomische Ungleichheiten aus der gesellschaftlichen Stratifizierung nach Klasse, Status, und Macht. Die Marxistische Tradition hat nachfolgende Studien über Ungleichheiten im Wesentlichen durch die Akzentuierung von materiellen und arbeitsbezogenen Faktoren beeinflusst, wie sie sich beispielsweise zwischen manuellen und nicht-manuellen Klassen manifestieren. Die Webersche Tradition hat im Vergleich dazu vor allem zur Analyse hierarchischer Ungleichheiten beigetragen, z.B. nach Bildung, Beruf und Einkommen (Liberatos, Link & Kelsey 1988; Lynch & Kaplan 2000).

In Anlehnung an die Webersche Tradition klassifiziert die aktuelle Forschung zu gesundheitlichen Ungleichheiten Personen nach bestimmten sozioökonomischen Dimensionen und Bereichen, die sich über die gesamte soziale Struktur spannen. Zur allgemeinen Bezeichnung der sozialen Klasse als auch weiteren sozialstrukturellen Dimensionen oder Bereichen, wurde der Begriff sozioökonomische Lage (socioeconomic position = SEP)*, vorgeschlagen und soll auch hier verwendet werden (Lynch & Kaplan 2000; Galobardes, Shaw & Lawlor 2006).

Ziel dieses Beitrags ist es, einen analytischen Ansatz für das bessere Verständnis der sozioökonomischen Lage in der Forschung über gesundheitliche Ungleichheiten vorzustellen. Im ersten Abschnitt werden bisherige Ansätze zusammengefasst und kritisch diskutiert. Anschließend wird mit Hilfe verschiedener eigener Arbeiten aus der Helsinki Health Study (www.kttl.helsinki.fi/hhs) unsere analytische Strategie entwickelt. Die vorgeschlagene Strategie unterstreicht allgemein die Notwendigkeit unterschiedliche Bereiche der sozioökonomischen Lage zu untersuchen, insbesondere Wechselbeziehungen zwischen diesen Bereichen. Wir werden die Strategie kurz an einem Beispiel ausführen und zusätzliche Analysen für verschiedene gesundheits- und verhaltensbezogene Outcomes darstellen, bei denen ein umfassendes multidimensionales, sozioökonomisches Bezugssystem angewendet wurde. Welches Potential diese neue Stra-

* Der Terminus „socioeconomic position“ findet im Deutschen keine unmittelbare Entsprechung. Er wird hier vorrangig mit dem Begriff „sozioökonomische Lage“ übersetzt, der in der deutschen Ungleichheits- und Armutsforschung mit einem analogen multidimensionalen Verständnis sozialer Ungleichheit verbunden ist (A.d.Ü).

tegie für die Weiterentwicklung der bestehenden Forschung hat, wird am Ende des Beitrags diskutiert.

2 Theoretischer Hintergrund

2.1 Gesundheitliche Ungleichheiten zwischen Vergessen und Wiederentdeckung

Nach dem frühen Start stieß die Forschung zu sozioökonomisch bedingten Ungleichheiten in der Gesundheit auf zahlreiche politische und wissenschaftliche Herausforderungen. Dies führte dazu, dass das Forschungsinteresse in den meisten Ländern am Anfang des 20. Jahrhunderts zunächst rückläufig war (Claus 1983; Lahelma, Karisto & Rahkonen 1996). Für lange Zeit war die Forschung über gesundheitliche Ungleichheiten ein eher seltenes Unterfangen und es wurde teilweise sogar angenommen, eine derartige Forschungsrichtung würde nicht benötigt werden. Man nahm schlichtweg an, dass mit dem ökonomischen Wachstum auch die sozialen Ungleichheiten in der Gesundheit in den wohlhabenden Ländern allmählich verschwinden würden. So schrieb beispielsweise Charles Kadushin (1964), ein US-amerikanischer Wissenschaftler, Anfang der 1960er-Jahre: „in modern western countries the relationship between social class and the prevalence of illness is certainly decreasing and most probably no longer exists".

Der Einfluss der beiden oben aufgezeigten Traditionen hatte insgesamt nur schwachen Einfluss auf die gegenwärtige Forschung zu gesundheitlichen Ungleichheiten, auch wenn es einige Wissenschaftler gab, die diese Traditionen weiterverfolgten und sozioökonomische Unterschiede in der Gesundheit analysierten. Als Beispiel sei hier auf den Finnen Tapani Purola verwiesen, der die früheren Traditionen mit der modernen sozioökonomischen Forschung verknüpfte. In seinen Arbeiten in den frühen 1960er Jahren initiierte er verschiedene große repräsentative Gesundheitssurveys in Finnland und begann gesundheitliche Ungleichheiten zu untersuchen. Seine Analysen zeigen beispielsweise einen konsistenten Einkommensgradienten für die Morbidität (Purola & Nyman 1968). Das eigentliche „Wiedererwachen" des Themas fand aber in den 1980er mit der Veröffentlichung des Britischen Black Reports statt (Townsend & Davidson 1982). Dieser Bericht bestätigte, dass es in Großbritannien, wie in vielen anderen wohlhabenden Ländern, immer noch große Mortalitäts- und Morbiditätsunterschiede zwischen Gruppen mit höherer und niedriger sozioökonomischer Position gab. Gesundheitliche Ungleichheiten wurden infolgedessen als ein vordringliches Public Health-Problem mit großem Forschungsbedarf wiederentdeckt. Zum einen, um die Ursachen für die bestehenden Ungleichheiten aufdecken zu können, und zum anderen, um Wege zu finden, wie man diese Ungleichheiten reduzieren kann. Der Bericht markierte den Anfang einer neuen Welle an Forschungsarbeiten über gesundheitliche Ungleichheiten. Diese Welle – wenn man so will – hält bis heute an und unzählige Studien und Analysen wurden seit dem Black Report durchgeführt (Oakes & Rossi 2003).

Ein zentrales Merkmal der Forschungsergebnisse, die im Black Report zusammengefasst wurden (ebenso wie anderer damals durchgeführter Analysen), war, dass der Fokus der Studien vor allem auf deskriptiven Ergebnissen über sozioökonomische Unterschiede in der Mortalität und Morbidität lag (Macintyre 1997). Viele Studien haben damit bestätigten können, dass Ungleichheiten für zahlreiche Indikatoren der Gesundheit vorliegen, wie etwa für die Gesamtsterblichkeit, die ursachenspezifische Mortalität oder die subjektive Gesundheit. Die Meinung darüber, welchem Indikator der sozioökonomischen Lage man in den Studien den Vorzug geben sollte, variierte teilweise stark und war auch immer von den zur Verfügung stehenden Daten abhängig. In vielen britischen Studien gab man dem Berufsstatus bzw. der berufsbezogenen sozialen Klasse aufgrund der langen Tradition eines Berufsklassifikationssystems, der „Registrar General's Social Class"-Klassifikation, den Vorzug (Macintyre 1997), auch wenn ebenso die Bildung (Kitagawa & Hauser 1973) und das Einkommen zur Analyse gesundheitlicher Ungleichheiten herangezogen wurden (Purola & Nyman 1968). Dabei gab es theoretische Gründe sowohl für den einen als auch für den anderen sozioökonomischen Indikator. Insgesamt wurde aber davon ausgegangen, dass die verschiedenen Indikatoren, wie Bildung, Berufsklasse und Einkommen, weitestgehend austauschbar sind. Etwas übertrieben gesagt war man in der Forschung (auf theoretischer oder empirischer Ebene) auf der Suche nach dem „besten" sozioökonomischen Indikator, wobei derjenige als der Beste galt, der die ausgeprägtesten Ungleichheiten aufzeigen konnte (Reynolds & Ross 1998).

2.2 Sozioökonomische Lage als ein multidimensionales Konzept

Studien, die auf einen bestimmten sozioökonomischen Indikator abzielten, konnten die im Black Report aufgeführten Ergebnisse auf weitere Länder ausweiten und somit bestätigen, dass gesundheitliche Ungleichheiten ein universelles Phänomen darstellen. Damit war die Basis für die Forschung zwar vorhanden, aber das konzeptionelle und empirische „Wesen" der sozioökonomischen Lage verblieb für eine lange Zeit weiterhin vage. Die Anwendung der verschiedenen sozioökonomischen Indikatoren erbrachte zunehmend Hinweise, dass gesundheitliche Ungleichheiten in verschiedenen Bereichen der sozioökonomischen Lage zu finden sind. Mit der Zeit erkannte man dabei auch, dass die Indikatoren nicht nur miteinander um die Position des „besten“ Indikators konkurrieren, sondern auch dass verschiedene dieser Bereiche und Indikatoren sogar in einer wechselseitigen Beziehung zueinander stehen. Dennoch wurde die Suche nach dem „besten Indikator“, und nach „unabhängigen Effekten“ einzelner sozioökonomischer Indikatoren, weiter fortgeführt, selbst wenn in die Analyse gesundheitlicher Ungleichheiten mehrere sozioökonomische Indikatoren einbezogen wurden.

Im vorliegenden Beitrag wird die Ansicht vertreten, dass die Suche nach dem „besten Indikator“ der sozioökonomischen Lage ein falsches Ziel ist, und es unwahrscheinlich ist, dass ein derartiges Unterfangen zu einem wissenschaftlichen Fortschritt auf der Suche nach den Ursachen gesundheitlicher Ungleichheit führt (Lynch & Kaplan 2000). Für die Erweiterung des Wissens auf dem Gebiet gesundheitlicher Ungleichheit, kann es nicht ausreichend sein, ausschließlich Vorstellungen über bestimmte Indikatoren zu entwickeln. Vielmehr werden Vorstellungen und Konzepte zu einer umfassenden und multidimensionalen sozioökonomischen Lage und darin enthaltenen Beziehungen zwischen den verschiedenen Bereichen benötigt. Um die unterschiedlichen Bereiche und deren Wechselbeziehungen erfassen zu können, müssen Indikatoren entwickelt werden, mit deren Hilfe man die einzelnen Teilbereiche der sozioökonomischen Lage messen kann. Dementsprechend muss berücksichtigt werden, dass einerseits jeder sozioökonomische Bereich und Indikator teilweise auch den gemeinsamen konzeptionellen Inhalt des umfassenden Konstrukts der sozioökonomischen Lage reflektiert. Andererseits spiegelt jeder sozioökonomische Indikator auch die konzeptionellen Inhalte wider, die eben nur für diesen Indikator spezifisch sind (Liberatos, Link & Kelsey 1988; Lahelma et al. 2004; Braveman et al. 2005). Wenn man diese Grundstruktur der sozioökonomischen Lage als Schlüsselkonzept in der Gesundheitsforschung begreift, wird so auch ein Weg ermöglicht von einfachen deskriptiven Modellen zu komplexeren, analytischen und erklärenden Strategien zu kommen, die auf die Wechselbeziehungen und Wirkungspfade zwischen den multiplen sozioökonomischen Bereichen in der Produktion gesundheitlicher Ungleichheit fokussieren.

2.3 Multiple Indikatoren der sozioökonomischen Lage

Bevor näher auf die verschiedenen Modelle eingegangen wird, die die Wechselbeziehungen und Mechanismen in der Produktion gesundheitlicher Ungleichheit aufzeigen, müssen die Indikatoren der verschiedenen Dimensionen der sozioökonomischen Lage identifiziert werden. Dabei müssen wir sowohl die Bereiche entlang der zeitlichen Dimension zwischen den Generationen als auch die substantiellen inhaltlichen Aspekte innerhalb der Generationen selbst berücksichtigen. Im Folgenden werden sieben (intragenerationale und intergenerationale) sozioökonomische Indikatoren kurz vorgestellt, die in unseren empirischen Beispielen Anwendung finden (Liberatos, Link & Kelsey 1988; Lynch & Kaplan 2000; Galobardes et al. 2006; Laaksonen et al. 2005a):

Intergenerationale sozioökonomische Indikatoren treten, zeitlich gesehen, zuerst auf und nehmen Bezug auf die herkunftsbezogene sozioökonomische Lage, d.h. Gegenstand sind sowohl die sozioökonomische Lage der Eltern als auch die Verhältnisse in der Kindheit. Diese frühen Einflüsse können die eigene Gesundheit im Erwachsenenalter sowohl direkt als auch indirekt über verschiedene sozioökonomische Mechanismen beeinflussen. Zwei unterschiedliche Indikatoren werden von uns in den nachfolgenden Analysen verwendet:

- *Die sozioökonomische Lage der Eltern*, welche durch das Bildungsniveau des Vaters oder der Mutter gekennzeichnet ist. Herangezogen wird hier das jeweils höhere Bildungsniveau, welches ein Indikator für die strukturelle Position der Familie des Kindes ist, und materielle und immaterielle Ressourcen an die nachfolgende Generation übermittelt.
- *Die materiellen Bedingungen in der Kindheit* werden über die ökonomischen Ressourcen in der Familie des Kindes gemessen und üben ebenso Einfluss auf das Erwachsenenleben aus.

Intragenerationale sozioökonomische Indikatoren nehmen Bezug auf ein breites Spektrum an immateriellen und materiellen Bedingungen im Erwachsenenalter. Es gibt drei Schlüsselindikatoren für die herkömmliche Messung der sozioökonomische Lage (Liberatos, Link & Kelsey 1988; Lynch & Kaplan 2000), die durch zwei weitere Indikatoren der materiellen Ressourcen im Laufe des Lebens ergänzt werden:

- *Der Bildungsabschluss* wird normalerweise im frühen Erwachsenenalter erworben. Die Besonderheit der Bildung ist das Wissen und andere nichtmaterielle Ressourcen, die beispielsweise einen gesunden Lebensstil fördern. Weiterhin vermittelt die Bildung formelle Qualifikationen, welche für den Arbeitsmarkt erforderlich sind.
- *Der Berufsstatus bzw. die berufsbezogene soziale* Klasse ordnet Personen grundlegenden sozialen Strukturen zu. Der Berufsstatus, zu dem auch erlangte Bildungsqualifikationen beitragen, zeigt im wesentlichen Status, Prestige und Macht an. Er reflektiert insbesondere materielles Vermögen, das in Beziehung zur bezahlten Arbeit steht, wie beispielsweise das Ein-

kommen und die Arbeitsbedingungen, und auf diesem Weg auch zur gesundheitlichen Lage beiträgt.

- *Das individuelle sowie das Haushaltseinkommen* leiten sich vor allem aus der bezahlten Beschäftigung ab. Die Höhe des Einkommens hängt dabei zumeist von der Bildung und dem Berufsstatus ab. Das Einkommen bietet Individuen und Familien die notwendigen materiellen Ressourcen und bestimmt ihre Kaufkraft. Für Personen mit Familien ist zur Abbildung der tatsächlich vorhandenen finanziellen Ressourcen das verfügbare Haushaltseinkommen als Indikator besser geeignet, als das individuelle Einkommen. Insofern ist das Einkommen eine finanzielle Ressource, die zur Erhaltung der Gesundheit benötigt wird.
- *Das Wohneigentum* reflektiert mehr als die anderen Indikatoren „angesammelten" Wohlstand und Reichtum und sich daraus ergebende Folgen für die Gesundheit.
- *Ökonomische Schwierigkeiten* im Erwachsenenalter beziehen sich auf alltägliche finanzielle Sorgen, wie z.B. das Zahlen von Rechnungen, Lebensmitteln und Kleidung. Diese Schwierigkeiten stellen damit ein Abbild der zur Verfügung stehenden materiellen Ressourcen und deren Einflüsse auf die Gesundheit dar.

Diese Liste an Indikatoren erhebt bei weitem nicht den Anspruch auf Vollständigkeit, aber sie bietet eine breite zeitliche und substantielle sozioökonomische Perspektive, die für ein besseres Verständnis der Produktion gesundheitlicher Ungleichheiten ausreicht. Diese Liste orientiert sich an unseren vorherigen Arbeiten, wo ähnliche Indikatoren bereits häufig in der Forschung zu gesundheitlicher Ungleichheit verwendet wurden.

2.4 Auf dem Weg zu Erklärungsmodellen gesundheitlicher Ungleichheit

Der Black-Report musste sich zwar auf deskriptive Belege stützen, aber er stellte wichtige Ansätze zur Erklärung gesundheitlicher Ungleichheit zur Verfügung (Townsend & Davidson 1982). Eine fundamentale Unterscheidung der Erklärungsansätze war die zwischen Verursachung und Selektion. Bei der Erklärung durch Selektionsmechanismen geht der Einfluss von der Gesundheit auf die sozioökonomische Lage entweder direkt oder indirekt. Im Gegensatz dazu geht der Einfluss bei der Erklärung durch soziale Verursachungsprozesse von der sozioökonomischen Lage auf die Gesundheit. Beide Erklärungsansätze haben ihre Bedeutung, jedoch kommt der Verursachungshypothese ein insgesamt stärkeres Gewicht zu. Dabei ist wichtig zu betonen, dass sich die beiden Erklärungsansätze nicht gegenseitig ausschließen, sondern beide Mechanismen im Verlauf des Lebens wirksam werden können (Macintyre 1997; vgl. auch Unger im Band).

Neben dieser Trennung gibt es eine andere Differenzierung von Erklärungsansätzen. Der erste Ansatz sucht nach spezifischen Determinanten, die zu gesundheitlichen Ungleichheiten in einem bestimmten Bereich der sozioökonomischen Lage beitragen. Solche Determinanten beinhalten, unter anderem, materielle Bedingungen in der Kindheit, Lebens- und Arbeitsbedingungen im Erwachsenenalter, umweltbezogene Effekte ebenso wie gesundheitliche Verhaltensweisen und andere Risikofaktoren. Der zweite Ansatz basiert auf einem umfassenden Konstrukt der sozioökonomischen Lage und hat das Ziel, zu einem besseren Verständnis der unterschiedlichen sozioökonomischen Teilbereiche in der Produktion gesundheitlicher Ungleichheit beizutragen. Im vorliegenden Beitrag wird der zweite Ansatz verfolgt, der auf verschiedene Bereiche der sozioökonomischen Lage fokussiert. Dabei wird auch der Lebenslaufansatz einbezogen (siehe Davey Smith und Erhart et al. in diesem Band), wobei insbesondere die zeitliche Dimension zwischen den Bereichen der sozioökonomischen Lage von Interesse ist (Kuh et al. 2003). Unser Beitrag baut dementsprechend auf den sozioökonomischen Verhältnissen der Eltern sowie der Kinder auf und geht über zu den frühen und voll entwickelten sozioökonomischen Verhältnissen im Erwachsenenalter. Dies ist notwendig, um die verschiedenen Bereiche der sozioökonomischen Lage bei der Entwicklung gesundheitlicher Ungleichheiten, und vor allem die Wechselbeziehungen zwischen den unterschiedlichen Bereichen, zu analysieren.

Um die unterschiedlichen Ansätze bei der Analyse gesundheitlicher Ungleichheit zu verdeutlichen, werden im Folgenden drei Modelle vorgestellt, die die Beziehungen der Indikatoren der sozioökonomischen Lage untereinander erläutern. Zur Vereinfachung wird bei diesen Modellen eine Verursachungshypothese angenommen und die Richtung des Zusammenhangs geht damit von der sozioökonomischen Lage hin zur Gesundheit. Dabei ist anzumerken, dass eine gesundheitsbedingte Selektion durchaus stattfinden bzw. die Assoziation manchmal durchaus in die umgekehrte Richtung gehen kann.

Einfaches Modell

Der erste Ansatz soll hier als „einfaches Modell“ bezeichnet werden, da es stets nur jeweils einen sozioökonomischen Indikator berücksichtigt, der mit einem Gesundheitsindikator assoziiert ist (Abbildung 1). Dies ist das Grundmodell, das in unzähligen deskriptiven Studien zur Abbildung gesundheitlicher Ungleichheiten verwendet wurde. Diese Modelle können beispielsweise zeigen, dass Ungleichheiten in der Selbsteinschätzung der Gesundheit oder der Gesamtmortalität nach Berufsstatus existieren und welche Muster sich dabei finden lassen. Derartige Studien zeigen beständig, dass je niedriger der sozioökonomischen Status desto schlechter die gesundheitliche Lage. Studien, die diesen Ansatz verfolgen, können wiederholt durchgeführt werden, um für weitere sozioökonomische Indikatoren und gesundheitsrelevante Zielgrößen weitere Informationen zum Muster und dem Ausmaß gesundheitlicher Ungleichheiten zur Verfügung zu stellen (z.B. ob ähnliche Ungleichheiten auch für andere Indikatoren und Outcomes nachgewiesen werden können und ob das Muster und die Größe der Ungleichheiten über die Indikatoren und Ergebnisse variiert). Einfache Modelle können ebenso über die Zeit hinweg wiederholt werden, um so Informationen über Trends zur Verfügung zu stellen, die anzeigen, ob gesundheitliche Ungleichheiten zu- oder abnehmen. Weiter können so auch Vergleichsinformationen zur internationalen Unterschieden im Muster und der Größe gesundheitlicher Ungleichheit in verschiedenen Ländern zur Verfügung gestellt werden (Mackenbach et al. 2003; Kunst et al. 2005).

Abbildung 1: Einfaches Modell

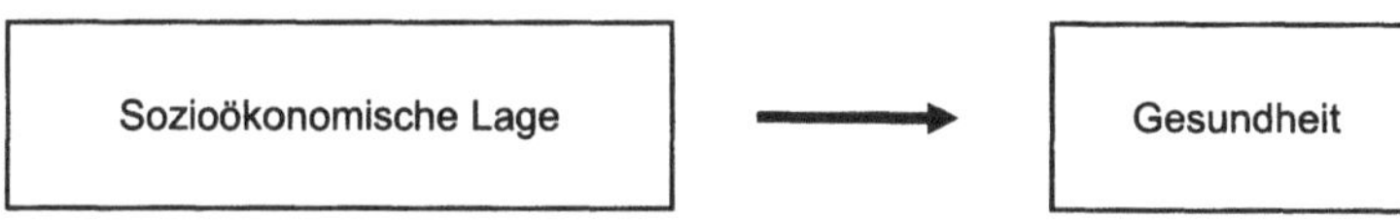

Die Anwendung derartiger Modelle in der Forschung war und ist nach wie vor sehr wichtig, um deskriptive Informationen zur Verfügung zu stellen und um – über die Akkumulation der Forschungsergebnisse – die Allgemeingültigkeit gesundheitlicher Ungleichheiten zu bestätigen. Dennoch konnten diese Modelle allgemein nur wenig zum besseren Verständnis der Entstehung gesundheitlicher Ungleichheiten beitragen. Die folgenden beiden Modelle, entwickeln Erklärungsansätze mit dem Fokus auf multiple sozioökonomische Indikatoren sowie auf die Mechanismen und Wechselbeziehungen zwischen ihnen, um auf diesem Weg die Ursachen für gesundheitliche Ungleichheit besser verstehen zu können.

Das Pfadmodell

Der zweite Ansatz, das Pfadmodell, unterstreicht die zentralen Hauptbereiche der sozioökonomischen Lage, die ihren Ursprung in der Weberschen Tradition haben, d.h. die Bildung, der Berufsstatus und das Einkommen (Liberatos, Link & Kelsey 1988; Lynch & Kaplan 2000). Diese drei Schlüsselbereiche stellen die am häufigsten verwendeten Indikatoren der sozioökonomischen Lage im Erwachsenenalter dar. Das Pfadmodell charakterisiert das Wesen jedes einzelnen Bereichs und erfasst die Wechselbeziehungen und Pfade unter den einzelnen Indikatoren (Abbildung 2). Jeder Hauptbereich spiegelt dabei sowohl den allgemeinen Einfluss der gesellschaftlichen Hierarchie als auch den spezifischen Einfluss des jeweiligen Teilbereichs wider (Liberatos, Link & Kelsey 1988; Lahelma et al. 2004; Braveman et al. 2005).

Abbildung 2: Pfadmodell (Lahelma et al. 2004)

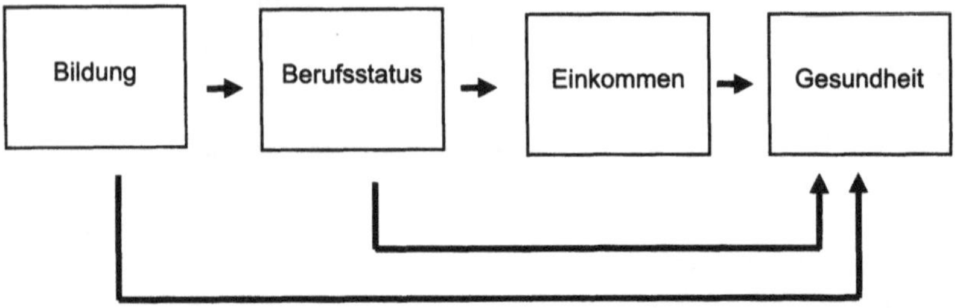

Entsprechend den vorangestellten Überlegungen lässt sich erwarten, dass es eine zeitliche Abfolge für die Hauptbereiche der sozioökonomischen Lage gibt. Normalerweise findet im Lebenslauf als Erstes die Aneignung von Wissen (Bildung) statt. Das Wissen trägt weiter zum Erwerb von Qualifikationen bei, die für den Arbeitsmarkt benötigt werden und es teilt Personen in Berufe ein, die vorwiegend hierarchischen Charakter haben. Damit ist wiederum der Erwerb von Einkommen verbunden. Die meisten Menschen beziehen ihr Einkommen aus bezahlten Tätigkeiten, so dass der Berufsstatus das Einkommensniveau stark bestimmt.

Die Wechselbeziehungen zwischen den sozioökonomischen Schlüsselindikatoren im Erwachsenenalter weisen darauf hin, dass keinem Indikator ad hoc gegenüber einem anderen der Vorzug gegeben werden kann. Vielmehr existiert ein Weg von der Bildung über den Beruf zum Einkommen und durch diese auf die Gesundheit. Während jeder Indikator einen eigenen spezifischen Einfluss auf die Gesundheit hat, decken sie zusammen die Hauptbereiche der sozioökonomischen Lage im Erwachsenenalter ab und ermöglichen so eine umfassendere Beschreibung der Produktion gesundheitlicher Ungleichheiten als wenn jeder Indikator für sich alleine betrachtet wird. Das Pfadmodell geht davon aus, dass unterschiedliche „Pfade" existieren, die man in empirischen Studien über gesundheitliche Ungleichheiten weiter untersuchen kann, wie die Pfeile in Abbildung 2 zeigen. Man kann hier beispielsweise die Frage stellen, in welchem Ausmaß die Bildung einen direkten Einfluss auf die Gesundheit hat und ob die Einflüsse durch den Berufstatus vermittelt werden. Eine andere Fragestellung wäre, ob die Einflüsse des Einkommens auf die Gesundheit direkt und unabhängig sind oder aber, ob sie durch die vorangestellten Indikatoren des Berufs und/oder die Bildung erklärt werden können.

Das multidimensionale Modell

Das dritte Modell ist eng mit dem Pfadmodell verwandt und beinhaltet die bereits beschriebenen Pfade. Allerdings kommen weitere sozioökonomische Bereiche sowie ihre Wechselbeziehungen zu den Hauptbereichen hinzu. Deshalb kann dieses Modell als eigenständig betrachtet und als multidimensional bezeichnet werden. Während die zeitliche Perspektive in dem Pfadmodell „intragenerational" ist (d.h. sich auf eine Generation beschränkt) und sich vorwiegend auf das Erwerbsalter bezieht, ist die zeitliche Perspektive in dem multidimensionalen Modell generationenübergreifend und zeitlich weiter gefasst. Durch das Einbeziehen der ökonomischen und materiellen Situation in der Kindheit als auch im Erwachsenenalter wird die Multidimensionalität durch weitere Bereiche der sozioökonomischen Lage ergänzt (Abbildung 3). Im multidimensionalen Modell können zum einen generationenübergreifende Einflüsse von der herkunftsbezogenen bis zu der gegenwärtigen sozioökonomischen Lage berücksichtigt werden. Auf diese Weise lassen sich Einflüsse auf die Gesundheit auf die sozioökonomische Lage der Eltern sowie frühere ökonomische Bedingungen zurückverfolgen. Auf der anderen Seite wird die intragenerationale sozioökonomische Lage um die aktuellen ökonomischen Schwierigkeiten und das Wohneigentum erweitert, welche den akkumulierten Wohlstand und berücksichtigt.

Abbildung 3: Multidimensionales Modell (Laaksonen et al. 2005a)

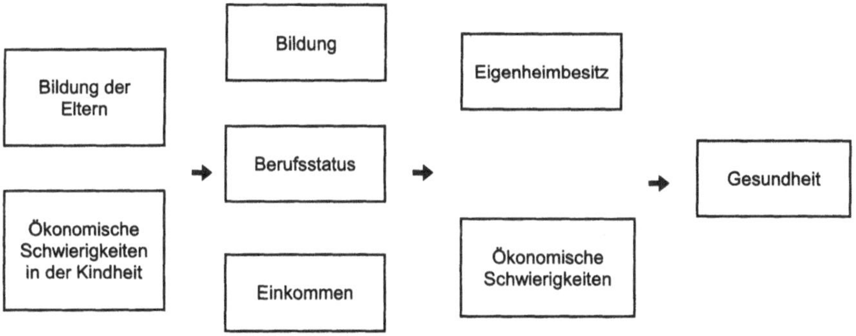

Das multidimensionale Modell berücksichtigt die gesamte Komplexität der Produktion gesundheitlicher Ungleichheiten über Generationen und über verschiedene sozioökonomische Indikatoren sowie weitere sozioökonomischen Bedingungen. Auf diese Weise lassen sich umfassende analytische Strategien für Studien entwickeln, die die Pfade und Wechselbeziehungen in der Genese sozioökonomisch bedingter Ungleichheiten in der Gesundheit untersuchen und so zur Erweiterung des gegenwärtigen Wissens beitragen. Die Anwendung multidimensionaler Modelle in empirischen Studien kann beispielsweise Belege über den relativen Einflusses der früheren und gegenwärtigen sozioökonomischen Situation auf die Gesundheit liefern und mögliche Pfade analysieren, über die frühere Einflussfaktoren auf die gegenwärtige gesundheitliche Ungleichheit wirken. Darüber hinaus können Einflüsse aus weiteren ökonomischen Schwierigkeiten in der Kindheit und im Erwachsenenalter sowie akkumulierte materielle Ressourcen im Verbund mit den herkömmlichen sozioökonomischen Indikatoren untersucht werden. Aufbauend auf den vorangehenden theoretischen Ausführungen soll im Folgenden ein Anwendungsbeispiel des multidimensionalen sozioökonomischen Modells mit Hilfe der Selbsteinschätzung der Gesundheit präsentiert werden.

3 Empirische Ergebnisse

3.1 Beziehungen zwischen den Indikatoren der sozioökonomischen Lage

Dieser Analyse liegt zwar die Idee zugrunde, dass das umfassende Konstrukt der sozioökonomischen Lage nicht direkt messbar ist, dennoch werden mehrere Indikatoren der sozioökonomischen Lage benötigt. Mit der Identifizierung der sieben sozioökonomischen Indikatoren, die in Abbildung 3 im Rahmen des multidimensionalen Modells dargestellt sind, werden zunächst gegenseitige Assoziationen der Indikatoren untersucht. Tabelle 1 zeigt die Interkorrelationen der sozioökonomischen Indikatoren für die Baseline-Messung der Helsinki Health Study von 2000-2002 für Frauen in der Altersgruppe 40-60 Jahre (n=7171). Diese Kohorte besteht aus städtischen/kommunalen Angestellten der Stadt Helsinki (Finnland). Da hier Querschnittdaten zur Anwendung kommen, basieren die intergenerationalen Indikatoren auf retrospektiven Informationen.

Die Bildung und der Berufsstatus zeigen die stärkste Beziehung untereinander und haben eine Korrelation von 0.78. Die Korrelationen zwischen der Bildung und dem Einkommen sowie zwischen dem Berufsstatus und dem Einkommen sind ebenfalls substantiell, auch wenn sie etwas niedriger liegen (unter 0.4). Die Bildung der Eltern korreliert mit der eigenen Bildung und dem Berufsstatus auf einem ähnlichen Niveau. Ökonomische Schwierigkeiten korrelieren sowohl mit dem Haushaltseinkommen als auch mit dem Wohneigentum mit etwas unter 0.3. Die restlichen Korrelationen sind ebenfalls positiv, aber schwächer, wobei die schwächsten Korrelationen statistisch nicht signifikant sind. Dennoch wird der Wert 0.3 von nur fünf der 22 Korrelationen, die in Tabelle 1 präsentiert werden, überschritten. Dies deutet darauf hin, dass sich die Indikatoren insgesamt nicht stark überschneiden. Dabei sind die Korrelationen in der Tendenz umso stärker ausgeprägt, je mehr sie konzeptionell bzw. zeitlich voneinander auseinander liegen (Laaksonen et al. 2007).

Tabelle 1: Korrelationen zwischen sozioökonomischen Indikatoren bei beschäftigten Frauen im Alter von 40-60 aus der Helsinki Health Studie (n=7171).

	Parental education	Childhood economic difficulties	Own education	Occupational class	Household income	Home ownership	Economic difficulties	Economic satisfaction
Parental education		0.12	0.39	0.33	0.16	0.11	0.08	0.06
Childhood economic difficulties			0.09	0.09	0.09	0.09	0.15	0.14
Own education				0.78	0.34	0.25	0.18	0.13
Occupational class					0.38	0.26	0.20	0.16
Household income						0.23	0.29	0.32
Home ownership							0.28	0.31
Economic difficulties								0.50

Die gegenseitigen Beziehungen zwischen den sieben sozioökonomischen Indikatoren bestätigen, dass jeder der Indikatoren seine spezifischen „Inhalte" unterschiedlich stark reflektiert. Zudem zeigt die Analyse, wie wichtig es ist, genauer zu untersuchen, wie diese Indikatoren, die unterschiedliche Teilbereiche der sozioökonomischen Lage abbilden, gemeinsam über unterschiedliche Pfade und Wechselbeziehungen gesundheitliche Ungleichheit bei verschiedenen gesundheitsbezogenen Zielgrößen produzieren.

3.2 Das multidimensionale Modell in der Analyse der Selbsteinschätzung der Gesundheit

Im nächsten Schritt soll die Logik des in Abbildung 3 aufgezeigten multidimensionalen Modells auf ein Beispiel angewendet und alle sieben sozioökonomischen Indikatoren für die Analyse der selbsteingeschätzten Gesundheit herangezogen werden. Dieser Indikator ist ein oft verwendetes Maß für die allgemeine Gesundheit und zielt vorwiegend auf einen schlechten physischen Gesundheitszustand ab, unabhängig von der Krankheit und Diagnose (Manderbacka 1998).

Zunächst folgen wir der zeitlichen Abfolge der sozioökonomischen Indikatoren, angefangen mit den intergenerationalen Indikatoren, gefolgt von den konventionellen SES-Indikatoren und enden mit den Indikatoren des akkumulierten Wohlstands und der ökonomischen Schwierigkeiten. Dieses Beispiel basiert ebenfalls auf Analysen der Helsinki Health Study (Laaksonen et al. 2005a). Auswertungsgrundlage sind hier ausschließlich die Daten für Frauen, wobei ähnliche Ergebnisse für Männer gefunden wurden. Die Ähnlichkeit zwischen den Geschlechtern liegt vermutlich darin begründet, dass finnische Frauen fast genauso häufig Vollzeit beschäftigt sind wie Männer. Die Auswertungen basieren auf relativen Unterschieden unter Verwendung von Odds Ratios (OR) aus logistischen Regressionsmodellen, wobei die höchste Kategorie jeweils als Referenzgruppe dient. Die Referenzgruppe erhält den Wert 1.00 und je höher das Odds Ratio, desto größer ist das Risiko einer negativen Gesundheit.

Tabelle 2: Multidimensionale Modellanalyse des schlechter als „gut" selbsteingeschätzten Gesundheitszustands bei beschäftigten Frauen im Alter von 40-60 Jahren aus der Helsinki Health Studie (n=7171). Odds Ratios adjustiert für Alter. (Laaksonen et al. 2005a)

	Individual effects	1: Parental edu. + childh. diffic.	2:1+own education	3:2+occup. class	4:3+ income	5:4+home ownership
Parental education						
Higher	1.00	1.00	1.00	1.00	1.00	1.00
Intermediate	**1.28***	**1.22***	1.03	1.02	1.02	1.02
Basic	**1.45***	**1.34***	1.03	1.01	1.01	1.01
Childhood econ. diffic.						
No	1.00	1.00	1.00	1.00	1.00	1.00
Yes	**1.81***	**1.75***	**1.72***	**1.71***	**1.70***	**1.68***
Own education						
Higher	1.00		1.00	1.00	1.00	1.00
Intermediate	**1.31***		**1.29***	1.11	1.10	1.10
Basic	**1.95***		**1.85***	**1.36***	**1.35***	**1.32***
Occupational class						
Managers + profess.	1.00			1.00	1.00	1.00
Semi-professionals	**1.27***			1.15	1.13	1.12
Routine non-manuals	**1.76***			**1.37***	**1.34***	**1.30***
Manual workers	**2.19***			**1.60***	**1.55***	**1.48***
Household income						
Highest quartile	1.00				1.00	1.00
3rd	**1.21***				1.08	1.07
2nd	**1.41***				1.12	1.10
Lowest quartile	**1.46***				1.10	1.07
Home ownership						
Yes	1.00					1.00
No	**1.52***					**1.27***
Current economic difficulties						
No difficulties	1.00					

*=signifikanter Effekt (95% KI beinhaltet nicht 1)

Wie aus Spalte 1 in Tabelle 2 deutlich wird, sind unter Kontrolle des Alters alle sozioökonomischen Indikatoren mit einer als schlecht eingeschätzten Gesundheit assoziiert. Auffallend sind beispielsweise die besonders ausgeprägten und hierarchischen Ungleichheiten in der selbsteingeschätzten Gesundheit nach eigener Bildung, Berufsstatus und ökonomischen Schwierigkeiten, sowohl in der Kindheit als auch im Erwachsenenalter. Für all diese Indikatoren hat die niedrigste Kategorie des sozioökonomischen Status das größte Risiko für eine negative Gesundheit (OR ungefähr 2.00). Die Ergebnisse dieser Analyse entsprechen im Wesentlichen dem einfachen Modell aus Abbildung 1, adjustiert für das Alter.

Wir führen die Analyse jedoch weiter und untersuchen die Wechselbeziehungen und Pfade zwischen den sieben sozioökonomischen Indikatoren. An die ausschließlich altersadjustierte Analyse gesundheitlicher Ungleichheiten anknüpfend, werden in einem nächsten Schritt die sozioökonomischen Indikatoren in ihrer vermuteten zeitlichen Reihenfolge dem Ausgangsmodell hinzugefügt. Zuerst werden Indikatoren früher sozioökonomischer Umweltbedingungen, d.h. die Bildung der Eltern und ökonomische Schwierigkeiten in der Kindheit, simultan in die Analyse einbezogen. Wie aus Tabelle 2 ersichtlich wird, beeinflussen sie sich gegenseitig nur geringfügig. Nachdem die eigene Bildung jedoch einbezogen wird, hat die Bildung der Eltern keinen Einfluss mehr auf die Gesundheit. Dies impliziert, dass die Einflüsse der Bildung der Eltern durch die eigene Bildung wirken, welche weiterhin einen starken Effekt auf die Gesundheit hat. Der nächste Schritt bezieht auch den Berufsstatus in das Modell mit ein und zeigt, dass Bildung und Berufsstatus miteinander assoziierte Determinanten der Gesundheit sind, da beide etwas an ihrem starken Einfluss verlieren. Dies bestätigt auch, dass trotz der starken Korrelation zwischen der eigenen Bildung und dem Berufsstatus (siehe Tabelle 1) diese beiden Indikatoren weiterhin einen eigenständigen Effekt auf die Gesundheit haben. Die Bildung erklärt einen Teil der berufsstatusbezogenen gesundheitlichen Ungleichheit, wobei ein Teil der bildungsbezogenen gesundheitlichen Ungleichheit über die Berufsklasse vermittelt wird. Die Effekte des dritten sozioökonomischen Hauptindikators, des Haushaltseinkommens, werden vollständig durch die vorangehenden sozioökonomischen Indikatoren erklärt, was darauf hinweist, dass der ursprüngliche Effekt des Einkommens (siehe Spalte 1 in Tabelle 2), zum Großteil auf Unterschiede im Bildungs- und Berufsstatus zurückzuführen ist. Die Effekte des Wohneigentums werden im Verlauf der Analyse schwächer und hängen zum Großteil von anderen sozioökonomischen Indikatoren ab. Ökonomische Schwierigkeiten in der Kindheit und im Erwachsenenalter zeigen wiederum andauernde und unabhängige Effekte auf eine negative Selbsteinschätzung der Gesundheit in der gesamten multidimensionalen Analyse.

Die letzte Spalte in Tabelle 2 zeigt die Effekte der sozioökonomischen Indikatoren, wenn sie alle gleichzeitig in dem Modell berücksichtigt werden. Dabei sind verständlicherweise alle Zusammenhänge mit der Gesundheit schwächer als im Anfangsmodell, aber die Reduktion variiert stark. Während die Effekte für die Indikatoren der ökonomischen Schwierigkeiten zum Großteil erhalten bleiben, verlieren die Indikatoren elterliche Bildung, Haushaltseinkommen, und Wohneigentum, stark von ihren Einfluss auf die Gesundheit.

Der Hauptvorteil eines multidimensionalen Modells ist es, mögliche Wechselbeziehungen und Pfade zwischen den verschiedenen Teilbereichen des umfassenden Konstruktes der sozioökonomischen Lage aufzuzeigen. In diesem Beispiel konnte ein zentraler Pfad von Ungleichheiten bezüglich der Bildung der Eltern zu Ungleichheiten bezüglich der eigenen Bildung identifiziert werden. Das Einkommen in dieser Kohorte hatte keine unabhängigen Effekte auf die Gesundheit, aber die Effekte waren abhängig von anderen sozioökonomischen Indikatoren, insbesondere der Bildung und dem Berufsstatus. Daneben gab es einen weiteren, etwas schwächeren Pfad zwischen eigener Bildung und Berufsstatus, was darauf hindeutet, dass die Effekte der Bildung auf die Gesundheit zumindest teilweise über die Berufsklasse vermittelt werden.

3.3 Multidimensionale Modelle in der Analyse weiterer Gesundheitsoutcomes

Da unser detailliertes Beispiel zur multidimensionalen sozioökonomischen Analyse der Selbsteinschätzung der Gesundheit bestätigte, dass gesundheitliche Ungleichheit zum Teil durch Wechselbeziehungen und Pfade zwischen den SES-Indikatoren hervorgerufen werden, erscheint es sinnvoll, ähnliche Analysen auch für weitere Bereiche der Gesundheit durchzuführen. Wir haben dies für eine Vielzahl von weiteren Zielgrößen gemacht, unter anderem für psychische Störungen (Lahelma et al. 2006), aktuelles Rauchen (Laaksonen et al. 2005b) und Übergewicht (Laaksonen, Sarlio-Lähteenkorva & Lahelma 2004). Die Hauptergebnisse dieser Analysen werden im nächsten Abschnitt zusammengefasst.

Tabelle 3 zeigt die Ergebnisse für die drei Zielgrößen in der gleichen Kohorte und nach denselben sieben sozioökonomischen Indikatoren, wie sie auch im oben dargestellten Beispiel der selbsteingeschätzten Gesundheit angewandt wurden. Allerdings werden hier aufgrund von Platzmangel nur die Anfangs- und Endmodelle der multidimensionalen Analysen berichtet. Die vollständigen Analysen können in den Originalquellen nachgelesen werden. Die ausschließlich altersadjustierten Ergebnisse, die den Anfang der Modellreihe bilden, folgen auch hier der Logik des einfachen Modells (Abbildung 1), während die vollständig adjustierten Effekte der letzten Spalte dem multidimensionalen Modell (Tabelle 2) entsprechen.

Tabelle 3: Multidimensionale Analyse weiterer gesundheitsbezogener Outcomes bei beschäftigten Frauen im Alter von 40-60 aus der Helsinki Health Studie (n=7171). Altersadjustierte und gegenseitig adjustierte Odds Ratios.

	Mental health (GHQ-12, 3+)		Current smoking		Obesity (BMI 30+)	
	Individual effects	Mutually adjusted	Individual effects	Mutually adjusted	Individual effects	Mutually adjusted
Low parental education	**0.9***	**0.8***	**1.3***	**0.7***	**1.5***	1.1
Childhood econ. difficulties	**1.6***	**1.4***	**1.3***	1.0	**1.5***	**1.3***
Low own education	0.9	1.2	**3.1***	**2.5***	**1.8***	1.2
Low occupational class	0.9	**0.6***	**3.6***	**1.5***	**2.0***	1.4
Low income	**1.3***	1.0	**1.6***	0.9	1.3*	0.9
Renter	1.1	**0.8***	**2.6***	**1.9***	**1.8***	**1.5***
Economic difficulties	**2.1***	**1.3***	**2.1***	1.2	**1.7***	**1.4***

*=signifikanter Effekt (95% KI beinhaltet nicht 1)

Häufig vorkommende psychische Störungen, gemessen über den „General Health"-Questionaire (Version mit 12 Items), sind ein oft angewandter generischer Indikator leichter psychischer Gesundheitsstörungen (Lahelma et al. 2006). Im Gegensatz zur selbsteingeschätzten Gesundheit, zeigen sich für diesen Indikator nur schwache bis vernachlässigbare Ungleichheiten bezüglich der Haupt- bzw. der anderen sozioökonomischen Indikatoren, mit der Ausnahme ökonomischer Schwierigkeiten in der Kindheit und im Erwachsenenalter. Die Effekte für beide ökonomischen Indikatoren waren deutlich und blieben auch in der gesamten Analyse unabhängig. Die multidimensionale Analyse deutet zum einen darauf hin, dass sich die sozioökonomischen Muster leichter psychischer Störungen von denen der physischen Gesundheit unterscheiden, da nur die ökonomischen Schwierigkeiten mit diesen Störungen assoziiert waren. Zweitens konnten keine ausgeprägten Wechselbeziehungen zwischen den sozioökonomischen Indikatoren identifiziert werden. Weitere vergleichende Analysen zwischen zwei Kohorten, der Helsinki Health Study und der Whitehall II Study, die ähnliche multidimensionale Herangehensweisen verwendeten, kamen zu identischen Ergebnissen für verbreitete psychische Störungen (Laaksonen et al. 2007).

Wenn nur für das Alter adjustiert wird, zeigen die Ergebnisse für das Rauchen ein ähnliches Bild wie für die selbsteingeschätzte Gesundheit, da alle sieben sozioökonomischen Indikatoren mit dem gegenwärtigen Rauchen assoziiert waren. Besonders deutliche Ungleichheiten zeigen sich für die eigene Bildung und den Berufsstatus und etwas schwächer, aber dennoch deutlich, für das Wohneigentum, ökonomische Schwierigkeiten im Erwachsenenalter und das Haushaltseinkommen. Die Ergebnisse für die finalen Modelle zeigen, dass sich konsistent deutliche Ungleichheiten für die Bildung, die Berufsklasse und das Wohneigentum existieren. Der Vergleich des Anfangs- und des Endmodells deutet darauf hin, dass sich für das Rauchen Wechselbeziehungen zwischen den sozioökonomischen Indikatoren finden lassen. Die Überprüfung aller Phasen in der kompletten Analyse aus der Originalquelle bestätigt, dass solche Wechselbeziehungen einen Teilpfad von der eigenen Bildung über den Berufsstatus beinhalten. Die Effekte des Berufsstatus wiederum werden teilweise durch die eigene Bildung erklärt und sind über das Wohneigentum vermittelt. Die Effekte des Haushaltseinkommens werden vollständig durch die Bildung und den Berufsstatus erklärt. Daneben werden einige der Effekte der ökonomischen Schwierigkeiten im Erwachsenenalter von anderen sozioökonomischen Indikatoren erklärt. Die Ergebnisse zeigen an, dass die sozioökonomischen Unterschiede im Rauchen komplexen sozioökonomischen Pfaden folgen. Sie weisen darüber hinaus geschlechtsspezifische Unterschiede auf. Wohneigentum ist bei Männern ein starker sozioökonomischer Indikator, während die anderen Indikatoren in der multidimensionalen Analyse einen relativ schwachen Effekt haben (Laaksonen et al. 2005b).

Unser letztes Beispiel bezieht sich auf das Übergewicht. Übergewicht liegt vor, wenn ein Body Mass Index (BMI) von 30 oder mehr festgestellt wurde (Laaksonen, Sarlio-Lähteenkorva & Lahelma 2004). Zu Beginn der Analyse zeigen sich, wie bei der selbsteingeschätzten Gesundheit und dem Rauchen, universelle Ungleichheiten für das Übergewicht über alle sieben sozioökonomischen Indikatoren. Die Ergebnisse der finalen Modellreihe hingegen weisen darauf hin, dass relativ schwache Ungleichheiten für die ökonomischen Schwierigkeiten in der Kindheit und im Erwachsenenalter und für das Wohneigentum bestehen bleiben. Während für das Übergewicht keine eindeutigen Pfade identifiziert werden konnten, waren alle sozioökonomischen Ungleichheiten im Finalmodell leicht reduziert. Dies kann als Zeichen für schwache Wechselbeziehungen zwischen den sozioökonomischen Indikatoren in der Entwicklung von sozioökonomischen Unterschieden im Übergewicht bei Frauen gelten.

Weitere multidimensionale Analysen, deren Ergebnisse hier nicht vorgestellt werden können, wie beispielsweise für die körperliche Aktivität und das Ernährungsverhalten (Lallukka et al. 2007), deuten darauf hin, dass diese beiden Outcomes weniger stark über die sozioökonomischen Lage determiniert werden als die oben erwähnten Indikatoren. Allerdings bestätigen auch diese Analysen der körperlichen Aktivität und des Ernährungsverhaltens, dass multidimensionale sozioökonomische Bezugssysteme sinnvoll sind und ein viel präziseres Bild über die Produktion gesundheitlicher Ungleichheiten ermöglichen als einfachere Modelle. Zwar leiten sich die oben präsentierten Befunde aus logistischen Regressionsanalysen ab, die Relevanz einer multidimensionalen Strategie wurde aber auch mit Hilfe von Strukturgleichungsmodellen getestet, die sich besonders für die Identifikation von Pfaden eignen (Laaksonen et al. 2007). Diese zusätzlichen Ergebnisse bestätigen unsere Hauptergebnisse für die Selbsteinschätzung der Gesundheit und leichte psychische Störungen.

4 Was kann man daraus lernen?

Nicht nur in modernen Ländern, sondern zunehmend auch in weniger entwickelten Staaten finden sich inzwischen unzählige Studien zu sozioökonomischen Ungleichheiten in der Gesundheit. Es ist hinreichend nachgewiesen, dass sowohl in der Mortalität als auch in der Morbidität andauernde Ungleichheiten in allen westeuropäischen Ländern existieren, aus denen Daten vorliegen (Mackenbach et al. 2003; Kunst et al. 2005). Gesundheitliche Ungleichheiten besitzen in vielen Ländern weiterhin eine hohe Priorität auf der politischen Agenda, was u.a. daran erkennbar ist, dass die WHO eine Kommission zu „Sozialen Determinanten der Gesundheit" ins Leben gerufen hat, um die bestehende Evidenz zu bewerten und Möglichkeiten zu entwickeln, wie man gesundheitliche Ungleichheiten sowohl zwischen den Ländern als auch innerhalb einzelner Länder bekämpfen kann (Marmot 2005). Gerade die internationalen Vergleiche und das Monitoring haben wichtige Belege zur Verfügung gestellt, um sozioökonomisch bedingte Ungleichheiten in der Gesundheit als aktuelle und zukünftige Herausforderung für Public Health zu identifizieren (vgl. auch Schnabel; Graham und Gerlinger im Band).

In diesem Beitrag wurde argumentiert, dass die sozioökonomische Position in den Gesundheitswissenschaften als ein breites multidimensionales Konstrukt verstanden werden sollte. Es wäre wünschenswert, wenn weitere Schritte in diese Richtung folgen und multidimensionale analytische Strategien in Studien zu gesundheitlicher Ungleichheit Anwendung finden, um so besser verstehen zu können, wie diese Ungleichheiten erzeugt werden.

4.1 Evidenz zu den Pfaden und Wechselbeziehungen

Die vorgestellten Beispiele bestätigen wiederholt, dass sich gesundheitliche Ungleichheiten für verschiedene Indikatoren der sozioökonomischen Lage und der Gesundheit nachweisen lassen. Darüber hinaus konnten jedoch auch die Wechselbeziehungen und Mechanismen in der Produktion gesundheitlicher Ungleichheiten über die sieben sozioökonomischen Indikatoren identifiziert werden:

- Ein auffallender Unterschied konnte zwischen den psychischen und den anderen gesundheitsbezogenen Outcomes festgestellt werden. Allgemeine psychische Störungen weisen demnach kaum Unterschiede bezüglich der herkömmlichen sozioökonomischen Indikatoren auf, sind aber deutlich abhängig von ökonomischen Schwierigkeiten in der Kindheit und im Erwachsenenalter.
- Für die Bildung konnte ein Wirkungspfad identifiziert werden, der darauf hindeutet, dass die Effekte des Bildungsstatus der Eltern über die eigene Bildung Einfluss auf die Gesundheit nehmen.
- Ein weiterer Wirkungspfad deutet an, dass das Einkommen selbst keinen Einfluss auf die Gesundheit hat, da der Effekt durch die vorgestellten Indikatoren Berufs- und Bildungsstatus erklärt wird. Dies bedeutet allerdings nicht, dass das Einkommen für die Gesundheit bedeutungslos ist. Vielmehr muss man sich bewusst sein, dass der Effekt durch die zeitlich vorangehenden sozioökonomischen Indikatoren hervorgerufen wird.
- Ökonomische Schwierigkeiten im Lebenslauf erweisen sich als ein wichtiger Bestandteil der komplexen Produktion von Ungleichheiten in der psychischen und körperlichen Gesundheit.

4.2 Implikationen für die weitere Forschung

Die vorgestellten Überlegungen in diesem Beitrag haben vor allem eine pädagogische Zielsetzung. Um die Anwendungsmöglichkeiten multidimensionaler Konzepte in der Analyse gesundheitlicher Ungleichheit zu illustrieren, wurden ausschließlich eigene Analysen der Helsinki Health Study verwendet, um so systematisch wie möglich vorzugehen. Aber auch andere Studien bestätigen zunehmend, dass die Genese gesundheitlicher Ungleichheiten in einem komplexen

Austausch zwischen den verschiedenen Bereichen des multidimensionalen Konstruktes der sozioökonomischen Lage stattfindet (Dahl 1994; Braveman et al. 2005; Geyer et al. 2006). Daraus ergibt sich die entscheidende Schlussfolgerung, dass es nicht das Hauptziel der weiteren Forschung sein kann, den „besten“ Indikator oder „unabhängige Effekte“ der einzelnen sozioökonomischen Indikatoren zu identifizieren. Vielmehr kann ein besseres Verständnis der Wechselbeziehungen und der Pfade unter den multiplen Indikatoren dazu beitragen, die Frage zu beantworten, wie sozioökonomische Ungleichheit entstehen und sich als so persistent erweisen.

Zahlreiche theoretische und empirische Analysen haben bestätigt, dass verschiedene sozioökonomische Indikatoren in einer Wechselbeziehung zueinander stehen, aber nicht untereinander austauschbar sind (Lynch & Kaplan 2000; Braveman et al. 2005; Geyer et al. 2006). Die sieben hier untersuchten sozioökonomischen Indikatoren korrelieren untereinander und jeder Indikator spiegelt zu einem gewissen Grad die gemeinsamen Effekte der sozioökonomischen Lage auf die Gesundheit wider. Dennoch sind die meisten Korrelationen nicht besonders hoch und jeder Indikator reflektiert damit auch seinen eigenen Effekt auf die Gesundheit. Da die sozioökonomische Lage allgemein nicht direkt messbar ist, stellt die Identifikation der relativen Effekte einzelner sozioökonomischer Indikatoren und ihrer gemeinsamen Wechselbeziehungen auf die Gesundheit – wie die Beispiele zeigen – weitere Hinweise für die Produktion gesundheitlicher Ungleichheit zur Verfügung.

Insgesamt steckt die multidimensionale Analyse gesundheitlicher Ungleichheiten immer noch in den Anfängen und ist sehr bruchstückhaft. Dennoch konnte sie bereits jetzt neues Wissen zu den vorliegenden Belegen über die Ursachen gesundheitlicher Ungleichheiten beisteuern. Die Botschaft hier soll aber nicht sein, dass alle Studien zu gesundheitlicher Ungleichheit nun multidimensionale Modelle verwenden sollen. Auch Studien, die einfache Modelle verwenden, können von den Ergebnissen der multidimensionalen Analysen profitieren:

- Ergebnisse über gesundheitliche Ungleichheit aus einfachen sozioökonomischen Modellen, die nur einen bestimmten Indikator verwenden, können so in einem breiteren Kontext eingeordnet werden, was für die Interpretation von Ergebnissen hilfreich ist.
- Evidenz aus multidimensionalen Modellen ist ebenso hilfreich bei der Wahl einer oder mehrerer strategischer Indikatoren in weiterführenden Studien zu gesundheitlicher Ungleichheit, die ein spezifisches Ziel verfolgen.

Der gegenwärtige Forschungsstand zu multidimensionalen Analysen weist aber auch auf weitere Möglichkeiten und Wege hin, die in der zukünftigen Forschung weiterverfolgt werden sollten:

- Multidimensionale Modelle werden benötigt, da sich soziale Strukturen im Laufe der Zeit verändern und die Wechselbeziehungen und Pfade in der Produktion gesundheitlicher Ungleichheiten sich ebenfalls verändern können.
- Weiter erforscht werden muss, ob die Wechselbeziehungen und die Einflusswege zwischen den sozioökonomischen Indikatoren innerhalb verschiedener Subgruppen und Kontexte variieren. Deshalb ist es erforderlich, in weiteren Studien den Einfluss des Geschlechts (vgl. Kuhlmann & Kolip im Band), des Alters (vgl. Huisman im Band) sowie auch der Region (vgl. Mielck im Band) und dem nationalen Kontext (vgl. Spallek & Razum im Band) zur multidimensionalen Genese gesundheitlicher Ungleichheiten zu untersuchen.
- Darüber hinaus erscheint es sinnvoll, weitere Indikatoren der Gesundheit einzubeziehen, da in diesem Beispiel nur eine Auswahl an gesundheitsbezogenen Zielgrößen verwendet wurde. Als Beispiel seien hier die chronisch-degenerativen ebenso wie funktionseinschränkenden Krankheiten und Haupttodesursachen genannt.

5 Fazit

In der Einleitung dieses Kapitels wurde auf zwei lange Forschungstraditionen verwiesen, d.h. die theoretisch und soziologisch orientierte Klassenanalyse sowie die empirisch und sozialmedizinisch ausgerichtete sozioökonomische Analyse der öffentlichen Gesundheit. Beide Traditionen sind auch heute weiterhin relevant, da ein besseres Verständnis der sozialen Schichtung und der sozioökonomischen Position notwendig ist, um empirischen Analysen stetig zu verfeinern und zu verbessern. Permanente sozialstrukturelle Veränderungen stellen eine Herausforderung für eine Verknüpfung der beiden Forschungstraditionen dar. Diesen Herausforderungen zu begegnen ermöglicht, bessere konzeptionelle und analytische Werkzeuge sowie theoretisch begründete und validierte Indikatoren für die zukünftige Forschung zur Produktion und Reproduktion gesundheitlicher Ungleichheiten zu erhalten. Solche Werkzeuge sind auch und gerade für die Entwicklung multidimensionaler analytischer Strategien von zentraler Bedeutung.

Wir vertreten die Ansicht, dass Studien zu den Wechselbeziehungen und Wirkmechanismen der multiplen Domänen der sozioökonomischen Lage den wissenschaftlichen Fortschritt voranbringen können, indem sie präzisere und systematischere Belege für die Ursachen und Mechanismen der Entwicklung gesundheitlicher Ungleichheit ermöglichen. Derartige Belege sind nicht nur für den wissenschaftlichen Fortschritt essentiell. Auch um gesundheitliche Ungleichheiten angehen zu können, sind diese Informationen wichtig, da diese Ungleichheiten selten direkt, sondern eher über ihre Ursachen und Mechanismen beeinflussbar sind (Mackenbach et al. 2002; vgl. auch Graham im Band). Belege zur Multidimensionalität der komplexen sozioökonomischen Mechanismen der Genese gesundheitlicher Ungleichheiten, dürften dementsprechend hilfreich sein, effizienter Strategien und Interventionsmaßnahmen zur Reduktion umfangreicher und andauernder gesundheitlicher Ungleichheiten zu entwickeln.

Aus dem Englischen übersetzt von Veronika Ottova & Matthias Richter

Literatur

Braveman PA, Cubbin C, Egerter S, et al. (2005). Socioeconomic status in health research. One size does not fit all. JAMA 294: 2879-2888.

Claus L (1993). The development of medical sociology in Europe. Soc Sci Med 17: 1591-1597.

Dahl E (1994). Social inequalities in health: The significance of occupational status, education and income – results from a Norwegian survey. Social Health Ill 16: 644-667.

Galobardes B, Shaw ME, Lawlor DA, et al. (2006). Indicators of socioeconomic position (part 1). J Epidemiol Community Health 60: 7-12.

Geyer S, Hemström Ö, Peter R, et al. (2006). Education, income, and occupational class cannot be used interchangeably in social epidemiology. Empirical evidence against a common practice. J Epidemiol Community Health 60: 804-810.

Kadushin C (1964). Social class and the experience of ill health. Sociological Inquiry 34: 67-80.

Kitagawa E, Hauser P (1973). Differential Mortality in the United States: A Study in Socioeconomic Epidemiology, Cambridge, MA: Harvard University Press.

Kuh D, Ben-Shlomo Y, Lynch J, et al. (2003). Life course epidemiology. J Epidemiol Community Health 57: 778-783.

Kunst A, Bos V, Lahelma E, et al. (2005). Trends in socio-economic inequalities in self-assessed health in 10 European countries. Int J Epidemiol 34: 295-305.

Laaksonen E, Martikainen P, Lahelma E, et al. (2007). Socioeconomic circumstances and common mental disorders among Finnish and British public sector employees. Int J Epidemiol 34: 776-786.

Laaksonen M, Sarlio-Lähteenkorva S, Lahelma E (2004). Multiple dimensions of socio-economic position and obesity among employees: The Helsinki Health Study. Obes Res 12: 1851-1858.

Laaksonen M, Rahkonen O, Martikainen P, et al. (2005a). Socioeconomic position and self-rated health. The contribution of childhood socioeconomic circumstances, adult socioeconomic status, and material resources. Am J Public Health 95: 1403-1409.

Laaksonen M, Rahkonen O, Karvonen S, et al. (2005b). Socioeconomic status and smoking. Analysing inequalities with multiple indicators. Eur J Publ Health 15: 262-269.

Laaksonen M, Silventoinen K, Martikainen P, et al. (2008). The effects of childhood circumstances, socioeconomic status and material circumstances on physical and mental functioning: a structural equation modelling approach. Ann Epidemiol (in press).

Lahelma E, Karisto A, Rahkonen O (1996). Analysing inequalities: The tradition of socioeconomic health research in Finland. Eur J Public Health 6: 87-93.

Lahelma E, Martikainen P, Laaksonen M, et al. (2004). Pathways between socioeconomic determinants of health. J Epidemiol Community Health 58: 327-332.

Lahelma E, Laaksonen M, Martikainen P, et al. (2006). Multiple measures of socioeconomic circumstances and common mental disorders. Soc Sci Med 63: 1383-1399.

Lallukka T, Laaksonen M, Rahkonen O, et al. (2007). Multiple socio-economic circumstances and healthy food habits. Eur J Clin Nutr 61: 701-710.

Liberatos P, Link B, Kelsey J (1988). The measurement of social class in epidemiology. Epidemiol Rev 10: 87-121.

Lynch J, Kaplan G (2000). Socioeconomic position. In: Berkman LF, Kawachi I, eds. Social Epidemiology, New York, Oxford University Press: 13-35.

Mackenbach J, Bakker M, Sihto M, et al. (2002). Strategies to reduce socioeconomic inequalities in health. In: Mackenbach J, Bakker M, eds. Reducing Inequalities in Health: A European Perspective. London: Routledge: 25-49.

Mackenbach J, Bos V, Andersen O, et al. (2003). Widening socioeconomic inequalities in mortality in six Western European countries. Int J Epidemiol 32: 830-837.

Macintyre S (1997). The Black Report and beyond: What are the issues? Soc Sci Med 44: 723-745.

Manderbacka K (1998). Examining what self-rated health question is understood to mean by respondents. Scand J Soc Med 26: 145-153.

Marmot M (2005). Social determinants of health inequalities. Lancet 365: 1099-1104.

Oakes M, Rossi P (2003). The measurement of SES in health research: current practice and steps toward a new approach. Soc Sci Med 56: 769-784.

Purola T, Nyman K (1968). Utilization of the medical services. In: Purola T, Kalimo E, Sievers K, eds. The Utilisation of the Medical Services, and its Relationship to Morbidity, Health Resources and Social Factors, Helsinki: Social Insurance Institution: 123-177.

Reynolds J, Ross C (1998). Social stratification and health: Education's benefit beyond economic status and social origins. Soc Probl 45: 221-247.

Townsend P, Davidson N, eds. (1982). Inequalities in Health. The Black Report, Harmondsworth: Penguin Books.

Regionale Unterschiede bei Gesundheit und gesundheitlicher Versorgung: Weiterentwicklung der theoretischen und methodischen Ansätze

Andreas Mielck

1 Einleitung

Aus mehreren Gründen erscheint es wichtig, den regionalen Einflüssen auf den Gesundheitszustand – und auf die gesundheitliche Ungleichheit – mehr Beachtung zu schenken als bisher. Die Diskussion über das Thema „gesundheitliche Ungleichheit" bezieht sich bei uns zumeist auf die besonders betroffenen Bevölkerungsgruppen (z.B. Empfänger von Sozialhilfe, Erwerbstätige mit niedriger beruflicher Qualifikation, Arbeitslose, Alleinerziehende). Die regionale Dimension wird dabei zumeist außer Acht gelassen (Mielck 2005, 2006). Es ist jedoch offensichtlich, dass sich die Probleme der sozialen und gesundheitlichen Ungleichheit in bestimmten Stadtgebieten bzw. Regionen konzentrieren.

Die stärkere Beachtung der regionalen Verteilung des Problems ist vor allem dann wichtig, wenn Interventionsmaßnahmen zur Verringerung der gesundheitlichen Ungleichheit geplant werden. Zum einen müssen die Maßnahmen der Gesundheitsförderung und Prävention auf jede einzelne Zielgruppe zugeschnitten sein. Wenn sie sich allgemein an alle Bevölkerungsgruppen richten, führen sie häufig eher zu einer Vergrößerung als zu einer Verkleinerung der gesundheitlichen Ungleichheit, weil dann häufig vor allem die oberen Statusgruppen erreicht werden. Je stärker sich eine Maßnahme auf die Mitglieder der unteren Statusgruppen konzentriert, um so eher kann sie zu einer Verringerung der gesundheitlichen Ungleichheit beitragen. Besonders Erfolg versprechend sind daher die Maßnahmen, die dort umgesetzt werden, wo die besonders belasteten Personengruppen wohnen, arbeiten oder ihre Freizeit verbringen.

Zum anderen sind viele gesundheitsförderliche bzw. -belastende Faktoren direkt oder indirekt von den Belastungen in der Wohnumgebung abhängig. In der gegenwärtigen Diskussion wird oft betont, wie wichtig Gesundheitsverhalten und Eigenverantwortung sind. Eine Verbesserung des Gesundheitsverhaltens in den unteren Statusgruppen würde ohne Frage zu einer erheblichen Verringerung der gesundheitlichen Ungleichheit führen. Das Gesundheitsverhalten lässt sich mit Appellen an die Verantwortung für die eigene Gesundheit jedoch nur schwer beeinflussen. Zudem basiert es häufig nicht nur auf freien Entscheidungen, sondern es wird maßgeblich geprägt durch die Lebensumstände. Ohne Berücksichtigung dieser komplexen Ursachen des Gesundheitsverhaltens besteht die Gefahr, dass dem „Opfer die Schuld zugeschoben wird" (blaming the victim). Dieses Problem wird bei den Belastungen durch Lärm und Luftverschmutzung besonders deutlich: Die Personen aus den unteren Statusgruppen, die in schlechten Wohnungen, in der Nähe von industriellen Schadstoff-Emittenten und/oder stark befahrenen Verkehrswegen leben, tun dies zumeist nicht freiwillig. Häufig werden die beschränkten finanziellen Möglichkeiten keine andere Wahl lassen. Die Mietpreise reflektieren die Unterschiede in der Wohnqualität, und oft sind niedrige Mieten gleichbedeutend mit höherer Umweltbelastung. Hier handelt es sich um eine Exposition, bei der die exponierten Personen nur selten die Möglichkeit haben, die Exposition zu beenden. Diese Art von Belastung ist kein guter Nährboden für Ratschläge zum individuellen Gesundheitsverhalten.

Auch bei der Frage nach dem möglichen Zusammenhang zwischen der gesundheitlichen Versorgung einerseits und der gesundheitlichen Ungleichheit andererseits ist es wichtig, die regionale Dimension zu berücksichtigen. Bei Angebot, Qualität und Inanspruchnahme der gesundheitlichen Versorgung wird es vermutlich größere regionale Unterschiede geben, und diese Unterschiede könnten dazu beitragen, dass sozial benachteiligten Personen zumeist einen besonders schlechten Gesundheitszustand aufweisen. Empirisch untersucht wurde dieser Zusammenhang bisher jedoch kaum, zumindest nicht in Deutschland. Einige Studien verdeutlichen jedoch, dass auch in Deutschland regionale Unterschiede beim Gesundheitszustand mit regionalen Unterschieden im sozialen Status zusammenhängen.

Im folgenden Beitrag werden zunächst einige dieser Studien vorgestellt, vor allem zur Verdeutlichung von theoretischen und methodischen Problemen. In den folgenden Kapiteln wird versucht, einige Ansätze zur Lösung dieser Probleme vorzustellen. Dabei werden vor allem vier Themen vertieft: (a) Unterscheidung zwischen den „compositional effects" und den „contextual effects"; (b) theoretische Ansätze zur Erklärung der regionalen Einflüsse (vor allem mit Hilfe der beiden Konzepte Einkommens-Ungleichheit und „soziales Kapital"); (c) Möglichkeiten zur Messung des „regionalen sozialen Status"; (d) Berücksichtigung der einzelnen Versorgungsschritte im Prozess der gesundheitlichen Versorgung (Berechnung der „community effectivenesss"). Den Abschluss bildet ein kurzer Ausblick auf einige weitere Fragen, die bei Analysen zum Thema „regionale Unterschiede bei Gesundheit und gesundheitlicher Versorgung" wichtig sein können.

2 Empirische Studien aus Deutschland: Theoretische und Methodische Probleme

Bei einer Auswertung der Daten aus dem Saarländischen Krebsregister werden nur die Patienten einbezogen, bei denen zwischen 1974 und 1983 erstmals ein kolorektales Karzinom festgestellt wurde (Brenner et al. 1991). In dem Register wird festgehalten, ob und wann die Patienten verstorben sind. Aus der Differenz zwischen der ersten Diagnose des kolorektalen Karzinoms und dem Todeszeitpunkt wird für jeden Patienten die Überlebenszeit nach der Erst-Diagnose berechnet. Des Weiteren sind für jeden Patienten die folgenden Angaben vorhanden: Alter, Geschlecht, Ausbreitungsgrad des Karzinoms bei der ersten Diagnose, Gemeindekennziffer des Wohnortes. Angaben über die Ausbildung, den Beruf und das Einkommen der Patienten fehlen. Zur sozio-ökonomischen Charakterisierung der Patienten werden daher Merkmale der Gemeinden herangezogen, in denen sie bei der ersten Diagnose gewohnt haben. Verwendet werden hierfür vor allem Angaben aus der Volkszählung über den Anteil der Arbeiter und der Personen mit Hauptschulabschluss. Auf dieser Basis werden die Gemeinden einer der drei folgenden Gruppen zugeordnet: geringerer, mittlerer oder höherer sozio-ökonomischer Status.

Die Auswertungen zeigen erwartungsgemäß, dass die Überlebenszeit vor allem vom Ausbreitungsgrad des Karzinoms bei der Erst-Diagnose abhängt. Wenn sowohl der Ausbreitungsgrad als auch Alter, Geschlecht, Jahr der Erst-Diagnose und Gemeindegröße statistisch kontrolliert werden, zeigt sich jedoch sowohl beim Kolon- als auch beim Rektum-Karzinom ein statistisch signifikanter Zusammenhang mit dem sozio-ökonomischen Status der Gemeinde: Das relative Sterberisiko ist bei Patienten aus Gemeinden mit niedrigem Status ca. 1,25mal so hoch wie bei Patienten aus Gemeinden mit höherem Status. Bei der Interpretation dieses Ergebnisses muss gefragt werden, welcher Einfluss vom sozio-ökonomischen Status des einzelnen Patienten und welcher Einfluss vom sozio-ökonomischen Status der Gemeinde ausgehen kann. Beides kann, muss aber nicht miteinander zusammenhängen.

Wichtig sind an diesem Beispiel vor allem die folgenden Punkte: (a) Der „Umweg“ über den sozialen Status der Wohngemeinde ist nur deswegen gewählt worden, weil keine Angaben zum individuellen sozialen Status der einzelnen Patienten vorlagen. (b) Die Ergebnisse zeigen nur die regionale Häufung des Problems „kürzere Lebenserwartung“, erklären können sie dieses Problem jedoch nicht. (c) Es bleibt unklar, welche Statusmerkmale der Wohngemeinde sich wie auf die Überlebenszeit von Patienten auswirken können. (d) Es bleibt unklar, wie sich die Statusmerkmale der einzelnen Personen mit den Statusmerkmalen der Wohngemeinde vermischen. (e) Trotz dieser methodischen Mängel bieten die Ergebnisse – gerade durch die Betonung der regionalen Komponente – einen wichtigen Ansatzpunkt zur Verbesserung der gesundheitlichen Versorgung. Es lässt sich die folgende Forderung ableiten: Die sozialen und medizinischen Möglichkeiten zur Verlängerung der Lebenserwartung sollten auch und vor allem in den Regionen verbessert werden, in denen die Patienten ein erhöhtes Mortalitätsrisiko aufweisen (d.h. in den Gemeinden, die einen niedrigen sozio-ökonomischen Status aufweisen).

Ein weiteres Beispiel kommt aus Köln. Eine Auswertung der Einschulungs-Untersuchungen aus dem Jahr 1997 hat gezeigt, dass die Kinder aus den Stadtteilen mit einer hohen Sozialhilfe-Dichte eine besonders niedrige Teilnahme an den Früherkennungs-Untersuchungen U8 und U9 aufweisen (Mersmann & Warrlich 1998). Aus inhaltlicher Sicht wird hier also (ähnlich wie in der oben dargestellten Studie aus dem Saarländischen Krebsregisters) ein erhöhter Bedarf an gesundheitlicher Versorgung in den status-niedrigen Regionen erkennbar. Aus methodischer Sicht muss jedoch auch hier gefragt werden, wie gut der Indikator „Sozialhilfe-Dichte" zur Erfassung dieses regionalen Versorgungsbedarfs geeignet ist. Die Auswahl dieses Indikators mag sehr plausibel sein, besser wäre jedoch eine inhaltliche und theoretische Begründung.

Diese Diskrepanz zwischen inhaltlicher Aussagekraft und methodisch-theoretischer Unklarheit ist auch beim nächsten Beispiel zu erkennen. In Berlin beinhalten die Gesundheits-Berichte seit mehreren Jahren eine detaillierte Analyse der Unterschiede zwischen den Bezirken. Der letzte Bericht ist erst vor kurzem erschienen (Senatsverwaltung 2006). Für jeden Bezirk wird dabei ein „Sozial-Index" berechnet, und zwar nach dem folgenden Verfahren (Hermann & Imme 2004): Einbezogen werden 25 Variablen (z.B. Verteilung nach Geschlecht, Alter und Nationalität; Anteil der Personen mit Haupt- oder Volksschulabschluss; Arbeitslosenquote; Anteil der Sozialhilfeempfänger und der Personen mit niedrigem bzw. hohem Einkommen; Todesfälle; gemeldete Tbc-Fälle; Lebenserwartung). Mit Hilfe einer Faktorenanalyse sind dann aus diesen Variablen zwei Faktoren bestimmt worden, die jeweils einen bestimmten Bereich der sozialen Umwelt abbilden. Der erste Faktor wird als „Sozial-Index" bezeichnet. Er ist z.B. dann besonders hoch, wenn der Anteil der Ausländer, der Arbeitslosen, der Personen mit niedrigem Einkommen und der vorzeitigen Sterbefälle besonders hoch ist. Der zweite Faktor wird „Status-Index" genannt; er ist z.B. dann besonders hoch, wenn der Anteil der Ein-Personenhaushalte, der Erwerbstätigen und der Personen mit Abitur besonders hoch ist.

Der „Sozial-Index" wird verwendet, um die Verteilung gesundheitlicher Belastungen in Berlin zu beschreiben. Bei der Einschulungs-Untersuchung wird beispielsweise erfasst, ob erkrankte Zähne unzureichend (bzw. gar nicht) behandelt worden sind. Die Analysen zeigen, dass der Anteil von Kindern mit unversorgten Zähnen in den Bezirken besonders hoch ist, die (gemessen an dem „Sozial-Index") einen niedrigen sozialen Status aufweisen (Hermann & Imme 2004: 41). Inhaltlich gesehen weisen die Ergebnisse damit auf die Notwendigkeit einer besseren Prophylaxe und zahnärztlichen Versorgung in den status-niedrigen Bezirken hin. Für die Planung und Umsetzung von Maßnahmen zur praktischen Umsetzung dieser allgemeinen Empfehlung wäre es jedoch wichtig, die Verbindung zwischen den Variablen des „Sozial-Index" und der Zahngesundheit besser zu verstehen. Wie schon bei den oben vorgestellten Studien liefern die Ergebnisse auch hier wichtige Hinweise auf den gesundheitlichen Versorgungsbedarf in status-niedrigen Regionen, aber die Analysen bleiben doch vor allem deskriptiv. Die Frage nach dem theoretischen Ansatz zur Erklärung dieser Unterschiede wird kaum beantwortet (und häufig nicht einmal explizit formuliert), ebenso wenig wie die Frage nach den Vor- und Nachteilen des gewählten methodischen Vorgehens.

Eine vollständige Auflistung der theoretischen und methodischen Herausforderungen ist hier nicht möglich; besonders wichtig sind m.E. jedoch die folgenden:

- Zusammenhang zwischen den Variablen der Individual-Ebene (z.B. Einkommen einer bestimmten Person) und den Variablen der Regional-Ebene (z.B. Anteil der Sozialhilfequote): Diese Frage ist bisher weder konzeptionell noch methodisch ausführlich in Deutschland diskutiert worden.
- Bestimmung der Charakteristika einer Region, die den Gesundheitszustand und die gesundheitliche Versorgung der Bewohner beeinflussen können: Bezogen auf regionale Einflüsse auf den Gesundheitszustand sind in Deutschland bisher vor allem die Effekte von Umweltbelastungen wie Lärm und Luftverschmutzung untersucht worden. Weitere Charakteristika wie z.B. das „soziale Kapital" werden bei den regionalen Analysen dagegen kaum berücksichtigt. Gefragt werden kann auch nach dem Einfluss der Arztdichte und der Wegezeiten; ausführliche Arbeiten lassen sich hierzu jedoch kaum finden.
- Erfassung des sozialen Status einer Region: In den bisher vorliegenden Studien werden viele verschiedene Möglichkeiten vorgestellt, es fehlt jedoch eine wissenschaftlich fundierte Diskussion über die jeweiligen Vor- und Nachteile.
- Unterscheidung zwischen den Effekten des individuellen und des regionalen sozialen Status: Im Mittelpunkt steht hier die in Deutschland bisher nur sehr selten angewendete Methode der Mehr-Ebenen-Analyse.

Im Folgenden sollen auf jeden dieser Punkte etwas ausführlicher eingegangen werden

3 Unterscheidung zwischen den „Compositional Effects“ und den „Contextual Effects“

In der Diskussion über regionale Einflüsse auf Gesundheitszustand und gesundheitliche Versorgung muss zwischen zwei möglichen Effekten unterschieden werden: (a) Mit dem Begriff „compositional effect“ wird der Effekte der Bevölkerungsstruktur umschrieben. Wenn z.B. der Anteil von Personen mit niedrigem Einkommen in Region A sehr hoch ist, dann wird diese Bevölkerungs-Zusammensetzung vermutlich zu einer relativ hohen Mortalität und Morbidität in Region A führen. (b) Mit dem Begriff „contextual effect“ wird umschrieben, dass auch Merkmale der Region selbst einen Einfluss auf den Gesundheitszustand der Bewohner ausüben können, und zwar unabhängig von den individuellen Merkmalen der einzelnen Bewohner (wie z.B. dem individuellen Einkommen). Ein einfaches Beispiel dafür ist die Belastung durch Lärm oder Luftverschmutzung. Wenn diese Belastungen sehr hoch sind, dann beeinträchtigen sie den Gesundheitszustand von allen Menschen, die diesen Belastungen ausgesetzt sind.

Ein „contextual effect“ könnte auch vom Angebot der gesundheitlichen Versorgung ausgehen. Die folgenden Fragen stehen hier im Vordergrund: Wie groß sind die regionalen Unterschiede bei Umfang und Qualität der gesundheitlichen Versorgung? Wie wirken sich diese regionalen Unterschiede auf den Gesundheitszustand der Bewohner aus? Weisen die Regionen, in denen der Anteil sozial benachteiligter Personen besonders hoch ist, auch eine besonders schlechte gesundheitliche Versorgung auf? Tragen die Unterschiede in der gesundheitlichen Versorgung zur Verfestigung der gesundheitlichen Ungleichheiten bei? Aus Deutschland liegen dazu m.W. noch keine ausführlichen Untersuchungen vor, sogar die explizite Formulierung dieser Fragestellungen ist bei uns kaum zu finden.

Für die empirische Überprüfung mag es auf den ersten Blick ausreichend erscheinen, pro Region die Maßzahlen der gesundheitlichen Versorgung zu erheben (z.B. Allgemein- und Facharzt-Dichte) und mit den Maßzahlen für gesundheitliche Probleme bei Patienten (z.B. Blutzuckereinstellung bei Diabetikern, medikamentöse Kontrolle des hohen Blutdrucks, Wiedereinweisungsrate, Überlebenszeit nach Erst-Diagnose) zu vergleichen. Wenn eine niedrige Arztdichte mit einer hohen Prävalenz der gesundheitlichen Probleme einhergeht, könnte daraus auf die gesundheits-gefährdende Wirkung der niedrigen Arztdichte geschlossen werden. Bei näherer Betrachtung wird jedoch deutlich, dass diese

Schlussfolgerung nicht sehr gut fundiert ist. Es wäre z.B. möglich, dass in der Region mit niedriger Arztdichte besonders viele Menschen aus den unteren Statusgruppen leben, und dass die gesundheitlichen Probleme dort vor allem aus diesem Grund besonders hoch sind. Ohne statistische Kontrolle der individuellen Merkmale (hier: sozialer Status der einzelnen Bewohner) ist ein Effekt der regionalen Umwelt (hier: Arztdichte) kaum zu ermitteln.

Die Tatsache, dass aus Unterschieden zwischen Regionen nicht einfach auf Unterschiede zwischen Personen geschlossen werden darf, ist in der wissenschaftlichen Diskussion unter dem Stichwort „ökologischer Fehlschluss“ seit langem bekannt. Relativ neu ist jedoch die explizite Trennung zwischen „compositional effects“ einerseits und „contextual effects“ andererseits. Diese Trennung ermöglicht eine detaillierte Diskussion der komplexen Wechselwirkungen.

Die notwendige Unterscheidung zwischen den Merkmalen der Region und den Merkmalen der einzelnen Bewohner wird schon daran deutlich, dass sich die Wirkung der regionalen Charakteristika von Person zu Person unterscheiden kann. Es lassen sich z.B. die beiden folgenden Fragen unterscheiden: (a) Wie wirkt sich das regionale Angebot der gesundheitlichen Versorgung für adipöse Kinder auf ihre Chance aus, diese gesundheitliche Belastung zu verringern? (b) Wirkt sich das regionale Angebot auf alle adipösen Kindern der Region in gleicher Weise aus, oder ist diese Wirkungen abhängig vom sozialen Status der einzelnen Familien? Die notwendige Unterscheidung zwischen diesen Fragen verdeutlicht, wie wichtig die Trennung zwischen regionalen und individuellen Merkmalen ist, und wie komplex die Interaktionen zwischen diesen Merkmalen sein können. Die Unterscheidung zwischen regionalen und individuellen Merkmalen ist dabei nicht nur aus wissenschaftlicher Sicht geboten, sie ist vor allem wichtig zur Ableitung möglichst konkreter Interventionsvorschläge. Ohne die (bisher in Deutschland kaum diskutierte) Unterscheidung zwischen den „compositional effects“ und den „contextual effects“ ist dies jedoch kaum möglich.

4 Theoretische Ansätze zur Erklärung der regionalen Einflüsse

Mit dem Begriff „Environmental Justice“ wird das Problem umschrieben, dass physikalisch-chemische Belastungen wie Lärm und Luftverschmutzung regional zumeist sehr unterschiedlich verteilt sind, und dass die unteren Statusgruppen von diesen Belastungen häufig besonders stark betroffen sind. Hierzu liegen aus Deutschland bereits umfangreiche empirische und theoretische Arbeiten vor (z.B. Maschewsky 2001; Mielck & Henrich 2002; Bolte & Mielck 2004; Bolte 2006; Elvers 2007). Es soll daher an dieser Stelle nicht weiter darauf eingegangen werden, zumal die Relevanz des Themas „Environmental Justice“ für das

Thema „soziale Ungleichheit in der gesundheitlichen Versorgung" vermutlich eher gering ist.

An diesem Abschnitt soll vor allem der Stellenwert von zwei theoretischen Konzepten betont werden, Einkommens-Ungleichheit und „soziales Kapital". Dabei wird auch der Frage nachgegangen, wie wichtig dieser Ansatz für das Thema „soziale Ungleichheit in der gesundheitlichen Versorgung" sein könnte.

Einkommens-Ungleichheit

Die hier im Vordergrund stehende Hypothese lautet: Eine größere Einkommens-Ungleichheit führt zu erhöhter Morbidität und Mortalität, da sie mit sozialen Spannungen und psychischen Belastungen verbunden ist. Diese Hypothese ist in mehreren Studien klar bestätigt worden. Ein Vergleich zwischen neun westlichen Industriestaaten hat gezeigt, dass die Lebenserwartung in den Staaten mit großer Einkommens-Ungleichheit besonders niedrig ist (Wilkinson 1992). Mehrere Vergleiche zwischen den Staaten der USA kamen zu einem ganz ähnlichen Ergebnis (z.B. Kaplan et al. 1996; Wilkinson & Pickett 2006). Aus methodischer Sicht sind diese Studien jedoch mit dem Problem behaftet, dass sie nicht zwischen dem regionalen Effekt „Einkommens-Ungleichheit" und dem individuellen Effekt „persönliches Einkommen der Bewohner" unterscheiden. Entsprechend der oben vorgestellten Terminologie müsste als besser zwischen den „compositional effects" (Anteil der Personen mit niedrigem Einkommen) und den „contextual effects" (Einkommens-Ungleichheit) differenziert werden. Es wäre ja durchaus möglich, dass in den Regionen mit einer hohen Einkommens-Ungleichheit überdurchschnittlich viele Personen mit einem niedrigen Einkommen leben. Die Unterschiede zwischen den Regionen in Bezug auf die Lebenserwartung wären dann primär über den Anteil der Personen mit niedrigem Einkommen erklärbar, und nicht über die Einkommens-Ungleichheit.

Relativ schnell gelöst wurde das methodische Problem, d.h., in den aktuelleren Studien wird der Effekt der Einkommens-Ungleichheit bei gleichzeitiger statistischer Kontrolle des individuellen Einkommens beschrieben. Diese „Mehr-Ebenen-Analysen" sind inzwischen relativ einfach anzuwenden und entsprechend verbreitet. Die Ergebnisse zeigen, dass bei Kontrolle des individuellen Einkommens zumeist kein statistisch signifikanter Effekt der Einkommens-Ungleichheit mehr zu erkennen ist (Mackenbach 2002). Die einzige relativ klar erkennbare Ausnahme bilden die Vergleiche zwischen Staaten der USA, d.h. hier wird nach wie vor eine erhöhte gesundheitliche Belastung bei erhöhter Einkommens-Ungleichheit gefunden.

Inzwischen sind relativ viele Arbeiten zum Thema „Einkommens-Ungleichheit und Gesundheit" publiziert worden. In einem relativ aktuellen Überblick über die Studien, die auf einem Mehr-Ebenen-Ansatz beruhen, fassen S. Subramanian und I. Kawachi (2004) den Stand der Diskussion folgendermaßen zusammen:

- Ein theoretisches Modell zur Erklärung der gesundheitlichen Effekte der Einkommens-Ungleichheit ist bisher nur in Ansätzen erkennbar.
- Zur Erfassung der Einkommens-Ungleichheit werden unterschiedliche Methoden verwendet, vor allem jedoch der GINI-Koeffizient.
- Die bisher vorhandenen empirischen Ergebnisse dieser Mehr-Ebenen-Analysen ergeben kein einheitliches Bild. Die aus den USA stammenden Studien zeigen häufig (aber nicht immer) eine besonders große Morbidität oder Mortalität bei besonders großer Einkommens-Ungleichheit. In Studien aus anderen Ländern wird dieser Zusammenhang aber zumeist nicht gefunden.
- Bezogen auf die USA ist zu erkennen, dass der Zusammenhang zwischen Einkommens-Ungleichheit und Gesundheit bei einem Vergleich zwischen den Staaten klarer zu erkennen ist als bei einem Vergleich zwischen kleineren Gebietseinheiten.
- Aus theoretischen Überlegungen heraus ist davon auszugehen, dass der Zusammenhang zwischen dem individuellen Einkommen einerseits und dem Gesundheitszustand andererseits kurvilinear ist. Mit steigendem Einkommen wird der Gesundheitszustand zwar immer etwas besser, aber dieser „Gesundheits-Gewinn" wird kleiner, je weiter man auf der Einkommensskala nach oben geht. Mit anderen Worten: Wenn ein niedriges Einkommen um 100 Euro erhöht wird, dann ist ein relativ großer „Gesundheits-Gewinn" vorhanden. Wenn ein hohes Einkommen um 100 Euro erhöht wird, dann ist der „Gesundheits-Gewinn" relativ klein. Dieser kurvilineare Zusammenhang auf der individuellen Ebene könnte dazu führen, dass auf der aggregierten Ebene (d.h. beim Vergleich zwischen Regionen) ein Zusammenhang zwischen Einkommens-Ungleichheit und Gesundheit gefunden wird. Empirisch fundiert wurden diese theoretischen Überlegungen bisher jedoch kaum. Ist der Zusammenhang zwischen Einkommens-Ungleichheit und Gesundheit wirklich auf den kurvilinearen Zusammenhang zwischen individuellem Einkommen und Gesundheit zurückzuführen? Und wenn ja: Wird dadurch bereits der Zusammenhang zwischen Einkommens-Ungleichheit und Gesundheit vollkommen erklärt, oder gibt es einen zusätzlichen eigenständigen Effekt der Einkommens-Ungleichheit? Empirisch fundierte Antworten auf diese Fragen liegen m.W. bisher noch nicht vor.
- Trotz dieser methodischen Probleme gehen viele Wissenschaftler davon aus, dass die Einkommens-Ungleichheit einen eigenständigen Effekt auf den Gesundheitszustand ausübt, dass größere Ungleichheit zu größerer Morbidität und Mortalität führt. Die Unklarheiten bei den bisher vorgelegten Studien

führen sie vor allem darauf zurück, dass viele Studien auf kleinen Fallzahlen beruhen, und dass die erforderlichen Variablen durch die verwendeten Indikatoren und Daten häufig nur sehr unpräzise erfasst werden.

Die Verbindung zwischen Einkommens-Ungleichheit und Qualität der gesundheitlichen Versorgung ist bisher kaum hergestellt worden, weder theoretisch noch empirisch. Geprüft werden könnte z.B. die Hypothese, dass Regionen mit großer Einkommens-Ungleichheit auch große soziale Spannungen aufweisen und daher für Ärzte nicht sehr attraktiv sind. Empirische Studien sind m.W. dazu bisher jedoch noch nicht vorhanden.

„Soziales Kapital"

Die Public Health Diskussion über das soziale Kapital wird geprägt durch eine Studie von I. Kawachi et al. (1997). Dort konnte die Assoziation zwischen Einkommens-Ungleichheit und Gesundheit durch die folgenden Indikatoren des sozialen Kapitals zumindest teilweise erklärt werden: unfaires Verhalten anderer Personen („Glauben Sie, dass die meisten Menschen Sie ausnutzen würden, wenn sie die Gelegenheit dazu hätten?"); allgemeines soziales Vertrauen („Insgesamt betrachtet, glauben Sie, dass den meisten Menschen vertraut werden kann, oder kann man gar nicht vorsichtig genug sein im Umgang mit anderen Menschen?"); Stärke des sozialen Engagements („In wie vielen Verbänden, Organisationen etc. arbeiten Sie in Ihrer Freizeit mit?")

Es wird somit die folgende Kausalkette postuliert: Hohe Einkommens-Ungleichheit führt zu niedrigem sozialen Kapital, und niedriges soziales Kapital ist mit erhöhter gesundheitlicher Belastung verbunden. Die Frage, warum Einkommens-Ungleichheit und Mortalität miteinander zusammenhängen, wird damit auf die Frage verlagert, warum ein niedriges soziales Kapital ein gesundheitlicher Risikofaktor ist. Auch diese zweite neue Frage lässt sich bisher noch nicht zufrieden stellend beantworten. Die Verlagerung der Fragestellung kann jedoch von erheblicher praktischer Bedeutung sein. Es würden sich damit zwei unterschiedliche (wenn auch miteinander zusammenhängende) Ansatzpunkte zur Verbesserung des Gesundheitszustandes in einer Region bieten: zum einen die Verringerung der Einkommens-Ungleichheit, und zum anderen die Erhöhung des sozialen Kapitals.

Um zu verstehen, was mit dem Ansatzpunkt „Erhöhung des sozialen Kapitals" konkret gemeint ist, muss kurz auf die wissenschaftlichen Grundlagen dieses Konzeptes eingegangen werden. Ein aktueller Überblick über den Stand der Diskussion ist dem von M. Richter und K. Hurrelmann (2006) herausgegebenen Sammelband zu finden. Dort schreiben J. Siegrist et al. (2006: 157) zum Beispiel: „*Soziale Kohäsion* bezeichnet eine bestimmte Qualität und Dichte zwischenmenschlicher Beziehungen in überschaubaren sozial-räumlichen Einheiten (z.B. Wohnviertel, Region), die durch gemeinsam getragene Werte und Normen (Hilfsbereitschaft, wechselseitiges Vertrauen, Verfolgen kollektiver Ziele) gekennzeichnet ist (...). Mit dem Begriff des *sozialen Kapitals* wird ein zentrales Element sozialer Kohäsion in den Vordergrund gestellt: Vertrauensvolle Beziehungen stellen in ihrer Summe eine Ressource, eine Art Kapitalstock dar, in den Mitglieder einer Gruppe gemeinsam investieren, um von seinem Ertrag in Zukunft profitieren zu können" (Hervorhebungen im Original).

Das Konzept „soziales Kapital" hat in der Public Health Forschung inzwischen einen hohen Stellenwert erhalten. Die empirischen Ergebnisse sind viel versprechend, und das Konzept lässt sich gut einordnen in die notwendige Unterscheidung zwischen den „compositional effects" und den „contextual effects" (siehe oben). Das soziale Kapital bietet einen Ansatzpunkt zur Erfassung der regionalen Effekte auf Gesundheit und gesundheitliche Versorgung (d.h. der Effekte, von denen alle Menschen betroffen sind, die in einer bestimmten Region wohnen). Es wäre zum Beispiel möglich, dass unzureichendes soziales Kapital nicht nur ein eigenständiger gesundheitlicher Risikofaktor ist, sondern zudem auch die Qualität der gesundheitlichen Versorgung negativ beeinflusst (z.B. die Kooperation zwischen den verschiedenen Akteuren der gesundheitlichen Versorgung erschwert).

Die Verwendung dieses Konzeptes ist in der Public Health Forschung jedoch nicht unumstritten. In einer kritischen (deutschsprachigen) Analyse kommen einige international anerkannte Experten aus den USA, Kanada, England und Dänemark zu folgendem Ergebnis (Lynch et al. 2001: 89): „Obwohl das Konzept „Sozialkapital" einen kometenhaften Aufstieg im politischen, ökonomischen und gesundheitswissenschaftliche Sprachgebrauch erlebt hat, muss es erst noch vollständig definiert und verstanden werden." An der Berechtigung dieser Kritik hat sich bis heute wenig geändert. Die Attraktivität des Erklärungsansatzes „soziales Kapital" hat vermutlich mehrere Gründe. Zum einen entspricht dieser Ansatz den beiden Forderungen, die derzeit in der Public Health Forschung im Vordergrund stehen: (a) Es sollen nicht nur die gesundheits-gefährdenden Belastungen betont werden wie Rauchen oder Lärm, sondern auch die gesundheitsförderlichen Ressourcen wie soziale Unterstützung oder Partizipation. (b) Es sollen nicht nur Individuums-bezogene Interventionsmaßnahmen durchgeführt werden, sondern auch Settings-bezogene. Zum anderen beruht die Attraktivität aber wohl auch darauf, dass jeder etwas anderes darunter verstehen kann. Der Erklärungsansatz „soziales Kapital" kann sehr wichtig sein zur Erklärung der regionalen Unterschiede bei gesundheitlichen Ressourcen und Belastungen. Geprüft werden sollte auch, welchen Beitrag dieser Ansatz zur Erfassung der regionalen Unterschiede in der gesundheitlichen Versorgung leisten kann; bisher ist dies jedoch kaum geschehen.

Ein allgemein akzeptiertes Konzept zur Messung des sozialen Kapitals liegt m.W. aber noch nicht vor, weder in den Sozialwissenschaften noch in der Public Health Forschung. Auch die Frage, welche Komponenten das Konzept „soziales Kapital" umfassen sollte, ist noch nicht eindeutig geklärt. In der Public Health Forschung wird häufig eine relativ breite Definition verwendet. Einer der „Gründerväter" schreibt beispielsweise (Kawachi et al. 2002: 650; deutsche Übersetzung durch A.M.): „Soziales Kapital ist die Ressource, die aus den sozialen Beziehungen entsteht, und die von einzelnen Personen und von der Gesellschaft insgesamt genutzt werden kann. (…) Diese Ressource kann sowohl praktischer Natur (z.B. Unterstützung beim Einkaufen, Zugang zu Informationen) als auch mehr psychischer Natur sein (z.B. gegenseitiges Vertrauen, emotionale Unterstützung)". Wichtig für die weitere Entwicklung des Konzeptes wäre jetzt (a) eine vollständigere Erfassung der Komponenten, die in dem Konzept des sozialen Kapitals enthalten sind, (b) eine Einigung auf die Methoden zur empirischen Erfassung der einzelnen Elemente, und (c) eine Beantwortung der Frage, welche Elemente des sozialen Kapitals für welche Bereiche des Gesundheitszustandes und der gesundheitlichen Versorgung besonders wichtig sein können. Bei aller methodischer Kritik an der empirischen Umsetzung des Konzeptes darf jedoch nicht übersehen werden, dass viele Studien einen positiven Effekt des sozialen Kapitals auf den Gesundheitszustand gezeigt haben. Auch wenn die Wirkungsmechanismen noch nicht im Detail geklärt sind: Das Konzept des sozialen Kapitals eröffnet – eine in der Public Health Forschung zuvor kaum diskutierte – Möglichkeit zur Verbesserung des Gesundheitszustandes in einer bestimmten Region.

5 Messung des „regionalen sozialen Status"

Die oben vorgestellten empirischen Studien aus Deutschland haben bereits verdeutlicht, wie unterschiedlich der soziale Status einer Region empirisch erfasst werden kann. Positiv formuliert, könnte man von einer bunten Vielfalt sprechen. Aus wissenschaftlicher Sicht entsteht jedoch eher der Eindruck eines häufig sehr unsystematischen und wenig fundierten Vorgehens. Die methodischen Probleme lassen sich wie folgt zusammenfassen:

- Die Auswahl der regionalen Variablen ist zumeist nur durch die Datenverfügbarkeit geprägt, und nicht durch die Frage, welche Variablen warum für welche spezielle Fragestellung am besten geeignet sind.

- Die regionalen Variablen werden manchmal, aber nicht immer, zu einem Index zusammengefasst. Die Frage, warum die Zusammenfassung zu einem Index sinnvoll sein könnte oder nicht, wird dabei jedoch kaum diskutiert.
- In Abhängigkeit von der Fragestellung müsste auch darüber diskutiert werden, wie groß die Regionen sein sollten, die miteinander verglichen werden (z.B. Stadtteile, Bezirke oder Bundesländer). Diese Diskussion findet man jedoch so gut wie nie.
- Die verwendeten Analysemethoden sind so unterschiedlich, dass ein Vergleich der Ergebnisse zwischen den verschiedenen Studien häufig kaum möglich ist. Einige Studien beinhalten lediglich einfache bivariate Vergleiche zwischen den Regionen, andere Studien verwenden komplexe multivariate Modelle. Die verwendeten Variablen werden zudem sehr unterschiedlich definiert.

In einigen anderen westeuropäischen Staaten ist die Diskussion über die Erfassung des regionalen sozialen Status schon erheblich weiter vorangeschritten als bei uns, vor allem im Vereinigten Königreich (UK). Dort wird häufig ein „Index der regionale Deprivation" verwendet (auf Englisch zumeist als „area-based deprivation" oder als „deprivation index" bezeichnet). In einer neueren Publikation (West Sussex 2002) werden die am häufigsten verwendeten Indizes aufgelistet und miteinander verglichen: (a) Breadline Britain Score (z.B. West Sussex 2002); (b) Carstairs Index (z.B. Breeze et al. 2005; Davey Smith et al. 1998; Morgan et al. 2001; West Sussex 2002); (c) Index of Multiple Deprivation (z.B. Department 2000; Jordan, Roderick & Martin 2004; West Sussex 2002; Woods et al. 2005); (d) Jarman Score (z.B. Marsh, Carlisle & Avery 2000; Morgan et al. 2001; West Sussex 2002); (e) Townsend Score (z.B. Jordan et al. 2004; Marsh et al. 2000; Morgan et al. 2001; Shohaimi et al. 2004; West Sussex 2002). In Klammern sind beispielhaft einige Arbeiten angegeben, in denen diese Indizes verwendet worden sind. Zu allen Indices sind umfangreiche Informationen vorhanden, auch frei zugänglich im Internet. Besonders hervorzuheben ist, dass alle Indizes auf Ebene der „wards" vorliegen. Der Begriff „ward" kann im Deutschen mit „Stadtbezirk" übersetzt werden; es sind hiermit also sehr kleinräumige Analysen möglich.

Die einzelnen Indices „bedienen" sich in ganz unterschiedlicher Weise aus den vielfältigen Daten, die z.B. pro „ward" zur Verfügung stehen. Die Angabe zu Arbeitslosen wird z.B. in allen fünf oben genannten Indizes verwendet; die Angabe zu ethnischen Minderheiten jedoch nur im Jarman Score. Schon hier wird deutlich, dass sich die einzelnen Indizes relativ stark voneinander unterscheiden. Ein weiterer (und erst auf den zweiten Blick erkennbarer) Unterschied beruht darauf, dass die einzelnen Variablen zum Teil mit unterschiedlicher Gewichtung in den Gesamt-Index eingehen. Bei gleichlautenden Variablen ist die Operationalisierung zudem manchmal nicht ganz identisch.

Wie nicht anders zu erwarten, wird im Vereinigten Königreich (UK) intensiv darüber diskutiert, welcher Deprivations-Index für welche Fragestellung am besten geeignet ist, und wie die einzelnen Deprivations-Indizes weiter verbessert werden können. Die wissenschaftliche Intensität und Qualität dieser Diskussion wird auch dadurch gesteigert, dass neben den fünf oben genannten noch eine ganze Reihe weiterer Indizes verwendet werden. Zu nennen sind beispielsweise: Child Poverty Index (Department 2000), Index of Local Deprivation (Department 2000), Material Deprivation Score (Williams et al. 2003), Murray Score (Aslanyan et al. 2003), Welsh Underprivileged Area Score (Morgan et al. 2001), West Sussex Health Needs Index (West Sussex 2002), Womersley Score (Aslanyan et al. 2003).

Die Erwähnung dieser vielen Indizes soll hier vor allem verdeutlichen, wie intensiv die Public Health-Diskussion über die Indizes der regionalen Deprivation im Vereinigten Königreich (UK) ist. Die Public Health Diskussion in Deutschland kann hiervon vor allem lernen, dass sich auf Basis dieser Indizes wichtige empirische Studien durchführen lassen, und dass durch die Verwendung von mehreren Indizes in einer Studie ein umfassenderes Bild gewonnen werden kann. Bisher ist bei uns von diesen Möglichkeiten kaum Gebrauch gemacht worden. Selbstverständlich können die im Vereinigten Königreich (UK) verwendeten Indizes nicht einfach auf Deutschland übertragen werden, erforderlich ist eine Anpassung an die verfügbaren Daten und vorhandenen Datenschutzrichtlinien. Wünschenswert wäre jedoch auch in Deutschland eine Diskussion über die vielfältigen Möglichkeiten zur Messung der regionalen Deprivation, und eine intensive methodische Auseinandersetzung über die Vor- und Nachteile der einzelnen Indizes und Berechnungsmethoden wie im Vereinigten Königreich (UK).

6 Soziale Ungleichheit bei der „Community Effectivenesss“

Die Analysen zum Thema „soziale Ungleichheit bei der gesundheitlichen Versorgung“ beziehen nur selten die Abfolge der einzelnen Versorgungsschritte mit ein. Wichtig sind hier vor allem zwei Punkte: (a) Soziale Ungleichheit kann bei jedem Versorgungsschritt vorhanden sein. (b) Der Gesamteffekt ergibt sich aus der Kumulation der pro Schritt vorhandenen Effekte. In einer aktuellen Publikation schlagen Tugwell et al. (2006) ein neues Verfahren zur Systematisierung dieser Diskussion vor. Es lassen sich demnach sechs Stufen unterteilen:

- „efficacy“ (Wie wirksam ist die Intervention unter idealen Bedingungen?)
- „access“ (Welcher Anteil der Zielgruppe wird erreicht?)
- „diagnostic accuracy“ (Wie präzise ist die Diagnosestellung?)
- „provider compliance“ (Wie genau halten sich die Ärzte an die Guidelines?)
- „consumer adherence“ (Wie genau halten sich die Patienten an die Guidelines?)
- „community effectiveness“ (Welcher Anteil der Zielgruppe wird erfolgreich behandelt?)

Bei diesem Ansatz wird deutlich, wie schnell die „efficacy“ von der „community effectiveness“ abweichen kann. Tugwell et al. (2006) erläutern ihren Vorschlag mit Hilfe eines sehr speziellen Beispiels (Arthroplastik; auf Deutsch: Gelenkersatz). Auf Basis der wissenschaftlichen Literatur haben sie dabei die folgenden Zahlen für die oberste bzw. unterste Einkommensgruppe geschätzt:

- „efficacy“ (86% bei beiden Gruppen)
- „access“ (83% bei der oberen und 76% bei der unteren Gruppe)
- „diagnostic accuracy“ (50% bei der oberen und 43% bei der unteren Gruppe)
- „provider compliance“ (98% bei beiden Gruppen)
- „consumer adherence“ (36% bei der oberen und 28% bei der unteren Gruppe).

Die „community effectiveness“ ergibt sich dann für jede Einkommensgruppe aus der multiplikativen Verknüpfung dieser Anteile. In der obersten Einkommensgruppe folgt daraus ein Wert von 12,6% und in der unteren von 7.7%. Als Relation ausgedrückt ergibt sich dann, dass in der oberen Gruppe 1,6mal mehr Patienten erfolgreich behandelt werden als in der unteren Gruppe.

Die Dynamik dieser Multiplikation wird in einem hypothetischen Szenario noch etwas deutlicher (vgl. Abbildung 1): Bei „efficacy“ und „provider compliance“ wird sowohl für die obere als auch für die untere Statusgruppe jeweils 90% angenommen (keine soziale Ungleichheit); bei den anderen drei Schritten (access, diagnostic accuracy, consumer adherence) wird ein Verhältnis von 60% zu 40% angenommen (soziale Ungleichheit zugunsten der oberen Statusgruppe). Der relativ kleine Unterschied von 60% zu 40% pro Stufe wird durch die Multiplikation zu einem Unterschied von 17,2% zu 5,2%. Mit anderen Worten: Auch wenn soziale Ungleichheit nur bei drei der fünf Stufen vorhanden ist – und pro Stufe der Unterschied „nur 1,5mal“ beträgt – dann ist die „community effectiveness“ in der oberen Statusgruppe doch 3,37mal so besser als in der unteren Statusgruppe. Hier wird nicht nur deutlich, dass relativ kleine Unterschiede bei den ersten fünf Stufen zu relativ großen Unterschieden bei der „community effectiveness“ führen können. Es wird auch deutlich, welche empirischen Daten beim Thema „health care inequalities“ benötigt werden. Die sozial-epidemiologische Forschung hat bei dieser Fragestellung noch einen weiten Weg vor sich.

Abbildung 1: Sozialer Status und gesundheitliche Versorgung (hypothetisches Beispiel)

a) Unterschiede von „efficacy“ bis hin zu „consumer adherence“ (in %)

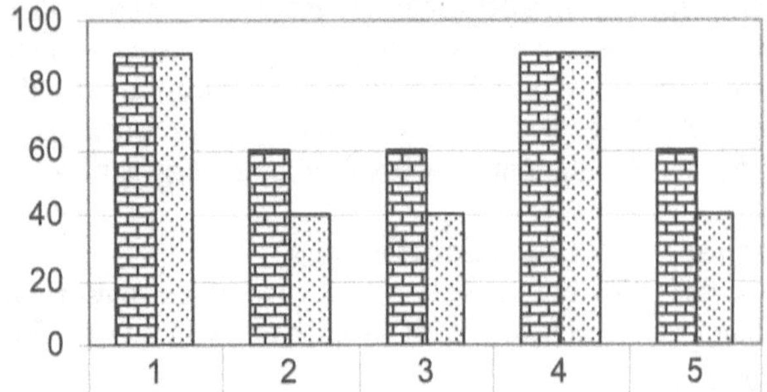

	1	2	3	4	5
Oberer Status	90	60	60	90	60
Unterer Status	90	40	40	90	40

b) Multiplikation der Anteile zur „community effectiveness“ (in %)

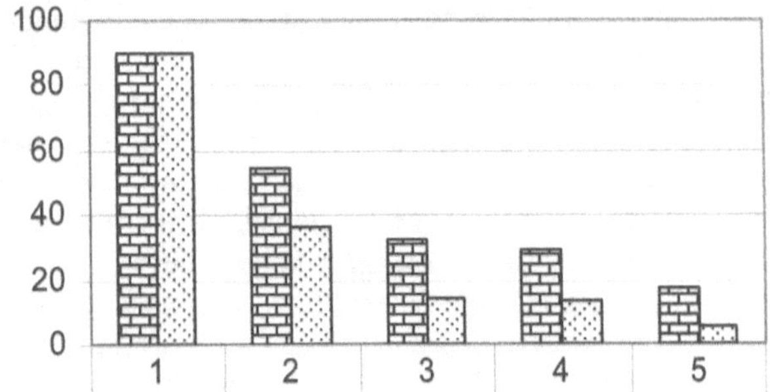

	1	2	3	4	5
Oberer Status	90	54	32,4	29,2	17,5
Unterer Status	90	36	14,4	13	5,2

c) „Community effectiveness“: obere/untere Statusgruppe

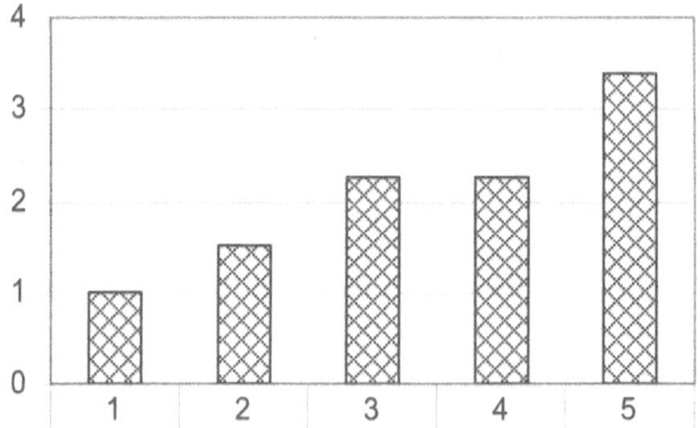

	1	2	3	4	5
ob./unt. Status	1	1,5	2,25	2,25	3,37

1) efficacy; 2) access; 3) diagnostic accuracy; 4) provider compliance; 5) consumer adherence“; 6) community effectiveness (Erläuterung siehe Text)

Wie oben bereits betont wurde, können sich Umfang und Qualität der gesundheitlichen Versorgung von Region zu Region erheblich unterscheiden. Es sollte daher die Hypothese überprüft werden, dass die gesundheitliche Versorgung in den status-hohen Regionen besonders gut ist. Selbstverständlich gilt auch hier, dass die Abfolge der einzelnen Versorgungsstufen beachtet werden muss, dass durch die multiplikative Verknüpfung aus relativ kleinen Unterschieden im Endeffekt große Unterschiede entstehen können. Kritiker mögen einwenden, dass die gesundheitliche Versorgung bei der Erklärung gesundheitlicher Ungleichheiten generell nur eine untergeordnete Rolle spielt. Es wäre jedoch gut, diese Hypothese im Rahmen epidemiologischer Studien genau zu überprüfen.

7 Ausblick

In dem Beitrag wurde zunächst versucht die Wichtigkeit des Themas „regionale Unterschiede bei Gesundheit und gesundheitlicher Versorgung“ zu begründen. Anschließend sind einige theoretische und methodische Probleme aufzuzeigen, die m.E. bei diesen Analysen besonders wichtig sind. Ansatzweise wurden auch Wege zur Lösung dieser Probleme aufgezeigt, vor allem zu den folgenden Themen: (a) Unterscheidung zwischen den „compositional effects“ und den „contextual effects“; (b) theoretische Ansätze zur Erklärung der regionalen Einflüsse, mit Betonung der Konzepte Einkommens-Ungleichheit und „soziales Kapital“;

(c) Möglichkeiten zur Messung des „regionalen sozialen Status"; (d) Berücksichtigung der einzelnen Versorgungsschritte im Prozess der gesundheitlichen Versorgung (Berechnung der „community effectivenesss").

Es gibt selbstverständlich noch weitere theoretische und methodische Probleme, die bei regionalen Vergleichen beachtet werden müssen. Eine wichtige Frage ist zum Beispiel, wie groß die Regionen sein sollten, die miteinander verglichen werden. Es kann keine allgemeine Regel geben wie „je kleiner, desto besser". Für jede Fragestellung ist neu zu begründen, welche regionale Größe am sinnvollsten ist. Die Spannbreite in den bisher vorliegenden empirischen Studien reicht von sehr kleinen Einheiten (z.B. Baublock) bis hin zu sehr großen (z.B. ganze Staaten). Eine theoretische Begründung für die Wahl der regionalen Einheit ist jedoch selten zu finden. Selbstverständlich sind die benötigten Daten nicht immer auf der regionalen Ebene vorhanden, die aus theoretischer Sicht am Sinnvollsten erscheint. Ganz unabhängig von der Datenverfügbarkeit sollte jedoch immer erläutert werden, welche regionale Ebene aus theoretischer Sicht am sinnvollsten gewesen wäre.

Eine weitere Frage ist, welche Daten zur sozialen Lage, zur gesundheitlichen Lage und zur gesundheitlichen Versorgung auf welcher regionalen Ebene überhaupt vorhanden sind. Ein systematischer Überblick über die in Deutschland pro Gemeinde oder pro Kreis vorhandenen Daten ist m.W. noch nicht vorhanden. Als Datenquellen bieten sich zum Beispiel „Statistik lokal"[1] oder auch „RegioStat"[2] vom Statistischen Bundesamt an. Weitere Datenquellen sind z.B. die „Gemeindedaten bayerischen Kommunen"[3] und andere statistische Berichte einzelner Gemeinden und Kreise. Wichtig wäre jetzt z.B. die Beantwortung der Frage, welche Indikatoren des sozio-ökonomischen Status in diesen Datenquellen enthalten sind, wie gut sie sich eignen ür empirische Analysen zur sozialen Ungleichheit bei Gesundheit und Gesundheitsversorgung, ob und wie sich diese Indikatoren zu Indizes zusammenfügen lassen, welchen Vorteil diese Indizes gegenüber den einzelnen Indikatoren aufweisen, und welcher Index der regionalen Deprivation für welche Fragestellung besonders gut geeignet ist.

Wichtig ist auch der Hinweise darauf, dass Angaben zur Postleitzahl nicht einfach in Angaben zur Gemeinde übertragen werden können. Wenn z.B. bei den Versicherten einer Krankenkasse untersucht werden soll, ob die Mortalität in den Gemeinden mit niedrigem sozialem Status besonders hoch ist, dann würde es nicht ausreichen, von jedem Versicherten die Postleitzahl der Wohnadresse zu erfassen. Postleitzahlen-Grenzen und Gemeinde-Grenzen sind zwei Systeme regionaler Zuordnung, die sich kaum direkt miteinander verknüpfen lassen. Für

[1] http://www.destatis.de/statistik-lokal
[2] http://www.destatis.de/allg/d/regional/regtxt.php
[3] http://www.statistik.bayern.de/veroeffentlichungen/00053/

den Außenstehenden ist diese unzureichende Übertragbarkeit nur schwer nachzuvollziehen, und im Rahmen sozial-epidemiologischer Analyse ist sie auch nur annäherungsweise zu überbrücken. Eine Möglichkeit zur Verbindung zwischen Postleitzahlen und Gemeinde-Kennziffern bietet das Postleitzahlen-Verzeichnis der Deutschen Post (Datafactory Postalcode[4]). Das Verfahren ist jedoch relativ aufwändig, da dieses Verzeichnis keine Gemeinde-Kennziffern, sondern „nur" die Gemeinde-Namen beinhaltet. Wichtig wäre hier die Entwicklung von neuen Methoden zur einfacheren Verknüpfung zwischen regionalen Daten zu Gesundheit und gesundheitlicher Versorgung, die auf Postleitzahlen basieren, einerseits und Daten zum sozio-ökonomischen Status der Gemeinde andererseits.

Ein letzter Hinweis gilt der Mehr-Ebenen-Analyse: Oben wurde bereits mehrfach betont, wie wichtig diese Analyse-Methode zur Erfassung von regionalen Unterschieden in Gesundheit und Gesundheitsversorgung ist. Aus Deutschland ist bisher offenbar nur eine einzige Mehr-Ebenen-Analyse publiziert worden (Wolf 2004). Eine weitere wurde vor kurzem zur Publikation angenommen (Breckenkamp, Mielck & Razum 2007). Es bleibt zu hoffen, dass diese noch immer relativ neue Analyse-Methode schnell eine breitere Verwendung findet.

Abschließend bleibt festzuhalten, dass sich die Public Health Forschung in Deutschland bisher relativ wenig mit dem Thema „regionale Unterschiede bei Gesundheit und gesundheitlicher Versorgung" beschäftigt hat. Es bietet jedoch neue und wichtige Ansatzpunkte für die Planung von Interventionsmaßnahmen zur Verringerung der gesundheitlichen Ungleichheit. Aus theoretischer und methodischer Sicht sind jedoch noch eine ganze Reihe von Herausforderungen zu meistern.

Literatur

Aslanyan S, Weir C, Lees K, Reid J, McInnes G (2003). Effect of area-based deprivation on the severity, subtype, and outcome of ischemic stroke. Stroke 34: 2623-2628.

Bolte G (2006). Environmental Justice – Umweltgerechtigkeit. Umweltmedizin in Forschung und Praxis 11 (3): 161-172.

Bolte G, Mielck A (Hrsg.) (2004). Umweltgerechtigkeit. Die soziale Verteilung von Umweltbelastungen, Weinheim, München: Juventa.

Breckenkamp J, Mielck A, Razum O (2007, i.E.): Health inequalities in Germany: Do regional-level variables explain differentials in cardiovascular risk? BMC Public Health.

Breeze E, Jones DA, Wilkinson P, Bulpitt CJ, Grundy C, Latif AM, Fletcher AE (2005). Area deprivation, social class, and quality of life among people aged 75 years and over in Britain. International Journal of Epidemiologie 34: 276-283.

[4] http://www.deutschepost.de/dpag?check=yes&lang=de_DE&xmlFile=1041

Brenner H, Mielck A, Klein R, Ziegler H (1991). The role of socioeconomic factors in the survival of patients with colorectal cancer in Saarland/Germany. Journal of Clinical Epidemiology 44: 807-815.

Davey Smith G, Hart C, Watt G, Hole D, Hawthorne V (1998). Individual social class, area-based deprivation, cardiovascular disease risk factors, and mortality: the Renfrew and Paisley Study. Journal of Epidemiology and Community Health 52: 399-405.

Department of the Environment, Transport and the Regions (DETR) (2000). Indices of Deprivation 2000, London, UK.

Elvers H-D (2007). Umweltgerechtigkeit als Forschungsparadigma der Soziologie. Soziologie 36 (1): 21-44.

Hermann S, Imme U (2004). Sozialstrukturindizes. In: Senatsverwaltung für Gesundheit, Soziales und Verbraucherschutz, ed. Sozialstrukturatlas Berlin 2003. Spezialbericht 2004-1. Berlin: 18-52.

Jordan H, Roderick P, Martin D (2004). The Index of Multiple Deprivation 2000 and accessibility effects on health. Journal of Epidemiology and Community Health 58: 250-257.

Kaplan G, Pamuk E, Lynch J, Cohen R, Balfour J (1996). Inequality in income and mortality in the United States: analysis of mortality and potential pathways. BMJ 312: 999-1003.

Lynch J, Due P, Muntaner C, Davey Smith G (2001). Sozialkapital – eine gute Investition in die öffentliche Gesundheit? Jahrbuch für Kritische Medizin 34: 89-103.

Kawachi I, Kennedy B, Lochner K, Prothrow-Stith D (1997). Social capital, income inequality, and mortality. American Journal of Public Health 87: 1491-1498.

Kawachi I, Subramanian SV, Almeida-Filho N (2002). A glossary for health inequalities. Journal of Epidemiology and Community Health 56: 647-652.

Mackenbach J (2002). Income inequality and population health. BMJ 324: 1-2.

Marsh P, Carlisle R, Avery AJ (2000). How much does self-reported health status, measured by the SF-36, vary between electoral wards with different Jarman and Townsend scores? British Journal of General Practice 50: 630-634.

Maschewsky W (2001). Umweltgerechtigkeit, Public Health und soziale Stadt, Frankfurt a.M.: Verlag für Akademische Schriften.

Mersmann H, Warrlich R (1998). Ergänzende Hilfen für die Gesundheit von Kindern in sozial benachteiligten Stadtteilen am Beispiel der Stadt Köln. Das Gesundheitswesen 60: 638-643.

Mielck A, Heinrich J (2002). Soziale Ungleichheit und die Verteilung umweltbezogener Expositionen (Environmental Justice). Das Gesundheitswesen 64: 405-416.

Mielck A (2005). Soziale Ungleichheit und Gesundheit. Einführung in die aktuelle Diskussion, Bern: Huber.

Mielck A (2006). Erklärungsmodelle regionaler Gesundheitsunterschiede. Zusammenstellung der wissenschaftlichen Evidenz für das Projekt „Gesundheit regional – eine bevölkerungsrepräsentative Befragung zum Gesundheitsverhalten in Bayern". Stellungnahme für das Bayerische Landesamt für Gesundheit und Lebensmittelsicherheit (LGL).

Morgan M, Treasure E (2001). Comparison of four composite deprivation indices and two census variables in predicting dental caries in 12-year-old children in Wales. Community Dental Health 18: 87-93.

Richter M, Hurrelmann K, eds. (2006). Gesundheitliche Ungleichheit. Grundlagen, Probleme, Perspektiven, Wiesbaden: VS Verlag für Sozialwissenschaften.

Senatsverwaltung für Gesundheit, Soziales und Verbraucherschutz, ed. (2006). Zur gesundheitlichen und sozialen Lage von Kindern in Berlin – Ergebnisse und Handlungsempfehlungen auf der Basis der Einschulungsuntersuchungen 2004 (Spezialbericht 2006 - 1). Berlin.

Shohaimi S, Bingham S, Welch A, Luben R, Day N, Wareham N, Khaw K-T (2004). Occupational social class, educational level and area deprivation independently predict plasma ascorbic acid concentration: a cross-sectional population based study in the Norfolk cohort of the European Prospective Investigation into Cancer (EPIC-Norfolk). European Journal of Clinical Nutrition 58: 1432-1435.

Siegrist J, Dragano N, von dem Knesebeck O (2006). Soziales Kapital, soziale Ungleichheit und Gesundheit. In: Richter M, Hurrelmann K, eds. Gesundheitliche Ungleichheit. Grundlagen, Probleme, Perspektiven, Wiesbaden: VS Verlag für Sozialwissenschaften: 157-170.

Subramanian SV, Kawachi I (2004). Income inequality and health: What have we learned so far? Epidemiologic Reviews 26: 78-91.

Tugwell P, de Savigny D, Hawker G, Robinson V (2006). Applying clinical epidemiological methods to health equity: the equity effectiveness loop. BMJ 332: 358-61.

West Sussex Health Authority, ed. (2002). An Atlas of Deprivation Indices in West Sussex.

Williams D, Teljeur C, Bennett K, Kelly A, Feely J (2003). Influence of material deprivation on prescribing patterns within a deprived population. European Journal of Clinical Pharmacology 59: 559-563.

Wilkinson R (1992). Income distribution and life expectancy. BMJ 304: 165-168.

Wilkinson R, Pickett K (2006). Income inequality and population health: a review and explanation of the evidence. Social Science & Medicine 62: 1768-1784.

Wolf C (2004). Wohnquartier und Gesundheit: Eine Mehrebenenanalyse. In: Kecskes R, Wagner M, Wolf C, eds.. Angewandte Soziologie, Wiesbaden: VS Verlag für Sozialwissenschaften: 103-126.

Woods L, Rachet B, Riga M, Stone N, Shah A, Coleman M (2005): Geographical variation in life expectancy at birth in England and Wales is largely explained by deprivation. Journal of Epidemiology and Community Health 59: 115-120.

II. Sozio-kulturelle Erlärungsansätze

Die „gemachten“ Unterschiede – Geschlecht als Dimension gesundheitlicher Ungleichheit

Ellen Kuhlmann, Petra Kolip

1 Einleitung

In den vergangenen Jahren hat die Frage nach sozialen Einflussfaktoren auf Gesundheit und Krankheit deutlich an Bedeutung gewonnen. Wesentliche Impulse hat diese Diskussion durch die Frauengesundheitsbewegung und die Frauengesundheitsforschung gewonnen. Bereits seit den 1970er-Jahren machen Frauenforscherinnen darauf aufmerksam, dass sich die Gesundheit von Frauen und Männern unterscheidet, dass sie anders mit ihrem Körper umgehen, dass sie sich in unterschiedlichem Ausmaß gesundheitsförderlich oder gesundheitsriskant verhalten und das Gesundheitssystem unterschiedlich nutzen. Zugleich war die Erkenntnis, dass Frauen und Männer auch vom Versorgungssystem differenziell behandelt und Frauen nicht angemessen versorgt werden, ein Motor für die frauenpolitischen Aktionen. Erinnert sei nur an die einflussreichen Publikationen der Frauengesundheitsbewegung, „Zur Krankheit gezwungen“ (Ehrenreich & English 1976) und „Unser Körper, unser Leben“ (BWHBC 1973) sowie die Versuche, in autonomen Frauengesundheitszentren und Frauengesundheitsprojekten konkrete Alternativen zum Medizinsystem zu entwickeln (Ruzek 1978). Diese sozialen Dimensionen gesundheitsrelevanter Geschlechterunterschiede und das Gesundheitsversorgungssystem stehen im Zentrum dieses Beitrags.

Die „gemachten“ Unterschiede zwischen Frauen und Männern – der Gender Bias des Gesundheitsversorgungssystems – rücken erst seit Kurzem und nur im Schneckentempo auf die Forschungsagenda. Sie sind bisher bestenfalls im Vorzimmer der Gesundheitspolitik angekommen. Doch wird der langsame Marsch frauen- und geschlechterpolitischer Forderungen durch zwei unterschiedliche Entwicklungen beschleunigt: die politische Verpflichtung auf das Konzept Gender Mainstreaming und ein insgesamt steigender Druck, Versorgungsangebote durch wissenschaftliche Standards und verbesserte PatientInnenbeteiligung zu kontrollieren und damit die Qualität der Versorgung zu erhöhen (SVR 2003, 2005; vgl. Kuhlmann 2006). Der primär ökonomisch bedingte Druck wird durch eine zunehmende Internationalisierung verstärkt, so dass die Berücksichtigung von Geschlechterunterschieden insbesondere über US-amerikanische Richtlinien und medizinische Journals allmählich nach Deutschland „diffundiert".

Geschlechterunterschiede sind mittlerweile in zahlreichen epidemiologischen Studien und Gesundheitsberichten nachgewiesen und die Notwendigkeit geschlechterdifferenzierender Analysen ist von zentralen Akteuren und Institutionen anerkannt. So formuliert die WHO in ihrem Madrid Statement „Gender Equity in Health": „The factors that determine health and ill health are not the same for men and women. Gender interacts with biological differences and social factors. Women and men play different roles in different social contexts. (...) This affects the degree to which women and men have access to, and control over, the resources and decision making needed to protect their health" (WHO Euro 2001: o.S.). Die WHO definiert Gender Mainstreaming als die Schlüsselstrategie, um die gesundheitliche Ungleichheit zwischen den Geschlechtern zu reduzieren und fordert alle Mitgliedstaaten auf, sich an der Umsetzung dieser Strategie zu beteiligen: „To achieve the highest standard of health, health policies have to recognize that women and men, owing to their biological differences and their gender roles, have different obstacles and opportunities" (WHO Euro 2001: o.S.; vgl. auch Council of Europe 1998; United Nations 1999; WHO 2002).

Die Umsetzung spiegelt sich an verschiedenen Punkten: So sind auch in Deutschland einige medizinische und gesundheitswissenschaftliche Lehrstühle mit einem Genderbezug eingerichtet worden, die Gesundheitsberichterstattung des Bundes legt auf den Einbezug geschlechtervergleichender Daten und eine geschlechtersensible Interpretation (d.h. eine Interpretation unter Berücksichtigung der Lebenslagen) Wert (Lange 2007). Auch in der medizinischen Versorgung ist zu beobachten, dass Arbeitskreise eingerichtet und Tagungen durchgeführt werden, die sich mit geschlechterspezifischen Themen beschäftigen. Allerdings fällt auch auf, dass sich die Diskussion auf einer deskriptiven Ebene bewegt. Mehr noch: Viele der neuen, mit dem Etikett „Gender" versehenen Aktivitäten erweisen sich bei genauerem Hinsehen als „alter (biologistischer) Wein in neuen Schläuchen". Der Auf- und Anforderung, man möge die eigene Arbeit „gendern", begegnen viele damit, in die Artikel geschlechtervergleichende Tabellen einzuarbeiten, ohne allerdings die Kategorien sex und gender zu differenzieren und die Implikationen und Konsequenzen zu reflektieren.

Der Marsch frauenpolitischer Forderungen durch die Institutionen und die Transformationen von „Frauengesundheit" zu Gender Mainstreaming und „Gendermedizin" bieten neue Chancen, aber auch neue Risiken. Auf diesem Weg sind vielfach auch die Verbindungslinien zwischen Frauengesundheit und feministischen Theorien aus dem Blick geraten. Wir wollen in diesem Beitrag die Verbindungen wieder aufgreifen und die Geschlechterdifferenzen in Gesundheit und

Krankheit als soziale Ungleichheitsverhältnisse sichtbar machen; aus dieser Perspektive, so unsere Argumentation, werden die Probleme der „Gendermedizin“ deutlich. Wir werden zunächst die zentralen Aspekte der sex/gender- Debatten an den beiden Themenfeldern Arzneimittel und koronare Herzkrankheit illustrieren. Wir werden dann einen Schritt zurück treten und einen Blick auf aktuelle Gendertheorien werfen. Was meint die Unterscheidung zwischen biologischem und sozialem Geschlecht? Wie ist diese Differenzierung konzeptionell zu fassen? Und vor allem: Welche Relevanz hat diese Unterscheidung für die Diskussion um gesundheitliche Ungleichheit? Abschließend werden wir den Beitrag der Gendertheorien für die Weiterentwicklung der Gesundheitsversorgung beleuchten.

2 Sex und Gender in gesundheitsrelevanten Themenfeldern

Im Folgenden werden wir zeigen, welche Bedeutung der Geschlechterperspektive in gesundheitsrelevanten Handlungsfeldern zukommt und welche Horizonte sich durch eine gendersensible Analyse öffnen. Unsere beiden Fallbeispiele Arzneimittel und koronare Herzkrankheit rücken unterschiedliche Konstruktionen von Geschlecht und „doing gender“ sowie die unterschiedlichen Konsequenzen für Frauen und Männer in den Blick. Im ersten Fallbeispiel handelt es sich um ein klassisches Feld frauenpolitischer Aktivitäten. Es liegen bereits seit Jahren Hinweise – und zunehmend auch Daten – vor, die den Einfluss des „weiblichen“ Geschlechterstereotyps auf die Arzneimittelverordnung und den -konsum aufzeigen (vgl. z.B. Glaeske 2002; Kolip & Glaeske 2004). Das zweite Beispiel legt den Einfluss des männlichen Geschlechterstereotyps offen, dessen problematische Auswirkungen auf die Versorgung von Frauen erst seit Kurzem stärker wahrgenommen werden (vgl. z.B. European Institute of Women's Health 2006; Kuhlmann 2004; Riska 2004). In beiden Fällen zeigen sich jedoch die negativen Einflüsse oftmals unbewusster Stereotypisierungen und mangelnder Gendersensibilität in der Gesundheitsversorgung nicht nur für Frauen, sondern auch für die Qualität der Versorgung.

2.1 Arzneimittel: Geschlechterstereotype „in action“

In der Arzneimitteltherapie interagieren biologische Faktoren, kulturelle Muster von Weiblichkeit und Männlichkeit und geschlechterspezifische soziale Lebensbedingungen, die das Wechselspiel von sex und gender illustrieren. Biologische Geschlechterunterschiede haben einen Einfluss auf die Wirkung von Medikamenten im Körper, ohne dass diese Geschlechterunterschiede bislang ausreichend erforscht wären. Die biologischen Unterschiede zwischen den Geschlechtern führen zu einer geschlechterspezifischen Verarbeitung der Wirkstoffe. Allerdings ist aufgrund des langjährigen Ausschlusses von Frauen aus Medikamentenstudien bislang nur wenig über diese geschlechterspezifischen Wirkungen bekannt. Hier zeichneten sich zunächst in den USA und seit Kurzem aufgrund neuer gesetzlicher Vorgaben auch in Deutschland Veränderungen ab (Institutes of Medicine 2001; Thürmann 2002). Folglich ist auch die Frage noch unbeantwortet, bei welchen Erkrankungen eine geschlechterdifferenzierende Behandlung notwendig ist. Zugleich häufen sich aber die Hinweise, dass eine geschlechterdifferenzierte Verordnung nicht (allein) durch biologische Unterschiede zu begründen ist und soziale Konstruktionen und kulturelle Prägungen – die Geschlechterstereotype – die Behandlung beeinflussen. Eine verbesserte Datenlage deckt auch auf, dass soziale Einflüsse keineswegs nur ein Problem der traditionell als „männlich" geprägt geltenden Ärzteschaft sind. So zeigen sich ungeklärte Geschlechterunterschiede beispielsweise auch bei den Verordnungen anderer Gesundheitsberufe wie der Physiotherapie (vgl. z.B. Deitermann et al. 2006). Hinzu kommt, dass sich Frauen und Männer auch in der Selbstmedikation unterscheiden.

Geschlechterunterschiede werden zwar zunehmend dokumentiert, doch insgesamt ist noch ungeklärt, wie eine geschlechtersensible Arzneimitteltherapie auf diese Unterschiede reagieren sollte. Eindeutig festzustellen ist nur, dass sich die nachgewiesenen Geschlechterunterschiede in den Verordnungen *nicht* mit der wissenschaftlichen Evidenz decken. Dieses Fazit lässt jedoch zwei Möglichkeiten der Interpretation zu: 1) die wissenschaftliche Evidenz ist nicht valide und geschlechtersensibel oder 2) die Verordnungspraxis ist durch einen Gender Bias gekennzeichnet und nicht bedarfsgerecht.

Die Überversorgung von Frauen mit Arzneimitteln galt als ein klassisches Thema der Frauengesundheitsforschung. Bücher wie „Für alle Leiden gibt es eine Pille" (Vogt 1985) oder „Schlucken und Schweigen" (Ernst & Füller 1988) thematisierten bereits in den 1980er-Jahren, dass Frauen übermäßig Arzneimittel, allen voran psychotrope Medikamente wie Schlaf-, Schmerz- und Beruhigungsmittel, verordnet bekommen. Auch auf die Medikalisierung von Frauen durch postmenopausale Hormonverordnungen machten Frauengesundheitsforscherinnen und -praktikerinnen frühzeitig aufmerksam – lange bevor die Ergebnisse der Women's Health Initiative Study die Risiken der Hormontherapie belegten (Writing Group 2002). Kennzeichnend für diese Arbeiten ist, dass sie geschlechterspezifische Unterschiede in Gesundheit und Krankheit im Kontext gesellschaftlicher Machtverhältnissen und sozialer Ungleichheit zwischen den Geschlechtern diskutieren. Das bei Frauen häufigere „Schlucken" psychotroper Medikamente wird hierdurch als eine weitere Form der „symbolischen Herrschaft" (Bourdieu 1997) von Männern erkennbar, die Frauen zum „Schweigen" bringen soll, wie es Ernst und Füller (1988) bereits im Titel ihres Buches andeuten. Diese symbolische Herrschaft „materialisiert" sich in einem höheren Arzneimittelkonsum von Frauen.

Geschlechterspezifische biologische Wirkmechanismen
Bis vor kurzem wurden Frauen im gebärfähigen Alter aus Medikamentenstudien systematisch ausgeschlossen, da bei einer bestehenden, aber nicht bekannten Schwangerschaft der Fötus geschädigt werden kann. Dieser Ausschluss von Frauen hat dazu geführt, dass bei vielen Medikamenten nicht bekannt ist, wie sie im Frauenkörper wirken. Seit wenigen Jahren, nicht zuletzt aufgrund von Protesten aus der Frauenbewegung, hat sich die Praxis der Pharmaforschung verändert. In den USA müssen seit Ende der 1990er-Jahre, in Deutschland seit der Verabschiedung des 12. Gesetzes zur Änderung des Arzneimittelgesetzes im Jahr 2004 Frauen in Medikamentenstudien angemessen berücksichtigt werden (Institutes of Medicine 2001; Thürmann 2002). Dieser Einbezug ist nicht zuletzt deshalb notwendig, als mittlerweile zahlreiche biologische Unterschiede bekannt sind, die auf die Pharmakokinetik und die Pharmakodynamik (die Ausbreitung und Wirkung von Medikamenten im Körper) einen Einfluss ausüben (Thürmann 2002). So unterscheiden sich Frauen und Männer im durchschnittlichen Körpergewicht sowie im Verhältnis von Fett, Wasser und Muskelmasse, die die Wirksamkeit von Medikamenten beeinflussen. Hierdurch verlängert sich zum Beispiel der Zeitraum des Abbaus der fettlöslichen Benzodiazepine im weiblichen Körper. Auch unterscheiden sich Frauen und Männer im Stoffwechsel, z.B. hinsichtlich des Säuregrades im Magen, bei spezifischen Enzymen, die Alkohol oder Narkotika abbauen, und in der Nierenfunktion, die bei Männern zu einem beschleunigten Abbau von Medikamenten beiträgt. Und schließlich beeinflussen endogene und exogene Hormone („Pille", menopausale Präparate) die Wirkung von Medikamenten. Aus diesem Grund wirken Betablocker und Acetylsalicylsäure, die Standardmedikationen nach einem Herzinfarkt, bei Männern effektiver. Nicht alle Befunde zu den geschlechtsabhängigen und geschlechterspezifischen Einflussfaktoren auf die Pharmakokinetik und Pharmakodynamik sind von klinischer Relevanz, aber an zahlreichen Punkten weisen sie auf die Notwendigkeit einer geschlechtersensiblen Pharmakotherapie hin.

Geschlechterdifferenzierendes Verordnungsverhalten
Eine Analyse des Verordnungsverhaltens zeigt, dass Frauen und Männer Medikamente in unterschiedlichem Ausmaß verordnet bekommen, ohne dass dieses Verordnungsverhalten zwingend durch biologische Geschlechtsunterschiede begründet ist. Vielmehr spielen hier Geschlechterstereotype eine Rolle, die Ärzte

und Ärztinnen bei Männern und Frauen ein unterschiedliches Krankheitsspektrum begründet erscheinen lassen und von jeweils geschlechterspezifischen Behandlungsnotwendigkeiten ausgehen. So sind psychische Erkrankungen weiblich konnotiert, und entsprechend werden psychische Diagnosen bei Frauen häufiger gestellt als bei Männern. Dieses führt zu einer Überversorgung mit psychotropen Medikamenten bei Frauen und zu einer Unterversorgung bei Männern: Der Teilsurvey „Psychische Gesundheit" des Bundes-Gesundheitssurveys belegt, dass z.B. depressive Erkrankungen bei Männern seltener erkannt und entsprechend weniger behandelt werden (Wittchen & Jacobi 2001). Hier ist sowohl von einer geringeren Sensibilität von Ärztinnen und Ärzten für depressive Symptome bei Männern als auch von einem „under-reporting" bei den Männern selbst auszugehen. Eine depressive Stimmung „passt nicht" zum männlichen Selbstbild und Stereotyp und wird deshalb eher in somatischen Kategorien gedeutet und entsprechend behandelt (Lademann & Kolip 2005). Hier zeigt sich, dass die „symbolische Herrschaft" von Männern über Frauen nicht nur für Frauen, sondern auch für Männer gesundheitliche Risiken produzieren kann; die Privilegien „hegemonialer Männlichkeit" (Connell 1999) sind demzufolge nicht völlig bedingungslos zu haben, ohne dass damit jedoch die sozialen Machtverhältnisse außer Kraft gesetzt wären (vgl. Courtenay 2000).

Verschiedene Studien zum Verordnungsverhalten in Deutschland (z.B. der Arzneiverordnungs-Report des Wissenschaftlichen Instituts der AOK, Schwabe & Paffrath 2002, oder der GEK-Arzneimittelreport, Glaeske & Janhsen 2006) zeigen typische Verordnungsmuster, die Kolip und Glaeske wie folgt zusammenfassen:

> „Auch heute noch lässt sich aufzeigen, dass Frauen psychisch wirkende Arzneimittel häufiger als Männer verschrieben bekommen. Dies könnte zu der Formel verleiten, Männer litten an ihrem Körper, Frauen an ihrer Psyche. Das geschlechtsspezifisch diagnostizierte Krankheitsspektrum legt diese Gleichung nahe: Den auffällig häufigen ‚männlichen' Diagnosen: Herzinfarkt, Magen-Darm-Ulzera, Leberzirrhose oder Lungenkarzinom stehen als häufigste ‚weibliche' Diagnosen Neurosen, Organneurosen, psychogene Störungen, vegetative Dystonie, Nervosität, Schwäche, Depressivität und Schlafstörungen gegenüber" (Kolip & Glaeske 2002: 479).

Frauen erhalten noch immer insgesamt mehr Medikamente verordnet als Männer, insbesondere mehr Schmerz-, Schlaf- und Beruhigungsmittel. Zum Teil entspricht dies einem Mehrverbrauch von mehr als 100%. Dies ist umso erstaunlicher, als die Frauengesundheitsforschung in den vergangenen 30 Jahren auf die Überversorgung von Frauen mit psychotropen Medikamenten beständig hingewiesen hat. Die Dimensionen des geschlechterspezifischen Verordnungsverhaltens mögen sich an diesem Punkt geändert haben, das grundsätzliche Muster hat sich jedoch nicht verändert. Noch immer muss die übermäßige Verordnung von Schmerz-, Schlaf- und Beruhigungsmitteln als inadäquater Versuch des medizinischen Versorgungssystems gewertet werden, auf geschlechterspezifische Lebensbedingungen von Frauen und Männern zu reagieren: Belastende Lebenssituationen von Frauen werden mit dem Griff zum Rezeptblock „therapiert". Auch fällt auf, dass Frauen mit einer höheren Anzahl unterschiedlicher Wirkstoffe behandelt werden; das Risiko für unerwünschte Arzneimittelwirkungen ist bei ihnen deshalb deutlich erhöht (Glaeske & Janhsen 2006).

Jenseits der Verordnung von Schlaf-, Schmerz- und Beruhigungsmitteln lassen sich weitere Bereiche ausmachen, in denen sich geschlechterspezifische Muster zeigen, die nicht nur durch biologische Unterschiede begründet sind. So bekommen Frauen Migränemittel, Schilddrüsenpräparate und Neuroleptika häufiger verordnet. Männer bekommen hingegen häufiger als Frauen Antidiabetika, Mittel zur Behandlung von hohem Blutdruck und Herzkreislaufkrankheiten und aus der Gruppe der Psychopharmaka häufiger Psychostimulanzien und bestimmte Neuroleptika verschrieben (Glaeske & Janhsen 2004). Einige Medikamente korrespondieren mit einer höheren Krankheitsprävalenz. So leiden Frauen zum Beispiel häufiger an Schilddrüsenerkrankungen (Lademann & Kolip 2005), bei vielen anderen Erkrankungen lassen sich jedoch keine medizinischen Erklärungen finden.

Hinzu kommt ein weiteres Problem: Das Beispiel der Mittel zur Behandlung von Herzkreislauferkrankungen zeigt, dass Frauen die notwendigen Mittel nicht in gleichem Maße wie Männer erhalten. 37% der 50- bis 59-jährigen Männer, aber nur 28% der gleichaltrigen Frauen, die aus dem Krankenhaus mit der Diagnose „Koronare Herzkrankheit" entlassen werden, erhalten einen Thrombozytenaggregationshemmer in Dauerverordnung (Glaeske & Janhsen 2003). Auch CSE-Hemmer (Statine) werden bei Frauen seltener als bei Männern verordnet (23% vs. 40%), obwohl Frauen häufiger erhöhte Cholesterinwerte aufweisen (Hippisley-Cox et al. 2001). Glaeske und Janhsen kommen zu dem Schluss:

> „Da, wo es aufgrund der Krankheitshäufigkeit notwendig und nachvollziehbar wäre (Diabetes und Herzkreislauferkrankungen), bekommen Frauen eine weniger intensive und evidenzbasierte Therapie als zu erwarten wäre" (Glaeske & Janhsen 2003: 104).

Auffällig ist auch, dass Männer die teureren Medikamente innerhalb einer Medikamentengruppe und seltener Generika verordnet bekommen. Auch wenn der Nutzen von Schein-Innovationen mehr als zweifelhaft ist, so erstaunt es doch, dass sich die GKV-Solidargemeinschaft die Genesung von Männern mehr kosten lässt.

Besondere Aufmerksamkeit hat das geschlechterspezifische Verordnungsverhalten im Zusammenhang mit der Medikalisierung weiblicher Umbruchphasen erlangt, am deutlichsten abzulesen an der Medikalisierung der Wechseljahre. Ein Großteil der Überversorgung von Frauen mit Medikamenten lässt sich darauf zurückführen, dass weibliche Lebensphasen nicht als „normale", physiologische Veränderungsprozesse wahrgenommen, sondern im medizinischen Kontext gedeutet werden. Die Medikalisierung, die sich auch in anderen Lebensphasen – wie Pubertät, Schwangerschaft, Geburt – aufzeigen lässt (Kolip 2000), folgt typischerweise einem Dreischritt: Einer Normierung folgt die Pathologisierung von Abweichungen und die Regulierung mit pharmazeutischen oder medizintechnischen Interventionen. Frauengesundheitsforscherinnen haben dies am Beispiel der Wechseljahre dezidiert aufgezeichnet: Der Östrogenspiegel von Frauen im gebärfähigen Alter wird als „normal" definiert und der Rückgang des Östrogens in den Wechseljahren demzufolge pathologisiert. Die Wechseljahre werden zu einer Hormonmangelkrankheit, einem „ovariellen Defizit" erklärt, dem mit Hormonpräparaten entgegen gewirkt werden kann. Noch im Jahr 2002, dem Jahr der Publikation der Ergebnisse der Women's Health Initiative Study (Writing Group 2002), brachte der Niedersächsische Berufsverband der Frauenärzte diese Perspektive in einer Presseerklärung auf den Punkt:

> „Wechseljahre sind eine Krankheit und nicht natürlich. Sie sind von Menschenhand geschaffen. [...] Eine Hormonersatzbehandlung bedeutet [...] eine Zurückversetzung der Frau in ihren Naturzustand."

Die Medikalisierung, die ihren Ursprung in den Bestrebungen der pharmazeutischen und medizintechnische Industrie hat, einen Markt für die jeweiligen Medikamente zu finden und zu sichern, ist aufs Engste mit Vorstellungen von Weiblichkeit verknüpft. Dies zeigt sehr deutlich den gesellschaftlichen Umgang mit dem Frauenkörper. Die Diskussion um den Sinn und Unsinn menopausaler Hormonpräparate beschränkt sich deshalb nicht auf die medizinischen Risiken und den Nutzen, der mit der Einnahme verbunden ist. Sie illustriert zudem die Interaktion von sex und gender: Eine biologisch begründete Verordnung, so umstritten die Argumentation auch sein mag, ist eng mit kulturellen Stereotypen verwoben und nicht von gesellschaftlichen Definitionsprozessen „gesunder Weiblichkeit" und „Normalität" zu trennen.

Geschlechterspezifische Selbstmedikation

Geschlechterdifferenzierende Muster zeigen sich nicht nur im Verordnungsverhalten, sondern auch in der Selbstmedikation: Wie die Auswertungen des Arzneimittelsurveys des Bundes-Gesundheitssurveys 1998 belegen, nehmen Frauen in allen Altersgruppen mehr Medikamente ein – je jünger die untersuchte Gruppe, desto deutlicher sind die Unterschiede (Knopf & Melchert 2003). Während über alle Altersstufen hinweg 83% der Frauen angeben, in den vergangen sieben Tagen ein Medikament eingenommen zu haben, sind es bei den Männern 59%. Zwar ist hier die Einnahme hormoneller Kontrazeptiva zu berücksichtigen, aber selbst wenn diese ausgeklammert werden, nehmen Frauen noch immer mehr Medikamente ein als Männer (Lademann & Kolip 2005). Ein Blick auf die Altersgruppe 30 bis 64 Jahre zeigt einen Überkonsum von Frauen vor allem bei Eisenpräparaten und Schilddrüsenmitteln; hier liegen biologisch verursachte geschlechterspezifische Krankheitshäufigkeiten zugrunde. Der Überkonsum zeigt sich jedoch auch bei Abführ-, Migräne- und kreislaufsteigernden Mitteln, bei denen eine biologische nicht von einer sozialen Komponente getrennt werden kann (vgl. Tab. 1). Lediglich bei zwei Medikamentengruppen lässt sich für das mittlere Lebensalter ein Mehrkonsum bei Männern beobachten, nämlich bei blutfettsenkenden Medikamenten und bei Gichtmitteln.

Tabelle 1: Medikamentenkonsum innerhalb der letzten 12 Monate bei Frauen und Männern, Altersgruppe 30-64 Jahre (Selbstangaben zum Arzneimittelkonsum innerhalb der letzten 12 Monate, Frauen N = 2978; Männer N = 1785; Angaben in %, BGS 1998; Quelle: Lademann & Kolip 2005: 51)

Medikamentengruppe	**Frauen** %	**Männer** %	**Ratio F : M**
Eisenpräparate	4,9	0,7	**7,0**
Schilddrüsenpräparate	16,0	3,5	**4,6**
Abführmittel	4,9	1,1	**4,5**
Migränemittel	8,4	2,2	**3,8**
Kreislauf/Blutdruck steigernd	4,8	1,3	**3,7**
Psychopharmaka	6,5	2,2	**3,0**
Beruhigungsmittel	11,0	4,6	**2,4**
Schlafmittel	6,5	2,7	**2,4**
Schmerzmittel	62,2	49,1	**1,3**
Blutfettsenkende Mittel	3,2	5,3	**0,6**
Gichtmittel	0,9	4,4	**0,2**

Die Selbstmedikation ist bisher wenig erforscht und das gesundheitspolitische Interesse hieran gering, da es sich hierbei nicht um direkte Kosten für die GKV handelt. So sind die individuellen Motive und die „Anreize“ für die Selbstmedikation kaum einzuschätzen. Auffällig ist jedoch, dass sich geschlechterspezifische ärztliche Verordnungsmuster zumindest teilweise auch in der Selbstmedikation spiegeln. Zu klären wäre darüber hinaus vor allem der Anteil der Werbestrategien der pharmazeutischen Industrie und entsprechender gesundheitspolitischer Konsequenzen und gezielter Informationsangebote. Dies gilt insbesondere für den deutlich höheren Konsum von Schlaf-, Schmerz- und Beruhigungsmitteln wie auch für die Schilddrüsenpräparate bei Frauen.

2.2 Koronare Herzkrankheit: der „male bias“ als Ordnungsmuster

Der Herzinfarkt galt bis vor kurzem als „Männerkrankheit“ und wurde bis in die 1980er-Jahre hinein sogar auf eine bestimmte Gruppe sozial hochgestellter Männer zugespitzt: Der Herzinfarkt als „Managerkrankheit“ war ein verbreitetes Stereotyp. Dieses Bild und der Diskurs um die gesundheitlichen Risikofaktoren dieser Gruppe sozial privilegierter Männer hat die Forschung und die Versorgungsstrukturen nachhaltig geprägt; die Klassifizierung der Risikofaktoren für eine koronare Herzkrankheit nach A, B und C Typen ist ein deutliches Beispiel. Der als Typ A eingestufte Mann weist die höchsten Risiken und die auffälligsten Übereinstimmungen mit Merkmalen auf, die Robert Connell (1999) als „hegemoniale Männlichkeit“ beschrieben hat. Obschon diese Klassifizierung mittlerweile kaum noch herangezogen wird, haben die geschlechterspezifischen Verzerrungen nachhaltige Auswirkungen.

Studien zu den Ursachen, zum Verlauf und zu Behandlungsmöglichkeiten der koronaren Herzkrankheit wurden überwiegend mit Männern durchgeführt und Präventionskonzepte ohne Berücksichtigung von Geschlechterunterschieden entwickelt. Ein Blick auf die Herzinfarktraten in den vergangenen Jahrzehnten sollte jedoch Grund genug für eine kritische Analyse sein: Die Herzinfarktraten gehen deutlich zurück, aber während sie bei den Männern im Zeitraum von 1990 bis 1999 in Deutschland um 22% abnahmen, sanken sie bei den Frauen nur um 13% (Karoff 2003). Der Rückgang wird allenthalben als Erfolg groß angelegter präventiver Bemühungen gefeiert, namentlich der Deutschen Herzkreislauf-Präventionsstudie (DHP). Die Ergebnisse lassen sich jedoch auch als ein Hinweis darauf lesen, dass die beiden Geschlechter durch diese Aktivitäten offensichtlich nicht gleichermaßen erreicht wurden. Der Androzentrismus in der Forschung spiegelt sich auch in den subjektiven Wahrnehmungen und Risikoeinschätzungen wider: Frauen unterschätzen ihr Risiko einer koronaren Herzerkrankung (Weber et al. 2004), und sie sind selbst dann nicht beunruhigt, wenn sie vier oder mehr Risikofaktoren für eine koronare Herzkrankheit aufweisen oder erblich vorbelastet sind (Biswas et al. 2002).

Bei der koronaren Herzkrankheit (KHK) wird ein komplexes Zusammenspiel von biologischen und systembedingten Einflussfaktoren und individuellen Wahrnehmungen relevant, das zusammengenommen zu gesundheitlicher Ungleichheit zwischen Frauen und Männern führt. Wir gehen nachfolgend auf einige Aspekte ein, die diese kumulativen Effekte und den Einfluss von Geschlechterstereotypen auf das Handeln aller Akteuren – Ärztinnen und Ärzte und andere Leistungsanbieter ebenso wie die betroffenen PatientInnen – sichtbar machen (für weitere Beispiele und ausführliche Angaben siehe Kuhlmann 2004; Kuhlmann & Kolip 2005).

Mortalität und Morbidität: Zusammenspiel von Alters- und Geschlechterdifferenzen

Die Sterblichkeitsstatistik belegt, dass KHK keine typische Männerkrankheit ist: Herzkreislaufkrankheiten bilden mit 45% aller Todesfälle die Haupttodesursache. Die ischämisch Herzkrankheit ist mit 41% hier die wichtigste Untergruppe (Todesursachenstatistik 2004). Im Geschlechtervergleich lässt sich hinsichtlich der Bedeutsamkeit im Gesamt-Mortalitätsgeschehen kein nennenswerter Unterschied feststellen. Der Mythos der KHK als Männerkrankheit rührt daher, dass vor dem 65. Lebensjahr die Erkrankung bei Männern vier- bis fünfmal häufiger ist (Härtel 2002). Frauen erkranken im Durchschnitt etwa zehn Jahre später als Männer; insgesamt steigen die Sterblichkeitsraten bei beiden Geschlechtern mit dem Alter an. Da der demographische Anteil der Frauen mit zunehmendem Alter größer wird, sterben absolut betrachtet mehr Frauen als Männer an einer ischämischen Herzerkrankung. Auf 79.363 herztote Frauen kamen 73.296 Männer im Jahr 2004 (Todesursachenstatistik 2004). Zum Vergleich: Diesen Todesfällen bei Frauen stehen knapp 18.000 Brustkrebstodesfälle gegenüber. Obwohl ischämische Herzkrankheiten als Todesursache deutlich überwiegen, gilt Brustkrebs nach wie vor als *die* Todesursache für Frauen schlechthin.

Das höhere Durchschnittsalter steht auch in Zusammenhang mit einer insgesamt höheren Ko-morbidität bei Frauen. Die Altersdifferenzen werden häufig als Gründe für die schlechteren Überlebens- und Gesundheitschancen angeführt – und gegen Geschlechteranalysen ausgespielt. Doch erklären sie selbst die im engeren Sinne medizinischen Unterschiede nicht vollständig, wie insbesondere die bei Frauen höher ausgeprägten Zusammenhänge zwischen KHK und Diabetes mellitus sowie zwischen KHK und Depression (vgl. z.B. AHA 2004; Natarajan et al. 2003).

Die höhere Ko-Morbidität der Frauen sowie Unterschiede in den sozialen Lebenslagen und in den physiologischen Merkmalen zwischen Männern und

Frauen sind wesentliche Bedingungsfaktoren für die Geschlechterunterschiede bei der koronaren Herzkrankheit. Diese Einflüsse resultieren zunächst nicht aus dem Versorgungssystem selbst; sie führen jedoch deshalb zu Qualitätsdefiziten, weil sie nicht hinreichend berücksichtigt werden. Hinzu kommen Defizite, die das Versorgungssystem selbst produziert. Zwar erkranken vor dem 65. Lebensjahr mehr Männer als Frauen an einer koronaren Herzkrankheit, die Letalität – vor allem in jüngeren Altersgruppen – ist jedoch bei Frauen höher und die Genesung nach einem Infarkt im Vergleich zu Männern schlechter; zufrieden stellende Erklärungen für diese Befunde liegen nicht vor. Die höhere Krankenhaussterblichkeit von Frauen ist bisher vor allem in US-amerikanischen und schwedischen Studien nachgewiesen (vgl. z.B. Vaccarino et al. 2001; Rosengren et al. 2001), eine entsprechend detaillierte Analyse steht für Deutschland noch aus.

Prävention, Rehabilitation und Information: Zusammenspiel von geschlechterspezifischen Lebenslagen und „maskulinem" Image der KHK

Die Entstehungsbedingungen der KHK und die Krankheitsverläufe sind nicht vollständig geklärt, doch wird sozialen Aspekten wie dem Lebensstil und den Lebensbedingungen eine hohe Bedeutung zugeschrieben. In der Therapie spielen deshalb Lebensstiländerungen eine entscheidende Rolle. Übereinstimmend wird davon ausgegangen, dass die Therapie – zumindest bei leichteren Formen der KHK – zunächst hier ansetzen sollte; damit vermischen sich zum Teil präventive, therapeutische sowie rehabilitative Maßnahmen. Dieser Einschätzung tragen auch die klinischen Leitlinien Rechnung. Allerdings ist damit nicht geklärt, ob Frauen und Männer den gleichen Nutzen davon haben. Die vorliegenden Ergebnisse weisen vielmehr darauf hin, dass der „male bias" der KHK zusammen mit einer biomedizinischen Orientierung des Versorgungssystems vor allem an den Schnittstellen zwischen der Lebenswelt und den therapeutischen Interventionen des Gesundheitssystems besonders stark ausgeprägt ist.

So konzentrierte sich die Prävention bei Frauen trotz der von keiner Seite in Abrede gestellten multikausalen Zusammenhänge der KHK über lange Jahre nahezu ausschließlich auf die Einnahme von Hormonen in und nach den Wechseljahren. Diese Präventionsstrategie fokussiert auf einen biologischen Faktor, den vermeintlichen Schutz vor koronaren Herzkrankheiten durch Östrogene. Dieser Präventionsansatz wurde durch den Abbruch der groß angelegten Studie „Women's Health Initiative" in den USA mittlerweile als gravierender Irrtum offen gelegt (Writing Group for the Women's Health Initiative 2002).

Die Erfahrungen mit der Hormon(ersatz)therapie, die aufgrund von begrenzten Forschungsergebnissen als Prävention ausgewiesen und ohne zuverlässige Überprüfung zu einer weitverbreiteten Praxis wurde, belegen einmal mehr die fatalen Konsequenzen einer Versorgung, die sich eher an stereotypen Vorstellungen „weiblicher“ und „männlicher“ Eigenschaften orientiert als an evidenz-basierten Daten. Der Mythos, Frauen seien durch die Hormone vor KHK geschützt und durch die Hormonersatztherapie zu schützen, ist das jüngste Lehrstück für die Probleme einer biologisch orientierten Geschlechterforschung und die Reduktion komplexer Krankheitszusammenhänge auf nur einen Aspekt.

In jüngster Zeit steigt zwar die Sensibilität für die KHK Risiken bei Frauen, wie die medizinische Fachliteratur sowie Informationen der Krankenkassen und der Deutschen Herzstiftung belegen. Doch umfassende frauenspezifische Präventionsstrategien fehlen bisher. Zu berücksichtigen sind insbesondere a) die gegenläufigen Trends im Rauchverhalten bei Jugendlichen und jüngeren Altersgruppen, b) die bei Frauen stärker ausgeprägten Zusammenhänge zwischen Hypertonus, Diabetes mellitus und KHK, c) die bei Frauen (insbesondere der betroffenen Altersgruppen) stärker verbreitete körperliche Inaktivität und das geringere Interesse an Sport sowie die Präferenzen für bestimmte Sportarten und d) die Kumulation von Risikofaktoren in sozioökonomisch schlechter gestellten Gruppen, in die vor allem alte Frauen häufiger als Männer fallen. Trotz zahlreicher Interventionsprogramme und Aufklärungskampagnen ist die Effektivität dieser Präventionsstrategien bei Frauen selbst dann nicht optimal, wenn sie Zugang zu den Informationen haben und die Angebote nutzen.

Ähnliche Probleme zeigen sich auch in der Rehabilitation. Die Probleme fangen bereits damit an, dass Frauen bei allen rehabilitativen Maßnahmen deutlich unterrepräsentiert sind. Dies ist zum einen auf die Finanzierungsstruktur der Reha-Maßnahmen zurückzuführen (Worringen & Zwingmann 2001), zum anderen aber auch auf die Angebote selbst. Wesentliche Elemente der Interventionsstrategien, vor allem die Angebote im Bereich körperlicher Aktivität (vgl. Bjarnason-Wehrens 2002), sind bisher weder auf Frauen zugeschnitten, noch ist die Effektivität bei Frauen genügend erforscht. Hier ist vor allem zu berücksichtigen, dass Bewegung und Sport sehr stark durch kulturelle Normen von „Weiblichkeit“ und „Männlichkeit“ geprägt sind und die Aufweichung starrer Geschlechtergrenzen erst jüngeren Datums ist. Erinnert sei in diesem Zusammenhang an Bourdieus Arbeiten zu den „feinen Unterschieden“ in der Gesellschaft (1987), in denen der Sport als ein Feld sozialer Distinktionen diskutiert wird. So ist es kaum verwunderlich, dass Sozialisationserfahrungen, insbesondere in den von KHK betroffenen höheren Altersgruppen, unterschiedliche Präferenzen hervorbringen können. Diese Unterschiede, wie beispielsweise die höheren Präferenzen von Frauen für kommunikative Sportarten und Bewegungstherapien, werden jedoch ebenso wenig berücksichtigt wie sozialisationsbedingte Schamgrenzen körperlicher Aktivität in gemischt geschlechtlichen Gruppen; stattdessen werden vorwiegend die eher von Männern bevorzugten wettbewerbs- und leistungsorientierten Sportarten angeboten. Hinzu kommt auch hier ein Zusammenspiel zwischen Alters- und Geschlechterdifferenzen, da die Angebote auf die Altersgruppe der Männer zugeschnitten sind, aber Frauen im Durchschnitt später als Männer an einer KHK erkranken.

Zusammengenommen weisen die präventiven wie die rehabilitativen Angebote höhere Zugangsbarrieren für Frauen auf. Das gilt nochmals verstärkt für bestimmte Gruppen von Frauen. Ort, Zeit und Inhalt der Angebote sind nicht danach geprüft, ob sie den Lebensbedingungen von Frauen angemessen sind. Zu berücksichtigen sind vor allem die höheren Familienverpflichtungen – in der Verantwortung für Kinder wie in der Pflege von Angehörigen –, die geringere Mobilität, geringere finanzielle Ressourcen sowie vor allem bei Angeboten in den Abendstunden ein höheres Sicherheitsbedürfnis von Frauen.

Die Aufklärungskampagnen zur koronaren Herzkrankheit wenden sich primär an Männer (bzw. deren Partnerinnen); es fehlt an systematischen frauenspezifischen Aufklärungsstrategien. Das Problembewusstsein für die Risiken und typischen Symptome von Frauen ist bei allen Akteuren geringer als das für die Risiken und Symptome bei Männern. Die Folgen davon sind Verzögerungen in der Krankenhauseinweisung, Diagnostik und Therapieaufnahme, die für die höhere Sterblichkeit mit verantwortlich sein können.

Hinzu kommt ein weiteres, bisher kaum erforschtes Problem: Eine jüngst veröffentlichte experimentelle Studie mit US-amerikanischen und britischen ÄrztInnen belegt, dass Frauen und Männer nicht in gleicher Weise über lebensstilbedingte Interventionen informiert werden (Arber et al. 2004). Frauen erhielten diesen Ergebnissen zufolge weniger Beratung und wurden beispielsweise seltener über ihr Rauchverhalten befragt, obschon bekannt ist, dass gerade der Anteil weiblicher Raucher steigt. Da die Debatte um den „male bias" in der KHK insbesondere in den USA schon weitaus länger geführt wird, ist nicht anzunehmen, dass die Sensibilität für frauenspezifische Informationen zur KHK in Deutschland höher ist; das Gegenteil ist eher zu vermuten.

An den Schnittstellen zwischen Versorgungssystem und Lebenswelt wird deutlich, dass die zunehmend gesundheitspolitisch eingeforderte Information und „Eigeninitiative" der Patientinnen und Patienten nicht automatisch zu einem Abbau geschlechterspezifischer Ungleichheit beiträgt. Frauen erhalten möglicherweise nicht die gleichen Informationen wie Männer und die Informationen sind nicht hinreichend auf ihre Bedarfslagen zugeschnitten. Zu berücksichtigen ist auch, dass gerade die Frauen der betroffenen Altersgruppen selten gelernt haben, ihre Bedürfnisse zu artikulieren und einzufordern; „Passivität" und „Schweigen" waren, und sind zum Teil immer noch, Bestandteil des weiblichen Geschlechterstereotyps. Hier zeigt sich, wie geschlechtsneutral erscheinende gesundheitspolitischen Forderungen nach „Eigenverantwortung" und „Eigeninitiative" – und allgemeiner die als „Individualisierung" diskutierten gesellschaftlichen Entwicklungen – soziale Ungleichheiten zwischen den Geschlechtern verfestigen können. Das Beispiel verweist auch auf das Zusammenspiel von Geschlecht und anderen sozialen Differenzierungslinien – in diesem Fall das Alter – in dem sich spezifische soziale Ungleichheitslagen herausbilden.

Das Versorgungssystem: Zusammenspiel von Geschlechterstereotypen in Forschung, Praxis und Politik

Die androzentrische Perspektive der gesamten Herz-Kreislauf-Forschung und die Unterrepräsentanz von Frauen in klinischen Studien haben dazu geführt, dass Geschlechterunterschiede in den Verlaufsformen einer koronaren Herzkrankheit kaum erforscht sind. Die als typisch geltende Symptomatik orientiert sich an den bei Männern auftretenden Symptomen, frauentypische Symptome werden als „atypisch“ bewertet – ein sprachlicher Hinweis auf die Wirkung des männlichen Normmodells.

Seit Beginn der 1990er-Jahre werden verstärkt Studien durchgeführt, die sich den Geschlechterunterschieden der koronaren Herzerkrankung widmen. Diese Erweiterung der Forschungsperspektive geht auf eine Initiative von Bernadette Healy zurück, die als erste Frau auf dem Posten der Direktorin der National Institutes of Health in den USA auf die Folgen einer geschlechterinsensiblen Forschung aufmerksam machte. Unter dem Stichwort „Yentl-Syndrome“ brachte sie die ungleiche Diagnostik und Therapie nach einem Herzinfarkt in die Debatte (Healy 1991). Mittlerweile liegen aussagekräftige geschlechterdifferenzierte Daten für die gesamte Versorgungskette vor, die auf erhebliche Unterschiede zwischen Frauen und Männern hinweisen. Diese Unterschiede werden infolge der Debatten um Standards, Leitlinien und evidenz-basierte Medizin und der steigenden Anforderungen an Qualität und Effizienz zunehmend erklärungsbedürftiger.

Die ersten Hinweise auf Unterschiede in der Akutbehandlung und eine schlechtere Versorgung von Frauen vor allem im Bereich der invasiven Diagnostik und Therapie erfolgten bereits in den 1980er-Jahren; die meisten der groß angelegten Studien wurden in den USA durchgeführt. Allerdings liegen mittlerweile auch für Deutschland Daten vor; diagnostische und therapeutische Indikationen für eine Angiographie sind zum Teil vermischt. Ergebnisse aus dem Augsburger MONICA-Projekt (Löwel et al. 2002) bestätigten zunächst die in den USA gefundenen Resultate, dass invasive Maßnahmen bei Frauen seltener als bei Männern durchgeführt wurden. Mittlerweile sind in Augsburg (der deutschen MONICA-Studienregion) „keine signifikanten geschlechtsspezifischen Unterschiede mehr in der stationären Akutbehandlung“ nachzuweisen (Härtel 2002: 278). Zu prüfen wäre aber, ob sich die in Augsburg gefundene Entwicklung insgesamt in Deutschland abzeichnet oder möglicherweise die Studie als Nebeneffekt zu einer höheren Sensibilität in dieser Region führte. Zudem sind bei der invasiven Diagnostik die Effekte auf die Versorgungsqualität nicht zuverlässig abzuschätzen, da es sich um eine Überversorgung der Männer handeln kann.

Für die meisten Diagnostiken und Therapien sind die Ungleichbehandlungen zum Nachteil von Frauen allerdings eindeutiger. So gilt beispielsweise das Belastungs-EKG als die Standarddiagniostik, obschon die Ergebnisse bei Frauen weniger aussagekräftig als bei Männern sind. Alle diagnostischen Verfahren sind für Frauen nicht hinreichend evaluiert; für die Thrombolyse liegen Hinweise auf einen geringeren Nutzen bei Frauen vor. Verbindliche geschlechterspezifische Leitlinien für die Diagnostik fehlen. Das gilt auch für die Arzneimittelversorgung. Dennoch zeichnen sich gerade hier erhebliche Geschlechterunterschiede ab, wie wir zuvor erwähnt haben.

Festzustellen ist, dass die Arzneimittelversorgung bei Frauen seltener als bei Männern nach den evidenz-basierten medizinischen (EBM) Standards erfolgt. Wenn EBM-Leitlinien als Maßstab dienen, wie es zunehmend gefordert und in den neuen Versorgungsmodellen wie den Disease Management Programmen festgeschrieben wird, dann ist eine Unterversorgung von Frauen eindeutig. Auch hier kommt hinzu, dass die Medikamente nicht hinreichend an Frauen erforscht sind; Aspirin als Sekundärprävention sowie einige ACE-Hemmer haben vermutlich einen geringeren Nutzen bei Frauen.

An der koronaren Herzkrankheit zeigen sich grundlegende Defizite einer Gesundheitsversorgung, die geschlechterspezifische Bedarfslagen und Lebensbedingungen nicht berücksichtigt. Die negativen Effekte des maskulinen Image der KHK für die Versorgung von Frauen sind kaum noch in Abrede zu stellen, dennoch werden hieraus bisher keine hinreichenden Konsequenzen gezogen. Trotz der Einführung von Disease Management Programmen, die neben ökonomischen Zielen auch zu einer Verringerung von Behandlungsvarianzen führen sollen, sind die aus dem „male bias" resultierenden Ungleichbehandlungen bisher nicht Gegenstand gesundheitspolitischer Interventionen. Hier zeigt sich, dass auch Reformmodelle weiterhin „geschlechtsblind" sind und die Benachteiligung von Frauen in der KHK Versorgung nicht unbedingt verringern.

3 Sex und gender: Konstruktion, Dekonstruktion und Materialität des Körpers

Wir haben argumentiert, dass geschlechterspezifische Differenzen auch vom Gesundheitssystem „gemacht" werden und dass ein Blick auf feministische Theorien hilfreich sein kann, um die sozialen und gesundheitssystembezogenen Aspekte sowie die darin eingelagerten Machtverhältnisse ins Bewusstsein zu rücken. Nachfolgend greifen wir einige der zentralen Verbindungslinien zwischen

Frauengesundheit und feministischen Theorien – ohne Anspruch auf Vollständigkeit – auf; erinnert sei daran, dass die feministische Theoriedebatte wesentliche Impulse durch die Frauengesundheitsbewegung erhielt (Davis 2002; Kuhlmann & Babitsch 2002). Die Kritik an biomedizinischen Konzepten erstreckte sich nicht auf Fragen der Gesundheit und Krankheit. Sie war eng verknüpft mit der Kritik an „patriarchalen“ Strukturen und der sozialen Konstruktion von Geschlechterdifferenzen, die eine gesellschaftliche Abwertung von Frauen legitimierten.

Die theoretische Debatte um die Konstruktion und Dekonstruktion der Geschlechterkategorie entwickelte sich vor allem in den 1990er -Jahren. Doch bereits in den Anfängen der feministischen Diskussion stand die Frage im Raum, wie veränderbar die Kategorie Geschlecht ist und wie sie sich konzeptionell fassen lässt. Die Einführung von gender in die feministische Theoriedebatte in den 1970er-Jahren sollte die sozialen Dimensionen der Geschlechterkategorien sichtbar machen und gegen biologistische Interpretationen setzen, die Frauen stets als „Abweichung“ und als defizitär klassifizieren. Diese Debatte wurde insbesondere durch ethnomethodologische Studien gestützt, die den konstruierten Charakter von Geschlecht anstelle der vorgeblich „natürlichen“ Eigenschaften von Frauen und Männern sichtbar machten (Kessler & McKenna 1978).

Die sex/gender-Differenzierung konnte deutlich machen, dass die biologischen Unterschiede als Legitimation für gesellschaftliche Erwartungen und soziale Anforderungen dienen, die fortwährend zu einer Benachteiligung von Frauen und zur Einschränkung ihrer individuellen Handlungsspielräume führen. Damit eröffneten sich neue Möglichkeiten, denn was sozial bedingt ist, kann auch auf dieser Ebene verändert werden, wohingegen die biologischen Unterschiede gemeinhin als „Schicksal“ wahrgenommen werden.

Die Möglichkeiten der sex/gender-Differenzierung – so erweiterungsbedürftig und kritikwürdig sie auch aus heutiger Sicht sein mag – zeigen sich vor allem in der Gesundheitsdiskussion. So verweist diese „künstliche“ Differenzierung zwischen „sex“ und „gender“ darauf, dass es nicht unbedingt die biologischen Unterschiede sind, die zu den geschlechterspezifischen Morbiditäts- und Mortalitätsprofilen beitragen. Vielmehr ist ein Blick auf die je nach Geschlecht unterschiedlichen Lebensbedingungen notwendig, um die Differenzen zu verstehen. So mögen an der höheren Unfallhäufigkeit von Männern auch biologische Faktoren, etwa ein höherer Testosteronspiegel, beteiligt sein. Zum Großteil gehen diese Unterschiede aber darauf zurück, dass männliche Körpersozialisation mit einem stärkeren „Ausreizen“ körperlicher Grenzen verbunden ist, dass Männer ein expressiveres Verhalten als Teil der Männerrolle lernen und dass sie häufiger in Berufen arbeiten, die ihnen einen riskanten Körpereinsatz abverlangen (Altgeld 2004). Ebenso liegen zahlreiche Hinweise auf Zusammenhänge zwischen kulturellen Prägungen und sozialen Lebenslagen und der Gesundheit von Frauen vor (BMFSFJ 2006; European Institute of Women's Health 2006). Daran schließen sich dann weitere Fragen nach der Einbettung von Geschlechterunterschieden in das Gesundheitsversorgungssystem und den Möglichkeiten der Veränderung an (Clarke & Olesen 1999; Doyal 2006).

3.1 *„Doing gender"*

Die Aufsplittung der Geschlechterkategorie in sex und gender war ein Meilenstein in der feministischen Theorieentwicklung. Hieran anknüpfend folgten weitere Transformationen. Candace West und Don Zimmerman (1991) stellen die zweigeschlechtliche Klassifikation und die Vorstellung einer eindeutigen Geschlechtszuordnung in Frage. Ihre These lautet, dass die biologische Geschlechtszugehörigkeit nicht zwangsläufig der sozialen entspricht. Für diese These gibt es zahlreiche Belege. So muss das Chromosomengeschlecht nicht mit der Ausprägung der inneren und/oder äußeren Geschlechtsorgane übereinstimmen, wie es etwa beim androgenitalen Syndrom der Fall ist. Auch kann innerhalb einer Kategorie, die zur Bestimmung des Geschlechts herangezogen wird (Chromosomen, Genitalien, Hormone) mehr als eine Ausprägung vorkommen. Beispiel hierfür sind Chromosomenaberationen, wie z.B. X0 (Ullrich-Turner-Syndrom) oder XXY (Klinefelter Syndrom; für weitere Beispiele siehe Kolip 1997).

West und Zimmerman (1991) erweitern darüber hinaus die Differenzierung zwischen sex und gender um eine weitere Kategorie. Sie unterscheiden zwischen einer biologischen Dimension (sex = birth classification), der Zugehörigkeit zu einer sozialen Gruppe (sex category = social membership) und der alltäglichen interaktiven Herstellung und Bestätigung von Geschlecht (gender = processual validation of that membership). Die Geschlechtszugehörigkeit wird als Ausdruck des Handelns in sozialen Situationen und nicht als Eigenschaft, Variable oder Rolle verstanden. Diese drei Dimensionen der Geschlechterkategorie werden später von Candace West und Sarah Fenstermaker (1995) nochmals erweitert, insbesondere um die Kategorien Klasse, Rasse und Ethnizität. Die Autorinnen heben hervor, es handele sich nicht um additive Kategorien, sondern um dynamische Zusammenhänge, die von den Individuen simultan erlebt werden. Damit stellt sich jedoch die Frage nach der Relevanz der Geschlechterkategorie in einem Set von Differenzen, das für die Ausbildung sozialer Ungleichheiten zur Verfügung steht.

Diese Frage stellt sich auch in der Praxis der Gesundheitsversorgung. So lässt der Ruf nach einer Zielgruppendifferenzierung in der Gesundheitsförderung schnell die Frage aufkommen, ob denn eine Differenzierung nach Geschlecht die

„wirklich wichtige“ sei oder möglicherweise die soziale Schicht oder die ethnische Zugehörigkeit viel entscheidender Einfluss nehmen. Diese Frage muss im Einzelfall geprüft werden und setzt eine Sensibilität für die soziale Differenzierung voraus, in der dem Geschlecht in der Vielfalt sozialer Differenzierung ein jeweils unterschiedliches Gewicht zukommt (Altgeld, Bächlein & Deneke 2006).

3.2 Die Pluralisierung und Flexibilisierung von Geschlechterkonzepten

Die mit der sex/gender-Unterscheidung eingeleitete Pluralisierung von Geschlechterkonzepten setzt sich in den 1990er-Jahren nicht nur fort, sie erhält auch eine neue Qualität. Der wissenschaftskritische Impetus feministischer Forschung wird weiterentwickelt. Ausgangspunkt ist die in der Moderne entwickelte und für die Industriegesellschaft funktionale Geschlechtkategorie als zweigeschlechtliches Modell. Thomas Laqueur (1992) schildert, wie sich diese Konstruktionen in Bezug auf die biologische Unterscheidung der Geschlechter heraus gebildet haben: Bis in das 18. Jahrhundert hinein bestimmte das Ein-Geschlecht-Modell die Vorstellungswelt, die Frau wurde als umgedrehter Mann verstanden. So verwundert es nicht, dass die Anatomen der Renaissance im Uterus das weibliche Scrotum, in den Eierstöcken die Hoden, in der Vulva die Vorhaut und in der Vagina den Penis „sahen“. Erst später entwickelte sich das Zwei-Geschlecht-Modell, und biologische Unterschiede wurden zur Begründung der unterschiedlichen gesellschaftlichen Position von Frauen und Männern einschließlich der Abwertung von Frauen heran gezogen.

Diese Vorstellung, dass es zwei und nur zwei Geschlechter gibt, die notwendigerweise verschieden sein müssen, wird als Grundproblem westlicher Denktraditionen identifiziert. Der „Streit um Differenz“ (Benhabib et al. 1993) wird mit den Arbeiten von Judith Butler (1991; 1995) und anderen AutorInnen aus dem Spektrum der als postmodern, poststrukturalistisch und queer bezeichneten Theorien auf einem neuen Terrain ausgetragen: Die sex/gender-Unterscheidung und mit ihr die polarisierten Kategorien Natur/Kultur, Text/Materie und ähnliche Begriffspaare stehen zur Diskussion. Es geht nunmehr nicht mehr um die Pluralisierung, sondern um Möglichkeiten der Auflösung der Geschlechterkategorie und damit verknüpft um die Materialität von (Geschlechts-)Körpern. Die Vorschläge fallen sehr unterschiedlich aus. Neben den sprachlich-diskursiven Angriffen auf die Stabilität der Geschlechterkategorie insbesondere bei Butler (1991; 1995) werden auch Konzepte für eine dynamische Materialisierung des Körpers entwickelt. Die sex/gender-Unterscheidung bleibt jedoch auch hier kontrovers (vgl. z.B. Grosz 1994; Haraway 1997). Zusammengenommen zeichnen sich die neuen Ansätze jedoch durch erkenntnistheoretische Angriffe auf die binären Denkmuster und durch Differenzierungen innerhalb einer Geschlechterkategorie aus. Wir kommen auf die Anwendungsmöglichkeiten für die Gesundheitsforschung weiter unten zurück.

Die erkenntnistheoretischen Transformationen der Geschlechterkategorie werden von Veränderungen der politisch-praktischen Handlungsstrategien begleitet. Stellten einst Gerechtigkeitsforderungen und das Selbstbestimmungsrecht von Frauen die zentralen Bezugspunkte dar, so kommen mit der politischen Verpflichtung auf das Konzept Gender Mainstreaming Effizienz und Rationalität als ökonomische Kalküle hinzu. Die zunächst auf Frauen gerichteten Strategien werden zunehmend um den vergleichenden Blick auf Geschlechterverhältnisse erweitert. Männer erscheinen nicht mehr als monolithischer Machtblock, sondern als heterogene Gruppe mit partiell unterschiedlichen Interessen. Damit eröffnen sich Möglichkeiten für situative Bündnisse sowie neue Handlungsoptionen und Gestaltungsspielräume.

Insbesondere das Konzept der „hegemonialen Männlichkeit" (Connell 1999) und weitere vor allem auf Pierre Bourdieu bezogene Ansätze, rücken die institutionellen und kulturellen Determinanten von Männlichkeit in den Blick (vgl. z.B. Courtenay 2000) der Gesundheitsforschung. Ein Vorteil der institutionellen Einbettung von „Männlichkeit" und der Differenzierung zwischen verschiedenen Ebenen in den Geschlechterverhältnissen liegt darin, dass „Männer" nicht als homogener Block betrachtet werden, die eine strategisch organisierte Herrschaft über Frauen ausüben. Vielmehr handelt es sich bei der hegemonialen Männlichkeit um ein grundlegendes Strukturierungsprinzip der Gesellschaft, das bei einem Wandel in einzelnen Segmenten seine Plausibilität zwar nicht unbedingt einbüßt, aber dennoch Veränderungen zugänglich ist.

Die unterschiedlichen Vorschläge für eine flexible soziale Verortung von Geschlecht sind für die geschlechtersensible Gesundheitsforschung vor allem attraktiv, weil sie Anknüpfungspunkte bieten, um die soziale Positionierung von Individuen und Gruppen mehrdimensional zu erfassen und Frauen und Männer auf dieser Basis zu vergleichen. Der Nutzen des Ansatzes lässt sich am Beispiel der Analyse der Mortalitäts- und Morbiditätsdaten illustrieren: Frauen leben länger als Männer und sozial Privilegierte länger als Menschen aus den unteren sozialen Schichten. Werden beispielsweise sozial unterprivilegierte Frauen mit der Gruppe der Männer am oberen Ende der Sozialskala verglichen, „verschwinden" die Geschlechterunterschiede scheinbar. Bei einigen Erkrankungen kehrt sich der soziale Gradient jedoch um, bei anderen ist er gar nicht nachzuweisen und bei wieder anderen unterschiedlich stark innerhalb eines Geschlechts ausgeprägt (vgl. Babitsch 2005; Doyal 2000). Die Daten selbst liefern also keine klaren Botschaften über die Geschlechterverhältnisse, wie es beispielsweise bei Berufs- oder Einkommensstatistiken zumindest partiell der Fall ist.

Wenn Geschlecht als stabile Kategorie und Frauen und Männer als homogene Gruppen gedacht werden, kann die Erhebung simpler geschlechterdifferenzierter Statistiken zum Bumerang für die Frauengesundheitsforschung werden. Die Paradoxien in den gesundheitsbezogenen Daten lassen sich über traditionelle sozialstatistische Korrelationen nicht erklären. Demzufolge können hieraus allein auch keine angemessenen Handlungsempfehlungen abgeleitet werden. Die Mehrdimensionalität der Geschlechterkategorie und der Blick über den Tellerrand frauenspezifischer Erkrankungen sind also dringend notwendig für eine Gesundheitsforschung und -versorgung, die Frauen wie Männern umfassend gerecht wird.

Mit komplexen Zusammenhängen ist nicht nur die Epidemiologie, sondern auch die Gesundheitsversorgungsforschung konfrontiert. So orientieren sich viele Angebote an den Lebensbedingungen und Lebensweisen von Männern. Sie schließen damit – meist ungewollt – ein Geschlecht aus. Darüber hinaus berücksichtigt die für soziale Differenzierungen unsensible Angebotsstruktur oftmals nicht die unterschiedlichen Zugangsmöglichkeiten innerhalb einer Geschlechtergruppe. Diese Zusammenhänge sind insbesondere für die präventiven Angebote dokumentiert. Männer nutzen seltener Angebote der Gesundheitsförderung, Primärprävention und Krankheitsfrüherkennung (vgl. Altgeld 2004; Lademann & Kolip 2005) und aufgrund eines höheren Präventionsbewusstseins in sozial privilegierten Gruppen ist die Inanspruchnahme in diesen Gruppen höher. Beides kann zur Verstärkung von Ungleichheiten beitragen.

3.3 Konstruktion und Materialität des (Geschlechts-)Körpers

Die (Wieder-)Aneignung des Körpers und die Suche nach der „weiblichen“ Identität in der feministischen Theoriedebatte der 1970er- und 1980er-Jahre standen in einer suspekten Nähe zu biologistischen Vorstellungen von Geschlecht. Nach einer Phase relativer Distanz nimmt der Körper jedoch seit den 1990er-Jahren abermals eine exponierte Position in der feministischen Theoriedebatte ein (vgl. Price & Shildrick 1999), nunmehr allerdings mit neuen Zielsetzungen: Die Stabilität von (Geschlechts-)Körpern und (geschlechtlichen) Identitäten wird grundlegend in Frage gestellt.

Diese Diskussionslinie bietet, anders als die Arbeiten Butlers (1991; 1995), Anknüpfungspunkte für die Gesundheitswissenschaften. Denn eine auf Diskurse und Dekonstruktionen begrenzte Sicht auf den Körper wird den Bedingungen und Anforderungen in den Gesundheitswissenschaften kaum gerecht: Krankheit, Schmerz und Trauer sind sozial und kulturell geprägt, aber sie lassen sich nicht auf diese Dimensionen reduzieren. Körper sind flexibel und interagieren mit ihrer soziokulturellen Umwelt, aber der Flexibilität sind dennoch physische Grenzen gesetzt. Es geht darum, diese Zusammenhänge so zu erfassen, dass weder den soziokulturellen noch den biologischen Einflussfaktoren vorab eine Dominanz zugeschrieben wird (Bird & Rieker 2002; Krieger & Davey Smith 2004).

Donna Haraway entwickelte bereits in den 1980er-Jahren Vorschläge für eine solche Verknüpfung materialistischer Theoreme mit diskursiven und kulturtheoretischen Perspektiven. Am Beispiel des transgenen Labortiers OncoMouse™ führt sie vor, dass Konstruiertheit und Realität keine Gegensätze sind. OncoMouse™ wurde als „eine Waffe im Krieg gegen den Krebs" in den Biotechnologielaboren entwickelt und in den USA mit Patentrechten ausgestattet; dieses biotechnologisch konstruierte Wesen ist zugleich ein technologisches Produkt und ein kultureller Akteur (1996: 375; 1997). Haraway geht in der Entgrenzung von Natur und Technik bisher am weitesten; die Grenze zwischen Tier und Mensch steht ebenso zur Disposition wie die zwischen Maschine und Organismus. Demgegenüber setzt Elisabeth Grosz (1994) gegen die Visionen von der Befreiung der Materialität und Begrenztheit der Körper ein Körperkonzept, dass als materiell, aber dennoch im Fluss gedacht werden kann.

Beide Autorinnen demonstrieren, obschon auf unterschiedliche Weise, dass Natur/Kultur und das daraus abgeleitete Begriffspaar sex/gender anders gedacht werden können als es die binär organisierten Denkschablonen westlicher Gesellschaften nahe legen. Diese Perspektive ist ungewohnt, aber anregend. Beide Autorinnen stellen die Stabilität von Geschlecht und Körper radikal in Frage und entwerfen neue Modelle; an die Stelle binärer Konstruktionen treten Vermittlungen und Verweisungen. Die vorgeschlagenen Transformationen beinhalten jeweils spezifische Erkenntnispotenziale: Es wird möglich, den (Geschlechts-)Körper als aktiv gestaltend – als „Agenten" (Haraway 1997) und als „Seiendes" (Grosz 1994) – in die feministische Theoriedebatte zurückzuholen, ohne biologische Stabilität und essentielle „weibliche" und „männliche" Eigenschaften sowie daraus abgeleitete stabile Identitäten und homogene Gruppeninteressen zu unterstellen. Sex wäre dann keine Tiefenstruktur von gender; vielmehr können sex und gender als zwei Perspektiven auf *einen* Akteur, aber eben nicht als identisch betrachtet werden.

Zugleich zeichnen sich auch eine Reihe ungelöster Fragen ab. So mangelt es vor allem Haraway an einer ethischen Legitimationsbasis, um Entwicklungen wie in der Humangenetik und den neuen Biotechnologien zu bewerten. Zudem bieten weder Haraway noch Grozs einen eigenständigen konzeptionellen Zugang zu der subjektiven Erfahrungsebene. Die Versuche der Hybridisierung greifen hier zu kurz, da sie das Spannungsverhältnis zwischen den individuellen Bedürfnissen von Frauen – beispielsweise nach pränataler Diagnostik oder kosmetischer Chirurgie – und den gesellschaftlichen Bewertungen und Aushandlungsprozessen nicht angemessen erfassen können (vgl. Davis 1996). Emily Martin (1994) hat in ihren empirischen Arbeiten dieses Zusammenspiel von individuellen Wahrnehmungen und gesellschaftlichen Prägungen eindrücklich gezeigt.

Die wesentliche, noch zu bewältigende Herausforderung liegt darin, die komplexen Wechselbeziehungen zwischen spezifischen institutionellen und kulturellen Rahmungen einerseits und individuellen Körpern und gesundheitsrelevanten Prozessen und Handlungen andererseits zu erfassen. Linda Birke (1999) fordert, die Vorstellung flexibler Interaktionen in die Körper hinein zu verlagern, ohne die materiellen Grenzen zu leugnen. Sie unterstellt auch den inneren Strukturen des Körpers „agency“ und führt eine solche Argumentation am Beispiel der Zusammenhänge zwischen Hormonen und Umwelteinflüssen vor (Birke 2000). Die Autorin weist die Vorstellung von fixierten und polarisierten „weiblichen“ und „männlichen“ Geschlechtshormonen zurück. Sie hebt hervor, dass quantitative Unterschiede in den Hormonkonzentrationen bei Männern und Frauen in qualitative Merkmale transformiert und so „weibliche“ und „männliche“ Hormone konstruiert werden.

Wir wissen bisher kaum etwas über solche Prozesse und wie sich die sozialen Prägungen im Körper selbst auswirken. Die Fragen fordern eine bessere Verknüpfung der bisher weitgehend getrennt verhandelten Fragen biologischer und sozialer Einflüsse; sie sind demzufolge durch medizinische Forschung nicht zu lösen. Wenn „flexible bodies“ (Martin 1994) als sozial eingebunden gedacht werden führt dies wiederum zu der Frage, welchen Anteil die Gesundheitsversorgung an der gesundheitlichen Ungleichheit zwischen Frauen und Männern hat. Die aufgeworfenen Fragen sind theoretisch kaum zu beantworten; sie bedürfen weiterer empirischer Studien. Zugleich lassen sich theoretische Konzepte und die Auflösung binärer Denkmodelle nicht so bedingungslos in empirische Studien übersetzen, da wir hier weiterhin vielfach auf „old fashioned data“ angewiesen sind, die nach Frauen und Männern klassifizieren, wie es Helen Marshall (1996) formuliert. Dennoch öffnen feministische Konzepte den Blick für die sozialen Dimensionen von Gesundheit und Geschlecht und die „gemachten“ Unterschiede.

4 Unerledigte Aufgaben: Gendersensible Gesundheitsversorgung statt Medizin in neuen (Gender-)Kleidern

Wir haben in diesem Beitrag gezeigt, dass die Kategorie Geschlecht eine relevante Dimension gesundheitlicher Ungleichheit darstellt und das Versorgungssystem einen erheblichen Anteil an der Produktion von Geschlechterungleichheit hat. Ein zentrales Ergebnis ist, dass das Geschlecht auf zwei Ebenen versorgungsrelevant wird: Zum einen sind Geschlechterunterschiede in der Behandlung festzustellen, obschon es hierfür keine medizinischen Begründungen gibt; die Versorgung ist offensichtlich eher an Geschlechterstereotypen denn an wissenschaftlicher Evidenz orientiert. Zum anderen werden frauenspezifische Bedarfslagen vielfach nicht berücksichtigt, da die Forschungsergebnisse an Männern erhoben und die Angebote auf deren Bedarfslagen zugeschnitten sind. Beide Formen des Gender Bias führen dazu, dass die Versorgung nicht bedarfsgerecht und zielgruppenorientiert ist.

Eine geschlechtersensible Analyse zeigt, dass durch die Orientierung am vermeintlich geschlechtsneutralen Normmodell Über-, Unter- und Fehlversorgung produziert werden. Das Innovationspotenzial der Geschlechteranalyse geht also weit über frauenspezifische Anforderungen an die Versorgung hinaus und deckt grundlegende Qualitätsdefizite und ungelöste Fragen auf. Wir haben weiter gezeigt, dass der Gender Bias keineswegs nur ein Problem der medizinischen Versorgung ist, obschon die Ärzteschaft in Deutschland eine dominante Rolle in der Versorgung spielt – wir sind auf die anderen Gesundheitsberufe hier vor allem mangels Datenlage nicht näher eingegangen. Wir haben den Einfluss der Geschlechterkategorie auch in Bereichen aufgezeigt, die nicht zum Kern der medizinischen Versorgung gehören und einen hohen Handlungsspielraum der individuellen Nutzerinnen und Nutzer im Versorgungssystem ausweisen, wie beispielsweise die Selbstmedikation und die Prävention.

Wir haben uns hier auf Weiblichkeitsstereotype als eine Dimension „symbolischer Herrschaft" (Bourdieu 1997) von Männern über Frauen konzentriert, die gesundheitliche Nachteile für Frauen hervorbringt. Wir haben jedoch auch darauf hingewiesen, dass „hegemoniale Männlichkeit" (Connell 1999) möglicherweise zum gesundheitlichen Nachteil für Männer werden kann; diese Zusammenhänge werden erst in jüngster Zeit überhaupt wahrgenommen und bedürfen weiterer Studien. Eindeutig ist jedoch, dass die Defizite der Gesundheitsversorgung wesentlich durch kulturelle Normen von „Männlichkeit" und „Weiblichkeit" fortwährend hergestellt werden. Diese prägen nicht nur das Versorgungssystem, sondern auch die Forschung – einschließlich der sozialwissenschaftlichen und Public Health-Forschung – und die Wahrnehmungen und das Handeln der Patientinnen und Patienten. Die Geschlechterkategorie wird also sowohl auf der Makroebene des Versorgungssystems wie auch auf der Mikroebene der Individuen und der Interaktionen zwischen Professionellen und Laien relevant.

Zusammengenommen legen die Ergebnisse zwei gleichermaßen zentrale Schlussfolgerungen nahe: Geschlechteranalysen können sich 1. nicht auf eine Aufschlüsselung der Daten nach Frauen und Männern (sex category) und 2. nicht auf die medizinische Versorgung und die Ärzteschaft beschränken. Dennoch ist festzustellen, dass gerade diese beiden Bereiche gegenwärtig im Zentrum einer sich allmählich auch in Deutschland entwickelnden Genderforschung stehen. So erfreulich eine wachsende Berücksichtigung von Geschlechterunterschieden ist: Die gegenwärtigen Strategien lösen die Probleme nicht zufriedenstellend! Vor allem die Entwicklungen zu einer Medizin im „Gender“ Gewand sind problematisch, da sie den biologistischen Unterbau der Medizin nicht grundlegend überwinden (vgl. Eckman 1998).

Die Integration der Geschlechterkategorie in neue Regulierungs- und Bewertungsverfahren – wie die evidenz-basierten Leitlinien und Performance Indikatoren – bietet zwar neue Möglichkeiten für eine frauengerechte Versorgung (vgl. Kuhlmann & Kolip 2005; Müller 2007). Aber sie sagt noch nichts darüber aus, ob und wie diese Möglichkeiten genutzt werden, und sie verändert nicht automatisch die Dominanz biomedizinischer Bewertungsverfahren und die in die evidenz-basierte Medizin eingelagerten Objektivitäts- und Neutralitätspostulate. Der Einzug der Gender Kategorie in die Gesundheitsforschung folgt vielfach dem Muster: „Ein Schritt vor und zwei Schritte zurück“. Wir haben demgegenüber vorgeschlagen, zunächst einen Blick zurück auf die Konzepte der Frauengesundheitsbewegung und die weiterführenden feministischen Theoriedebatten zu werfen und so gerüstet auf neue Anforderungen an eine geschlechtersensible und frauengerechte Gesundheitsversorgung – die mehr ist als medizinische Versorgung – zu reagieren (vgl. Kuhlmann, i.E.).

Die noch unerledigten Aufgaben sind erheblich: Die Etablierung der „surveillance medicine“ (Armstrong 2004) und „150 Jahre Expertenmacht“ über die Erfahrungen und Bedürfnisse von Frauen, wie Ehrenreich und English (1979) schon in den 1970-er Jahren beschrieben haben, sind nicht so einfach zu erschüttern. Eine geschlechtersensible Gesundheitsversorgung erfordert grundlegende Umorientierungen – allem voran die Einsicht, dass die unerledigten Aufgaben der Gesundheitsversorgung nicht im Rahmen biomedizinischer Versorgungskonzepte und Denkschablonen zu bewältigen sind.

Literatur

Altgeld T, ed. (2004). Männergesundheit. Neue Herausforderungen für Gesundheitsförderung und Prävention, Weinheim, München: Juventa.

Altgeld T, Bächlein B, Deneke C, eds. (2006). Diversity Management in der Gesundheitsförderung. Frankfurt a.M.: Mabuse Verlag.

AHA – American Heart Association, Expert Panel Writing Group (2004). Evidence-based guidelines for cardiovascular disease prevention in women. Circulation 109: 672-693.

Arber S, McKinley J, Adams A, Marceau L, Link C, O'Donnell A (2004). Influence of patient characteristics on doctors' questioning and lifestyle advice for coronary heart disease: a UK/US video experiment. British Journal of General Practice 54: 673-678.

Armstrong D (2004). The rise of surveillance medicine. In: Annandale E, Elston MA, Prior L, eds. Medical work, medical knowledge and health care, Oxford: Blackwell: 135-145.

Babitsch B (2005). Soziale Ungleichheit, Geschlecht und Gesundheit, Bern: Huber.

Benhabib S, Butler J, Cornell D, Fraser N (1993). Der Streit um Differenz, Frankfurt a.M.: Fischer.

Bird C, Rieker P (2002). Integrating Social and Biological Research to Improve Men's and Women's Health. Women's Health Issues 12: 113-115.

Birke L (1999). Feminism and the Biological Body. Edinburgh: Edinburgh University Press.

Birke L (2000). Sitting on the fence: biology, feminism and gender-bending environments. Women's Studies International Forum 23: 587-599.

Biswas MS, Calhoun PS, Bosworth HB, Bastian L (2002). Are women worrying about heart disease? Women's Health Issues 12: 204-211.

Bjarnason-Wehrens B (2002). Besonderheiten der Bewegungstherapie bei Frauen. In: Beirow B, Birke B, Kolenda K.-D., eds. Frauen und koronare Herzkrankheit, Kiel: LAG Herz- und Kreislauf: 47-59.

BMFSFJ – Bundesministerium für Familie, Senioren, Frauen und Jugend (2006). http://www.gender-mainstreaming.net/

Bourdieu P (1987). Die feinen Unterschiede, Frankfurt a.M.: Suhrkamp.

Bourdieu, P (1997). Die männliche Herrschaft. In I. Dölling/B. Krais, eds.: Ein alltägliches Spiel. Geschlechterkonstruktionen in der sozialen Praxis, Frankfurt a.M.: Suhrkamp: 153-217.

Butler J (1991): Das Unbehagen der Geschlechter, Frankfurt a.M.: Suhrkamp.

Butler J (1995): Körper von Gewicht, Berlin: Berlin Verlag.

BWHBC – The Boston Women's Health Book Collective (1973). Our bodies, ourselves, New York: Simon and Schuster.

Clarke AE, Olesen VL, eds. (1999). Revisioning Women, Health, and Healing, New York: Routledge.

Connell R (1999). Der gemachte Mann, Opladen: Leske + Budrich.

Council of Europe (1998). Gender Mainstreaming. Conceptual Framework, Methodology and Presentation of Good Practice. Final Report (EG-S-MS): Strassbourg.

Courtenay WH (2000). Constructions of Masculinity and their Influence on Men's Well-being: A Theory of Gender and Health. Social Science and Medicine 50: 1385-1401.

Davis K (1996). „My body is my art": cosmetic surgery as feminist utopia? In: Davis K, ed. Embodied practice. Feminist perspectives on the body, London: Sage: 168-181.

Davis K (2002). Feminist Body/Politics as World Traveller. European Journal of Women's Studies 9: 223-247.

Deitermann B, Kemper C, Hoffmann F, Glaeske G (2006). GEK-Heil- und Hilfsmittel-Report 2006, St. Augustin: Asgard.

Doyal L (2000). Gender equity in health: debates and dilemmas. Social Science and Medicine 51: 931-939.

Doyal L (2006). Sex, gender and medicine: the case of the NHS. In: Kelleher D, Gabe J, Williams G, eds. Challenging medicine 2nd edition, London: Routledge: 146-161.
Eckman AK (1998). Beyond the Yentl Syndrome: Making Women Visible in the post-1990s Women's Health Discourse. In: Treichler P, Cartwright L, Penley C, eds. The Visible Woman, New York: New York University Press: 130-168.
Ehrenreich B, English D (1976). Zur Krankheit gezwungen, Münster: Verlag Frauenoffensive.
Ehrenreich B, English D (1979). For her own good. 150 years of expert advice to women, New York: Anchor Press.
Ernst A, Füller I (1988). Schlucken und Schweigen. Wie Arzneimittel Frauen zerstören können, Köln: Kiepenheuer & Witsch.
European Institute of Women's Health (2006). Women's health in Europe. Facts and figures across the European Union. Oxford. http://www.eurohealth.ie/projects.html.
Glaeske G (2002). Auffälligkeiten in der geschlechtsspezifischen Versorgung der GKV. In: Hurrelmann K, Kolip P, eds. Geschlecht, Gesundheit und Krankheit. Bern: Huber: 520-532.
Glaeske G, Janhsen K (2003). GEK-Arzneimittel-Report 2003, St. Augustin: Asgard Verlag.
Glaeske G, Janhsen Katrin (2004). GEK-Arzneimittel-Report 2004, St. Augustin: Asgard Verlag.
Glaeske G, Janhsen K (2006): GEK-Arzneimittel-Report 2006, St. Augustin: Asgard.
Grosz E (1994). Volatile Bodies. Towards a Corporeal Feminism, Canberra: Allen/Unwin.
Härtel U (2002): Ist-Analyse Prävalenz der Herz-Kreislaufkrankheiten bei Frauen in NRW. Gutachten im Auftrag der Enquetekommission „Zukunft einer frauengerechten Gesundheitsversorgung“ des Landtags Nordrhein-Westfalen, Düsseldorf: Landtag NRW.
Haraway DJ (1996). Leviathan und die vier Jots: Die Tatsachen verdrehen. In: Scheich E, ed. Vermittelte Weiblichkeit, Hamburg: Hamburger Edition: 347-389.
Haraway, DJ (1997). Modest_witness@second_millenium.Femaleman©_meets_oncomouse™. New York: Routledge.
Healy B (1991). The Yentl Syndrome. New England Journal of Medicine 325: 274-276.
Hippisley-Cox J, Pringle M, Crown N, Meal A, Wynn A (2001). Sex inequalities in ischaemic heart disease in general practice: cross sectional survey. British Medical Journal 322: 832-834.
Institutes of Medicine (2001). Does sex matter? Exploring the biological contributions to human health, Washington: National Academic Press.
Karoff M (2003). Herz-Kreislauf-Krankheiten am Beispiel der koronaren Herzkrankheit und des akuten Myokardinfarkts. In: Schwartz F-W, Badura B, Busse R, Leidl R, Raspe H, Siegrist J, Walter U, eds. Das Public Health Buch, München: Urban, Fischer: 566-576.
Kessler S, McKenna W (1978). Gender. An Ethnomethodological Approach, New York: John Wiley.
Knopf H, Melchert H-U (2003). Bundes-Gesundheitssurvey: Arzneimittelgebrauch. Konsumverhalten in Deutschland, Berlin: Robert Koch-Institut.

Kolip P (1997). Geschlecht und Gesundheit im Jugendalter. Die Konstruktion von Geschlechtlichkeit über somatische Kulturen, Opladen: Leske + Budrich.
Kolip P, ed. (2000). Weiblichkeit ist keine Krankheit. Die Medikalisierung körperlicher Umbruchphasen im Leben von Frauen. Weinheim, München: Juventa.
Kolip P, Glaeske G (2002): Die Medikalisierung weiblicher Biographien im mittleren Alter. Schweizerische Ärztezeitung 83: 479-482.
Krieger N, Davies Smith G (2004). Bodies count, and body counts: social epidemiology and embodying inequality. Epidemiologic Review 26: 92-103.
Kuhlmann E (2004). Disease Management Programme und Gender Mainstreaming. Das Beispiel koronare Herzerkrankungen. Expertise für die Bundeskoordination Frauengesundheit im Auftrag des BMFSFJ. http//www.zes.uni-bremen.de/~kuhlmann/expertise.pdf.
Kuhlmann E (2006). Modernising health care. Reinventing professions, the state and the public, Bristol: The Policy Press.
Kuhlmann E (i.E.): From women's health to gender mainstreaming and back again: Linking feminist agendas and health policy. In: Annandale E, Riska E, eds. New connections: Towards a gender inclusive approach to women's and men's health. Current Sociology, Monograph Series.
Kuhlmann E, Babitsch B (2002). Bodies, health, gender – Bridging feminist theories and women's health. Women's Studies International Forum 25: 433-442.
Kuhlmann E, Kolip P (2005). Gender und Public Health. Grundlegende Orientierungen für Forschung, Praxis und Politik. Weinheim, München: Juventa.
Lademann J, Kolip P (2005). Gesundheit von Frauen und Männern im mittleren Lebensalter. Gesundheitsberichterstattung des Bundes, Schwerpunktheft, Berlin: Robert Koch-Institut.
Löwel H, Müller, J, Heier M, Thorand B, Meisinger C, Hörmann A (2002). Frauen und koronare Herzkrankheit. Epidemiologische Besonderheiten im Vergleich zu Männern. In: Brachmann J, Medau HJ, eds. Die koronare Herzkrankheit der Frau, Darmstadt: Steinkoff: 19-36.
Laqueur T (1992). Auf den Leib geschrieben. Die Inszenierung der Geschlechter von der Antike bis Freud. Frankfurt a.M., New York: Campus.
Lange C (2007). Gender Mainstreaming in der Gesundheitsberichterstattung des Bundes. In: Baer S, Hildebrandt K, eds.: Gender Works! Gender Mainstreaming: Gute Beispiele aus der Facharbeit. Frankfurt a.M.: Peter Lang: 152-167.
Martin E (1994). Flexible Bodies, Boston: Beacon.
Müller V (2007). Geschlechtsspezifische Unterschiede von Nutzen und Risiken medikamentöser Präventionsmaßnahmen der Koronaren Herzkrankheit – Systematischer Review zur wissenschaftlichen und genderspezifischen Evidenz von in Deutschland angewendeten Interventionen. Promotion zum Dr. Public Health am Fachbereich Human- und Gesundheitswissenschaften der Universität Bremen.
Natarajan S, Liao Y, Cao G, Lipsit SR, McGee DL (2003). Sex differences in risk for coronary heart disease mortality associated with diabetes and established coronary heart disease. Archives of Internal Medicine 163: 1735-1740.
Price J, Shildrick M, eds. (1999). Feminist Theory and the Body, New York: Routledge.

Riska E (2004). Masculinities and men's health. Coronary heart disease in medical and public discourse, New York: Rowman/Littlefield.
Rosengren A, Spetz CL, Koster M, Hammar N, Alfron L, Rosen M (2001). Sex differences in survival after myocardial infarction in Sweden: data from the National Acute Myocardial Infarction Register. European Heart Journal 22: 314-322.
Ruzek SB (1978). The Women's Health Movement: Feminist Alternatives to Medical Control, New York: Praeger.
Schwabe U, Paffrath D, eds. (2003). Arzneiverordnungs-Report 2002, Berlin u.a.: Springer.
SVR – Sachverständigenrat im Gesundheitswesen (SVR) (2003). Angemessenheit und Effizienz. Jahresgutachten. http://www.svr-gesundheit.de.
SVR – Sachverständigenrat im Gesundheitswesen (2005). Koordination und Qualität im Gesundheitswesen. Gutachten. http://www.svr-gesundheit.de.
Thürmann PA (2002). Geschlechtsspezifische Unterschiede bei Arzneimitteln. Westfälisches Ärzteblatt 10/2002: 22-24, 49.
Todesursachenstatistik (2004). www.destatis.de.
Vaccarino V, Krumholz HM, Yarzebski J, Gore JM, Goldberg RJ (2001). Sex differences in 2-year mortality after hospital discharge for myocardial infarction. Annals of Internal Medicine 134: 217-225.
Vogt I (1985). Für alle Leiden gibt es eine Pille, Opladen: Westdeutscher Verlag.
United Nations (1999). Women and Health. Mainstreaming the Gender Perspective into the Health Sector, New York: UN Publication Sales No 99.IV.4.
Weber T, Auer J, Berent R, Lassnig E, Eber B (2004). Kardiologie. In: Rieder A, Lohffs B, eds. Gender Medizin, Wien: Springer: 313-356.
West C, Fenstermaker S (1995). Doing difference. Gender & Society 9: 8-37.
West C, Zimmerman D (1991). 'Doing Gender'. In: Lorber J, Farrell SA, eds. The Social Construction of Gender, Newbury Park: Sage.
WHO Euro (2001). Mainstreaming gender equity in health. Madrid Statement, Kopenhagen: WHO Euro.
WHO (2002). Integrating Gender Perspectives in the Work of WHO, Genf: WHO.
Wittchen H-U, Jacobi F (2001). Die Versorgungssituation psychischer Störungen in Deutschland. Eine klinisch-epidemiologische Abschätzung anhand des Bundesgesundheitssurveys 1998. Bundesgesundheitsblatt 44: 993-1000.
Worringen U, Zwingmann C, eds. (2001). Rehabilitation weiblich – männlich. Geschlechtsspezifische Rehabilitationsforschung. Weinheim, München: Juventa.
Writing Group for the Women's Health Initiative Investigators (2002). Risk and benefits of estrogen plus progestin in healthy postmenopausal women. Principal results form the Women's Health Initiative randomized controlled trial. Journal of the American Medical Association 288: 321-333.

Soziale Anerkennung und gesundheitliche Ungleichheit

Johannes Siegrist

1 Einleitung

Unter den verschiedenen Ansätzen, soziales Handeln zu analysieren, hat der auf Adam Smith zurück gehende Gedanke in der neueren Soziologie vermehrt Verbreitung gefunden, Handeln als Produktion von Nutzen zu begreifen (Esser 1999). Nutzen zu produzieren ist gleichbedeutend mit der Befriedigung grundlegender menschlicher Bedürfnisse, zu deren Realisierung spezifische Motivationen eingesetzt werden. Obwohl es in der Wissenschaft keinen Konsens bezüglich einer universellen Wertigkeit einzelner menschlicher Bedürfnisse gibt, spricht vieles dafür, drei solchen Bedürfnissen eine besonders hohe, für unterschiedliche Gesellschaften in Vergangenheit und Gegenwart in gleicher Weise geltende Priorität einzuräumen: 1. dem Bedürfnis nach physischem Wohlbefinden, d.h. der Sicherung der physischen Existenz; 2. dem Bedürfnis nach Autonomie, d.h. der Selbstverwirklichung im Medium des Handelns, und 3. dem Bedürfnis nach sozialer Wertschätzung oder Anerkennung, d.h. dem Wunsch, für die eigene Person und ihr Handeln durch signifikante Andere Bestätigung in Form positiver Rückmeldung zu erhalten (Doyal & Gough 1991; Esser 1999).

Diese drei Bedürfnisse stehen nicht unvermittelt nebeneinander, sondern bedingen sich gegenseitig. Einerseits bildet physisches Wohlbefinden eine wichtige Voraussetzung für die Motivationen zu autonomem Handeln und dem Erzielen sozialer Wertschätzung. Andererseits können fehlende Autonomie und der Verlust sozialer Anerkennung das physische Wohlbefinden bis hin zum Ausbruch einer Krankheit und zu frühem Tod beeinträchtigen (s.u.). Die Chancen, zentrale Bedürfnisse im Medium sozialer Nutzenproduktion zu erfüllen, sind sozialstrukturell ungleich verteilt. Je niedriger der soziale Status von Personen ist, desto geringer sind die Chancen, physisches Wohlbefinden, Autonomie und soziale Anerkennung wiederkehrend bzw. ungebrochen zu erfahren.

Was meinen wir nun genauer, wenn wir den Begriff „soziale Nutzenproduktion" verwenden? Zur Befriedigung der genannten grundlegenden Bedürfnisse müssen spezifische Handlungen erfolgen, die in der Lage sind, etwas zu bewirken. Hierzu ist das Erbringen bestimmter Leistungen oder zumindest die Sicherung bestehender Ressourcen erforderlich. So wird physisches Wohlbefinden nicht einfach konsumiert, sondern durch spezifische Handlungen gesichert bzw. wieder hergestellt, wie z. B. durch regelmäßigen Schlaf, Entspannung, gesunde Ernährung und körperliche Bewegung. Auch Autonomie wird durch Handeln hergestellt bzw. reproduziert, so etwa durch Investitionen in die eigene Qualifizierung oder dadurch, dass eigene Vorrechte Anderen gegenüber durch Leistungen legitimiert und vor Verlust gesichert werden. Gleiches gilt für die Befriedigung des Bedürfnisses nach sozialer Wertschätzung, dessen Erfüllung in besonders weitreichendem Maße an soziale Interaktionen, und zwar an Interaktionen in Form eines Tauschs von Leistung und Belohnung, gebunden ist. Denn soziale Wertschätzung erlangen Menschen in der Regel nur, „wenn sie über Eigenschaften, Ressourcen, Objekte, Güter oder Leistungen verfügen, die andere Menschen dazu bringen, ihre Anerkennung auszudrücken.... Für die Erlangung von sozialer Wertschätzung...müssen die Menschen meist etwas tun“ (Esser 1999: 97f.).

Weil diese Form sozialer Nutzenproduktion im verbindlichen Tausch von Leistung und Belohnung ihren wirkungsvollsten Ausdruck findet, lege ich bei der nachfolgenden Analyse den Akzent auf den arbeitsvertraglich geregelten Tausch von Leistung im Rahmen der Erwerbsarbeit und hierfür gewährter Belohnung. Es soll somit untersucht werden, wie weit den erbrachten Arbeitsleistungen Gegenleistungen in Form von Lohn bzw. Gehalt, Aufstiegschancen und Arbeitsplatzsicherheit, aber auch in Form immaterieller Gratifikationen der Wertschätzung und Achtung entsprechen, d.h. wie weit dadurch das Bedürfnis nach sozialer Anerkennung im Medium der Arbeit erfüllt wird. Was geschieht, wenn dieser Tausch nicht gerecht verläuft, d.h. wenn das Prinzip der Gleichwertigkeit von Gabe und Gegengabe verletzt wird? Diese Norm sozialer Reziprozität stellt ein konstitutives Prinzip zwischenmenschlicher Kooperation dar. Sie besagt, dass eine Person A, welche gegenüber einer Person B eine Leistung erbringt, welche für diese von Nutzen ist, erwarten kann, von B hierfür eine gleichwertige Gegenleistung zu erhalten (Gouldner 1960). Wird gegen diese Norm verstoßen, so führt die Enttäuschung berechtigter Belohnungserwartungen zu tiefreichenden emotionalen Reaktionen der Verärgerung, Wut oder sogar Verzweiflung, die nicht nur das Selbstwertgefühl kränken, sondern, wenn sie gravierend und/oder wiederkehrend sind, auch im wörtlichen Sinn krank machen, indem sie sozio-emotionalen Dauerstress hervorrufen (s.u.).

Die wissenschaftliche Forschung zum Thema „soziale Anerkennung und gesundheitliche Ungleichheit“ steht somit vor zwei großen Herausforderungen. Erstens muss sie nachweisen, dass und auf welche Weise glücklose Investitionen, die zum Zweck der Erfüllung eines grundlegenden Bedürfnisses nach sozialer Anerkennung erfolgt sind, tatsächlich das Risiko stress-assoziierter physischer und psychischer Erkrankungen erhöht. Zweitens muss sie prüfen, ob der

Zusammenhang zwischen Krisen sozialer Anerkennung und gesundheitlicher Beeinträchtigung in allen Gruppen der Erwerbsbevölkerung in gleicher Weise gegeben ist, oder ob, wie einleitend behauptet, Angehörige niedrigerer sozialer Schichten von solchen Verletzungen häufiger betroffen sind. Sollte dies der Fall sein, so stellt sich die weiterführende Frage, ob dieser Tatbestand zur Erklärung des sozialen Gradienten von Morbidität und Mortalität in modernen Gesellschaften etwas Relevantes beitragen kann. Dieser Gradient besagt, dass Risiken weitverbreiteter Krankheiten und vorzeitiger Sterblichkeit um so höher sind, je niedriger der soziale Status einer Bevölkerungsgruppe ist (Mackenbach & Bakker 2002; Marmot et al. 2006; Siegrist & Marmot 2006).

Nachfolgend versuche ich, eine Antwort auf diese beiden Herausforderungen zu geben. Erstens wird ein theoretisches Modell erläutert, welches ermöglicht, Verletzungen des arbeitsvertraglich geregelten Tauschverhältnisses von Leistung und Belohnung genauer zu erfassen, das Modell beruflicher Gratifikationskrisen. Sodann wird in einem kurzen Überblick gezeigt, welche Erkrankungsrisiken in welchem Umfang von beruflichen Gratifikationskrisen beeinflusst werden. Die Ergebnisse entstammen in- und ausländischen epidemiologischen Untersuchungen an verschiedenen Kollektiven erwerbstätiger Männer und Frauen. Schließlich wird die Frage nach dem Zusammenhang von sozialer Ungleichheit, beruflichen Gratifikationskrisen und Erkrankungsgefahren diskutiert, indem erste empirische Ergebnisse dargestellt und weiterführende theoretische Überlegungen erörtert werden.

2 Das Modell beruflicher Gratifikationskrisen

Das in mehrjährigen Forschungen in unserer Arbeitsgruppe entwickelte und getestete Modell beruflicher Gratifikationskrisen geht von der im Arbeitsvertrag angelegten sozialen Reziprozität der Tauschbeziehung von Leistung und Belohnung aus, wonach für erbrachte Arbeitsleistungen angemessene Gratifikationen in Form von Lohn oder Gehalt, beruflichem Aufstieg bzw. Sicherheit des Arbeitsplatzes sowie Anerkennung und Wertschätzung gewährt werden. Ausgeprägte Stressreaktionen sind nach diesem Modell dort zu erwarten, wo fortgesetzt hoher Verausgabung keine angemessenen Belohnungen gegenüber stehen, d.h. Situationen, die für Erwerbstätige durch hohe „Kosten“ bei niedrigem „Gewinn“ gekennzeichnet sind („Gratifikationskrisen“) (Siegrist 1996, 2005). Im Modell werden drei Bedingungen spezifiziert, unter denen dies mit hoher Wahrscheinlichkeit der Fall ist: erstens bei fehlender Arbeitsplatzalternative (z.B. aufgrund geringer Qualifikation oder eingeschränkter Mobilität), zweitens bei ungünstigen Arbeitsverträgen, die aus strategischen Gründen über einen längeren

Zeitraum aufrecht erhalten werden (z.B. zum Zweck der Erzielung prospektiver Wettbewerbsvorteile in hoch kompetitiven Berufen), und drittens bei Vorliegen eines spezifischen psychischen Bewältigungsmusters angesichts von Leistungssituationen, das durch eine distanzlose, übersteigerte Verausgabungsneigung gekennzeichnet ist, häufig einhergehend mit einer unrealistischen Einschätzung der gestellten Anforderungen und der zu erwartenden Belohnungen. Das Modell berücksichtigt somit die Interaktion von Merkmalen der Arbeitssituation mit Merkmalen des Bewältigungshandelns arbeitender Personen. Ferner trägt es durch Einbeziehung von Aspekten des Arbeitsmarktes (Lohnniveau, Karrieremuster, Arbeitsplatzsicherheit) Entwicklungen des Erwerbslebens Rechnung, die sich im Zeitalter der Globalisierung durch hohe, häufig erzwungene Mobilität, durch erwerbsbiografische Diskontinuität, durch Arbeitsmarktsegmentierung und erhöhte Risiken des Arbeitsplatzverlusts kennzeichnen lassen.

Stresstheoretisch steht das Prinzip verletzter Tauschgerechtigkeit in Form von Verstößen gegen die Reziprozitätsnorm im Zentrum. Hierdurch werden starke negative Emotionen der Enttäuschung, Verärgerung, Irritierung bis hin zu Gefühlen der Hilflosigkeit und Hoffnungslosigkeit, ggf. auch Neigungen zu Vergeltung und Boykott evoziert. Enttäuschung berechtigter Belohnungserwartungen, sog. „high cost"/"low gain"-Erfahrungen vermögen die Gesundheit über exzessive Aktivierungen in Teilen des Gehirnbelohnungssystems sowie über durch sie angestoßene Stressachsen-Aktivierungen im Organismus zu beeinträchtigen (Rensing et al. 2006; Schultz et al. 1997; Siegrist et al. 2005).

In diesem Zusammenhang stellen sich zwei zentrale Fragen: 1. Lässt sich der Zusammenhang zwischen mangelnder sozialer Anerkennung in Form beruflicher Gratifikationskrisen und erhöhtem Risiko körperlicher und psychischer Erkrankungen empirisch überzeugend nachweisen? 2. Welchen Beitrag leisten entsprechende Erkenntnisse zur Aufklärung gesundheitlicher Ungleichheit in der Erwerbsbevölkerung? Diese Fragen werden in den folgenden beiden Abschnitten in der gebotenen Kürze beantwortet.

2.1 Berufliche Gratifikationskrisen und Krankheit

Zur Überprüfung des Zusammenhangs zwischen beruflichen Gratifikationskrisen und erhöhten Erkrankungsrisiken stehen verschiedene Forschungsansätze zur Verfügung. So kann man zunächst in Querschnittsstudien klären, ob solche Zusammenhänge tatsächlich vorhanden sind. Ferner können in experimentellen Untersuchungen gratifikationskritische Bedingungen hergestellt und die unmittelbaren Stressreaktionen analysiert werden. Höhere externe Validität besitzen Studien, welche im beruflichen Alltag die Stressbelastung erfassen und diese mit körperlichen Reaktionen in Beziehung setzen, die anhand ambulanter Registriermethoden kontinuierlich erfasst werden (z.B. Blutdruck, Herzfrequenz).

Besonders aussagekräftig sind jedoch prospektive epidemiologische Studien bei initial gesunden Beschäftigten, deren berufliche Stressbelastung zu Beginn bzw. im Zeitverlauf erfasst wird (Exposition) und bei denen neu eintretende stress-assoziierte Krankheitsereignisse in Abhängigkeit von dieser Exposition untersucht werden. Anhand relativer Risiken bei Exponierten im Vergleich zu nicht Exponierten lässt sich damit die gesundheitliche Gefährdung in Folge beruflicher Gratifikationskrisen quantitativ abschätzen, wobei der Einfluss wichtiger Störquellen, vor allem der bekannten Risikofaktoren entsprechender Krankheiten, in multivariaten Verfahren statistisch kontrolliert wird. Eine weitere Evidenzquelle ergibt sich in Form von Interventionsstudien, in denen berufliche Stressexposition gezielt vermindert wird, um nachfolgend mögliche Auswirkungen auf die Gesundheit zu untersuchen.

Der nachfolgende Überblick beschränkt sich auf Erkenntnisse zum Einfluss beruflicher Gratifikationskrisen auf Erkrankungsrisiken, die anhand prospektiver epidemiologischer Studien gewonnen worden sind, da mit diesem Studiendesign am ehesten beweiskräftige Aussagen erwartet werden können. In *Tabelle 1* sind die Ergebnisse aus 13 Originalarbeiten zusammengestellt, welche die Vorhersagekraft des Modells beruflicher Gratifikationskrisen für verschiedene stress-assoziierte Erkrankungen überprüft haben. Die relativen Risiken, die als odds ratios (OR) oder hazard ratios (HR) auf der Basis multivariater logistischer Regressionsanalysen ermittelt wurden, geben an, um wie viel die Wahrscheinlichkeit eines Krankheitsereignisses bei Exponierten im Vergleich zu nicht Exponierten erhöht ist. So besagt beispielsweise eine odds ratio von 2.0, dass hier eine Risikoverdoppelung aufgrund beruflicher Gratifikationskrisen vorliegt. Die Konfidenzintervalle der Schätzungen werden in der Tabelle nicht angeführt, jedoch wird mitgeteilt, wo die statistische Signifikanz nicht erreicht wird. Die Ergebnisse stammen aus epidemiologischen Studien in Großbritannien (v.a. aus der bekannten Whitehall II-Studie bei britischen Regierungsangestellten), Finnland, Frankreich, Belgien und Deutschland. Untersuchte Gesundheitsrisiken sind koronare Herzkrankheiten, Depressionen, Typ2-Diabetes, Alkoholabhängigkeit, Angststörungen sowie schlechte subjektive Gesundheit. Einschränkend muss betont werden, dass in manchen dieser umfangreichen, teilweise über viele Jahre laufenden Studien nicht die Originalfassung des Fragebogens zur Messung beruflicher Gratifikationskrisen verwendet wurde, sondern dass sog. Proxy-Maße aus verfügbaren Untersuchungsfragen gebildet wurden.

Tabelle 1: Berufliche Gratifikationskrisen und Erkrankungsrisiken: Überblick über Ergebnisse aus prospektiven epidemiologischen Studien

Erstautor (Jahr)	**Stichproben-umfang (Prozent Frauen)**	**Land**	**Beobachtungszeitraum (Jahre)**	**Krankheit**	**Relatives Risiko (odds ratio [OR], hazard ratio [HR])**	
Siegrist 1990	416 (0)	Deutschland	6.5	Neumanifestation der KHK	OR 4.5	
Lynch 1997a	2297 (0)	Finnland	8.1	Neumanifestation der KHK	HR 2.3	
Bosma 1998	10308 (33)	Großbritannien	5.3	Neumanifestation der KHK, inkl. Angina Pectoris	OR 2.2	
Kuper 2002	10308 (33)	Großbritannien	11.0	Neumanifestation der KHK	HR 1.3 (1.8*)	
Kivimäki 2002	812 (32)	Finnland	25.6	Herz-Kreislauf-Mortalität	HR 2.3	
Kumari 2004	8067 (30)	Großbritannien	10.5	Neumanifestation T2-Diabetes	OR 1.6 m	OR 0.9# w
Stansfeld 1999	10308 (33)	Großbritannien	5.3	Mittelschwere psychische Störung (v.a. Depression)	OR 2.6 m	OR 1.6 w
Kuper 2002	6918 (33)	Großbritannien	11.0	Schlechte subjektive Gesundheit (SF36)	*physisch* OR 1.4 *psychisch* *OR* 2.3	
Stansfeld 1998	10308 (33)	Großbritannien	5.3	Schlechte subjektive Gesundheit (SF36)	*physisch* OR 1.4 m *psychisch* OR 1.8 m	 OR 2.0 w OR 2.3 w
Niedhammer 2004	6286 (30)	Frankreich	1.0	Schlechte subjektive Gesundheit (SF36)	OR 1.8 m	OR 2.2 w
Head 2004	8280 (31)	Großbritannien	5.3	Alkoholabhängigkeit	OR 1.9 m	OR 1.2 # w
Godin 2005	1986 (46)	Belgien	1.0	(a) Depressive Beschwerden (b) Angststörungen	(a) OR 2.8 m (b) OR 2.3 m	(a) OR 4.6 w (b) OR 4.5 w
Kivimäki 2007	(a) 18066 (78) (b) 4833 (89)	Finnland	3.5	Depression	(a) OR 1.9** (b) OR 1.5**	

* Gratifikationskrisen in Kombination mit geringem sozialen Rückhalt bei der Arbeit
** Bei zusätzlicher Berücksichtigung des Einflusses von „organisatorischer Ungerechtigkeit" verringern sich die Risiken geringfügig
# statistisch nicht signifikant
Abkürzungen: KHK: koronare Herzkrankheit; SF 36: short form 36-Gesundheitsfragebogen

Der Tabelle kann entnommen werden, dass in beinahe allen Studien erwerbstätige Männer und Frauen, die von mangelnder Anerkennung in Form beruflicher Gratifikationskrisen betroffen sind, ein signifikant erhöhtes Risiko besitzen, an einer der untersuchten Störungen zu erkranken. Die signifikant erhöhten relativen Risiken schwanken zwischen 1.3 und 4.6. Im Mittel über alle Studien hinweg kann man von einer Risikoverdoppelung stress-assoziierter Krankheitsmanifestationen als Folge der hier untersuchten Exposition ausgehen. Bei dieser Schätzung ist der Einfluss wichtiger Störgrößen statistisch kontrolliert, so dass eine solide empirische Evidenz zum Zusammenhang zwischen chronischer beruflicher Stressbelastung in Form beruflicher Gratifikationskrisen und erhöhter Gesundheitsgefährdung besteht. Dieser Zusammenhang wird durch Ergebnisse aus Querschnittsstudien, aus Studien mit ambulantem Monitoring und aus experimentellen Untersuchungen weiter erhärtet (Steptoe et al. 2004; Vrijkotte, van Doornen & de Geus 2000; Tsutsumi & Kawakami 2004).

Sozial ungleiche Gesundheitsgefährdung: Mediation und Effektmodifikation
Auf dieser Basis kann nunmehr die zweite Frage untersucht werden. Sie lautet: Welchen Beitrag leisten die dargestellten Ergebnisse zur Aufklärung gesundheitlicher Ungleichheiten bei erwerbstätigen Männern und Frauen? Zu ihrer Beantwortung können zwei Strategien verfolgt werden. Die erste Strategie, Mediation genannt, setzt voraus, dass berufliche Gratifikationskrisen ebenso einem sozialen Gradienten folgen, wie die durch sie beeinflussten Erkrankungen. In diesem Fall wird postuliert, dass gratifikationskritische Erfahrungen den Zusammenhang zwischen sozialer Schicht und Erkrankungsrisiko zumindest partiell vermitteln. Der entsprechende statistische Nachweis wird dadurch erbracht, dass eine signifikant erhöhte Odds Ratio einer Erkrankung in niedrigen im Vergleich zu höheren sozialen Schichten dadurch deutlich verringert wird, dass die Variable „berufliche Gratifikationskrise" in das Modell eingeführt wird. Die Tatsache, dass die neu in das Modell eingeführte Variable den ursprünglich beobachteten Zusammenhang abschwächt, wird als deren vermittelnder Einfluss interpretiert.

Wie betont, setzt diese Strategie zwingend voraus, dass die jeweilige Expositionsvariable schichtspezifisch verteilt ist. Dies trifft zwar für einige, nicht aber für alle Studien zu. Ein Beispiel für den sozialen Gradienten mangelnder sozialer Anerkennung ist in *Abbildung 1* angeführt, das aus der bereits erwähnten britischen Whitehall-Studie stammt. Sowohl bei männlichen wie auch bei weiblichen Regierungsangestellten ist der Prozentsatz derer, die von beruflichen Gratifikationskrisen betroffen sind, umso höher, je niedriger der berufliche Status ist.

Abbildung 1: Prävalenz psychosozialer Arbeitsbelastungen (Modell beruflicher Gratifikationskrisen, Anforderungs-Kontroll-Modell) nach sozialer Schichtzugehörigkeit (Whitehall II-Studie).

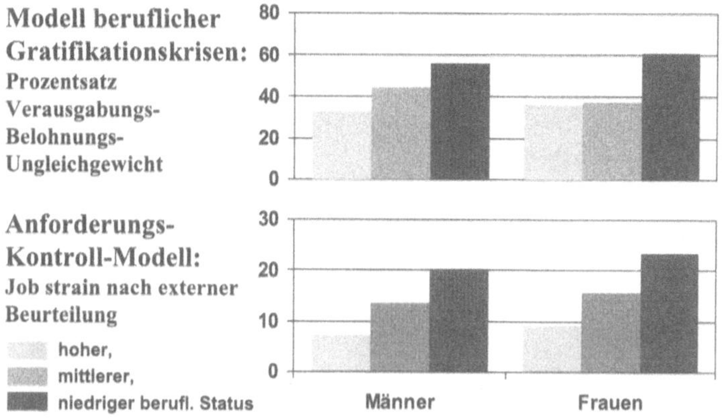

Quelle: H. Bosma et al.1998.

Die zweite Strategie der Analyse ist überall dort angezeigt, wo eine kritische Leistungs-/Belohnungsrelation nicht eindeutig nach sozialer Schichtzugehörigkeit variiert. Dennoch ist es möglich, eine erhöhte gesundheitliche Gefährdung bei Beschäftigten in statusniedrigen Positionen mit beruflicher Stressbelastung in Verbindung zu bringen. Nach dieser Strategie, Effektmodifikation genannt, wird nämlich postuliert, dass die negative Wirkung mangelnder sozialer Anerkennung auf die Gesundheit bei sozial schlechter gestellten Beschäftigten deutlich stärker ausfällt als bei sozial besser gestellten. Dies kann beispielsweise auf die Tatsache zurückgeführt werden, dass diese Personen einer Kumulation von Belastungen (z.B. im beruflichen und familiären Bereich) ausgesetzt sind oder dass sie über weniger wirksame Ressourcen der Bewältigung von Stresserfahrungen verfügen.

Ein wiederum der Whitehall-II-Studie entnommenes Beispiel einer Effektmodifikation ist in *Abbildung 2* dargestellt. Danach ist das Risiko der Neumanifestation einer koronaren Herzkrankheit in einem elfjährigen Beobachtungszeitraum zwar bei allen Männern und Frauen mit höchsten Belastungswerten auf den Skalen, welche hohe Verausgabung und niedrige Belohnung messen (oberstes Quartil), erhöht im Vergleich zu den gering oder gar nicht belasteten Beschäftigten. Berechnet man jedoch die relativen Risiken der Exponierten für die einzelnen beruflichen Statusgruppen, so zeigt sich der relativ stärkste Anstieg in der niedrigsten Statusgruppe. Hier ist die Wahrscheinlichkeit eines tödlichen oder nicht tödlichen Herzinfarktes bei Vorliegen beruflicher Gratifikationskrisen um mehr als 60% erhöht, während sie in den statushöheren Gruppen lediglich um 15 bis 20% erhöht ist.

Abbildung 2: KHK-Erkrankungsrisiko (hazard ratio) bei beruflichen Gratifikationskrisen, getrennt nach sozialem Status: Effektmodifikation (Whitehall II-Studie; Beobachtungszeitraum: 11 Jahre, N=10,308)

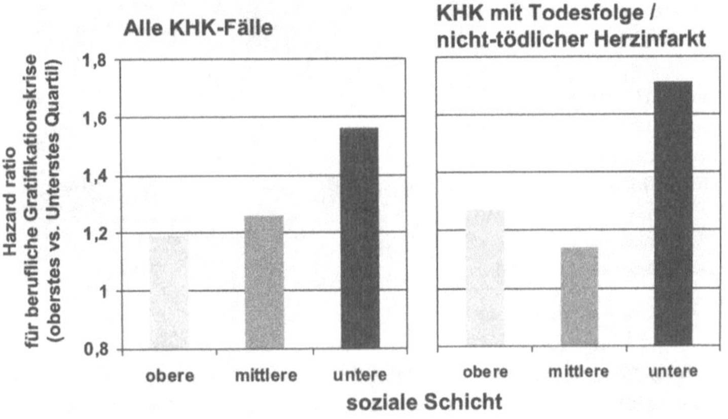

Quelle: H. Kuper et al. 2002

In einer umfangreichen epidemiologischen Studie in Deutschland wurde vor kurzem die Effektmodifikationshypothese im Hinblick auf depressive Beschwerden überprüft. Hierbei zeigte sich ein statistisch signifikanter Interaktionseffekt von sozialem Status und beruflichen Gratifikationskrisen, wobei der Effekt wiederum in der untersten beruflichen Statusgruppe besonders ausgeprägt war (Wege et al. 2007).

Zusammenfassend lässt sich festhalten, dass ausgeprägte Erfahrungen mangelnder sozialer Anerkennung in einer zentralen sozialen Rolle, der Berufsrolle, mit einem erhöhten Risiko einhergehen, in einem Zeitraum von wenigen Jahren stress-assoziierte körperliche und psychische Krankheiten hervorzurufen (s. *Tabelle 1*). Von solchen Erfahrungen sind Beschäftigte in statusniedrigen Positionen besonders häufig betroffen (s. *Abbildung 1*). Schließlich ist die Effektstärke beruflicher Gratifikationskrisen auf das untersuchte Erkrankungsrisiko bei sozial schlechter gestellten Erwerbstätigen im Vergleich zu besser gestellten besonders ausgeprägt (s. *Abbildung 2*). Für diese Beobachtungen kommen unterschiedliche Erklärungen in Frage, die jedoch in weiteren Untersuchungen zu überprüfen sind, so beispielsweise eine erhöhte allgemeine Anfälligkeit, eine Kumulation chronischer Belastungen oder eine mangelnde Stressbewältigung aufgrund begrenzter verfügbarer Ressourcen.

Die medizinsoziologische Forschung hat mit den dargestellten Ergebnissen neue Erkenntnisse zur Bedeutung einer wichtigen sozialen Produktionsfunktion, dem Bedürfnis nach sozialer Wertschätzung im Kontext vertraglich geregelter Erwerbsarbeit, für Wohlbefinden und Gesundheit hervorgebracht. Welche offenen Fragen weiterhin bestehen und welche gesellschaftspolitischen Implikationen diese Erkenntnisse besitzen, soll in den nachfolgenden Überlegungen angedeutet werden.

3 Weiterführende Überlegungen

Wenn der theoretische Ansatz, Handeln als Produktion von Nutzen zu begreifen, tragen soll, dann muss das Bedürfnis nach sozialer Anerkennung als handlungsleitendes Motiv auch in anderen Rollenbeziehungen als denjenigen der Erwerbsarbeit von Bedeutung sein. Und Verletzungen der Norm sozialer Reziprozität, welche zum Vorenthalten einer Wertschätzung erbrachter Leistungen führen, müssen vergleichbare krankheitswertige Stressreaktionen evozieren. Schließlich ist es zu erwarten, dass sozialstrukturell ungleich verteilte Chancen der Nutzenproduktion und ihrer Qualität auch jenseits der Erwerbsarbeit zum Verständnis gesundheitlicher Ungleichheit beitragen. Daher ist das primär auf die Berufsrolle zugeschnittene Gratifikationskrisenmodell zwischenzeitlich auf andere soziale Rollenbeziehungen übertragen bzw. entsprechend modifiziert worden, so auf die Partnerrollen und die Rollen von Eltern und Kindern (Knesebeck & Siegrist 2003). In ersten Untersuchungen zeigten sich starke statistische Zusammenhänge zwischen fehlender Anerkennung in diesen Kooperationsbeziehungen und depressiven Symptomen (Knesebeck & Siegrist 2004).

Ein weiterer Anwendungsbereich betrifft Formen sozialer Produktivität wie das Ehrenamt, die nachbarschaftliche Hilfe, die Pflegetätigkeit, Leistungen also, die in der Regel ohne finanzielle Gegenleistungen erbracht werden, bei denen jedoch Reziprozität im Sinne von erfahrener Wertschätzung und Würdigung des Geleisteten im Prinzip erwartet wird. In einer umfangreichen Erhebung zu Formen und Qualität sozial produktiver Aktivitäten im dritten Lebensalter, die in zwölf europäischen Ländern durchgeführt wurde, fanden wir einen Zusammenhang zwischen erfahrener Reziprozität bei der Ausübung produktiver Tätigkeiten und guter Lebensqualität bzw. subjektiver Gesundheit. Fehlten Erfahrungen der Anerkennung von Seiten derer, die aus der Tätigkeit einen Nutzen zogen, so waren Lebensqualität und subjektive Gesundheit bei den Helfenden signifikant reduziert (Wahrendorf, von dem Knesebeck & Siegrist 2006). Diese ersten Hinweise unterstreichen somit die Verallgemeinerbarkeit des hier gewählten theoretischen Ansatzes.

Eine zweite Herausforderung an den Geltungsbereich des Modells beruflicher Gratifikationskrisen und seiner Messung ergibt sich aus der ökonomischen Globalisierung von Kapital-, Waren- und Arbeitsmärkten. Es stellt sich die Frage, ob und wieweit ein im Kontext der westlichen Moderne entwickeltes theoretisches Konzept und dessen Operationalisierung, die in starkem Maße von Maximen der Leistungsgesellschaft geprägt ist, auf andere Kulturen übertragen werden kann, Kulturen, die im Zuge der Globalisierung von einem tiefreichenden Prozess sozialen und ökonomischen Wandels betroffen sind. Bedenkt man, dass allein in den beiden mächtigsten asiatischen Ländern, China und Indien, etwa 630 Millionen Menschen in vertraglichen Beschäftigungsverhältnissen arbeiten und dass sich dort im Zuge des Strukturwandels psychosoziale Arbeitsbelastungen ebenfalls ausbreiten, so wird die Aktualität dieser Herausforderung deutlich. Krankmachende Bedingungen der Erwerbsarbeit in anderen kulturellen Kontexten valide zu erfassen wird damit für die Wissenschaft wie für die Gesundheitspolitik zu einem wichtigen Anliegen.

Erste Ergebnisse aus Untersuchungen mit übersetzten Versionen des Fragebogens zur Messung beruflicher Gratifikationskrisen (Siegrist et al. 2004) in die japanische (Tsutsumi et al. 2001), chinesische (Li et al. 2005; Xu et al. 2004) und koreanische Sprache (Eum et al. 2007) zeigen, dass dieser Messansatz im Prinzip geeignet ist, Gesundheitsrisiken in Abhängigkeit von verletzter Reziprozität in der Erwerbsarbeit zu erklären. Erforderlich sind allerdings sorgfältige semantische Abklärungen der Übertragbarkeit einzelner Begriffe und Konzepte. Längerfristig ist zu fordern, dass vergleichbare Messparameter zur Abschätzung der Expositionsgefährdung in einem globalisierten Arbeitsmarkt zur Verfügung stehen, anhand derer präventive Maßnahmen der betrieblichen und überbetrieblichen Gesundheitspolitik länder- und sektorübergreifend entwickelt und implementiert werden können.

Dies führt zu einer dritten Herausforderung. Es wurde bereits darauf hingewiesen, dass Interventionsstudien als ein besonders wichtiger Typus wissenschaftlicher Evidenzschöpfung in diesem Forschungsbereich bisher vernachlässigt wurden. Dies hängt sicherlich entscheidend mit den methodischen und praktischen Schwierigkeiten entsprechender Studien zusammen. Dennoch ist es unerlässlich, einen Nachweis zu gesundheitsfördernden Effekten einer verbesserten Balance des Leistungs- Belohnungsgeschehens zu führen.

Erste diesbezügliche Ergebnisse sind ermutigend. So konnte in einer schwedischen Interventionsstudie gezeigt werden, dass verbessertes Führungsverhalten von Managern nicht nur subjektive Arbeitsbelastungen der abhängig Beschäftigten reduziert, sondern auch zu einer verminderten Stresshormon-Ausscheidung während der Arbeit führt (Theorell et al. 2001). Und eine breit angelegte Interventionsstudie in kanadischen Krankenhäusern, die ein theoriebasiertes partizipatives Gesundheitsmanagement einführte, beobachtete am Ende einer einjährigen Interventionsphase sowohl eine signifikante Verbesserung des Leistungs-/Belohnungsquotienten als auch eine deutliche Senkung arbeitsbezogener Erschöpfungssymptomatik (Bourbonnais et al. 2006).

Bedenkt man den sozialen Gradienten beruflicher Gratifikationskrisen sowie die in unteren Statusgruppen besonders ausgeprägte Effektstärke gesundheitlicher Gefährdung, so ergibt sich daraus eine hohe Priorität gesundheitsfördernder Interventionen in diesen hochbelasteten Gruppen. Da erste betriebsökonomische Hinweise vorliegen, die belegen, dass eine gesundheitsfördernde Arbeitsgestaltung, die sich an theoretischen Modellen wie demjenigen beruflicher Gratifikationskrisen orientiert, mittel- bis längerfristig den Unternehmensgewinn günstig beeinflusst (Pfeffer 1998; Ulich & Wülser 2004), so besteht ein starker zusätzlicher Anreiz, die Kluft zwischen wissenschaftlicher Forschung und Praxis des Arbeitslebens zu verringern. Maßnahmen sozialer Anerkennung in zentralen gesellschaftlichen Rollen zu mehr Geltung zu verhelfen, bilden damit einen vielversprechenden Ansatz, die Bürde gesundheitlicher Ungleichheit in modernen Gesellschaften zu verringern.

Eine vierte Herausforderung schließlich betrifft die Theoriebildung zum Zusammenhang von sozialer Ungleichheit und Krankheit. Das dominierende Erklärungsmodell unterstellt, dass die Ungleichheit sozialer Opportunitäten (v.a. Bildung, Einkommen, beruflicher Status) als treibende Kraft gesundheitlicher Ungleichheit fungiert. Würden diese Opportunitäten gleichmäßiger über die sozialen Schichten hinweg verteilt, würden also schlechter gestellten Bevölkerungsgruppen mehr Bildungschancen, höhere Einkommen, bessere Arbeitsplätze etc. gewährt, dann würde sich auch deren gesundheitliche Lage verbessern. Die gesundheitspolitische Zielsetzung besteht somit vornehmlich darin, die gesellschaftlich prägenden knappen Ressourcen gleichmäßiger in der Bevölkerung zu verteilen.

So erstrebenswert eine solche Zielsetzung zweifellos sein mag, so stellt sich dennoch die Frage, wie tragfähig das Erklärungsmodell der *Distribution sozialer Opportunitäten* ist. Denn wie lassen sich beispielsweise anhand dieses Modells die „paradoxen“ Fälle erklären? Gemeint sind Angehörige niedriger sozialer Schichten, die – ceteris paribus – gleich gute Gesundheit aufweisen wie Angehörige privilegierter Schichten, ebenso Angehörige privilegierter Schichten, die wider Erwarten von einer hohen Krankheitslast betroffen sind. Noch nachdenklicher muss der Befund stimmen, dass die soziale Ungleichheit von Gesundheit und Krankheit in skandinavischen Ländern, in denen sozial- und wohlfahrtsstaatliche Umverteilung gesellschaftlicher Opportunitäten bereits in beachtlichem

Umfang erfolgt ist, nicht geringer ist als in europäischen Ländern mit einer stark neoliberalen oder konservativen Sozialpolitik (Dahl et al. 2006). Dies deutet darauf hin, dass eine Verbesserung von Gesundheitschancen nicht automatisch aus einer wohlfahrtsstaatlichen Umverteilung knapper gesellschaftlicher Güter erfolgt.

Einen Ausweg aus diesem Dilemma finden wir möglicherweise, indem wir anstelle der Distribution von Opportunitäten *die Fähigkeit angemessener Nutzung von Opportunitäten* ins Zentrum der Analyse stellen. Demnach sind bessere Bildungs- und Einkommenschancen bei sozial benachteiligten Bevölkerungsgruppen zwar eine notwendige, aber nicht eine hinreichende Bedingung für die Erzielung besserer Gesundheit. Erst wenn Fähigkeiten ihrer angemessenen Nutzung vorhanden sind, kann dieses Ziel erreicht werden. Diese Fähigkeiten können auch bei sozial besser Gestellten fehlen und damit deren Gesundheitsvorteile zunichte machen.

Es spricht vieles dafür, die Fähigkeit eines angemessenen Umgangs mit knappen gesellschaftlichen Gütern mit der zu Beginn erwähnten Nutzenproduktion in Verbindung zu bringen. Bezogen auf das Bedürfnis nach physischem Wohlbefinden bedeutet dies, dass mit besserer Bildung und höherem Einkommen die Chancen verbessert werden sollten, für die Zuträglichkeit eigenen Handelns für das Wohlbefinden sorgen zu können und sorgen zu wollen. Bezogen auf das Bedürfnis nach Autonomie bedeutet dies, dass mit höherer Bildung und besserem Einkommen die Bereitschaft und Befähigung zu aktiver Teilnahme an zentralen gesellschaftlichen Rollen erhöht wird, durch die persönliche Kontrolle im Medium eigenen Handels erfahren werden kann. Gleiches gilt schließlich für das Bedürfnis nach sozialer Anerkennung. Hier sollen bessere Bildungs- und Einkommenschancen die Fähigkeit und Bereitschaft erhöhen, über wiederkehrende Leistungen in den zentralen gesellschaftlichen Rollen soziale Wertschätzung zu erzielen.

Menschen in größerem Umfang zu Handlungen zu befähigen und zu motivieren, welche ihnen eine Erfüllung grundlegender Bedürfnisse ermöglichen, könnte sich somit als vielversprechender Weg erweisen, soziale Ungleichheiten zu verringern (Marmot 2004; Sen 1999). Allerdings darf bei einem solchen Ressourcen-orientierten Ansatz nicht vergessen werden, in wie starkem Maße diese einer Absicherung durch einen förderlichen sozialen Kontext bedürfen. Theoretische Entwürfe wie derjenige des Modells sozialer Gratifikationskrisen machen deutlich, wie eng die Chancen gesundheitsfördernder Bedürfniserfüllung an soziale und wirtschaftliche Zwänge gebunden sind.

Literatur

Bosma H, Peter R, Siegrist J, Marmot M (1998). Two alternative job stress models and the risk of coronary hearth disease. American Journal of Public Health 88: 68-74.

Bourbonnais R, Brisson C, Vinet A, Vézina M, Lower Ann (2006). Development and implementation of a participative intervention to improve the psychosocial work environment and mental health in an acute care hospital. Occupational and Environmental Medicine 63: 326-34.

Dahl E, Fritzell J, Lahelma E, Martikainen P, Kunst A, Mackenbach JP (2006). Welfare state regimes and health inequalities. In: Siegrist J, Marmot M, eds. Social Inequalities in Health – New Evidence and Policy Implications, Oxford: Oxford University Press: 193-222.

Doyal L, Gough I (1991). A Theory of Human Need, London: Macmillan.

Esser H (1999). Soziologie. Spezielle Grundlagen. Frankfurt a.M.: Campus.

Eum K, Li J, Lee H-E, Kim S-S, Paek D, Siegrist J, Cho SI (2007). Psychometric properties of the Korean version of the effort-reward imbalance questionnaire: a study in a petrochemical company. International Archives of Occupational and Environmental Health. DOI 10.1007/s00420-007-0174-3.

Godin I, Kittel F, Coppieters Y, Siegrist J (2005). A prospective study of cumulative job stress in relation to mental health. BMC Public Health 5: 67.

Gouldner A (1960). The norm of reciprocity: A preliminary statement. American Sociological Review 2S: 176-7.

Head J, Stansfeld SA, Siegrist J (2004). The psychosocial work environment and alcohol dependence: a prospective study. Occupational and Environmental Medicine 61: 219-24.

Kivimäki M, Leino-Arjas P, Luukkonen R, Riihimäki H, Vahtera J, Kirjonen J (2002). Work stress and risk of cardiovascular mortality: prospective cohort study of industrial employees. BMJ 325: 857-60.

Kivimäki M, Vahtera J, Elovainio M, Virtanen M, Siegrist J (2007). Effort-reward imbalance, procedural injustice and relational injustice as psychosocial predictors of health: Complementary or redundant models? Occupational and Environmental Medicine 64: 659-665.

Knesebeck O von dem, Siegrist J (2003). Reported nonreciprocity of social exchange and depressive symptoms. Extending the model of effort-reward imbalance beyond work. Journal of Psychosomatic Research 55: 209-14.

Knesebeck O von dem, Siegrist J (2004). Mangelnde Reziprozität in engen sozialen Beziehungen, Depressivität und eingeschränkte subjektive Gesundheit. Sozial- und Präventivmedizin 49: 336-43.

Kuper H, Singh-Manoux A, Siegrist J, Marmot M (2002). When reciprocity fails: effort-reward imbalance in relation to CHD and health functioning within the Whitehall II study. Occupational and Environmental Medicine 59: 777-84.

Kumari M, Head J, Marmot M (2004). Prospective study of social and other risk factors for incidence of type 2 diabetes in the Whitehall II study. Archives of Internal Medicine 164: 1873-80.

Li J, Yang Æ W, Cheng Æ Y, Siegrist J, Cho Æ S-Il (2005). Effort-reward imbalance at work and job dissatisfaction in Chinese health care workers: a validation study. International Archives of Occupational Environmental Health 78: 198-204.

Lynch J, Krause N, Kaplan GA, Tuomilehto J, Salonen JT (1997). Workplace conditions, socioeconomic status, and the risk of mortality and acute myocardial infarction: the Kupio Ischemic Heart Disease Risk Factor Study. American Journal of Public Health 87: 617-22.

Mackenbach J, Bakker M, eds. (2002). Reducing inequalities in health: A European perspective, London: Routledge.

Marmot M (2004). Status Syndrome, London: Bloomsbury.

Marmot M, Siegrist J, Theorell T (2006). Health and the psychosocial environment at work. In: Marmot M, Wilkinson RG, eds. Social Determinants of Health, Oxford: Oxford University Press: 97-130.

Niedhammer I, Tek M-L, Starke D, Siegrist J (2004). Effort-reward imbalance model and self-reported health: cross-sectional and prospective findings from the GAZEL cohort. Social Science & Medicine 58: 1531-41.

Pfeffer J (1998). The Human Equation: Building Profits by Putting People First, Boston: Harvard Business School Press.

Rensing L, Koch M, Rippe B, Rippe V (2006). Mensch im Stress. München: Elsevier.

Schultz W, Dayan P, Montague PR (1997). A neural substrate of prediction and reward. Science 275: 1593-99.

Sen A (1999). Development as Freedom, New York: Alfred A. Knopf.

Siegrist J (1996). Soziale Krisen und Gesundheit, Göttingen: Hogrefe.

Siegrist J (2005). Social reciprocity and health: New scientific evidence and policy implications. Psychoneuroendocrinology 30: 1033-8.

Siegrist J, Starke D, Chandola T, Godin I, Marmot M, Niedhammer I, Peter R (2004). The measurement of effort-reward imbalance at work: European comparisons. Social Science & Medicine 58:1483-99.

Siegrist J, Marmot M (2006). Social Inequalities and Health: New Evidence and Policy Implications, Oxford: Oxford University Press.

Siegrist J, Menrath I, Stocker T, Klein M, Kellermann T, Shah NJ, Zilles K, Schneider F (2005). Differential brain activation according to chronic social reward frustration. NeuroReport 17: 1899–1903.

Siegrist J, Peter R, Junge A, Cremer P, Seidel D (1990). Low status control, high effort at work and ischemic heart disease: prospective evidence from blue-collar men. Social Science & Medicine 42: 1129-36.

Stansfeld S, Fuhrer R, Shipley MJ, Marmot M (1999).Work characteristics predict psychiatric disorder: prospective results from the Whitehall II study. Occupational and Environmental Medicine 56: 302-7.

Stansfeld S, Bosma H, Hemingway H, Marmot M (1998). Psychosocial work characteristics and social support as predictors of SF-36 functioning: the Whitehall II Study. Psychosomatic Medicine 60: 247-55.

Steptoe A, Siegrist J, Kirschbaum C, Marmot M (2004). Effort-reward imbalance, overcommitment, and measures of cortisol and blood pressure over the working day. Psychosomatic Medicine 66: 323-29.

Theorell T, Emdad R, Arnetz B, Weingarten A-M (2001). Employee effects of an educational program for managers at an insurance company. Psychosomatic Medicine 63: 724-33.

Tsutsumi A, Ishitake T, Peter R, Siegrist J, Matoba T (2001). The Japanese version of the effort-reward-imbalance questionnaire: a study in dental technicians. Work Stress 5: 86-96.

Tsutsumi A, Kawakami N (2004). A review of empirical studies on the model of effort–reward imbalance at work: reducing occupational stress by implementing a new theory. Social Science & Medicine 59: 2335-59.

Ulich E, Wülser M (2004). Gesundheitsmanagement in Unternehmen, Wiesbaden: Gabler.

Vrijkotte T GM, van Doornen L JP, de Geus E JC (2000). Effect of work stress on ambulatory blood pressure, heart rate, and heart rate variability. Hypertension 35: 880-6.

Wahrendorf M, Knesebeck O von dem, Siegrist J (2006). Social productivity and well-being of older people: baseline results from the SHARE study. European Journal of Ageing 3: 67-73.

Wege N, Drgano N, Erbel R, Jöckel K-H, Moebus S, Stang A, Siegrist J (2008). When does work stress hurt? Testing the interaction with socio-economic position in the Heinz-Nixdorf Recall Study. Journal of Epidemiology and Community Health 62: 338-341.

XU L, Siegrist J, Cao W, Li L, Tomlinson B, Chan J (2004). Measuring Job Stress and Family Stress in Chinese Working Women: a validation study focusing on blood pressure and psychosomatic symptoms. Women/Health 39: 31-46.

Betriebliche Rahmenbedingungen, Stress und der Konsum von Alkohol
Eine Diskussion der Befunde in soziologischer Perspektive

Wichard Puls

Einem der Bereiche, dem bis heute innerhalb der Suchtforschung relativ wenig Aufmerksamkeit zuteil wurde, ist der Einfluss der Arbeitsbedingungen eines Betriebes oder einer Verwaltung auf die Entwicklung von Substanzabhängigkeiten bei den dort Beschäftigten. Bei den Substanzabhängigkeiten im betrieblichen Kontext dominiert heute immer noch Alkohol als zentrales Problem, so dass sich die meisten Studien mit dieser psychoaktiven Substanz befassen. Der Zusammenhang zwischen (objektiven) Arbeitsbedingungen und (individuellen) Veränderungen des Konsumverhaltens wird in den meisten Studien über das Stresskonzept hergestellt, wobei allerdings in der Regel auf eine Explikation dieses Konstruktes verzichtet wird und man sich mit dem Alltagsverständnis von „Stress“ begnügt. In dieser Perspektive wird der Konsum von psychotropen Substanzen seit langem als kurzfristig funktionales, aber langfristig problematisches Mittel zur Bewältigung von beruflichen Belastungssituationen gesehen (vgl. Pearlin & Radabaugh 1976; Engel & Hurrelmann 1993: 107f.). Im Folgenden werden zunächst empirische Befunde referiert, die die Hypothese, dass der Konsum von Alkohol in Verbindung mit Stress am Arbeitsplatz erfolgt und eine Coping-Funktion besitzt, stützen oder in Frage stellen. Daran schließt sich eine Einschätzung der Forschungssituation an. Dabei stützt sich die Darstellung auf die Theoriekonzeption von Mario Bunge. Im dritten Teil wird das Gratifikationskrisenmodell skizziert und im vierten Teil in das Modell der soziologischen Erklärung integriert. Der Beitrag endet mit einem kurzen Plädoyer für die Integration von Wissenschaftstheorie, soziologischer Theorie und empirischer Forschung, die angesichts der immer komplexer sich entwickelnden statistischen Modellierungen an Bedeutung gewinnen müsste.

1 Empirische Befunde zum Zusammenhang zwischen Stressoren in der Arbeitswelt und dem Konsum von Alkohol

Es finden sich zahlreiche Untersuchungen, in denen ein Effekt der Arbeitsbedingungen auf den Alkoholkonsum nicht oder nicht eindeutig abgesichert werden konnte (z. B. Conway et al. 1981; Cooper, Russell & Frone 1990; Kawakami et al. 1993; Mensch & Kandel 1988). In anderen Untersuchungen konnte die Hypothese bestätigt werden, wenn auch die Zusammenhangsmaße zum Teil sehr schwach sind (z. B. Parker & Farmer 1988; Harris & Fennell 1988; Hingson, Mangione & Barrett 1981; House et al. 1986; Seeman, Seeman & Budros 1988). Allerdings differierten die untersuchten Belastungskomponenten in starkem Maße, so dass eine schlüssige Interpretation dieser Studien kaum möglich erscheint (vgl. zusammenfassend Puls 2003).

Andererseits gibt es einige aussagekräftige Studien, die auf einen kausalen Einfluss von Arbeitsbedingungen auf den Konsum von Alkohol hindeuten. So konnten Crum et al. (1995) in einer prospektiven Studie über ein Jahr bei 18.571 Personen zeigen, dass Männer, die in Berufen mit hohen psychischen Anforderungen, aber geringem Entscheidungsspielraum arbeiteten, eine deutlich erhöhte Wahrscheinlichkeit hinsichtlich der Entwicklung von Abhängigkeits-Symptomen hatten als Personen ohne diese Bedingungen. In einer anderen Längsschnittstudie finden sich ebenfalls überzeugende Hinweise für die Verursachung von Alkohol bedingten Krankheiten durch ungünstige Arbeitsbedingungen (Romelsjö et al. 1992). In der Studie von Romelsjö et al. (1992) wurden 14.000 Beschäftigte hinsichtlich ihrer Arbeitsbedingungen untersucht. Nach einem Jahr verglich die Forschungsgruppe diese Angaben mit dem nationalen Krankenhausregister. Dabei ergaben sich für Männer und Frauen mit ungünstigen Tätigkeiten (Monotonie, geringer Einfluss auf die Arbeitszeiten usw.) zum Teil drastisch erhöhte prozentuale Morbiditätsdaten im Zuge von Alkoholkonsum.

Die Studien machen deutlich, dass es offenbar von zentraler Bedeutung ist, wie Stress theoretisch konzipiert wird und vor allem was unter einem Stressor in der Arbeitswelt verstanden wird. Versucht man die Stressoren in der Arbeitswelt näher zu klassifizieren, dann lassen sich folgende Typen unterscheiden:

Tabelle 1: Klassifikation von Stressoren in der Arbeitswelt

Typ des Stressors	Beispiele
a) Stressoren in der Aufgabe	z. B. quantitative Anforderungen, qualitative Anforderungen und Störungen des Arbeitsablaufes; qualitative Unterforderungen, Überforderungen des Langzeitgedächtnisses
(b) physikalische Stressoren	z. B. Lärm, falsche Beleuchtung, Nässe, Schwingungen, Schmutz, Gerüche, Hitze usw.
c) Stressoren in der zeitlichen Dimension	z. B. ungünstige Arbeitszeitregelungen wie Nacht- und Schichtarbeit, Überstunden
(d) Stressoren in der sozialen und organisationalen Situation	z. B. Rollenkonflikt und Rollenambiguität, soziale Stressbedingungen wie schlechtes Betriebsklima, rascher Wechsel der Umgebung und der Mitarbeiter, zu schnelle Wechsel der Arbeitsbereiche, Umstellungsprozesse in der Arbeit, Isolation, zu große Belegungsdichte, Angst vor Arbeitsplatzverlust, fehlende Anerkennung, fehlende Gratifikationen

Welche dieser Stressorentypen beeinflussen den Alkoholkonsum? Renn (2000) hat in einem umfassenden Überblicksreferat den Forschungsstand zum Zusammenhang zwischen Arbeitsbedingungen und Suchtmittelkonsum (insbesondere Alkoholkonsum) dargestellt. Der Zusammenhang zwischen physikalischen Belastungen am Arbeitsplatz – wie Lärm, Hitze, Kälte, Staub – und Alkoholkonsum ist schon seit dem Beginn des Jahrhunderts bekannt. Er konnte auch in neueren Untersuchungen immer wieder repliziert werden (Stressortyp b). „Eine Zusammenstellung ‚berufsspezifischer Trinkmuster' zu Anfang der achtziger Jahre liest sich folglich kaum anders als die Resümees der frühen Arbeiten der Jahrhundertwende" (Renn 2000: 174). Ähnliches gilt für Stressoren der zeitlichen Dimension, insbesondere der Schichtarbeit. Ihr Zusammenhang mit dem Konsum von Alkohol konnte ebenfalls empirisch gut abgesichert werden (Stressortyp c), obwohl die Interpretation dieses Zusammenhangs strittig ist (Greiner, Rummel & Fuchs 1998: 92; vgl. Renn 2000). So wird einerseits vermutet, dass er durch den erhöhten Stress bedingt ist, der mit dieser Arbeitsform verknüpft ist. Andererseits wird die ebenfalls plausible Annahme vertreten, dass die fehlende soziale Kontrolle über bestimmte Arbeitsformen oder Abläufe zum Alkoholkonsum führt (Greiner, Rummel & Fuchs 1998: 92): Einen neuen Aspekt führte die Gratifikationskrisentheorie ein, die eher das Ungleichgewicht zwischen Belohnungen und Aufwendungen als zentralen Stressor betrachtet (Stressortyp d). Es ist wenig wahrscheinlich, dass sich die Klassifikationsproblematik der Stressoren empirisch (etwa durch Clusteranalysen) lösen lässt, sondern an dieser Stelle ist bereits ein Rückgriff auf theoretische Annahmen notwendig (Puls 2003). Einen originellen und theoretisch gut begründeten Entwurf hat Pfaff (1995) vorgelegt. Er ersetzt dort den Begriff des „Stressors" durch das Konstrukt der „Ressourcenvernutzung" (ebd.: 158). Dies erlaubt es, Stressoren über ihre Art der Ressourcenvernutzung zu klassifizieren und sie auf diese Weise in eine ressourcenorientierte soziologische Handlungs- und Systemtheorie einzugliedern. Dieser Vorschlag ist jedoch unseres Wissens bis heute nicht empirisch umgesetzt worden. Sieber (1988) hat für die Suchtforschung allgemein darauf hingewiesen,

> „dass eine Verbesserung der Bedingungsanalyse nicht darin zu suchen ist, neue Merkmalsbereiche zu erschliessen, die auch noch bezüglich des Konsumverhaltens relevant wären, sondern dass wie bereits angetönt innerhalb eines bestimmten Prädiktorsatzes die Detailanalyse gefördert wird. Diese Detailanalyse müsste die relevanten intervenierenden Einflussgrößen, ihre kausale Beziehung sowie optimalen Verknüpfungsregeln bestimmen" (ebd.: 270; Hervorhebungen im Original).

Es ist jedoch zu fragen, wie diese Detailanalysen mit Hilfe theoretischer Überlegungen konzipiert werden können, um die angedeutete Klassifikationsproblematik zu lösen.

2 Eine Einschätzung des Forschungsstandes mit Hilfe der Theorietypologie von Mario Bunge

Theoretische Bezugnahmen werden in den empirischen Studien nur in seltenen Fällen explizit gemacht, so dass die Analysen zumeist explorativen Charakter haben, was die Interpretation der Inkonsistenzen zwischen den Befunden weiter erschwert. Derartige Studien, auch wenn sie mit komplexen statistischen Modellen durchgeführt werden und die damit häufig verbundenen empirischen Modellanpassungen angewendet werden, setzen sich dem Vorwurf der Variablen-Soziologie aus. Dabei wird eine spezifische Form der Datenanalyse kritisiert, die den Modellcharakter statistischer Analysen ignoriert. die aber letztlich typisch für komplexere Datenanalysen ist, die den Versuch unternehmen, kausale Strukturen aufzudecken und dabei iterative Optimierungen verwenden. Wienold (2000) sieht die Ursachen in der Konfundierung von Realität und Konstruktion, d.h, „dass die latenten Strukturen nur nach Maßgabe ihrer Modelle ans Licht treten"

(Wienold 2000: 220). Die empirische Sozialforschung – insbesondere ihre statistischen Methoden – leisten keine direkte Abbildung der Wirklichkeit, sondern die Methoden haben eine eigene Formungskraft, die sich in diesem Prozess konstituiert (vgl. Kriz 1981, 1988). Besonders deutlich wird bei dem Strukturgleichungsansatz: „Letztere ist gelegentlich eine popperianisch verkleidete Form eines empiristisch betriebenen Induktivismus im Gewande eines sogenannten Theorietests, der beispielsweise in LISREL 6 noch durch den Einbau einer automatischen Modellanpassung den ‚Forscher' jeglicher störender Gedankenarbeit enthebt" (Esser 1987: 230). Mit derartigen Kausalmodellen möglicherweise der Weg in eine Variablen-Soziologie beschritten, die bei aller formalen und statistischen Komplexität „oberflächlich, unsoziologisch, in einem falschen Sinne mechanistisch und letztlich nicht-explanativ (weniger jedoch: langweilig, uninformativ, falsch) [bleibt]" (Esser 1987: 231).1 Die Alternative hierzu sieht Esser darin, von einer allgemeinen Theorie menschlichen Handelns ausgehend, spezifische soziale Phänomene zu erklären (Esser 1993: 95).

Allerdings lässt sich gerade an diesen allgemeinen Theorien menschlichen Handelns der Nachteil „idealer Modellbildung" im Rahmen der Sozialwissenschaften erkennen: Derartige Theorien sind entweder nicht zu falsifizieren (wie z. B. die Psychoanalyse Freuds, vgl. hierzu ausführlich Bunge 1967: 40f.) oder sie sind so allgemein gehalten, dass sie die konkreten Verhaltensdeterminationen beim Menschen nicht hinreichend genau erfassen bzw. erklären können (wie die behavioristischen Lerntheorien; vgl. hierzu ausführlich Friedrich et al. 1979: 217ff.; Bühl 1974: 45ff.; oder die Rational-Choice-Theorien, vgl. Bunge 1996). Bunge bringt diese Schwäche – bezogen auf die Rational-Choice-Ansätze – auf die eingängige Formel: „Because of their excessive generality, the models have no predictive power" (Bunge 1996: 384).

Die Kritik der genannten Autoren an der so genannten Variablen-Soziologie verkennt deshalb die Problematik, die in dem Dilemma zwischen theorieloser Empirie und empirieloser Theorie gesehen werden kann (vgl. Kaase 1986: 214; Wienold 2000: 29). Der gelegentlich in der Forschung thematisierte Gegensatz zwischen induktiv entwickelten, bereichsspezifischen Variablenmodellen und deduktiv konstruiertem idealen Modell eines realen Systems lässt sich möglicherweise wenigstens partiell relativieren, wenn man davon ausgeht, dass hier offensichtlich von verschiedenen *Theorietypen* die Rede ist. In Anlehnung an Bunge kann man annehmen, dass diese theoretischen Konzeptionen bzw. Variablenmodelle unterschiedlichen Abstraktionsebenen zugeordnet werden können.

[1] Esser (1980: 233f.) hat selber ein komplexes Kausalstruktur-Modell zur Erklärung von Wanderungsprozessen vorgeschlagen, so dass diese scharfe Kritik an der „Variabelen-Soziologie" etwas überrascht. Dieses Modell soll allerdings eine zwingende Ableitung aus dem von Esser gewählten handlungstheoretischen Ansatz darstellen (ebd.: 234).

Aus seiner Sicht sollte man Theorien unter dem Blickwinkel der empirischen Prüfbarkeit und der semantischen Beziehungen zwischen Theorie-Zeichen und Bezeichnetem in vier Stufen aufgliedern (Bunge 1973a; 1973b; 1977; 1996: 121ff.). Bunge nimmt an, dass es wissenschaftliche Theorien gibt (wie z. B. die Kybernetik, die Spieltheorie oder die Informationstheorie), die direkt nicht falsifizierbar sind (Bunge 1973b: 33f.; 1996: 359ff.). Ihr wissenschaftlicher Charakter beruht aber darauf, dass sie präzise sind, nicht im Widerspruch zu vorhandenem Wissen stehen und weitere Erkenntnisse bzw. technologisches Handeln im Hinblick auf seine Effizienz fördern können. Empirisch testbar sind derartige abstrakte Theorien, wenn sie in spezifischere Theorien umgeformt und „stellvertretend" geprüft werden. Es lassen sich im Sinne Bunges mehrere Theorieebenen unterscheiden, die man folgendermaßen beschreiben kann:

Theorien vom Typ I (*spezielle Theorien* oder *theoretische Modelle*) sind dadurch gekennzeichnet, dass sich die Zeichen auf Fakten aus einer engen Klasse beziehen, wobei diese Fakten aus einer relativ abgegrenzten Art konkreter Fälle bestehen. Derartige Theorien sind konzeptuell, im Hinblick auf Konsistenz mit schon vorhandenem Wissen, und empirisch, im Hinblick auf die Konfrontation mit Daten, prüfbar.

Theorien vom Typ II (*generelle Theorien*) haben ebenfalls Zeichen mit faktischem Bezug, aber mit einer relativ großen Referenz-Klasse. Eine empirische Überprüfbarkeit über die konzeptuelle Überprüfbarkeit ist dann gegeben, wenn ergänzende Annahmen hinsichtlich der Komponenten, der Relationen und der Indikatoren erfolgen, d. h. für eine empirische Überprüfung ist die Verwendung ergänzender Annahmen notwendig, was faktisch eine Umformung in eine Theorie I darstellt. Als Beispiele für derartige spezifische Theorien nennt Bunge Keynes „Modell der Ökonomie" und die Bezugsgruppentheorie in der Soziologie.

Theorien vom Typ III (*hypergenerelle Theorien*) beinhalten Zeichen ohne faktischen Bezug. Eine Prüfung ist nur noch durch eine Umformung in eine Theorie vom Typ II bzw. vom Typ I möglich. Deshalb spricht Bunge auch hier von einer eingeschränkten direkten empirischen Überprüfbarkeit und einer „konzeptionellen Testbarkeit". Beispiel hierfür ist die neoklassische Mikroökonomie.

Theorien vom Typ IV (*gerüstartige Theorien*) stellen nur noch einen sehr allgemeinen Bezugsrahmen für theoretische Annahmen dar. Als Beispiele für derartige Theorien nennt Bunge die Allgemeine Systemtheorie oder den historischen Materialismus. Die Referenzklasse sind Gattungen, die durch mehrere Theorien vom Typ III gebildet werden. Typ IV-Theorien sind nur noch konzeptionell testbar, d. h. keiner direkten empirischen Überprüfung zugänglich, es sei denn, sie werden in Theorien vom Typ III umgeformt (Bunge 1996: 121ff.).

Tabelle 2: Hierarchie von Theorien nach Bunge (1973a; 1973b; 1977; 1996: 121ff.; vgl. Seeger 1977: 80)

	Charakteristika der Theorietypen			
	Semantische		Methodologische	
Theorietyp	Faktischer Bezug	Referenz Klasse	Konzeptionelle Überprüfbarkeit	Empirische Überprüfbarkeit
Typ I: Spezielle Theorie	Ja	Enge Klasse	Ja	Ja
Typ II: Generelle Theorie	Ja	Gattung, die mehrere Theorien von Typ I umfasst	Ja	partiell, wenn ergänzende Annahmen erfolgen
Typ III: Hypergenerelle Theorie	Ja	Gattung, die mehrere Theorien von Typ II umfasst	Ja	partiell, wenn die Umformung in die Theorie vom Typ II erfolgt
Typ IV: Theoriegerüst	Nein	Gattung, die mehrere Theorien von Typ III umfasst	Ja	partiell, wenn die Umformung in die Theorie vom Typ III erfolgt

Will man die empirisch orientierten Studien mit theoretischen Überlegungen verbinden, dann bietet sich zunächst eine Ableitung der Hypothesen von Typ 1 Theorien an, die in einem zweiten Schritt mit einer hypergenerellen Theorie (Typ III) verbunden werden sollte, wobei wir unterstellen, dass in den Sozialwissenschaften die Verbindung derartiger Theorieebenen möglich ist. An zwei Theorien mit unterschiedlichem Abstraktionsniveau– der Gratifikationskrise und dem Modell der soziologischen Erklärung von Esser – soll exemplarisch gezeigt werden, wie dies praktisch aussehen könnte und welchen Beitrag eine derartige Vorgehensweise zur Verbindung von Theorie und Empirie leisten könnte. Wir werden uns dabei auf soziale Verursachung von Alkoholkonsum im betrieblichen Kontext beschränken. Wie dies suchttheoretisch zu erklären ist, wird dabei nicht ausführlicher beleuchtet (vg. dazu ausführlich Puls 2003).

3 Gratifikationskrisen und der Konsum von Alkohol (Spezielle Theorie: Theorie Typ 1)

Als spezifischer Bezugsrahmen zur Beschreibung von Belastungen im Zuge der Arbeitstätigkeit – insbesondere im Hinblick auf drohenden Arbeitsplatzverlust – bietet sich das von Siegrist (1996) vorgelegte Konzept der „Gratifikationskrisen“ an. Zentral für dieses Modell ist die Hypothese, dass Stress als Mitursache von Herz-Kreislauf-Erkrankungen angesehen werden kann. Es wird davon ausgegangen, dass der menschliche Organismus in Situationen, welche wiederkehrende Verausgabung, gepaart mit ungewissen Kontroll- und Erfolgschancen nahe legen, in besonderem Maße mit dem autonomen Nervensystem reagiert. Wenn sich diese Erfahrungen chronifizieren, dann steigt – vermittelt über die autonome Aktivierung – die Wahrscheinlichkeit von Herz-Kreislauf-Erkrankungen. Diese chronifizierten und mit Aktivität verbundenen Erfahrungen bezeichnet Siegrist als Distress.

Das Modell rückt also vor allem das Ungleichgewicht zwischen Verausgabung und Belohnung in der Erwerbsarbeit abhängig Beschäftigter in das Zentrum der Analyse. Erfahrungen wiederholter hoher Verausgabungen am Arbeitsplatz bei vergleichsweise niedriger Belohnung werden dabei als „Erfahrung beruflicher Gratifikationskrise“ verstanden (Siegrist 1996). Man konnte auch zeigen, dass diese Belastungen mit Veränderungen des Mesosystems verbunden sind, d.h. Absatzkrisen des Betriebes bilden sich in diesen Belastungen ab (ebd.: 134). Die Validität des Modells zur Erklärung von koronaren Herzerkrankungen konnte in den letzten Jahren zunehmend weiter erhärtet werden (vgl. z. B. Bosma et al. 1998). Der Einfluss der Gratifikationskrisen auf Verhaltens bezogene Risiken ist demgegenüber nur in geringerem Umfang untersucht worden. Es ließ sich allerdings zeigen, dass Gratifikationskrisen den Zigarettenkonsum beeinflussen (Peter et al. 1991).

In zahlreichen Studien wurde der Zusammenhang zwischen beruflichen Gratifikationskrisen und dem Konsum von Alkohol untersucht:

a. In der ersten Studie wurde in drei öffentlichen Verwaltungen mit insgesamt 1.094 Beschäftigten durchgeführt. Die erhobenen Daten wurden pfadanalytisch ausgewertet. Das Modell erklärt 18,5% der Varianz der Alkoholtrinkmotive zur Stressbewältigung, 12,8% der Alkoholtrinkmotive zur Leistungssteigerung und 13,4% der Tendenz zum Medikamentenkonsum. Es ließ sich für die individuelle Distanzierungsfähigkeit von den Arbeitszielen – einer Subdimension des Kontrollambitionskonzeptes von Siegrist (1996) – ein deutlicher Einfluss auf die Motivation zum Alkoholkonsum (insbesondere bei Männern) zeigen (Puls 1992).
b. Gegenstand eines weiteren Projektes war die Untersuchung von drohendem Arbeitsplatzverlust bzw. Arbeitslosigkeit, die damit verbundenen Stresswahrnehmungen und die Konsequenzen dieser Wahrnehmungen auf den Konsum von Alkohol, Zigaretten und psychoaktiven Medikamenten. Es wurden schriftliche Befragungen in Betrieben der Metall verarbeitenden Industrie (N = 905) durchgeführt, die nach ungefähr einem Jahr wiederholt wurden, wodurch zum Teil Längsschnittauswertungen möglich sind. Die Untersuchungsteilnehmer waren gewerbliche Arbeitnehmer der Metallindustrie. Es konnte gezeigt werden, dass die Theorie der Gratifikationskrise von Siegrist (1996), die ursprünglich und mit Erfolg zur Erklärung von kardiovaskulären Erkrankungen entwickelt worden war, geeignet ist, den Konsum von Alkohol und Zigaretten auf statistisch signifikantem Niveau partiell aufzuklären (Puls, Wienold & Blank 1998).
c. Gegenstand eines Anschlussprojektes war die suchtpräventive Wirkung eines spezifischen Stressbewältigungsprogramms. Das Stressbewältigungsprogramm beruhte auf der Konzeption von Siegrist und Silberhorn (1999) in Verbindung mit Komponenten aus dem Programm von Schelp, Gravemeier & Maluck (1997). Das Programm zielte insbesondere (1) auf den Abbau übersteigerter Kontrollambitionen, (2) die Veränderung der Wirkungserwartungen an den Alkoholkonsum (Trinkfunktionen) und (3) den Alkoholkonsum selbst. Es erfolgte eine zufällige Zuweisung der Probanden zur Experimental- oder Kontrollgruppe. Die Teilnehmer wurden per Fragebogen hinsichtlich ihrer Kontrollambitionen, des Alkoholkonsums und den Wirkungserwartungen an den Alkoholkonsum befragt. Die Überprüfung des Programms erfolgte auf der Grundlage einer längsschnittlichen Interventionsstudie mit 3 Messzeitpunkten, an der 105 Beschäftigte teilnahmen. Die Fol-

low-up-Untersuchung nach dem Training bzw. drei Monaten zeigte eine signifikante Reduzierung des Alkoholkonsums, der Kontrollambitionen und spezifischer Wirkungserwartungen an den Alkoholkonsum (Puls, Inhester & Wienold 2002).

a. Es ist ferner zu betonen, dass die hier entwickelte These – berufliche Gratifikationskrisen steigern das Risiko des Alkoholmissbrauchs – inzwischen durch die so genannte Whitehall II-Studie in London bestätigt wurde. In dieser *prospektiven Studie* war das relative Risiko, alkoholabhängig zu sein, bei Vorliegen beruflicher Gratifikationskrisen – je nach verwendetem Modell – bis zu 93% gegenüber jenen Personen erhöht, die nicht als beruflich belastet eingestuft worden waren (vgl. den Überblick bei Frone 1999; Head, Stansfeld, & Siegrist 2004).

Man kann deshalb davon ausgehen, dass die Befundlage das Modell der Gratifikationskrisentheorie in hohem Maße stützt. An dieser Stelle soll nun diskutiert werden, ob man die Gratifikationskrisentheorie in ein allgemeines theoretisches Konzept der Soziologie integrieren kann. Siegrist (1996) selber hat die Bezüge seines Modells zum symbolischen Interaktionismus dargestellt. Wir wollen dem jedoch nicht folgen, sondern eine Integration in das Grundmodell der soziologischen Erklärung – wie es u.a. von Hartmut Esser (1993, 1999) vertreten wird – versuchen.

4 Die Integration des Gratifikationskrisenmodells in das Grundmodell der soziologischen Erklärung (Hypergenerelle Theorie – Theorietyp III)

Im Sinne des Grundmodells der soziologischen Erklärung sind im ersten Teil des Beitrags Variablen diskutiert worden, die auf der individuellen Ebene anzuordnen sind (vgl. Coleman 1990: 10; vgl. Esser 1993: 98; Reinecke 1997: 14; eher kritisch zu diesem Modell: Wienold 2000: 32ff.; Haller 1999: 306ff.), also zunächst einmal eher als psychologische und weniger als soziologische Indikatoren zu bezeichnen sind. Das Grundmodell der soziologischen Erklärung versucht nun, diese psychologischen Befunden mit makrosoziologischen Daten in Verbindung zu bringen. Das Modell soll von der Struktur auf alle Prozesse sozialen Handelns anwendbar sein, so dass man es als Hypergenerelle Theorie – Theorietyp III interpretieren kann:

Bei dem Grundmodell der soziologischen Erklärung werden drei Schritte unterschieden (vgl. Abb. 1): „die Rekonstruktion der sozialen Situation, in der die Akteure sich befinden, die Anwendung einer Theorie des Handelns, um das

Handeln der individuellen Akteure in dieser Situation zu erklären; und die Transformation der Folgen des individuellen Handelns zu dem zu erklärenden kollektiven Resultat" (Esser 1999: 15). Der erste Schritt wird von Esser als die Logik der Situation bezeichnet, die mit Hilfe von Brückenhypothesen beschrieben wird. In der Abbildung 1 ist dies der Pfeil 1. Diese Brückenhypothesen stellen die Verbindung zwischen der objektiven sozialen Situation einerseits und den jeweiligen subjektiven Motiven bzw. dem subjektiven Wissen der Akteure andererseits her. Der zweite Schritt wird als die Logik der Selektion bezeichnet und erfolgt auf der Grundlage einer Handlungstheorie, die die Beziehung zwischen den situationsspezifischen Erwartungen und Bewertungen der Akteure und ihren Handlungen herstellt. Der Pfeil 2 stellt diesen Schritt dar. Im dritten Schritt, der Logik der Aggregation, werden die Effekte der individuellen Handlungen durch Transformationsregeln zu bestimmten kollektiven Sachverhalten zusammengefasst (Esser 1999: 15f.; vgl. Pfaff 1995: 68; Reinecke 1997: 15ff.; eher kritisch Haller 1999: 308ff.; Wienold 2000: 48ff.). In der Abbildung 1 ist dies der Pfeil 3. Der Pfeil 4 bezeichnet ein kollektives Ereignis oder einen kollektiven Zusammenhang (z. B. zwischen Wirtschaftskrisen und Alkoholismus; vgl. z.B. Brenner 1975; 1979).

Abbildung 1: Das Grundmodell der soziologischen Erklärung (Esser 1999: 17)

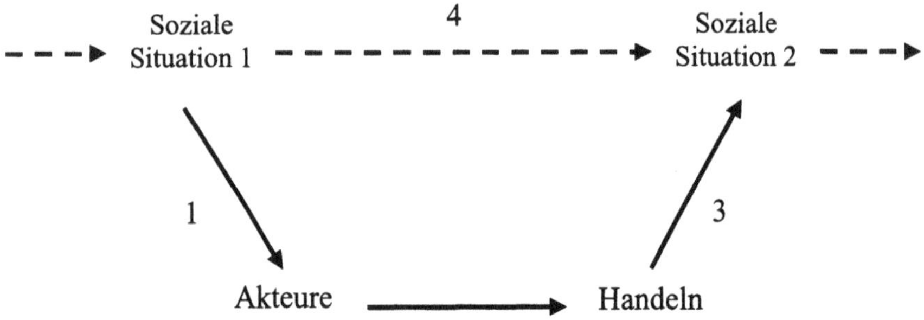

Die hier erwähnten empirischen Untersuchungen im ersten Teil bilden zwar zum Teil Eigenschaften des sozialen Kontextes (des Mesosystems) in der *Perzeption der Akteure* ab, wie z. B. die Variable „Stress" Komponenten der „Statusunsicherheit" umfasst, die in Abhängigkeit von der objektiven Lage des untersuchten Unternehmens variiert. Die Messung erfolgt aber hier wie auch bei allen anderen Variablen trotzdem auf der individuellen (psychologischen) Ebene der *Akteure*, so dass man den Wert für eine soziologische Theoriebildung in Frage stellen könnte. Auch die makrosozialen Einflüsse (z. B. Entwicklungen des Arbeitsmarktes als *soziale Situation*) stehen eher im Hintergrund der Studien und werden weder explizit gemessen noch in die empirische Analyse einbezogen.

Dennoch sind die bereits erwähnten Studien auch für die soziologische Theoriebildung von Interesse. Bei aller Unterschiedlichkeit besteht bei der handlungstheoretisch orientierten Soziologie eine Notwendigkeit, ein Modell der intrapsychischen Vorgänge zu konzipieren und als Bezugspunkt für soziologische Erklärungen zu verwenden (Logik der Selektion), d. h. für die Modellierung von Effekten des Kontextes auf das soziale Handeln und für die Aggregation der einzelnen Handlungen bzw. Transformationen zu verwenden. Die Art und der Status dieser psychologischen Theorien ist allerdings umstritten. „Gerade hier sollen die Annahmen möglichst einfach sein, weil es der Soziologie ja *nicht* primär um die Erklärung des Handelns ‚an sich' geht, wofür sich eher die Psychologie oder die Psychoanalyse interessieren mögen", wie Esser betont (Esser 1993: 120; Hervorhebungen im Original). Er plädiert deshalb für die Verwendung der Theorie der Nutzenmaximierung, während Lerntheorien und Theorien der klinischen Psychologie zu kompliziert seien (ebd.: 138).

Eine Anwendung der Theorie der Nutzenmaximierung auf den hier interessierenden Zusammenhang ist jedoch wenig aussichtsreich, weil einerseits süchtiges Verhalten in den Endstadien keinen Grenznutzen kennt, d. h. der Nutzenzuwachs nimmt nicht – wie bei anderen Gütern – mit wachsender Menge des konsumierten psychoaktiven Mittels oder wachsender Bedürfnisbefriedigung durch das Mittel ab. Aus diesem Grund wird süchtiges Verhalten – wie eingangs der Untersuchung ausgeführt wurde – z. B. von Coleman aus seiner Theorie sozialer Prozesse explizit ausgeschlossen (Coleman 1990: 668).[2] Allerdings soll nicht behauptet werden, dass süchtiges Verhalten nicht mehr rational ist (vgl. hierzu Becker & Murphy 1988). Die Rationalität ist aber zumindest langfristig durch das „Suchtgedächtnis" massiv eingeschränkt, so dass sich die Werterwartungs-Theorie für diesen Verhaltensbereich nur begrenzt eignet (vgl. allgemein zu den Begrenzungen dieses Ansatzes: Haller 1999: 403). Auch die hier zum Teil verwendete Theorie der Gratifikationskrise schließt eine Anwendung des Erwartungswert-Nutzen-Theorems aus, weil einerseits keine realistischen Arbeitsplatzalternativen existieren und andererseits nicht bewusste, nicht thematisierte Leistungsbereitschaften gegeben seien können (Siegrist 1996: 98; vgl. allerdings Esser zur Integrierbarkeit von äußeren Zwängen in die Werterwartungs-Theorie 1999: 279f.). Schließlich steht süchtiges Verhalten in engem Zusammenhang mit Emotionen und Affekten (z. B. Depressivität). „Emotionen und Affekte gehören mit zu den sperrigsten Herausforderungen an die Theorie des rationalen Han-

[2] Allerdings verwendet Coleman einen sehr restriktiven, eigentlich eher für die Modellwelt der neoklassischen Ökonomie typischen Handlungsbegriff, wenn er individuelles Handeln ausschließlich vom Eigeninteresse geleitet sieht (Haller 1999: 357).

delns als ‚allgemeiner' Logik der Selektion: Sie gehören einfach nicht dazu" (Esser 1999: 318f.).

Generell wird man sagen können, dass die Werterwartungs-Theorie in der Gesundheitssoziologie keine zentrale Bedeutung besitzt und andere theoretische Ansätze diskutiert werden (vgl. Hurrelmann 2000). So hat Reinecke (1997) darauf hingewiesen, dass an die Stelle der Werterwartungs-Theorie auch andere Theorien treten können, weil die Wahl einer geeigneten Handlungstheorie letztlich nur davon abhängig ist, „ob diese die Formulierung von Brückenhypothesen zulässt, allgemein formuliert und empirisch belegt ist und eine präzise Funktion für die Selektion der Alternativen angibt" (ebd.: 16).[3] Pfaff (1995) hat exemplarisch gezeigt, dass für den Bereich gesundheitssoziologischer Fragestellungen an die Stelle der Werterwartungs-Theorien auch die Stress- und Belastungstheorie im Rahmen der Grundstruktur der soziologischen Erklärung (Logik der Situation, Logik der Selektion, Logik der Aggregation) treten und für die Erklärung sozialer Tatbestände (z. B. Gesundheitsraten, Depressivitätsraten) verwendet werden kann. Dies dürfte auch für die Gratifikationskrisentheorie gelten. Auch eine soziologische Erklärung des Alkoholkonsums dürfte an Stelle der von ihm analysierten Depressivität möglich sein. Die in den Nationen bzw. bei sozialen Schichten differierenden Raten des Konsums, bzw. die zwischen Betrieben nachweisbaren unterschiedlichen Konsummuster können durch die Verwendung der hier in Anlehnung an Siegrist (1996) konzipierten Stresstheorie in Verbindung mit der sozialkognitiven Lerntheorie des Alkoholkonsums[4] erklärt werden. Dieser Theorieverbund könnte im Rahmen des Grundmodells der soziologischen Erklärung als Logik der Selektion fungieren. Insofern ist durch die hier vorgelegte Untersuchung die Wahl für eine bestimmte Theorie (Logik der Selektion) präzisiert worden, mit deren Hilfe die so genannten Brückenhypothesen formuliert werden können (vgl. Esser 1993: 120).

Gegen diese Einschätzung lässt sich einwenden, dass es sich bei den genannten Theorien nicht um Handlungstheorien handelt, sondern eher um Verhaltenstheorien. Dem kann allerdings entgegen gehalten werden, dass sich Verhalten und Handeln ohnehin nicht eindeutig trennen lassen, weil es keine universel-

[3] Reinecke (1997) bevorzugt allerdings die „Theorie geplanten Verhaltens" (vgl. eher kritisch zu dieser Theorie: Schwarzer 1996: 60f.)

[4] Es ist etwas gewagt, von einer sozial-kognitiven Lerntheorie des Alkoholkonsums zu sprechen, wie Cooper et al. betont haben. „Although no cohesive, clearly defined, consensually validated body of theoretical premises comprising the social learning perspective on alcohol abuse exists, we use the terms social learning perspective/approach interchangably to refer to a set of loosely related theories and theoretical perspectives first articulated by Bandura (1969) and subsequently elaborated by Marlatt (1979) and Abrams & Niaura (1987). We use this terminology for economy of expression; we do not intend to imply that a cohesive theoretical framework exists" (Cooper, Russell & George 1988: 218).

le Regel gibt, mit deren Hilfe eine Selbstaufforderung eindeutig festgestellt werden kann (Werbik 1978: 107). Selbst wenn man davon ausgeht, dass die genannten Theorien nur Verhalten und kein Handeln erklären können, dann bleibt dieses Verhalten dennoch soziologisch relevant, weil es die Handlungsmöglichkeiten eines Akteurs prägt (Schimank 2000: 24; vgl. Esser 1999: 183ff.). Ein anderer Einwand könnte dahin gehen, dass der Verzicht auf eine „rationale" Theorie zu Problemen bei der Formulierung der Brückenhypothesen führen würde. „Weil dieser Teil des Modells eigentlich derjenige ist, der am wenigsten durch spezielle Bedingungen beeinflusst ist, empfiehlt es sich hier *besonders* dringend, diese Annahme erst dann zu lockern, wenn es gar nicht mehr anders geht" (Esser 1993: 135; Hervorhebungen im Original; vgl. Esser 1999: 403ff.). Allerdings räumt Esser selber ein, dass man dann eben auf „sex and drugs and rock'n roll" als Erklärungsgegenstand verzichten müsse, weil hier eben Fälle von Willensschwäche gegeben seien, die für ein rationales Modell des Menschen eine ernst zu nehmende Grenze darstellen (Esser 1999: 308; vgl. Wienold 2000: 46). Demgegenüber ist es aber u.E. konstruktiver, mit Schimank (2000) davon auszugehen, dass die Soziologie sich auf unterschiedliche Akteurmodelle stützen müsse, um der Komplexität menschlichen Handelns gerecht zu werden (ebd.: 145; vgl. Joas 1992). Am Beispiel der Melancholie, die im 17. und 18. Jahrhundert die Lebensführung einiger Bevölkerungsgruppen prägte, macht Schimank deutlich, „dass man Emotionen, hat man sie erst einmal – wie Weber – als Handlungsantriebe erkannt, soziologisch nicht sogleich wieder abtun kann, indem man sie in die Nähe des bloßen Verhaltens rückt" (ebd.: 109; vgl. umfassend hierzu Gerhards 1988). Die Soziologie muss sich deshalb auch auf andere Akteurmodelle stützen (ebd.: 145). Eines der von Schimank diskutierten Modelle wird von ihm als „emotional man" bezeichnet und als notwendig für die Soziologie bewertet. „Deutlich geworden ist, dass die Soziologie auch dieses Akteurmodell benötigt, will sie nicht einen Teil der Handlungswahlen unerklärt lassen. Eine weitere Ausarbeitung dieses Modells, insbesondere im Hinblick auf die Auslösefaktoren emotionalen Handelns, erscheint daher allerdings nur um so wichtiger" (ebd.: 121; vgl. Pfaff 1995: 32). Zu diesem Problem sollten die hier entwickelten Überlegungen aus der Perspektive der Stress- und Bewältigungstheorien einen Beitrag leisten.[5] Allerdings ist hierbei zu berücksichtigen, dass Alkoholkonsum nur zu

[5] Gerhards (1988) hat – u. a. in der Perspektive der allgemeinen soziologischen Theorie – eine Soziologie der Emotionen konzipiert, mit deren Hilfe Stressreaktionen analysiert werden können. Auf dieser Grundlage lassen sich Techniken des emotionalen Copings unterscheiden (ebd.: 210ff.). Die Aussagekraft dieser sicherlich verdienstvollen Untersuchung für die hier interessierenden eher spezifischen Fragestellungen bleibt allerdings eher vage. „Der handelnde Zugriff auf den Organismus mittels Rauchen oder vermittels der Einnahme von Psychopharmaka mag sich zur Bewältigung emotionaler Stressreaktionen als wirkungsvoll erweisen, bezogen auf die Folgen für die Gesundheit ist es sicherlich die schlechteste Form der Emotionsarbeit" (ebd.: 224). Im Hinblick auf die Theorietypolo-

einem Teil durch Stressreaktionen motiviert ist und ergänzend andere Akteurmodelle Berücksichtigung finden müssten, die stärker dem konvivialem Charakter des Alkoholkonsums Rechnung tragen (vgl. Henkel 1992: 49).

Es liegen allerdings nur wenige empirische Befunde zum Zusammenhang zwischen sozialen Bedingungen bzw. Belastungen im Betrieb und dem Alkoholkonsum vor, die auf der Ebene des Mesosystems lokalisiert sind. Die wenigen Daten, die veröffentlicht worden sind, beziehen sich in der Regel auf die Anzahl der manifest erkrankten Personen in den Betrieben (Fuchs, Rainer & Rummel 1998) oder sind reine Prävalenzschätzungen des Alkoholkonsums (Puls, Morkramer & Wienold 2003). Klassisch sind deshalb die von Brenner (1975; 1979) mit Hilfe von Zeitreihenanalysen belegten makrosoziologischen Zusammenhänge zwischen ökonomischen Indikatoren (Inflationsrate, Arbeitslosenrate, Durchschnittseinkommen) und diversen Gesundheitsindikatoren (z. B. Psychiatrieeinweisungen, Konsum von Spirituosen).[6] Hier – allerdings auch bei der Analyse der Betriebe – wären aus heutiger Sicht Mehrebenenanalysen notwendig um einen ökologischen Fehlschluss zu vermeiden (vgl. Langer 2004: 21ff.).[7] Durch diese Methoden könnten die Gratifikationskrisentheorie und die sozialkognitiven Theorie des Alkoholkonsums zu einer umfassenden soziologischen Erklärung erweitert werden. Es wäre empirisch zu klären, in welchem Umfang die Erfahrung von Gratifikationskrisen in Abhängigkeit von wirtschaftlichen Umbrüchen steht.

Hier wird man keine enge Verbindung erwarten können, denn die Gesellschaft zeigt im Zuge der Postmoderne eine Aufspaltung, die unter dem Stichwort der Zwei-Drittel-Gesellschaft diskutiert wird. Man berücksichtigt hierbei, dass die ökonomische Entwicklung seit Mitte der 1970er Jahre zu einer sozialen Kluft geführt hat. Diese verläuft in etwa zwischen zwei Dritteln der erwerbstätigen Bevölkerung, die über gutbezahlte, relativ sichere Arbeitsplätze verfügen und am Zuwachs des Volkseinkommens teilhaben, und jenem etwa einem Drittel der Bevölkerung, das hieran nicht partizipieren kann. Wesentlicher Grund hierfür ist die hohe Quote an Dauerarbeitslosen und Unterbeschäftigten, der auch in den Phasen wirtschaftlichen Wachstums nicht deutlich reduziert werden kann (Schubert & Klein 2006). Die Gratifikationskrisentheorie bildet insofern diesen beson-

gie von Bunge (1996) bleibt es zweifelhaft, ob sich aus einem sehr abstrakten Modell der Emotionen (vgl. Gerhards 1988: 205ff.) – wie das genannte Zitat illustriert – empirisch gehaltvolle Hypothesen ableiten lassen.

[6] Diese Zusammenhänge lassen sich allerdings für die Bundesrepublik Deutschland mit Zeitreihenanalysen aggregierter Daten – wie sie Brenner durchgeführt hat – nicht replizieren (Henkel 1998: 107).

[7] Esser (1999: 456) sieht allerdings in der Kontextanalyse keine Erklärung, sondern nur eine Beschreibung der Logik der Situation und sie ist deshalb in seiner Perspektive nur eine Fortsetzung der Variablen-Soziologie.

ders kritischen Übergang ab, wenn ein Wechsel zwischen den sozialen Lagern erfolgt.

Die Gruppen der Arbeitslosen und Beschäftigten lassen sich – wie wir empirisch bei Metallarbeitern zeigen konnten – in etwa dem stresstheoretisch zu erwartenden Verlauf zuordnen (Puls 2001): Bei sicherer Beschäftigung dominiert die Herausforderung durch die Arbeit, bei drohendem Arbeitsplatzverlust steigen Bedrohungs- und Verlustkognitionen und bei Arbeitslosen überwiegen schließlich eindeutig die Verlustkognitionen. In einer statistischen Analyse zeigte sich, dass die Zugehörigkeit zu einer der Gruppen (Arbeitslose West, Arbeitslose Ost, Beschäftigte West, Beschäftigte Ost) zwischen 8.4% (Herausforderung) und 20% (Verlust) der Gesamtstreuung der jeweiligen Stresskognitionen erklärt. Immerhin 4.4% der Gesamtabweichung des Alkoholabhängigkeit werden durch die Gruppenzugehörigkeit aufgeklärt. Diese Wirkungsstärken ändern sich nur geringfügig unter Berücksichtigung der Kontrollvariablen Alter (Kovariate) und Berufsgruppenzugehörigkeit (Faktor). Der Gratifikationskrisenquotient korreliert hierbei besonders eng mit den Verlusteinschätzungen, so dass die hier entwickelten Überlegungen eine gewisse Plausibilität besitzen (Puls, Wienold & Blank 1998).

Wenn diese Relation auch in repräsentativen Studien bekannt wäre, dann könnte eine ungefähre Abschätzung erfolgen, inwieweit problematische wirtschaftliche Lagen Distress im Sinne des Gratifikationskrisenkonzeptes erzeugen und dies wiederum den individuellen Alkoholkonsum beeinflusst. Mit hoher Wahrscheinlichkeit wird dies über die Ebene des Mesosystems (des Betriebes) vermittelt, wie dies die eingangs erwähnten Studien vermuten lassen (vgl. allgemein hierzu Esser 1993: 112ff.).

Wenn auch der Konsum von Alkohol vielfältig motiviert ist, so lässt sich dennoch sagen, dass er zumindest zum Teil eine Reaktion auf Stressbelastungen darstellt (Puls 2003). Insofern sind keine komplexen Transformationsregeln nötig, um Veränderungen des Gesamtkonsums an Alkoholika in einer Nation bzw. bei bestimmten sozialen Gruppen erklären zu können (Logik der Aggregation), insoweit diese durch Stressphänomene bedingt sind. Eine derartige soziologische Erklärung könnte eventuell die Voraussetzung für eine sozialwissenschaftliche Theorie der Abhängigkeit und des Missbrauchs von Alkohol schaffen, die in ihren Aussagen zur Ätiologie des Alkoholismus die gesellschaftliche Produktion und Arbeit explizit berücksichtigt (vgl. Henkel 1992, 1998). Dies würde dann Ansatzpunkte für eine evidenzbasierte betriebliche Gesundheitsförderung eröffnen.

5 Zusammenfassung

In dem Beitrag wurde zu zeigen versucht, dass die Konzipierung und Interpretation von empirischen Studien zum Zusammenhang zwischen Arbeitsbelastungen in der Organisation und dem Konsum von Alkohol im Lichte soziologischer Theorien dazu beitragen kann, Wirkungszusammenhänge exakter erfassen zu können. Exemplarisch wurde hierbei Bezug genommen auf die Theorie der Gratifikationskrise und das Modell der soziologischen Erklärung. Damit ist nicht ein „Königsweg" skizziert, sondern dem Argument Rechnung getragen worden, empirische Forschung und soziologische Theorie stärker zu verbinden. In ein ähnliche Richtung zielen u.E. die Versuche, das Sozialraummodell Pierre Bourdieus (z.B. Bauer 2005) oder die Theorie Luhmanns (Richter 2003) für gesundheitswissenschaftliche Fragestellungen heranzuziehen. Wichtig ist wohl weniger beim gegenwärtigen Forschungsstand, welche Theorie verwendet wird, sondern dass eine soziologische Theorie Verwendung findet.

Die empirische Überprüfbarkeit ist dabei offensichtlich nicht der Gradmesser gesundheitswissenschaftlicher Analysen, sondern an ihre Stelle tritt die Frage der unmittelbaren Evidenz (vgl. Puls 2006). „Auf Anerkennung können Soziologen nur hoffen – anders als die meisten anderen Wissenschaftler –, wenn ihre Ergebnisse nicht nur richtig, sondern zuerst einmal kontraintuitiv, aber nicht absurd sind und damit auch wirklich aufklärend wirken können. Das heißt: Ihre Ergebnisse und Aussagen sollten erst einmal Erstaunen erregen, aber nach einigen Erläuterungen auch von Laien relativ rasch eingesehen werden können" (Esser 1993: 17). Die empirische Überprüfbarkeit ist – bei der Bewertung von Gesellschaftsstrukturen in gesundheitswissenschaftlicher Perspektive – von untergeordneter Bedeutung. Man kann dies Formel bringen, „dass die empirische Sozialforschung und mit ihr in weiten Teilen die empirische Soziologie, befangen in den Formen und Kompromissen ihrer Praxis, nur sehr bedingt als kritische Beobachterin" gesellschaftlicher Prozesse fungieren kann. (Wienold 2000: 223) Es stellt sich dann aber wieder die Frage, ob die theoretische Soziologie, die einen Beitrag zur Diskussion gesundheitlicher Probleme leisten will, auf die empirische Fundierung verzichten kann und der Empfehlung Luhmanns folgen soll, „nicht länger im Winkel zu schluchzen, sondern ihren Nachtflug zu beginnen" (Luhmann 1988: 661). Möglicherweise kann das Modell von Bunge die Spannung zwischen Empirie und Theorie abmildern und insofern Orientierungen vermitteln.

Literatur

Abrams DB, Niaura RS (1987). Social learning theory. In: Blane HT, Leonard KE, eds. Psychological theories of drinking and alcoholism. New York: Guilford Press: 131-178.

Bandura A (1969). Principles of behavior modification, New York: Holt, Rinehart and Winston.

Bauer U (2005). Das Präventionsdilemma, Wiesbaden: VS Verlag für Sozialwissenschaften.

Becker GS, Murphy KM (1988). A theory of rational addiction. J Polit Econ 96 (4): 675–700.

Bosma H, Peter R, Siegrist P, Marmot M (1998). Alternative job stress models and the risk of coronary heart disease: the effort – reward imbalance model and the job strain model. American Journal of Public Health, 88 (1): 68-74.

Brenner MH (1975). Trends in alcohol consumption and associated illness. Some effects of economic changes. American Journal of Public Health, 65 (12): 1279-1292.

Brenner MH (1979). Wirtschaftskrisen, Arbeitslosigkeit und psychische Erkrankung, München: Urban & Schwarzenberg.

Bühl WL (1974). Reduktionismus – die Soziologie als Naturwissenschaft? In: Brühl WL, ed. Reduktionistische Soziologie. Die Soziologie als Naturwissenschaft, München: Nymphenberger Verlagsbuchhandlung: 9-109.

Bunge M (1967). Scientific research I. The search for system. (Studies in the foundations, methodology, and philosophy of science, Bd. 3/I) Berlin u.a.: Springer.

Bunge M (1973a). Concepts of model. In: Bunge M, ed. Method, model and matter, Dordrecht: Reidel: 91-113.

Bunge M (1973b). Testability today. In: Bunge M, ed. Method, model and matter, Dordrecht: Reidel: 27-43.

Bunge M (1977). Treatise on basic philsophy. Vol. 3. Ontology I: The furniture of the world, Dordrecht: Reidel.

Bunge M (1996). Finding philosophy in social science, New Haven: Yale University Press.

Coleman JS (1990). Foundations of Social Theory, Cambridge, Massachusetts, London: The Belknap Press of Harvard University Press.

Conway TL, Vickers RR, Ward HW, Rahe RH (1981). Occupational stress and variation in cigarette, coffee, and alcohol consumption. Journal of Health and Social Behavior, 22: 155-165.

Cooper ML, Russell M, Frone MR (1990). Work stress and alcohol effects: A test of stress-induced drinking. Journal of Health and Social Behavior, 31: 260-276.

Cooper ML, Russell M, George WH (1988). Coping, expectancies, and alcohol abuse: A test of social learning formulations. Journal of Abnormal Psychology, 97 (2): 218-230.

Crum RM, Muntaner C, Eaton WW, Anthony JC (1995). Occupational stress and the risk of alcohol abuse and dependence. Alcoholism: Clinical and Experimental Research, 19 (3): 647-655.

Engel U, Hurrelmann K (1993). Was Jugendliche wagen: eine Längsschnittstudie über Drogenkonsum, Streßreaktionen und Delinquenz im Jugendalter, Weinheim, München: Juventa.

Esser H (1980). Aspekte der Wanderungssoziologie. Assimilation und Integration von Wanderern, ethnischen Gruppen und Minderheiten. Eine handlungstheoretische Analyse, Darmstadt: Luchterhand.

Esser H (1987). Warum die Routine nicht weiterhilft – Überlegungen zur Kritik an der „Variablen-Soziologie". In: Müller N, Stachowiak H, eds. Problemlösungsoperator Sozialwissenschaft – Anwendungsorientierte Modelle der Sozial- und Planungswissenschaften in ihrer Wirksamkeitsproblematik (Bd. 1), Stuttgart: Enke: 230-245.

Esser H (1993). Soziologie. Allgemeine Grundlagen, Frankfurt a.M., New York: Campus.

Esser H (1999). Soziologie – Spezielle Grundlagen. Band 1: Situationslogik, Frankfurt a.M., New York: Campus.

Friedrich W, Noack KP, Bönisch S, Bisky, L (1979). Zur Kritik des Behaviorismus, Köln: Pahl-Rugenstein.

Fuchs R, Rainer L, Rummel M, eds. (1998). Betriebliche Suchtprävention, Göttingen: Verlag für Angewandte Psychologie.

Frone MR (1999). Work stress and alcohol use. Alcohol Research & Health 23 (4): 284-291.

Gerhards J (1988). Soziologie der Gefühle. Fragestellungen, Systematik und Perspektiven, Weinheim, München: Juventa.

Gerhards J (1988). Soziologie der Gefühle. Fragestellungen, Systematik und Perspektiven, Weinheim, München: Juventa.

Greiner B, Rummel M, Fuchs R (1998). Arbeitsbedingungen und Suchtmittelkonsum: Theoretische Bezüge und empirische Erkenntnisse am Beispiel Alkohol. In: Fuchs R, Rainer L, Rummel M, eds. Betriebliche Suchtprävention, Göttingen: Verlag für Angewandte Psychologie, Hogrefe: 77-100.

Haller M (1999). Soziologische Theorie im systematisch-kritischen Vergleich, Opladen: Leske + Budrich.

Harris MM, Fennell ML (1988). A multivariate model of job stress and alcohol consumption. Sociological Quarterly, 29 (3): 391-406.

Head J, Stansfeld S, Siegrist J (2004). Psychosocial work environment and alcohol dependence. Occupational & Environmental Medicine, 61: 219-224.

Henkel D (1992). Arbeitslosigkeit und Alkoholismus. Epidemiologische, ätiologische und diagnostische Zusammenhänge. (Psychologie sozialer Ungleichheit, Bd. 3) Weinheim: Deutscher Studien Verlag.

Henkel D (1998). Arbeitslosigkeit, Alkoholkonsum und Alkoholabhängigkeit: nationale und binationale Forschungsergebnisse. In: Henkel D, eds. Sucht und Armut. Alkohol, Tabak, illegale Drogen, Opladen: Westdeutscher Verlag: 101-136.

Hingson R, Mangione T, Barrett J (1981). Job characteristics and drinking practises in the Boston metropolitan area. Journal of Studies on Alcohol, 42 (9): 725-738.

House J, Stretcher VJ, Metzner HL, Robbins CA (1986). Occupational stress and health among men and women in the Tecumseh community health study. Journal of Health and Social Behaviour, 27 (1): 62-77.

Hurrelmann K (2000). Gesundheitssoziologie. Weinheim, München: Juventa.

Kaase M (1986). Das Mikro-Makro-Puzzle der empirischen Sozialforschung. Anmerkungen zum Problem der Aggregatstabilität bei individueller Instabilität in Panelbefragungen. Kölner Zeitschrift für Soziologie und Sozial-psychologie, 38 (1): 209-222.

Kawakami N, Araki S, Haratani T, Hemmi T (1993). Relations of work stress to alcohol use and drinking problems in male and female employees of a computer factory in Japan. Environmental Research, 62: 314-324.

Kriz J (1981): Methodenkritik empirischer Sozialforschung. Stuttgart.

Kriz J (1988): Facts and Artefacts in Social Science. Hamburg.

Langer W (2004). Mehrebenenanalyse. Wiesbaden: VS Verlag für Sozialwissenschaften.

Luhmann N (1988). Soziale Systeme (2. Auflage). Frankfurt a.M.: Suhrkamp.

Mensch BS, Kandel DB (1988). Do job conditions influence the use of drugs? Journal of Health and Social Behaviour, 29: 169-184

Parker DA, Farmer GC (1988). The epidemiology of alcohol abuse among employed men and women. Recent Developements in Alcoholism, 6: 113-130.

Pearlin LI, Radabaugh CW (1982). Economic strains and the coping functions of alcohol. American Journal of Sociology, 32: 652-663.

Peter R, Siegrist J, Stork J, Mann H, Labrot B (1991). Zigarettenrauchen und psychosoziale Arbeitsbelastung bei Beschäftigten des mittleren Managements. Sozial- und Präventivmedizin, 36: 315-321.

Pfaff H (1995). Arbeit, Technik und Gesundheit: Zur Soziologie der Gesundheit am Beispiel der Ingenieurarbeit. Unveröffentlichte Habilitationsschrift, TU Berlin, Fachbereich Umwelt und Gesellschaft.

Puls W (1992). Streß am Arbeitsplatz und die Motivation zum Alkoholkonsum: Ein eindeutiger Zusammenhang? Sucht, 38: 371-385

Puls W (1995). Kontrollambitionen am Arbeitplatz und die Motivation zum Alkoholkonsum: Eine schriftliche Befragung in drei öffentlichen Verwaltungen. Zeitschrift für Sozial- und Präventivmedizin, 40: 1-9.

Puls W (2001). Drohender Arbeitsplatzverlust, eingetretene Arbeitslosigkeit und alkoholbezogene Verhaltensprobleme: Eine Analyse in der Perspektive des Modells der Veränderung stressbezogener Kognitionen bei kumulativen Misserfolgen. In: Kastner M, Vogt J, eds. Strukturwandel in der Arbeitswelt und individuelle Bewältigung, Lengerich: Pabst Science Publishers, 2001: 167-194.

Puls W (2003). Arbeitsbedingungen, Stress und der Konsum von Alkohol, Opladen: Leske + Budrich.

Puls W, Inhester ML, Wienold H (2002). Stressbewältigungstrainings als Komponente betrieblicher Suchtprävention. Sucht, 4: 271-283.

Puls W, Morkramer M, Wienold H (2003). Eine schriftliche Befragung zur Prävalenz des riskanten Alkoholkonsums in zwei Betrieben der Metallindustrie. Sucht, 49 (2): 117-125.

Puls W, Wienold H, Blank T (1998). Die Einwirkung von Gratifikationskrisen am Arbeitsplatz auf den Konsum von Alkohol: Eine schriftliche Befragung in Betrieben der metallverarbeitenden Industrie. Sucht, 44: 183-199.

Puls W (2006). Die Artefaktproblematik in den Sozialwissenschaften – ein un-lösbares Problem? In: Bührmann A et al., eds. Gesellschaftstheorie und die Heterogenität empirischer Sozialforschung, Münster: Dampfboot-Verlag: 18-31.

Reinecke J (1997). AIDS-Prävention und Sexualverhalten, Opladen: Westdeutscher Verlag.

Renn H (2000). Arbeit und Suchtmittelkonsum. In: Badura B, Litsch M, Vetter C, eds. Fehlzeiten-Report 1999. Schwerpunktthema: Psychische Belastung am Arbeitsplatz. Zahlen, Daten, Fakten aus allen Branchen der Wirtschaft, Berlin u. a.: Springer: 171-184.

Richter D (2003). Psychisches System und soziale Umwelt, Bonn: Psychiatrie-Verlag.

Romelsjö A, Hasin D, Hilton M, Bostroem G, Diderichsen F, Haglund B, Hallqvist J, Karlsson G, Svanstroem L (1992). The relationship between stressful working conditions and high alcohol consumption and severe alcohol problems in an urban general population. British Journal of Addiction, 87 (8): 1173-1183.

Schelp T, Gravemeier R, Maluck D (1997). Rational-Emotive Therapie als Gruppentraining gegen Stress: Seminarkonzepte und Materialien, Bern: Huber.

Schimank U (2000). Handeln und Strukturen. Einführung in die akteurtheoretische Soziologie, Weinheim, München: Juventa.

Schubert K, Klein M (2006). Das Politiklexikon. (4, aktual. Aufl.), Bonn: Dietz.

Seeger F (1977). Relevanz und Entwicklung der Psychologie. Die Krisen-Diskussion in der amerikanischen Psychologie, Probleme einer psychologischen Technologie und die Suche nach einem neuen Paradigma, Darmstadt: Steinkopff.

Seeman M, Seeman A, Budros A (1988). Powerlessness, work and community: A longitudinal study of alienation and alcohol use. Journal of Health and Social Behaviour, 29, Sept: 185-198.

Sieber M (1988). Zwölf Jahre Drogen. Verlaufsuntersuchung des Alkohol-, Tabak- und Haschischkonsums. Bern: Huber.

Siegrist K, Silberhorn T (1998). Streßabbau in Organisationen – ein Manual zum Streßmanagement, Münster: Lit-Verlag.

Werbik H (1978). Handlungstheorien. Stuttgart, Berlin: Kohlhammer.

Wienold H (2000). Empirische Sozialforschung. Praxis und Methode. Münster: Westfälisches Dampfboot.

Soziale Ungleichheit, soziale Beziehungen und Gesundheitsverhalten

Simone Weyers

1 Einleitung

Gesundheitsbezogene Verhaltensweisen wie übermäßiger Gebrauch suchterzeugender Substanzen (Alkohol und Tabak), einseitige Ernährung und ein geringes Maß an körperlicher Bewegung – Verhaltensweisen, die einen so genannten „sesshaften Lebensstil" kennzeichnen – gelten als wichtige Faktoren bei der Entstehung spezifischer Erkrankungen und allgemeiner vorzeitiger Mortalität.

Ein Risikofaktor für ungünstiges gesundheitsbezogenes Verhalten ist der sozioökonomische Status. Entgegen der Behauptung, dass durch den allgemeinen Anstieg von gesellschaftlichem Wohlstand („Fahrstuhleffekt") die prägende Kraft der Schicht ihre Wirkung verliert (Beck 1986), kann man empirisch sehr deutlich sehen, wie soziale Schicht immer noch stark mit dem Lebensstil assoziiert ist. Je niedriger die Schicht, desto größer der Anteil der Raucher, derjenigen, die sich ungesund ernähren und derjenigen, die körperlich inaktiv sind (Mackenbach 2006; Graham 1999; Mielck 2000; vgl. auch Lampert in diesem Buch).

Dies zeigen auch aktuelle Daten der Heinz Nixdorf Recall (Risk Factors, Evaluation of Coronary Calcification and Lifestyle; kurz: HNR) Studie, einer prospektiven Kohortenstudie, die derzeit im Ruhrgebiet an 4.487 Bürgerinnen und Bürger im Alter zwischen 45 und 74 Jahren durchgeführt wird (Stang et al. 2005). Ziel der interdisziplinären Studie ist die Evaluation verschiedener Risikofaktoren für Koronarerkrankungen einschließlich klinisch-biomedizischer Parameter, verhaltensbezogener und psychosozialer Determinanten. Die nachfolgenden Befunde basieren auf der Basiserhebung der HNR Studie, welche zwischen 2001 und 2003 durchgeführt wurde.

Abbildung 1 zeigt erwartungsgemäß, dass die Wahrscheinlichkeit zu rauchen, selten Obst- und Gemüse zu verzehren oder keinen Sport auszuüben mit sinkendem Einkommen zunimmt (Odds Ratios (OR) adjustiert für Alter und Geschlecht; höchstes Einkommensquantil als Referenzkategorie).

Abbildung 1: Soziale Schicht (Einkommen) und gesundheitsschädigendes Verhalten in der HNR Studie (Weyers 2007)

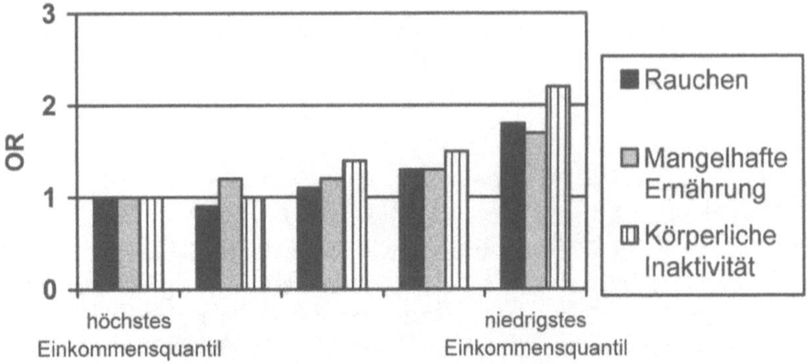

Somit ist plausibel, dass Gesundheitsverhalten einer der zentralen Faktoren ist, die zur Erklärung des sozialen Gradienten von Gesundheit und Krankheit üblicherweise herangezogen werden. Allerdings stellt sich die Frage, warum soziale Ungleichheit beim Gesundheitsverhalten so konsistent besteht.

Zur Beantwortung dieser Frage stehen vereinzelte Erklärungsansätze zur Verfügung, die sich auf die jeweiligen Schichtindikatoren Bildung, Beruf und Einkommen beziehen: Bildung bedeutet Teilhabe am kulturellen Kapital gesellschaftlicher Gruppen und ihren Normen, Einstellungen und Formen der Daseinsbewältigung. Den schichtspezifischen Sprachvarianten (restringierter Code in niedrigeren und elaborierter Code in höheren Sozialschichten) kommt eine wichtige Funktion in der Verhaltenssteuerung der Individuen zu. Eng damit verknüpft sind die Herausbildung von Zukunftsorientierungen und die Einstellung zum eigenen Körper (Siegrist 2005). Erst allmählich werden kognitive und motivationale Komponenten der schichtspezifischen Erziehungsstile, wie z.B. Kontrollüberzeugungen, in Verbindung mit Gesundheitsverhalten einerseits und mit sozialem Status andererseits diskutiert (Bosma 2006).

Bildung vermittelt aber nicht nur gesundheitsrelevante Kenntnisse und Fertigkeiten, sondern auch solche, die zum Statuserwerb nötig sind. In diesem Sinne gilt Bildung als Mobilitätsschleuse. Die Merkmale der Berufstätigkeit sind ebenfalls mit dem Lebensstil assoziiert. Psychosoziale Belastungen am Arbeitsplatz sind einerseits häufiger in statusniedrigen Berufen anzutreffen (Bosma et al. 1998), andererseits steigt mit dem Ausmaß des beruflichen Stresses das Risiko ungünstiger Verhaltensweisen, wie Alkoholabhängigkeit (Head et al. 2004) und Übergewicht (Kivimäki et al. 2002). Schließlich gewährt der Beruf über das Einkommen finanzielle Ressourcen. Es ist bisher wenig systematisch untersucht, aber offensichtlich, dass ein gesundheitsförderlicher Lebensstil mit dem Einkommen zusammenhängt. Frische und hochwertige Lebensmittel einzukaufen oder zu einem Sportverein zu fahren und dort Mitglied zu sein, ist oft eine Frage des Geldbeutels.

Neben diesen vereinzelten Erklärungsansätzen hat der Soziologe Bourdieu eine integrierende Theorie für sozial differentielle (gesundheitsbezogene) Lebensstile entworfen, deren zentrales Element der Habitus ist (Bourdieu 1982). Nach Bourdieu lässt das Aufwachsen in gesellschaftlichen Bedingungen unbewusst spezifische Denk-, Wahrnehmungs- und Bewertungsschemata entstehen. Diese Habitusformen äußern sich in der alltäglichen Lebensweise, in Vorlieben und Abneigungen, in Gewohnheiten des Essens, im Umgang mit dem eigenen Körper, in Freizeitverhalten und Konsum. Der Zugang zu ökonomischem, kulturellem und sozialem Kapital ist Grundvoraussetzung bei der Ausformung des klassenspezifischen Habitus. Bourdieu konnte in der Tat zeigen, dass sich gesundheitsrelevante Verhaltensweisen wie Ernährungsmuster oder Sport in den sozialen Feldern des *ökonomischen* und *kulturellen* Kapitals anhäufen. Es ist bislang wenig untersucht, welchen Beitrag soziales Kapital, das Bourdieu als Kapital basierend auf Gruppenzugehörigkeit und sozialen Beziehungen definiert, bei der Ausformung von Gesundheitsverhalten leistet.

Dies ist das Ziel des vorliegenden Beitrages. Hierbei soll jedoch die Terminologie der modernen Sozialepidemiologie verwendet werden, d.h. soziale Netzwerke und sozialer Rückhalt. Soziale Netzwerke beziehen sich auf die bloße Beziehungsstruktur, in die ein Individuum eingebettet ist. Typischerweise beinhalten sie enge Bindungen zu Familie, Verwandtschaft und Freunden sowie Partizipation in Gruppen. Es wird angenommen, dass soziale Netzwerke Verhalten und Einstellungen prägen und eine Opportunitätsstruktur für Unterstützungsleistungen bilden. Während Kontrolle und Konflikte zu den abträglichen Eigenschaften sozialer Beziehungen zählen, versucht das Konzept sozialen Rückhalts die positiven Eigenschaften innerhalb eines Beziehungsgeflechtes zu identifizieren. In der Regel werden vier Arten sozialen Rückhalts unterschieden: Rückhalt durch Informationen, Anerkennung, instrumenteller und emotionaler Rückhalt (House 1981).

Es stellt sich also die Frage, welche Rolle soziale Netzwerke und sozialer Rückhalt bei der Ausformung sozial differentiellen gesundheitsrelevanten Verhaltens spielen. Wie im nachfolgenden Abschnitt gezeigt wird, ist der soziale Status mit sozialen Beziehungen assoziiert, diese sind wiederum mit Gesundheitsverhalten verbunden. Basierend auf einer eigenen Untersuchung soll dann die Frage geklärt werden, ob soziale Beziehungen den Zusammenhang von sozialem Status und Gesundheitsverhalten vermitteln. Am Schluss werden Folgerungen für die Praxis gezogen.

2 Sozialer Status und soziale Beziehungen: Theorie und Evidenz

Theorie

Auf welche Weise könnte der soziale Status mit den Beziehungen einer Person verbunden sein? Einerseits ist eine positive Assoziation denkbar: Armut führt zu sozialer Ausgrenzung. Schon Bourdieu hat postuliert, dass sich die verschiedenen Kapitalsorten (ökonomisches, soziales, kulturelles Kapital) ineinander umwandeln lassen bzw. gegenseitig bedingen. Personen mit niedrigem sozialen Status sind schlicht dadurch benachteiligt, dass soziale Teilhabe – als Voraussetzung für die Bildung von Netzwerken und Unterstützungsstrukturen – immer einen gewissen finanziellen Spielraum erfordert, etwa um mit Unternehmungen verbundene Kosten zu decken, Mitgliedsbeiträge zu zahlen oder Geschenke zu machen. Es ist ein Dilemma, dass Personen, die sich durch Merkmale wie Krankheit oder Armut auszeichnen – Merkmale, die in niedrigen Sozialschichten häufiger anzutreffen sind – als Beziehungspartner eher unattraktiv sind, und ihnen somit gerade bei erhöhtem Hilfebedarf eine strukturelle Voraussetzung soziale Unterstützungsleistungen fehlt. Außerdem sind Personen aus niedrigeren Sozialschichten einem Mehr an materiellen und psychosozialen Belastungen ausgesetzt als Angehörige höherer Sozialschichten. Da unter Beziehungspartnern tendenziell Ähnlichkeit besteht, erhalten Angehörige niedriger sozialer Schichten dann in der Regel Unterstützungsleistungen von Personen, die selber in erhöhtem Maße hilfebedürftig sind. Wie effektiv sind diese Leistungen dann noch (Krause & Borawski-Clark 1995)? In Form einer Wechselwirkung ist auch davon auszugehen, dass soziale Ausgrenzung und Isolation der Armut vorausgeht: Wird Personen auf Grund von Alter, Geschlecht, Ethnie, Behinderung oder anderen Merkmalen sozialer Benachteiligung die Teilhabe am Bildungs- oder Arbeitsmarkt verwehrt, kann dies in der Konsequenz zu sozioökonomischer Benachteiligung führen.

Umgekehrt ist aber auch eine inverse Assoziation denkbar. Angehörige höherer Sozialschichten könnten in Bezug auf ihre sozialen Kontakte benachteiligt sein, da die oftmals mit einer beruflichen Karriere verbundene geographische Mobilität (Studium, Auslandsaufenthalte, etc.) Schaffung oder Erhalt von dauerhaften und erreichbaren Beziehungsstrukturen erschwert, wodurch prinzipiell auch weniger Optionen für Rückhalt in Notlagen vorhanden sind.

Evidenz

In den wenigen systematischen Studien finden sich empirische Belege für diese ganz unterschiedlichen hypothetischen Annahmen. Einerseits konnten in höheren Sozialschichten mehr enge Bezugspersonen (Diewald 1991), häufigere Kontakte mit Bezugspersonen (Andreß et al. 1995) und mehr Zufriedenheit mit sozialem Rückhalt (Andreß et al. 1995; Krause & Borawski-Clark 1995) nachgewiesen werden. Andere Studien hingegen zeigen, dass in niedrigeren Sozialschichten mehr familiäre Kontakte (Knesebeck 2005) bestehen und in stärkerem Maße instrumentelle Hilfe gewährt wird (Kubzansky et al. 1998). Der derzeitige Forschungsstand zum Zusammenhang von sozialem Status und sozialen Beziehungen ist also inkonsistent. Dies könnte folgendermaßen begründet sein: Die Statusindikatoren Bildung, Beruf und Einkommen sind mit Sozialbeziehungen möglicherweise auf unterschiedliche oder gar entgegen gesetzte Weise verbunden (s.o.). Ferner stellt sich die Frage, welche spezifischen Aspekte der Sozialbeziehungen vom sozioökonomischen Status einer Person abhängen. Auch hier gilt wieder: Soziales Netzwerk und soziale Unterstützung sind facettenreiche Konstrukte mit einer Reihe von Aspekten, die in Studien selten umfassend erhoben werden.

Abbildung 2: Soziale Schicht (Einkommen) und soziale Beziehungen in der HNR Studie (Weyers 2007)

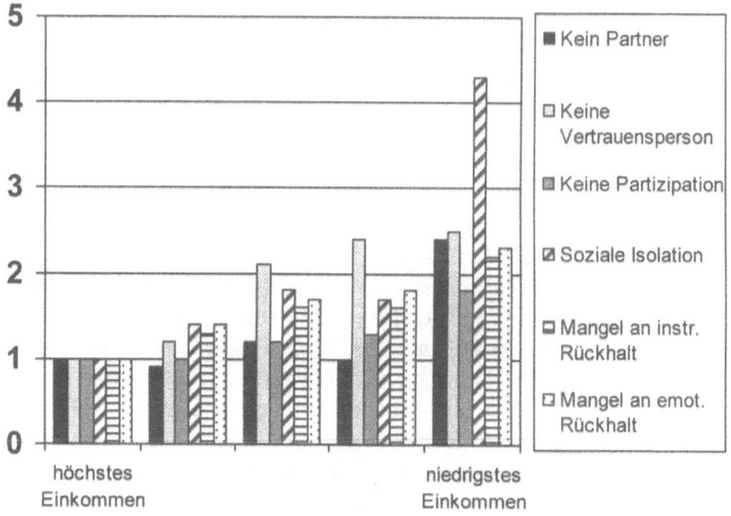

Um diesem Problem vorzubeugen, wurden in einer eigenen Untersuchung die drei Schichtindikatoren Bildung, Beruf und Einkommen mit verschiedenen Beziehungsindikatoren korreliert. Basierend auf Daten der HNR Studie zeigt sich im Prinzip ein positiver Zusammenhang. Je niedriger das Einkommen, umso häufiger berichteten Probanden keinen festen Partner, keine Vertrauensperson, keine Teilnahme an Vereinen oder Organisationen, desto häufiger waren sie sozial isoliert (soziale Isolation als ungünstigste Kategorie des Social Integration Index; Berkman et al. 2004) und verfügten über nur mangelhaften instrumentellen und emotionalen Rückhalt (s. Abb. 2; Odds Ratios adjustiert für Alter und Geschlecht; höchstes Einkommensquantil als Referenzkategorie). Ähnliche Effekte finden sich für den Schichtindikator Bildung. Für den Schichtindikator berufliche Stellung findet sich allerdings ein weniger konsistenter Zusammenhang, nur Vertrauensperson und Teilnahme an Vereinen sind hier deutlich sozial ungleich ausgeprägt (Ergebnisse hier nicht gezeigt).

3 Soziale Beziehungen und Gesundheitsverhalten: Theorie und Evidenz

Theorie

Bei den genuin soziologischen Theorien, die Gesundheitsverhalten im Spannungsfeld von Individuum und Gesellschaft erklären, sind Beziehungsaspekte offensichtlich. Das Modell sozialer Vergleichsprozesse (Festinger 1954) postuliert, dass Interaktionspartner ausgewählt werden, die ein ähnliches (gesundheitsrelevantes) Verhalten aufweisen bzw. dass Diskrepanzen in Einstellungen und Verhaltensweisen zu anderen Gruppenmitgliedern reduziert werden – günstig, wenn gesundheitsförderndes Verhalten die Norm ist und ungünstig, wenn gesundheitsschädigendes Verhalten die Norm ist. Das Modell der soziokulturellen Benachteiligung betont den Aspekt sozialer Ungleichheit beim gesundheitsrelevanten Verhalten und geht davon aus, dass sozial benachteiligte Personen sich an Normen orientieren, die für gesundheitsförderndes Verhalten nachteilig sind (Siegrist 2005). Bei der Verhaltensänderung, insbesondere gegen innere Widerstände, ist dann problematisch, dass wichtige Kognitionen wie Kontrollüberzeugungen (Bosma 2006) *oder* Zukunftsorientierung (Siegrist 2005) bei sozial Benachteiligten ungünstig ausgeprägt sind. Durch diese eher präventionsfeindliche Einstellung können sich Ungleichheiten erhalten oder verschärfen (ebendar).

Bei den psychologischen, eher kognitiv ausgerichteten Theorien des Gesundheitsverhaltens werden Beziehungsaspekte nicht auf den ersten Blick deutlich. Nach Sichtung der vorhandenen Theorien erscheinen die folgenden vier in Bezug auf die Phasen der Motivation, der Volition und der Abstinenz aufschlussreich, da sie Beziehungspersonen explizit berücksichtigen. Nach der Theorie der Selbstwirksamkeit (Bandura 1995) können Beziehungspartner das Individuum in der Überzeugung stärken, handlungskompetent zu sein – etwa durch indirekte Erfahrungen von Modellpersonen oder durch symbolische Erfahrungen signifikanter Anderer. Gemäß der Theorie des geplanten Verhaltens (Ajzen 1991) basiert die Absicht der Verhaltensänderung nicht nur auf den eigenen Einstellungen, sondern auch auf den generalisierten Erwartungen signifikanter Anderer. Je nach Alter, Geschlecht oder sozialer Schicht können diese Erwartungen jedoch gesundheitsförderlich oder -abträglich sein. Bei der Volition bzw. Realisierung des angestrebten Verhaltens werden dann soziale Beziehungen relevant, indem sie helfen, Distraktoren abzuschirmen und Aufwand wie etwa Zeit, Geld, physische oder psychische Kosten gering zu halten (Heckhausen 1985). Auch hier gilt: je nach Präferenzen der Beziehungspartner kann der Durchhaltewillen auch geschmälert werden. Schließlich spielen Beziehungspartner eine Rolle bei der Abstinenz: zwischenmenschliche Konflikte und Gruppendruck können einerseits Rückfälle begünstigen, andererseits können signifikante Andere Rückhalt in Krisensituationen gewähren, die andernfalls zum Rückfall geführt hätten (Marlatt 1985).

Zusammenfassend kann gesagt werden, dass soziale Beziehungen an vielen Stellen der Ausübung gesundheitsbezogenen Verhaltens greifen. Auf dem Weg zur erfolgreichen Verhaltensänderung sind spezifische positive und negative Aspekte zu unterschiedlichen Zeitpunkten relevant wie Vorbilder, normative Erwartungen, praktische Hilfe und Hindernisse, gemeinsame Aktivitäten, Austausch, Rückmeldungen, emotionaler Rückhalt, Konflikte und Stress sowie gruppendynamische Prozesse. Es sind bisher m.E. keine umfassenden Versuche unternommen worden, den Zusammenhang von sozialen Beziehungen und Gesundheitsverhalten theoretisch herzuleiten.

Evidenz

Empirisch ist der Zusammenhang zwischen sozialen Beziehungen und gesundheitsrelevanten Verhaltensweisen ansatzweise im Rahmen von Populationsstudien, häufiger durch Interventionsstudien untersucht worden. Die Ergebnisse der US-amerikanischen Alameda County Studie belegen die plausible Annahme, dass eine gute soziale Einbindung eher mit einem vorteilhaften Gesundheitsverhalten verbunden ist. Ein Index gesundheitsrelevanter Verhaltensweisen wie Zigarettenrauchen, Alkoholkonsum, körperliche Inaktivität, Übergewicht und Ernährungsmuster war bei Männern und Frauen systematisch und invers mit dem Ausmaß sozialer Integration assoziiert (Berkman & Glass 2000).

Auch in eigenen Untersuchungen zeigte sich, dass soziale Beziehungen, hier: soziale Integration durch Partnerschaft, enge Kontakte und gesellschaftliche Partizipation, mit ungünstigem Gesundheitsverhalten assoziiert sind (s. Abb. 3). Mit dem Ausmaß sozialer Isolation steigt die Wahrscheinlichkeit des Rauchens, der ungesunden Ernährung und der körperlichen Inaktivität (Odds Ratios adjustiert für Alter und Geschlecht; günstigste Kategorie des Social Integration Index als Referenzkategorie).

Abbildung 3: Soziale Beziehungen und gesundheitsschädigendes Verhalten in der HNR Studie (Weyers 2007)

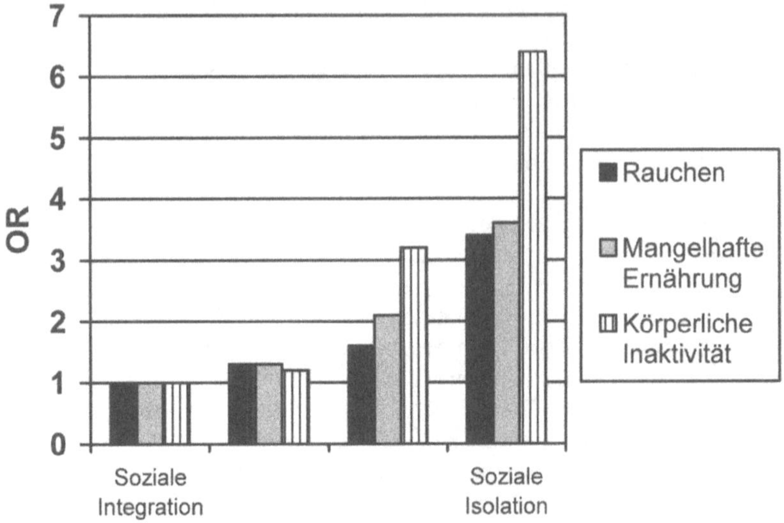

Nicht verfügbarer emotionaler Rückhalt ist immer und meist auch statistisch signifikant mit dem ungünstigen Verhalten assoziiert; nicht verfügbarer instrumenteller Rückhalt nur teilweise, und zwar mit den Variablen Rauchen und Bewegungsmangel (Ergebnisse hier nicht gezeigt). Während natürlich vorhandene soziale Beziehungen relativ konsistent mit Gesundheitsverhalten verbunden sind, waren Versuche, soziale Beziehungen in Interventionen systematische einzubeziehen, bisher jedoch nur mäßig erfolgreich (Lichtenstein et al. 1986; Mermelstein et al. 1986; Kviz et al. 1994).

Lässt sich bis hierher nachweisen, dass soziale Beziehungen einerseits vom sozialen Status einer Person abhängen und andererseits Gesundheitsverhalten beeinflussen, scheinen sie beim sozialen Gradienten des Gesundheitsverhaltens eine Rolle zu spielen. Hierbei sind zwei Mechanismen denkbar: (1) soziale Beziehungen vermitteln den Zusammenhang von sozialer Benachteiligung und ungünstigem Gesundheitsverhalten (statusspezifische Exposition) oder (2) die dem Gesundheitsverhalten abträgliche Wirkung mangelhafter sozialer Beziehungen ist in unteren Einkommensgruppen besonders stark ausgeprägt (statusspezifische Vulnerabilität) (Stronks et al. 1998; Knesebeck 2005). Erste Ergebnisse in der Heinz Nixdorf Recall Studie bestätigen die Hypothese der statusspezifischen Vulnerabilität (2), d.h. die Wahrscheinlichkeit ungünstigen Gesundheitsverhaltens bei sozial Isolierten ist in der unteren Einkommenshälfte größer. *Nicht* gezeigt hat sich hingegen, dass soziale Beziehungen ein vermittelnder Faktor ist, wenn es darum geht, zu erklären, wie soziale Schicht „unter die Haut geht" – wie es in den Modellen gesundheitlicher Ungleichheiten postuliert wird (Ergebnisse hier nicht gezeigt; vgl. auch Stronks et al. 1998; Knesebeck 2005), vielmehr handelt es sich bei der sozialen Ungleichverteilung von Beziehungen und Gesundheitsverhalten um ein komplexes Zusammenspiel, bei dem psychosoziale Stressoren in stärkerem Maße in niedrigen Sozialschichten „wirken" – vermutlich auf Grund vielfältiger (materieller, psychologischer etc.) Belastungserfahrungen.

Zusammenfassend kann gesagt werden, dass strukturelle und funktionale Indikatoren sozialer Beziehungen sozial ungleich verteilt und tendenziell mit gesundheitsrelevantem Verhalten assoziiert sind. Bei den Zusammenhangsanalysen von sozialem Status, sozialen Beziehungen und Gesundheitsverhalten kann die Mediationshypothese verworfen werden, vielmehr ist mit einer Interaktion von sozialen Beziehungen und sozioökonomischem Status im Hinblick auf das Gesundheitsverhalten zu rechnen (sog. Moderationseffekt). Trotz der methodischen Einschränkungen, denen diese Analysen unterworfen sind (dazu ausführlich (Weyers 2007), kann man aus den bisher dargestellten Ergebnissen einige wichtige Schlussfolgerungen für die Praxis ziehen.

4 Praktische Schlussfolgerungen

Förderung sozialer Integration

Zunächst besteht Bedarf in der Förderung sozialer Integration. Auf individueller Ebene kann das bedeuten, Rollenverlust in spezifischen Alters- und Geschlechtsgruppen zu kompensieren. Bei Älteren kann bürgerschaftliches Engagement verstärkt werden, etwa dadurch, dass diese „generationsübergreifende Freiwilligendienste" ausführen oder ihre Expertise bei Unternehmensgründungen zur Verfügung stellen. Unter dem Bundesministerium für Familie, Senioren, Frauen und Jugend (BMFSFJ) sind eine Reihe entsprechender Aktivitäten angesiedelt. Aber auch jüngere Generationen helfen Älteren, fungieren als Seniorenbegleiter, unterstützen die Selbsthilfe älterer Menschen und sind als Besuchsdienste in Senioreneinrichtungen tätig. Angesichts des demographischen Alterungsprozesses, bei dem Senioren einen immer größeren Teil der Gesellschaft ausmachen, erscheint es sinnvoll, das ehrenamtliche Potential der älteren Generation zu nutzen.

Während Frauen häufiger davon betroffen sind, allein erziehend zu sein, besteht bei Männern häufiger das Problem der Arbeitslosigkeit. Dieser Rollenverlust kann kompensiert werden durch Maßnahmen, die den Betroffenen die Möglichkeit geben, Kontakte zu anderen, ebenfalls Betroffenen zu entwickeln, sich auszutauschen und Lösungsstrategien im Sinne von Selbsthilfe zu entwickeln.

Beispielhaft sei hier auf zwei Projekte verwiesen. Das Projekt Schutzengel in Flensburg hat sich zum Ziel gesetzt, Hilfestrukturen für junge Familien, insbesondere Mütter in einem benachteiligten Wohnviertel zu verbessern bzw. zu entwickeln und somit Entwicklungsproblemen bei deren Kindern vorzubeugen (Luig-Arlt 2004). Das Projekt „Gelsenkirchen-Südost" soll von Erwerbslosigkeit Betroffenen ermöglichen, ihre Situation körperlich und geistig zu bewältigen und Vermittlungschancen erhöhen, welche durch die resultierenden gesundheitlichen Beeinträchtigungen ohnehin verringert sind (www.soziale-stadt.de).

Auf struktureller Ebene kann die Förderung sozialer Integration bedeuten, einen öffentlichen Raum zu schaffen, indem zwischenmenschliche Begegnungen ermöglicht werden, etwa in Form von Freizeitangeboten oder in Form von baulichen Erneuerungsmaßnahmen in Wohnbezirken. Hierzu gehören einladende Innenbereiche und Außenanlagen, Gärten, Spiel- und Sportplätze. Die Akzeptanz dieser Räumlichkeiten muss durch eine aktive Beteiligung der Bewohnerschaft sichergestellt werden.

Mit der Forderung nach sozialer Integration ist kein abgehobenes Ziel im Elfenbeinturm der Wissenschaft formuliert. Im Gegenteil unterstreicht sie Bemühungen, die derzeit von der Europäischen Kommission unternommen werden. Im Rahmen der „Lissabon Agenda" hat sich die Kommission entschlossen, die Beseitigung der Armut bis zum Jahr 2010 entscheidend voranzubringen und ein dauerhaftes Wirtschaftswachstum zu erreichen. Die Stärkung der sozialen Integration, insbesondere von durch Krankheit oder Arbeitslosigkeit Betroffenen, wurde hierbei als ein zentraler Faktor angesehen.

Verhaltensbezogene Interventionen

Gesundheitsschädigendes Verhalten entsteht nicht im „luftleeren Raum", sondern Akteur und Umwelt: hier das Netzwerk sozialer Beziehungen mit seinen spezifischen Leistungen, bilden eine Funktionseinheit. Angesichts der Bedeutung des Lebensstils bei der Entstehung chronisch-degenerativer Erkrankungen müssten Maßnahmen zur Verbesserung eines solchen zunehmend auch soziale Faktoren berücksichtigen. Hierbei scheinen Strategien sinnvoll, die auf isolierte und sozial benachteiligte Personen ausgerichtet sind und Beziehungspartner inhaltlich einbeziehen. Der Anspruch, soziale Beziehungen in verhaltensbezogenen Interventionen zu berücksichtigen, bleibt in der Literatur oft plakativ und wenig konkret ausformuliert. Die weiter oben erwähnten Modelle des Gesundheitsverhaltens machen deutlich, dass signifikante Andere wie z.B. Partner, Kinder, Arbeitskollegen einbezogen und durch Information und Anleitung dazu motiviert werden können, das gewünschte Verhalten zu verstärken und bei Rückfällen konstruktiv zu reagieren. Bei Maßnahmen zur Rauchabstinenz werden schon entsprechende „Buddy-Systeme" angewendet (Carlson et al. 2002). Auf der anderen Seite können Betroffene selber instruiert werden, in Krisensituationen sozialen Rückhalt einzufordern. Beim „Durchhalten" können soziale Strukturen helfen, die Unterstützung gewähren, wie etwa Kochclubs oder Lauftreffs. Es gibt einige beispielhafte Projekte, die ausdrücklich auf die House'schen Kategorien sozialen Rückhalts abheben, wie z.B. das US-Amerikanische Polyp Prevention Trial zur Verbesserung des Ernährungsverhaltens bei Älteren (Murphy et al. 2001) oder das US-Amerikanische Heart and Soul Physical Activity Programme zur Förderung körperlicher Aktivität bei Frauen (Peterson et al. 2005). Unter Betroffenen kann Austausch insgesamt helfen, indirekte Erfahrungen zu machen und so das Gefühl der Selbstwirksamkeit zu verstärken – so wie es in Selbsthilfegruppen praktiziert wird. Das Modell soziokultureller Benachteiligung weist darauf hin, schichtspezifische Wissensbestände und Normen zu berücksichtigen. Dies führt zum letzten Punkt.

Vor dem Hintergrund des immer wieder gefundenen sozialen Gradienten von Gesundheit und Gesundheitsverhalten erstaunt es, wie wenig berücksichtig wird, dass Maßnahmen der Prävention und Gesundheitsförderung von Angehörigen der Gesellschaft nicht gleichermaßen angenommen und verstanden werden. Die Frage, welche Personengruppen durch spezifische Interventionsmaßnahmen erreicht werden, wurde bisher kaum systematisch untersucht (Mielck 2000). Eine erfreuliche Ausnahme bildet die Metaanalyse von Jansen und Kollegen, die zeigt, dass es einen Schichteffekt bei der Inanspruchnahme von Präventionsangeboten gibt (Janßen 2006). Es erscheint jedoch auch ohne eine solche empirische Grundlage plausibel, dass anstatt populationsbezogener Maßnahmen, solche entwickelt werden müssen, die auf die Ressourcen und Bedarfslagen spezifischer Bevölkerungsgruppen ausgerichtet sind. Die Bundeszentrale für gesundheitliche Aufklärung, BZgA, bemüht sich zunehmend, die soziale Lage der Zielgruppe zu berücksichtigen, sei es sei es durch Kooperation in Programmen zur sozialen Ungleichheit (z.B. Stadtteile mit besonderem Entwicklungsbedarf – die Soziale Stadt), wo Gesundheitsförderung als Querschnitt etabliert wurde; sei es durch neue oder etablierte Projekte mit Soziallagenbezug; oder sei es durch ihr Engagement im nationalen Kooperationsverbund „Gesundheitsförderung sozial Benachteiligter" mit dem Ziel, die Gesundheit von Menschen in schwierigen sozialen Lebenslagen zu stärken (Bundeszentrale für gesundheitliche Aufklärung 2003).

Fazit

Die Prävention der gesundheitsbezogenen Verhaltensweisen Tabakmissbrauch, einseitige Ernährung und Bewegungsmangel hat eine große Bedeutung für die öffentliche Gesundheit. Sie sind zentrale Risikofaktoren für chronisch-degenerative Erkrankungen, die für vorzeitige Sterblichkeit verantwortlich sind, die den Patienten im Alter dauerhaft an das Versorgungssystem binden und die Gesundheitskassen viel Geld kosten. Soziale Beziehungen greifen an vielen Stellen der Aufnahme und Fortführung gesundheitsfördernden Verhaltens und sollten neben der sozioökonomischen Situation der Zielgruppe in Interventionen berücksichtigt werden.

Danksagung
Der Heinz Nixdorf Stiftung (Vorsitzender: Dr. jur. G. Schmidt, Essen) wird für die Finanzierung der Studie gedankt, der Investigatorengruppe und dem Studienpersonal für die Realisierung der Studie, der Deutschen Forschungsgemeinschaft für die Förderung der medizinsoziologischen Teilstudie (DFG; Projekt SI 236/ 8-1).

Literatur

Ajzen I (1991). The theory of planned behaviour. Organizational Behaviour and Human Decisions Processes 50: 179-211.

Andreß HJ, Lipsmeier G, Salentin K (1995). Soziale Isolation und mangelnde soziale Unterstützung im unteren Einkommensbereich? Vergleichende Analyse mit Umfragedaten. Zeitschrift für Soziologie 24: 300-315.

Bandura A (1995). Self-efficacy: The Exercise of Control, New York: Freeman.

Beck U (1986). Risikogesellschaft. Auf dem Weg in eine andere Moderne, Frankfurt: Suhrkamp.

Berkman L, Glass, T (2000). Social integration, social networks, social support, and health. In: Berkman L, Kawachi, I eds. Social Epidemiology, New York: Oxford University Press: 137-173.

Berkman L, Melchior M, Chastang JF, Niedhammer I, Leclerc A, Goldberg M (2004). Social integration and mortality: a prospective study of French employees of Electricity of France-Gas of France: the GAZEL Cohort. American Journal of Epidemiology 159: 167-174.

Bosma H (2006). Socioeconomic differences in health: are control beliefs fundamental mediators? In: Siegrist J, Marmot M, eds. Social Inequalities in Health – New Evidence and Policy Implications, Oxford: Oxford University Press: 153-166.

Bosma H, Peter R, Siegrist J, Marmot M (1998). Two alternative job stress models and the risk of coronary heart disease. American Journal of Public Health 88: 68-74.

Bourdieu P (1982). Die feinen Unterschiede. Kritik der gesellschaftlichen Urteilskraft, Frankfurt am Main: Suhrkamp.

Bundeszentrale für gesundheitliche Aufklärung (2003). Gesundheitsförderung für sozial Benachteiligte. Forschung und Praxis der Gesundheitsförderung (Band 22).

Carlson L, Goodey E, Hahn BM, Taenzer P, Koopmans J (2002). The addition of social support to a community-based large-group behavioral smoking cessation intervention: improved cessation rates and gender differences. Addictive Behaviors 27: 547-559.

Diewald M (1991). Soziale Beziehungen: Verlust oder Liberalisierung? Berlin: Edition Sigma.

Festinger L (1954). A theory of social comparison processes. Human Relations 7: 117-140.

Graham H (1999). Socio-economic change and inequalities in men and women"s health in the UK. In: Annandale E, Hunt K, eds. Gender Inequalities in Health, Buckingham: Open University Press: 90-122.

Head J, Stansfeld S, Siegrist J (2004). Psychosocial work environment and alcohol dependence. Occup Environ Med 61: 219-224.

Heckhausen J (1985). Motivation und Handeln. Berlin: Springer.

House J (1981). Work, Stress, and Social Support, Reading, MA: Addison-Wesley.

Janßen C (2006). Der Einfluss sozialer Ungleichheit auf die medizinische und gesundheitsbezogene Bevölkerung in Deutschland. In: Richter M, Hurrelmann K, eds. Gesundheitliche Ungleichheit, Wiesbaden: VS Verlag für Sozialwissenschaften: 139-153.

Kivimäki M, Leino-Arjas P, Luukkonen R, Riihimaki H, Vahtera J, Kirjonen J (2002). Work stress and risk of cardiovascular mortality: prospective cohort study of industrial employees. British Medical Journal 325: 857.

Knesebeck Ovd (2005). Soziale Einflüsse auf die Gesundheit alter Menschen. Eine deutsch-amerikanische Vergleichsstudie, Bern: Verlag Hans Huber.

Krause N, Borawski-Clark E (1995). Social class differences in social support among older adults. Gerontologist 35: 498-508.

Kubzansky L, Berkman L, Glass TA, Seeman T (1998). Is educational attainment associated with shared determinants of health in the elderly? Findings from the MacArthur Studies of Successful Aging. Psychosomatic Medicine 60: 578-85.

Kviz F, Crittenden K, Madura K, Warnecke R (1994). Use and effectiveness of buddy support in a self-help smoking cessation program. American Journal of Health Promotion 8: 191-201.

Lichtenstein E, Glasgow RE, Abrams D (1986). Social support in smoking cessation: in research of effective interventions. Behavior Therapy 17: 607-619.

Luig-Arlt H (2004). Modellprojekt Schutzengel e.V.: Abschlussbericht – Evaluation, Flensburg, Förderverein Schutzengel e.V. Ref Type: Report.

Mackenbach J (2006). Health Inequalities: Europe in Profile – an independent, expert report commissioned by the UK Presidency of the EU, London: Department of Health.

Marlatt GA (1985). Cognitive factors in the relapse process. In: Marlatt G and Gordon J, eds. Relapse Prevention, New York: Guilford: 128-200.

Mermelstein R, Cohen S, Lichtenstein E, Baer JS, Kamarck T (1986). Social support and smoking cessation and maintenance. Journal of Consulting & Clinical Psychology 54: 447-53.

Mielck A (2000). Soziale Ungleichheit und Gesundheit. Empirische Ergebnisse, Erklärungsansätze, Interventionsmöglichkeiten, Bern: Hans Huber.

Murphy P, Prewitt E, Bote E, West B, Iber F (2001). Internal locus of contral and social support associated with some dietary changes by elderly participants in a diet intervention trial. Journal of the American Dietetic Association 101: 203-208.

Peterson JA, Yates BC, Atwood JR, Hertzog M (2005). Effects of a physical activity intervention for women. Western Journal of Nursing Research 27: 93-110.

Siegrist J (2005). Medizinische Soziologie, München: Urban und Fischer.

Stang A, Moebus S, Dragano N, Beck EM, Möhlenkamp S, Schmermund A, Siegrist J, Erbel R, Jöckel KH, on behalf of the Heinz Nixdorf Study (2005). Baseline recruitment and analyses of nonresponse of the Heinz Nixdorf Recall Study: Identifiability of phone numbers as the major determinant of response. European Journal of Epidemiology 20: 489-496.

Stronks K, van de Mheen D, Looman CW, Mackenbach J (1998). The importance of psychosocial stressors for socio-economic inequalities in perceived health. Social Science & Medicine 46: 611-623.

Weyers S (2007). Soziale Ungleichheit, soziale Beziehungen und Gesundheitsverhalten. Ergebnisse einer medizinsoziologischen Studie im Ruhrgebiet, Münster: LitVerlag.

Erklärungsmodelle für die gesundheitliche Situation von Migrantinnen und Migranten

Jacob Spallek, Oliver Razum

Menschen mit Migrationshintergrund stellen in Deutschland eine zahlenmäßig relevante und unter sozialen wie gesundheitlichen Gesichtspunkten besondere Gruppe dar. Untersuchungen zur Frage, ob Menschen mit Migrationshintergrund gesundheitlich benachteiligt sind sowie Erklärungsansätze für eine vermutete Benachteiligung dieser Art stehen vor einem grundlegenden Problem: Ein dezidiertes, umfassendes und überzeugendes Modell des Zusammenhangs zwischen Migrationsstatus und Gesundheit gibt es bislang nicht (Schenk 2007; Razum 2007). Gängige Modelle des Zusammenhangs zwischen sozialer Ungleichheit und Gesundheit (z. B. Mielck 2005) wiederum berücksichtigen die spezielle Situation von Menschen mit Migrationshintergrund nicht ausreichend.

In diesem Kapitel stellen wir dar, warum Menschen mit Migrationshintergrund eine wichtige Zielgruppe der Forschung zu sozialer Ungleichheit und Gesundheit darstellen und dokumentieren, dass diese Gruppe bislang nicht hinreichend berücksichtigt wird. Wir erläutern gängige Erklärungsansätze für gesundheitliche Unterschiede zwischen Menschen mit Migrationshintergrund und der nicht migrierten Mehrheitsbevölkerung und ihre Grenzen. Schließlich zeigen wir auf, dass zukünftige Modelle eine Lebenslaufperspektive enthalten und die epidemiologische Situation der Bevölkerung des Herkunftslandes berücksichtigen müssen.

1 Einwanderungsland Deutschland

Unter „Menschen mit Migrationshintergrund" verstehen wir sowohl Migrantinnen und Migranten als auch ihre Kinder. Zum Teil beinhaltet die Definition von Menschen mit Migrationshintergrund auch die Enkel von Migranten.

Als Migranten im engeren Sinne werden Menschen bezeichnet, die über eine nationale Grenze hinweg nach Deutschland eingewandert sind, um hier für eine gewisse Zeit oder dauerhaft zu leben (die innerstaatliche Migration, z.B. von einer Stadt in eine andere, zählt nicht dazu). Im Folgenden verwenden wir zur besseren Lesbarkeit den Begriff „Migranten" im umgangssprachlichen Sinne.

Wir meinen damit, falls nicht anders angegeben, ausdrücklich Frauen und Männer sowie Menschen, die migriert sind sowie deren Nachkommen.

Die verfügbaren Statistiken sind überwiegend nur nach Staatsangehörigkeit aufgegliedert. Aktuell leben knapp acht Millionen Menschen mit ausländischer Staatsangehörigkeit in Deutschland. Nicht alle von ihnen sind selbst migriert – diese Zahl beinhaltet auch Nachkommen von Migranten ohne eigene direkte Migrationserfahrung. Daneben gibt es Menschen mit deutscher Staatsangehörigkeit, die selbst migriert sind oder Kinder bzw. Enkelkinder von Migranten sind. Laut Angaben des Mikrozensus 2005 leben derzeit rund 15 Millionen Menschen mit Migrationshintergrund in Deutschland (s. Abb. 1). Somit hat fast jeder fünfte Einwohner Deutschlands einen Migrationshintergrund. Dieser Anteil wird in Zukunft weiter steigen, da einerseits weitere Zuwanderung stattfindet, andererseits die Migrantenpopulation deutlich jünger ist als der Bevölkerungsanteil ohne Migrationshintergrund.

Die Gruppe der Migranten ist sehr heterogen. Dies zeigt sich in ihrer Herkunft, in ihrer kulturellen Identität, ihren Lebensweisen, ihrer sozialen Lage und ihren gesundheitsbezogenen Verhaltensweisen und Risiken. Wir sprechen an dieser Stelle von „den“ Migranten und versuchen, eine Tendenz für die Mehrzahl der Migranten darzustellen, wohl wissend, dass sich die real existierenden Migranten von einer solchen aggregierten Darstellung deutlich unterscheiden. In Deutschland bedeutet dies, dass wir für die zahlenmäßig größten Migrantengruppen – hauptsächlich die sog. Gastarbeiter aus Süd- bzw. Südosteuropa und die Spätaussiedler – innerhalb des multidimensionalen Wirkkomplexes, der auf Mako- und Mikroebene mit einer Migration einhergeht, gezielt Faktoren und Wirkpfade darstellen, die einen Einfluss auf die gesundheitliche Situation von Migranten haben.

Abbildung 1: Anteil der Menschen mit Migrationshintergrund in Deutschland, insgesamt ca. 15,3 Millionen

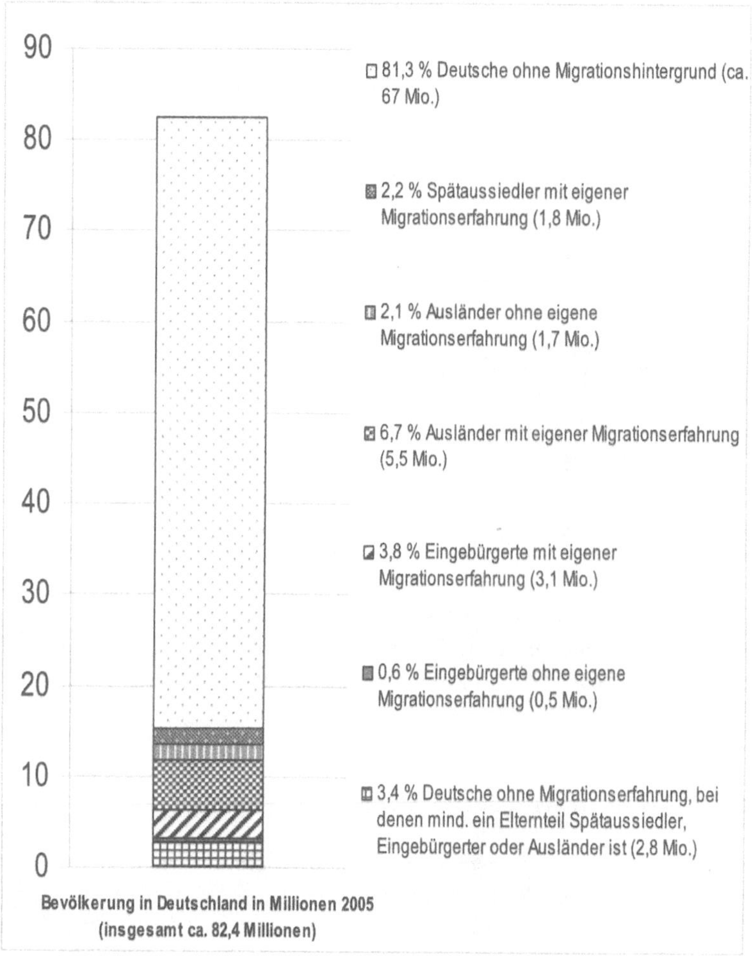

Eigene Darstellung basierend auf den Zahlen des Mikrozensus 2005 (Statistisches Bundesamt 2005).

2 Migration und soziale Lage

Migranten sind gegenüber der Mehrheitsbevölkerung der Länder, in die sie migriert sind, häufig sozial benachteiligt. Diese Benachteiligung zeigt sich z.B. in niedrigeren Haushaltseinkommen, niedrigeren Bildungsabschlüssen und höherer Arbeitslosigkeit. Hierzu liegen in Deutschland allerdings fast nur Daten zu Personen mit ausländischer Staatsangehörigkeit vor, eingebürgerte Migranten lassen sich in den meisten deutschen Statistiken nicht mehr als solche identifizieren. Ein Drittel der ausländischen Bevölkerung Deutschlands im Alter zwischen 20 und 29 Jahren hat keine Berufsausbildung. Die Sozialhilfequote, d.h. der Anteil der Menschen, die in der jeweiligen Bevölkerungsgruppe Sozialhilfe in Anspruch nehmen, lag in der ausländischen Bevölkerung im Jahr 2003 mit 8,4% deutlich höher als unter den Deutschen mit ca. 3% (Bundesregierung der Bundesrepublik Deutschland 2005). Die Arbeitslosenquote der ausländischen Bevölkerung war 2004 mit 20,4% fast doppelt so hoch wie in der Gesamtbevölkerung (11,7%). Laut Zahlen des Sozioökonomischen Panels (SOEP) stand im Zeitraum 1998-2003 fast jeder 4. Migrant (24%) in Deutschland unter einem erhöhten Armutsrisiko, gegenüber „nur“ 15,4% in der Gesamtbevölkerung. Migranten unterliegen oftmals aufgrund ihrer schlechteren ökonomischen Ausstattung auch schlechteren Wohn- und Arbeitsbedingungen. Zusammengefasst zeigt sich anhand dieser Daten im Durchschnitt eine deutliche soziale Schlechterstellung für die Migrantenbevölkerung in Deutschland, besonders in Bezug auf Arbeitslosigkeit, Armutsrisiko und Bildungschancen. Allerdings beziehen sich die aufgezeigten Daten überwiegend auf nicht eingebürgerte Menschen ausländischer Nationalität und können daher nur als grober Indikator für die Situation der Menschen mit Migrationshintergrund dienen.

3 Sind Migranten gesundheitlich benachteiligt?

Angesichts der sozialen Benachteiligung von Migranten stellt sich die Frage, inwieweit die Variable „Migrant“ als Strukturierungsmerkmal für gesundheitliche Benachteiligung dienen kann. Innerhalb der nicht migrierten Bevölkerungsgruppen ist hinreichend bekannt, dass ein niedrigerer sozialer Status mit erhöhten Risiken für Krankheit und vorzeitigen Tod einhergeht (Adler & Ostrove 1999). Paradoxerweise haben Migranten aber trotz ihrer sozialen Benachteiligung oftmals eine niedrigere Sterblichkeit als die Allgemeinbevölkerung (Razum 2006a). Dieser Vorteil ist zum Teil ausgeprägt. So wiesen Migranten in einer US-amerikanischen Studie Mortalitätsvorteile bei den häufigen Krebsarten, Herzkreislauferkrankungen, Diabetes und Atemwegserkrankungen von bis zu 30%

gegenüber der nicht-migrierten Mehrheitsbevölkerung auf (Singh & Hiatt 2006). In Deutschland zeigten Studien unter türkischen Migranten (Razum et al. 1998a) und Migranten aus den Herkunftsländern der sog. Gastarbeiter aus dem Mittelmeerraum (Razum et al. 2000) ebenfalls eine niedrigere Gesamtsterblichkeit der Migranten verglichen mit der deutschen Bevölkerung.

Bei der Müttersterblichkeit sind die Risiken von Migrantinnen dagegen erhöht. Müttersterblichkeit ist ein sensibler Indikator für eine gesundheitliche Benachteiligung bedingt durch einen schlechteren Zugang zum Gesundheitssystem, da sich Müttersterblichkeit durch adäquate Versorgung auf ein sehr niedriges Maß reduzieren lässt. In Deutschland ist die Müttersterblichkeit insgesamt im Vergleich mit einigen Herkunftsländern von Migranten niedrig und geht weiter zurück – in der Türkei ist sie z.B. fünf Mal höher. Dieser Trend ist auch bei ausländischen Frauen nachweisbar. In einer Studie von Razum et al. (1999) war ihr alteradjustiertes Risiko für einen mütterlichen Sterbefall im Zeitraum 1980-1996 in Westdeutschland 1,7fach erhöht, mit einer deutlichen Abnahme über die Zeit. Eine Studie zur Müttersterblichkeit bei türkischen Frauen (Razum & Zeeb 2004) weist ebenfalls einen Rückgang der Müttersterblichkeit in dieser Gruppe nach. Dieses lässt auf einen sich verbessernden Zugang zur Gesundheitsversorgung für Migrantenfrauen schließen, ohne dass jedoch zum Untersuchungszeitpunkt von gleichen Risiken gesprochen werden konnte.

In vielen Herkunftsländern von sog. Gastarbeitern im Mittelmeerraum ist die Mortalität an koronarer Herzkrankheit (KHK) niedriger als in Deutschland (Razum & Rohrmann 2002). Die Entstehung von koronaren Herzerkrankungen wird durch ein Set von genetischen, Verhaltens- und Umweltfaktoren bedingt. Bei der Mortalität an KHK spielt dazu die Qualität der Gesundheitsversorgung eine Rolle. Insgesamt bestehen damit vier Faktorengruppen, bei denen Migranten während ihres Lebenslaufs von der Mehrheitsbevölkerung abweichenden Einflüssen auf die KHK-Mortalität ausgesetzt sein können. Als ein weiterer möglicher Faktor wird die positive gesundheitliche Selbst- oder Fremdauswahl von Migranten diskutiert Sie besagt, dass Migranten besonders gesunde Menschen sind, da nur Gesunde die Wagnis einer Migration auf sich nehmen oder die Hürde von zum Teil durchgeführten Gesundheitstest bei der Einreise bestehen. Eine ausführliche Diskussion dieser These findet sich im Abschnitt „Das „herkömmliche“ Modell des Healthy-migrant-Effekts“.

In Deutschland geht die Sterblichkeit an KHK seit den 1980er Jahren aufgrund besserer Behandlungsmöglichkeiten und vermehrter Prävention insgesamt zurück. Es stellt sich die Frage, ob Migranten ihre niedrigeren Risiken nach der Migration konservieren können oder ob sie durch Annahme „westlichen“ Risikoverhaltens einen schnellen Anstieg erfahren. Gleichfalls von Interesse ist, ob sich die Senkung der Mortalität durch bessere Behandlungsmöglichkeiten auch bei den Migranten zeigt – als ein Indikator für einen sich bessernden Zugang zum Gesundheitssystem.

Die wenigen verfügbaren Daten zu diesen Fragen beziehen sich auf türkische Migranten und auf Spätaussiedler. So ist die altersspezifische Mortalität an KHK bei türkischen Männern in Deutschland niedriger als bei deutschen Männern und geht weiter zurück (Razum et al. 1998b). Die KHK-Mortalitätsraten von Deutschen und türkischen Migranten nähern sich dabei an, was zum größeren Teil auf die stark sinkende KHK-Mortalität bei der deutschen Bevölkerung zurückzuführen ist. Ein ähnliches Bild zeigt sich bei der KHK-Mortalität in der Gruppe der Spätaussiedler aus ehemaligen Sowjetrepubliken, die ebenfalls niedriger ist als in der deutschen Allgemeinbevölkerung (Ronellenfitsch et al. 2006). Es liegt damit bisher kein Hinweis dafür vor, dass Migranten einer schnellen Verschlechterung ihrer Mortalitätsrisiken für KHK unterliegen oder bei diesem Krankheitsbild durch ihre soziale Schlechterstellung oder Zugangsbarrieren deutlich benachteiligt sind. Es kann aber nicht ausgeschlossen werden, dass die Risiken von Menschen mit Migrationshintergrund und ihren Nachkommen durch die Exposition gegenüber den Lebensweisen des Ziellandes oder durch soziale Benachteiligung mit der Zeit zunehmen werden. Dieser Anstieg von Erkrankungsrisiken bei Migranten wurde beispielsweise in Kanada für die Mortalität an kardiovaskulären Erkrankungen beobachtet (Anand et al. 2000). Die Prävention von KHK sollte daher möglichst frühzeitig ansetzen, um die Risikovorteile der Migranten zu bewahren, bevor sie sich der Mehrheitsbevölkerung angeglichen haben.

Für einzelne Diagnosen ist die Mortalität von Migranten aber gegenüber der Allgemeinbevölkerung deutlich erhöht. In der US-amerikanischen Studie von Singh & Hiatt (2006) wird beispielsweise eine erhöhte Sterblichkeit für Magen- und Leberkrebs nachgewiesen. Die Ergebnisse einer Studie auf der Grundlage der Daten des Krebsregisters des Saarlandes liefern ebenfalls einen Hinweis auf ein erhöhtes Magenkrebsrisiko bei männlichen türkischen Migranten in Deutschland (Zeeb et al. 2002). Gründe für diese sich erst im Alter manifestierenden Risiken können frühkindliche Infektionen, z. B. mit *Helicobacter pylori*, bzw. infektiöse Lebererkrankungen (Hepatitis) sein. Eine weitere Krankheit, deren Auftreten unter anderem durch schlechte Lebensbedingungen in der frühen Kindheit determiniert wird, ist Schlaganfall. Dementsprechend haben Migranten aus ärmeren Ländern, die in ihrer Kindheit den oben angeführten Expositionen ausgesetzt waren, im Vergleich zur Allgemeinbevölkerung im Alter ein erhöhtes Schlaganfallrisiko (Leon & Davey Smith 2000).

Anhand der hier aufgeführten Auswahl an empirischen Ergebnissen wird deutlich, dass sich die Krankheits- und Mortalitätsrisiken von Migranten zum Teil erheblich von denen der Mehrheitsbevölkerung in den Zielländern unterscheiden. Der bekannte, vielschichtige Zusammenhang zwischen sozialem Status und Gesundheit kann dabei nicht ohne eine Adaption auf die Situation der Migranten übertragen werden. Die gesundheitliche Situation von Migranten wird determiniert durch einen Wirkmechanismus aus einer Vielzahl von Faktoren auf unterschiedlichen Ebenen während verschiedener Phasen im Lebenslauf. Mögliche Modelle zur Erklärung dieses Mechanismus werden im Folgenden beschrieben. Dabei kritisieren wir zunächst die „herkömmlichen“ Modelle und entwickeln sie in Richtung einer Lebenslaufperspektive weiter.

4 Das „herkömmliche“ Modell des *Healthy-migrant*-Effekts

Das „herkömmliche” Modell des *Healthy-migrant*-Effekts beschreibt den häufig beobachteten Gesundheitsvorteil von Migranten nach ihrer Migration gegenüber der Bevölkerung des Ziellandes. Der Gesundheitsvorteil wird hierbei – in Anlehnung an den aus der Epidemiologie bekannten *Healthy-worker*-Effekt – durch eine positive Selbstauswahl der Migrierenden begründet. Nur wer zum Zeitpunkt der Migration besonders gesund und risikobereit ist, nimmt die Umstände und das Wagnis einer Migration in Angriff. Das entspricht auf den ersten Blick der Situation in einer Arbeiterkohorte – nur wer gesund ist, bekommt und behält seine Arbeit. Daher können Arbeiter trotz schlechter Arbeitsbedingungen eine niedrigere Sterblichkeit aufweisen als die Allgemeinbevölkerung. Bei näherem Hinsehen wird aber deutlich, dass der Vergleich ungeeignet ist: Bei der Arbeiterkohorte erfolgt der Vergleich ja mit der (Allgemein-)Bevölkerung, aus der die Arbeiter stammen. Der beobachtete Gesundheitsvorteil der Migranten besteht hingegen relativ zur Bevölkerung des *Ziel*landes (und nicht der des *Herkunfts*landes).

Auch aus einem weiteren Grund ist der Vergleich mit dem „*Healthy-worker*-Effekt“ nicht angemessen: Der gesundheitliche Vorteil von Arbeitern hält bei schlechten Arbeitsbedingungen oftmals nur kurze Zeit vor und verschwindet dann recht schnell. Migranten befinden sich nach ihrer Migration häufig in einer von Zugehörigkeit zu einer niedrigen sozialen Schicht und geringen finanziellen Ressourcen geprägten Situation, vergleichbar mit den schlechten Arbeitsbedingungen in einer Arbeiterkohorte. Nach dem „herkömmlichen“ Modell des *Healthy-migrant*-Effektes müsste die Unterschichtung der Migranten dann schnell zu dem für sozial Schwächere typischen Anstieg von Krankheitsrisiken und Mortalität und damit zu einer schnellen Abnahme des gesundheitlichen Vorteils von Migranten führen. Diese schnelle Abnahme lässt sich empirisch jedoch nicht belegen (Razum 2006a). Migranten weisen oftmals noch Jahrzehnte nach der Migration Mortalitätsvorteile gegenüber der Mehrheitsbevölkerung des Zuwanderungslandes auf. Als Erklärung für dieses Phänomen wird nach dem herkömmlichen *Healthy-migrant*-Modell die Rückkehr von kranken bzw. alten Migranten in ihr Herkunftsland postuliert: Migranten kehren angeblich „zum Sterben" in ihre Heimat zurück. Durch dieses als *salmon bias* bezeichnete Phänomen würden die Mortalitätskennziffern der Migranten verzerrt, da oft keine Zahlen über Rückkehrer und ihr mögliches Ableben in ihren Herkunftsländern verfügbar sind (Ringbäck Weitoft et al. 1999). Gegen diese Erklärung spricht, dass in neueren Studien Rückkehreffekte nicht gefunden wurden (z. B. Ronellenfitsch et al. 2006; Singh & Hiatt 2006; Abraído-Lanza et al. 1999). In Ländern wie Deutschland erscheint zudem nachvollziehbar, dass erkrankte Migranten von der sehr guten Gesundheitsversorgung profitieren wollen und daher häufig auch ihr Rentenalter und ihren letzten Lebensabschnitt in Deutschland verbringen (Razum et al. 2005). In letzter Zeit wurden daher neue Modelle entwickelt, die das Modell des *Healthy-migrant*-Effekts erweitern und versuchen, den Zusammenhang zwischen Migration und Gesundheit durch andere Faktoren als positive Selbstauswahl und *salmon bias* zu erklären (Razum 2006a).

5 Das Modell der Migration als gesundheitlichem Übergang

Unter dem Begriff „gesundheitlicher Übergang" versteht man den Übergang einer Gesellschaft von einer Phase hoher Sterblichkeit, vorwiegend an Infektionskrankheiten und durch hohe Mütter- und Kindersterblichkeit, hin zu einer niedrigeren Sterblichkeit, vorwiegend durch chronische, nicht übertragbare Krankheiten im Alter. Dieser Übergang findet weltweit statt, aber in unterschiedlichen Geschwindigkeiten. Die westlichen Industrienationen befinden sich in einem fortgeschritteneren Stadium dieses Übergangs, während sich die ärmeren Länder, die Herkunftsländer vieler Migranten, noch in einem früheren Stadium befinden. Nach diesem Modell der Migration als gesundheitlichen Übergang (Razum 2006a; Razum & Twardella 2002) wechseln Migranten durch ihre Migration von einer Gesellschaft, die sich noch in einem früheren Stadium dieses gesundheitlichen Übergangs befindet, in eine Gesellschaft, die sich in einem späteren Stadium befindet. Dieser Wechsel wirkt sich auf ihre gesundheitliche Situation aus und führt zu Unterschieden in Morbidität und Mortalität, relativ zur Bevölkerung des Herkunfts- und des Ziellandes. In diesem Modell des gesundheitlichen Übergangs werden u. a. die folgenden zwei Komponenten beschrieben:

1. die therapeutische Komponente: Die Mortalität von Migranten an Infektionskrankheiten sowie mütterlichen und kindlichen Todesursachen nimmt nach der Migration aufgrund der besseren Gesundheitsversorgung im Zielland gegenüber der Situation im Herkunftsland schnell ab.

2. die Risikofaktorenkomponente: Durch bessere Hygiene und Umweltbedingungen (z.B. Trinkwasserversorgung, Ernährung) nehmen Risiken ab. Andererseits kommen neue Risiken durch Rauchen, Annahme von anderen Ernährungsweisen, weniger Bewegung etc. hinzu.

Für Migranten bedeutet dies, dass sich viele Risiken durch den abrupten Wechsel von einem Stadium des gesundheitlichen Übergangs in ein anderes ändern – je nach Krankheit mit unterschiedlicher Geschwindigkeit. Die Mortalität an Infektionskrankheiten und die Müttersterblichkeit nehmen nach der Migration dank einer besseren Gesundheitsversorgung sehr schnell ab. Im Gegensatz dazu haben die typischen chronischen Krankheiten in den Industrienationen eine lange Latenzzeit. Die meisten Risikofaktoren für Herz-Kreislauferkrankungen, der häufigsten Todesursache in Deutschland, wirken während langer Perioden im Lebenslauf, zeigen ihre Folgen aber erst im Alter. Für diese Krankheiten haben Migranten bei ihrer Migration meist einen Risikovorteil, der aber mit der Zeit und mit Annahme der Lebensweisen des Ziellandes abnimmt. Daneben gibt es Erkrankungen, deren Risiken in früher Kindheit im Herkunftsland begründet werden und die sich im Alter daher besonders bei den Migranten manifestieren. Beispiele hierfür sind Magenkrebs, hervorgerufen durch frühkindliche Infektionen mit *Helicobacter pylori*, Leberkrebs durch Infektionen mit Hepatitis-Viren sowie Schlaganfall (s.o.). Migranten befinden sich also während ihres Lebenslaufs in verschiedenen Stadien des gesundheitlichen Übergangs, sind damit auch den Risiken aus verschiedenen Phasen ausgesetzt. Sie erleben aber bei ihrer Migration zunächst eine schnelle Abnahme „alter" Risiken, während die Zunahme der „neuen" Risiken Zeit in Anspruch nimmt.

6 Modell für den Zusammenhang zwischen Migration, sozialem Status und Gesundheit

Wenn man eine mögliche gesundheitliche Benachteiligung von Migranten untersuchen möchte, so gilt es zu beachten, dass Migranten nicht *per se* benachteiligt sind. Zwar können Migration und ihre Folgen ohne Zweifel zu Stress führen, der mit einem erhöhten Krankheitsrisiko einhergeht. Zudem sind Migranten oft ungünstigen sozio-ökonomischen Bedingungen ausgesetzt, was gleichfalls zu einer Risikoerhöhung führen müsste. Schließlich stehen Migranten größeren Barrieren bei der Teilhabe an Gesundheitsversorgung und Prävention gegenüber, einerseits durch ihre schlechtere soziale Stellung und ihre geringeren finanziellen Ressourcen, andererseits durch Sprachprobleme und zum Teil anderen Vorstellungen von Krankheit, Gesundheit und Gesundheitsversorgung. Dabei sollte aber nicht übersehen werden, dass Migranten oftmals auch über besondere gesundheitliche Ressourcen verfügen (Razum et al. 2004; Geiger & Razum 2006). Hier ist exemplarisch die hohe Reziprozität innerhalb der türkischen Migrantenbevölkerung zu nennen, die in hohem Maße gegenseitige Unterstützung sicherstellt (White 1997).

Zu den genannten sozio-ökonomischen Unterschieden kommen Unterschiede zwischen Migranten und Mehrheitsbevölkerung hinsichtlich der biologisch-medizinischen Risikofaktoren. Auch hieraus können sich gesundheitliche Vor- und Nachteile ergeben. Migranten haben in ihrem Lebenslauf andere Expositionen erfahren, die zum Teil oder zumindest vorübergehend günstigere Risiken nach sich ziehen (vgl. Modell der Migration als gesundheitlichem Übergang). Die Unterschiede im Bereich der physischen und sozialen Lebens- und Umweltbedingungen, denen Migranten im Vergleich zur Mehrheitsbevölkerung des Zuwanderungslandes ausgesetzt sind, kann man unter dem Begriff *„nurture"* zusammenfassen. Darüber hinaus gibt es bestimmte, durch die regionale geografische (und damit einhergehend: ethnische) Herkunft bedingte Abweichungen in der genetischen Ausstattung von Menschen, die zu anderen Ausprägungen von Krankheitsrisiken oder -vorstufen führen können. Ein Beispiel dafür sind die auf genetische Polymorphismen zurückgehenden Unterschiede in den Blutkonzentrationen des *high density lipoprotein* Cholesterols (HDL-C, das sog. „gute Cholesterin") zwischen Menschen, die ihren Ursprung in Deutschland und in der Türkei haben (Hergenc et al. 1999; Mahley et al. 1995). Auch in genetischen Faktoren, die man in Abgrenzung zur o. g. *„nurture"* mit dem Begriff *„nature"* bezeichnet, können sich Migranten also von der der Mehrheitsbevölkerung im Zielland der Migration unterscheiden. Damit ist nicht die Zuschreibung von bestimmten genetischen Merkmalen zu bestimmten Nationalitäten gemeint. Aber aus den Unterschieden in der genetischen Prädisposition können sich ebenfalls sowohl gesundheitliche Vorteile als auch Nachteile ergeben, die bei der Betrachtung der gesundheitlichen Situation von Migranten beachtet werden müssen.

Die Untersuchung der gesundheitlichen Situation von Migranten ist durch diese verschiedenen Faktoren, die sowohl einzeln als auch in Interaktion miteinander wirken – Beispiel hierfür wäre eine Gen-Umwelt-Interaktion –, sehr komplex. Für einen systematischen Zugang bietet Abbildung 2 einen Überblick über die genannten Einflussgrößen, ohne einen Vollständigkeitsanspruch zu erheben.

Abbildung 2: Auswahl von möglichen positiven und negativen Einflussgrößen auf die Gesundheitsrisiken und -ressourcen von Migranten, gegliedert in die Bereiche „*Nature*“, physische Umwelt („*Nurture I*“) und soziale Umwelt („*Nurture II*“) (adaptiert aus Spallek & Razum 2006).

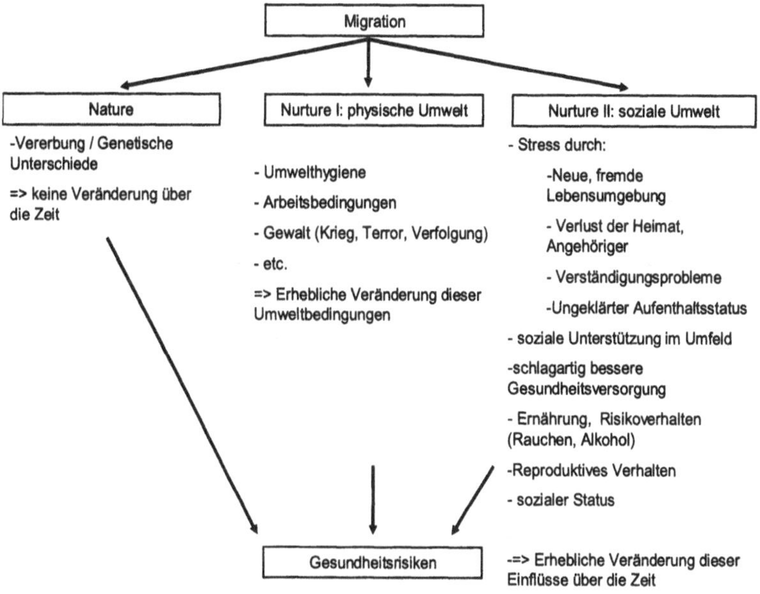

Die mit der Migration verbundenen Einflüsse auf die Gesundheit wirken auf verschiedenen Ebenen, von der individuellen über die physische/umweltbedingte bis hin zur gesellschaftlichen. Sozialer Status ist dabei nur ein Faktor unter vielen. Es wird deutlich, dass der Zusammenhang zwischen sozialem Status und gesundheitlicher Benachteiligung, der bei der Mehrheitsbevölkerung schon sehr komplex und nicht gänzlich determiniert ist, im Bereich der Migration keinesfalls ohne Einbeziehung der anderen Einflussgrößen untersucht werden kann. Diskutieren muss man zudem, wie gesundheitsschädliche Verhaltensweisen (z.B. Ernährungsgewohnheiten) von Migranten, die auf ihre Tradition oder Kultur zurückgehen, zu bewerten sind. Gehen solche Verhaltensweisen mit einem Wissensdefizit oder mangelnden Möglichkeiten einher, das eigene Leben zu verändern, so handelt es sich um eine Benachteiligung. Ist dies nicht der Fall, so wären sie eher im Sinne eines „freiwilligen“ Anders-Seins zu bewerten.

Der Zusammenhang zwischen sozio-ökonomischer und gesundheitlicher Benachteiligung wird weiter dadurch kompliziert, dass Migranten eine sehr heterogene Gruppe sind. Gesundheitliche Risiken und Ressourcen sind innerhalb der Migrantenpopulation sehr unterschiedlich verteilt. Hierzu tragen Faktoren bei wie unterschiedliche individuelle Eigenschaften und unterschiedlicher ökonomischer Erfolg, die sich ähnlich auch in der Mehrheitsbevölkerung finden. Hinzu kommen unterschiedliche epidemiologische Situationen in den Herkunftsländern sowie ganz unterschiedliche kulturelle Hintergründe und Überzeugungen. Es stellt sich daher die Frage, anhand welcher Vergleichsgruppe man die gesundheitliche Situation und etwaige Benachteiligungen misst. Vergleiche mit der deutschen Mehrheitsbevölkerung sind wegen der oben beschriebenen Andersverteilung von Risiken schwierig: Gesundheitliche Unterschiede können, müssen aber nicht, Ausdruck einer Benachteiligung sein. Als weitere Vergleichsgruppe bieten sich Menschen aus dem Herkunftsland der Migranten an. Verbessern oder verschlechtern sich Risiken der Migranten durch die Migration in ein anderes Land gegenüber der Herkunftsbevölkerung? Hierbei fehlt aber die Berücksichtigung der spezifischen Lage der Migranten im Zielland. „Schlechtere" Risiken für bestimmte Krankheiten im Vergleich zum Herkunftsland können auch ohne eine Benachteiligung im Zielland entstehen, zum Beispiel durch eine generell andere Umweltexpositionen im Zielland (z. B. höhere Feinstaubbelastung) oder durch eine niedrigere physische Aktivität aufgrund einer besseren Verkehrsinfrastruktur.

Zusammenfassend wird die gesundheitliche Situation von Migranten sowohl durch Faktoren aus dem Herkunfts- wie auch dem Zielland bedingt, die bisher nicht alle empirisch belegt bzw. quantifiziert werden konnten (Schenk 2007; Razum 2007). Um die Situation von Migranten bewerten zu können – um Rückschlüsse auf eine eventuelle Benachteiligung zu zu lassen – sind daher Studien mit verschiedenen Vergleichsgruppen unter Einbeziehung von Expositionen im Lebenslauf notwendig, um die Vielzahl der sich über die Zeit verändernden Einflussgrößen abbilden zu können.

Hierzu stellen wir ein lebenslauforientiertes Modell vor, das einerseits Faktoren beschreibt, die Einfluss auf die Gesundheit von Migranten haben. Andererseits stellt es dar, welche Vergleiche gezogen werden müssen, um solche Faktoren und deren Zusammenspiel sowie das Vorliegen etwaiger Benachteiligungen analysieren zu können. Wir versuchen damit, die Arbeit von Schenk (2007) konstruktiv weiterzuführen. Unser Anliegen ist dabei insbesondere, das Modell von Schenk um eine Zeitachse zu erweitern und damit der Notwendigkeit Rechnung zu tragen, eine Lebenslaufsperspektive in die Analyse der Gesundheit und gesundheitlichen Ungleichheit von Migranten einzubringen.

Abbildung 3: Modell verschiedener Einflussgrößen auf die Gesundheit während des Lebenslaufs von Migranten.

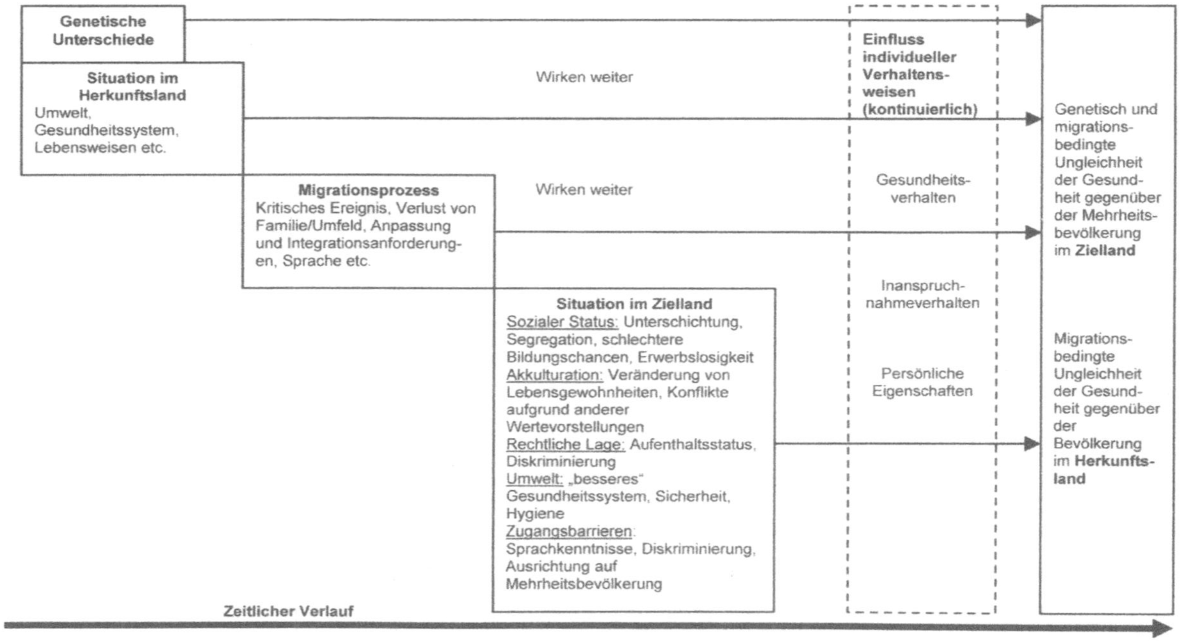

7 Das lebenslauf-orientierte Modell von Migration und Gesundheit

Abbildung 3 zeigt ein Modell des Zusammenhangs von Migration und Gesundheit, das Expositionen während des Lebenslaufes berücksichtigt. Insbesondere werden darin erstmals Risiken durch ungünstige Lebensbedingungen während der Kindheit im Herkunftsland abgebildet. Dies stellt einen Fortschritt zu bisherigen Modellen dar.

Nicht alle Aspekte des Modells sind empirisch abgesichert. In Zukunft werden weitere empirische Belege insbesondere für Einflussfaktoren wie die Ernährungs- oder Hygienesituation in der frühen Kindheit oder die mit dem direkten Migrationsprozess verbundenen Faktoren in den Lebensläufen von Migranten benötigt. Tiefer gehende Kenntnisse über die genauen Zusammenhänge von genetischen, Umwelt- und Verhaltensfaktoren mit zeitlicher Differenzierung verschiedener Phasen des Lebenslaufs würden genauere Aussagen über die gesundheitliche Situation von Migranten und deren zeitlichen Verlauf erlauben.

Eine solche Lebenslaufperspektive wird aktuell in der Gesundheitsforschung nicht nur bei der Untersuchung der Situation von Migranten gefordert (Hurrelmann & Schaeffer 2006; vgl. auch den Beitrag von Davey Smith im Band). Die Risiken für viele der häufigsten Krankheiten in den Industrienationen, wie koronare Herzkrankheit, Diabetes oder manche Krebserkrankungen, werden zum Teil schon sehr früh im Lebenslauf determiniert. Die wichtigsten Faktoren hierbei sind ein Vorkommen der Krankheit in der Familie (*family history*), sozialer Status inklusive Bildung und, mit diesen beiden interagierend, Lebens- und Verhaltensweisen wie Ernährung, Wohnsituation, körperliche Aktivität, Alkohol- und Tabakkonsum. Durch das Wirken dieser Faktoren werden deutliche Unterschiede in der späteren Entstehung von Krankheitsrisiken festgeschrieben (Lynch & Davey Smith 2005). Die genannten Faktoren können dabei während kritischer Lebensphasen einwirken (z. B. Ernährungssituation der Mutter während der Schwangerschaft) oder sich über die Zeit akkumulieren (z. B. Rauchen).

Migranten stellen bei diesem Lebenslaufansatz eine besondere Gruppe dar: Zum einen, da sie zu verschiedenen Zeitpunkten während ihres Lebenslaufs anderen Expositionen unterliegen als die Mehrheitsbevölkerung und sich dadurch gesundheitlich von dieser unterscheiden. Zum zweiten, da durch die Erforschung der Unterschiede in der Expositionsgeschichte zwischen Migranten und der Mehrheitsbevölkerung aufgrund der Heterogenität der Expositionen neue Erkenntnisse über die Entstehung von Krankheiten gewonnen werden können.

Eine Analyse gesundheitlicher Ungleichheit von Migranten muss alle in Abb. 3 genannten Obergruppen von Faktoren berücksichtigen, also die genetische Ausstattung, die Situation im Herkunftsland, die Situation im Zielland sowie individuelle Eigenschaften. Nur wenn für alle Einflussfaktoren aus den

Obergruppen kontrolliert wird, kann der Einfluss einzelner Größen, wie z.B. „sozialer Status“, kausal analysiert werden. Dies kann nur dann gelingen, wenn in Studien die gesundheitliche Situation einer Migrantengruppe mit:

- der Bevölkerung im Zielland
- der Bevölkerung im Herkunftsland sowie im Idealfall mit
- Migrantenbevölkerungen gleicher Herkunft in anderen Zielländern

verglichen wird.

Ziel solcher Studien ist dann, die Lebensläufe von Menschen in diesen vier Gruppen hinsichtlich „nature“- und „nurture“-Expositionen, Vorstufen von Erkrankungen und den klinischen Ausprägungen von Krankheiten zu untersuchen. Dadurch können nicht nur punktuelle Unterschiede von Prävalenzen dieser Merkmale dargestellt werden, sondern insbesondere auch Unterschiede des Auftretens im zeitlichen Verlauf. Erst dadurch lassen sich Fragen untersuchen wie:

- Wird das Entstehen einer Krankheit durch bestimmte Expositionen und bestimmte Expositionszeitpunkte bedingt, beschleunigt oder verlangsamt?
- Führt das Vorliegen einer Exposition A nur bei gleichzeitigem oder auch bei späterem Vorliegen von Faktor B zur Erkrankung?
- Sind Unterschiede in der Gesundheit von Migranten bedingt durch die Situation im Herkunftsland, den Migrationsprozess oder die Situation im Zielland?

Die in einem solchen Studiendesign gebildeten vier Vergleichsgruppen unterscheiden sich hinsichtlich der in Abbildung 3 genannten Merkmale voneinander. Die Studienergebnisse erlauben daher Rückschlüsse auf den gesamten Wirkmechanismus und, durch die Kontrollierbarkeit für andere Faktoren, auf den Einfluss einzelner Faktoren. Für eine Untersuchung beispielsweise des Einflusses der Unterschichtung während bestimmter Lebensphasen auf die Gesundheit von Migranten müsste überprüft werden, ob sich dieser Einfluss im Vergleich mit allen drei oben genannten Vergleichsbevölkerungen zeigt. Alternativ könnten sich ja in einzelnen Vergleichen andere mögliche Einflussfaktoren ergeben – z. B. eine Zunahme der Risiken auch in sozial besser gestellten Migrantenbevölkerungen. Dies würde einen anderen Wirkmechanismus, z. B. durch ein anderes Risikoverhalten, vermuten lassen. Ein weiterer Erkenntnisgewinn könnte sein, dass die Unterschichtung einen besonders starken Einfluss auf die Gesundheit hat, wenn sie im Zusammenspiel mit anderen Faktoren oder während bestimmter Lebensphasen auftritt, z. B. während der Kindheit. Es besteht Forschungsbedarf für die Entwicklung von Studiendesigns und die Durchführung von Studien, die solche lebenslaufbezogenen Analysen mit Populationen aus den Herkunfts- und Zielländern der Migranten ermöglichen (Razum 2006b).

8 Konsequenzen für die Erklärungsansätze gesundheitlicher Ungleichheit

Die besondere Situation von Migranten hat einen Einfluss auf ihre gesundheitliche Lage – auf verschiedenen Ebenen und in einem komplizierten kausalen Geflecht. Vor dem Hintergrund, dass *Migrant sein* das Risiko für *sozial schwächer gestellt sein* für die meisten Migrantengruppen in Deutschland deutlich erhöht, Migranten also einen überproportionalen Anteil der sozial Schwachen in unserer Gesellschaft stellen, wird die Forschung nach sozial bedingten gesundheitlichen Ungleichheiten nicht um die Aufnahme des Faktors Migrationshintergrund in ihre Erklärungsansätze herumkommen. Die genaue Bestimmung der Quantität und Qualität von Auswirkungen der Determinante „Minderheit" und „Mensch mit Migrationshintergrund" auf die Gesundheit ist eine wichtige Aufgabe, um den Ansprüchen der zunehmend heterogenen Gesellschaft in Deutschland gerecht werden zu können.

Zukünftige Studien zur gesundheitlichen Ungleichheit von Migranten müssen sowohl den Lebenslaufansatz, also die zeitliche Komponente bei der Entstehung von Krankheiten, als auch den Vergleich mit verschiedenen Bevölkerungsgruppen in Herkunfts- und Zielländern von Migranten beinhalten. Dies stellt die große Herausforderung für die Planung und Umsetzung zukünftiger Studien zu Migration und Gesundheit dar.

Die Bewertung von Ergebnissen zur gesundheitlichen Lage von Migranten muss immer vor dem Hintergrund einer möglichen – durch geografische Variationen bedingten – anderen genetischen Ausstattung, kultureller Besonderheiten, häufiger sozialer Deprivation und anderer lebensstilabhängiger Faktoren im Herkunftsland gesehen werden. Trotz der sozialen Benachteiligung sind Migranten nicht generell gesundheitlich schlechter gestellt als die Mehrheitsbevölkerung des Ziellandes. Es liegt vielmehr ein multidimensionaler Wirkmechanismus vor, der den Einfluss einzelner Größen noch komplexer erscheinen lässt als bei der Mehrheitsbevölkerung. Das Ziel der Gesundheitsversorgung in Deutschland sollte daher nicht sein, eine Risikoangleichung bei den Migranten zu erreichen, sondern vielmehr genau zu untersuchen, welches die besonderen Risiken – und auch Ressourcen – sind, denen Migranten unterliegen bzw. über die sie verfügen und welche Einflussgrößen dahinterstehen. Daraus lässt sich am ehesten ableiten, welche Maßnahmen notwendig sind, um den verschiedenen Migrantengruppen eine adäquate, gerechte – und damit möglicherweise nicht immer gleiche – Gesundheitsversorgung bereitzustellen. Die Vereinfachung, Migranten seien überproportional in niedrigen sozialen Schichten vertreten und allein daher „kränker", ist nicht zutreffend. Ein alleiniges Verbessern der sozialen Situation von Migranten in Deutschland (bessere Bildungschancen etc.), so notwendig und wünschenswert dies wäre, würde nicht zwangsläufig alle gesundheitlichen Benachteiligungen von Migranten aufheben. Zu mehr Gleichheit und Gerechtigkeit könnte ein Diversity-Management beitragen, welches der insgesamt steigenden Heterogenität der Bevölkerung Deutschlands besser Rechnung tragen würde. Es müsste beispielsweise viel stärker als bisher die unterschiedlichen Lebensplanungen, Krankheitsvorstellungen und finanziellen Ausstattungen der Menschen berücksichtigen, aber eben auch sprachliche und kulturelle Zugangsbarrieren. Es würde damit *allen* Menschen nutzen, unabhängig von ihrem Migrationsstatus (Geiger 2006). So leistet die Untersuchung der gesundheitlichen Ungleichheit von Migranten im Rahmen der sozialepidemiologischen Forschung auch einen Beitrag für ein allgemein besseres Diversity-Management und damit für eine insgesamt verbesserte Gesundheitsversorgung.

Literatur

Abraido-Lanza AF, Dohrenwend BP, Ng-Mak DS, Turner JB (1999). The Latino mortality paradox: a test of the „salmon bias" and healthy migrant hypotheses. Am J Public Health 89: 1543-8.

Adler NE, Ostrove JM (1999). Socioeconomic status and health: what we know and what we don´t. Ann N Y Acad Sci 896: 3-15.

Anand SS, Yusuf S, Vuksan V et al. (2000). Differences in risk factors, atherosclerosis, and cardiovascular disease between ethnic groups in Canada: the Study of Health Assessment and Risk in Ethnic groups (SHARE): Lancet 356: 279-284.

Bundesregierung der Bundesrepublik Deutschland (2005). Lebenslagen in Deutschland – Der 2. Armuts- und Reichtumsbericht der Bundesregierung, Berlin.

Geiger IK (2006). Managing Diversity in Public Health. In: Razum O, Zeeb H, Laaser U, eds. Globalisierung – Gerechtigkeit – Gesundheit. Einführung in International Public Health, Bern: Huber: 163-175.

Hergenc G, Schulte H, Assmann G et al. (1999). Associations of obesity markers, insulin, and sex hormones with HDL-cholesterol levels in Turkish and German individuals. Artherosclerosis 145: 147-156.

Hurrelmann K, Schaeffer D (2006). Lebenslauf und Gesundheit. Public Health Forum 14: 4-6.

Leon DA, Davey Smith G (2000). Infant mortality, stomach cancer, stroke, and coronary heart disease: ecological analysis. BMJ 320: 1705-1706.

Lynch J, Davey Smith G (2005). A Life Course Approach to Chronic Disease Epidemiology. Ann Rev Public Health 26: 1-35.

Mahley RW, Palaoglu KE, Atak Z. et al. (1995) Turkish Heart Study: lipids, lipoproteins, and apolipoproteins. J Lipid Res 36: 839-59.

Mielck A (2005). Soziale Ungleichheit und Gesundheit, Bern: Huber.

Razum O (2007). Erklärungsmodelle für den Zusammenhang zwischen Migration und Gesundheit. Int J Publ Health 52: 75-77.

Razum O (2006a). Migration, Mortalität und der Healthy-migrant-Effekt. In: Richter M, Hurrelmann K, eds. Gesundheitliche Ungleichheit. Grundlagen, Probleme, Perspektiven, Wiesbaden: VS Verlag für Sozialwissenschaften: 255-270.

Razum O (2006b). Commentary: Of salmon and time travellers--musing on the mystery of migrant mortality. Int J Epidemiol. 35: 919-21.

Razum O, Geiger I, Zeeb H, Ronellenfitsch U (2004). Gesundheitsversorgung von Migranten. Deutsches Ärzteblatt 101: A2882-A2887.

Razum O, Rohrmann S (2002). Der Healthy-migrant-Effekt: Bedeutung von Auswahlprozessen bei der Migration und Late-entry-Bias. Gesundheitswesen 64: 82-88.

Razum O, Twardella D (2002). Time travel with Oliver Twist – towards an explanation for a paradoxically low mortality among recent immigrants. Tropical Medicine and International Health 7: 4-10.

Razum O, Zeeb H (2000). Risk of coronary heart disease among Turkish migrants to Germany: further epidemiological evidence (letter): Atherosclerosis 150: 439-440.

Razum O, Jahn A (2000). Marital status and maternal mortality. Lancet 355: 2169.

Razum O, Jahn A, Blettner M, Reitmaier P (1999). Trends in maternal mortality ratio among women of German and non-German nationality in West Germany, 1980 to 1996. Int J Epidemiology 28: 919-924.

Razum O, Zeeb H, Gerhardus A (1998a). Cardiovascular mortality of Turkish nationals residing in West Germany. Annals of Epidemiology 8: 334-341.

Razum O, Zeeb H, Akgün HS, Yilmaz S (1998b). Low overall mortality of Turkish residents in Germany persists and extends into second generation: merely a healthy migrant effect? Tropical Medicine and International Health 3: 297-303.

Ringbäck Weitoft G, Gullberg A, Hjern A, Rosén M. (1999). Mortality statistics in immigrant research: method for adjusting underestimation of mortality. Int J Epidemiol 28: 756-63.

Ronellenfitsch U, Kyobutungi C, Becher H, Razum O (2006). All-cause and cardiovascular mortality among ethnic German immigrants from the Former Soviet Union: a cohort study. BMC Public Health 6: 16.

Schenk L (2007). Migration und Gesundheit – Entwicklung eines Erklärungs- und Analysemodells für epidemiologische Studien. Int J Publ Health 52: 87-96.

Singh GK, Hiatt RA. (2006). Trends and disparities in socioeconomic and behavioural characteristics, life expectancy, and cause-specific mortality of native-born and foreign-born populations in the United States, 1979-2003. Int J Epidemiology 35: 903-919.

Spallek J, Razum O (2006). Migrantensensible Studiendesigns in der Epidemiologie – Das deutsche Konzept „Staatsangehörigkeit". In: Migrantensensible Studiendesigns zur Repräsentation des Migrationsstatus in der Gesundheitsforschung, Berlin: Robert Koch-Institut.

Statistisches Bundesamt (2005). Leben in Deutschland, Haushalte, Familien und Gesundheit – Ergebnisse des Mikrozensus 2005, URL: www.destatis.de/presse/deutsch/pk/2006/mikrozensus_2005i.pdf (Stand: 2.5.2007).

White JB (1997). Turks in the New Germany. Am Anthropol 99: 754-69.

Zeeb H, Razum O, Blettner M, Stegmaier C (2002). Transition in cancer patterns among Turks residing in Germany. Eur J Cancer 38: 705-711.

III. Interaktion, Biografie, Lebenslauf

Die Bedeutung einer Lebenslaufperspektive für die Erklärung gesundheitlicher Ungleichheit

George Davey Smith

1 Einleitung

Diskussionen über gesundheitliche Ungleichheiten beginnen oft mit der Aussage ihrer Allgegenwärtigkeit: Die weniger Wohlhabenden besaßen schon immer einen schlechteren Gesundheitszustand; sie haben eine schlechtere Gesundheit, unabhängig davon wo sie leben, und sie leiden an allen Krankheitsarten. So begannen auch meine Überlegungen in diesem Bereich, aber, wie meistens bei Generalisierungen, eine über die oberflächliche Kenntnis hinausgehende Auseinandersetzung mit empirischen Studien zeigte, dass es wichtige Ausnahmen gibt; in der Tat erschien es mir, als könnten wir mehr über die Ungleichheiten bewirkenden Prozesse lernen indem wir die Ausnahmen betrachten, als dass wir immer mehr Studien durchführen, um die Regel zu beweisen.

Die Perspektive der Lebenslaufforschung lieferte eine Möglichkeit, um über die einfachen Generalisierungen zu gesundheitlichen Ungleichheiten hinaus zu kommen. In Großbritannien war die Arbeit von David Barker und seinen Kollegen über die frühen Ursachen von Krankheit im Erwachsenenalter ein wichtiger Impuls Ansätze der Lebenslaufforschung aufzunehmen. Für mich, und vermutlich auch für andere Leser, erschien Barkers erste *Lancet*-Veröffentlichung von 1986 in diesem Bereich (Barker & Osmond 1986) als ein Versuch, frühe Ideen von Anders Forsdahl (1973, 1977) weiterzuentwickeln, wie nachteilige Umweltbedingungen im Säuglingsalter und der frühen Kindheit das Risiko von Herzkrankheiten im späten Erwachsenenalter erhöhen konnte. Forsdahl beschäftigte sich mit der hohen Sterblichkeit in dem norwegischen Bezirk Finnmark und machte auf eine mögliche Ursache aufmerksam, „die vorher noch nicht diskutiert wurde, nämlich die, dass die beträchtlich hohe Sterblichkeit von heute eine späte Folge jener ungünstigen Umstände ist, denen ein großer Teil der Bevölkerung während ihrer Kindheit und im Erwachsenenalter ausgesetzt war." (Forsdahl 1973) Er zeigte, dass die Hauptursache dieser hohen Sterblichkeit koronare Herzkrankheiten (KHK) war und dass die gängigen Modelle konventioneller Risikofaktoren – wie Rauchen und Ernährungsverhalten im Erwachsenenalter – dies nicht erklärten (Forsdahl, Salmi & Forsdahl 1974). Daraufhin analysierte er

Daten aus ganz Norwegen und zeigte, dass die Säuglingssterblichkeit zu Anfang des 20. Jahrhundert stark in Beziehung stand mit der Sterblichkeit aufgrund von koronaren Herzkrankheiten 70 Jahre später (Forsdahl 1977). Forsdahl nahm an, dass eine permanente Schädigung durch Nahrungsdefizite in jungen Lebensjahren die Individuen weniger in die Lage versetzte, bestimmte Fettarten während der Ernährung im Erwachsenenalter zu verarbeiten; eine Hypothese, die er seither testete (Forsdahl 1978).

Auf der Basis der Arbeit von Forsdahl interpretierten Barker und seine Kollegen ihre Befunde in Bezug auf den Einfluss der Ernährung im Kindesalter (Barker & Osmond 1986), wobei sich aber der Schwerpunkt ihrer Studien schnell auf die pränatale Umwelt verlagerte, insbesondere auf die fötale Ernährung in der Gebärmutter (Barker et al. 1989). Nach nur einem Jahrzehnt von nahezu ausschließlicher Konzentration auf diese Entwicklungsperiode haben diese Studien wiederum den potentiell verändernden Einfluss von Erfahrungen im späteren Leben einbezogen (Forsen et al. 2000; Barker et al. 2001). Für viele Forscher im Bereich gesundheitlicher Ungleichheit und für einige mit der Ätiologie von bestimmten Krankheiten befassten Epidemiologen aber stimulierte die Hypothese der „fötalen Ursachen von Krankheiten im Erwachsenenalter" das Nachdenken darüber, wie Einflüsse vor der Geburt und dann über den gesamten Lebenslauf Krankheitsmuster beeinflussen können. Im Jahre 1997 versammelte ein von Diana Kuh und Yoav Ben Shlomo herausgegebenes Buch, *A life course approach to chronic disease epidemiology*, Beiträge aus den unterschiedlichen Disziplinen und dem gesamten Spektrum der verschiedenen Krankheiten und für viele Wissenschaftler wurde seither ein Denken in der Dimension des gesamten Lebenslaufs als zentrales epidemiologisches Bemühen in den Vordergrund gestellt.

Ein Schlüsselproblem der ersten Studien über fötale Ursachen war, dass, als man sozial ungleich verteilte frühkindliche Belastungen (wie Gewicht bei der Geburt) mehrere Jahrzehnte später mit sozial ungleich verteilten Krankheiten (wie Herzkrankheiten) in Verbindung brachte, auch die dazwischen liegenden sozialen Entwicklungsverläufe von Individuen, die in Armut geboren wurden, dazu tendierten, ungünstiger zu sein als die von Personen, die in wohlhabenderen Familien auf die Welt kamen. Unterschiedliche soziale Entwicklungslinien im Lebensverlauf würden daher zu einer differenziellen Akkumulierung negativer Belastungen bei denjenigen tendieren, die unter weniger wohlhabenden Bedingungen ihr Leben beginnen. Mit anderen Worten: Negative Einflüsse im Kindesalter würden dazu neigen, mit weiteren Belastungsfaktoren im späteren Lebenslauf zu korrelieren. Yoav Ben-Shlomo und ich (1991) haben dieses potentielle Problem bei den Studien aufgezeigt, die die Säuglingssterblichkeit in der Vergangenheit mit aktuellen Sterblichkeitsraten korreliert haben. Wir haben zunächst die Befunde von Forsdahl und Barker repliziert, indem wir zeigten, dass Gebiete mit hohen Säuglingssterblichkeitsraten zu Beginn des 20. Jahrhunderts auch eine hohe Sterblichkeit durch koronare Herzkrankheiten unter den älteren Erwachsenen in den 1980er Jahren aufwiesen. Danach haben wir gezeigt, dass die statistische Kontrolle eines raumbezogenen Indikators der aktuellen sozioökonomischen Nachteile diesen Zusammenhang aufhob. Wir haben daraus nicht geschlossen, dass frühkindliche Faktoren unwichtig wären, sondern, dass es „nicht hilfreich ist, ein Entweder/Oder-Modell zugrunde zu legen, das die mögliche Interaktion und kumulative Effekte der Faktoren ausschließen würde, die im früheren und späteren Leben eine Rolle spielen. Dennoch verweisen solche ökologischen Zusammenhänge eindeutig auf die Wichtigkeit, einen Ansatz der Lebenslaufforschung im Bereich der Ätiologie von Krankheiten in Betracht zu ziehen." (Ben-Shlomo & Davey Smith 1991)

Die Implikationen dieser Befunde für die Epidemiologie bestanden darin, dass detaillierte Daten über die Zeitspanne des gesamten Lebenslaufes erforderlich sind, um den Einfluss von Belastungen in bestimmten Zeitperioden zu identifizieren. Wissenschaftler auf dem Gebiet der gesundheitlichen Ungleichheit waren unter den ersten, die diese Herausforderung annahmen und versuchten, die relative Bedeutung der Einflüsse in unterschiedlichen Lebensabschnitten bis hin zur Genese gesundheitlicher Ungleichheiten im Erwachsenenalter besser zu charakterisieren. Im Folgenden werde ich skizzieren, wie das über die letzten Jahre deutlich gestiegene Interesse an der Lebenslaufepidemiologie meine eigene Arbeit und die meiner Kollegen beeinflusste.

2 Frühkindliche Einflüsse auf spätere Krankheiten

Ansätze der Lebenslaufforschung im Bereich gesundheitlicher Ungleichheiten berücksichtigen explizit, auf welche Weise Belastungen über den gesamten Lebenslauf bedeutende gesundheitliche Konsequenzen haben können. Der neue Aspekt dieser Ansätze war jedoch sicherlich die Einbeziehung frühkindlicher Faktoren, da vorherige Erklärungsansätze gesundheitlicher Ungleichheiten bei Erwachsenen sich im Allgemeinen auf Einflüsse konzentriert hatten, die erst im Erwachsenenalter auftraten. Daher war der Fokus vieler Lebenslauf-Forscher auf zuvor vernachlässigte Einflüsse gerichtet, wie dies in der begrenzten Erfassung konventioneller Risikofaktoren bei chronischen Erwachsenenkrankheiten zum Ausdruck kommt, beispielsweise in dem von Kuh und Ben-Shlomo (1997) herausgegebenen Sammelband.

Viele Vorläufer der Lebenslaufepidemiologie würden wiederbelebt werden, um so eine historische Kontinuität der Arbeit auf diesem Gebiet auszuweisen.

Die Behauptung von Antonio Ciocco aus dem Jahr 1941, dass viele der Ansicht waren, dass „Krankheit im Erwachsenenalter oft durch die kumulativen Effekte über eine lange Zeitspanne pathologischer Umstände verursacht wird, durch viele Ereignisse, von denen einige in der Kindheit passieren und da selbst auch empfunden werden“ (Ciocco, Klein & Palmer 1941), illustriert, dass dies kein Standpunkt einer Minderheit war. Als die Epidemiologie sich nach dem 2. Weltkrieg auf die Bedeutung der Lebensstile im Erwachsenenalter konzentrierte, gab es jedoch bis spät ins 20. Jahrhundert hinein wenig Interesse für kindheitsbedingte Ursachen der Krankheiten. Ausnahmen stellten die wenigen Studien dar, die sich auf die Ätiologie bestimmter Krankheiten bezogen – wie etwa die Studie von Gutensohn und Cole (1981) zur Bedeutung des sozialen Umfeldes in der Kindheit für die Hodgkins Krankheit – die aber im Allgemeinen auf dem Gebiet gesundheitlicher Ungleichheiten unberücksichtigt blieben.

Das Interesse über den Zusammenhang sozialer Bedingungen in der Kindheit und der Gesundheit im Erwachsenenalter entwickelte sich in Großbritannien im Kontext der nationalen Geburtskohortenstudien – speziell der Kohorten von 1946 und 1958 – durch die Daten ab der Geburt gesammelt wurden. Ein großer Teil der ursprünglichen Aufmerksamkeit richtete sich darauf, wie mit Hilfe der Analyse der sozialen Position und Gesundheit in der Kindheit und der sozialen Position und Gesundheit im Erwachsenenalter die Frage der gesundheitsbedingten Selektion bearbeitet werden könnte – ein umstrittenes Thema Mitte der 1980er Jahre. Mike Wadsworth (1986), Chris Power und ihre Kollegen (Power, Manor & Fox 1991) stellten detaillierte Analysen dieser Probleme auf Basis der Geburtskohorten bereit. Die weitere Beschäftigung mit dem Einfluss sozialer Bedingungen in der Kindheit auf Krankheiten und Sterblichkeit im Erwachsenenalter ging daraus hervor, sowohl im Rahmen der Geburtskohorten als auch andernorts (Power, Matthews & Manor 1998; Power & Matthews 1997; Kuh et al. 2002). Mein hauptsächliches Interesse in dieser Hinsicht bezog sich auf die Prozesse, durch die Benachteiligungen in der Kindheit mit bestimmten Gesundheitsrisiken, wie etwa der Sterblichkeit durch Herz-Kreislauferkrankungen, zusammentreffen, was aber in den nationalen Geburtskohorten nicht untersucht werden konnte, weil die betreffenden Personen zu jung waren, um viele solcher Krankheitsereignisse erfahren zu haben.

3 Modelle des Einflusses des Lebenslaufes auf Krankheit im Erwachsenenalter

Viele Analysen über den Zusammenhang zwischen sozial ungleich verteilter Belastungen in unterschiedlichen Phasen des Lebenslaufs und den Konsequenzen für die jeweiligen Gesundheitsoutcomes ziehen unspezifische Indikatoren wie etwa die Gesamtmortalität oder die subjektive Einschätzung der Gesundheit heran. Diese eher allgemeinen Indikatoren der Gesundheit werden von einem breiten Spektrum von Bedingungen beeinflusst – z.B. alle ätiologischen Faktoren, die einzelne Todesursachen betreffen, beziehen sich auch auf die Gesamtmortalität. Detaillierte Modelle dazu, wie Belastungen in verschiedenen Lebensstadien kumulativ auf die Gesundheit einwirken, können hinsichtlich solcher Indikatoren nicht klar spezifiziert werden.

Die Entwicklung der Lebenslaufepidemiologie innerhalb bestimmter Bereiche der Gesundheitsforschung hat verdeutlicht, dass unterschiedliche Prozesse mit unterschiedlichen Gesundheitsoutcomes interagieren. Yoav Ben-Shlomo und Diana Kuh (2002) haben eine hilfreiche Typologie von Modellen für die Lebenslaufepidemiologie entwickelt (siehe Tabelle 1).

Tabelle 1: Theoretische Lebenslaufmodelle

Critical period model		
	with or without later life risk factors	
	with later life effect modifiers	
Accumulation of risk		
	with independent and uncorrelated insults	
	with correlated insults	
		'risk clustering'
		'chains of risk' with additive or trigger effects

Ein einfaches Modell von Einflüssen über den Lebenslauf besteht in der *Akkumulation von Risiken,* so dass eine Belastung im frühen Lebensabschnitt einen additiven Effekt im Zusammenhang mit nachteiligen Einflüssen im späten Lebenslauf hat, was wiederum das Krankheitsrisiko erhöht. Wenn man die Gesamtmortalität oder verbreitete Todesursachen wie Herz-Kreislauferkrankungen untersucht, dann scheint dies in der Tat wahr zu sein. So wurden zum Beispiel Analysen für die Selbsteinschätzung der Gesundheit in der 1958er Geburtenkohorte durchgeführt (Abbildung 1) (Power, Manor & Matthews 1999). Kumulative Effekte sind ebenfalls im Hinblick auf die Sterblichkeit infolge von Herz- und Kreislauferkrankungen beobachtbar, wenn man die früher und später im Lebenslauf auftretende sozioökonomische Faktoren mit verhaltensbezogenen Faktoren (Rauchen und übermäßiges Trinken) kombiniert. In diesen Fällen könnten die Gefährdungen entweder unkorreliert sein – beispielsweise besteht kein starker Zusammenhang zwischen hohem Alkoholkonsum und der sozialen Klassenzugehörigkeit in der Kindheit oder im Erwachsenenalter – oder sie könnten sich anhäufen. Diese Kumulationen könnten entweder auftreten, weil nachteilige Lebensbedingen mit einer Vielzahl anderer Belastungen, wie etwa dem Rauchen, in Verbindung stehen, oder die Häufungen direktere kausale Zusammenhänge reflektieren, beispielsweise wenn schlechte schulische Leistungen zu einem sozial schlechter gestellten Beruf im Erwachsenenalter und toxischen Belastungen am Arbeitsplatz führen.

Abbildung 1: Negative Selbsteinschätzung der Gesundheit im Alter von 33 und kumulative sozioökonomische Benachteiligung zu vier Zeitpunkten im Leben (Geburt bis 33 Jahre), Großbritannien (1958-91)

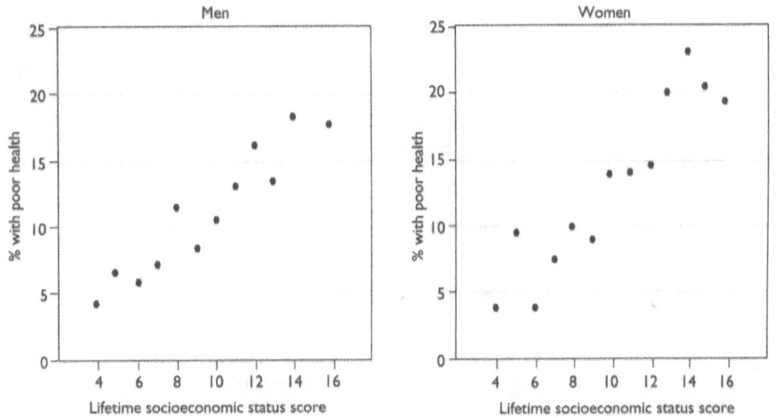

Anmerkungen: „Negative Gesundheit" beinhaltet Personen, die ihre Gesundheit als „einigermaßen" oder „schlecht" einschätzen
Die Werte der kumulativen Benachteiligung werden durch einen Summenscore ausgedrückt, der sich aus vier Messzeitpunkten und einer 4-stufigen SES-Skala (1 = höchster Status, 4 = niedrigster Status) zusammensetzt.

Andere Modelle der Lebenslaufforschung begreifen das Zeitfenster der Belastungen als den Schlüssel. Negative Konsequenzen der Belastungen in einem bestimmten Entwicklungszeitfenster sind in einer Vielzahl von Studien gut erforscht. Beispielsweise können bei pränatalen Infektionen oder Drogenexposition, die während einer bestimmten Periode der fötalen Entwicklung auftreten, zu verheerenden permanenten Entwicklungsstörungen führen. Treten sie aber nur ein paar Tage früher oder später auf, haben sie keinen lang anhaltenden Einfluss. Solche *Effekte kritischer Perioden* können in einem Zeitraum von der Empfängnis bis zur Wachstumsperiode und darüber hinaus beobachtet werden. Tabelle 2 und 3 illustrieren einige Infektionen und Umweltbelastungen, auf die kritische

Perioden zuzutreffen scheinen. Die Hypothese „der fötalen Ursachen von Krankheiten im Erwachsenenalter“ ist natürlich nur ein Beispiel eines Modells einer kritischen Periode zur Erklärung von Krankheit im Erwachsenenalter. Konsistent zum Modell der kritischen Periodisierung können Infektionen, die im Kindesalter erlangt wurden, ungünstige Konsequenzen im weiteren Lebensverlauf zeitigen. Die Abhängigkeit des Bauchkrebs von nachteiligen sozialen Umständen im Kindesalter, bestätigt das Modell vermutlich ebenfalls.

Tabelle 2: Infektionen mit Altersabhängigkeit und gesundheitlichen Konsequenzen

Hepatitis B
TB
Polio
H Pylori
Epstein-Barr virus
Rheumatic heart disease
Chagas disease
Schistosomiasis
Congenital infections
Filariasis

Tabelle 3: Umweltexpositionen mit Altersabhängigkeit

Lead
Iodine deficiency
Indoor air pollution
Protein-energy malnutrition
Birth trauma

Eine Infektion mit *Helicobacter Pylori* in frühen Lebensjahren wird durch unvorteilhafte soziale Bedingungen begünstigt, die sich bei guten hygienischen Praktiken entschärfen. Als *H Pylori* noch unerkannt war oder die Infektion nicht diagnostiziert und behandelt wurde, konnte dies Jahrzehnte später zu Magenkrebs führen. In jüngerer Zeit haben wir gezeigt, dass die Anzahl der Geschwister einer Person – was sich ebenfalls auf das Risiko einer *H Pylori* Infektion im frühen Lebensalter auswirkt – verbunden ist mit dem Risiko von Magenkrebs (Hart & Davey Smith 2003). Das genaue Alter der Infektion mit *H Pylori* scheint verbunden zu sein mit bestimmten Krankheiten (*H Pylori* verursacht auch Magen- und Zwölffingerdarmgeschwüre), die aus anderen Infektionen resultieren; beispielsweise scheint eine sehr frühe Hepatitis B Infektion (die oft in Entwicklungsländern vorkommt) das Risiko zu erhöhen, viele Jahrzehnte später Leberkrebs zu entwickeln. Das Alter der Infektion mit dem menschlichen Papillomavirus durch ungeschützten Geschlechtsverkehr kann ebenfalls das Risiko beeinflussen später an Gebärmutterhalskrebs zu erkranken, und zwar genau in dem Alter, in dem eine Exposition gegenüber Blei die neuronale Entwicklung beeinflusst. Natürlich kann das letztliche Ergebnis von Belastungen, denen Personen in kritischen Perioden ausgesetzt sind, auch von Einflüssen im späteren Leben abhängen. Ein einfaches Beispiel ist, dass die auf die Ausrottung von *H Pylori* gerichtete antibiotische Behandlung das Risiko der Entwicklung von Magenkrebs dramatisch reduziert (Uemura et al. 2001), ebenso wie, dass ein geringes Geburtsgewicht schädlichere Konsequenzen zu haben scheint, wenn in späteren Lebensjahren Übergewicht vorliegt (Frankel et al. 1996).

Auch das Ausbleiben von Infektionen oder bestimmte „überhygienische“ Verhältnisse während einer kritischen Periode kann die spätere Gesundheit nachteilig beeinflussen. So ist vermutet worden, dass gerade ein solcher Mangel an Expositionen unter anderem das Risiko erhöht, an Asthma, Heuschnupfen, der Hodgkins Krankheit, dem Non-Hodgkin-Lymphom und Diabetes Typ 1 zu erkranken. Einige dieser Bedingungen zeigen einen inversen sozioökonomischen Gradienten (d.h. dass wohlhabendere Personen hier einem höheren Risiko ausgesetzt sind), was die Charakteristika der Exposition reflektieren könnte.

Das Auftreten einer Krankheit im späteren Verlauf des Lebens reflektiert den Einfluss von Faktoren in verschiedenen Lebensphasen, die von der Zeit vor der Geburt bis hin zum späten Erwachsenenalter reichen können. Sozioökonomische Ungleichheiten in Bezug auf diese Bedingungen spiegeln die sozialen Strukturen relevanter Expositionen im Lebenslauf wider. Das Wechselspiel zwischen der Akkumulation von Risiken und Belastungen in kritischen Perioden bei der Generierung gesundheitlicher Ungleichheiten variiert hinsichtlich der jeweils analysierten Gesundheitsindikatoren (Davey Smith, Gunnell & Ben-Shlomo 2000).

4 Gesundheitliche Ungleichheiten: allgemeine oder spezifische Erklärungen?

Ein Aspekt im Bereich gesundheitlicher Ungleichheiten, der meiner Meinung nach durch Ansätze der Lebenslaufforschung ans Licht gebracht worden ist, ist die Berücksichtigung des Ausmaßes, in dem Ungleichheiten 1) das Ergebnis eines allgemeinen, übergreifenden Prozesses sind oder 2) ob eine detaillierte Analyse jedes einzelnen Gesundheitsindikators, der zu allgemeinen gesundheitlichen Ungleichheiten beiträgt, erforderlich ist. Dies ist kein ausschließliches Problem für das Forschungsfeld „Health Inequalities“, sondern von allgemeiner Relevanz für die Epidemiologie. Ein einflussreicher Vertreter dessen, was als Perspektive einer

„allgemeinen Krankheitsanfälligkeit" im Kontext gesundheitlicher Ungleichheiten bezeichnet worden ist, war der amerikanische Epidemiologe John Cassel (1976), dessen klassische Arbeit „*The contribution of the social environment to host resistance*" ein Meilenstein in der Debatte auf diesem Feld ist. Cassel hat insbesondere zu stressbedingter Krankheit oder Sterblichkeit gearbeitet. Er schlussfolgerte, das es praktikabler wäre, die Resistenz gegenüber Stressfaktoren zu verstärken als Belastungen zu reduzieren und war der Meinung, dass eine geringe ätiologische Spezifität besteht, zwischen der „Wirtsresistenz" und den Gesundheitsoutcomes in bestimmten Settings zu trennen. Cassels Ideen wurden in der Sozialepidemiologie weitgehend begrüßt – insbesondere der Bezug zu sozioökonomischen Unterschieden in der Gesundheit (Berkman & Syme 1979; Marmot, Shipley & Rose 1984). Zur gleichen Zeit haben sich Wissenschaftler auf anderen Gebieten der öffentlichen Gesundheit und der Epidemiologie auf die Krankheitsanfälligkeit konzentriert. Die einflussreiche These von Thomas McKeown (1979) über die Bedeutung von besserer Ernährung für den Sterblichkeitsrückgang in Großbritannien während der zweiten Hälfte des 19. und 20. Jahrhunderts implizierte beispielsweise, dass eine schlechte Ernährung ein Faktor für viele Krankheiten ist. Entwicklungen der Körpergröße in Großbritannien in den vergangenen zwei Jahrhunderten wurden als Beweis angeführt, dass der Ernährungszustand, wie er sich in der Körpergröße abbildet, ein Motor der Veränderung der Sterblichkeit gewesen ist (Floud, Wachter & Gregory 1990; Johansson 1999).

Wir können die Relevanz allgemeiner Krankheitsanfälligkeit für gesundheitliche Ungleichheiten untersuchen, indem wir eine Reihe von einfachen Fragen beantworten: Haben gesundheitliche Ungleichheiten schon immer existiert? Zeigen alle derzeitigen Bevölkerungen allgemeine Muster gesundheitlicher Ungleichheit? Zeigen alle oder die meisten Gesundheitsindikatoren soziale Muster in gleicher Richtung und mit der gleichen Ausprägung von Zusammenhängen?

Die erste Frage ist einfach zu beantworten: Nein, gesundheitliche Ungleichheiten haben nicht immer in der Art existiert, wie es heute der Fall ist. Zum Beispiel hatten die wohlhabendsten Gruppen in Großbritannien vor 1750 – also die Aristokratie – eine ähnlich hohe Lebenserwartung und Kindersterblichkeit wie die Gesamtbevölkerung (Johansson 1999). Die Aristokraten hatten ohne Zweifel ein überaus privilegiertes Leben, aber das setzte sich nicht automatisch in ein längeres Leben für sie oder ihre Säuglinge um. Verschiedene Aspekte des aristokratischen Lebens hatten einen nachteiligen Effekt für die Gesundheit. So erhöhten insbesondere die ins Haus kommenden Diener und Händler, die mehr reisten und mehr Zeit in großen Menschenmengen verbrachten, das Risiko, Infektionserregern ausgesetzt zu sein. Vorstellungen über das, was die beste Ernährung sei, ermutigten eine frühe Säuglingsentwöhnung und einen frühen Fleischkonsum bei Kindern, wobei die feste Nahrung von den Ammen vorgekaut wurde. Es war üblich, dass arme Frauen in ihren eigenen Häusern als Säugammen von aristokratischen Kindern dienten. Was die Ernährung und den subjektiven sozialen Status betrifft, war die Aristokratie sehr privilegiert, aber dies verhinderte nicht, dass sie genauso häufig erkrankten – oder sogar öfter – als jene, die sich in weitaus weniger privilegierten sozialen Positionen befanden. Wie Sheila Ryan Johansson (1999) zeigte, waren Wissen und Macht nötig, um Wohlstand in Gesundheit zu konvertieren. Sobald die gesunden Lebensweisen erkannt und bekannt waren, konnten die sozial Bevorzugten es sich erlauben, sie auch zu praktizieren und begannen länger zu leben. Ein einfaches aber dramatisches Beispiel, wie etwa Wissen, Wohlstand und Macht die Gesundheit der Reichen begünstigen, bezieht sich auf die Todesfälle durch die Pest in der Mitte des 17. Jahrhunderts in Italien (Del Panta 1980). Abbildung 2 zeigt die Anzahl der Toten in wöchentlichen Intervallen in Genua in den Jahren 1656 und 1657. Die Daten stammten von Personen – meistens Witwen, die bezahlt wurden, um die Leichen der Toten zu untersuchen und offensichtliche Fälle von Pest zu berichten. Die Phase fehlender Daten während der Epidemie veranschaulicht die Tatsache, dass die Wohlhabenden – die für diese Datensammlung bezahlten – die Stadt verließen und so die Pest in der Zeit der Epidemie vermieden. Die weniger Wohlhabenden dagegen konnten es sich nicht leisten zu fliehen. Sobald Wissen in Handlung übersetzt werden konnte, um Krankheit durch Nutzung von materiellen Ressourcen zu vermeiden, begannen die Wohlhabenden ihre Gesundheit im Vergleich zu den (und manchmal auf Kosten der) Armen drastisch zu verbessern.

Abbildung 2: Sterbefälle in Genua aufgrund der Pest (1656-57)

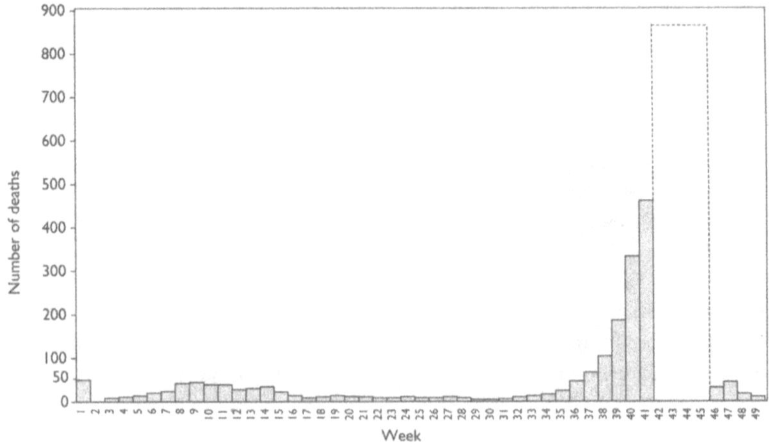

Die zweite Frage – ob gesundheitliche Ungleichheiten in gleicher Weise in allen gegenwärtigen Bevölkerungen existieren – ist ebenfalls zu verneinen. Während es in weit industrialisierten Gesellschaften im Allgemeinen einen starken Zusammenhang – beispielsweise zwischen Einkommen und allgemeiner Sterblichkeit – gibt, existieren auf globaler Ebene Ausnahmen. Innerhalb eines Landes wie z.B. Japan hatten Gegenden mit höherem Durchschnittseinkommen schlechtere Lebenserwartungsprofile bis zur Mitte des 20. Jahrhunderts (Mosk & Johansson 1986). Auch für noch nicht vollkommen industrialisierte Länder wurde gelegentlich das Fehlen eines raumsspezifischen Zusammenhangs zwischen sozioökonomischen Bedingungen und Gesundheit berichtet (Asthana 1995). Auf individueller Ebene gibt es wenige aussagekräftige Daten aus „Entwicklungsländern", aber eine neuere Studie aus Tansania beispielsweise zeigte keinen sozialen Gradienten in Bezug auf Durchfallerkrankungen bei Kindern, jedoch einen starken Gradienten in Bezug auf die Behandlungen, die die kranken Kinder erhielten (Schellenberg et al. 2003). Im Gegensatz zu übergreifenden Indikatoren der Gesundheit ist die Heterogenität im Hinblick auf die Richtung der Zusammenhänge bei spezifischen Ursachen von Krankheiten in unterschiedlichen Gesellschaften beträchtlich. Während also in der großen Mehrheit der Fälle ungünstige soziale Umstände mit schlechterer Gesundheit einhergehen und in der heutigen Welt Armut die bedeutendste Determinante von Krankheit ist, gibt es dennoch Ausnahmen.

Viele der Ausnahmen des gewohnten Musters eines schlechteren allgemeinen Gesundheitszustands bei den weniger Begünstigten reflektieren wahrscheinlich die nachteiligen Konsequenzen der Urbanisierung und Industrialisierung, zumindest in ihren Anfängen (Szreter 1997). Die britische Aristokratie im 17. und 18. Jahrhundert schaffte es, eine pseudo-urbane Umgebung in ihren eigenen Wohnungen herzustellen und litt unter der „urbanen Strafe" sogar ohne die Erfahrung der Slums oder der Klärgruben in sich entwickelnden Städten. In ähnlicher Weise können Menschen in städtischen Regionen in sich derzeit industrialisierenden Ländern über ein höheres Einkommen und über mehr Wohlstandsgüter (wie etwa Fernseher) verfügen als Menschen in ländlichen Gegenden, aber sie weisen dennoch einen schlechteren Gesundheitszustand auf. Dementsprechend kann in Bezug auf die Gesamtbevölkerung – wegen der Verbindung zwischen Urbanisierung und dem Zugang zu ökonomischen Ressourcen – ein höheres Einkommen mit schlechterer Gesundheit korrelieren. Die gesundheitlichen Konsequenzen der Urbanisierung sind größtenteils zurückzuführen auf die belastenden Bedingungen „verdichteter" Lebensbedingungen, was wiederum die Bedeutung unterschiedliche Expositionsmuster demonstriert.

Die dritte Frage bezieht sich auf die sozioökonomische Verteilung unterschiedlicher Krankheitsursachen. Die spezifischen Faktoren, die zur sozial ungleichen Verteilung bestimmter Krankheiten beitragen, wurden weniger detailliert untersucht als etwa die Gesamtsterblichkeit oder die Selbsteinschätzung der Gesundheit. Das reflektiert teilweise auch die Verfügbarkeit von Daten: Die meisten zur Dokumentation gesundheitlicher Ungleichheiten verwendeten Datenquellen enthalten keine detaillierten Informationen hinsichtlich zugrunde liegender sozialer Faktoren, potenzieller vermittelnder Variablen und spezifischen Gesundheitsoutcomes in hinreichend großen Populationen, um solche analytischen Verfahren zu ermöglichen (Hummer, Rogers & Eberstein 1998). Dennoch mag der Mangel an Aufmerksamkeit gegenüber ursachenspezifischen Analysen auch ein Ausdruck dessen sein, dass Forscher an einem „Modell genereller Krankheitsanfälligkeit" festhalten, das oben diskutiert wurde (Cassel 1976; Berkman & Syme 1979; Marmot, Shipley & Rose 1984; Najman & Congalton 1979; Pearce et al. 1983).

Verschiedene Prozesse sind postuliert worden, die zu erhöhter Krankheitsanfälligkeit bei sozial Benachteiligten führen könnten, z.B. psychosozialer Stress, schlechte Ernährung, unzureichende Bewältigungsressourcen und genetische Unterschiede (Valkonen 1987; Thurlow 1967; Najman 1980). Unzählige physiologische Faktoren wurden als potentielle Mechanismen für die erhöhte Krankheitsanfälligkeit diskutiert, vor allem im Rahmen des Stressparadigmas (Sterling & Eyer 1981; Totman 1987; Brunner 1997). Daten aus unterschiedlichen Quellen deuten darauf hin, dass das Argument der allgemeinen Krankheitsanfälligkeit mit der wahren Komplexität von sozioökonomischen Unterschieden in der Gesundheit kaum vereinbar ist. Werden einzelne Todesursachen im Zusammenhang mit der jeweiligen ökonomischen Position betrachtet, wird eine deutliche Heterogenität der Assoziation mit der sozioökonomischen Lage deutlich. In Abbildung 3 sind Daten über die Sterblichkeit an Krebs aus der Whitehall-Studie dargestellt, die einen ausgeprägten Gradienten in der Gesamtmortalität aufzeigen konnte. Für Gesamtkrebssterblichkeit hatten Beamte im einfachen Dienst (manuelle und einfache dienstleistende Tätigkeiten) ein 48% höheres Risiko als die Beamten im höheren Dienst (qualifizierte und leitende Verwaltungsbeamte). Dennoch unterscheiden sich die sozioökonomischen Muster der 13 untersuchten Krebsarten. So hatten Beamte im einfachen Dienst für sieben der Krebsarten ein höheres Sterblichkeitsrisiko, Beamte im höheren Dienst dagegen ein größeres Risiko für sechs. Ähnliche Ergebnisse hinsichtlich der Heterogenität von spezifischem Krebsrisiko im Verhältnis zur jeweiligen sozioökonomischen Position finden sich auch in anderen Studien (Faggiano et al. 1997; Fernandez & Borrell 1999).

Abbildung 3: Relative Risiken für Krebsmortalität nach Berufsstatus in der Whitehall Studie (relative Rate für niedrigen versus hohen Berufsstatus bei Beamten)

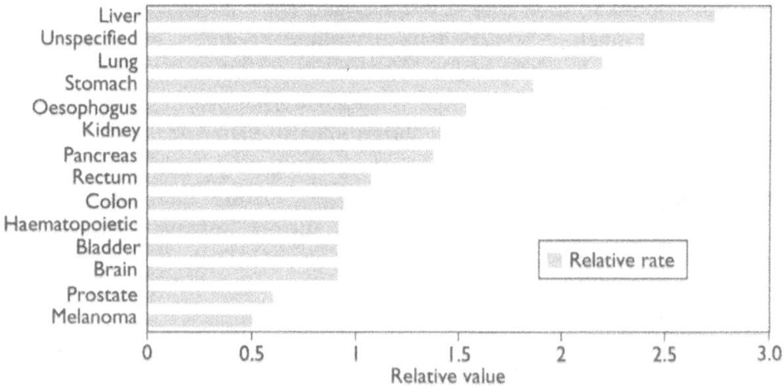

In der Tabelle 4 werden Daten für ein breiteres Spektrum von Todesursachen präsentiert, die im Rahmen eines Mortalitäts-Follow-ups aus der US MRFIT-Studie erhoben wurden. Es werden die relativen Risiken für die Mortalität nach Einkommens von $ 10,000 unterhalb des Medinas im jeweiligen Wohngebiet (zur Gebietseinteilung wurden Postleitzahlen verwendet) dargestellt. Bei einigen Todesursachen – beispielsweise AIDS, Mord, Atemwegerkrankungen, Diabetes und rheumatische Herzerkrankungen – gibt es deutliche Unterschiede einem um mehr als 1,5fach höherem relativen Risiko für Personen mit einem um $ 10.000 geringeren Einkommen gegenüber dem (nach Postleitzahlen abgegrenzten) regionalen Durchschnitt. Für andere Todesursachen – einschließlich solcher, die wesentlich zur Gesamtmortalität beitragen wie Herzinfarkt, Lungenkrebs und Schlaganfall – waren die relativen Risiken lediglich in einem Bereich zwischen 1.21-1.50. Bei einer großen Anzahl von Todesursachen – viele davon mit einem geringen Anteil an der Gesamtheitsmortalität – gab es schwache oder umgekehrte Gradienten zwischen Einkommen und Mortalitätsrisiko.

Für einige Outcomes, die ein steigendes Risiko bei günstigeren sozialen Verhältnissen zeigen, scheint der Grund einfach zu sein. So erhöht sich das Melanomrisiko durch Sonnenlichtbestrahlung, und die Beamten im höheren Dienst in den 60er und 70er Jahren des 20. Jahrhunderts dürften wahrscheinlich eher in der Lage gewesen sein, sich Sommerferien an Orten zu leisten, wo eine intensive Aussetzung durch Sonnenstrahlen öfter vorkommt als in Großbritannien. Daher hatten Beamte im höheren Dienst das doppelte Risiko, an Melanomen zu sterben. In der MRFIT-Studie ist es nicht verwunderlich, dass Leute aus den Gegenden mit höheren Einkommen eher bei Flugzeugunfällen starben – Flugtickets (und private Flugzeuge) sind relativ teuer. Bei einer großen Anzahl von Krebsarten zeigte sich eine Umkehrung des Gradienten oder gar kein Zusammenhang, wie bei Prostatakrebs, Brustkrebs und Lymphknotenerkrankungen; in diesen Fällen gibt es Anhaltspunkte, dass eine bessere Ernährung und besseres Wachstum in der Kindheit mit einem erhöhtem Risiko verbunden sind – bei größeren Menschen ist das Risiko ebenfalls erhöht (Gunnell et al. 2001). Menschen, die während ihres ganzen Lebens in besseren sozialen Verhältnissen leben, sind durchschnittlich größer, was sich auch in ihrem spezifischen Krebsrisiko widerspiegelt. Die deutliche Heterogenität in der Ausprägung und sogar der Richtung der Zusammenhänge zwischen sozioökonomischer Position und ursachenspezifischer Sterblichkeit lenkt die Aufmerksamkeit auf die Notwendigkeit von Erklärungsmodellen, die sowohl allgemeine als auch spezifische Gesundheitseffekte der sozioökonomischen Position in Betracht ziehen.

Tabelle 4: Proportionale Zunahme in der ursachenspezifischen Mortalität (relative Risiken = RR) pro $10,000 Abnahme im durchschnittlichen Einkommen des Wohngebiets (Postleitzahlen) bei US-amerikanischen Männern in der MRFIT-Studie

RR >1.50	**RR 1.21-1.50**	**RR 1.00-1.20**	**RR <1.00**
AIDS	Infection	Aortic aneurysm	Blood disease
Diabetes	CHD	Suicide	Motor neurone disease
Rheumatic heart disease	Stroke	Nervous system disease	Flying accidents
Heart failure	Cirrhosis	Oesophageal cancer	Lymphoma
COPD	Genitourinary disease	Stomach cancer	Hodgkin's disease
Pneumonia/ influenza	Symptoms/signs	Pancreatic cancer	Melanoma
Homicide	Accidents	Prostate cancer	Bone/connective tissue cancer
	Lung cancer	Bladder cancer	
	Liver cancer	Kidney cancer	
	Colorectal cancer	Brain cancer	
		Myeloma	
		Leukaemia	

Der Lebenslaufansatz als Erklärung gesundheitlicher Ungleichheit leistet einen wertvollen Beitrag zur Betrachtung genereller und spezifischer Krankheitsanfälligkeiten durch die Identifikation bestimmter Phasen im Lebensverlauf, in denen sozial ungleich verteilte Belastungen Ungleichheiten bei den jeweiligen Gesundheitsoutcomes bewirken. Es gibt Anhaltspunkte, dass sich die ätiologisch relevanten Perioden für diese Outcomes unterscheiden. Beispielsweise reflektiert Magenkrebs nachteilige soziale Verhältnisse, die zu Infektionen mit *H Pylori* führen; in ähnlicher Weise scheinen hämorrhagische Schlaganfälle insbesondere von Deprivationserfahrungen im frühen Leben abhängig zu sein (Hart & Davey Smith 2003). Einige nicht auf das Rauchen zurückzuführende Krebsarten wie Prostatakrebs, scheinen, wie oben bereits diskutiert, beeinflusst zu sein durch die Kalorienzufuhr und dem Wachstumsgrad in der Kindheit, während andere, wie etwa die Hodgkins Krankheit, gerade beeinflusst sein könnten vom Ausbleiben von Infektionen in der Kindheit; und für wiederum andere – wie Lungenkrebs – stellen Belastungen im Erwachsenenalter, in diesem Fall das Rauchen, den Schlüssel dar. Bei koronaren Herzkrankheiten und Brustkrebs scheinen Belastungen über den gesamten Lebensverlauf von Bedeutung zu sein, wobei selbst in diesen Fällen einige Lebensphasen eine größere Empfänglichkeit gegenüber solchen Belastungen aufweisen als andere. Im Fall von Herzinfarkt könnte beispielsweise die jeweilige intrauterine Umwelt eine Schlüsselperiode darstellen, während bei Brustkrebs die Periode zwischen der Pubertät und eigenem erstem Kind von besonderer Bedeutung sein könnte.

Wenn man die Ätiologie bestimmter Erkrankungen untersucht, ist es klar, dass sich die Perioden im Lebenslauf, in denen bestimmte Belastungen wirken, beträchtlich unterscheiden (Davey Smith, Gunnell & Ben-Shlomo 2000). Dies führt zu Unterschieden in der Richtung und der Stärke des Gradienten zwischen sozialer Position und Gesundheit. Dies alles geschieht jedoch vor einem Hintergrund, in dem die meisten Belastungen in der Umwelt, deren Schädlichkeit bekannt ist – oder die nach dem gesunden Menschenverstand dafür gehalten werden – sich mehr auf Menschen in benachteiligten sozialen Verhältnissen konzentrieren. Eine aktuelle Überblicksarbeit zeigt beispielsweise, dass gesundheitsgefährdende Abfälle, Luftverschmutzungen innerhalb von Räumen und im Freien, Wasserqualität, Lärmbelastungen, überdurchschnittliche Haushaltsgrößen und darauf beruhende verringerte Lebensqualität, Sicherheit in der Schule, Interaktionen zwischen Betreuern und Kindern in Kinderbetreuungseinrichtungen, Arbeitsumgebungen und Qualität von Nachbarschaften, deutliche soziale Gradienten aufweisen und so zur Produktion gesundheitlicher Ungleichheiten beitragen (Evans & Kantrowitz 2002). In diesem Sinne gibt es einen begründbaren generellen Zusammenhang zwischen ungünstiger sozialer Position und Gesundheit, ein Zusammenhang, der sich jedoch in sozialen Prozessen vollzieht, wodurch die Ausgebeuteten, Ausgeschlossenen und Unterdrückten das schlechteste von dem erhalten, was das Leben zu bieten hat. Die lebensrelevanten Ressourcen können sich bestimmte Gruppen und Menschen aneignen, weil sie die dafür geeignete ökonomische und soziale Macht besitzen.

5 Die Verinnerlichung sozialer Begünstigung und Benachteiligung über den Lebensverlauf

In den frühen Jahrzehnten des 19. Jahrhunderts war es offenkundig, dass Krankheit und Tod sich bei den ärmsten städtischen Bewohnern konzentrierten (Engels 1845; Thackray 1832; Wing 1837), so dass die erbärmliche physische Verfassung der Armen breit diskutiert wurde. Friedrich Engels (1845) zitierte einen gewissen Dr. Hawkins, der die Besucher Manchesters betroffen sah von der „Niedrigkeit der Statur, der Magerkeit und Blässe, die sich dem Blick üblicherweise präsentierten.“ Schon in London hatte Engels „blasse, schmächtige, schmalbrüstige, hohläugige Geister“ mit „schwachen, schlaffen Gesichtern, unfähig des geringsten aktiven Ausdrucks“ gesehen (Engels 1845). Die physischen Auswirkungen der Lebensbedingungen der Armen setzten früh im Lebenslauf ein; die weiblichen Fabrikarbeiterinnen arbeiteten im Fall einer Schwangerschaft bis zur Geburt (weil sie ansonsten ihren Lohn verloren hätten) und ihr Nachwuchs galt als schwächlich und kraftlos. Als Kinder teilten sie die kärgliche Ernährung ihrer Eltern, und „die Nahrung des Arbeiters, als solche bereits schwer verdaulich, ist vollkommen ungeeignet für junge Kinder, aber er hat weder Mittel noch Zeit, um seinen Kindern angemessenere Nahrung zu beschaffen. Darüber hinaus ist der Brauch, den Kindern Branntwein oder gar Opium zu geben, weit verbreitet, und diese beiden Einflüsse zusammen mit den übrigen, einer körperlichen Entwicklung abträglichen, Bedingungen verursachen die verschiedensten Erkrankungen der Verdauungsorgane, die lebenslange Spuren hinterlassen.“ (Engels 1845)

Diese Charakteristika – die sich in dem kleinen, dürren, blassen und körperlich degenerierten Fabrikarbeiter spiegeln – wurden als sozial verursacht betrachtet: durch lange Arbeitszeiten, heiße, feuchte, beengte, staubige Arbeitsumgebungen, sich wiederholende anstrengende Arbeiten, körperliche Misshandlungen durch Aufseher, karge Ernährung, Schlafmangel und zu wenig Sonnenlicht (Engels 1845; Thackray 1832; Wing 1837). Die daraus resultierende „schwächliche“ Konstitution erhöhte die Anfälligkeit für Krankheiten und Tod, und – in den Worten eines Chirurgen aus Leeds – „kein Jahr verging, ohne dass ich verschiedene Fälle sehen musste, bei denen Kinder im Begriff waren durch die Arbeit in der Fabrik sich zu Tode zu schinden.“ (Wing 1837)

Mit der Erhöhung des Lebensstandards seit Mitte des 19. Jahrhunderts (Feinstein 1998) ist die Aufmerksamkeit auf den schlechten körperlichen Zustand der Armen gesunken, auch wenn „Anklänge“ an die früheren Sichtweisen weiterhin zu vernehmen waren. In Reaktion auf den hohen Anteil von Männern, die im Burenkrieg für den Militärdienst als ungeeignet erachtet wurden, wurde zu Beginn des nachfolgenden Jahrhunderts, im Jahr 1903, das *Interdepartmental*

Committee on Physical Deterioration gegründet. Das Komitee berichtete, dass die physische Konstitution der britischen Arbeiter schwach war, obwohl es (im Gegensatz zur Deklaration des Komitees) keine Anzeichen für eine tatsächliche Verschlechterung gegeben haben soll.

Mit der wirtschaftlichen Depression der 1930er Jahre lässt sich ein deutliches Wiederaufleben des öffentlichen und akademischen Interesses an den Auswirkungen von Armut auf die Gesundheit verzeichnen. M'Gonigle und Kirby (1936) haben in ihrer bekannt gewordenen Untersuchung *Poverty and public health* ausführlich die stärkere Kleinwüchsigkeit, das geringere Gewicht, den größeren Zahnverfall, die größere Verbreitung von Rachitis und anderen Knochenkrankheiten, schlechtere Körperhaltungen und vermehrtes Schielen bei unzureichend ernährten Kindern aus armen Haushalten beschrieben. Nach Meinung der Autoren können „Kinder [...] anhaltende Entbehrungen und Defizite bei lebenswichtiger normaler Ernährung nicht unbeschadet überstehen." (M'Gonigle & Kirby 1936). Die sozialmedizinische Bewegung aus dieser Zeit befasste sich schwerpunktartig mit dieser Problematik. John Ryle, einer ihrer führenden Wissenschaftler, stellte fest: „Der Vergleich sozialer Klassen mit sozialen Klassen hinsichtlich Größe, Gewicht, klinischen Routineuntersuchen, Röntgenbildern, üblichen Erwerbsunfähigkeiten, Körperbehinderungen sowie mentale und somatische Gesundheitsdiagnostik [...] sollte uns vieles lehren." (Ryle 1947). Nicht zufällig betitelten die Initiatoren des berühmten *Peckham Health Centre* – ein Pionierprojekt einer integrierten Gesundheitsversorgung, heutzutage vielfach als ein wieder zu belebendes Modell gepriesen – ihr erstes Buch *Biologists in search of material* (Williamson & Pearse 1938).

Es ist auffällig, dass sich Diskussionen über Armut und Gesundheit im 19. und in der ersten Hälfte des 20. Jahrhunderts zumeist auf die Auswirkungen sozialer Benachteiligungen auf den Körperbau und auf die allgemeine Konstitution der Armen konzentrierten. Dabei war die Forschungsexplosion im Bereich gesundheitlicher Ungleichheit, die auf den 1980 veröffentlichten „Black Report" (DHSS 1980; Davey Smith, Bartley & Blane 1990; Graham 1998) folgte, kaum noch interessiert an solchen Differenzen einer makroskopischen Physiologie. Ein vorrangiges Interesse betraf nun das Ausmaß, in dem sozioökonomische Unterschiede bei den hauptsächlichen Todesursachen, wie z.B. KHK, in Bezug auf Unterschiede in den Verhaltensmustern wie Rauchen, Trinken und Bewegung und hinsichtlich konventioneller Risikofaktoren wie Blutdruck und Cholesterinwerte erklärbar sind (DHSS 1980). Entsprechende ätiologische Ansätze bezogen sich auf psychologische und psychosoziale Faktoren wie den Mangel an Kontrolle am Arbeitsplatz, Feindseligkeit, Depression, Mangel an sozialer Unterstützung auf der Individualebene (Hemingway & Marmot 1999) sowie soziale Ängstlichkeit innerhalb bestimmter Populationen (Wilkinson 1999). Insofern hierbei biologische Faktoren berücksichtigt wurden, betrafen diese in der Tendenz vor allem die Über- oder Unteraktivierung des Stresssystems und davon ausgehende Konsequenzen (Brunner 1997).

Warum aber war die Diskussion über gesundheitliche Ungleichheiten bisher an der Biologie gar nicht interessiert oder verfolgte einen stark begrenzten Blickwinkel hinsichtlich biologischer Faktoren? Eine Antwort auf diese Frage kann sich schon nach Sichtung der begrenzten Literatur ergeben, die überhaupt einen makro-biologischen Ansatz verfolgt. Diese Ansätze neigen dazu, sich auf genetische Erklärungen zu konzentrieren. Ein Beispiel ist die Arbeit von Lee Ellis, die eine fundamentale genetische Determination sozio-ökonomischer Differenzen in Größe, Geburtsgewicht, Gehirngröße, Intelligenz, Arbeitsmotivation, Drogenkonsum, Altruismus und schließlich Gesundheit postuliert (Ellis 1994). Dies klingt in der Tat nach dem Abspielen einer sehr alten Melodie: In den 1840er Jahren wurde die geringe Körpergröße und schwache Konstitution der in Minen arbeitenden Kindern auf Vererbung zurückgeführt (Kirby 1995). Die durch solches, auf Erbanlagen fixiertem Denken hervorgerufene Reaktion (die Ellis durchaus voraussah) ist auch durch die Resonanz bedingt, die der strenge Biologismus in den eugenischen Theorien erfahren hat und für deren Konsequenzen er somit in gewisser Weise mit verantwortlich gemacht wird.

Es existieren verschiedene Gründe, warum die Berücksichtigung biologischer Faktoren bei der Erklärung gesundheitlicher Ungleichheiten so eingeschränkt bleibt. Erstens die weithin geteilte Sichtweise, nach der etwas resistent gegenüber Wandel ist, wenn es biologisch determiniert ist. Zweitens herrscht die Meinung vor, dass eine angemessene Perspektive auf gesundheitliche Ungleichheiten in der Gesundheitsforschung allein auf Ansätze ausgerichtet sein sollte, die dazu dienen können, Ungleichheiten zu reduzieren und die Gesundheit der ressourcenschwachen Gruppen zu verbessern. Drittens gibt es sprachliche Ähnlichkeiten und konzeptionelle Irritationen zwischen sozialen Selektionsprozessen als Ursachen gesundheitlicher Ungleichheiten und der darwinistischen Sichtweise natürlicher Selektion. Die Konfluenz dieser Ideen wurde dabei verknüpft mit der verständlichen Abneigung gegenüber genetischen Ansätzen bei sozialen Problemen, um so die Berücksichtigung der biologischen Basis gesundheitlicher Ungleichheiten auf die Diskussion der unsichtbaren – und bequem metaphorischen – Funktionsweise der Stresssysteme zu beschränken.

Die Zurückweisung der als übermäßig biologisch betrachteten Ansätzen bei der Erklärung gesundheitlicher Ungleichheiten mag indes ungünstige Konsequenzen haben, wenn dies die Aufmerksamkeit auf Bereiche konzentriert, die tatsächlich wenig zur Generierung (und somit auch zur potentiellen Verbesserung) gesundheitlicher Ungleichheiten beitragen, und dabei gleichzeitig die wichtigeren sozial erzeugten (aber biologisch verkörperten) Aspekte des Lebens vernachlässigen, die Ungleichheiten verursachen. Der Biologe Steven Rose stellt in seinem Buch *Lifelines* die mehrstufige, historisch kontingente und hochgradig variable Natur biologischer Prozesse dar (Rose 1997). Einen ähnlichen Ansatz bei der Verursachung gesundheitlicher Ungleichheiten zu favorisieren, kann uns unter Umständen aus dieser Sackgasse eines unter- und übertriebenen Biologismus heraus helfen.

Ein entscheidender Schritt in diese Richtung wäre die Berücksichtigung von Zeit als zentrale Dimension. Gesundheit wird durch Zeit fundamental geprägt: Auf einem gegebenen absoluten Niveau des Lebensstandards sind die Mortalitätsraten heute wesentlich geringer als in den 1930er Jahren. Die Lebensbedingungen einer bestimmten Gesellschaft (und die der Individuen in dieser Gesellschaft) hängen entscheidend von historischen Umständen ab. Die individuelle Lebensbiographie (selbst wenn diese von ihrem sozialen Ort künstlich abstrahiert wird) entfaltet sich in der zeitlichen Entwicklung, wobei jeder Schritt einerseits partiell davon abhängt, was sich zuvor ereignet hat, und andererseits partiell durch die jeweils existierenden Bedingungen geprägt wird, die wiederum vom Individuum bereits inkorporiert wurden. Solche Ansätze der Lebenslaufforschung stehen im Einklang mit Modellen, die soziale Ungleichheiten als buchstäblich inkorporiert auffassen, als auf und in den Körper geschrieben. Zum Beispiel steht das soziale Umfeld während der Schwangerschaft in Verbindung zum fötalen Wachstum, das einen langfristigen Einfluss auf Krankheitsrisiken im Erwachsenenalter zu haben scheint. Die Geburt, die Ernährungsweise und Infektionen beeinflussen das Wachstum im frühen Säuglingsalter, welches wiederum die Körpergröße im Erwachsenenalter entscheidend beeinflusst. Sowohl die fötale Entwicklung als auch Umweltgefährdungen in Säuglingsalter und Kindheit beeinflussen die Entwicklung der Lungenfunktionen und so die Funktion der Atmungsorgane. Zudem beeinflussen spätere Gesundheitsrisiken wie Staub am Arbeitsplatz und Rauchen die Lungenkapazität. In der Kindheit erworbene Infektionen können chronisch werden – Personen können einen Infektionserreger ihr ganzes Leben lang in sich haben, wie beispielsweise bei einer *H Pylori-Infektion* in der Kindheit und damit einem höheren Risiko von Magengeschwüren und Magenkrebs unterliegen.

6 Epidemiologische Implikationen der Lebenslaufforschung

Der individualistische Fokus der Epidemiologie auf den Lebensstil und das physiologische Profil des Einzelnen ohne Berücksichtigung der jeweiligen sozialen Kontexten wurde an verschiedenen Stellen bereits ausführlich diskutiert (Diez-Roux 1998; Koopman & Lynch 1999; Krieger 1994; Davey Smith 2001). Ge-

genpositionen heben hervor, dass es weitere soziale Determinanten der Gesundheitsrisiken gibt, und dementsprechend Versuche, diese Risiken zu reduzieren, diese fundamentalen sozialen Determinanten berücksichtigen müssen. Andere wiederum widersprachen hier vehement (Rothman, Adami & Trichopoulos 1998). Die vielen Schwächen epidemiologischer Ansätze, die dem Ursache-Wirkungs-Zusammenhang von Belastungen und Erkrankungen innerhalb ihrer historischen, politischen und sozialen Kontexte nicht gerecht werden, sind überdeutlich und hinreichend problematisiert worden (Krieger 1994; Schwartz & Carpenter 1999; Pearce 1996). Möglicherweise aber weitaus weniger anerkannt ist, dass die Abstraktion solcher Zusammenhänge von ihren besonderen Kontexten zu ernsthaft irreführenden Schlussfolgerungen führen kann. Man denke beispielsweise an die umfangreiche Forschung zum Konsum von Vitamin C und dem Risiko von Herz- und Kreislaufkrankheiten. Der beobachtete deutliche inverse Zusammenhang zwischen der Plasma Vitamin C-Konzentration und dem KHK-Risiko (Khaw et al. 2001) konnte durch eine nachfolgende umfangreiche randomisierte, kontrollierte Studie (RCT) als unplausibel herausgestellt werden: Eine verabreichte Vitaminergänzung, die die Plasma Vitamin C-Konzentration substantiell erhöhte, beließ demnach die Fünfjahresmortalität schlicht unverändert (Hart Protection Study Collaborative Group 2002). In diesem Fall waren das Spektrum der Plasma Vitamin C-Konzentration in der Beobachtungsstudie und die durch die Ergänzung bewirkte Veränderung sehr ähnlich, obwohl die eigentlichen Ergebnisse der Beobachtungstudie und der randomisierten, kontrollierten Studie sehr verschieden ausfielen (siehe Abbildung 4) (Khaw et al. 2001; Hart Protection Study Collaborative Group 2002).

Inzwischen existiert eine Reihe von ähnlichen Beispielen, einschließlich der Hormonersatztherapie, der Vitamin E- und Beta-Carotin-Einnahme in Bezug auf koronare Herzkrankheiten. Was diese Beispiele gemeinsam haben ist, dass die Personengruppen, die durch diese Substanzen einen Schutzeffekt erzielen konnten, sich sehr stark von den Personen unterschieden, die diese Substanzen nicht eingenommen haben und zwar in zahlreiche Aspekten des Lebens. In einer Querschnittsstudie unter Frauen im mittleren Alter wurde die Vitamin C-Konzentration erhoben und es wurde festgestellt, dass Frauen mit höheren Vitamin C-Konzentrationen mit geringerer Wahrscheinlichkeit einen Vater mit niedrigem Berufsstatus hatten, weniger ihre Kindheit in einem Haushalt ohne Badezimmer und heißes Wasser verbrachten, weniger wahrscheinlich aus einer Familie ohne PKW stammten, seltener selbst einen geringen Bildungsabschluss erreicht hatten, seltener im Erwachsenenalter kein Auto besaßen, weniger häufig Raucherinnen waren, einen gemäßigten Alkoholkonsum angaben, in ihrer Freizeit sportliche Aktivitäten ausübten, eine fettarme Ernährung bevorzugten, seltener übergewichtig waren und zudem weit häufiger eine überdurchschnittliche Körpergröße aufwiesen (Lawlor 2003). Es wird auf Grund solcher Erkenntnisse deutlich, dass hier ein quer über den Lebenslauf wirkendes großes Spektrum konfundierender Faktoren einen offensichtlich schützenden Effekt der Vitamin C-Konzentration gegenüber koronaren Herzkrankheiten generiert, auch wenn kein kausaler Zusammenhang existiert.

Abbildung 4: Schätzwerte für die Effekte eines Anstiegs von 15.7 micromol/l Plasma Vitamin C-Konzentration auf die Fünf-Jahresmortalität nach koronaren Herzkrankheiten aus der epidemiologischen Beobachtungsstudie EPIC und der randomisierten, kontrollierten Heart Protection Study (Relative Risiken und 95% Konfidenzintervall)

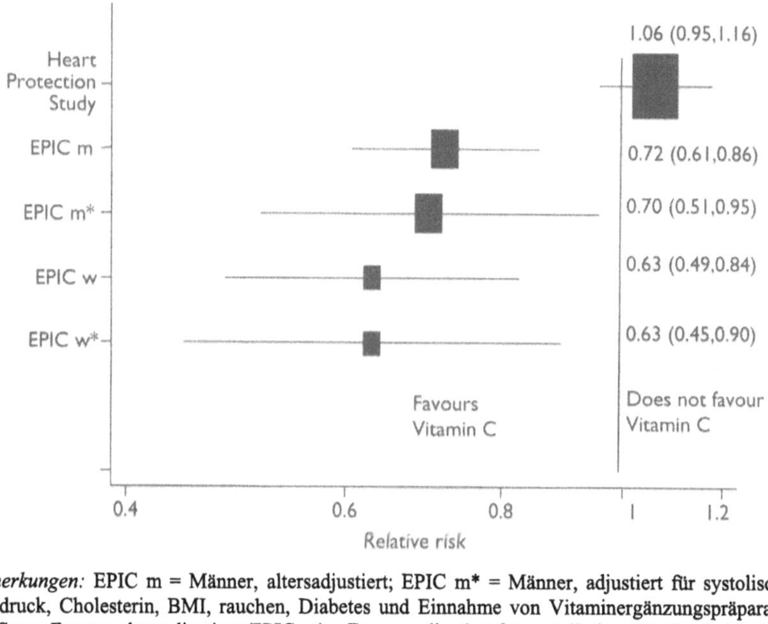

Anmerkungen: EPIC m = Männer, altersadjustiert; EPIC m* = Männer, adjustiert für systolischen Blutdruck, Cholesterin, BMI, rauchen, Diabetes und Einnahme von Vitaminergänzungspräparaten; EPIC w = Frauen, altersadjustiert; EPIC w* = Frauen, adjustiert für systolischen Blutdruck, Cholesterin, BMI, rauchen, Diabetes und Einnahme von Vitaminergänzungspräparaten

Die Vorstellung, dass solche Unterschiede in wenige potenzielle konfundierende Variablen zusammengefasst und in statistischen Analysen kontrolliert werden können, verfehlt die gesamte Komplexität der Ursachen sozialer und gesundheitlicher Ungleichheiten. Solche Auffassungen vernachlässigen darüber hinaus die begrenzte Leistungsfähigkeit statistischer Modelle, konfundierende Faktoren zu kontrollieren; gerade in Anbetracht der inhärenten Probleme von Messfehlern sowie der nicht erfassten konfundierenden Faktoren (Davey Smith & Phillips 1992). Es wäre erfreulich, wenn die Widerlegung von Beobachtungsstudien durch Evidenz aus randomisierten, kontrollierten Studien in diesen Bereichen zu einer kritischen Diskussion gerade solcher Ansätze führen würde, die immer wieder einzelne Elemente (die nahezu immer verhaltensbezogener, psychologischer oder therapeutischer Art sind) von der Komplexität individueller Lebensverläufe abstrahieren und diese auf sehr bestimmte gesundheitliche Resultate beziehen. Noch ist leider gängige Praxis, dass im Rahmen mancher schwacher Forschungsprogramme „Hilfshypothesen“ mobilisiert werden, um jeden scheinbaren „Fehler“ von Fall zu Fall erklären zu können.

7 Stress, psychosoziale Faktoren und gesundheitliche Ungleichheiten

Ein Großteil der aktuellen Forschung zu gesundheitlichen Ungleichheiten befasst sich mit den Einflüssen von Stress, Emotionen und anderer psychosozialer Faktoren (wie geringe soziale Unterstützung und geringe Kontrolle am Arbeitsplatz) auf die Gesundheit. Ich selbst begann meine Arbeit im Bereich gesundheitlicher Ungleichheiten auch mit Blick auf genau diese Faktoren. In einem Artikel, der vor vielen Jahren erschienen ist, hatte ich eine Polemik gegen Ansätze eingefügt, die den Einfluss von Stress vernachlässigen (Radical Statistics Health Groups 1987). Dennoch bleibt auch der heutige Diskussionsstand noch immer hinter einer überzeugenden Darlegung zurück, nach der psychosoziale Faktoren einen unabhängigen *direkten* ätiologischen Einfluss auf Krankheit haben. Psychosoziale Faktoren beeinflussen zwar allgemeine Belastungsstrukturen, denen Personen ausgesetzt sind und die die bekannte gesundheitsschädigende Wirkung haben. Dies ist jedoch nicht das, was mit der meisten Forschungsliteratur in diesem Feld verbunden wird, wenn psychosoziale Faktoren als direkte ätiologische Einflüsse betrachtet werden.

In einem jüngeren umfassenden Überblicksartikel diskutieren Linda Gallo und Karen Matthews (2003) Bedingungen, die erfüllt sein müssen, damit psychosoziale Faktoren tatsächlich als vermittelnde Variablen zwischen sozialen Verhältnissen und Gesundheit gelten können. Danach muss Forschung zeigen, dass:

- die soziale Position mit dem gesundheitlichen Status korreliert;
- die soziale Position mit psychosozialen Faktoren zusammenhängt;
- psychosoziale Faktoren mit Gesundheit korrelieren;

- wenn in einem alle Einzelfaktoren berücksichtigendem Design, sich die Beziehung zwischen sozialer Position und Gesundheit dann abschwächt, wenn die Effekte psychosozialer Faktoren berücksichtigt bzw. kontrolliert werden.

Was aber kann die Lebenslaufforschung zur dieser Fragestellung beitragen? Die erste Bedingung kann gewiss leicht erfüllt werden. Ansätze der Lebenslaufforschung betonen einheitlich, dass die jeweilige soziale Position im Lebenslauf mit dem Gesundheitsstatus korreliert. Der zweiten Bedingung wird ebenso entsprochen, gekoppelt mit der zusätzlichen Erkenntnis, nach der soziale Umstände in allen Lebensphasen mit einigen (aber nicht allen) psychosozialen Faktoren verbunden sind (Davey Smith, Ben-Shlomo & Lynch 2002). Die dritte Bedingung ist hingegen problematisch: Für diejenigen psychosozialen Faktoren, die die zweite Bedingung erfüllen, also mit der sozialen Positionierung korrelieren, ist es unwahrscheinlich, dass sie nicht mit dem Gesundheitsstatus zusammenhängen, selbst wenn sie keine kausale Rolle spielen. Eine Konfundierung durch soziale Hintergrundfaktoren und sozial ungleich verteilte Krankheitsursachen würde dazu führen, dass psychosoziale Faktoren mit den Krankheitsoutcomes assoziiert sind. Der Mangel eines überzeugenden Nachweises des kausalen Zusammenhangs zwischen psychosozialen Faktoren und dem Gesundheitsstatus lässt auch die Interpretation der vierten Bedingung problematisch werden. Die statistische Kontrolle psychosozialer Faktoren, die ihrerseits als Korrelate sozialer Positionierung auftreten, kann zwar den Zusammenhang zwischen sozialer Ungleichheit und Gesundheit abschwächen – dies aber auch dann, wenn diese Korrelate gar nicht die tatsächlichen Ursachen von Krankheit sind, was durch Abhängigkeit von spezifischen Messcharakteristika der im statistischen Modell verwendeten Variablen durchaus vorkommen kann (Phillips & Davey Smith 1991).

In der „West of Scotland Collaborative study" wurde ein Indikator für tägliche Stresserfahrungen (einschließlich arbeitsbezogene) eingesetzt, mit dem kein überzeugender Nachweis für den Zusammenhang zwischen Stress und KHK oder anderen Indikatoren des Gesundheitszustands erbracht werden konnte – obwohl ein Zusammenhang mit der häufigeren Einweisung in psychiatrische Krankenhäuser bestand, was aber darauf hindeutet, dass wirklich „Stress" gemessen wurde (Macleod et al. 2001, 2002). Wir haben dabei außerdem zeigen können, dass eine Konfundierung den Zusammenhang zwischen psychosozialen Faktoren und Gesundheit verzerren kann (Macleod et al. 2001) und dass ein Reporting Bias fälschliche Assoziationen erzeugt, indem beide Angaben über eine allgemeine Antworttendenz zur Hervorhebung der schlechten Seiten des Lebens beeinflusst werden (Macleod et al. 2002).

John Macleod und ich (2003) haben diesbezüglich weitere scheinbare Evidenzen des Beitrags psychosozialer Faktoren für gesundheitliche Ungleichheiten im Rahmen eines Reviews überprüft. Dabei haben wir die gegenwärtige Befundlage als nicht schlüssig eingeschätzt. Zudem haben wir versucht zu zeigen, dass eine Schwerpunktsetzung auf psychosoziale Faktoren dazu führen kann, die bekannten materiellen Ursachen gesundheitlicher Ungleichheiten zu unterschätzen. Obwohl viele (wenn auch keineswegs alle) Vertreter des psychosozialen Ansatzes die strukturellen und materiellen Determinanten von Stress betonen, behalten die bislang entwickelten und getesteten Interventionen generell eine stark individualistisch-verhaltensbezogene Ausrichtung. Ergänzende Studien im Paradigma der Lebenslaufforschung könnten hier behilflich sein, mehr Präzision in der Diskussion zu erzielen. Eine Konsequenz müsste dann sein, psychosoziale Stresserfahrungen in frühen und späteren Lebensphasen zu vergleichen, wobei sozial induzierte Belastungen als konfundierende Variablen im gesamten Lebenslauf vollständig Berücksichtigung erfahren müssten.

Ein Ansatz der Lebenslaufforschung würde zum Beispiel auch die Aufmerksamkeit auf die langfristigen Konsequenzen des sexuellen und nicht-sexuellen Missbrauchs in der Kindheit für die Gesundheit in der gesamten Biographie lenken. Derartig ausgerichtete Beiträge verweisen schon jetzt darauf, dass solche früh erfahrenen Misshandlungen mit einem schlechteren Gesundheitszustand im Erwachsenenalter korrelieren (Felitti et al. 1998). Dies unterstreicht den Einfluss von Missbrauch auf ein breites Spektrum gesundheitsschädlicher Verhaltensweisen, die sich von der Kindheit über die Adoleszenz bis hin in das Erwachsenenalter entwickeln (Ferrie et al. 1995). Die Verursachungsketten, die sich von den frühen Missbrauchserfahrungen über spätere Verhaltensdispositionen erstrecken und letztendlich zu gravierenden gesundheitlichen Folgen führen, können im Rahmen einer Lebenslaufsperspektive stärker Berücksichtigung finden.

Ein weiterer Aspekt, der mit Hilfe der Lebensverlaufsperspektive zielgenauer analysiert und verstanden werden kann, ist die Vorstellung, dass der soziale Gradient gesundheitlicher Ungleichheit, der sich über das gesamte sozioökonomische Spektrum erstreckt, nicht allein durch Unterschiede in den Lebensstandards im Erwachsenenalter erklärt werden kann. Deshalb wurde in der *Whitehall*-Studie argumentiert, dass der „Gradient in der Mortalität unter britischen Beamten, die nicht arm sind, für die Bedeutung psychosozialer Faktoren in Verbindung mit der Position in der Hierarchie spricht“ (Marmot & Bobak 2000) .Dieses Argument ignoriert jedoch die jeweiligen früheren Lebenserfahrungen der Beamten. Die hochrangigen Beamten stammen beispielsweise nahezu ausschließlich aus privilegierten Familienverhältnissen, während die Beamten im einfachen Dienst (die aber im gesamtgesellschaftlichen Kontext als „Mittelschicht“ zu klassifizieren sind) in vielen Fällen aus ärmeren Verhältnissen kommen. Die höherrangigen Beamten sind tatsächlich beträchtlich größer und haben ein wesentlich geringeres Sterberisiko aufgrund von Magenkrebs als die einfacheren Beamten, was wiederum auf günstigere Entwicklungsbedingungen in der Kindheit verweist (Davey Smith, Ben-Shlomo & Lynch 2002). Eine umfassende Untersuchung zur sozialen Herkunft der Beamten wurde etwa zur selben Zeit durchgeführt wie die *Whitehall*-Studie (Kelly 1980). Diese demonstrierte, dass etwa drei Viertel der Beamten in den gehobenen Laufbahnen Väter aus den höchsten Berufsklassen (social class I und II) hatten. Im Gegensatz dazu traf dies nur auf 34% der Beamten im einfachen Dienst und auf 23% der Beamten im mittleren Dienst zu. Im Kontrast dazu hatten die Beamten in den gehobenen Laufbahnen nahezu keine Väter, die an- oder ungelernte Arbeiter waren, während dies auf 15% der Beamten im mittleren Dienst und auf 22% der Beamten im einfachen Dienst zutraf. Nur einer von zehn Beamten im höheren Dienst hatte einen Vater mit Ausbildungsberuf, im Vergleich zu einem Drittel der Beamten im einfachen Dienst und nahezu 40% der Beamten im mittleren Dienst.

Es wird somit deutlich, dass sich auch die soziale Herkunft – und damit Lebens- und Sozialisationsbedingungen – unter Beamten unterschiedlicher Laufbahnen und Dienstgrade signifikant unterscheiden. Während sehr wenige der höheren Beamten in ihrer Kindheit Benachteiligungen erfuhren, dürfte dies jedoch auf einen weit höheren Anteil im einfachen und mittleren Dienst zutreffen. Viele Untersuchungen haben gezeigt, dass benachteiligende Lebensbedingungen in der Kindheit die Gesundheitsrisiken im Erwachsenenalter erhöhen; und zwar unabhängig von den späteren Lebensumständen (Paulton et al. 2002; Claussen, Davey Smith & Thelle 2003). Wenn also das gesamte soziale Bedingungsgefüge im Lebensverlauf berücksichtigt wird, kann der soziale Gradient in der Gesundheit als weniger mysteriös gelten und muss auch nicht mehr ausschließlich auf psychosoziale Einflüsse zurückgeführt werden.

8 Einkommensungleichheit, Sozialkapital und Gesundheit

Eine Vielzahl aktueller Forschungsbemühungen richtet sich auf den expliziten Beitrag sozialer Ungleichheiten – und hier insbesondere auf Einkommensungleichheiten – für das allgemeine Niveau der gesundheitlichen Lage der Bevölkerung. Richard Wilkinson (1996) und andere haben dabei immer wieder argumentiert, dass größere Einkommensungleichheiten in einem Land oder einer Region zu einer schlechteren allgemeinen Gesundheit führen. Andere Wissenschaftler gehen davon aus, dass dem verfügbaren sozialen Kapital eine Vermittlungsfunktion zwischen Einkommensungleichheit und bevölkerungsweiter Gesundheit zukommt. Der Begriff „Sozialkapital“ wurde dabei in sehr unterschiedlicher Weise verwendet (Woolcock & Narayan 2000; Muntaner, Lynch & Davey Smith 2001).

Eine Definition aber, die von einer Gruppe durchaus renomierter Sozial-Epidemiologen entwickelt wurde, charakterisiert soziales Kapital als „Bestandteile sozialer Integrationsprozesse, die partizipative Elemente, starke Reziprozitätsnormen (und die Orientierung daran) sowie ein hohes Maß des gegenseitigen Vertrauens beinhalten und damit Interdepenzbeziehungen zu allseitigem Nutzen ermöglichen." (Kawachi et al. 1997). Forschung, die in dieser Tradition steht, betont einheitlich die Bedeutung psychosozialer Faktoren als zentrale intermediäre Vermittlungsgrößen zwischen Einkommensungleichheiten und Gesundheit.

Empirische Erkenntnisse zum Zusammenhang von Einkommensdisparitäten und der gesundheitlichen Lage einer Population stammen vornehmlich aus internationalen und regionalen Vergleichsstudien, letztere insbesondere innerhalb der Bundesstaten der USA (Kaplan, Pamuk & Lynch 1996). Auf dieser Grundlage wurde bisher angenommen, dass Einkommensungleichheiten (die langen Latenzphasen zahlreicher chronischer Erkrankungen einmal vorausgesetzt, die manchmal Jahrzehnte benötigen, bevor sie in Krankheit oder Tod einmünden) als Marker für fehlgeschlagene oder mangelnde Investition in existierende menschliche Ressourcen angesehen werden müssen – wenn sie in einer Beziehung zur Sterblichkeit im Erwachsenenalter stehen. Aktuelle Studien zeigen jedoch, dass der Zusammenhang zwischen Einkommensungleichheiten und Mortalität in den US-Bundessaaten nahezu verschwindet, wenn für den Bildungsstatus (als näherungsweiser Indikator für sozioökonomischen Lebensbedingungen in der Kindheit) kontrolliert wird (Muller 2002).

Ein sehr ähnliches Bild ergibt sich dann, wenn internationale Vergleichsdaten verwendet werden. Richard Wilkinsons ursprüngliche Ergebnisse (1996) stellen sich als nicht robust heraus, wenn weitere Länder in die Analyse einbezogen werden (Lynch et al. 2001) (siehe Abbildung 5). Dies kann zeitliche Veränderungen innerhalb und zwischen den Ländern reflektieren und darauf hindeuten, dass die bloße Existenz von Einkommensungleichheiten kein stabiler Indikator für eine Investition in menschliche und soziale Ressourcen über den Lebenslauf bleibt. Auch unsere eigenen ländervergleichenden Untersuchungen zum Zusammenhang von Einkommensungleichheiten, verfügbarem Sozialkapital und Gesundheit (Lynch et al. 2001) konnten nicht bestätigen, dass das verfügbare soziale Kapital und andere psychosoziale Faktoren für die enorme Spannbreite gesundheitlicher Ungleichheiten zwischen Ländern verantwortlich sind. Tatsächlich weisen entsprechende empirische Zusammenhänge in die genau entgegen gesetzte Richtung: In Ländern, in denen Menschen nach der Selbstauskunft über ein hohes Maß an Kontrolle über ihr Leben verfügen – was im Allgemeinen als protektiver Faktor für koronare Herzkrankheiten angesehen wird (Marmot et al. 1997) –, wurden *höhere* Mortalitätsraten durch KHK nachgewiesen (Korrelation

Abbildung 5: Einkommensungleichheit und Lebenserwartung

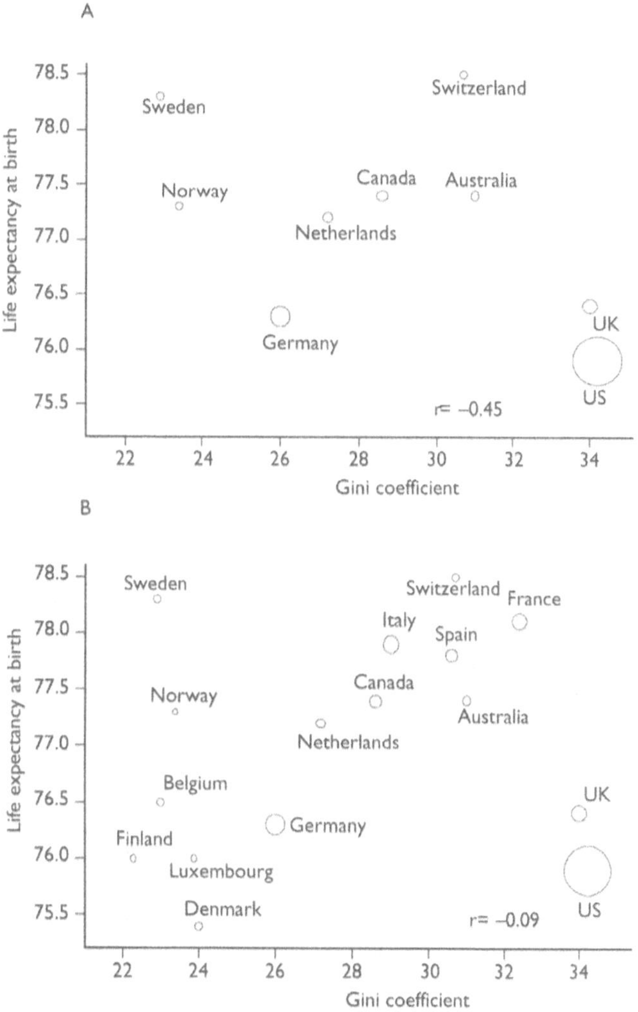

Anmerkungen: Die Kreise stellen die Größe der Bevölkerung dar.
A Für die gleichen neun Länder wie sie bei Wilkinson et al. (1996) dargestellt sind, aber aktualisiert mit Daten von 1989-91.
B Nach Aufnahme der weiteren sieben Länder, für die Daten zur Einkommensungleichheit aus der Luxembourg Income Study in der Periode 1989-91 vorliegen.

zwischen subjektiver Kontrolle und KHK-Mortalität 0.63, p=0.02). Ein höheres Maß an Einkommensungleichheit wird zwar in zahlreichen Analysen mit einer höheren Kindersterblichkeit in Zusammenhang gebracht. Dies ist aber kaum überraschend, da in dieser kurzen Lebensperiode kaum eine so große Komplexität von Mortalitätsursachen angenommen werden kann wie im späteren Erwachsenalter. Dafür scheint umso auffälliger, dass Einkommensungleichheiten in einer sehr deutlichen Beziehung zu einer *geringeren* Sterblichkeit im späten Erwachsenenalter stehen, was alles andere als einen akut mortalitätssteigernden Effekt von Einkommensungleichheit anzeigt.

Abbildung 6: Einkommensungleichheit (Gini-Koeffizient) und geschlechtsspezifische, alteradjustierte Gesamtsterblichkeit, USA (1968-98)

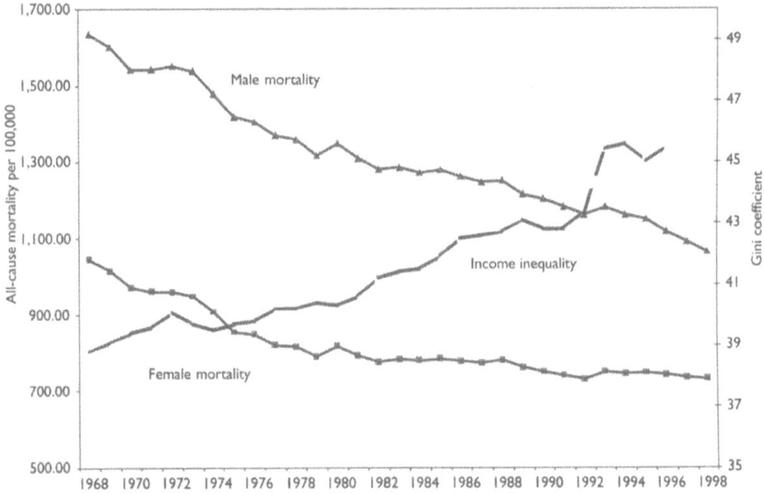

Zeitliche Vergleichsdaten konnten die Vermutung, dass Einkommensungleichheiten und soziales Kapital die Mortalität im Erwachsenenalter beeinflussen, ebenfalls konsistent nicht bestätigen. Abbildung 6 zeigt einen starken Rückgang der Männer- und Frauensterblichkeit genau in jener Periode, in der Einkommensunterschiede in den USA dramatisch zunahmen (Lynch & Davey Smith 2003). Analoge Daten, die diesen Trend bestätigen, liegen auch für Großbritannien vor (Lynch et al. 2000). Ergänzt wird dies durch Erkenntnisse zur Wahlbeteiligung, die von dem führenden Sozialkapitaltheoretiker Robert Putnam (2000) als einer der zentralen Indikatoren sozialen Kapitals verwendet wird. In den USA nahm die Wahlbeteiligung in den letzten zwei Jahrzehnten kontinuierlich ab, wohingegen – und dies der theoretischen Vorannahme diametral entgegengesetzt – auch die Gesamtsterblichkeit im gleichen Zeitraum sinkt.

Trotz beachtlicher Popularität erfahren psychosoziale Interpretationen der sozialstrukturellen Effekte auf die Gesundheit der Bevölkerung wenig Unterstützung durch die Empirie. Ein Ansatz, der die sozialen und ökonomischen Faktoren über den Lebensverlauf der Menschen berücksichtigt, könnte ein erfolgsversprechender Weg sein, um gesundheitliche Unterschiede in der Bevölkerung zu erklären. Obwohl derzeit noch wenige Daten zur Verfügung stehen, sind die vorhandenen Beweise dennoch viel versprechend. Zum Beispiel stimmen die Raten der Sterblichkeit aufgrund von Lungenkrebs über die Zeit gut mit den Muster des Rauchverhaltens der nachfolgenden Geburtskohorten überein (Strachan & Perry 1997). Zu ähnlichen Ergebnissen sind David Leon und ich (2000) gelangt, als wir ländervergleichend Mortalitätsraten im hohen Erwachsenenalter mit der Kindersterblichkeitsrate in der Zeit verglichen haben, in der jene geboren wurden. Wir fanden hier starke Zusammenhänge zwischen der Mortalität im späten Erwachsenenalter und Bedingungen, von denen bekannt ist, dass sie durch biographisch frühe Lebensbedingungen beeinflusst werden: Magenkrebs, Schlaganfall und Tuberkulose (siehe Abb. 7). Das bedeutet, dass bei einigen Todesursachen frühe Lebensumstände die unterschiedlichen Mortalitätsraten beeinflusst haben, selbst 70 Jahre nach der Erfahrung dieser Belastungen. Unter Bezug auf die Daten in Abbildung 7 wird so erklärbar, warum Russland, Japan und Chile aktuell hohe Mortalitätsraten, die durch Magenkrebs verursacht wurden, aufweisen. Es ist zwar schwierig Ähnlichkeiten zwischen diesen Ländern in Hinblick auf *gegenwärtige* Ausmaße spezieller Belastungen zu finden. Allerdings haben alle diese Länder hohe Kindersterblichkeitsraten (und somit vermutlich hohe Raten von kindlicher Diarrhöe und *H Pylori* Infektionen) in den frühen Jahrzehnten des 20. Jahrhunderts. Und genau dies spiegelt sich in den hohen Magenkrebs bedingten Mortalitätsraten am Ende des 20. Jahrhunderts wider.

Eine Lebenslaufperspektive auf die Gesundheit der Bevölkerung, die das Ausmaß untersucht indem Determinanten sozioökonomischer Unterschiede auf die Gesundheit innerhalb einzelner Länder in einer Beziehung stehen zu Unterschieden in der gesundheitlichen Lage zwischen Bevölkerungen und zu zeitlichen Veränderungen in Krankheitsraten – als eine Form der Triangulation – ist ein Bereich, der weiterer Forschung bedarf. Faktoren, die alle drei dieser wichtigen demographischen Muster der Gesundheit berücksichtigen, sind plausiblere ätiologische Ursachen, als Faktoren, die lediglich ein oder zwei berücksichtigen. Wie ich an anderer Stelle ausführlicher dargelegt habe (Davey Smith, Ben-Shlomo & Lynch 2002; Macleod 2003; Muntaner, Lynch & Davey Smith 2001; Lynch et al. 2001; Pearce & Davey Smith 2003), erfüllen die ätiologischen Konzepte psychosoziale Faktoren, Stress und Sozialkapital meiner Ansicht nach nicht diese Anforderungen.

Abbildung 7: Säuglingssterblichkeit (1921-23) im Vergleich zur Sterblichkeit an Magenkrebs (1991-93) bei Männern (65 bis 74 Jahre) in 27 Ländern

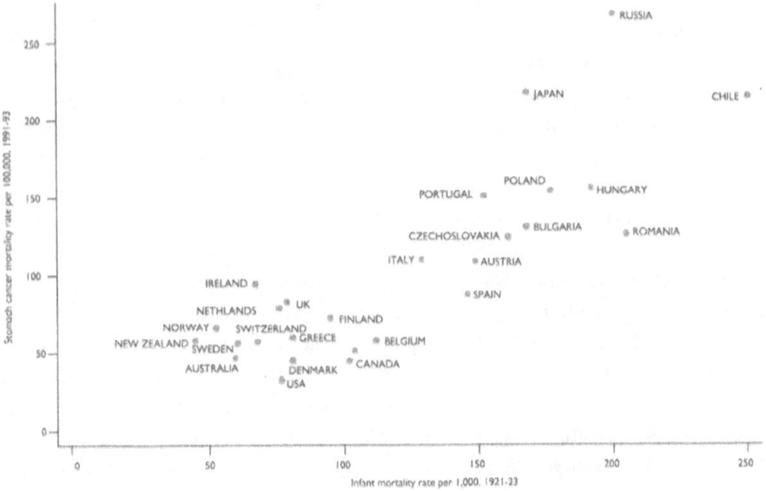

9 Zusammenfassung und Schlussfolgerungen

Als wir jüngst die Einflüsse des Lebenslaufs auf Ungleichheiten bei ausgewählten Gesundheitsproblemen untersuchten, hat sich heraus gestellt, dass die sozioökonomische Stellung in verschiedenen Phasen im Lebensverlauf bestimmte Bedingungen auf unterschiedliche Art und Weise beeinflussten (Davey Smith, Gunnell & Ben-Shlomo 2000). Zwei Erkrankungen – hamorrhagischer Schlaganfall und Magenkrebs – scheinen in spezieller Weise abhängig von frühen Lebensbedingungen zu sein, während andere – koronare Herzerkrankungen, chronische obstruktive Lungenerkrankungen, Brustkrebs und Selbstmord – vorrangig durch sozial ungleich verteilte Faktoren, die über den gesamten Lebenslauf wirken, beeinflusst waren. Einige Outcomes – beispielsweise die meisten Formen von gewaltsamem Tod oder Unfalltod sowie Lungenkrebs – scheinen am stärksten von sozial bedingten Faktoren im Erwachsenenalter determiniert zu sein. Deshalb gibt es keine eindeutige Antwort auf die von Yoav Ben-Shlomo und mir (1991) gestellte rhetorische Frage, ob Deprivation während der Kindheit oder im

Erwachsenenalter die wichtigere Determinante in Hinblick auf das Mortalitätsrisiko im Erwachsenenalter ist.

Es existiert nicht nur eine Differenz zwischen spezifischen, zu einem bestimmten Zeitpunkt vorliegenden Gesundheitsstörungen in Bezug auf biografisch früher oder später auftretenden Risikofaktoren, sondern auch die relative Bedeutung der Faktoren kann sich im Zeitverlauf ändern. Zum Beispiel wurde lange Zeit davon ausgegangen, dass Tuberkuloseerkrankungen und tuberkulosebedingte Sterblichkeit im Erwachsenenalter auf eine Infektion in der Kindheit zurück gehen (Davey Smith & Kuh 2001; Frost 1939; Springet 1952). Von daher wurden soziale Umstände im frühen Lebensalter als eine entscheidende Bedingung für das Tuberkuloserisiko Erwachsener betrachtet. Mit dem Aufkommen von HIV-Infektionen wird in vielen Gegenden die zentrale Ursache für die wieder ansteigende Tuberkuloserate im Erwachsenenalter für viele Menschen ein Phänomen des Erwachsenenalters sein: durch die Ansteckung mit HIV.

Die sich wandelnde Bedeutung von frühen bzw. späten Determinanten der Mortalität im Erwachsenalter lässt sich an den Mortalitätstrends der letzten 160 Jahre in Großbritannien nachvollziehen. Im Jahre 1934 zeigten Kermack und Kollegen (vgl. hierzu Davey Smith & Kuh 2001), dass die Sterblichkeit unabhängig von den konkreten Ursachen nach 1850 kohortenspezifisch zu sinken begann: Der Rückgang begann bei jungen Kindern, dann folgten junge Erwachsene und schließlich ältere Erwachsene. Die Mortalitätsraten verhielten sich so, als ob die Menschen, die um die Zeit nach 1850 Kinder waren, über ein besseres gesundheitliches „Potenzial" verfügten, das sie in frühen Lebensjahren aufgebaut hatten. Interessanterweise wiesen Kermack und Kollegen darauf hin, dass es unwahrscheinlich ist, dass diese Verbesserung der Mortalitätsraten auf eine intrauterine Entwicklung zurückzuführen ist, weil die Säuglingssterblichkeit bis zur Jahrhundertwende nicht gesunken ist. Deshalb haben sie ihre Daten dahingehend interpretiert, dass Ernährung und Gesundheit in der Kindheit die spätere Gesundheit bestimmt.

Über den Zeitraum von 1850 und 1930 scheint das Sterblichkeitsrisiko im Erwachsenenalter dementsprechend stark von der kindlichen Umwelt beeinflusst zu sein. Nach 1930 zeigte sich eine deutliche Unterbrechung der kohortenspezifischen Mortalitätstrends (Davey Smith & Kuh 2001; Kuh & Davey Smith 1993) als sich – anders als in der Zeit zwischen 1850 und 1930 – nunmehr alle altersspezifischen Mortalitätsraten gemeinsam geändert hatten. Das deutet darauf hin, dass umweltbedingte Faktoren im Erwachsenenalter zunehmend wichtiger geworden sind. Der Anstieg von Rauchern unter der britischen Bevölkerung ist ein offensichtliches Beispiel. Ein weiteres Beispiel ist die Einführung medizinischer Therapien, die die Mortalitätsrisiken beeinflusst haben und zu einer Veränderung in der Verteilung der Todesursachen geführt hat, so dass Krankheiten, die vorwiegend in der frühen Lebensphase verursacht werden (einschließlich Tuberkulose, Magenkrebs, rheumatische Herzerkrankungen und hamorrhagischer Schlaganfall) an Wichtigkeit verloren, während jene Todesursachen, die im Erwachsenenalter (einschließlich Lungenkrebs, Unfalltod und gewaltsamer Tod) bzw. im Lebensverlauf (einschließlich KHK, ischämischer Schlaganfall und Brustkrebs) verursacht werden, an relativer Bedeutung gewannen. Nach 1930 scheint mithin die Dominanz der Mortalitätsrisiken aus frühen Lebensphasen ersetzt zu werden durch Einflüsse des Erwachsenenalters.

Spezifische Muster von Belastungen im Lebensverlauf sind verknüpft mit spezifischen Krankheiten (Davey Smith, Gunnell & Ben-Shlomo 2000) und – wie weiter oben dargestellt – es spricht wenig dafür von einem einfachen Modell allgemeiner Krankheitsanfälligkeit auszugehen, das durch psychosozialen Stress, Ernährungsverhalten oder ähnlichen Faktoren verursacht wird. Ungleichheiten in der allgemeinen Gesundheit ergeben sich dadurch, dass die wichtigsten Todesursachen – zum Beispiel KHK, Schlaganfall, Lungenkrebs und Atemwegserkrankungen – tendenziell große sozioökonomische Unterschiede aufweisen. Die sozialen Prozesse, die jene Expositionen bündeln, die zu einem erhöhten Risiko für diese Erkrankungen bei bestimmten unterprivilegierten Gruppen führen, unterliegen deshalb Ungleichheiten im Gesamtgesundheitsstatus.

Die Sozialstruktur führt zu einer Clusterung – über die Zeit und bereichsübergreifend – von unzähligen negativen oder positiven Faktoren, die im Leben der Individuen begründet liegen. Darüber hinaus generiert die Koexistenz einer Reihe von Belastungen innerhalb einer Biografie größere Gesundheitsprobleme als man von einem bekannten Effekt einer einzelnen Belastung erwarten würde. Zum Beispiel generieren die Kombination beruflicher Belastung (Arsen oder Asbest) und Rauchen ein größeres Lungenkrebsrisiko als durch simple Addition der bekannten Einzeleffekte der Belastungen prognostiziert werden würde (Hertz-Picciotto et al. 1992; Erren, Jacobsen & Piekarski 1999). Diese „Synergieeffekte" der kombinierten Belastungen tragen zur schlechten Gesundheit der Menschen bei, die in mehrfacher Hinsicht Benachteiligungen in ihrem Leben erfahren.

Ein bemerkenswertes Phänomen, das oben bereits erwähnt wurde, ist die Neigung der häufigsten Todesursachen, die markantesten sozioökonomischen Gradienten aufzuweisen. Nachdem bestimmte Todesursachen im Verlauf des 20. Jahrhunderts bedeutsame gesundheitliche Probleme geworden sind, ist die Wahrscheinlichkeit, dass diese Todesursachen unter den am meisten Benachteiligten besonders häufig auftreten, stark angestiegen. Tabelle 5 präsentiert Daten über Lungenkrebs bei Männern zwischen 1931 und 1991. 1931, als Lungenkrebs lediglich 1% der Todesfälle verursachte, zeigte sich kein sozialer Gradient; 1991 hingegen ist ein markanter Gradient festzustellen: mit einer um 4,6-fachen Mortalitätsrate bei Männern mit einem niedrigen Berufsstatus (social class V) gegenüber Männern mit hohem Berufsstatus (social class I). Ein ähnliches Bild ergibt sich, wenn man die Klassendifferenzen während der Zeit des rasanten Anstiegs von koronaren Herzkrankheiten als Todesursache betrachtet. Dies ist teilweise ein Resultat von eher günstigen sozialen Umständen, die Menschen dazu befähigen, bekannte schädliche Belastungen zu meiden. Der Einfluss dieser Belastungen wird auf der anderen Seite vor dem Hintergrund von weniger vermeidbaren Belastungen erfahren (zum Beispiel geringes Wachstum, schlechte Gesundheit und schlechte Entwicklung im Säuglingsalter und in der Kindheit), die die übergreifenden Muster von Krankheit determinieren. Es muss in diesem Zusammenhang erwähnt werden, dass selbst Lungenkrebs – eine Krankheit, für die ein besonders bedeutender Risikofaktor im Erwachsenenalter nachgewiesen werden kann – soziodemographische Differenzen aufweist, die nicht auf das Rauchen zurückgeführt werden können (Hart et al. 2001).

Tabelle 5: Sterblichkeit nach Lungenkrebs, 1931-91: sozioökonomische Unterschiede (social class based on occupation) und der Beitrag zur Gesamtmortalität bei erwachsenen Männern (relative Raten)

	Social class						**% all**
	I	**II**	**IIIN**	**IIIM**	**IV**	**V**	**deaths**
1931	1.07	0.96	1.01		0.91	1.12	1.0
1951	0.81	0.82	1.07		0.91	1.18	7.8
1971	0.53	0.68	0.84	1.18	1.23	1.43	11.7
1991	0.45	0.61	0.87	1.38	1.32	2.06	9.9

Während die Krankheitsanfälligkeit als universelles biologisches Phänomen gesundheitlichen Ungleichheiten nicht zu Grunde zu liegen scheint, ist es mit Sicherheit möglich, soziale Prozesse zu identifizieren, die dazu führen, dass negative Expositionen bei den sozial benachteiligten Personen von der Geburt bis zum Tod kumulieren. Der individuelle menschliche Körper in unterschiedlichen sozialen Lagen spiegelt die sozialen Erfahrungen wider, in denen er sich entwickelt hat. Die sozialstrukturierten ernährungs- und gesundheitsbezogenen Praktiken sowie die ökologischen Erfahrungen der Eltern und der betreffenden Individuen beeinflussen beispielsweise Geburtsgewicht, Größe, Gewicht und Lungenfunktion, die wiederum wichtige Indikatoren für den zukünftigen Gesundheitszustand sind. Diese biologischen Aspekte des Körpers (und die Geschichte des Körpers) sollten eher als sedimentierte soziale Beziehungen betrachtet werden, denn als „a-soziale“ Erklärungen gesundheitlicher Ungleichheiten, die, einmal akzeptiert, das Soziale aus den Betrachtungen ausschließen (Najman & Davey Smith 2000). Der Lebenslauf-Ansatz zur Erklärung gesundheitlicher Ungleichheiten versteht das Physische und das Soziale als wechselseitig konstitutiv, denn

Aspekte der Körperlichkeit können soziale Entwicklungsverläufe in gleicher Weise beeinflussen wie soziale Erfahrungen verkörperlicht werden. Die Mechanismen zu begreifen, wie sich das Soziale in Biologisches transformiert – und umgekehrt, das Biologische Teil der sozialen Welt wird – muss ein zentrales Motiv auf einer Agenda sein, die darauf abzielt besser zu verstehen, wie gesundheitliche Ungleichheiten entstehen und wie sie reduziert werden können.

Übersetzt aus dem Englischen von Jürgen Gerdes, Ullrich Bauer, Uwe H. Bittlingmayer & Matthias Richter

Literatur

Asthana S (1995). Variations in poverty and health between slum settlements: contradictory findings from Visakhapatnam, India. Social Science and Medicine 40: 177-88.

Barker DJP, Osmond C (1986). Infant mortality, childhood nutrition and Ischaemic heart disease in England and Wales. Lancet i: 1077-81.

Barker DJP, Osmond C, Winter PD, Margetts B, Simmonds SJ (1989). Weight in infancy and death from Ischaemic heart disease. Lancet ii: 577-80.

Barker DJP, Forsen T, Uutela A, Osmond C, Eriksson JG (2001). Size at birth and resilience to the effects of poor living conditions in adult life: longitudinal study. BMJ 323: 1273.

Ben-Shlomo Y, Davey Smith G (1991). Deprivation in infancy or in adult life: which is more important for mortality risk? Lancet 337: 530-4.

Ben-Shlomo Y, Kuh D (2002). A life course approach to chronic disease epidemiology: conceptual models, empirical challenges and interdisciplinary perspectives. International Journal of Epidemiology 31: 285-93.

Berkman LF, Syme SL (1979). Social networks, host resistance and mortality: a nine-year follow-up study of Alameda County residents. American Journal of Epidemiology 109: 186-204.

Brunner E (1997). Stress and the biology of inequality. BMJ 314: 1472-6.

Cassel J (1976). The contribution of the social environment to host resistance. American Journal of Epidemiology 104: 107-23.

Ciocco A, Klein H, Palmer CE (1941). Child health and the selective service physical standards. Public Health Reports 56: 2365-75.

Claussen B, Davey Smith G, Thelle D (2003). Impact of childhood and adulthood socioeconomic position on cause specific mortality: the Oslo Mortality Study. Journal of Epidemiology and Community Health 57: 40-5.

Davey Smith G (2001). Reflections on the limitations of epidemiology. Journal of Clinical Epidemiology 54: 325-31.

Davey Smith G, Phillips AW (1992). Confounding epidemiological studies: why „independent" effects may not be all they seem. BMJ 305: 757-9.

Davey Smith G, Kuh D (2001). William Ogilvy Kermack and the childhood origins of adult health and disease. International Journal of Epidemiology 30: 696-703.

Davey Smith G, Bartley M, Blane D (1990). The Black report on socio-economic inequalities in health 10 years on. BMJ 301: 373-7.

Davey Smith G, Gunnell D, Ben-Shlomo Y (2000). Life-course approaches to socio-economic differentials in cause-specific adult mortality. In: Leon D, Poverty WG, eds. inequality and health, Oxford: Oxford University Press: 88-124.

Davey Smith G, Ben-Shlomo Y, Lynch J (2002). Life course approaches to inequalities in coronary heart disease risk. In: Stansfeld SA, Marmot MG, eds. Stress and the heart, London: BMJ Books.

Del Panta L (1980). Le epidemie nella storia demografica italiana (secoli xiv-xix), Torino: Loescher Editore.

DHSS (Department of Health and Social Security) (1980). Inequalities in health: Report of a research working group, London: DHSS.

Diez-Roux AV (1998). Bringing context back into epidemiology: variables and fallacies in multilevel analysis. American Journal of Public Health 88: 216-22.

Ellis L (1994). Relationships between height, health and social status (plus birth weight, mental health, intelligence, brain size, and fertility): a broad theoretical integration. In: Ellis L, ed. Social stratification and socioeconomic inequality volume 2: Reproductive and interpersonal aspects of dominance and status, Westport CT: Praeger.

Engels F (1845). The condition of the working class in England in 1844, Harmondsworth: Penguin.

Erren TC, Jacobsen M, Piekarski C (1999). Synergy between asbestos and smoking on lung cancer risks. Epidemiology 10: 405-11.

Evans GW, Kantrowitz E (2002). Socioeconomic status and health: the potential role of environmental risk exposure. Annual Review of Public Health 23: 303-31.

Faggiano F, Partanen T, Kogevinas M, Boffetta P (1997). Socioeconomic differences in cancer incidence and mortality. In: Kogevinas M, Pearce N, Susser M, Boffeta P, eds. Social inequalities in cancer. IARC Scientific Publications No 138, Lyon: IARC 65-176.

Feinstein CH (1998). Pessimism perpetuated: real wages and the standard of living in Britain during and after the Industrial Revolution. Journal of Economic History 58: 625-58.

Felitti VJ, Anda RF, Nordenberg D, Williamson DF, Spitz AM, Edwards, Koss MP, Marks JS (1998). Relationship of childhood abuse and household dysfunction to many of the leading causes of death in adults. American Journal of Preventive Medicine 14: 245-58.

Fernandez E, Borrell C (1999). Cancer mortality by educational level in the city of Barcelona. British Journal of Cancer 79: 684-9.

Ferrie JE, Shipley MJ, Marmot MG, Stansfeld S, Davey Smith G (1995). Health effects of anticipation of job change and non-employment: longitudinal data from the Whitehall II study. BMJ 311: 1264-9.

Floud R, Wachter K, Gregory A (1990). Height, health and history: Nutritional status in the United Kingdom 1750-1980, Cambridge: Cambridge Univ. Pr.

Forsdahl A (1973). Momenter til belysning ar den høye dødelighet; Finnmark Fylke Tidsskr Nor Lœgeforen 93: 661-7. (Translated as Forsdahl A [2002] Observations throwing light on the high mortality in the county of Finnmark. Is the high mortality today a late effect of very poor living conditions in childhood and adolescence? International Journal of Epidemiology 31: 302-8.)

Forsdahl A (1977). Are poor living conditions in childhood and adolescence an important risk factor for arteriosclerotic heart disease? British Journal of Preventive and Social Medicine 31: 91-5.

Forsdahl A (1978). Living conditions in childhood and subsequent development of risk factors for arteriosclerotic heart disease. Journal of Epidemiology and Community Health 32: 34-7.

Forsdahl A, Salmi H, Forsdahl F (1974). Finskættede i Sør-Varanger kommune II. Tidsskrift for den Norske Lægeforening 94: 1565-72.

Forsen T, Eriksson J, Tuomilehto J, Reunanen A, Osmond C, Barker D (2000). The fetal and childhood growth of persons who develop type 2 diabetes. Annals of Internal Medicine 133: 176-82.

Frankel S, Elwood P, Sweetnam P, Yarnell J, Davey Smith G (1996). Birthweight, body-mass index in middle age, and incident coronary heart disease. Lancet 348: 1478-80.

Frost WH (1939). The age selection of mortality from tuberculosis in successive decades. American Journal of Hygiene 30: 91-6.

Gallo LC, Matthews KA (2003). Understanding the association between socio-economic status and physical health: do negative emotions play a role? Psychological Bulletin 129: 10-51.

Graham H (1998). Observations on the UK experience of promoting research on inequality in health. In: Arve-Pares B, ed. Promoting research on inequality in health, Stockholm: Swedish Council for Social Research.

Gunnell D, Okasha M, Davey Smith G, Oliver SE, Sandhu J, Holly JMP (2001). Height, leg length and cancer risk: a systematic review. Epidemiologic Reviews 23: 313-42.

Gutensohn N, Cole P (1981). Childhood social environment and Hodgkins Disease. New England Journal of Medicine 394 No 3: 135-40.

Hart CL, Davey Smith G (2003). Relation between number of siblings and adult mortality and stroke risk: 25 year follow up of men in the Collaborative study. Journal of Epidemiology and Community Health 57: 385-91.

Hart CL, Hole DJ, Gillis CR, Davey Smith G, Watt GCH (2001). Social class differences in lung cancer mortality: risk factor explanations using two Scottish cohort studies. International Journal of Epidemiology 30: 268-74.

Heart Protection Study Collaborative Group (2002). MRC/BHF Heart Protection Study of antioxidant vitamin supplementation in 20,536 high-risk individuals: a randomised placebo-controlled trial. Lancet 360: 23-33.

Hemingway H, Marmot MG (1999). Psychosocial factors in the aetiology and prognosis of coronary heart disease: systematic review of prospective cohort studies. BMJ 318: 1460-7.

Hertz-Picciotto I, Smith AH, Holtzman D, Lipsett M, Alexeeff G (1992). Synergism between occupational arsenic exposure and smoking in the induction of lung cancer. Epidemiology 3: 23-31.

Hummer RA, Rogers RG, Eberstein IW (1998). Sociodemographic differentials in adult mortality: a review of analytical approaches. Population and Development Review 24: 553-78.

Johansson SR. (1999). Death and the doctors: Medicine and elite mortality in Britain from 1500 to 1800. Cambridge Group for the History of Population and Social Structure Working Paper Series No 7, Cambridge: Cambridge Univ. Pr.

Kaplan GA, Pamuk ER, Lynch JW et al. (1996). Inequality in income and mortality in the United States: analysis of mortality and potential pathways. BMJ 312: 999-1003.

Kawachi I, Kennedy BP, Lochner K, Prothrow-Stith D (1997). Social capital, income inequality, and mortality. American Journal of Public Health 87: 1491-8.

Kelly MP (1980). White-collar proletariat: The industrial behaviour of British civil servants, London: Routledge and Kegan Hall.

Kermack WO, McKendrick AG, McKinlay PL (1934). Death rates in Great Britain and Sweden: some general regularities and their significance. Lancet 226: 698-703. (Reprinted in the International Journal of Epidemiology 2001 30: 678-83.)

Khaw K-T, Bingham S, Welch A, Luben R, Wareham N, Oakes S, Day N (2001). Relation between plasma ascorbic acid and mortality in men and women in EPIC-Norfolk prospective study: a prospective population study. Lancet 357: 657-63.

Kirby P (1995). Causes of short stature among coal-mining children 1823-1850. Economic Historical Review 48: 687-99.

Koopman JS, Lynch JW (1999). Individual causal models and population system models in epidemiology. American Journal of Public Health 89: 1170-4.

Krieger N (1994). Epidemiology and the web of causation: has anyone seen the spider? Social Science and Medicine 39: 887-903.

Kuh D, Ben-Shlomo Y, eds. (1997). A life course approach to chronic disease epidemiology, Oxford: Oxford Univ. Pr.

Kuh D, Davey Smith G (1993). When is mortality risk determined? Historical insights into a current debate. Social History of Medicine 6: 101-23.

Kuh D, Hardy R, Langenberg C, Richards M, Wadsworth MEJ (2002). Mortality in adults aged 26-54 years related to socioeconomic conditions in childhood and adulthood: post war birth cohort study. BMJ 325: 1076-80.

Leon D, Davey Smith G (2000). Infant mortality, stomach cancer, stroke, and coronary heart disease: ecological analysis. BMJ 320: 1705-6.

Lynch J, Davey Smith G (2003). Rates and states: reflections on the health of nations. International Journal of Epidemiology. 32: 663-670.

Lynch J, Davey Smith G, Kaplan G, House J (2000). Income inequality and mortality: importance to health of individual income, psychosocial environment, or material conditions. BMJ 320: 1200-4.

Lynch J, Davey Smith G, Hillemeier M, Shaw M, Raghunathan T, Kaplan G (2001). Income inequality, the psychosocial environment, and health: comparisons of wealthy nations. Lancet 358: 194-200.

MGonigle GCM, Kirby J (1936). Poverty and public health, London: Victor Gollancz.

Macleod J, Davey Smith G (2003). Psychosocial factors and public health: a suitable case for treatment? Journal of Epidemiology and Community Health 57: 565-70.

MacLeod J, Davey Smith G, Heslop P, Metcalfe C, Carroll D, Hart C (2001). Are the effects of psychosocial exposures attributable to confounding? Evidence from a prospective observational study on psychological stress and mortality. Journal of Epidemiology and Community Health 55: 878-84.

Macleod J, Davey Smith G, Heslop P, Metcalfe C, Carroll D, Hart C (2002). Psychological stress and cardiovascular disease: empirical demonstration of bias in a prospective observational study of Scottish men. BMJ 324: 1247-51.

Marmot M, Bobak M (2000). International comparators and poverty and health in Europe. BMJ 321: 1124-8.

Marmot MG, Shipley MJ, Rose G (1984). Inequalities in death – specific explanations of a general pattern? Lancet i: 1003-6.

Marmot MG, Bosma H, Hemingway H, Brunner E, Stansfeld S (1997). Contribution of job control and other risk factors to social variations in coronary heart disease incidence. Lancet 350: 235-9.

McKeown T (1979). The role of medicine, Oxford: Blackwell.

Mosk C, Johansson S (1986). Income and mortality. Population and Development Review 414-40.

Muller A (2002). Education, income inequality and mortality: a multiple regression analysis. BMJ 324: 23-5.

Muntaner C, Lynch J, Davey Smith G (2001). Social capital, disorganised communities, and the third way: understanding the retreat from structural inequalities in epidemiology and public health. International Journal of Health Services 31: 213-37.

Najman JM (1980). Theories of disease causation and the concept of general susceptibility: a review. Social Science and Medicine 14A: 231-7.

Najman JM, Congalton AA (1979). Australian occupational mortality, 1965-1967: cause specific or general susceptibility? Sociology of Health and Illness 1: 158-76.

Najman JM, Davey Smith G (2000). The embodiment of social class and health inequalities policies in Australia. Australian and New Zealand Journal of Public Health 24: 3-4.

Paulton R, Caspi A, Milne BJ et al. (2002). Association between childrens experience of socioeconomic disadvantage and adult health: a lifecourse study. Lancet 360: 1640-5.

Pearce N (1996). Traditional epidemiology, modern epidemiology, and public health. American Journal of Public Health 86: 678-83.

Pearce N, Davey Smith G (2003). Is social capital the key to inequalities in health? American Journal of Public Health 93: 122-9.

Pearce NE, Davis PB, Smith AH, Foster FH (1983). Mortality and social class in New Zealand II: male mortality by major disease groupings. New Zealand Medical Journal 96: 711-16.

Phillips A, Davey Smith G (1991). How independent are „independent“ effects? Relative risk estimation when correlated exposures are measured imprecisely. Journal of Clinical Epidemiology 44: 1223-31.

Power C, Matthews S (1997). Origins of health inequalities in a national population sample. Lancet 350: 1584-9.

Power C, Manor O, Fox AJ (1991). Health and class: The early years, London: Chapman Hall.
Power C, Matthews S, Manor O (1998). Inequalities in self-rated health: explanations from different stages of life. Lancet 351: 1009-14.
Power C, Manor O, Matthews S (1999). The duration and timing of exposure: effects of socioeconomic environment on adult health. American Journal of Public Health 89: 1059-65.
Putnam RD (2000). Bowling alone, New York NY: Simon and Schuster.
Radical Statistics Health Group (1987). Health education; blaming the victim? In: Facing the figures, London: Radical Statistics Health Group: 155-64.
Rose S (1997). Lifelines, Harmondsworth: Penguin.
Rothman KJ, Adami HO, Trichopoulos D (1998). Should the mission of epidemiology include the eradication of poverty? Lancet 352: 810-13.
Ryle J (1947). The meaning of the normal. Lancet i: 1-5.
Schellenberg JA, Victora CG, Mushi A, de Savigny D, Schellenberg D, Mshinda H, Bryce J (2003). Inequities among the very poor: health care for children in rural southern Tanzania. Lancet 361: 561-6.
Schwartz S, Carpenter KM (1999). The right answer for the wrong question: consequences of type III error for public health research. American Journal of Public Health 89: 1175-80.
Springet VH (1952). An interpretation of statistical trends in tuberculosis. Lancet i 521-5: 575-80.
Sterling P, Eyer J (1981). Biological basis of stress-related mortality. Social Science and Medicine 15E: 3-42.
Strachan DP, Perry IJ (1997). Time trends. In: Kuh D, Ben-Shlomo Y, eds. A life course approach to chronic disease epidemiology, Oxford: Oxford University Press.
Szreter S (1997). Economic growth, disruption, deprivation, disease and death: on the importance of the politics of public health for development. Population and Development Review 23: 693-728.
Thackray CT (1832). The effects of the arts, trade, and professions, and of the civic states and habits of living, on health and longevity. Leeds: Baines and Newsome.
Thurlow HJ (1967). General susceptibility to illness: a selective review. Canadian Medical Association Journal 97: 1397-404.
Totman R (1987). Social causes of illness, London: Souvenir Press.
Uemura N, Okamoto S, Yamamoto S, Matsumura N, Yamaguchi S, Yamakido M, Taniyama K, Sasaki N, Schlemper RJ (2001). Helicobacter Pylori infection and the development of gastric cancer. New England Journal of Medicine 345: 784-9.
Valkonen T (1987). Social inequality in the face of death, in European Population Conference, Helsinki: Central Statistical Office of Finland: 201-61.
Wadsworth M (1986). Serious illness in childhood and its association with later-life achievement. In: Wilkinson RG, ed. Class and health, London: Tavistock.
Wilkinson RG (1996). Unhealthy societies: The afflictions of inequality, London: Routledge.
Wilkinson RG (1999). Health, hierarchy, and social anxiety. Annals of the New York Academy of Sciences 896: 48-63.

Williamson GS, Pearse IH (1938). Biologists in search of material, London: Faber and Faber.

Wing C (1837). Evils of the factory system demonstrated by parliamentary evidence, London: Saunders and Otley.

Woolcock M, Narayan D (2000). Social capital: implications for development theory, research and policy. World Bank Research Observer 15: 225-49.

In die Wiege gelegt? Gesundheit im Kindes- und Jugendalter als Beginn einer lebenslangen Problematik

Michael Erhart, Nora Wille, Ulrike Ravens-Sieberer

Das Kindes- und Jugendalter stellt zwar generell eine Lebensphase mit relativ geringerer Belastung durch Krankheiten und Behinderungen dar, jedoch kann diesem Lebensabschnitt eine große Bedeutung für die Gesundheitsdynamik im weiteren Lebensverlauf zugemessen werden: Belastungen die in der Kindheit und Jugend auftreten können sich auch noch Jahrzehnte später in manifesten Erkrankungen niederschlagen (Dragano & Siegrist 2006). Andererseits beeinflussen bereits im Kindes- oder Jugendalter einsetzende chronische Erkrankungen unter Umständen lebenslang begleitend die gesundheitliche Situation der Betroffenen. Daneben gewinnt die Frage nach den Bedingungsfaktoren für Gesundheit und Krankheit an Relevanz: Im Kindes- und Jugendalter sich ausbildende gesundheitsrelevante Einflussfaktoren mit einer im Lebenslauf relativ hohen Stabilität wirken sich unter Umständen noch Jahrzehnte später auf die Gesundheit der Betroffenen aus.

Die Betrachtung dieser Aspekte verdeutlicht, welche hohe Relevanz für die Gesundheit im Erwachsenenalter den Gesundheitsfaktoren im Kindes und Jugendalter zukommt. Erst in jüngerer Zeit wurde jedoch diese „Lebenslaufperspektive“, welche Einflüsse in den frühen Kindheitsjahren zur Erklärung gesundheitlicher Ungleichheit im Erwachsenenalter heranzieht auch als theoretischer Rahmen z.B. für die Betrachtung von Zusammenhängen zwischen gesundheitlichen Risikofaktoren und der Entwicklung von Erkrankungen herangezogen (Bartley 2004).

In diesem Beitrag soll die prägende Bedeutung der Kindheit und Jugend für die Gesundheit im Erwachsenenalter und im höheren Alter aufgezeigt werden. Durch die Analyse empirischer Befunde und theoretischer Arbeiten soll die Grundthese belegt werden, dass sowohl die Gesundheit im Kindes- und Jugendalter als auch die sich in diesem Lebensabschnitt herausbildende Konstellation an gesundheitsrelevanten Fakten über den Lebenslauf für die weitere Entwicklung bedeutsam sind und prinzipiell eine weitreichende Vorhersage der Gesundheitsdynamik im Lebensverlauf ermöglichen. Im ersten Kapitel werden zunächst die in den letzten hundert Jahren stattgefundenen Veränderungen im Erkrankungs- und Gesundheitsprofil der Erwachsenen als auch der Kinder und Jugendlichen dargestellt. Im zweiten Kapitel wird die Bedeutung der gesundheitlichen Lage im Kindes- und Jugendalter für die gesundheitliche Lage und Gesundheitsdynamik im gesamten Lebenslauf erörtert und die Lebenslaufperspektive der Gesundheitsforschung eingeführt. Im dritten Kapitel werden die sich im Kindes- und Jugendalter herausbildenden bzw. ab diesem Lebensabschnitt auf die Gesundheit im Lebenslauf wirkenden Einflussfaktoren dargestellt. Neben Risikofaktoren werden dabei auch protektive Aspekte behandelt. Im vierten Kapitel sollen die aufgezeigten empirischen Befunde mit theoretischen Erklärungsansätzen aus der Soziologie, Psychologie und der Sozialisationsforschung in Bezug gebracht werden. Die postulierten Mechanismen werden dabei unter Berücksichtigung der empirischen Befunde diskutiert. Die im fünften Kapitel vorgenommene Diskussion der gesichteten Befunde und theoretischen Arbeiten soll die Notwendigkeit frühzeitiger Intervention und Prävention aufzeigen und weiteren Forschungsbedarf hinsichtlich Ansatzpunkte für – und Möglichkeiten von Prävention darlegen.

1 Die neue Morbidität – Veränderungen im Krankheitsprofil der Bevölkerung

Die Mehrheit der Bevölkerung in den hoch entwickelten westlichen Gesellschaften lebt heutzutage – aufgrund der Bekämpfung massenhaften materiellen Elends, verbesserten hygienischen Bedingungen und weitreichenden Kranken-Versicherungs- und -Versorgungsstrukturen unter verhältnismäßig günstigen Lebensbedingungen. Daraus resultierend hat sich die gesundheitliche Lage der Bevölkerung im Durchschnitt deutlich verbessert. Gleichzeitig hat der medizinische Fortschritt zu einer erfolgreichen Bekämpfung der so genannten akuten Erkrankungen beigetragen, die durch mikrobiologische Krankheitserreger wie Viren oder Bakterien ausgelöst werden und zu verschiedenen Arten von Infektionen führen (Hurrelmann 2006). Infolge der verbesserten medizinischen Versorgung führen heutzutage auch viele chronisch-degenerativen Erkrankungen nicht mehr notwendig zu einer Verkürzung der Lebenszeit. Bei anderen chronischen Erkrankungen konnten zumindest die durchschnittliche Lebenserwartung deutlich verlängert werden, im Falle der zystischen Fibrose etwa von ca. 18 Jahren auf geschätzte über 40 Jahre etwa bei den in den 90er Jahren des letzten Jahrhunderts geborenen Patientinnen und Patienten.

Damit einhergehend hat sich das Gesundheits- und Krankheitsprofil der Bevölkerung stark verschoben. Die Verbreitung der akuten Erkrankungen ist deutlich zurückgegangen, wohingegen die lebenslang anhaltenden gesundheitlichen

Beeinträchtigungen stark zugenommen haben. Mit dazu beigetragen hat auch eine generell verlängerte Lebenserwartung womit eine erhöhte Wahrscheinlichkeit von z.B. Herz-Kreislauf-Erkrankungen einhergeht (Trautner 2006). So wird die amtliche Todesursachenstatistik der Bundesrepublik mittlerweile von Herzkreislauferkrankungen mit knapp 50% aller Todesfälle angeführt.

Chronische Erkrankungen können in der Regel nicht geheilt, sondern nur in der Ausprägung ihrer Symptomatik eingedämmt und somit in ihren Folgen erträglicher gemacht werden. Dennoch kann sowohl die körperliche, als auch psychische und soziale Funktionsfähigkeit eines Menschen auf Dauer beeinträchtigt sein. Die so verminderte Belastbarkeit sowie Leistungs- und Funktionsfähigkeit kann das alltägliche Leben nachhaltig erschweren und bis hin zu ökonomischen Konsequenzen für die Betroffenen führen (Schaeffer 2004; Warschburger 2000). Diagnose und Behandlung der Erkrankung bedeuten für viele Patienten zeitliche, soziale und auch finanzielle Belastungen. Die medizinische Behandlungsmaßnahmen können oftmals auch mit direkt und indirekt beeinträchtigenden oder schädigenden Nebenwirkungen verbunden sein.

Auch im *Kindes- und Jugendalter* herrschen heute chronische Krankheiten vor. Hierunter werden Krankheiten verstanden, die wenigstens ein Jahr lang anhalten, und mindestens einmal im Quartal ärztlich behandelt werden müssen. Oder Krankheiten die entweder Resultat eines länger andauernden Prozesses degenerativer Veränderung sind oder dauernde somatische bzw. psychische Schäden oder Behinderungen zur Folge haben. Diese chronischen Krankheiten haben die noch in den 1950er Jahren vorherrschenden „Kinderkrankheiten“ wie Keuchhusten, Windpocken, Scharlach, Masern, Röteln und Mumps, aber auch die Tuberkulose als Herausforderungen an das Gesundheitssystem „abgelöst“. Durch hochwirksame Medikamente, weit verbreitete Schutzimpfungen und eine effiziente Umwelthygiene spielen letztere gegenwärtig eine untergeordnete Rolle. Demgegenüber dürften heute in Deutschland etwa 1,5 Millionen Kinder und Jugendliche unter einer oder mehreren chronischen Erkrankungen leiden (Hoepner-Stamos 1999; Petermann 2003; Warschburger 2000).

Zu den verbreiteten chronischen Krankheiten des Kindes- und Jugendalters gehören Erkrankungen aus dem atopischen Formenkreis wie z.B. Asthma und Neurodermitis, Stoffwechselerkrankungen wie etwa Diabetes, verschiedene neuronale Erkrankungen wie z.B. Epilepsien oder Zerebralparesen, Erkrankungen des Bewegungsapparates aber auch Herz- und Kreislauferkrankungen (Kamtsiuris et al. 2007). Etwa 15-20% der Schulkinder sind von Übergewicht betroffen, bei ca. 5% kommt es zu krankhaften Formen (Adipositas) (Tuschen-Caffier 2005). Gleichzeitig beginnen immer mehr Jugendliche mit zwanghaften Diäten und Ernährungsverweigerungen. So sind bei fast 1% der jungen Frauen zwischen 13 und 20 Jahren die Krankheitsbilder Anorexie und Bulimie verbreitet. Andere schwerwiegende Erkrankungen treten zwar seltener auf, sind zum Teil jedoch mit besonders massiven Folgen für die Gesundheitsdynamik im gesamten Lebensverlauf verbunden, wie z.B. die zystische Fibrose, Krebserkrankungen oder die juvenile rheumatoide Arthritis.

Auch psychische Störungen können bereits im Kindes- und Jugendalter auftreten. Die Abschätzung der entsprechenden Prävalenzen ist allerdings mit diversen methodischen Schwierigkeiten verbunden, entsprechend unterschiedlich fallen die geschätzten Raten aus. Nach einer Überblicksarbeit von Barkmann & Schulte-Markwort (2004) liegt der Prozentsatz als psychisch auffällig klassifizierter Kinder und Jugendlichen bei etwa 17%. Aber auch unterhalb einer Störungsbild-relevanten Klassifikation können psychische und Verhaltensprobleme die Betroffenen beeinträchtigen. Nach vorläufigen Schätzungen aus dem „Kinder- und Jugendgesundheitssurveys“ (KiGGS) des Robert Koch Instituts bzw. der Studie „Befragungen zum Seelischen Wohlbefinden und Verhalten“ (BELLA) können bei bis zu 22% der über 7-jährigen Kinder und Jugendlichen in Deutschland immerhin Hinweise auf Verhaltensauffälligkeiten, Aufmerksamkeitsdefizit und Hyperaktivität, Störungen des Sozialverhaltens, aber auch Symptome von Angst und Depressivität identifiziert werden (Ravens-Sieberer et al. 2007). Daneben ist mit steigendem, Alter der Kinder- und Jugendlichen ein zunehmender Substanzmittelkonsum bzw. Missbrauch zu erkennen (Lampert & Thamm 2007).

2 Bedeutung gesundheitlicher Faktoren des Kindesalter für die Gesundheitsdynamik im Lebensverlauf

Mit der in jüngerer Zeit verstärkten Berücksichtigung der Lebenslaufperspektive sind Fragen nach der Bedeutung ungünstiger Gesundheits- bzw. Lebensbedingungen in der Kindheit für Erkrankungen des Erwachsenenalters in den Fokus der Gesundheitsforschung gerückt. In den Übersichtsarbeiten von beispielsweise Kuh & Ben-Schlohmo (2005) sowie Power & Kuh (2006) wurden eine Fülle von Studienergebnissen zur Bedeutung von Gesundheitsfaktoren im Kindesalter für die pathogenetische Entwicklung über den gesamten Lebenslauf zusammengetragen. Ein Schwerpunkt der Forschung lag dabei auf den pränatalen Umgebungsbedingungen und hierbei insbesondere die Versorgung des Fetus mit Nährstoffen im Mutterleib. Nach den zusammengetragenen Befunden ist die Entwicklung im Mutterleib sowie in den ersten Lebensjahren assoziiert mit einer ganzen Reihe von Gesundheitsmerkmalen im späteren Erwachsenenalter wie beispielsweise Bluthochdruck oder Schizophrenien (Wadswort & Kuh 1997). Andere Studien weisen auf zeitlich überdauernde Assoziationen hin zwischen dem Geburtsgewicht auf der einen Seite und auf der anderen Seite der Lungenfunktion- (Lawlor, Ebrahim & Davey Smith 2005), kardiovaskulären Erkrankungen- oder dem Sterberisiko (Barker 1991, 1998) im Erwachsenenalter. Rapides Körperwachstum im Kindes-/Jugendalter weißt eine Assoziation mit späterem Übergewicht auf (Monteiro & Victora 2005). Wiederholte Infektionen in der frühen Kindheit erhöhen das Risiko späterer Erkrankungen der Atmungsorgane (Lamont et al. 1998). Generell deuten die Befunde darauf hin, das Kinder mit schlechtem Gesundheitszustand auch als Erwachsene eine signifikant schlechtere Gesundheit aufzuweisen scheinen (Case, Fertig & Paxson 2005).

Eine zentrale Stellung nehmen im Zusammenhang mit einer Lebenslaufperspektive die mit sozialer Ungleichheit assoziierten Risiken ein. So ist beispielsweise die oben angesprochene Unterversorgung im Mutterleib in der Regel Folge einer ungenügenden Ernährung der Mutter – bedingt etwa durch sozial unvorteilhafte Lebensbedingungen. Eine wichtige Rolle können auch die zwischen der Entwicklung im Mutterleib bzw. der frühen Kindheit und dem im späteren Erwachsenenalter vorzufindenden Gesundheits- und Krankheitsprofil vermittelnden sozialen Bahnen. Unterschiedlich günstige soziale Lebensbahnen zwischen in sozioökonomisch vorteilhaften oder unvorteilhaften Lagen geborenen Personen können zu einer unterschiedlichen Akkumulation von Gesundheits-Risiken bzw. zu unterschiedlichen Risikokonstellationen führen. Die Gesundheit beeinträchtigende Belastungen in der Kindheit sind dabei mit späteren negativen Belastungen über den Lebenslauf korreliert. Dieser Umstand wirft die Frage nach der Bedeutung frühkindlicher Einflussfaktoren im Vergleich zu später wirksamen Einflussfaktoren auf. Grundsätzlich ergibt sich die Notwendigkeit mögliche Akkumulationen und Interaktionen von gesundheitsrelevanten Aspekten über den Lebensverlauf zu berücksichtigen sofern Fragen der Krankheitsätiologie angesprochen sind (Ben-Shlomo & Davey Smith 1991).

Hinsichtlich der Mechanismen über die gesundheitsrelevanten Faktoren zu unterschiedlichen Lebensstadien auf die Gesundheitsdynamik wirken, gibt es Hinweise auf krankheitsspezifische Wirkweisen. Nach der Typologie von Ben-Shlomo & Kuh (2002) lassen sich verschieden Modelle der Lebenszeitepidemiologie unterscheiden: Nach dem Modell der *Akkumulation von Risiken* addieren sich die schädlichen Einflüsse aus der frühen Lebensphase mit schädlichen Einflüssen aus der späteren Phase zu einem erhöhten Krankheitsrisiko auf. Dieses Modell kann die Gesamtmortalität oder die Mortalität einer Krankheitshauptgruppe wie z.B. koronare Herzkreislauferkrankungen gut erklären. Die schädigenden Einflüsse können dabei entweder *unkorreliert* sein (z.B. starker Alkoholkonsum und soziale Klassenzugehörigkeit in der Kindheit) oder *korreliert* sein (z.B. starker Tabakkonsum und soziale Klassenzugehörigkeit). So genannte Modelle *kritischer Perioden* postulieren bestimmte Zeitfenster bzw. Entwicklungsphasen in denen eine besondere Vulnerabilität für schädigende Einflussfaktoren vorliegt. Solche kritischen Entwicklungsphasen konnten für verschiedene Aspekte wie z.B. pränatale Infektionen oder Drogenkonsum nachgewiesen werden.

Die im vorigen Kapitel berichtete Verschiebung des kindlichen und jugendlichen Erkrankungsspektrums hin zu den chronischen Krankheiten impliziert ebenfalls die bleibende Bedeutung des gesundheitlichen Status im Kindes- und Jugendalter für die spätere Erwachsenengesundheit: Einerseits können chronische Erkrankungen wie im Falle der zystischen Fibriose lebenslang bestehen bleiben, andererseits können die beeinträchtigenden Auswirkungen z.B. von überwundenen onkologischen Erkrankungen für die Betroffenen lebenslang begleitend sein (Stam, Grootenhuis & Last 2005).

3 Einflussfaktoren der Gesundheit im Lebenslauf – Risikofaktoren und Schutzfaktoren

Die große Bedeutung der gesundheitlichen Lage im Kindesalter für die spätere Erwachsenengesundheit sowie das verstärkte Auftreten chronischer Krankheiten im Kindes- und Jugendalter wirft die Frage nach den Bedingungsfaktoren für Entstehung und Verlauf chronischer Erkrankungen bzw. persistierender gesundheitlicher Ungleichheit auf. In der Regel kann dabei nicht ein einzelner genau zu bezeichnender Faktor als eindeutige Ursache für das Auftreten und die Aufrechterhaltung einer chronischen Erkrankung ausgemacht werden, sondern das Zusammenwirken mehrerer Risikofaktoren. Dieses moderne epidemiologischen Verständnis der Krankheitsentstehung wurde von Rothmann & Greenland (1998) dahingehend spezifiziert dass die Krankheitsursachen in 1) notwendige und oder hinreichende- 2) notwendige, aber nicht hinreichende- 3) nicht notwendige, aber hinreichende- und 4) nicht notwendige und nicht hinreichende Ursachen klassifiziert werden.

Dieses kausale Verständnis ist hilfreich zur Untersuchung von Zusammenhängen in der Lebenslaufperspektive. Über die Wirkrichtung vieler Einflussfaktoren kann allerdings oftmals nichts ausgesagt und es besteht auch nur eine bestimmte Wahrscheinlichkeit für das Eintreten der Erkrankung, der keine exakte Vorhersage für den Einzelfall gestattet (Sroka 1997).

Für viele gesundheitliche Störungen kann eine genetische anlagemäßige Verletzlichkeit vermutet werden, die z.B. durch ungünstige Gesundheitsverhaltensweisen oder Belastungen zum Durchbruch kommen kann (Hurrelmann 2006). Im Zusammenhang mit der Ätiologie von Erkrankungen des schizophrenen Formenkreises etwa werden spezifische Besonderheiten in der so genannten dopaminergen Neurotransmittersystems des Gehirns diskutiert (Dilling & Reimer 1997). Werden Personen mit einer solchen anlagebedingten Vulnerabilität mit besonderen Belastungen wie etwa eine ungünstige familiäre Interaktions- bzw. Kommunikationsform konfrontiert kann es zum Ausbruch einer schizophrenen Erkrankung kommen. Eine solches schädliches Interaktionsschema kann z.B. eine Mutter sein die sich a) zurückzieht sobald das Kind auf sie wie auf eine liebende Mutter reagiert, b) jedoch ihre Gefühle der Ablehnung gegenüber dem Kind nicht akzeptieren kann und verleugnet indem sie ein liebevolles Verhalten an den Tag legt damit das Kind in ihr die liebende Mutter sieht und um sich zurückzuziehen sofern das Kind dies nicht tut. Das Kind wird somit bestraft wenn es genau unterscheidet was die Mutter ausdrückt, es wird aber auch bestraft wenn es dies nicht tut. Dieses Gefangensein in einer Beziehungsfalle wird als double bind bezeichnet. (vgl. Tölle 1994). Die mit der Anomalie im Neurotransmittersystem verbundene Vulnerabilität wäre ein Beispiel für eine notwendige aber nicht hinreichende Ursache, während das Interaktionsverhalten der Mutter ein Beispiel für eine nicht notwendige und nicht hinreichende Ursache wäre.

Risikofaktoren für die verbreitetsten Erkrankungen in Industriegesellschaften sind inzwischen durch die mit komplexen statistischen Analysemodellen vorgehende Epidemiologie bekannt. Nachfolgend sollen bedeutende Einflussfaktoren der Gesundheit aufgezeigt werden und insbesondere im Hinblick auf ihre zeitliche Stabilität über den Lebenslauf bzw. aus einer Lebenslaufperspektive heraus erörtert werden.

Schwangerschaft und Geburt

Wie bereits im zweiten Kapitel dargelegt stellt insbesondere das Geburtsgewicht, als Indikator für einerseits die Reife des Fötus bei der Geburt sowie Fehl- und Mangelernährungen während der Schwangerschaft andererseits, einen wichtigen Faktor für die kindliche Gesundheit, aber auch die spätere Gesundheit im Erwachsenenalter dar (Barker et al. 1989). Auch Tabak- Alkohol- oder Drogenkonsum, Medikamenteneinnahme oder Infektionen der Mutter während der Schwangerschaft können sich pathogen auf die Entwicklung des Fötus auswirken und haben hierüber weitreichende Konsequenzen für die Gesundheit im weiteren Lebensverlauf (Spencer 2006; Neto et al. 2004).

Geschlecht

Phänomenologisch lässt sich zeigen, dass das Geschlecht ein wesentlicher Einflussfaktor der Gesundheit darstellt: Im *Kindesalter* sind Jungen anfälliger für Infektionskrankheiten (Garenne 1994) und chronische Erkrankungen (Dreher & Dreher 2002). Die größere Empfindlichkeit von Jungen drückt sich in einer stärkeren Belastung mit neuronalen und emotionalen Störungen, Aufmerksamkeits- und Hyperaktivitätsproblemen und unangemessenem sozialen und aggressiven

Verhalten aus (Waldron 2002). Geistige Behinderungen und Sprachstörungen sind bei Jungen häufiger als bei Mädchen. Auffällig ist außerdem eine höhere Belastung mit Krankheiten aus dem allergischen Formenkreis und Übergewicht (Hurrelmann & Bründel 2003).

Auch im *Jugendalter* fallen Jungen durch ein höheres Ausmaß an Aggression, dissozialem und kriminellen Verhalten sowie Substanzmittelkonsum auf (Richter & Hurrelmann 2004). Eine erhöhte Risikobereitschaft gegenüber dem eigenen Körper drückt sich in verschiedenen Bereichen wie dem Straßenverkehr, sportlichen Aktivitäten, und dem Substanzmittelkonsum aus. Mädchen sind hingegen gesundheitlich stärker durch die mit der Umbruchsphase der Pubertät einhergehenden Veränderungen ihres Körpers und ihrer psychischen Befindlichkeit belastet. Dies kann sich in einer negativen Wahrnehmung und Bewertung des eigenen Körpers und einem schlechteren Selbstwertgefühl niederschlagen. Darüber hinaus klagen Mädchen nach der Pubertät häufiger über körperliche und psychische Symptome als Jungen (Ravens-Sieberer, Thomas & Erhart 2003).

Im *Erwachsenenalter* verschlechtert sich in der Regel der gesundheitliche Status für beide Geschlechter. Bei Männern ist die Sterblichkeit jedoch fast doppelt so hoch wie bei Frauen, besonders bezüglich Unfälle, Suizide, Kreislaufkrankheiten und Krankheiten der Verdauungsorgane. Außerdem zeigen Männer mehrheitlich ein ungünstigeres Ernährungsverhalten (Klotz 2002) und weißen außerdem einen höheren Suchtmittelkonsum bezüglich Tabak, Alkohol und illegalen Substanzen auf. Lediglich beim Medikamentenkonsum übertreffen Frauen die Männer. (Hurrelmann 2006). Frauen nehmen Vorsorgeuntersuchungen und Versorgungsleistungen stärker in Anspruch als Männer und konsultieren auch öfters mehrere Ärztinnen und Ärzte gleichzeitig. Männer haben ein weniger sensibles Körperempfinden als Frauen und leugnen oft ihre körperlichen und psychischen Beeinträchtigungen (Maschewsky-Schneider 1996; Vogt 2006). Frauen leiden dagegen häufiger unter psychischen Erkrankungen (Lademann & Kolip 2005). Dieser Unterschied rührt jedoch vermutlich weniger von einer spezifischen Kohorte mit persistierender psychopathologischer Belastung sondern vom Dazukommen neuer Fälle während die Kohorte altert, wodurch „genesene“ Fälle „ersetzt“ werden (Miech, Eaton & Brennan 2005).

Aus einer ätiologisch vertiefenden Perspektive kann Geschlecht als eine zu großen Teilen auch soziale und kulturelle Konstruktion verstanden werden, die normative Vorstellungen darüber setzt, was in der jeweiligen Gesellschaft unter Geschlecht verstanden wird (Babitsch 2005; Bründel & Hurrelmann 1999). Die dargestellten phänomenologischen Unterschiede können als Hinweis verstanden werden, dass sich die unterschiedlichen Rollenmuster, in denen Vorstellungen von typisch männlichem und typisch weiblichen Denken, Fühlen und Verhalten enthalten sind, über den gesamten Lebenslauf auf gesundheitliche Probleme auswirken können. Bereits in frühester Kindheit können Mädchen und Jungen mit unterschiedlichen Erwartungen und Vorbildern in Bezug auf ihr Geschlechtsrollen- Verhalten konfrontiert werden. Normative Vorstellungen beinhalten eventuell explizit als auch implizit hinsichtlich eines männlichen Ideals ein hohes physisches Aktivitätsniveau und ein gewisses „Draufgängertum" sowie ein Überwinden körperlicher Empfindungen wie z.B. Schmerzsymptome. Als weibliche Ideale werden dagegen möglicherweise mehr Elemente der Sorgfalt, Vorsicht, Umsicht und Rücksicht (auch auf die eigene Gesundheit) vermittelt. Die solcherart vorgeprägten Mädchen und Jungen gehen dementsprechend unterschiedlich mit den später einsetzenden Umbrüchen und Herausforderungen des Jugendalters um: Die Mädchen wie bereits oben dargestellt in Form einer stärkeren Wahrnehmung der physischen und psychischen Veränderungen – die Jungen eher in Form eines Ausagierens und riskanteren (Gesundheits-)Verhaltens. Später im Erwachsenenalter wird Frauen heutzutage immer noch die Verantwortung für den sozialen und emotionalen Zusammenhalt und das psychische Wohlbefinden von Familienmitgliedern zugesprochen. Dementsprechend gelten sie als sensibel und empfindsam. Männer gelten dagegen als robust und verantwortlich für Beruf und sozioökonomische Basis. Entsprechend unterschiedlich fällt wie oben dargestellt auch das Gesundheitsverhalten aus (Deck & Kohlhammer 2002). Die aus früheren Lebensphasen übernommene höhere Risikobereitschaft sowie belastende Arbeitsbedingungen könnten für die oben beschriebene gesundheitliche Ungleichheit eine Rolle spielen. Im weiteren Verlauf des Erwachsenenalters können sich dann die (in der Sozialisation zum Erwachsenen und darüber hinaus herausgebildete) unterschiedlichen gesundheitsrelevanten Einstellungen und Verhaltensweisen in dem oben dargestellten geschlechtsspezifisch unterschiedlichem Umgang mit Gesundheits- Risiken und -Beeinträchtigungen manifestieren, und darüber die geschlechtsspezifischen Unterschiede in der Gesundheitsbilanz weiter verfestigen.

Als soziale und kulturelle Konstruktion wäre der Einflussfaktor Geschlecht prinzipiell veränderbar, die zitierten sozialepidemiologischen Befunde zeichnen jedoch ein pessimistischeres Bild. Tendenziell verfestigen und verstärken sich die mit dem Geschlecht assoziierten Gesundheitsunterschiede bereits mit zunehmendem Alter im Jugendalter (Ravens-Sieberer, Thomas & Erhart 2003).

Soziale Ungleichheit

Soziale Ungleichheiten und Ressourcendeprivationen treffen *Kinder* besonders stark. Hier spielen einerseits die bereits im zweiten Kapitel angesprochenen perinatale Belastungen und Deprivationen eine Rolle. Perinatale Risikofaktoren wie z.B. die Gewichtszunahme der Mutter, Rauchen und Alkoholkonsum während der Schwangerschaft betreffen Kinder aus einer niedrigen sozioökonomisch

Schicht häufiger (Bergmann et al. 2007). Aus der in Kapitel zwei skizzierten Lebenslaufperspektive sind damit die Bedingungen für eine schlechtere Gesundheit im Kindesalter angelegt. Nach dem Modell der kritischen Zeitfenster kann es zu Schädigungen und die Anlage von Entwicklungsschwierigkeiten kommen. Im Sinne eines Additiven Modells kommen andererseits jedoch weitere negative Einflüsse auf die Gesundheitsdynamik hinzu: Das Gesundheitsverhalten wird im Sozialisationsprozess der Familie vermittelt und erworben. Von den Eltern übernehmen schon Kleinkinder Muster von Hygiene, Ernährung, Bewegung und Tagesrhythmus und eigenen sich diese unbewusst an. (Horch et al. 2004). Kinder aus niedrigen sozioökonomischen Schichten praktizieren ein ungünstigeres Gesundheitsverhalten (Lampert et al. 2007; Schenk & Knopf 2007; Klocke & Lampert 2005) und nehmen weniger an Vorsorgeuntersuchungen teil (Delekat & Kis 2001). Weitere Belastungsfaktoren stellen eine wenig förderliche Umgebung und die später noch angesprochenen familiären Belastungen und Risiken dar. Angesichts dieser Umstände wenig überraschend ist die Sterblichkeits- und Krankheitshäufigkeit bereits bei Kindern in niedrigen sozioökonomischen Schichten – mit Ausnahme von Allergien, Neurodermitis und Bronchitis – relativ am höchsten (Mielck 2001). So treten Diabetes mellitus, Psoriasis, Epilepsien, bronchitisches Syndrom und insbesondere Entwicklungsstörungen gehäuft bei Kindern aus sozial deprivierten Familien auf (Kamtsiuris et al. 2007; Lampert & Richter 2006).

Nach Lynch (2002) können zu Beginn des *Jugendalters* durch die nivellierenden Einflüsse von Schule und „Peer-Groups" die Auswirkungen sozialer Ungleichheit nivelliert werden. Bereits im Kindes- spätestens jedoch im Jugendalter kommt jedoch durch das in Deutschland bestehende Schulsystem mit den drei Regelschulformen eine die soziale Ungleichheit verstärkende Kraft hinzu. Jugendliche aus niedrigeren sozioökonomischen Schichten haben geringere Chancen auf einen höheren Schul- oder Berufsabschluss (Klocke & Becker 2003). Die damit verbundenen beruflichen Benachteiligten können sich bereits am Ende des Jugendalters in Form von Arbeitslosigkeit oder erfolgloser Ausbildungssuche niederschlagen. Im Sinne eines Additiven Lebenszeitepidemiologischen Modells können diese Aspekte als weitere die Gesundheit belastende Einflüsse verstanden werden und summieren sich zu den bereits bestehenden negativen Einflüssen. Jugendliche mit niedrigem sozioökonomischen Status weisen bereits häufiger körperliche als auch psychische Beeinträchtigungen auf (Ravens-Sieberer, Thomas & Erhart 2003; Richter 2005a). Darüber hinaus ist bei ihnen ein stärkerer Konsum psychoaktiver Substanzen zu verzeichnen (Engel & Hurrelmann 1999; Richter 2005a). Außerdem zeigen sie ein schlechteres Ernährungsverhalten (Richter 2005b) und sind häufiger übergewichtig (Hurrelmann et al. 2003).

Im *Erwachsenenalter* summieren sich zu den bis dahin akkumulierten nachteiligen und schädlichen Einflüssen weitere, mit sozialer Ungleichheit assoziierten, Belastungen: Die bereits im Jugendalter manifesten mit der sozialen Ungleichheit verbundenen Unterschiede im gesundheitsrelevanten Verhalten bleiben auch im Erwachsenenalter und bis ins hohe Alter bestehen: In Bevölkerungsgruppen mit geringem sozioökonomischen Status wird beispielsweise deutlich öfter und stärker geraucht (Lampert & Burger 2004), Alkoholmissbrauch ist häufiger und auch hinsichtlich des Essverhaltens, der Hygiene und körperlichen Aktivitäten finden sich ungesündere Verhaltenmuster (Hurrelmann 2006). Zusätzlich schlagen sich jetzt für die Betroffenen die im Jugendalter angelegten ungleichen Bildungschancen in niedrigeren Berufsausbildungsabschlüssen nieder. Hieraus resultieren unsichere Arbeitsverhältnisse mit Phasen von Arbeitslosigkeit, die Folge sind finanzielle Engpässe und psychische sowie soziale Belastungsmomente. Arbeitsplatzverlust sowie lang andauernde Arbeitslosigkeit können mit massiven psychosomatischen Beschwerden und Gesundheitsbeeinträchtigungen einhergehen (Hollederer & Brand 2006; Lampert et al. 2005). Damit einhergehend ist oftmals ein verschlechtertes Gesundheitsverhalten in Form verstärkten Tabak- und Alkoholkonsums und ungesünderer Ernährung festzustellen (Dauer 1999; Lampert et al. 2005). Die Betroffenen sind oft gezwungen in unvorteilhaften Wohnumgebungen und Nachbarschaftsverhältnissen zu leben. Familiäre Belastungen wie z.B. Partnerschaftsproblematiken oder Gewalt in der Familie können damit assoziiert sein (Kolip & Lademann 2006). Die aufgrund der niedrigen Bildung- und Berufsabschlüsse erreichbaren Arbeitsplätze werden schlechter entlohnt und sind häufiger mit gesundheitlichen Belastungen verbunden: Die Arbeits- und Berufsbedingungen bestimmen zu einem hohen Maß den Tagesrhythmus und die Lebensbedingungen und beeinflussen dementsprechend stark auch die Gesundheits- und Krankheitsdynamik eines Menschen (Griefahn & Golka 2006; Heinz 1995). Insbesondere ein hoher Konkurrenzdruck und unbefriedigende Entscheidungs- und Kontrollmöglichkeiten fördern z.B. Herz-Kreislauf-Erkankungen (Hajek 1999). Eine schlechte Beziehung zwischen Leistung und Belohnung stellt einen weiteren Risikofaktor für die Gesundheit dar (Siegrist 1996). Mit der rasanten Verbreitung elektronischer Informations- und Kommunikationstechnologien gehen Herz-Kreislauf-Erkrankungen prozentual zwar etwas zurück, der Anteil psychosomatischer, psychischer und Suchterkrankungen steigt dagegen an (Waller 2002). Aufgrund der stärkeren beruflichen Belastungen sind die in sozioökonomisch ungünstigeren Bedingungen Lebenden eventuell mit sich zunehmend manifestierenden gesundheitlichen Beeinträchtigungen konfrontiert. Häufig sind die Betroffenen gezwungen ihre Arbeit frühzeitiger aufzugeben da die Anforderungen nicht mehr bewältigt werden können. Weitere finanzielle Einschränkungen und daraus resultierende Ressourcendeprivation sind die Folge.

Phänomenologisch ist die Bedeutung sozioökonomischer Unterschiede im *Kindesalter* für gesundheitliche Ungleichheit im *Erwachsenenalter* für verschiedene Gesundheitsaspekte wie z.B. Alkoholmissbrauch (Yang et al. 2007), Lungenfunktionen (Jackson et al. 2004), sowie andere mentalen, physischen und kognitiven Gesundheitsvariablen (Luo & Waite 2005) empirisch nachgewiesen. Soziale Ungleichheit und Ressourcendeprivation können ihrem Wesen nach als stabile Einflussfaktoren eingeschätzt werden (Miech, Eaton & Brennan 2005), die auch über die Generationen hinweg bestehen und wirksam bleiben können (De Genna et al. 2006). In verschiedenen Studien konnte die Assoziation zwischen dem sozioökonomischen Status der Eltern und der Mortalität (Davey Smith & Lynch 2004) sowie der Morbidität (Dragano & Siegrist 2006) der Kinder im eigenen Erwachsenenalter nachgewiesen werden.

Generell ist in Arbeiterfamilien eine erheblich höhere Erkrankungs- und Sterblichkeit festzustellen als in Angestellten-, Beamten- oder Selbstständigenfamilien (Mielck 2000). Sozioökonomische Schichtunterschiede sind festzustellen bezüglich Bluthochdruck, Herzinfarkte, Schlaganfälle, und andere Herz-Kreislauferkrankungen. Aber auch Magenkrebs, Darmkrebs, Lungenkrebs, Nieren- und Blasenkrebs, Leukämie, malignen Lymphomen, Magenkrankheiten, Bronchitis, Bandscheibenschäden, Diabetes, Übergewicht, Rheuma, Gicht und psychischen Krankheiten finden sich häufiger in Bevölkerungsgruppen mit niedrigem sozioökonomischen Status (SVR 2005). Ein höheres Bildungsniveau und eine bessere ökonomische Lebenslage gehen auch im höheren Alter mit einem geringeren Ausmaß an körperlichen Erkrankungen, einer höheren kognitiven Leistungsfähigkeit und einem Zurückdrängen der Demenz einher. Insbesondere erkranken sozioökonomisch besser gestellte Menschen im Alter seltener an einer Kombination verschiedener ineinander verschachtelter Krankheiten. Ihre Lebensdauer ist insgesamt länger.

Aspekte besonderer Belastungssituationen

Besondere Belastungssituationen akkumulieren sich im Sinne einer Lebenszeitepidemiologie zu bereits bestehenden Belastungen und wirken unter Umständen auch noch Jahrzehnte später auf die Gesundheitsdynamik der Betroffenen.

Eine Zunahme von Überforderungen im *Kindesalter* ist insbesondere wegen der Zunahme unsicherer Eltern-Paarbeziehungen, wirtschaftlichen Schwierigkeiten von Familien, inkonsequente Erziehungspraktiken im familiären aber auch schulischen Bereich zu vermuten. Eine Partnerschafts- bzw. Trennungsproblematik kann zu gesundheitlichen Beeinträchtigungen führen (Kolip & Lademann 2006). Gewalt in der Familie, Vernachlässigung, Misshandlungen und sexueller

Missbrauch hat stets sowohl kurz- als auch langfristige körperliche und psychische Folgen für die Betroffenen (Kolip & Lademann 2006; Chapman et al. 2004; Enders & Stumpf 1990). Die Erfahrungen von Dysfunktionen im Haushalt- und in der Familie, von Vernachlässigung oder Missbrauch im Kindesalter stehen z.B. in starker Assoziation zu Alkoholmissbrauch im Jugendalter (Dube et al. 2006) und psychischen Störungen im Erwachsenenalter (Dube et al. 2003). Zugleich werden die Möglichkeiten für eine körpergerechte Spannungsabfuhr und Stärkung der psychischen Selbstbehauptungskräfte seltener genutzt, insbesondere durch eine technisierte Umwelt, wenigen Bewegungsmöglichkeiten und überzogenem Medienkonsum.

Das *Jugendalter* beginnt aufgrund einer früher einsetzenden Geschlechtsreife (Pubertät) mit den charakteristischen körperlichen und mentalen Umbrüchen und den damit einhergehenden veränderten Selbst- und Fremdeinschätzungen in den westlichen Gesellschaften immer früher, bei Mädchen mit 11-12 Jahren, bei Jungen mit 12-13 Jahren. In diesem Lebensalter befinden sich die Betroffenen jedoch noch im Aufbau ihrer Persönlichkeit, werden jetzt aber mit einer Fülle von Unsicherheiten und Irritationen konfrontiert. Im Sinne eines Lebenszeitepidemiologischen Modells kritischer Phasen kann diese Vorverlegung als gesundheitsrelevanter Einflussfaktor verstanden werden. Ein im ganzen weiteren Lebenslauf wirksamer Stressor ist ein verfrühter Rollenübergang[1] wie z.B. das unvorbereitete Eintreten in das Erwerbsleben auf Kosten der Bildung oder eine Elternschaft im Teenageralter. Solche überproportional in niedrigeren sozioökonomischen Schichten auftretende, gegen die sozialen und psychischen Normalmuster verstoßenden Transitionen führen zu einer Überforderung mit erhöhtem Mortalitäts- und Morbiditätsrisiko (Pallas 2003; Pearlin et al. 2005).

Personale und soziale Ressourcen für die Lebensbewältigung

Körperliche, psychische und soziale Risikofaktoren schlagen sich nicht „mechanisch" in entsprechende Symptome der Gesundheitsbeeinträchtigung nieder, sondern erhöhen die Wahrscheinlichkeit entsprechender Beeinträchtigungen. Jedoch auch diese Risikoerhöhung darf nicht als ein universelles und „mechanisches" Geschehen verstanden werden. Über die Auswirkungen dieser Risikofaktoren entscheiden maßgeblich die einer Person zur Verfügung stehenden Bewältigungsmöglichkeiten und die aus der Umwelt verfügbaren Ressourcen. Es können somit personale, das heißt der Person innewohnende, und soziale, das heißt aus der Umwelt beziehbare (Unterstützungen), Ressourcen unterschieden werden.

Zu den *personalen Ressourcen* werden einerseits bestimmte Persönlichkeitsmerkmale und andererseits die verfügbaren Bewältigungsstrategien und

[1] Der Begriff des verfrühten Rollenüberganges verweist auf eine normative Setzung in welchem Alter welche gesellschaftliche Rollen übernommen werden

Verarbeitungsroutinen gezählt. Gesundheitlich förderlichen Persönlichkeitsmerkmalen sind z.B. eine hohe Selbstwirksamkeitserwartung, das heißt die Überzeugung Herausforderungen bewältigen zu können beziehungsweise über die zur Bewältigung notwendigen Ressourcen zu verfügen (Faltermaier 2005). Im Zusammenhang mit Stressbewältigung wird das Konstrukt „Hardiness" diskutiert das ein Persönlichkeitsmerkmal umschreibt welches von einem hohen Ausmaß an Engagement und Selbstverpflichtung, dem Glauben an die eigene Kontrollmöglichkeit der Dinge, sowie der Wahrnehmung von Veränderungen und Anforderungen als Herausforderung und nicht als Bedrohung, charakterisiert wir (Kobosa 1979; Knoll, Scholz & Rieckmann 2005). Ein den realen Verhältnissen entsprechendes Selbstwertgefühl, zu den tatsächlichen Möglichkeiten passende Kontrollüberzeugungen und ein hohes Maß an Verhaltenskontrolle (Zuverlässigkeit mit der die eigenen Handlungen reguliert werden können), wird ebenso zu den personalen Ressourcen gezählt, wie das weiter unten behandelte sogenannte Kohärenzgefühl. Ihrem Wesen nach können diese Persönlichkeitseigenschaften als Faktoren angesehen werden die nach ihrer im Rahmen der Sozialisation erfolgten Ausbildung zeitlich relativ stabil ausgeprägt bleiben (Caspi, Roberts & Shiner 2005) und hierüber die Gesundheitsdynamik im weiteren Lebensverlauf beeinflussen.

Die in der Persönlichkeitsstruktur verankerten Muster und Stile der Verarbeitung von belastenden Lebenssituation und Bewältigung von Anforderungen stellen die zweite Gruppe von personalen Ressourcen dar. Hauptsächlich unterschieden werden emotionsorientierte Bewältigungsstrategien und problemorientierte Bewältigungen. Neben der prinzipiellen Verfügbarkeit der entsprechenden Bewältigungsstrategien ist auch eine Flexibilität in der Anwendung von Bedeutung. (Knoll, Scholz & Rieckmann 2005; Faltermeier 2005). Die Verfügbarkeit und die Stärke der von einer Person einsetzbaren Bewältigungsstrategien hängen unter anderem von den genannten gesundheitsrelevanten Persönlichkeitseigenschaften ab. Hierüber ist auch eine zeitlich überdauernde Stabilität zu erwarten.

Unter den *sozialen Ressourcen* einer Person werden in erster Linie die zur Bewältigung von Belastungen mobilisierbaren sozialen Beziehungen einer Person gezählt. Soziale Unterstützung kann die Wahrscheinlichkeit für das Auftreten belastender Situationen senken, da eine gute Integration in soziale Beziehungen mit einer hohen sozialen und Kompetenz zur vorbeugenden Bewältigung gesundheitlicher Krisensituationen einhergeht (*Abschirmwirkung*). Darüber hinaus kann in Krisen- und Belastungssituationen soziale Unterstützung helfen die negativen Auswirkungen zu reduzieren, da psychische und praktische Hilfen zu einer produktiven Verarbeitung der Anforderungen führen (*Pufferwirkung*). Außerdem kann die Fähigkeit gestärkt werden, mit bereits eingetretenen schweren Gesundheitsstörungen und Krankheiten umzugehen (*Toleranzwirkung*). (Berkmann 1995; Kolip & Lademann 2006). Belastende Lebenslagen und Ereignisse können am besten ertragen werden, wenn Hilfe über einen längeren Zeitraum hinweg zur Verfügung steht, außerdem eine Person auf mehr als nur einen Unterstützer zurückgreifen kann und eine gute Querverbindung zwischen den verschiedenen Bezugspersonen hergestellt werden kann (Nestmann & Hurrelmann 1994). Die einem Menschen zur Verfügung stehende soziale Unterstützung kann einerseits als relativ stabiler Faktor eingeschätzt werden, insofern ihre wesentlichen Korrelate wie z.B. soziale Kompetenzen und andere Persönlichkeitsmerkmale oder aber die soziale Lage eines Individuums in der Regel zeitlich überdauernd stabil sind. Andererseits können sich insbesondere auch negative Veränderungen ergeben: Neben beruflichen Problematiken wie zum Beispiel eine Arbeitslosigkeit kann auch eine familiäre Trennungsproblematik mit dem Umzug in eine kleinere Wohnung und ein sozioökonomisch schlechter gestelltes Wohnumfeld verbunden sein. Durch solch ein Umzug kann auch die Einbetung in das bisherige soziale Netzwerk verloren gehen.

4 Theoretische Erklärungsansätze für die Bedeutung gesundheitlicher Faktoren im Kindes- und Jugendalter für die gesundheitliche Ungleichheit im Lebenslauf

Die berichteten sozialepidemiologischen Befunde unterstreichen die Bedeutung der gesundheitlichen Lage sowie entsprechender Risiko- und Schutzfaktoren im Kindesalter für die Gesundheit im Erwachsenenalter. Perinatalen Faktoren wie etwa die Versorgung im Mutterleib, Infektionen aber auch Substanzmittelkonsum während der Schwangerschaft haben eine weitreichende Bedeutung für die Gesundheitsdynamik der Betroffenen im gesamten Lebensverlauf. Diese Faktoren sind ihrerseits häufig mit sozialer Ungleichheit assoziiert. Wie bereits aufgezeigt wirkt soziale Ungleichheit jedoch auch über die im Sozialisationsprozess vermittelte gesundheitsrelevante Einstellungen und Verhaltensweisen, sowie die mit sozialer Ungleichheit verbundenen unterschiedlichen beruflichen Möglichkeiten im Sinne einer Akkumulation von Risiken auf die Gesundheitsentwicklung im Lebensverlauf.

Für verschiedene der deskriptiv dargestellten Einflussfaktoren konnten bereits mutmaßliche Mechanismen der Wirkweise diskutiert werden. Jedoch erst das Vorhandensein eines integrativen Gesamtmodells als theoretischer Rahmen ermöglicht die Erklärung der (komplexen) empirischen Zusammenhänge und damit die Prognose des Gesundheitsverlaufes. Als Basis für Präventions- und Interventionsmaßnahmen kann ein solches Modell die entsprechenden Ansatzpunkte von Präventionsmaßnahmen aufzeigen. Die nachfolgend dargestellten

Erklärungsmodelle verschiedener Disziplinen soll einerseits der Einordnung der bisherigen deskriptiven Befunde dienen. Andererseits soll hierüber auch aus theoretischer Sicht die Bedeutung der Gesundheit im Kindes- und Jugendalter für die Gesundheitsdynamik im gesamten Lebensverlauf aufgezeigt werden.

Soziologische Erklärungsansätze
Neuere soziologische Forschungskonzepte fokussieren auf die sozialstrukturellen, ökologischen und sozialisatorischen Bedingungen menschlichen Verhaltens, berücksichtigen jedoch auch persönlichkeitstheoretische und medizinische Aspekte. Hinsichtlich der Frage nach den Mechanismen welche gesundheitlichen Aspekte im Kindesalter mit lebenslangen Geschehnissen verbinden, sind die Theorien sozialer und gesundheitlicher Ungleichheit und so genannte Lebensstil-Theorien hervorzuheben.

Theorien *sozialer und gesundheitlicher Ungleichheit* suchen nach Erklärungen für den Zusammenhang zwischen beiden Aspekten. Nach dem Modell von Mielck und Helmert (2006) wirkt sich soziale Ungleichheit definiert über finanzielle Ressourcen, Bildungsgrad und soziales/berufliches Prestige, auf drei vermittelnde Faktoren aus: erstens Unterschiede in den gesundheitlichen Belastungen in Arbeit, Freizeit und Wohnen; zweitens Unterschiede in den Fähigkeiten zur Bewältigung der aktuellen sozialen Lebensherausforderungen; drittens Unterschiede in Verfügbarkeit und Zugänglichkeit der gesundheitlichen Versorgung. Diese untereinander korrespondierenden Faktoren beeinflussen die gesundheitsrelevanten Verhaltensweisen und auf diesem Weg langfristig Unterschiede in Krankheitshäufigkeit und Sterblichkeit. Bewältigungsressourcen nehmen im Modell als moderierende Variable eine besonders wichtige Vermittlerrolle ein.

Die Theorie von Bourdieu (1982, 1997) beinhaltet als wichtiges Element den so genannten *Lebensstil*. Der Theorie entsprechend läuft der Zusammenhang zwischen sozialer Benachteiligung und schlechter Gesundheit über eine *Verhältnisebene* und eine *Verhaltensebene*. Die Verhältnisebene ist durch ungünstige Lebensbedingungen etwa im Arbeits- und Berufsbereich charakterisiert. Diese Benachteiligungen können zu räumlich eingeschränkten Wohnbedingungen von geringer Nutzenqualität und unzureichenden sozialen Kontakten führen. Entsprechend ist auch das erschließbare Freizeitangebot begrenzt oder gar nicht vorhanden. Eine nicht-stimulierende Umwelt und mangelnde Unterstützungsangebote aus der Nachbarschaft sind die Folge. Die Betroffenen erhalten somit keine tauglichen Anregungen für die Bewältigung ihrer Alltags- und Entwicklungsaufgaben im körperlichen als auch im psychischen und sozialen Bereich. Diese Faktoren der Verhältnisebene stehen in Wechselwirkung mit der Verhaltensebene. Diese ist durch einen deprivierten, durch Mängel in der Bedürfnisbefriedigung gekennzeichneten Lebensstil mit passivem Verhalten und starken Minderwertigkeitsgefühlen charakterisiert, der ein schlechtes Gesundheitsverhalten zur Folge hat (Bourdieu 1997).

Durch die jeweilige spezifische soziale Lebenslage bildet sich gewohnheitsmäßig eine Habitus aus, eine Kombination von Praktiken der Lebensbewältigung. Dieser sorgt durch festliegende Einstellungen und Gewohnheiten dafür, dass Verhaltensweisen und Handlungen mit der jeweiligen Lebenslage korrespondieren. Dieser Habitus kommt in teilweise recht stereotypen Bewältigungsmustern zum Ausdruck (Bourdieu 1982). Der routinierte Habitus führt zu bestimmten „kulturellen Praktiken", die sich beispielsweise in der Art der Wohnungseinrichtung, Freizeitgestaltung, Informationsbeschaffung, Umgangsformen, Kleidung und schließlich auch Ernährung, Bewegung, Spannungsbewältigung, Gestaltung des Tagesrhythmus und dem Umgang mit Krankheiten ausdrücken. Zu beachten ist dabei stets, dass die Entwicklung und Aufrechterhaltung von gesundheitsrelevanten Verhaltensweisen entscheidend vom kulturellen, sozialen und gruppenspezifischen Kontext der handelnden Person geprägt wird (Abel 1997; Abel, Cockerham & Niemann 2000).

Psychologische Erklärungsansätze

Die sozialpsychologische Theorie der *Salutogenese* von Antonovsky markiert den Übergang zwischen soziologischen und psychologischen Theorien bzw. beinhaltet Elemente aus beiden Disziplinen. Die zentrale Fragestellung in Antonovskys Theorie ist warum Menschen, trotz einer Vielzahl von gefährdenden und belastenden Faktoren mikrobiologischer, biochemischer, physikalischer, psychologischer, sozialer, kultureller und ökologischer Natur, gesund bleiben beziehungsweise Störungen ihrer Gesundheit erfolgreich ausgleichen können (Antonovsky 1993). Antonosky postuliert in seinem Modell Stressoren, die auf allen Ebenen des menschlichen Lebens präsent sind. Wird ein Individuum mit diesen Stressoren konfrontiert, resultiert ein Spannungszustand mit dem es umgehen muss. Ob das Ergebnis dieser Konfrontation pathologisch, neutral oder gesund ist, hängt von der Angemessenheit der Spannungsverarbeitung ab. Als Widerstandsressourcen werden dabei jene Merkmale und Eigenschaften eines Menschen oder einer Menschengruppe verstanden, die eine wirkungsvolle Spannungsverarbeitung ermöglichen. Hierzu zählt Antonovsky physische und biochemische, materielle, kognitive und emotionale (Intelligenz, Flexibilität und Rationalität der Anpassung), motivationale und soziale (Unterstützung aus der Umwelt) sowie makrostrukturelle (kulturelle Integration) Faktoren, die bewirken, dass krankmachende Belastungsfaktoren gar nicht erst auftreten oder erfolgreich bekämpft werden.

Eine zentrale Bedeutung für die Gesundheitsdynamik hat nach Antonovsky das „*Kohärenzgefühl*" eines Menschen. Definiert wird dieses als eine globale Orientierung die ausdrückt, in welchem Maße man ein durchdringendes, andauerndes und dennoch dynamisches Gefühle des Vertrauens hat, das erstens die Stimuli die sich im Laufe eines Lebens aus der inneren und äußeren Umgebung ergeben, strukturiert, vorhersagbar und erklärbar sind; zweitens die Ressourcen zur Verfügung stehen der durch diese Stimuli gestellten Herausforderungen zu begegnen; drittens diese Herausforderungen lohnenswert sind dafür Anstrengungen und Engagement zu investieren (Antonovsky 1997).

Nach Antonovsky bildet sich das Kohärenzgefühl im Zuge der Sozialisation aus. Es wird dabei als nach dem Jugendalter zeitlich stabiler Persönlichkeitsfaktor verstanden, der die Gesundheitsentwicklung beeinflusst: Ein Mensch mit einem starken Kohärenzgefühl hat nach Antonovsky die Eigenschaft, in einer Belastungssituation unter großen Herausforderungen diejenigen Ressourcen zu mobilisieren, die am besten geeignet sind, um mit einem Stressor wirksam umzugehen. Der Kohärenzsinn kann weiterhin verschiedene Systeme des Organismus wie das Zentralnervensystem, das Immunsystem und das Hormonsystem direkt beeinflussen. Außerdem hat er eine steuernde Wirkung auf die Wahrnehmungen und gedanklichen Einschätzungen von Stressoren, die beispielsweise realistischer eingeschätzt und hierdurch besser bewältigt werden können, woraus positive Effekte auf die Gesundheitsdynamik resultieren können (Bengel, Strittmatter & Willmann 1998). Aus einer Lebenslaufperspektive ergibt sich jedoch der Bedarf, die salutogenetische Theorie empirisch weiter zu überprüfen: Können die im letzten Kapitel dargestellten Befunde mit der salutogenetischen Theorie erklärt werden? Würden nach der Theorie der Salutogenese vergleichbare empirische Resultate hinsichtlich der Gesundheitsdynamik über den Lebensverlauf erwartet werden?

Als moderner persönlichkeitspsychologischer Ansatz können die Theorien der *Verletzlichkeit* oder *Unverletzlichkeit* der Persönlichkeit herangezogen werden. Ausgangspunkt dieser Konzepte ist die Annahme, dass die Persönlichkeit eines Menschen von seinem angeborenen Temperament abhängt. Wird ein Mensch mit einem übertrieben ängstlichen oder unruhigen Temperament mit kritischen Lebensereignissen wie etwa dem Tod oder der Krankheit eines Elternteils oder eine finanzielle Notlage, konfrontiert, ist er besonders anfällig für gesundheitliche Störungen. Demgegenüber können „unverletzliche" Personen Risiken ohne pathologische Folgen meistern, sind „stress-resistent" und zeigen eine große Widerstandskraft gegenüber Konflikten und Belastungen (Rutter, Giller & Hagell 1998). Theorien der Verletzlichkeit oder Unverletzlichkeit der Persönlichkeit stehen somit in Einlang mit den im vorigen Kapitel dargestellten Befunden zu personalen Ressourcen der Lebensbewältigung, fokussieren jedoch dabei auf Persönlichkeitsfaktoren und weniger auf Bewältigungsfähigkeiten und Fertigkeiten.

Auch die so genannte *Anforderungs-Ressourcen Theorien* suchen nach den überdauernden Dimensionen der menschlichen Persönlichkeit die einen positiven oder negativen Effekt für Organismus und Psyche mit sich bringen. Zwei übergreifende Persönlichkeitsfaktoren wurden identifiziert: „seelische Gesundheit" und „Verhaltenskontrolle" (Becker 1995). *Seelische Gesundheit* bezeichnet die Fähigkeit einer Person zur Bewältigung externer und interner Anforderungen, die sich in optimistischer Stimmung, seelisch-körperlichem Wohlbefinden und selbst- und fremdbezogener Wertschätzung ausdrücken. Eng assoziiert mit einer stark ausgeprägten seelischer Gesundheit ist soziale Anpassung die sich nach Becker (1995) z.B. in Gewissenhaftigkeit, Empathie, Leistungsorientierung, Arbeitsorientierung und Ehrlichkeit ausdrückt. Auch eine gut ausgeprägte „Selbstaktualisierung" die sich als Unternehmungsfreude, Ausgelassenheit, positive Emotionen und Extravertiertheit manifestiert, steht mit einer hoch ausgeprägten seelischen Gesundheit in Beziehung (Becker 1995). *Verhaltenskontrolle* meint die Zuverlässigkeit mit der die eigenen Handlungen reguliert werden können, definiert über die beiden Dimensionen starkes bis schwaches Pflichtbewusstsein und starke bis schwache Risikofreude. (Becker 1995). Im *„Systemischen Anforderungs-Ressourcen-Modell"* von Becker (2001) werden Gesundheit und Krankheit als Resultate von Anpassungs- und Regulationsprozessen zwischen Individuum und Umwelt konzipiert. Beide Seiten werden als komplexe Systeme verstanden, die jeweils Anforderungen aneinander stellen, auf die jedes System im Idealfall mit der Aktivierung von angemessenen Ressourcen antwortet. Der Gesundheitszustand eines Menschen hängt davon ab, wie gut es gelingt, externe und interne Anforderungen mithilfe externer und interner Ressourcen zu bewältigen. Das systemische Anforderungs-Ressourcen Modell könnte damit als theoretischer Rahmen für die Untersuchung der Bedeutung spezifischer Konstellationen von Risiko- und Schutzfaktoren herangezogen werden. Auch die im vorigen Kapitel berichtete Befund über die Notwendigkeit eines flexiblen, den Herausforderungen und Ressourcen gerechten Einsatzes von Bewältigungsstrategien (Knoll, Scholz & Rieckmann 2005; Faltermeier 2005) steht im Einklang mit dem durch das Modell formulierten Passungs-Gedanken.

Sozialisationstheoretische Erklärungsansätze

Ein integratives Erklärungsmodell welches auf Elementen fast aller bisher vorgestellten Theorien aufbaut ist das *Sozialisationsmodell* von Hurrelmann (1989). Die zentrale Annahme des Modells ist, dass sich das menschliche Individuum über die gesamte Lebensspanne hinweg in einer intensivern Auseinandersetzung mit der inneren und äußeren Realität befindet, um die eigene Persönlichkeit aufzubauen bzw. weiterzuentwickeln und seine Identität und Integrität zu bewahren.

Im Zentrum des Sozialisationsmodells steht das Konstrukt der „*produktiven Realitätsverarbeitung*". Danach steht der Mensch in einem aktiven Austausch zwischen seiner inneren und äußeren Realität und ist bemüht, lebenslang suchend und sortierend in die Entwicklung der eigenen Persönlichkeit und die der sozialen und dinglichen Umwelt zu seinem Vorteil einzugreifen. Die Persönlichkeits- und Gesundheitsentwicklung sind demnach aufs Engste miteinander verbunden und werden als das Ergebnis der ständigen Abstimmung zwischen den eigenen körperlichen und psychischen Bedürfnissen und Möglichkeiten und den Vorgaben und Angeboten der sozialen und materiellen Umwelt verstanden (Hurrelmann 2006). Die Realitätsverarbeitung bezieht sich auf die vier ineinander greifenden und aufeinander sich beziehenden Systeme *Körper*, *Psyche*, *soziale Umwelt* und *physische (Öko-)Umwelt*. Diese beeinflussen durch ihr Wechselspiel die Persönlichkeits- und Gesundheitsentwicklung. Nach dem Sozialisationsmodell müssen die Anforderungen dieser vier Systeme über den gesamten Lebenslauf hinweg immer wieder in ein Gleichgewicht gebracht werden. Beispielsweise dürfen körperliche Anforderungen dauerhaft nicht mit psychischen in einem Widerspruch stehen. Produktive Realitätsverarbeitung bezeichnet die Fähigkeit, alle vier Teilssysteme ständig zu moderieren und in ihren Impulsen aufeinander abzustimmen. Kommt es zu einem dynamischen Gleichgewicht zwischen den Anforderungen der vier Teilsysteme, dann ergeben sich hieraus positive Impulse für die weitere Persönlichkeitsentwicklung mit positiven Impulsen für die Gesundheitsdynamik. Von einem dauerhaften Ungleichgewicht in der Abstimmung der vier Systeme sind dagegen negative Impulse für die Persönlichkeitsentwicklung und in der Folge für die Gesundheitsdynamik zu erwarten.

Das Sozialisationsmodell orientiert sich am gesamten Lebenslauf und übernimmt hierbei das Konzept der *Entwicklungsaufgaben* aus den Erziehungswissenschaften (Havighurst 1982; Hurrelmann 2005). Unter den Entwicklungsaufgaben werden die jeweils in einem bestimmten Lebensabschnitt (Kindheit, Jugendalter, Erwachsenenalter, hohes Alter) charakteristischen Konstellationen von Anforderungen und Ressourcen aus den vier Systemen Körper, Psyche, soziale und physische Umwelt, denen sich jedes Individuum gegenübersieht, verstanden. Diese Entwicklungsaufgaben müssen jeweils – mit Unterstützung der sozialen Umwelt einschließlich gezielter Bildungsimpulse – angemessen bewältigt, also produktiv verarbeitet werden, damit positive Impulse für die Persönlichkeitsentwicklung und Gesundheitsdynamik entstehen.

Insbesondere neuartige Situationen im Lebenslauf (Eintritt in Pubertät oder Menopause, eigene Elternschaft, Eintritt- oder Ausscheiden aus dem Beruf) stellen Stadien einer intensiven und beschleunigten Veränderung der an das Individuum gestellten Entwicklungsaufgaben dar. Diese sind dann bewältigbar, wenn sie zur Umstellung und Weiterentwicklung des eigenen Verhaltensrepertoires genutzt werden. Eine gelungene Erfüllung der Anforderungen wird subjektiv wahrgenommen und als erfolgreich klassifiziert. Die Verhaltensanforderungen erscheinen dem Individuum als Herausforderungen, denen gegenüber es sich erfolgreich bewährt hat. Hieraus resultieren positive Ausstrahlungen auf die Gesundheitsdynamik.

Wie gut die jeweiligen Entwicklungsaufgaben gelöst werden können, hängt nach dem Sozialisationsmodell sowohl von der äußeren Struktur mit ihren sozialstrukturellen Vorgaben und ihren *sozialen Ressourcen* als auch von der inneren Realität, subjektiven Lebenswelt und biografischen Lebenslagerung und den sich daraus ergebenden *personalen Ressourcen* ab. Beispiele sozialer Ressourcen im Jugendalter sind eine gute finanzielle Ausstattung, ein hoher Bildungsgrad der Eltern, ein guter familiärer Zusammenhalt, ein auf Selbstständigkeit orientiertes Erziehungsklima, enge Geschwisterbeziehungen, vertrauensvolle Beziehungen zu einem Erwachsenen außerhalb der Familie, ein guter Freund/eine gute Freundin, positive Schulerfahrungen, unterstützende Systeme wie z.B. Kirche oder Sportvereine. Für das Jugendalter charakteristische Beispiele personaler Ressourcen sind der Erstgeborenenstatus, positives Temperament (flexibel, aktiv, offen), überdurchschnittliche Intelligenz, positives Selbstbild, Begabungen (musisch, sportlich), prosoziales Verhalten, internale Kontrollüberzeugungen, aktiv-problemlösende Copingstrategien, Leistungsmotivation, sicheres Bindungsverhalten (Blanz et al. 2006).

Weitere wichtiges Element des Sozialisationsmodells sind die Konzepte *Selbstbild* und *Identität*: Erfolgreiche Realitätsverarbeitung setzt die Fähigkeit zur Aufnahme, Bewertung und Strukturierung von selbstbezogenen körperlichen und psychischen Informationen voraus, die durch Wahrnehmung und Beobachtung das „*Selbstbild*“ formen, welches auch die zurückliegenden Erfahrungen beim Einsatz von Fertigkeiten und Fähigkeiten in der Auseinandersetzung mit den Entwicklungsaufgaben widerspiegelt. Eine produktive Realitätsverarbeitung setzt eine subjektive Kontinuität des Selbsterlebens voraus. Dieses Erlebens des Sich-Selbst-Gleich-Seins kann als „*Identität*“ bezeichnet werden (Hurrelmann 2002).

5 Zusammenfassung

Die Sichtung der Befunde zur Verbreitung chronischer Erkrankung im Kindes- und Jugendalter, zur Persistenz gesundheitlicher Einschränkungen und Belastungen über die Entwicklung vom Kind zum Erwachsenen und bis ins hohe Alter weißt auf die große und bleibende Bedeutung des Kindes- und Jugendalters für die Gesundheitsdynamik im gesamten Lebenslauf hin. Jedoch nicht nur die zeitlich überdauernde Stabilität von bereits vorgeburtlich oder in frühester Kindheit angelegter Gesundheits- und Krankheitsaspekte spielt eine Rolle. Im Rahmen einer Lebenszeitepidemiologischen Forschung konnte die Bedeutung von vorgeburtlichen oder früh-kindlichen Gesundheitsparametern für die Morbidität und Mortalität im späteren Erwachsenenalter eindrucksvoll dargelegt werden. Die zeitliche Stabilität bedeutender Gesundheits- und Krankheitsdeterminanten wie z.B. Aspekte der sozialen Lage und Persönlichkeitsfaktoren führt ebenfalls zu einer frühzeitigen Festlegung des im weiteren Lebensverlauf vorherrschende Gesundheits- und Erkrankungsgeschehen. Wichtige Faktoren wie z.B. gesundheitsförderliche- oder schädigende Verhaltensweisen, Strategien des Umgangs mit Stress- und Belastungen sind zwar prinzipiell veränderbar, die diese Verhaltensweisen determinierenden Faktoren liegen jedoch begründet in der Sozialisation, Persönlichkeitsfaktoren und Aspekten der sozialen und materiellen Umwelt. Auch hier ist daher eine eher verfestigende Wirkung der entsprechenden Verhaltensweisen zu erwarten. Mit die weitreichendsten Konsequenzen kommen dabei dem sozioökonomischen Status zu: Dieser bestimmt über perinatale Einflüsse bereits frühzeitig die gesundheitliche Lage der Betroffenen und die weitere Gesundheitsdynamik. Gleichzeitig sind mit einer Ressourcendeprivation auch die weiteren Bildungs- und Berufschancen beeinträchtigt, woraus weitere Ressourcendeprivationen resultieren können. Die damit assoziierten negativen Wirkungen auf die Gesundheit addieren sich dann zu den bereits frühkindlich angelegten gesundheitlichen Schwächungen.

Auch die verschiedenen theoretischen Erklärungsmodelle beinhalten in der Regel zeitlich stabile Konzepte, welche die Gesundheitsdynamik beeinflussen. Postuliert werden z.B. Persönlichkeitsfaktoren wie Temperamentsmerkmale oder globale Orientierungen und soziale Ressourcen, die an den bedeutendsten Verbindungsstellen zum Gesundheitsverhalten bzw. der Gesundheits- und Krankheitsentwicklung stehen. Insbesondere Persönlichkeits- oder Temperamentsfaktoren wohnt jedoch eine starke zeitliche Stabilität inne. Als weitere gesundheitsrelevante Konzepte, mit mutmaßlicher großer zeitlicher Stabilität, beinhalten theoretische Arbeiten z.B. Lebensstile und Aspekte wie Selbstbild und Identität. Auch aus diesen theoretischen Rahmenmodellen könnte somit eine starke zeitliche Stabilität der gesundheitlichen Ungleichheit über den Lebenslauf vorhergesagt werden. Die Lebensphase Kindheit und Jugendalter bzw. die Sozialisation zum Erwachsenen stellt unter dieser Perspektive für die Entwicklung der Gesundheitsdynamik im weiteren Lebenslauf entscheidende Weichen. Damit markiert der Lebensabschnitt der Kindheit und Jugend eine entscheidende Phase für die Ausbildung und Entstehung lebenslang begleitender Gesundheitsproblematiken. Andererseits eröffnen sich hier Möglichkeiten der Prävention und Gesundheitsförderung.

Literatur

Abel T (1997). Gesunheitsverhaltensforschung und Public Health. In: Weitkunat R, Haisch J, Kessler M, eds. Public Health und Gesundheitspsychologie, Bern: Huber: 56-61.

Abel T, Cockerham W, Niemann S (2000). A critical approach to lifestile and health. In: Watson J, Platt S, eds. Researching health promotion, London: Routledge: 54-77.

Antonovsky A (1993). Gesundheitsforschung versus Krankheitsforschung. In: Franke A, Broda M, eds. Psychosomatische Gesundheit, Tübingen: DGTV-Verlag.

Antonovsky A (1997). Salutogenese. Zur Entmystifizierung der Gesundheit. (Deutsche Ausgabe von Unraveling the mystery of health). Tübingen: DGTV-Verlag.

Babitsch B (2005). Soziale Ungleichheit, Geschlecht und Gesundheit, Bern: Huber.

Barker DJP (1991). The foetal and infant origins of inequalities in health in Britain. Journal of Public Health Medicine 13: 64-68.

Barker DJP (1998). Mothers, babies and health in later life. Edinburgh: Churchill Livingstone.

Barker DJP, Osmond C, Winter PD, Margetts B, Simmonds SJ (1989). Weight in infancy and death from ischaemic heart disease. Lancet 8663: 577-580.

Barkmann C, Schulte-Markwort M (2004). Prävalenz psychischer Auffälligkeiten bei Kindern und Jugendlichen in Deutschland – ein systematischer Literaturüberblick. Psychiatrische Praxis 31: 1-10.

Bartley M (2004). Health inequality. An introduction to theories, concepts and methods, Cambridge: Blackwell Publishing Ltd.

Becker P (1995). Seelische Gesundheit und Verhaltenskontrolle, Göttingen: Hogrefe.

Becker P (2001). Modell der Gesundheit. In: Höfling S, Gieseke O, eds. Gesundheitsoffensive Prävention, München: Piper: 41-53.

Bengel J, Strittmatter R, Willmann H (1998). Was erhält Menschen gesund?, Köln: Bundeszentrale für gesundheitliche Aufklärung.

Ben-Shlomo Y, Davey-Smith G (1991). Deprivation in infancy or in adult life: which is more important for mortality risk? Lancet 337: 530-534.

Ben-Shlomo Y, Kuh D (2002). A life course approach to chronic disease epidemiology: conceptual models, empirical challenges and interdisciplinary perspectives. International Journal of Epidemiology 31: 285-293.

Bergmann KE, Bergmann RL, Ellert U, Dudenhausen JW (2007). Perinatale Einflussfaktoren auf die spätere Gesundheit. Ergebnisse des Kinder- und Jugendgesundheitssurveys (KiGGS). Bundesgesundheitsbl – Gesundheitsforsch – Gesundheitsschutz 50: 670-676.

Berkmann LF (1995). The role of social relations in health promotion. Psychosomatic Medicine 57: 245-254.

Blanz B, Remschmidt H, Schmidt MH, Warnke A (2006). Psychische Störungen im Kindes- und Jugendalter, Stuttgart: Schattauer.
Bourdieu P (1982). Die feinen Unterschiede, Frankfurt a.M.: Suhrkamp.
Bourdieu P (1997). Ökonomisches Kapital – Kulturelles Kapital – Soziales Kapital. In: Bourdieu P: Die verborgenen Mechanismen der Macht. Schriften zu Politik und Kultur 1, Hamburg: VSA: 49-79.
Bründel H, Hurrelmann K (1999). Konkurrenz, Karriere, Kollaps. Männerforschung und der Abschied vom Mythos Mann, Stuttgart: Kohlhammer.
Case A, Fertig A, Paxson C (2005). The lasting impact of childhood health and circumstance. Journal of Health Economics 24: 365-389.
Caspi A, Roberts BW, Shiner RL (2005). Personality development: stability and change. Annual Review of Psychology 56: 453-484.
Chapman DP, Whitefield CL, Felitti VJ, Dube SR, Edwards VJ, Anda RF (2004). Adverse childhood experiences and the risk of depressive disorders in adulthood. Journal of affective disorders 82: 217-225.
Dauer S (1999). Zu Wechselwirkungen von Gesundheit und Arbeitslosigkeit. In: Dauer S, Henning H, eds. Arbeitslosigkeit und Gesundheit, Halle: Mitteldeutscher Verlag: 12-23.
Davey Smith G, Lynch JW (2004). Socioeconomic Differentials. In: Kuh D, Ben-Shlomo Y, eds. A Lifecourse Approach to Chronic Disease Epidemiology, 2nd ed., Oxford: Oxford University Press.
Deck R, Kohlhammer T (2002). Rheumatische Krankheiten bei Männern und Frauen. In: Hurrelmann K, Kolip P, eds. Geschlecht, Gesundheit und Krankheit. Männer und Frauen im Vergleich, Bern: Huber: 322-341.
De Genna NM, Stack DM, Serbin LA, Ledingham JE, Schwartzmann AE (2006). From risky behaviour to health risk: continuity across two generations. Journal of Developmental & Behavioral Pediatrics 27: 297-309.
Delekat D, Kis A (2001). Zur gesundheitlichen Lage von Kindern in Berlin. Ergebnissse und Handlungsempfehlungen auf Basis der Einschulungsuntersuchungen, Berlin: Senatsverwaltung für Arbeit, Soziales und Frauen.
Dilling H, Reimer C (1997). Psychiatrie und Psychotherapie (3. Auflage), Berlin u.a.: Springer.
Dragano N, Siegrist J (2006). Die Lebenslaufperspektive sozialer Ungleichheit: Konzepte und Forschungsergebnisse. In: Richter M, Hurrelmann K, eds. Gesundheitliche Ungleichheit: Grundlagen, Probleme, Perspektiven. Wiesbaden: VS Verlag für Sozialwissenschaften: 199-220.
Dreher E, Dreher M (2002). Gesundheit und Krankheit aus der Sicht von Kindern und Jugendlichen. Psychomed 14: 140-148.
Dube SR, Miller JW, Brown DW, Giles WH, Felitti VJ, Dong M, Anda RF (2006). Adverse childhood experiences and the association with ever using alcohol and initiating alcohol use during adolescence. Journal of Adolescent Health 38: 444.e1-10.
Dube SR, Felitti VJ, Dong M, Giles WH, Anda RF (2003). The impact of adverse childhood experiences on health problems: evidence from four birth cohorts dating back to 1900. Preventive Medicine 37: 268-277.

Enders U, Stumpf J (1990). Die Narben des Missbrauchs. Mögliche Folgen sexueller Gewalterfahrungen. In Enders U, ed. Zart war ich, bitter war's. Sexueller Missbrauch an Mädchen und Jungen, Köln: Volksblatt Verlag: 75-88.

Engel U, Hurrelmann K (1999). Psychosoziale Belastung im Jugendalter, Berlin: De Gruyter.

Faltermeier T (2005). Gesundheitspsychologie, Stuttgart: Kohlhammer.

Garenne M (1994). Sex differences in measles mortality. A world review. International Journal of Epidemiology 23: 632-642.

Griefahn B, Golka K (2006). Arbeitswelt und Gesundheit. In: Hurrelmann K, Laaser U, Razum O, eds. Handbuch Gesundheitswissenschaften (4. Auflage), Weinheim: Juventa: 661-685.

Havighurst RJ (1982). Developmental tasks and education, New York: Longman.

Hajek G (1999). Protestantische Arbeitsethik und Herzkrankheiten, Münster: Papst.

Heinz W (1995). Arbeit, Beruf und Lebenslauf, Weinheim, München: Juventa.

Hollederer A, Brand H, eds. (2006). Arbeitslosigkeit, Gesundheit und Krankheit, Bern: Huber.

Hoepner-Stamos F (1999). Chronische Erkrankungen im Jugendalter. Psychosoziale Folgen schwerer und leichter Beeinträchtigungen, Weinheim, München: Juventa.

Horch K, Kahl H, Köster I, Meyer C, Reiter S, Schubert I (2004). Gesundheit von Kindern und Jugendlichen. Schwerpunktbericht der Gesundheitsberichterstattung des Bundes, Berlin: Robert Koch-Institut.

Hurrelmann K (1989). Human development and health, New York: Springer.

Hurrelmann K (2002). Einführung in die Sozialisationstheorie (8. Auflage), Weinheim, München: Beltz.

Hurrelmann K (2005). Lebensphase Jugend (8. Auflage), Weinheim, München: Juventa.

Hurrelmann K (2006). Gesundheitssoziologie (6. Auflage). Weinheim, München: Juventa.

Hurrelmann K, Bründel H (2003). Einführung in die Kindheitsforschung (2. Auflage). Weinheim, München: Juventa.

Hurrelmann K, Klocke A, Melzer W, Ravens-Sieberer U, eds. (2003). Jugendgesundheitssurvey – Internationale Vergleichsstudie im Auftrag der Weltgesundheitsorganisation, Weinheim, München: Juventa.

Jackson B, Kubzansky LD, Cohen S, Weiss S, Wright RJ (2004). A matter of life and breath: childhood socioeconomic status is related to young adult pulmonary function in the CARDIA study. International Journal of Epidemiology 33: 271-278.

Kamtsiuris P, Atzpodien K, Ellert U, Schlack R, Schlaud M (2007). Prävalenz von somatischen Erkrankungen bei Kindern und Jugendlichen in Deutschland. Bundesgesundheitsbl – Gesundheitsforsch – Gesundheitsschutz 50: 686-700.

Klocke A, Becker U (2003). Die Lebenswelt Familie und ihre Auswirkungen auf die Gesundheit von Jugendlichen. In: Hurrelmann K, Klocke A, Melzer W, Ravens-Sieberer U, eds. Jugendgesundheitssurvey – Internationale Vergleichsstudie im Auftrag der Weltgesundheitsorganisation. Weinheim, München: Juventa: 19-98.

Klocke A, Lampert T (2005). Armut bei Kindern und Jugendlichen. Gesundheitsberichterstattung des Bundes, Berlin: Robert Koch-Institut.

Klotz T (2002). Spezifische Gesundheitsprobleme von Männern. In: Hurrelmann K, Kolip P, eds. Geschlecht, Gesundheit und Krankheit. Männer und Frauen im Vergleich, Bern: Huber: 241-257.

Knoll N, Scholz U, Rieckmann N (2005). Einführung in die Gesundheitspsychologie, München: Ernst Reinhardt Verlag.

Kobosa SC (1979). Stressfull life events, personality, and health: An inquiry into hardiness. Journal of Personality and Social Psychology 37: 1-11.

Kolip P, Lademann J (2006). Familie und Gesundheit. In: Hurrelmann K, Laaser U, Razum O, eds. Handbuch Gesundheitswissenschaften (4. Auflage), Weinheim, München: Juventa: 633-659.

Kuh D, Ben-Shlohmo Y, eds. (2005). A life course approach to chronic disease. Epidemiology, Oxford: Oxford University Press.

Lademann J, Kolip P (2005). Gesundheit von Frauen und Männern im mittleren Lebensalter, Berlin: Robert Koch-Institut.

Lamont DW, Parker L, Cohen MA, White M, Benett SM, Unwin NC, Craft AW, Alberti KG (1998). Early life and later determinants of adult disease: a 50 year follow-up study of the Newcastle Thousand Families cohort. Public Health 112: 85-93.

Lampert T, Burger M (2004). Rauchgewohnheiten in Deutschland – Ergebnisse des telefonischen Bundesgesundheitssurveys. Gesundheitswesen 66: 511-517.

Lampert T, Saß AC, Häfelinger M, Ziese T (2005). Armut, soziale Ungleichheit und Gesundheit. Expertise des Robert Koch-Instituts zum 2. Armuts- und Reichtumsbericht der Bundesregierung. Beiträge zur Gesundheitsberichterstattung des Bundes, Berlin: Robert Koch-Institut.

Lampert T, Mensink GBM, Romahn N, Woll A (2007). Körperlich sportliche Aktivität von Kindern und Jugendlichen in Deutschland. Ergebnisse des Kinder- und Jugendgesundheitssurveys (KiGGS). Bundesgesundheitsbl – Gesundheitsforsch – Gesundheitsschutz 50: 634-642.

Lampert T, Richter M (2006). Gesundheitliche Ungleichheit bei Kindern und Jugendlichen. In: Richter M, Hurrelmann K, eds. gesundheitliche Ungleichheit: Grundlagen, Probleme, Perspektiven, Wiesbaden: VS Verlag für Sozialwissenschaften: 199-220.

Lampert T, Thamm M (2007). Tabak-, Alkohol- und Drogenkonsum von Jugendlichen in Deutschland – Ergebnisse des Kinder- und Jugendgesundheitssurveys (KiGGS). Bundesgesundheitsbl – Gesundheitsforsch – Gesundheitsschutz 50: 600-608.

Lawlor DA, Ebrahim S, Davey Smith G (2005). Association of birth weight with adult lung function: findings from the British Woman's Heart and Health Study and a meta-analysis. Thorax 60: 851-858.

Luo Y, Waite LJ (2005). The impact of childhood and adults SES on physical, mental, and cognitive well-being in later life. Journal of Gerontology 60: 93-101.

Lynch J (2002). Commentary: Psychosocial factors and health: Strengthening the evidence base. British Medical Journal 324: 1251.

Maschewsky-Schneider U, ed. (1996). Frauen – das kranke Geschlecht? Mythos und Wirklichkeit, Opladen: Leske & Budrich.

Miech RA, Eaton WW, Brennan K (2005). Mental health disparities across education and sex: a prospective analysis examining how they persist over the life course. The Journal of Gerontology 60: 93-98.

Mielck A. (2000). Soziale Ungleichheit und Gesundheit: Empirische Ergebnisse, Erklärungsansätze, Interventionsmöglichkeiten, Bern: Huber.

Mielck A (2001). Armut und Gesundheit bei Kindern und Jugendlichen: Ergebnisse der sozialepidemiologischen Forschung in Deutschland. In: Klocke A, Hurrelmann K, eds. Kinder und Jugendliche in Armut (2. Auflage), Wiesbaden: Westdeutscher Verlag: 230-253.

Mielck A, Helmert U (2006). Soziale Ungleichheit und Gesundheit. In: Hurrelmann K, Laaser U, Razum O, eds. Handbuch Gesundheitswissenschaften (4. Auflage), Weinheim, München: Juventa: 611-631.

Monteiro PO, Victora CG (2005). Rapid crowth in infancy and childhood and obesità in later life – as systematic review. Obesity Reviews 6: 143-154.

Nestmann R, Hurrelmann K, eds. (1994). Social networks and social support in childhood and adolescence, Berlin: De Gruyter.

Neto EC, Rubin R, Sculte J, Giuliani R (2004). Newborn screening for congenital infectious diseases. Emerging Infectious Diseases 10: 1069-1073.

Pallas AM (2003). Educational transitions, trajectories, and pathways. In: Mortimer JT, Shanahan MJ (Hg.) Handbook of the life course, New York: Kluwer: 165-184.

Pearlin LI, Schiermann S, Fazio EM, Meeersmann SC (2005). Stress, health, and the life sources. Journal of Health and Social Behavior 46: 205-219.

Petermann F, ed. (2003). Lehrbuch der klinischen Kinderpsychologie (5. Auflage), Göttingen: Hogrefe.

Power C, Kuh D (2006). Life course development of unequal health. In: Siegrist J, Marmot M, eds. Social inequalities in health. New evidence and policy implications, Oxford: Oxford University Press: 27-54.

Ravens-Sieberer U, Thomas C, Erhart M (2003). Körperliche, psychische und soziale Gesundheit von Jugendlichen. In: Hurrelmann K, Klocke A, Melzer W, Ravens-Sieberer U, eds. Jugendgesundheitssurvey – Internationale Vergleichsstudie im Auftrag der Weltgesundheitsorganisation, Weinheim, München: Juventa: 19-98.

Ravens-Sieberer U, Wille N, Bettge S, Erhart M (2007). Psychische Gesundheit von Kindern und Jugendlichen in Deutschland – Ergebnisse aus der BELLA-Studie im Kinder- und Jugendgesundheitssurveys (KiGGS). Bundesgesundheitsbl – Gesundheitsforsch – Gesundheitsschutz 50: 784-793.

Richter M (2005a). Gesundheit und Gesundheitsverhalten im Jugendalter – Der Einfluss sozialer Ungleichheit, Wiesbaden: Verlag für Sozialwissenschaften.

Richter M (2005b). Die Bedeutung sozialer Ungleichheit für die Gesundheit im Jugendalter. Gesundheitswesen 67: 709-718.

Richter M, Hurrelmann K (2004). Sozioökonomische Unterschiede im Substanzkonsum von Jugendlichen. Sucht 4: 258-268.

Rothmann KJ, Greenland S, ed. (1998). Modern epidemiology, Philadelphia: Lippincott-Raven Publishers.

Rutter M, Giller H, Hagell A (1998). Anti-social behavior by young people, New York: Cambridge University Press.

Schaeffer D (2004). Der Patient als Nutzer. Krankheitsbewältigung und Versorgungsnutzung im Verlauf chronischer Krankheit, Bern: Huber.

Schenk L, Knopf H (2007). Mundgesundheitsverhalten von Kindern in Deutschland. Erste Ergebnisse aus dem Kinder- und Jugendgesundheitssurvey (KiGGS). Bundesgesundheitsbl – Gesundheitsforsch – Gesundheitsschutz 50: 653-658.

Siegrist J (1996). Soziale Krisen und Gesundheit, Göttingen: Hogrefe.

Spencer N (2006). Explaining the social gradient in smoking in preganncy: Early life courye accumulation and cross-sectional clustering of social risk exposures in the 1958 British national cohort. Social Science and Medicine 62: 1250-1259.

Sroka K (1997). Herzkrank: Ein menschliches Konzept der Herzkrankheit, Zürich: Rasch & Röhrig.

Stam H, Grootenhuis MA, Last BF (2005). The course of life of survivors of childhood cancer. Psycho-oncology 14: 227-238.

SVR (2005). Sachverständigenrat zur Begutachtung der Entwicklung im Gesundheitswesen. Gutachten, Berlin: Bundesdruckerei.

Tölle R (1994). Psychiatrie (10. Auflage), Berlin u.a.: Springer.

Trautner C (2006). Medizinische Grundlagen der Gesundheitswissenschaften. In: Hurrelmann K, Laaser U, Razum O, eds. Handbuch Gesundheitswissenschaften (4. Auflage). Weinheim, München: Juventa: 117-146.

Trojan A, Legewie H (2001). Nachhaltige Gesundheit und Entwicklung. Leitbilder, Politik und Praxis der Gestaltung gesundheitsförderlicher Umwelt- und Lebensbedingungen, Frankfurt a.M.: VAS.

Tuschen-Caffier B (2005). Essstörungen und Adipositas bei Kindern und Jugendlichen. Kindheit und Entwicklung 14: 201-208.

Vogt I (2006). Psychologische Grundlagen der Gesundheitswissenschaften. In: Hurrelmann K, Laaser U, Razum O, eds. Handbuch Gesundheitswissenschaften (4. Auflage). Weinheim, München: Juventa: 155-190.

Wadsworth ME, Kuh DJ (1997). Childhood influences on adult health: a review of recent work from the British 1946 national birth cohort study, the MRC National Survey of Health and Development. Paediatric and perinatal epidemiology 11: 2-20.

Waldron I (2002). Krankheit und Mortalität bei Säuglingen und Kleinkindern. In: Hurrelmann K, Kolip P, eds. Geschlecht, Gesundheit und Krankheit. Männer und Frauen im Vergleich, Göttingen: Huber: 159-178.

Waller H (2002). Gesundheitswissenschaft, Göttingen: Huber.

Warschburger P (2000). Chronisch kranke Kinder und Jugendliche, Stuttgart: Kohlhammer.

Yang S, Lynch JW, Raghunathan TE, Kauhanen J, Salonen JT, Kaplan G (2007) Socioeconomic and Psychosocial Exposures across the Life Course and Binge Drinking in Adulthood: Population-based Study. American Journal of Epidemiology 165: 184-193.

Gesundheitliche Ungleichheit im hohen Lebensalter

Martijn Huisman

1 Einführung

Sozial bedingte gesundheitliche Ungleichheiten sind ein interessanter, sich schnell entwickelnder Forschungsbereich voll neuer Herausforderungen, der verschiedene Disziplinen wie etwa die Epidemiologie, Soziologie, Demographie oder Psychologie umfasst. Notwendig wird diese Komplexität und Bandbreite der Forschung durch das ubiquitäre Auftreten gesundheitlicher Ungleichheiten: Menschen mit niedrigem sozioökonomischen Status tragen eine überproportional hohe Last hinsichtlich fast aller Krankheiten (Dalstra et al. 2005) und Todesursachen (Huisman et al. 2005a), mit Ausnahme von Brustkrebs (Strand et al. 2007), und zwar in allen Altersgruppen und in den meisten Ländern. Daher ist es vielleicht nicht verwunderlich, dass bestimmte Teilgruppen der Gesellschaft in diesem breit gefächerten Forschungsgebiet immer noch relativ unterrepräsentiert sind; dies scheint insbesondere für ältere Menschen der Fall zu sein – der Gruppe der über 65-Jährigen (Artazcoz & Rueda 2007).

Andererseits mag gerade diese relative Vernachlässigung überraschend erscheinen, da im hohen Lebensalter unzweifelhaft die größte Krankheitslast vorliegt. Es sollte allerdings berücksichtigt werden, dass auch die traditionelle Vorstellung, das Alters sei durchweg geprägt von Gebrechen, Invalidität und Pflegebedürftigkeit einer Revision bedarf. In den älteren Bevölkerungsgruppen gibt es eine ausgeprägte Heterogenität hinsichtlich des körperlichen Wohlbefindens sowie der physiologischen und kognitiven Leistungsfähigkeit (Rowe & Kahn 1987). Denjenigen, die eine zunehmende Schwächung ihrer physischen Funktionen erleben (müssen) stehen jene gegenüber, die auch im Alter weiterhin bei relativ guter Gesundheit sind. Dennoch kann es keinen Zweifel daran geben, dass ältere Menschen in vielerlei Hinsicht die vulnerabelsten Mitglieder der Gesellschaft darstellen. Einschneidende Lebensereignisse wie Einschränkungen der körperlichen Funktionen, chronische Krankheiten, der Umzug (oder gar die Abschiebung) in ein Pflegeheim oder der Verlust von Angehörigen und Lebenspartnern betreffen diese Altersgruppe besonders häufig. In den westlichen Gesellschaften fällt die Krankheitslast mit vermehrter Konzentration auf die über 65-Jährigen. Zunehmend werden Diskussionen darüber geführt, welche Auswirkungen die Alterung der Gesellschaft für die öffentliche Gesundheit haben wird

(Siegrist 2005). Der relative Mangel an Aufmerksamkeit für gesundheitliche Ungleichheit, speziell im Alter, kann vor diesem Hintergrund als „anomal" betrachtet werden.

Zum großen Teil kann diese Situation durch den Mangel an geeigneten Daten erklärt werden. In dem 1998 in Großbritannien veröffentlichten Bericht „Independent Inquiry on Inequalities and Health" heißt es etwa, dass ein Monitoring gesundheitlicher Ungleichheiten und deren Determinanten bei älteren Menschen insbesondere durch das Fehlen einer routinemäßigen Erfassung verlässlicher Daten erschwert ist (Acheson et al. 1998). Hinter diesem Mangel an Aufmerksamkeit für sozial bedingte gesundheitliche Ungleichheit unter älteren Menschen steht, so wird zuweilen argumentiert, die stillschweigende Annahme, dass solche Ungleichheiten im Alter nicht mehr vorhanden sind oder zumindest relativ unerheblich und dementsprechend unwichtig seien (siehe auch Lampert et al. in diesem Band). Andererseits bemerken von dem Knesebeck und Schäfer (2006), dass die Erforschung gesundheitlicher Ungleichheit im Alter gerade erst ihren Anfang nimmt und anerkannt wird, dass das hohe Alter – im Unterschied zum Erwachsenenalter – eine Lebensphase ist, die durch spezifische Merkmale wie etwa Unterschiede im individuellen und sozialen Wohlergehen geprägt ist. Was immer aber die Gründe für den zögerlichen Beginn in diesem Teilbereich der Forschung über gesundheitliche Ungleichheiten gewesen sein mögen, die Forschungstätigkeit wurde auch hier in den letzten Jahren deutlich intensiviert, und es ist erforderlich, einen Überblick über die aktuelle Entwicklung zu geben.

Eine wichtige Unterscheidung innerhalb der Forschung über sozial bedingte gesundheitliche Ungleichheiten ist die zwischen deskriptiver und erklärender Forschung (Richter & Hurrelmann 2006; Kunst 2006). Diese beiden Forschungsstränge kann man sich am besten als zwei aufeinander folgende Schritte im Forschungsprozess vorstellen, wobei der erste, die Beschreibung, für den nach ihm folgenden, die Erklärung, die notwendigen Daten und Informationen bereitstellt. Ein dritter Strang befasst sich mit möglichen Interventions- und Präventionsmaßnahmen und hängt seinerseits wiederum sowohl von den Ergebnissen deskriptiver (an wen sollten sich Präventions- und Interventionsbemühungen richten) wie auch erklärender Forschung (welche Faktoren müssen ins Visier genommen werden, um die erwünschte Reduzierung gesundheitlicher Ungleichheit zu erreichen) ab.

In diesem Beitrag wird der Fokus in erster Linie auf die deskriptive, zum Teil auch auf die erklärende Forschung gerichtet, was im Übrigen den gegenwärtigen Forschungsstand recht gut reflektiert, d.h., der größte Teil der bisherigen Forschung war deskriptiv – gibt es gesundheitliche Ungleichheiten im Alter und wenn ja, in welchem Umfang? –, während der Erklärung gesundheitlicher Ungleichheiten im hohen Alter noch relativ wenig Aufmerksamkeit gewidmet wurde. Damit hat leider auch das erlangte Wissen noch nicht den wünschenswerten Umfang erreicht, um maßgeschneiderte Interventionen zur Reduzierung gesundheitlicher Ungleichheiten in dieser Altergruppe zu entwickeln und die Interventions- und Präventionsforschung voranzutreiben.

2 Gesundheitliche Ungleichheit im hohen Alter: Deskriptive Forschungsansätze

2.1 Sozioökonomische Ungleichheiten in der Mortalität im hohen Alter

Wie sich in den letzten Jahren herausstellte, existieren in allen Ländern, in denen entsprechende Untersuchungen durchgeführt wurden, bedeutende Unterschiede zwischen den verschiedenen sozioökonomischen Statusgruppen hinsichtlich der Mortalität im hohen Alter (Huisman et al. 2004, 2005a). Festgestellt wurden diese Ungleichheiten zumindest für Großbritannien, Finnland, Schweden, Norwegen, Dänemark, Niederlande, Belgien, Frankreich, Schweiz, Spanien, Italien und die Vereinigten Staaten (Huisman et al. 2004; Bassuk, Berkam & Amick 2002; Amaducci et al. 1998; Martelin 1994; Olausson 1991). Dies zeigt deutlich an, dass in den meisten westlichen Ländern eine Möglichkeit zur Verbesserung der öffentlichen Gesundheit über die Verringerung der Ungleichheiten in der Mortalität im hohen Alter besteht.

Ein charakteristisches Merkmal relativer sozioökonomischer Unterschiede in der Mortalität innerhalb der älteren Bevölkerungsgruppe besteht darin, dass sie oft – aber keineswegs immer (siehe Hoffmann 2005) – geringer ausfällt als in jüngeren Altersgruppen. In Abbildung 1 sind bildungsbezogene Unterschiede in der Mortalität bei Männern zwischen 50 und 59 bzw. zwischen 80 und 89 Jahren für einige europäische Länder aufgeführt. Die für diese Schätzung verwendeten Daten stammen aus Sterberegistern, die meist die gesamte Bevölkerung erfassen. Die Bildungsunterschiede werden hier mittels eines relativen Ungleichheitsindex ausgedrückt, d.h. eines regressionsbasierten Index, der interpretiert werden kann als das Mortalitätsrisiko der sozioökonomisch untersten im Vergleich zur obersten Bevölkerungsgruppe (Mackenbach & Kunst 1997). Während die bildungsbezogenen Mortalitätsunterschiede in der Altersgruppe der 80- bis 89-Jährigen über die verschiedenen Länder zwischen 1,10 bis 1,80 variierten, waren es in der jüngeren Altersgruppe zwischen 1,90 und 3,50. Bei den Frauen (Abbildung 2) zeigt sich ein etwas anderes Bild, dennoch existieren auch hier deutliche Unterschiede zwischen den Altersgruppen hinsichtlich des Ausmaßes der Ungleichheiten in der Mortalität, wie beispielsweise in Finnland, Norwegen, England und Wales.

Abbildung 1: Das Ausmaß bildungsspezifischer Ungleichheiten in der Mortalität bei Männern mittleren Alters (50-59 Jahre) und bei alten Männern (80-89 Jahre).

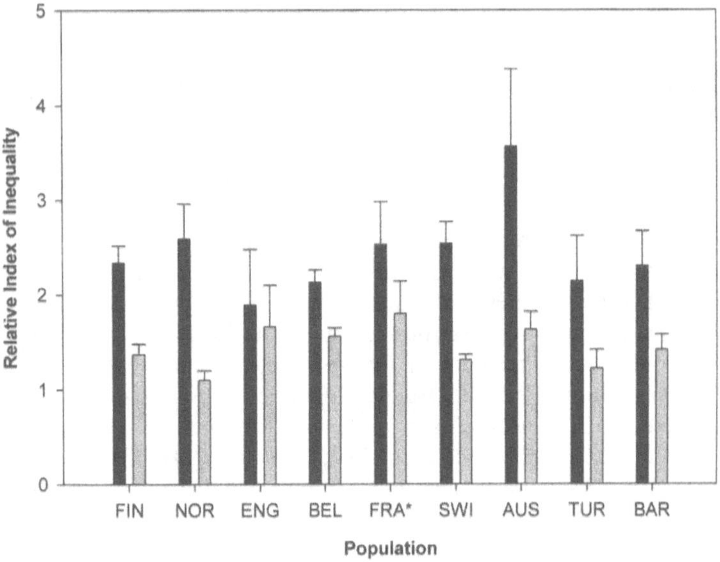

* Die höchste Altersgruppe in Frankreich ist die der 70-79-Jährigen. BAR = Barcelona & Madrid. Der relative Index of Inequality (RII) ist ein regressionsbasierter Index, der die Mortalitätsrate, die für das unterste Ende der Bildungshierarchie vorhergesagt wird, mit derjenigen Rate für das oberste Ende der Bildungshierarchie kontrastiert.
Quelle: Huisman et al. (2004)

Abbildung 2: Das Ausmaß bildungsspezifischer Ungleichheiten in der Mortalität bei Frauen mittleren Alters (50-59 Jahre) und bei alten Frauen (80-89 Jahre).

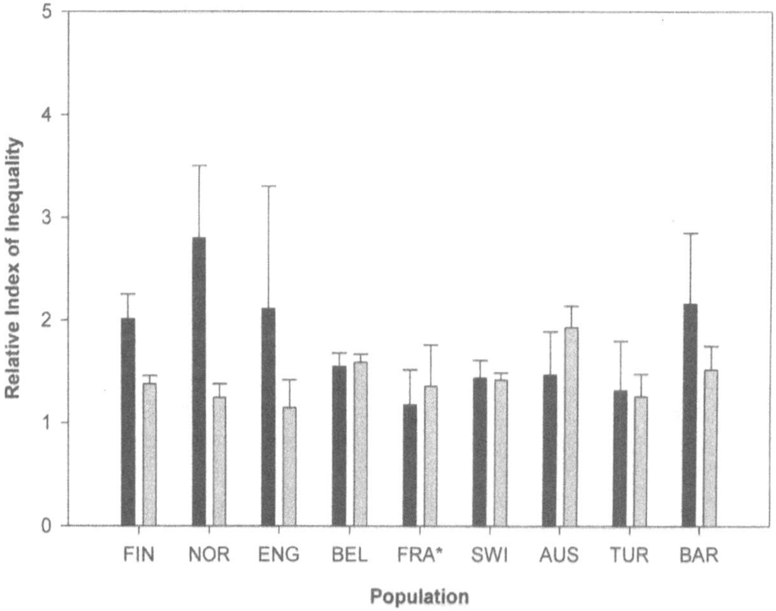

* Die höchste Altersgruppe in Frankreich ist die der 70-79-Jährigen. BAR = Barcelona & Madrid. Der relative Index of Inequality (RII) ist ein regressionsbasierter Index, der die Mortalitätsrate, die für das unterste Ende der Bildungshierarchie vorhergesagt wird, mit derjenigen Rate für das oberste Ende der Bildungshierarchie kontrastiert.
Quelle: Huisman et al. (2004)

Trotz alledem sind – absolut gesehen – sozial bedingte Ungleichheiten in der Mortalität auch im hohen Alter „signifikant". Wenn diese Ungleichheiten über die Differenz der Mortalitätsraten zwischen höher und geringer gebildeten Bevölkerungsgruppen ausgedrückt werden, wird deutlich, dass – hinsichtlich der Auswirkungen sozialer Ungleichheit auf die Mortalität – alte Menschen die Hauptlast zu tragen haben (siehe Abb. 3). Die absolute Differenz zwischen den Mortalitätsraten der am wenigsten gebildeten und der gebildetsten Gruppe lag unter 80- bis 89-jährigen Männern bei 27,23, bei den 50- bis 59jährigen jedoch nur bei 3,21. Einerseits stimmt es, dass relative Maße die ätiologische Bedeutung einzelner Determinanten genauer ausdrücken können und hier etwa zu dem Resultat führen, dass der sozioökonomische Status (hier ausgedrückt über den Bildungsstatus) unter alten Menschen schwächere Auswirkungen auf die Mortalität hat als in jüngeren Bevölkerungsgruppen. Andererseits spiegeln absolute Zahlen aber viel deutlicher die praktischen Konsequenzen der Wirkung eines Faktors wider und machen deutlich, dass selbst der relativ geringe ätiologische Einfluss des sozioökonomischen Status im hohen Alter deutliche Konsequenzen für die öffentliche Gesundheit hat.

Abbildung 3: Mortalitätsraten in neun europäischen Ländern nach Geschlecht und Bildung

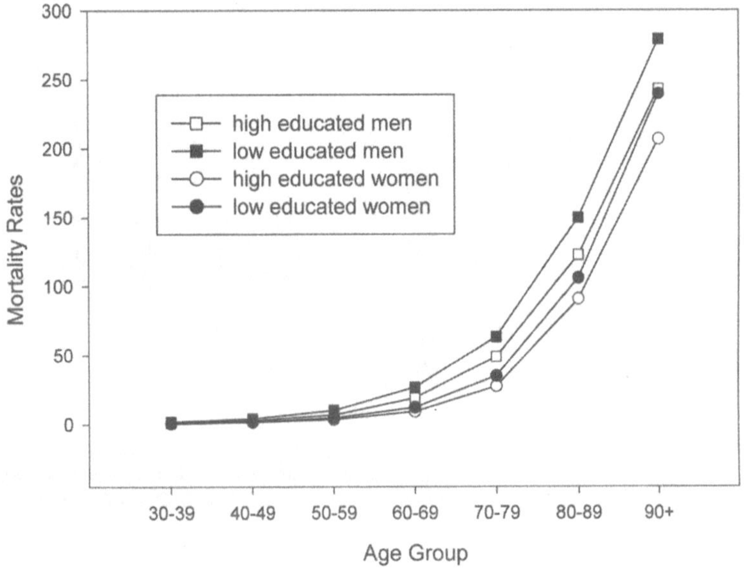

2.2 Soziale Ungleichheit und Morbidität im Alter

Sterblichkeitsraten sind jedoch nur *ein* Indikator für die gesundheitliche Lage einer Bevölkerungsgruppe. Ebenso bedeutsam im Hinblick auf den Gesundheitszustand im hohen Alter sind die mit zunehmendem Alter immer häufiger auftretenden Krankheiten und Gebrechen, die körperliche und psychische Einschränkungen im letzten Lebensabschnitt bedingen. Dementsprechend ist es wichtig, neben der sozial bedingten Sterblichkeit auch Ungleichheiten bei Erkrankungen in der (deskriptiven) Forschung zu berücksichtigen. Als Indikatoren hierfür dienten in einschlägigen Forschungsarbeiten beispielsweise das Ausmaß von Behinderungen oder die Selbsteinschätzung der Gesundheit oder einschränkende chronische Erkrankungen.

Breeze et al. (2001) untersuchten sozioökonomische Unterschiede in der subjektiven Morbidität unter den noch lebenden Männern der Whitehall II-Studie. Die Ergebnisse zeigen, das Männer, die in der Lebensmitte einen niedrigen Berufsstatus hatten, viermal häufiger unter einer schlechten körperlichen Verfassung, dreimal häufiger unter einem schlechten allgemeinen Gesundheitszustand und doppelt so häufig unter verminderter geistiger Leistungsfähigkeit und Behinderungen litten als Männer, die ehemals in leitenden Positionen tätig waren. Chandola et al. (2007) konnten – ebenfalls auf Basis der Whitehall II-Studie – weiterhin nachweisen, dass Menschen in niedriger beruflicher Stellung „schneller altern" als jene in gehobenen Positionen.

Darüber hinaus liegen verschiedene europaweite Untersuchungen vor, deren Ergebnisse kaum Zweifel daran lassen, dass sozioökonomische Ungleichheiten in der Morbidität nachdrücklich die Aufmerksamkeit von Public Health erfordern. Tabelle 1 führt einige Ergebnisse einer europaweiten Vergleichsstudie auf (Huisman, Kunst & Mackenbach 2003). Dargestellt werden sowohl absolute (prevalence rate differences) als auch relative Ungleichheiten (Odds Ratios) in der negativen Selbsteinschätzung der Gesundheit zwischen den jeweils höchsten und niedrigsten Einkommens- und Bildungsgruppen bei über 60-Jährigen. Die Daten stammen aus einer umfassenden von der Europäischen Union in Auftrag gegebenen Haushaltsbefragung (The European Community Household Panel) aus dem Jahr 1994. Zwei Schlussfolgerungen können aus den vorliegenden Daten gezogen werden: Zum einen gibt es in der Mehrzahl der Länder sozial bedingte gesundheitliche Ungleichheiten, und zwar bei Männern wie bei Frauen und auch unabhängig davon, welcher Indikator der sozioökonomischen Lage herangezogen wird. Zum anderen scheint es aber auch erhebliche Unterschiede zwischen den Ländern sowohl hinsichtlich des relativen als auch des absoluten Ausmaßes dieser Ungleichheiten zu geben.

Tabelle 1: Einkommens- und bildungsspezifische Unterschiede in der Selbsteinschätzung der Gesundheit (niedriger als gut) bei Männern und Frauen über 60 Jahre

Land	Einkommensquintile			Bildungsstatus		
	Raten-differenz[a]	Odds ratio	(95%-KI)	Raten-differenz[a]	Odds ratio	(95%-KI)
Männer						
Belgien	2.0	1.21	(0.76-1.94)	15.8	1.96	(1.29-2.96)
Dänemark	8.1	1.74	(1.02-2.96)	19.6	2.53	(1.59-4.03)
Frankreich	10.0	1.51	(1.09-2.11)	12.8	1.74	(1.23-2.47)
Deutschland	16.6	1.98	(1.32-2.95)	10.2	1.75	(1.23-2.50)
Großbritanien	19.2	2.28	(1.57-3.31)	21.1	2.61	(1.84-3.71)
Griechenland	11.5	1.68	(1.21-2.33)	21.6	2.68	(1.80-3.79)
Irland	25.0	3.39	(2.22-5.18)	20.8	3.16	(1.75-5.70)
Italien	15.0	2.14	(1.53-2.99)	23.6	2.28	(1.46-3.50)
Niederlande	15.4	1.81	(1.19-2.77)	16.9	2.00	(1.31-3.04)
Spanien	15.0	2.17	(1.62-2.92)	3.3	2.89	(2.05-4.70)
SES*Land		*p=0.003*			*p=0.113*	
Frauen						
Belgien	2.2	1.04	(0.69-1.57)	7.5	2.03	(1.32-3.11)
Dänemark	12.5	1.47	(0.94-2.31)	10.5	1.47	(0.95-2.25)
Frankreich	17.0	2.19	(1.61-2.98)	17.2	2.41	(1.62-3.59)
Deutschland	9.3	1.53	(1.04-2.24)	14.1	1.78	(1.05-3.05)
Großbritanien	12.5	1.81	(1.30-2.51)	21.4	2.64	(1.85-3.76)
Irland	17.7	2.41	(1.56-3.74)	28.2	3.40	(1.73-6.67)
Niederlande	15.5	1.67	(1.16-2.40)	7.0	1.24	(0.77-1.99)
Spanien	15.1	2.66	(1.94-3.64)	20.1	2.54	(1.59-4.07)
SES*Land		*p=0.001*			*p=0.006*	

[a]Anmerkung: Der Unterschied zwischen der Prävalenzrate der Gruppe mit dem niedrigsten sozioökonomischen Status und der Prävalenzrate der Gruppe mit dem höchsten Status. Die unterste Einkommensgruppe setzt sich aus dem niedrigsten Einkommensquintil zusammen; die Gruppe mit dem niedrigsten Bildungsstatus besteht aus Personen, die weniger als die zweite Stufe der Sekundarstufe (in Anlehnung an ISCED Kriterien) abgeschlossen haben – das ist in etwa vergleichbar mit der Gruppe der Personen ohne Schulabschluss bzw. mit einem Förder- oder Hauptschulabschluss ohne anschließende Ausbildung. Die Gruppe derjenigen mit dem höchsten Einkommen besteht aus Personen, aus dem höchsten Einkommensquintil; die höchste Bildungsgruppe besteht aus Personen mit einem höheren Berufs- oder Universitätsabschluss.
Quelle: Huisman et al. (2003)

Die erste Schlussfolgerung weist auf die Notwendigkeit hin, die Bemühungen der Forschung auf die Erklärung dieser Ungleichheiten sowohl auf nationaler als auch auf europäischer Ebene zu richten. Dass es sich offenbar um ein allgemein auftretendes Phänomen handelt, könnte darauf hindeuten, dass neben jeweils landesspezifischen Erklärungsmöglichkeiten für gesundheitliche Ungleichheiten auch allgemeine, in allen Ländern wirksame Verursachungsmechanismen existieren. Was die zweite Schlussfolgerung angeht, so ist zunächst Vorsicht angebracht, das Ausmaß der Ungleichheiten in verschiedenen Ländern unmittelbar miteinander zu vergleichen. Auch wenn das *benchmarking* – wie beispielsweise von Kunst (1998) ausgeführt – ein wichtiges Ziel direkter Vergleiche zwischen Ländern ist, muss angemerkt werden, dass es nur (sehr) begrenzt möglich ist, aus Befunden, die zu einem bestimmten Zeitpunkt und hinsichtlich einer spezifischen Zielgröße gemacht wurden, allgemeinere Ergebnisse herzuleiten. Nichtsdestotrotz kann mit Hilfe der deskriptiven Forschung in Zukunft möglicherweise herausgefunden werden, ob sich in den einzelnen Ländern bestimmte Kohorten finden, die systematisch geringere oder größere sozioökonomische Ungleichheiten in der Morbidität aufweisen. Mit anderen Worten: Die länderübergreifende beschreibende Forschung muss auch weiterhin ein wichtiger Bestandteil der deskriptiven Forschung zu sozial bedingten gesundheitlichen Ungleichheiten im hohen Alter bleiben.

Aufgrund der umfassenden, länderübergreifenden Harmonisierung der Daten im European Community Household Panel (ECHP) ist es nunmehr möglich, die gesamten Daten sinnvoll zu poolen, um so zu verlässlichen Schätzungen des Ausmaßes gesundheitlicher Ungleichheiten innerhalb der Staaten der Europäischen Union zu gelangen (wenn auch zunächst nur auf Grundlage der Daten von 1994). Tabelle 2 zeigt einkommens- und bildungsbezogene Ungleichheiten mit Hilfe von drei unterschiedlichen Morbiditätsoutcomes: negative Selbsteinschätzung der Gesundheit, Einschränkungen bei den Aktivitäten der täglichen Lebensführung aufgrund mentaler oder körperlicher chronischer Gesundheitsprobleme sowie dauerhafte Behinderungen. Es zeigt sich, dass bei Männern relative Ungleichheiten in der Morbidität bis einschließlich der ältesten Altersgruppe der über 80-Jährigen vorliegen (wobei die Odds Ratios für den selbst eingeschätzten Gesundheitszustand und dauerhafte Behinderungen statistisch signifikant sind). Bei den Frauen treten relative Ungleichheiten bis zur Altersgruppe der 70- bis 79-Jährigen auf.

Tabelle 2: Einkommens- und Bildungsunterschiede für drei Gesundheitsindikatoren, Männer und Frauen über 60 Jahre, alle Länder zusammen

Gesundheitsindikator	Altersgruppe	Einkommensunterschiede			Bildungsunterschiede		
		Ratendifferenz[a]	Odds ratio	(95%-KI)	Ratendifferenz[a]	Odds ratio	(95%-KI)
Männer							
Negative Selbsteinschätzung der Gesundheit	60-69	20.8	2.24	(1.94-2.59)	24.1	2.39	(2.05-2.79)
	70-79	12.2	1.71	(1.40-2.10)	17.4	1.89	(1.53-2.33)
	80+	11.5	1.92	(1.33-2.77)	23.0	2.26	(1.47-3.46)
Einschränkung bei Aktivitäten	60-69	8.3	1.98	(1.63-2.40)	4.8	1.95	(1.56-2.45)
des täglichen Lebens	70-79	8.1	1.64	(1.27-2.12)	7.9	2.03	(1.50-2.73)
	80+	5.9	1.28	(0.85-1.92)	11.4	1.71	(0.94-3.10)
dauerhafte	60-69	17.9	2.21	(1.91-2.56)	11.0	1.98	(1.68-2.34)
Behinderung	70-79	10.0	1.46	(1.20-1.78)	10.1	1.75	(1.41-2.18)
	80+	12.8	1.75	(1.26-2.42)	18.6	2.03	(1.34-3.06)
Frauen							
Negative Selbsteinschätzung der Gesundheit	60-69	17.4	2.09	(1.81-2.42)	29.5	2.50	(2.05-3.05)
	70-79	12.2	1.87	(1.55-2.26)	28.6	2.40	(1.83-3.14)
	80+	1.1	1.19	(0.90-1.56)	13.7	1.40	(0.90-2.17)
Einschränkung bei Aktivitäten	60-69	6.4	1.57	(1.32-1.87)	6.3	1.56	(1.19-2.04)
des täglichen Lebens	70-79	6.4	1.39	(1.12-1.71)	7.7	1.59	(1.11-2.26)
	80+	-0.9	1.03	(0.79-1.35)	0.9	1.02	(0.63-1.65)
dauerhafte	60-69	14.1	1.80	(1.56-2.06)	11.9	1.67	(1.36-2.05)
Behinderung	70-79	7.8	1.33	(1.12-1.58)	10.3	1.52	(1.16-1.98)
	80+	0.0	1.02	(0.79-1.30)	3.4	1.22	(0.80-1.86)

[a]Anmerkung: Der Unterschied zwischen der Prävalenzrate der Gruppe mit dem niedrigsten sozioökonomischen Status und der Prävalenzrate der Gruppe mit dem höchsten Status. Die unterste Einkommensgruppe setzt sich aus dem niedrigsten Einkommensquintil zusammen; die Gruppe mit dem niedrigsten Bildungsstatus besteht aus Personen, die weniger als die zweite Stufe der Sekundarstufe (in Anlehnung an ISCED Kriterien) abgeschlossen haben (zur Vergleichbarkeit siehe Anmerkung in Tabelle 1). Die Gruppe derjenigen mit dem höchsten Einkommen besteht aus Personen, aus dem höchsten Einkommensquintil; die höchste Bildungsgruppe besteht aus Personen mit einem höheren Berufs- oder Universitätsabschluss.

Quelle: Huisman et al. (2003)

Während diese Ergebnisse in erster Linie auf die bis ins hohe Alter fortbestehende Persistenz sozioökonomischer Ungleichheiten in der Morbidität hinweisen, so scheinen diese Ungleichheiten doch auch – parallel zu den Befunden über die Mortalität – mit zunehmendem Alter schwächer zu werden. Dies gilt insbesondere für Frauen. Dabei ist aber andererseits zu beachten, dass die EHCP-Daten bei Männern keine derartige Reduzierung anzeigen, denn hier zeigen sich bei den über 80-Jährigen keine geringeren absoluten oder relativen gesundheitlichen Ungleichheiten als bei den 60- bis 69-Jährigen. Dieser Befund wird auch von einer weiteren länderübergreifenden Vergleichsstudie, dem European Social Survey bestätigt (von dem Knesebeck, Verde & Dragano 2006). Diese Studie konnte mit zunehmendem Alter keine gravierende Reduzierung bildungsbezogener Ungleichheiten in der subjektiven Morbidität (gemessen über die Selbsteinschätzung der Gesundheit und funktionalen Einschränkungen) bei Männer oder Frauen für die Altersgruppe der 25- bis 30-Jährigen bis zu den über 86-Jährigen feststellen. Was sie aber zeigte waren deutliche Unterschiede im Einfluss sozialer Ungleichheiten auf die Gesundheit über alle Altersgruppen hinweg.

Die bisher dargestellten Forschungsergebnisse bezogen sich alle auf sehr unspezifische, subjektive Morbiditätsindikatoren. Dies ist jedoch nicht unproblematisch, wenn man sich beispielsweise überlegt, was „gesundheitliche Selbsteinschätzung" eigentlich bedeuten mag. Es gibt jedoch auch eine beträchtliche Anzahl von Studien, die die Auswirkungen sozioökonomischer Faktoren auf sehr viel spezifischere Indikatoren der Morbidität untersucht haben, zum Beispiel Einschränkungen der körperlichen Funktionsfähigkeit, die in Leistungstests objektiv gemessen wurden, oder Einschränkungen in der Bewältigung täglicher Arbeiten (ADL). Solch spezifische Indikatoren sagen oft mehr über die klinischen Auswirkungen sozialer Ungleichheiten aus, weil sie besser anzeigen, wozu eine bestimmte Person tatsächlich körperlich in der Lage ist und wozu nicht. Mit anderen Worten: sie reflektieren die physische Funktionsfähigkeit eines Menschen. Die genannten Leistungstests messen funktionale Einschränkungen, wobei die Personen beispielsweise aufgefordert werden, bestimmte Tätigkeiten auszuführen, wie z.B. ein kurzes Stück zu Fuß gehen, von einem Stuhl aufstehen oder sich eine Strickjacke anziehen. Dabei wird zur Bestimmung der Leistungsfähigkeit die Zeit gemessen, die der Vorgang dauert. Manchmal werden funktionale Einschränkungen auch zusätzlich noch unter Verwendung von Selbstangaben gemessen. Einschränkungen bei der Bewältigung von Alltagsaktivitäten werden ebenfalls unter Zuhilfenahme von Selbstangaben gemessen, wobei die Menschen danach befragt werden, ob sie z.B. Schwierigkeiten beim Treppensteigen, Anziehen oder der Zubereitung einer Mahlzeit haben; all diese Fragen bilden dann Indikatoren für alterbedingte „Behinderungen".

Verschiedene Studien haben sehr deutliche sozioökonomische Ungleichheiten bei derartigen Behinderungen nachweisen können. Im Rahmen einer großen repräsentativen Studie in den USA konnten Minkler, Fuller-Thomson und Guralnik (2006) zeigen, dass Männer und Frauen aus der untersten Einkommensgruppe im Alter zwischen 55 und 64 Jahren, verglichen mit der höchsten Einkommensgruppe, ein nicht weniger als sechsmal so hohes Risiko hatten, unter funktionalen Einschränkungen zu leiden. Bei Männern zwischen 65 und 74 Jahren war das Risiko immer noch 3,5-mal höher, bei Frauen derselben Altersgruppe fast dreimal so hoch. Weiterhin stellten sie fest, dass ein sozialer Gradient bis zum Alter von 85 Jahren existiert, jedoch nicht darüber hinaus. Anders ausgedrückt: Sozial bedingte gesundheitliche Ungleichheiten nahmen in dieser Studie mit zunehmendem Alter ab. Huisman et al. (2005b) verwendeten die Daten zweier europäischer Langzeitstudien zur Beschreibung bildungsabhängiger Ungleichheiten bei körperlichen Einschränkungen, gemessen anhand objektiver Leistungstests. Für eine italienische Gruppe älterer Frauen und Männer (75 bis 84 Jahre) konnten sie bildungsbedingte Ungleichheiten sowohl in Bezug auf ADL-Einschränkungen (prevalence rate ratio: 1,7) als auch bei funktionalen Einschränkungen (prevalence rate ratio: 1,3) nachweisen. In den niederländischen Daten ergaben sich zwar geringere, aber immer noch statistisch signifikante Ungleichheiten zwischen 1,09 bzw. 1,11 für ältere Frauen und Männer zwischen 70 und 85 Jahren.

2.3 *Schlussfolgerung aus den deskriptiven Studien*

Die hier vorgestellten Ergebnisse der deskriptiven Forschung stellen nur eine kleine Auswahl der internationalen Forschung zu diesem Thema dar. Sie repräsentieren jedoch recht gut die zentralen Befunde der aktuellen Forschungslage. Die offensichtlich wichtigste Schlussfolgerung aus all diesen Studien ist sicher, dass es im hohen Alter unzweifelhaft bedeutende sozioökonomische Unterschiede in der Mortalität, der Morbidität als auch bei altersbedingten Behinderungen gibt. Prägnant ist aber, dass das Ausmaß dieser Ungleichheiten offenbar nach Wahl der Indikatoren, Altersgruppe, Geschlecht und Land variiert. Es kann damit festgehalten werden, dass 1) die deskriptive Forschung auch weiterhin Priorität auf dem Gebiet sozial bedingter gesundheitlicher Ungleichheit genießen sollte, um ein möglichst lückenloses Bild dieser Ungleichheiten zu erlangen (wie man aus den hier präsentierten Daten deutlich ersehen kann, ist dieses Bild bisher bestenfalls eine Ansammlung von Fragmenten) und dass 2) „erklärende“ Forschungsbemühungen nicht nur gerechtfertigt, sondern auch notwendig sind.

3 Gesundheitliche Ungleichheiten im Alter: erklärende Forschungsansätze

Bevor etwas näher auf Ergebnisse der „erklärenden Forschung“ eingegangen wird, soll zunächst kurz erläutert werden, was mit diesem Begriff hier gemeint ist. Die erklärende Forschung über sozioökonomische Ungleichheiten im hohen Alter kann allgemein in „mechanistische“ oder „konzeptionelle“ Erklärungen differenziert werden. *Mechanistische* Erklärungen versuchen hierbei, die zugrunde liegende Dynamik der beobachteten gesundheitlichen Ungleichheiten aufzudecken. Es wird davon ausgegangen, dass die beobachteten gesundheitlichen Ungleichheiten „Manifestationen“ von Ungleichheiten in grundlegenderen Prozessen sind ähnlich wie verschiedenen Strömungen in einem Fluss. Beispiele für solche Ansätze, die im Folgenden etwas detaillierter vorgestellt werden, sind die Erklärung gesundheitlicher Ungleichheiten in der Gesamtsterblichkeit durch die Aufschlüsselung der dahinter liegenden Muster von Ungleichheiten bei bestimmten Todesursachen. Ein anderes Beispiel ist die Erklärung von Ungleichheiten in der Prävalenz von Behinderungen durch die Analyse von Ungleichheiten in der Inzidenz von und (partieller) Rehabilitation bei Behinderungen. Wie gezeigt wird, verwenden mechanistische Erklärungsansätze, im Vergleich zur reinen deskriptiven Forschung, zumeist komplexere, oftmals anspruchvollere Daten und Datenanalysen.

Konzeptionelle Erklärungsansätze zielen dagegen darauf ab, gesundheitliche Ungleichheiten zu verstehen, indem sie die ursächliche Kette vom sozioökonomischen Status bis zur Krankheit analysieren. Derartige Studien verwenden dabei oftmals einen „klassischen“ sozialepidemiologischen Ansatz, der bestimmte Variablen berücksichtigt, von denen man hypothetisch annimmt, dass sie einerseits sozial ungleich verteilt sind und andererseits die jeweils in Frage stehenden Zielgrößen kausal bedingen bzw. beeinflussen. Der tatsächliche Einfluss der einzelnen Variablen wird dann oft durch eine Reihe von Regressionsanalysen überprüft. Ein Beispiel hierfür sind Studien, die das Ausmaß gesundheitlicher Ungleichheiten zwischen verschiedenen sozioökonomischen Gruppen schätzen und dann die Veränderungen beobachten, die sich nach statistischer Kontrolle bestimmter Faktoren wie dem Rauchen oder dem Alkoholkonsum ergeben.

3.1 Mechanistische Erklärungen sozioökonomischer Ungleichheiten in der Gesundheit im hohen Alter

Weiter oben wurde bereits dargestellt, dass substantielle Ungleichheiten in der Mortalität im hohen Alter existieren. Derartige Befunde machen deutlich, dass hier ein großes Potential zur Verbesserung der öffentlichen Gesundheit liegt – durch die Reduzierung sozioökonomischer Ungleichheiten im Alter. Allerdings liefern solch pauschale Befunde kaum einen Hinweis darauf, wie man dabei vorgehen sollte. Die Mortalität als Indikator ist dafür einfach zu grob und zu komplex. Im Rahmen eines ersten Schrittes muss also die Gesamtsterblichkeit nach einzelnen Todesursachen oder Gruppen von Ursachen (wie z.B. Herz-Kreislauf-Erkrankungen oder Krebs) aufgeschlüsselt werden.

Ein Beispiel für ein solches Vorgehen liefert eine aktuelle Studie über den Beitrag spezifischer Todesursachen zu bildungsbezogenen Ungleichheiten in der Gesamtmortalität älterer Bevölkerungsgruppen in mehreren europäischen Ländern (Huisman et al. 2005a). Ein Teil der Gesamtergebnisse dieser Studie wird in Abbildung 4 veranschaulicht. Die Abbildung zeigt, dass der prozentuale Anteil an bildungsbezogenen Ungleichheiten in der Gesamtsterblichkeit, der auf Herz-Kreislauf-Erkrankungen zurückgeführt werden kann, mit zunehmendem Alter steigt, während der Anteil der Krebserkrankungen mit zunehmendem Alter abnimmt. Externe Todesursachen wie Unfälle oder Verletzungen spielen dagegen kaum eine Rolle in der Genese bildungsspezifischer Unterschiede der Mortalität älterer Menschen. Eine Aufschlüsselung des Beitrags einzelner Todesursachen ergibt darüber hinaus bedeutsame Unterschiede zwischen den Altersgruppen hinsichtlich der Beiträge etwa von Lungenkrebs oder chronischer obstruktiver Lungenerkrankung (COPD). Während in der Altersgruppe der 45- bis 59-Jährigen Lungenkrebs einen der größten Beiträge zu bildungsspezifischen Ungleichheiten in der Gesamtsterblichkeit leistete und COPD nur einen relativ geringen, drehte sich das Verhältnis für die über 75-Jährigen vollständig um. Bei den über 75-Jährigen leistete die chronische obstruktive Lungenerkrankung den größten Beitrag unter allen Todesursachen, Lungenkrebs hingegen nur den viel geringeren (Ergebnisse nicht gezeigt). Der aus Abbildung 4 ersichtliche allgemeine Rückgang des Beitrages von Krebserkrankungen mit zunehmendem Alter ist offensichtlich auf den Rückgang des Beitrags von Lungenkrebs zurückzuführen.

In Abbildung 4 sind die Ergebnisse für Frauen nicht enthalten, aber bei ihnen war der Kontrast zwischen Herz-Kreislauf-Erkrankungen und Krebs sogar noch ausgeprägter (Huisman et al. 2005a) und es zeigt sich, dass bildungsspezifische Ungleichheiten in der Mortalität älterer Menschen in Westeuropa größtenteils auf bildungsspezifische Ungleichheiten bei Herz-Kreislauf-Erkrankungen und einige andere spezifische Todesursachen wie COPD zurückzuführen sind. Ein derartiger mechanistischer Ansatz der Analyse gesundheitlicher Ungleichheiten kann konkretere Hinweise für die Präventions- und Interventionsforschung liefern als die reine Beschreibung sozial bedingter Ungleichheiten in der Gesamtmortalität.

Abbildung 4: Prozentuale Beiträge von Todesursachen zu absoluten Unterschieden in der Gesamtsterblichkeit zwischen Bildungsgruppen über acht Europäische Länder (kombiniert) bei Männern

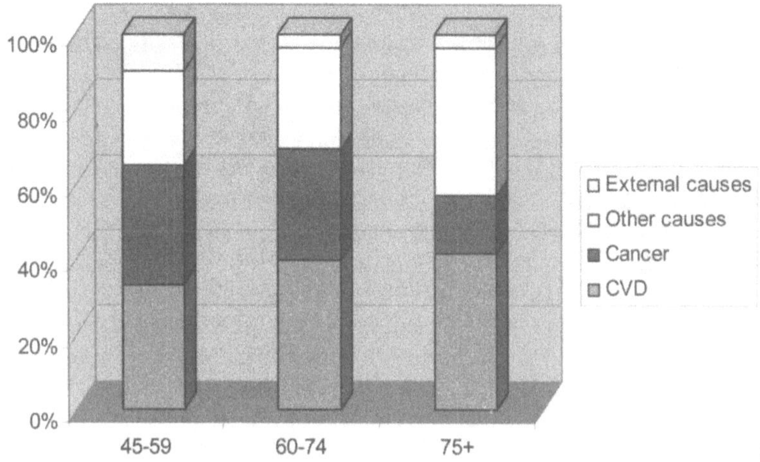

Anmerkung: CVD = Kardiovaskuläre Erkrankungen; Altersgruppen: 45-59 Jahre, 60-74 Jahre und 75 Jahre und älter.
Quelle: Huisman et al. 2005

Ein anderes Beispiel für einen mechanistischen Ansatz der Erklärung gesundheitlicher Ungleichheiten ist die Analyse der Dynamik von Ungleichheiten bei altersbedingten Behinderungen, wobei nicht nur Ungleichheiten in der Prävalanz von Behinderungen, sondern auch Ungleichheiten in der Inzidenz und Rehabilitation sowie der Sterblichkeit herangezogen werden. Dies ist weiteres Beispiel, das zeigt, wie die Verwendung differenzierterer Daten zu einem besseren Verständnis sozialer Ungleichheiten führen kann. Für verlässliche Analysen von Ungleichheiten bei Neuerkrankungs-, Rehabilitations- und Sterberaten im hohen Alter benötigt man qualitativ hochwertige Daten aus Kohortenstudien, die einen relativ langen Follow-up Zeitraum abdecken. Verschiedene europäische Längsschnittstudien erfüllen diese Kriterien. Zu den bekanntesten Studien zählen die Italian Longitudinal Study on Ageing (ILSA), die Longitudinal Aging Study Amsterdam (LASA) und die English Longitudinal Study of Ageing (ELSA).

Mehrere Studien befassen sich inzwischen mit den dynamischen Wirkungen sozialer Ungleichheiten auf Neuerkrankungs-, Rehabilitations- und Sterberaten in Bezug auf die Erklärung von Ungleichheiten bei Behinderungen. Dafür wird auf Grundlage von Längsschnittdaten zu verschiedenen Zeitpunkten untersucht, ob eine Person körperlich eingeschränkt war oder nicht. Durch das längsschnittliche Design der Studien war es möglich, die Wahrscheinlichkeit zu bestimmen, mit der Menschen aus verschiedenen sozioökonomischen Gruppen von einem Zeitpunkt zum nächsten aus einem „Zustand“ (eingeschränkt vs. nicht eingeschränkt) in einen anderen (eingeschränkt, nicht eingeschränkt oder tot) wechselten. Auf diese Weise konnten die Neuerkrankungs- (nicht eingeschränkt zum Zeitpunkt T – eingeschränkt zum Zeitpunkt T+1) und Rehabilitationsraten (eingeschränkt zum Zeitpunkt T – nicht eingeschränkt zum Zeitpunkt T+1) sowie die Mortalitätsraten (eingeschränkt oder nicht zum Zeitpunkt T – tot zum Zeitpunkt T+1) für verschiedene sozioökonomische Gruppen berechnet und miteinander verglichen werden. Obwohl solche Studien in unterschiedlichen Ländern durchgeführt wurden, kommen sie interessanterweise in einem Punkt zu sehr ähnlichen Ergebnissen: Fast durchweg konnte festgestellt werden, dass ein hoher sozioökonomischer Status zwar als Schutz in Bezug auf das erstmalige Auftreten von Behinderungen wirkt, bei vorhandener Eingeschränktheit sich jedoch kaum noch positiv auswirkt, d.h. ältere Menschen mit hoher sozialer Stellung weisen zwar eine niedrigere Inzidenz an Behinderungen auf, aber keine höhere Genesungsrate wenn die Behinderung erst einmal vorliegt. In dieser Hinsicht decken sich die Ergebnisse von Untersuchungen in Taiwan, den Vereinigten Staaten, England, Italien und den Niederlanden (Jagger et al. 2007; Huisman et al. 2005b; Zimmer & House 2003; Melzer et al. 2001; Grundy & Glaser 2000; Zimmer et al. 1998), obwohl diese Studien jeweils verschiedene Zielgrößen verwendeten. Diese Befunde scheinen die Theorie von Chandola et al. (2007) zu bestätigen, nach der eine hohe soziale Position den Alterungsprozess verzögert.

3.2 Konzeptionelle Erklärungen sozioökonomischer Ungleichheiten in der Gesundheit im hohen Alter

Wahrscheinlich sind konzeptionell erklärende Studien am Ehesten geeignet, direkte Informationen für die Interventions- und Präventionsforschung bereitzustellen. Während detaillierte Analysen von Todesursachen wie die eben beschriebenen allenfalls Hinweise über die Bedeutung bestimmter Risikofaktoren liefern können, (z.B. hat eine chronisch obstruktive Lungenerkrankung als Todesursache offenbar einen großen Anteil an den Ungleichheiten in der Mortalität), ermöglich konzeptionell erklärende Studien genauer, die relative Bedeutung spezifischer Risikofaktoren zu bestimmen. Falls die erforderlichen Daten verfügbar sind, können solche Studien sozial bedingte gesundheitliche Ungleichheiten identifizieren und mögliche Veränderungen in ihrem Ausmaß untersuchen, wenn für bestimmte Risikofaktoren statistisch kontrolliert wird. Dabei wir davon ausgegangen, dass sie Bindeglieder einer Kausalkette sind, die soziale Ungleichheiten mit Gesundheit verknüpfen. Risikofaktoren umfassen jedoch nicht nur beobachtbare gesundheitsrelevante Verhaltensweisen, sondern können auch psychosoziale und materielle Faktoren darstellen. Was die Erklärung gesundheitlicher Ungleichheiten im hohen Alter zu einer besonderen Herausforderung macht, ist die Tatsache, dass Gesundheit und/oder Krankheit im Alter unter Umständen das Ergebnis einer lebenslangen Exposition gegenüber ganz unterschiedlichen Risikofaktoren ist. Darüber hinaus haben ältere Menschen auch oft zahlreiche Veränderungen ihrer sozialen Position hinter sich, typischerweise im Zusammenhang mit dem Renteneintritt. Die Resultate bisheriger Studien sind noch als provisorisch zu betrachten, denn es stellt sich als äußerst schwierig heraus, adäquate Daten bereitzustellen, die all diese Faktoren berücksichtigen. Dennoch konnte die Forschung einige interessante Resultate herausarbeiten, von denen eine kleine Auswahl hier vorgestellt werden soll.

Die bekannteste und einschlägigste Studie ist wahrscheinlich die Whitehall-Studie. Unter der Federführung Michael Marmots wurden hier beispiellose Erkenntnisse über die Ursachen sozial bedingter gesundheitlicher Ungleichheit gewonnen. Zwischen 1967 und 1970 wurden fast 20.000 Männer zwischen 40 und 69 Jahren untersucht, um Herz- und Atemwegserkrankungen und damit zusammenhängende Risikofaktoren zu identifizieren. Zwischen 1997 und 1998 wurde unter den überlebenden Probanden eine erneute Befragung durchgeführt, um die Beziehungen zwischen Berufsstatus, subjektiver Gesundheit und funktionalen Einschränkungen im hohen Alter zu untersuchen (Breeze et al. 2001). Mehrere Risikofaktoren, unter anderem die klassischen Risikofaktoren von Herz-Kreislauf- und Atemwegserkrankungen wie Rauchen, körperliche Aktivität und BMI, aber auch der Gesundheitszustand, wurden vor Beginn der Wiederholungsbefragung gemessen, um deren vermittelnden Einfluss auf die Gesundheit im Alter zu bestimmen. Die Ergebnisse zeigen, dass „[...] men in the low employment grades had a 4-fold risk of physical performance limited by health, a 3-fold risk of poor health, and more than a 2-fold risk of poor mental health and disability.“ (Breeze et al. 2001) Klassische Risikofaktoren haben jedoch nur einen geringen Anteil an den gesundheitlichen Ungleichheiten, denn höchstens 20% dieser Unterschiede erklärten sich aus dem ursprünglichen Gesundheitszustand und den Risikofaktoren. Im Ergebnis, so viel kann man heute sagen, deutete die Wiederholungsbefragung der Whitehall-Probanden nur bedingt darauf hin, dass ungesunde Lebensweisen in der Genese gesundheitlicher Ungleichheit im hohen Alter eine entscheidende Rolle spielen.

Neben der verhaltensbezogenen Erklärung gesundheitlicher Ungleichheiten existieren weitere Erklärungsansätze wie der materielle und psychosoziale Ansatz. Materielle Faktoren, von denen ausgegangen wird, dass sie zu einer Erklärung gesundheitlicher Ungleichheiten beitragen, beziehen sich etwa auf den Zugang zu bestimmten (finanziellen) Annehmlichkeiten, gesundem Essen oder guten Wohnverhältnissen. Demgegenüber betont die psychosoziale Hypothese die Bedeutung sozialer und psychologischer Faktoren wie z.B. Stress und mangelnde soziale Unterstützung. Die relative Bedeutung dieser beiden Faktorengruppen wurde kürzlich in der *West of Scotland Twenty-07 Studie* anhand von 723 Probanden im Alter von 63 Jahren oder älter untersucht (Adamson, Ebrahim & Hunt 2006). Ziel der Studie war es, Ursachen für altersbedingte Behinderungen zu bestimmen. Die materiellen Faktoren umfassten den Besitz bestimmter Güter wie Fernseher, Bad/Dusche, Waschmaschine, Auto etc. zu verschiedenen Zeitpunkten im Leben. D.h., es wurden für jedes Lebensjahrzehnt die im Besitz befindlichen materiellen Güter gezählt und die Probanden in zwei Kategorien aufgeteilt: die materiell Benachteiligten (besaßen weniger als drei der erfragten Gegenstände) und die materiell Bessergestellten (besaßen drei oder mehr). Anschließend wurden die Studienteilnehmer danach eingeteilt, wie viele Lebensjahrzehnte sie in materieller Deprivation verbracht haben. Psychosoziale Faktoren wurden über die Wahrnehmung gemessen, wie viele Jahrzehnte die Befragten in einer relativ benachteiligten finanziellen Situation lebten. Sie wurden also danach befragt, wie wohlhabend sie im Vergleich mit anderen Menschen in Großbritannien während der dritten, vierten, fünften und sechsten Dekade ihres Lebens gewesen waren. Anschließend wurden die Probanden wieder in Kategorien eingeteilt, wie viele Jahrzehnte sie nach eigenem Empfinden finanziell schlechter gestellt waren. Die Autoren konnten feststellen, dass das Auftreten der Behinderungen ein deutliches sozioökonomisches Muster über materielle und psychosoziale Faktoren aufwies (wie auch der Berufsstatus als herkömmlicher Indikator zur Bestimmung der sozioökonomischen Position mit herangezogen wurde). Jedoch war die Assoziation für materielle Faktoren stärker als für die subjektiven Wahrnehmung der eigenen sozialen Stellung: Die Daten stützten also eher den materiellen als den psychosozialen Erklärungsansatz. Diese Ergebnisse bestätigen den ohnehin allgemein anerkannten Befund, nach dem den materiellen (und verhaltensbezogenen) Erklärungsansätzen mehr Bedeutung für die Erklärung gesundheitlicher Ungleichheit zukommt als den psychosozialen Faktoren (Davey Smith, Blane & Bartley 1994; vgl. auch Davey Smith in diesem Band).

Ein drittes Beispiel einer in der sozial-epidemiologischen Tradition stehenden Studie zeigt die Bedeutung einer weiteren Erklärungsvariante: die Erklärung gesundheitlicher Ungleichheiten durch Unterschiede in kognitiven Faktoren. Eine Gruppe von Psychologen und Epidemiologen wies jüngst darauf hin, dass kognitive Fähigkeiten (Intelligenz) sowohl mit der sozialen Position, als auch dem Gesundheitsstatus assoziiert sind. Sie zeigten auf, dass unterschiedliche kognitive Fähigkeiten sozial bedingte gesundheitliche Ungleichheit zu einem gewissen Anteil erklären können (Batty et al. 2006; Batty, Deary & Gottfredson 2007; Gottfredson 2004). Die Forschungsrichtung, die sich mit der Bedeutung kognitiver Faktoren für die Gesundheit befasst, wird seit neuestem „kognitive Epidemiologie" genannt (Deary & Batty 2007). Bislang fokussierte diese Forschungsrichtung vor allem auf „Intelligenz", jedoch gewinnen auch andere Kriterien kognitiver Funktionalität zunehmend an Relevanz. Zum Beispiel erforschten Howard, Sentell und Gazmararian (2006) den Beitrag von Gesundheitskompetenz für gesundheitliche Ungleichheiten unter älteren Menschen. Der Gesundheitszustand wurde dabei mittels des „SF-12 physical scores" und des „SF-12 mental scores" sowie weiteren Selbstangaben der Befragten bestimmt. Nach Kontrolle des gesundheitsrelevanten Verhaltens konnten sozioökonomische Unterschiede in der Gesundheitskompetenz (health literacy), noch einmal 22% bis 41% der bildungsbezogenen Ungleichheiten in der Gesundheit erklären.

Zusammenfassend zeigen die drei diskutierten Beispiele der konzeptionellen Forschung, wie bestimmte (prozentuale) Anteile der Beziehung zwischen sozialer Ungleichheit und Gesundheit verschiedenen Faktoren oder Faktorengruppen zugeschrieben werden kann. Die drei Studien wurden hier ausgewählt, um die Relevanz *verschiedener* Erklärungsansätze für das Verständnis gesundheitlicher Ungleichheit im Alter zu demonstrieren. Obgleich das zweite Beispiel eine größere Bedeutung materieller Erklärungsansätze hervorhebt, ist es noch zu früh zu schlussfolgern, dass einem der verschiedenen – materiellen, verhaltensbezogenen, psychosozialen oder kognitiven – Erklärungsansätze Priorität eingeräumt werden sollte. Das zweite Beispiel zeigt darüber hinaus deutlich, dass gesundheitliche Ungleichheiten im Alter das Resultat einer Kumulation von Risiken über den gesamten Lebenslauf sind (d.h. materieller oder psychosozialer Benachteiligungen in den Jahrzehnten vor dem hohen Alter).

3.3 Kurze Zusammenfassung der Erkenntnisse erklärender Ansätze

Mechanistische und konzeptionelle Studien sind als komplementäre Ansätze zu verstehen, die Erklärungen für sozial bedingte gesundheitliche Ungleichheiten identifizieren. Beide Ansätze haben auf den bedeutenden Beitrag von Herz-Kreislauf-Erkrankungen zu allgemeinen gesundheitlichen Ungleichheiten hingewiesen. Der nächste Schritt, die Analyse der Mechanismen, die die soziale Stellung mit Herz-Kreislauf-Erkrankungen verknüpft, ist von großer Bedeutung für die Bereitstellung von Erkenntnissen für die Interventions- und Präventionsforschung. Beide Ansätze heben zudem die Notwendigkeit einer Betrachtung gesundheitlicher Ungleichheiten über den Lebenslauf hervor, um so Ungleichheiten im hohen Alter erklären zu können. Eine der dargestellten konzeptionell erklärenden Studien fand einen Zusammenhang zwischen Kumulationen materieller und psychosozialer Benachteiligungen im Lebenslauf und einer schlechten gesundheitlichen Lage im hohen Alter. In ähnlicher Weise unterstreichen mechanistisch erklärende Studien, die sich auf die Analyse von Todesursachen stützen, die Bedeutung spezifischer Ursachen mit einer langen Ätiologie wie etwa COPD, als zentrale Elemente für sozioökonomische Unterschiede in der Gesamtsterblichkeit in verschiedenen europäischen Ländern. Schlussendlich lassen sich, auch wenn erst wenige erklärende Studien existieren, bereits einige wichtige Lehren für die Prävention ziehen. Die wohl wichtigste ist, dass es wenig zielführend wäre, Präventionsbemühungen separat auf die ältere Bevölkerung zu richten. Prävention sollte auch und gerade früh im Lebenslauf beginnen. Obwohl es noch nicht viele Versuche gegeben hat, gesundheitliche Ungleichheiten im hohen Alter zu reduzieren, könnte doch erwartet werden, dass präventive Maßnahmen, die auf jüngere Altersgruppen zielen, sich auch positiv auf die Entstehung von Ungleichheiten im Alter auswirken können. Aber Wege zu finden, auf denen diese Zusammenhänge weiter wissenschaftlich erschlossen werden können, bleibt eine große Herausforderung.

Übersetzt aus dem Englischen von Konrad Jocksch und Ullrich Bauer

Literatur

Acheson D, Barker D, Chambers J, Graham H, Marmot M, Whitehead M (1998). Independent inquiry into inequalities in health, London: Stationary Office.

Adamson JA, Ebrahim S, Hunt K (2006). The psychosocial versus material hypothesis to explain observed inequality in disability among older adults: data from the West of Scotland Twenty-07 Study. Journal of Epidemiology and Community Health 60: 974-980.

Amaducci L, Maggi S, Langlois J, Minicuci N, Baldereschi M, Di Carlo A, Grigoletto F (1998). for the Italian Longitudinal Study on Aging Group. Education and the risk of physical disability and mortality among men and women aged 65 to 84: The Italian Longitudinal Study on Aging. Journal of Gerontology Medical Sciences 53A: M484-M490.

Artazcoz L, Rueda S (2007). Social inequalities in health among the elderly: a challenge for public health research. Journal of Epidemiology and Community Health 61: 466-467.

Bassuk SS, Berkam LF., Amick BC (2002). Socioeconomic status and mortality among the elderly: findings from four US communities. American Journal of Epidemiology 155: 520-533.

Batty GD, Deary IJ, Gottfredson LS (2007). Premorbid (early life) IQ and later mortality risk: systematic review. Annals of Epidemiology 17: 278-288.

Batty GD, Der G, Macintyre S, Deary IJ (2006). Does IQ explain socioeconomic inequalities in health? Evidence from a population based cohort study in the west of Scotland. British Medical Journal 332: 580-584.

Breeze E, Fletcher AE, Leon DA, Marmot M, Clarke RJ, Shipley MJ (2001). Do socioeconomic disadvantages persist into old age? Self-reported morbidity in a 29-year follow-up of the Whitehall Study. American Journal of Public Health 91: 277-283.

Chandola T, Ferrie J, Sacker A, Marmot M (2007). Social inequalities in self reported health in early old age: follow-up of prospective cohort study. British Medical Journal 334: 990-996.

Dalstra JAA, Kunst AE, Borrell C, Breeze E, Cambois E, Costa G, Geurts JJM, Lahelma E, Van Oyen H, Rasmussenn NK, Regidor E, Spadea T, Mackenbach JP (2005). Socioeconomic differences in the prevalence of common diseases: an overview of eight European countries. International Journal of Epidemiology 34: 316-326.

Davey Smith G, Blane D, Bartley M (1994). Explanations for socio-economic differentials in mortality; evidence from Britain and elsewhere. European Journal of Public Health 4: 131-144.

Deary IJ, Batty GD (2007). Cognitive epidemiology. Journal of Epidemiology and Community Health 61: 378-384.

Gottfredson L (2004). Intelligence: is it the epidemiologists' elusive „fundamental cause" of social inequalities in health? Journal of Personality and Social Psychology 86: 174-199.

Grundy E, Glaser K (2000). Socio-demographic differences in the onset and progression of disability in early old age: a longitudinal study. Age & Ageing 29: 149-157.

Hoffmann R (2005). Do socioeconomic inequalities decrease with rising age? Demographic Research 13: 35-62.

Howard DH, Sentell T, Gazmararian JA (2006). Impact of health literacy on socioeconomic and racial differences in health in the elderly population. Journal of General Internal Medicine 21: 857-861.

Huisman M, Kunst AE, Mackenbach JP(2003). Socioeconomic inequalities in morbidity among the elderly; a European overview. Social Science & Medicine 57: 861-873.

Huisman M, Kunst AE, Andersen O, Bopp M, Borgan J-K, Borrell C, Costa G, Deboosere P, Desplanques G, Donkin A, Gadeyne S, Minder C, Regidor E, Spadea T, Valkonen T, Mackenbach J (2004). Socioeconomic inequalities in mortality among elderly people in 11 European populations. Journal of Epidemiology and Community Health 58: 468-475.

Huisman M, Kunst AE, Bopp M, Borgan J-K, Borrell C, Costa G, Deboosere P, Gadeyne S, Glickman M, Marinacci C, Minder C, Regidor E, Valkonen T, Mackenbach J (2005a). Educational inequalities in cause-specific mortality in middle-aged and older men and women in eight western European countries. Lancet 365: 493-500.

Huisman M, Kunst AE, Deeg D, Grigoletto F, Nusselder W, Mackenbach J (2005b). Educational inequalities in the prevalence and incidence of disability in Italy and the Netherlands were observed. Journal of Clinical Epidemiology 58: 1058-1067.

Jagger Cl, Matthews R, Melzer D, Matthews F, Brayne C, MRC CFAS (2007). Educational differences in the dynamics of disability incidence, recovery and mortality: findings from the MRC Cognitive Function and Ageing Study (MRC CFAS). International Journal of Epidemiology doi:10.1093/ije/dyl307.

Kunst AE (1998). Cross-national comparisons of socio-economic differences in mortality, Rotterdam: thesis Erasmus University Rotterdam.

Kunst AE (2006). Herausforderungen bei der Beschreibung gesundheitlicher Ungleichheit in Europa: Ein Überblick aktueller Studien. In: Hurrelmann K, Richter M, eds. Gesundheitliche Ungleichheit. Grundlagen, Probleme, Perspektiven. Wiesbaden: Verlag für Sozialwissenschaften: 353-370.

Mackenbach J, Kunst AE (1997). Measuring the magnitude of socio-economic inequalities in health: An overview of available measures illustrated with two examples from Europe. Social Science & Medicine 44: 757-771.

Martelin T (1994). Mortality by indicators of socioeconomic status among Finnish elderly. Social Science & Medicine 38: 1257-1278.

Melzer D, Izmirlian GG, Leveille SG, Guralnik JM (2001). Educational differences in the prevalence of mobility disability in old age: the dynamics of incidence, mortality, and recovery. Journal of Gerontology B; Psychological Sciences and Social Sciences 56: S294-S301.

Minkler M, Fuller-Thomson E, Guralnik JM (2006). Gradient of disability across the socioeconomic spectrum in the United States. New England Journal of Medicine 355: 695-703.

Olausson PO (1991). Mortality among the elderly in Sweden by social class. Social Science & Medicine 32: 437-440.

Richter M, Hurrelmann K, eds. (2006). Gesundheitliche Ungleichheit. Grundlagen, Problemen, Perspektiven, Wiesbaden: Verlag für Sozialwissenschaften.

Rowe JW, Kahn RL (1987). Human ageing: usual and successful. Science 237: 143-149.

Siegrist J (2005). Ageing societies – new priority for public health research? European Journal of Public Health 15: 335.

Strand H, Kunst AE, Huisman M, Menvielle G, Glickman M, Bopp M, Borrell C, Borgan JK, Costa G, Deboosere P, Regidor E, Valkonen T, Mackenbach J, EU Working Group on Socioeconomic Inequalities in Health (2007). The reversed social gradient: higher breast cancer mortality in the higher educated compared to lower educated. A comparison of 11 European populations during the 1990s. European Journal of Cancer 43: 1200-1207.

Von dem Knesebeck O, Schäfer I (2006). Gesundheitliche Ungleichheit im höheren Lebensalter. In: Richter M, Hurrelmann K, eds. Gesundheitliche Ungleichheit. Grundlagen, Probleme, Perspektiven. Wiesbaden: Verlag für Sozialwissenschaften: 241-253.

Von dem Knesebeck O, Verde P, Dragano N (2006). Education and health in 22 European countries. Social Science & Medicine 63: 1344-1351.

Zimmer Z, Liu X, Hermalin A, Chuang Y-L (1998). Educational attainment and transitions in functional status among older Taiwanese. Demography: 35: 361-375.

Zimmer Z, House JS (2003). Education, income, and functional limitation transitions among American adults: contrasting onset and progression. International Journal of Epidemiology 32: 1089-1097.

Sozioökonomische Ungleichheit der Mortalität im hohen Alter

Thomas Lampert, Ineke Maas, Karl Ulrich Mayer

1 Einleitung

Sozioökonomische Disparitäten in der Morbidität und Mortalität stellen einen zentralen Befund der sozialepidemiologischen Forschung dar. Die Angehörigen statusniedriger Bevölkerungsgruppen sind häufiger von chronischen Krankheiten und Beschwerden, Unfallverletzungen und Behinderungen betroffen. Sie beurteilen ihre Gesundheit und ihr Wohlbefinden schlechter und unterliegen einer höheren vorzeitigen Sterblichkeit als die Angehörigen vergleichsweise besser gestellter Gruppen (Mielck 2000; Lampert et al. 2005; Richter & Hurrelmann 2006). Für Großbritannien und die Vereinigten Staaten wird berichtet, dass diese Unterschiede in den letzten Jahrzehnten noch zugenommen haben, trotz steigender Lebenserwartung und besserem Gesundheitszustand der Bevölkerung (Pappas et al. 1993; Marang-van de Mheen et al. 1998). In Deutschland fehlt es zwar an Daten, um zeitliche Entwicklungslinien nachzuzeichnen, angesichts der zu beobachtenden Auseinanderentwicklung der Lebensverhältnisse, die sich u.a. an der Einkommens- und Vermögensverteilung sowie an der Bildungsbeteiligung festmachen lässt (BMGS 2005), ist aber eher von einer Ausweitung als von einer Verringerung der Ungleichheit im Krankheits- und Sterbegeschehen auszugehen.

Obwohl sich die Sozialepidemiologie als eigene Fachrichtung etabliert hat und die Forschungstätigkeit stetig zunimmt, ist über das Ausmaß und Erscheinungsbild der gesundheitlichen Ungleichheit bei älteren Menschen nur wenig bekannt (vgl. Lampert & Maas 2002; von dem Knesebeck 2005). Die Mehrzahl sozialepidemiologischer Studien konzentriert sich einseitig auf die Bevölkerung im Erwerbsalter. Während Kinder und Jugendliche inzwischen häufiger berücksichtigt werden, finden sich kaum Untersuchungen, die ältere Menschen in den Mittelpunkt der Betrachtung stellen. Ein Grund hierfür ist sicherlich, dass von den meisten Sozialepidemiologen die Arbeitswelt als zentraler Entstehungsort gesundheitlicher Ungleichheit erachtet wird und ältere Menschen in der Regel nicht mehr erwerbstätig sind. Hartnäckig hält sich zudem die stereotype Vorstellung, dass Krankheit und Tod zum Alter gehören und eher biologische als soziale Ursachen haben. Die gerontologische Forschung belegt hingegen, dass der Prozess des Alterns interindividuell sehr unterschiedlich verlaufen kann und die Verfügung über sozioökonomische Ressourcen dabei eine wichtige Rolle spielt (Baltes & Baltes 1994). Vor dem Hintergrund der demographischen Alterung bedeutet die Vernachlässigung der Älteren, dass ein immer größerer Anteil der Bevölkerung aus dem Blickfeld der sozialepidemiologischen Forschung gerät und die erzielten Befunde zur gesundheitlichen Ungleichheit an Allgemeingültigkeit verlieren.

Die empirischen Studien, in denen sozioökonomische Disparitäten in der Mortalität unter Einbeziehung älterer Menschen untersucht wurden, stammen überwiegend aus Skandinavien, Großbritannien und den Vereinigten Staaten. Eine Auswertung finnischer Daten kommt zu dem Ergebnis, dass Mortalitätsunterschiede nach beruflicher Stellung vor allem zwischen dem 30. und 50. Lebensjahr stark ausgeprägt sind und im hohen Alter nicht mehr beobachtet werden können (Valkonen 1993). Für Schweden werden höhere Mortalitätsraten für un- und angelernte Arbeiter gegenüber Angestellten in gehobenen Positionen berichtet, die sich nach dem Übergang in den Ruhestand deutlich abschwächen (Lundberg & Kåreholt 1996). Auch für Großbritannien konnte gezeigt werden, dass im hohen Alter der Einfluss der beruflichen Stellung auf das Mortalitätsrisiko nachlässt (Fox et al. 1985). Zumindest in den ersten Jahren nach dem Ausscheiden aus der Erwerbsarbeit ist dort die Mortalität in den statusniedrigen Bevölkerungsgruppen aber noch signifikant erhöht (Marmot & Shipley 1996; Breeze et al. 1999). Zum gleichen Ergebnis kommen in den Vereinigten Staaten durchgeführte Untersuchungen, die sich auf Einkommens- und Bildungsdifferenzen im Sterbegeschehen beziehen (Boult et al. 1994; Kallan 1997).

Wenn ältere Menschen in sozialepidemiologische Studien einbezogen werden, dann werden sie zumeist zu einer Gruppe der 65-Jährigen und Älteren zusammengefasst. Eine altersdifferenzierte Betrachtung ist damit nicht möglich. Aufgrund der mannigfaltigen sozialen, psychischen und biologischen Veränderungen im Alternsverlauf erscheint jedoch zumindest eine Unterscheidung zwischen jüngeren und älteren Alten notwendig. Ebenso wenig werden in den angeführten Studien geschlechtsspezifische Unterschiede herausgearbeitet und diskutiert. Welche Bedeutung einer geschlechtersensiblen Betrachtung zukommt, lässt sich mit einer schwedischen Untersuchung belegen, die zeigt, dass Mortalitätsdifferenzen zwischen beruflichen Statusgruppen bei Männern mit dem Alter abnehmen, bei Frauen hingegen eine Ausweitung erfahren (Otterblad Olausson 1991).

Nachfolgend werden Ergebnisse einer Auswertung von Daten der Berliner Altersstudie vorgestellt, an der 70-jährige und ältere Männer und Frauen teilgenommen haben. Zunächst werden Hypothesen über sozioökonomische Disparitäten in der Mortalität im hohen Alter formuliert. Den Ausgangspunkt stellen dabei

Überlegungen zu sozialen, psychosozialen und biologischen Mechanismen dar, die der sozioökonomischen Ungleichheit im Sterbegeschehen zugrunde liegen bzw. diese modifizieren könnten. Nachdem die herangezogenen Daten, Messkonzepte und statistischen Analysemodelle beschrieben wurden, werden die Hypothesen unter drei Gesichtspunkten geprüft: (1) Wie stark treten sozioökonomische Mortalitätsunterschiede in der 70-jährigen und älteren Bevölkerung zutage? (2) Welche Altersunterschiede im sozioökonomischen Sterbegeschehen lassen sich nach dem Alter 70 beobachten? (3) Welche geschlechtsspezifischen Unterschiede sind in dieser Hinsicht festzustellen?

2 Forschungsstand und Hypothesen

Sozioökonomische Unterschiede in der Mortalität werden vor allem auf ungleiche materielle Lebensbedingungen, psychosoziale Belastungen, gesundheitsbezogene Einstellungen und Verhaltensmuster sowie personale und soziale Ressourcen zurückgeführt (Lundberg 1991; Adler et al. 1994; Geyer 1997). Im Zusammenhang mit den materiellen Lebensbedingungen wird neben Auswirkungen von Armut u.a. die Situation am Arbeitsplatz diskutiert. Eine niedrige berufliche Stellung geht mit stärkeren arbeitsbezogenen Gesundheitsgefährdungen einher, die z.B. durch schwere körperliche Arbeit, Nacht- und Schichtarbeit, monotone Arbeitsabläufe, Unfallgefahren oder den Umgang mit toxischen und karziogenen Stoffen und Substanzen hervorgerufen werden (Oppolzer 1994). Die Angehörigen sozioökonomisch benachteiligter Gruppen leben zudem häufiger in kleinen und schlecht ausgestatten Wohnungen. In ihrer Wohnumgebung sind sie stärkeren Luftverschmutzungen und Lärmbelastungen ausgesetzt (Herlyn 1997). In Großbritannien und den Vereinigten Staaten wird auch auf die defizitäre medizinische Versorgung benachteiligter Bevölkerungsgruppen hingewiesen. Aufgrund des hohen Standards des Gesundheitswesens und der auf dem Solidarprinzip basierenden gesetzlichen Krankenversicherung wird Unterschieden in der Verfügbarkeit medizinischer Leistungen und Angebote in Deutschland eine geringe Bedeutung beigemessen (Siegrist 1989; Janßen et al. 2006).

Mit wachsendem Interesse werden die möglichen Langzeitfolgen materieller Benachteiligung in der Kindheit diskutiert. Schlechte Wohnbedingungen und hygienische Verhältnisse, schädigende Umgebungseinflüsse und eine mangelhafte Ernährung können die körperliche und geistige Entwicklung von Kindern nachhaltig beeinflussen. Vermittelt über die Ernährungsweise und das Rauchverhalten der Mutter während der Schwangerschaft kann sich eine benachteiligte Lebenslage bereits auf das Wachstum des Fötus auswirken. In Großbritannien durchgeführte Studien sprechen dafür, dass Armut in der Kindheit die Auftretenswahrscheinlichkeit von z.B. kardiovaskulären und Atemwegserkrankungen im Erwachsenenalter begünstigt (Barker 1991, 1992; Kuh & Ben-Shlomo 2005). In jedem Fall bedeuten Armutsbedingungen einen schlechten Start ins Leben und vermindern die Gesundheitschancen im weiteren Lebensverlauf (Vagerö & Illsley 1995).

Sozioökonomische Unterschiede in der Mortalität werden daneben auf unterschiedliche psychosoziale Belastungen zurückgeführt, die in der Sozialepidemiologie zumeist im Zusammenhang mit kritischen Lebensereignissen oder mit dauerhaft erschwerten Lebensumständen untersucht werden. Kritische Lebensereignisse wie der Verlust der Arbeitsplatzes oder der Tod des Ehepartners machen die Anpassung an eine veränderte Lebenssituation erforderlich und können physiologische Stressreaktionen auslösen, die die Auftretenswahrscheinlichkeit von kardiovaskulären und infektiösen Erkrankungen erhöhen (Cohen et al. 1991; Theorell 1992). Dauerhafte Belastungen infolge von z.B. beruflichen Gratifikationskrisen, finanziellen Engpässen oder familiären Konflikten werden oftmals von langanhaltenden Stressreaktionen begleitet, die ebenfalls die Entwicklung von Herz-Kreislauf- und Infektionserkrankungen sowie von Erkrankungen der Verdauungsorgane unterstützen (Tofler et al. 1990; Siegrist 1996).

Sozioökonomische Unterschiede im gesundheitsrelevanten Verhalten lassen sich für den Tabak- und Alkoholkonsum empirisch belegen (Marmot et al. 1991; Stronks et al. 1996; Lampert & Thamm 2004). Daneben dürften Unterschiede in der Ernährungsweise und in der körperlichen Aktivität zu den beobachten sozioökonomischen Mortalitätsdifferenzen beitragen (Kooiker & Christiansen 1995; Lynch et al. 1997). Das Gesundheitsverhalten ist in engem Zusammenhang mit gesundheitsbezogenen Einstellungen zu sehen. Die Angehörigen statusniedriger Gruppen weisen seltener eine langfristige Gesundheitsorientierung auf und messen der Gesundheit einen niedrigeren Stellenwert bei als die Angehörigen besser gestellter Gruppen, was sich auch in einer geringeren Inanspruchnahme von Vorsorge- und Früherkennungsuntersuchungen niederschlägt (Lampert et al. 2005).

Schließlich könnte die ungleiche Verteilung von personalen und sozialen Ressourcen dazu beitragen, dass die Angehörigen sozioökonomisch benachteiligter Bevölkerungsgruppen einer höheren Mortalität unterliegen. Zu den personalen Ressourcen, die dabei von Bedeutung sein dürften, zählen gesundheitsbezogene Kontrollüberzeugungen, das Selbstwertgefühl und der Kohärenzsinn (Janßen 2001). Dass soziale Ressourcen, wie z.B. die Integration in vertrauensbasierte soziale Netzwerke und die Unterstützung durch nahestehende Personen einen gesundheitsschützenden Einfluss haben, wird inzwischen durch zahlreiche Studien belegt (Berkman et al. 2000; Siegrist et al. 2006). Soziale und personale Ressourcen vermindern nicht nur die Exposition gegenüber stressauslösenden

Ereignissen, sie beeinflussen auch die Stresswahrnehmung und Stressbewältigung. Daneben kann von positiven Einflüssen auf das Gesundheitsverhalten, das psychosoziale Wohlbefinden und den Umgang mit Krankheiten ausgegangen werden (Umberson 1987; Siegrist et al. 2006).

Hypothesen zur Veränderung sozioökonomischer Mortalitätsdifferenzen im Alternsverlauf

Mit Blick auf alte und sehr alte Menschen ist danach zu fragen, welche Bedeutung der ungleichen Verteilung von materiellen Lebensbedingungen, psychosozialen Belastungen, gesundheitsrelevanten Verhaltensweisen sowie personalen und sozialen Ressourcen für das Sterbegeschehen im fortgeschrittenen Alter zukommt. Anknüpfungspunkte bieten hier einzelne in der Gerontologie und Lebenslaufsforschung diskutierte Annahmen über das Zusammenspiel von physiologischen, sozialen und verhaltensbezogenen Veränderungen im Alternsverlauf.

Aus der Lebenslaufsperspektive lässt sich die Annahme vertreten, dass die Auswirkungen von Gesundheitsrisiken und -ressourcen umso stärker sind, je länger sie wirksam waren. Mit zunehmendem Alter nimmt die mögliche Expositions- und Wirkungsdauer zu und gesundheitsrelevante Einflüsse kumulieren. Beim Rauchen kann angesichts aktueller Forschungsbefunde sogar davon ausgegangen werden, dass die Auftretenswahrscheinlichkeit von Herz-Kreislauf- und Atemwegserkrankungen mit der Dauer der Exposition exponentiell ansteigt. Einige Mechanismen sind allerdings an bestimmte Lebensphasen geknüpft. Zu denken ist beispielsweise an gesundheitsgefährdende Arbeitsbedingungen, denen man nach dem Ausscheiden aus dem Erwerbsleben nicht länger ausgesetzt ist. Auch wenn langfristige und zeitversetzte Auswirkungen möglich sind, dürfte sich mit dem zeitlichen Abstand zur Exposition der Einfluss auf die Gesundheit vermindern. In Bezug auf die Gesundheitschancen und Krankheitsrisiken der sozioökonomischen Gruppen legt die „Kumulations-These" nichtsdestotrotz eine mit der Dauer der Lebenszeit zunehmende Ungleichheit nahe.

Die so genannte „Double-Jeopardy-These" (Dowd & Bengtson 1978; Markides 1983) geht davon aus, dass mit dem Altern einhergehende Verluste und Einbußen die Angehörigen sozioökonomisch benachteiligter Bevölkerungsgruppen stärker oder zumindest früher betreffen. Bezug genommen wird u.a. auf den Verlust sozialer Rollen, den Tod nahestehender Personen oder das verstärkte Auftreten von chronischen Krankheiten und Beschwerden. Zudem wird vorausgesetzt, dass die sozial Benachteiligten über geringere personale und soziale Ressourcen verfügen, um daraus erwachsende Probleme und Nachteile zu bewältigen oder zu kompensieren. Auch vor diesem Hintergrund wäre also eine Zunahme der sozioökonomischen Mortalitätsdifferenzen im hohen Alter zu erwarten.

Eine genau entgegengesetzte Schlussfolgerung wird durch die „Age-as-a-Leveler-These“ nahegelegt (Dowd & Bengtson 1978). Die Gesundheit im Alter wird in erster Linie als Resultat endogener Alternsprozesse gesehen, in deren Folge sich die organischen Kapizitätsreserven vermindern und die Vulnerabilität und Krankheitsanfälligkeit des menschlichen Organismus zunimmt. Altersspezifische physiologische Veränderungen und pathologische Prozesse können zwar interindividuell unterschiedlich ausgeprägt sein und verlaufen, im sehr hohen Alter – so die Annahme – verringert sich die Variationsbreite aber zusehends. Mit Blick auf das Sterbegeschehen im hohen Alter wird darauf verwiesen, dass extreme Langlebigkeit bestimmte genetische Dispostionen voraussetzt (Christensen & Vaupel 1996), die unabhängig von sozioökonomischen Merkmalen verteilt sind. Aufgrund dessen wird angenommen, dass sozioökonomische Disparitäten im Mortalitätsgeschehen bei den Hochbetagten allenfalls sehr schwach zutage treten.

Die Erwartung einer Angleichung des Sterbegeschehens im hohen Alter wird bisweilen auch mit Prozessen des selektiven Überlebens („selective survival“) begründet (Markides & Machalek 1984; Wing et al. 1985). Da die vorzeitige Sterblichkeit in benachteiligten Bevölkerungsgruppen stärker ausgeprägt ist und vermutlich vor allem vulnerable und kranke Personen betrifft, könnten die sozial Benachteiligten im fortgeschrittenen Alter eine in bezug auf Gesundheit und fernere Lebenserwartung stärker positiv selektierte Gruppe darstellen. Für möglich gehalten wird sogar, dass die Angehörigen der sozial benachteiligten Gruppen infolge dieses Selektionsprozesses im sehr hohen Alter einem geringeren Mortalitätsrisiko unterliegen als diejenigen aus den sozial besser gestellten Gruppen, es also zu einer Umkehr der Ungleichheit im Sterbegeschehen kommt („mortality crossover“; Olshansky 1995).

Aufgrund der vorangestellten Überlegungen werden drei Hypothesen zur Veränderung sozioökonomischer Mortalitätsdifferenzen im Alternsverlauf formuliert. Die erste Hypothese besagt, dass sich der Einfluss des sozioökonomischen Status auf die Mortalität im fortgeschrittenen Alter verstärkt. Diese Annahme wird vor allem durch die Kumulations- und die Double-Jeopardy-These unterstützt. Gemäß der zweiten Hypothese ist von einer Verringerung der sozioökonomischen Disparitäten im Sterbegeschehen älterer Menschen auszugehen. Hierfür sprechen die Age-as-a-Leveler-These, die altersbedingte Abnahme bestimmter, vor allem mit der Erwerbsarbeit verbundener Gesundheitsgefahren, sowie Prozesse des selektiven Überlebens. Schließlich unterstellt die dritte Hypothese, dass sich das sozial differenzielle Sterbegeschehen im Alternsverlauf umkehrt und im hohen Alter die Angehörigen statusniedriger Bevölkerungsgruppen einer geringeren Mortalitätswahrscheinlichkeit unterliegen als die Angehörigen besser gestellter Gruppen. Dies ließe sich als starker Hinweis auf Prozesse des selektiven Überlebens interpretieren.

Hypothesen zu Unterschieden zwischen Männern und Frauen

Im mittleren Lebensalter sind sozioökonomische Mortalitätsunterschiede bei Männern stärker ausgeprägt als bei Frauen (Valkonen 1993; Elo & Preston 1996; Babitsch 2005), was vor allem auf Unterschiede in der Erwerbsarbeit zurückgeführt wird. Frauen sind nicht nur seltener erwerbstätig als Männer, sie arbeiten auch seltener in Berufen, die mit stark gesundheitsgefährdenden Belastungen verbunden sind. Außerdem gehören Frauen zu einem geringeren Anteil den Gruppen der Arbeitslosen und Erwerbsunfähigen an, die einem deutlich erhöhtem Sterberisiko unterliegen (Lahelma & Arber 1994; Stronks et al. 1995). Sollte die Erwerbswelt der zentrale Entstehungsort der Ungleichheit im Mortalitätsgeschehen sein, dann wäre nach dem Übergang in den Ruhestand mit einer Angleichung der Unterschiede zwischen Männern und Frauen zu rechnen.

Eine Rolle könnten daneben geschlechtsspezifische Unterschiede im Gesundheitsverhalten spielen, da sich Frauen deutlich gesundheitsbewusster verhalten als Männer und gesundheitsgefährdende Verhaltensmuster, wie z.B. Tabak- und übermäßiger Alkoholkonsum, eine ungesunde Ernährung oder die späte Inanspruchnahme medizinischer Versorgung bei Männern mit niedriger Schulbildung und beruflicher Stellung kumulieren (Lampert & Maschewsky-Schneider 2001). Geschlechtsspezifische Unterschiede lassen sich auch in Einstellungen zur Gesundheit und der Wahrnehmung von Krankheitsanzeichen beobachten. Viele gesundheitsbezogene Einstellungen und Verhaltensmuster erweisen sich im Lebensverlauf als überaus stabil und dürften deshalb auch für das Sterbegeschehen im hohen Alter von Bedeutung sein.

Darüber hinaus könnten biologische Unterschiede dazu beitragen, dass im mittleren Lebensalter sozioökonomische Mortalitätsdifferenzen bei Männern stärker sichtbar sind als bei Frauen. Das weibliche Sexualhormon Östrogen scheint einen Schutz vor z.B. Herz-Kreislauf-Krankheiten darzustellen und könnte den Einfluss der sozioökonomischen Position auf die Mortalität abschwächen. Im höheren Lebensalter dürfte dies aber nur noch von nachgeordneter Bedeutung sein, weil der Östrogenspiegel mit der Menopause sinkt. Zu berücksichtigen ist darüber hinaus, dass viele potenziell lebensbedrohlichen Erkrankungen bei Frauen ungefähr fünf bis 10 Jahre später auftreten als bei Männern und dafür wahrscheinlich sowohl soziale und verhaltensbezogene als auch biologische Unterschiede zwischen den Geschlechtern verantwortlich sind (Maschewsky-Schneider 1997).

Angesichts des bisherigen Forschungsstandes kann davon ausgegangen werden, dass die sozioökonomischen Disparitäten in der Mortalität beim Eintritt in die Lebensphase Alter bei Männern stärker ausgeprägt sind als bei Frauen. Als wichtigste Gründe hierfür lassen sich die höheren arbeitsbezogenen Belastungen und das gesundheitsriskantere Verhalten von Männern anführen. Im Alternsverlauf könnte es allerdings zu einer Angleichung zwischen den Geschlechtern kommen. Neben dem Ausscheiden aus dem Erwerbsleben ist dabei wahrscheinlich auch von Bedeutung, dass mehr Männer als Frauen vorzeitig sterben. Da die vorzeitige Sterblichkeit vor allem Männer in den unteren Statusgruppen betrifft, dürften Männer im Alter eine gesundheitlich stärker positiv selektierte Gruppe darstellen als Frauen. Zudem könnten die im Rahmen der Double-Jeopardy-These getroffenen Annahmen verstärkt auf Frauen zutreffen. So ist der Tod des Ehepartners offenbar nur bei Frauen mit Einkommenseinbußen und einer verminderten sozialen Integration verbunden (Maas & Staudinger 1996).

3 Daten und Methode

Für die statistischen Analysen werden Daten der Berliner Altersstudie und des Landeseinwohneramtes Berlin herangezogen. Die Berliner Altersstudie (BASE) zählt zu den größten bislang durchgeführten gerontologischen Forschungsprojekten und zeichnet sich unter anderem durch die Konzentration auf das hohe Alter und die breite Multi- und Interdisziplinarität der Erhebungen und Auswertungen aus. Genutzt werden Daten der BASE-Hauptuntersuchung, die zwischen Mai 1990 und Juni 1993 stattgefunden hat. Die Datenerhebung erstreckte sich dabei auf 14 ungefähr 60- bis 90-minütige Sitzungen, in denen umfassende Informationen zu den Themenschwerpunkten der vier an der Studie beteiligten Forschungseinheiten (Innere Medizin und Geriatrie, Psychologie, Psychiatrie sowie Soziologie und Sozialpolitik) erhoben wurden.

Die Kernstichprobe der Berliner Altersstudie umfasst 516 Männer und Frauen und ist für die 70-jährige und ältere Wohnbevölkerung der Stadt Berlin (West) repräsentativ. Da bei der Stichprobenkonstruktion nach Alter und Geschlecht geschichtet wurde, verteilen sich die 516 Männer und Frauen gleichmäßig auf sechs Altersgruppen (70-74, 75-79, 80-84, 85-89, 90-94, 95 und mehr Jahre). Aus Abbildung 1 geht neben der Stichprobenzusammensetzung auch die Alters- und Geschlechtsverteilung in der Westberliner Altenbevölkerung zum Zeitpunkt der Stichprobenziehung im Jahr 1990 hervor. Die Abbildung verdeutlicht, dass die Stichprobenschichtung eine notwendige Voraussetzung dafür war, um auch über Hochbetagte statistisch hinreichend gesicherte Aussagen treffen zu können (ausführliche Beschreibungen zu Design, Methode und Stichprobe der Berliner Altersstudie finden sich in Mayer & Baltes 1996).

Abbildung 1: Alters- und Geschlechtsverteilung in der BASE-Stichprobe im Vergleich zur Westberliner Altenpopulation im Jahr 1990

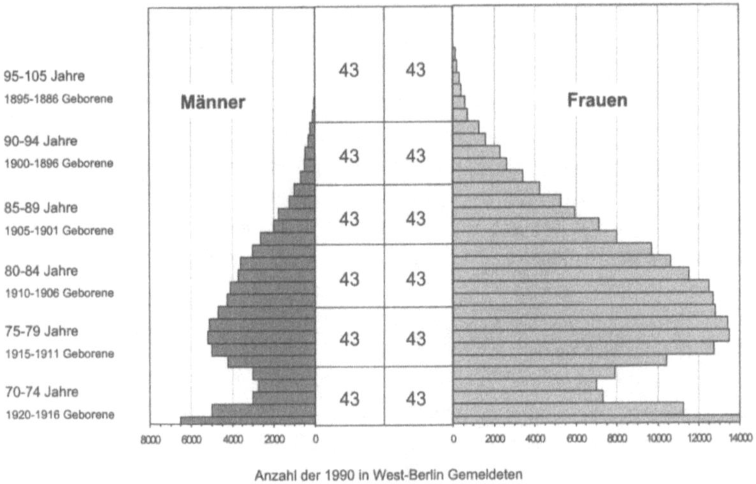

Informationen über den Lebensstatus und gegebenenfalls das genaue Sterbedatum der BASE-Teilnehmer wurden vom Landeseinwohneramt Berlin im Juli 1998 bereitgestellt. Diese Informationen waren für 504 der 516 Studienteilnehmer verfügbar. Zwölf Personen waren in der Zwischenzeit aus Berlin weggezogen. Da für diese nicht geklärt werden konnte, ob sie noch leben, wurden sie aus den Analysen ausgeschlossen.

Untersuchungsvariablen

Die abhängige Variable der Analysen stellt die Mortalität nach Beendigung der BASE-Hauptuntersuchung dar. Der Beobachtungszeitraum erstreckt sich bis zum 6. Juli 1998, dem Stichtag für die vom Landeseinwohneramt bereitgestellten Mortalitätsinformationen. Da die Studienteilnehmer zu unterschiedlichen Zeitpunkten zwischen 1990 und 1993 die Hauptuntersuchung beendet haben, variiert die Länge des Beobachtungszeitraums zwischen 5 und 8 Jahren. Insgesamt sind in diesem Zeitraum 64% der Teilnehmer an der Berliner Altersstudie gestorben. Erwartungsgemäß steigt der Anteil der Gestorbenen mit dem Alter an und ist in fast allen Altersgruppen bei Männern höher als bei Frauen (Abbildung 2).

Abbildung 2: Anteil der im Beobachtungszeitraum gestorbenen Studienteilnehmer nach Alter und Geschlecht (n=504)

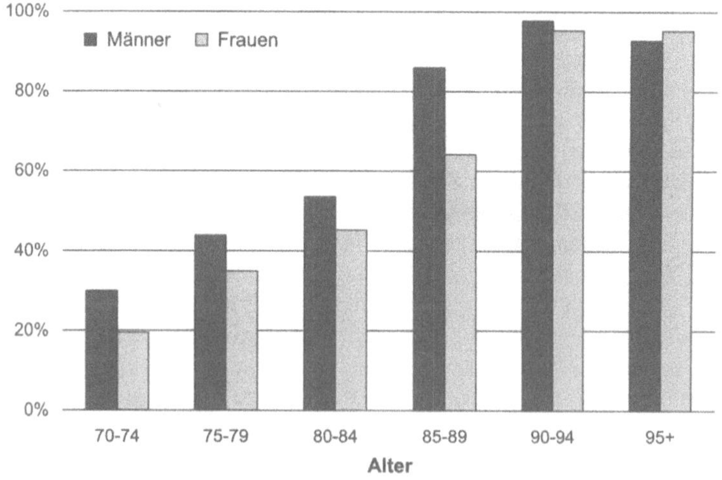

Die sozioökonomische Position wird über Angaben zum beruflichen Status, zum Bildungsniveau, zum Einkommen und zum Wohneigentum erfasst. Bei der Erfassung des beruflichen Status wurde vom Haushalt als Untersuchungseinheit ausgegangen. Herangezogen wurden Informationen zur letzten beruflichen Stellung des Studienteilnehmers bzw. des Partners vor dem Übergang in den Ruhestand. Es werden fünf Berufsstatusgruppen unterschieden (vgl. Mayer & Wagner 1996): sehr niedriger Berufstatus (an- und ungelernte Arbeiter), niedriger Berufsstatus (Fach- und Vorarbeiter sowie Angestellte und Beamte mit einfachen Tätigkeiten), mittlerer Berufsstatus (Meister und Poliere, Beamte im mittleren Dienst sowie Angestellte mit schwierigen Tätigkeiten), gehobener Berufsstatus (Beamte im gehobenen Dienst, Angestellte in begrenzten Führungspositionen und Selbständige mit bis zu neun Mitarbeitern) und hoher Berufsstatus (Angestellte mit umfassenden Führungsaufgaben, Beamte im höheren Dienst, Personen in akademisch freien Berufen und Selbständige mit 10 und mehr Mitarbeitern). Das Bildungsniveau wird anhand eines Indexes erfasst, der die Anzahl der Schul- und Ausbildungsjahre wiedergibt. Für die Summenbildung wurde dem jeweils höchsten Schul- und Ausbildungsabschluss ein Jahreswert zugeordnet, der unter Berücksichtigung der zu Beginn des 20. Jahrhunderts üblichen Verweildauern im Schul- und Ausbildungssystem geschätzt wurde. Das Einkommen bezieht sich auf das Netto-Äquivalenzeinkommen, d.h. auf das nach der Größe und Zusammensetzung des Haushalts bedarfsgewichtete monatliche Haushaltsnettoeinkommen. Die Bedarfsgewichte wurden dabei gemäß der Äquivalenzskala von Hauser und Stubig (1985) angesetzt. Das Wohneigentum wird als weiterer Aspekt der materiellen Lage betrachtet. Von Wohneigentum wird gesprochen, wenn die Studienteilnehmer ein eigenes Haus oder eine Eigentumswohnung besitzen.

Für die Analysen wurde ein Konstrukt gebildet, das die sozioökonomische Ungleichheit mehrdimensional und kumulativ misst. Dem liegt die Annahme zugrunde, dass vor allem Personen, die in mehrfacher Hinsicht benachteiligt sind, einem erhöhten Mortalitätsrisiko unterliegen. Im ersten Schritt wurden für die einbezogenen Indikatoren Schwellenwerte zur Abgrenzung einer Benachteiligung bzw. Begünstigung festgesetzt. Sozioökonomische Nachteile liegen vor, wenn die Studienteilnehmer einen sehr niedrigen Berufsstatus haben, nach Beendigung der ehemals auf acht Jahre angelegten Volksschule keine weiterführende Schule besucht und auch keine Berufsausbildung gemacht haben oder ein Einkommen beziehen, das ins niedrigste Einkommensquartil (seinerzeit unter 1402 DM) fällt. Als sozio-ökonomischen Vorteile werden ein gehobener oder hoher Berufsstatus, 13 und mehr Bildungsjahre, ein Einkommen im höchsten Quartil (über 2400 DM) sowie der Besitz eines eigenen Hauses oder einer eigenen Wohnung angesehen. In einem zweiten Schritt wurde die Summe der sozioökonomischen Vor- und Nachteile gebildet. Diese konnte höchstens vier Vor- und drei Nachteile betragen, da das Wohneigentum zwar als zusätzlicher Vorteil, kein Haus oder keine Wohnung zu besitzen aber nicht als Nachteil gewertet wurde. Abschließend wurden die Studienteilnehmer einer von drei sozioökonomischen Statusgruppen zugeordnet: Personen, die zwei oder drei Nachteile und höchstens einen Vorteil aufwiesen, wurden als sozioökonomisch benachteiligt eingestuft. Personen mit drei oder vier Vorteilen und höchstens einem Nachteil stellen die Gruppe der sozioökonomisch Begünstigten dar. Alle anderen Personen wurden zu einer dazwischen angesiedelten sozioökonomischen Mittelgruppe zusammengefasst. Die Verteilung der Studienteilnehmer auf die so gebildeten Gruppen kann Tabelle 1 entnommen werden.

Tabelle 1: Sozioökonomische Statusgruppen nach Geschlecht und Alter (in %)

	Männer			**Frauen**		
	70-79 J. n=81	80-89 J. n=86	90+ J. n=84	70-79 J. n=84	80-89 J. n=84	90+ J. n=85
Statusgruppen						
Begünstigte	19,8	18,6	10,7	11,9	7,1	7,1
Mittelgruppe	72,8	76,7	76,2	76,2	69,0	76,5
Benachteiligte	7,4	4,7	13,1	11,9	23,8	16,5

3.1 Analysestrategie

Die Hypothesen zu alters- und geschlechtsspezifische Variationen der sozioökonomischen Ungleichheit in der Mortalität wurden mit Hilfe ereignisanalytischer Methoden getestet. Zunächst wurden Survivorfunktionen nach der Produkt-Limit-Methode (Kaplan & Meier 1958) geschätzt. Der Hauptvorteil dieser Methode ist, dass sowohl links- als auch rechtszensierte Daten berücksichtigt werden können. Die zugrunde gelegten Daten sind rechtszensiert, weil nicht alle Teilnehmer der Berliner Altersstudie bis Juli 1998 gestorben waren. Eine Linkzensierung liegt vor, weil nur ein Teil der Studienteilnehmer vom Alter 70 an beobachtet werden konnte. Die Studienteilnehmer waren zu Beginn des Beobachtungszeitraums 70 bis 103 Jahre alt und konnten zwischen fünf und acht Jahren verfolgt werden. Die Produkt-Limit-Methode ermöglicht, diese Informationen so zu kombinieren, dass eine Survivorfunktion für die Altersspanne 70 bis 103 Jahre geschätzt werden kann.

Um den Einfluss des sozioökonomischen Status auf die Mortalitätsrate zu schätzen, wurden Piecewise-constant Exponentialmodelle herangezogen. Dazu wurde die Altersspanne in Intervalle zerlegt, in der Annahme, dass die Mortalitätsrate innerhalb dieser Intervalle konstant ist, zwischen den Intervallen aber variieren kann. Durch die Unterteilung in Altersintervalle kann überprüft werden, ob und inwieweit der Einfluss der einbezogenen Kovariaten auf die Mortalitätsrate vom Alter abhängt. Für die Mortalitätsrate im Alter x folgt

$$\mu(x) = \exp\{\alpha_l + \beta_l y\} \quad \text{falls} \quad x_l \leq x < x_{l+1}\,.$$

mit α_l als Konstante im l-ten Altersintervall, Y für den Vektor der Kovariaten und β_l für den assoziierten Vektor der Koeffizienten. Letzterer gibt die Effektstärken der Kovariaten im l-ten Altersintervall wieder.

Die Analysen wurden mit dem Statistikprogramm Transition Data Analysis (TDA, Version 6.1) durchgeführt, das speziell für die Auswertung von Ereignisdaten entwickelt wurde (Rohwer 1997).

4 Ergebnisse

Männer unterliegen bis ins hohe Alter einer höheren Mortalität als Frauen. Dies geht aus den Sterbetafeln der amtlichen Statistik hervor und wird durch empirische Forschungen regelmäßig bestätigt. Um sozioökonomische und geschlechtsspezifische Mortalitätsunterschiede auseinander halten zu können und eine geschlechtersensible Überprüfung der formulierten Hypothesen zu ermöglichen, wurden alle Analysen für Männer und Frauen getrennt durchgeführt.

In Abbildung 3 sind zunächst für die männlichen Studienteilnehmer die geschätzten Survivorfunktionen der sozioökonomischen Statusgruppen dargestellt. An den Survivorfunktionen kann abgelesen werden, wie hoch der Anteil der Personen in der jeweiligen Gruppe ist, die bis zu einem bestimmten Alter überlebt haben bzw. gestorben sind. Der Vergleich zwischen den Survivorfunktionen verdeutlicht, dass statusniedrige Männer zwischen dem Alter 70 und 80 einem höheren Mortalitätsrisiko unterliegen als Männer der beiden besser gestellten Statusgruppen. Nach dem Alter 80 ist allerdings eine Umkehrung des Mortalitätsgeschehens zu beobachten. Ab dem Alter 85 liegt der Anteil der Gestorbenen in der sozioökonomisch begünstigten Gruppe sogar über den entsprechenden Anteilen in der mittleren und in der benachteiligten Statusgruppe. Dieser Befund ist überaus bemerkenswert, weil angesichts der Ergebnisse vorliegender Studien allenfalls eine Angleichung des sozioökonomischen Mortalitätsgefälles im höheren Alter erwartet werden konnte.

Abbildung 3: Geschätzte Survivorfunktionen für 70-jährige und ältere Männer nach sozioökonomischem Status (n=254)

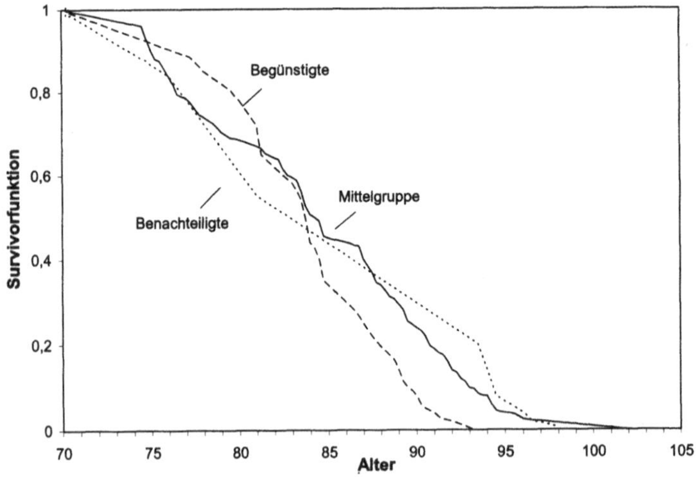

Um den Befund statistisch abzusichern und den Effekt des sozioökonomischen Status auf die Mortalitätsrate in unterschiedlichen Lebensaltern zu bestimmen, wurde ein Piecewise-constant Exponentialmodell geschätzt. Die Altersspanne wurde dazu in drei Intervalle unterteilt: 70-79, 80-89 und 90 Jahre und älter. In

Tabelle 2 sind die konstanten Koeffizienten, die Mortalitätsraten und die Raten der Mittelgruppe und der Benachteiligten im Verhältnis zu den Begünstigten (rate ratios) in den drei Altersintervallen ausgewiesen. Für das Alter 70 bis 79 Jahre lässt sich kein Zusammenhang zwischen dem sozioökonomischen Status und der Mortalitätsrate feststellen. Im Altersintervall 80-89 Jahre hingegen treten Mortalitätsunterschiede zwischen den Statusgruppen zutage: Die geschätzte Mortalitätsrate in der sozioökonomisch begünstigten Gruppe beträgt $e^{(-4,21)}=0,0148$, in der mittleren Gruppe $e^{(-4,21-0,56)}=0,0085$ und in der benachteiligten Gruppe $e^{(-4,21-1,50)}=0,0033$. Die Rate in der Mittelgruppe ist damit im Vergleich zur Rate der Begünstigten um den Faktor zwei verringert. In der Gruppe der sozioökonomisch Benachteiligten liegt sie sogar fünfmal niedriger als in der Referenzgruppe. Diese Unterschiede sollten beachtet werden, auch wenn sie statistisch nicht signifikant sind, zumal dies auch in den geringen Fallzahlen begründet ist. Dass die Mortalitätsrate der sozioökonomisch Benachteiligten im Alter 90 und älter über der Rate in den anderen beiden Statusgruppen liegt, kann als Artefakt interpretiert werden: Da mehr Benachteiligte bis ins höchste Alter überleben, fällt die Mortalitätsrate zwangsläufig höher aus.

Tabelle 2: Piecewise-constant Exponentialmodell für 70-jährige und ältere Männer nach sozioökonomischem Status und Alter (n=254)

	Koeffizient	**Rate**	**Rate ratio**	**Signifikanz**
Alter 70-79				
Begünstigte	-5,96	0,0025	Ref.	-,--
Mittelgruppe	0,47	0,0041	1,64	0,54
Benachteiligte	0,09	0,0028	1,12	0,94
Alter 80-89				
Begünstigte	-4,21	0,0148	Ref.	-,--
Mittelgruppe	-0,56	0,0085	0,57	0,08
Benachteiligte	-1.50	0,0033	0,22	0,15
Alter 90+				
Begünstigte/Mittelgruppe	-3,60	0,0273	Ref.	-,--
Benachteiligte	0,52	0,0459	1,68	0,09

Log likelihood: Basis-Exponentialmodell -904,21; Piecewise-constant Exponentialmodell -853,53. Differenz: 50,68, df=8.

Für Frauen zeigt sich ein von den Männern deutlich abweichendes Muster des sozioökonomischen Sterbegeschehens. Gemäß der in Abbildung 4 dargestellten

Survivorfunktionen unterliegen sozioökonomisch begünstigte Frauen bis über das Alter 90 hinaus einer geringeren Mortalitätswahrscheinlichkeit als Frauen in der benachteiligten und in der Mittelgruppe. Dass die Survivorfunktion im sehr hohen Alter rapide abfällt, ist auf die geringe Besetzung der Gruppe der hochaltrigen begünstigten Frauen zurückzuführen. Der Gesamteindruck, dass bei älteren Frauen die Überlebenswahrscheinlichkeit zu Gunsten der sozioökonomisch besser gestellten Frauen variiert, wird dadurch nicht geschmälert.

Abbildung 4: Geschätzte Survivorfunktionen für 70-jährige und ältere Frauen nach sozioökonomischem Status (n=250)

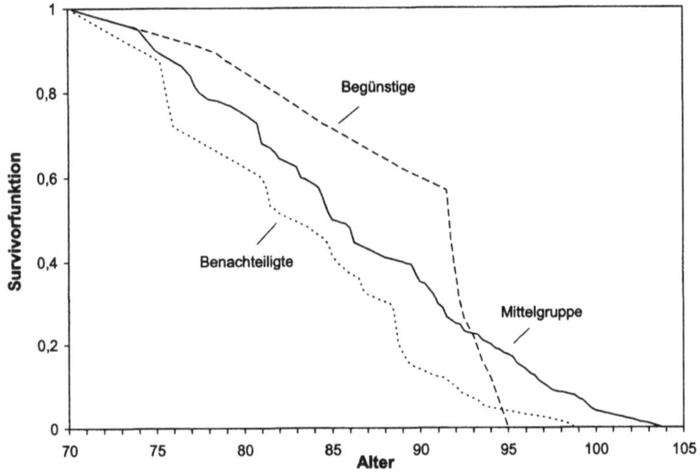

Diese Einschätzung lässt sich mit den Ergebnissen des Piecewise-constant Exponentialmodells untermauern (Tabelle 3). Da sich bei den Frauen anders als bei den Männern bis ins hohe Alter ein einheitliches Muster zeigt, werden lediglich zwei Altersintervalle unterschieden: 70-89 Jahre und 90 Jahre und älter. Im Alter 70 bis 89 lassen sich signifikante Mortalitätsunterschiede zwischen den sozioökonomischen Statusgruppen feststellen: Für die begünstigten Frauen ergibt sich eine Mortalitätsrate von $e^{(-7,03)}$=0,0009, für die mittlere Gruppe von $e^{(-7,03+1,72)}$=0,0048 und für die Gruppe der Benachteiligten von $e^{(-7,03+2,34)}$=0,0092. Die geschätzte Mortalitätsrate ist damit in der Mittelgruppe um den Faktor fünf und in der Gruppe der Benachteiligten um den Faktor 10 erhöht. Im Alter 90 und älter lassen sich hingegen keine bedeutsamen sozioökonomischen Unterschiede in der Mortalität beobachten.

Tabelle 3: Piecewise-constant Exponentialmodell für 70-jährige und ältere Frauen nach sozioökonomischer Position und Alter (n=250)

	Koeffizient	Rate	Rate ratio	Signifikanz
Alter 70-89				
Begünstigte	-7,03	0,0009	Ref.	-,--
Mittelgruppe	1,72	0,0048	5,33	0,09
Benachteiligte	2,34	0,0092	10,22	0,02
Alter 90+				
Begünstig-te/Mittelgruppe	-3,32	0,0231	Ref.	-,--
Benachteiligte	-0,39	0,0244	1,06	0,64

Log likelihood: Basis-Exponentialmodell -826,55; Piecewise-constant Exponentialmodell -778,14. Differenz: 48,41, df=6.

5 Diskussion

Die beobachteten Muster der Mortalität lassen interessante Rückschlüsse auf den Einfluss des sozioökonomischen Status und die zugrunde liegenden Mechanismen zu. Gleichzeitig verdeutlichen sie die Notwendigkeit einer alters- und geschlechtersensiblen Betrachtung des Sterbegeschehens. Bei Männern finden sich Hinweise auf ein mortality crossover im hohen Alter. Zu der im Alter 70-85 beobachteten Angleichung der Sterbeverhältnisse könnte ein nachlassender Einfluss von arbeitsbezogenen Belastungen und Ressourcen beitragen. Dass die Angehörigen sozioökonomisch benachteiligter Gruppen ab dem Alter 85 einer geringeren Sterbewahrscheinlichkeit unterliegen, lässt sich aber nur mit Prozessen des selektiven Überlebens erklären. Sozioökonomische Nachteile sind mit stärkeren gesundheitlichen Gefährdungen verknüpft und gehen mit einer höheren vorzeitigen Sterblichkeit einher. Die vorzeitige Sterblichkeit betrifft vor allem Männer, die besonders starken Gesundheitsrisiken ausgesetzt sind. Dazu zählen Langzeitarbeitslose und einfache Arbeiter ebenso wie starke Raucher und Alkoholkranke. Mit Blick auf die in der vorliegenden Untersuchung betrachteten Kohorten (1887-1922 Geborene) ist darüber hinaus die Gruppe der Männer zu beachten, die in den Weltkriegen Kriegsdienst geleistet hat, in Kriegsgefangenschaft war oder mit ihren Familien vertrieben wurde (Maas et al. 1996). Erreichen Menschen trotz ungünstiger sozioökonomischer Lebensumstände ein hohes Alter, dann könnte dies mit einer gesunden Lebensweise zusammenhängen. Von Bedeutung sind daneben die verfügbaren personalen und sozialen Ressourcen, die den Umgang mit potenziell gesundheitsgefährdenden Belastungen bestimmen. Nicht zuletzt entscheidet die biologische Widerstandsfähigkeit darüber, ob sich nachteilige Lebensbedingungen und riskante Verhaltensmuster in einer verkürzten Lebenszeit niederschlagen. In jedem Fall ist davon auszugehen, dass die sozioökonomisch Benachteiligten im fortgeschrittenen Alter sowohl in sozialer und psychosozialer als auch in biologischer Hinsicht eine hochselektive Gruppe darstellen, die sich wegen der höheren vorzeitigen Sterblichkeit offenbar auch von den sozioökonomisch Bessergestellten gleichen Alters positiv abhebt.

Bei Frauen zeigten sich sozioökonomische Disparitäten in der Mortalität, die bis zum Alter 90 relativ stabil bleiben. Dieser Befund steht im Einklang mit der Double-Jeopardy-These, der entsprechend das Altern für die Angehörigen benachteiligter Bevölkerungsgruppe mit zusätzlichen Einbußen und Verlusten einhergeht. Die Ergebnisse für die hochbetagten Frauen sollten aufgrund der geringen Fallzahl für die sozioökonomisch Begünstigten mit Vorsicht interpretiert werden. Dass sich die Sterbeverhältnisse auch bei Frauen infolge von Selektionsprozessen angleichen oder umkehren, erscheint allerdings durchaus plausibel. Da Frauen im Durchschnitt rund sechs Jahre länger leben als Männer, ist davon auszugehen, dass die Umkehr im Sterbegeschehen bei Frauen erst nach dem Alter 90 stattfindet.

Neben den Fallzahlproblemen in den höchsten Altersstufen ist zu berücksichtigen, dass die Mortalität der Studienteilnehmer nur über einen Zeitraum zwischen fünf und acht Jahren nach Beendigung der BASE-Hauptuntersuchung analysiert wurde. Daher ist nicht auszuschließen, dass die Umkehrung der Sterbeverhältnisse im hohen Alter auf Kohortenunterschiede zurückgeht. Um zwischen Alters- und Kohorteneffekten zu differenzieren, müssten die Studienteilnehmer über die gesamte Altersspanne 70 bis über 100 Jahre verfolgt werden. Vor dem Hintergrund eingehender Betrachtungen der Kohortenschicksale der heutigen Altenpopulation, die an anderer Stelle ausführlich dargestellt sind (Maas et al. 1996), erscheint ein Kohorteneffekt aber eher unwahrscheinlich. Weder gesellschaftliche Modernisierungstendenzen noch historische Ereignisse lassen sich anführen, um die Umkehrung der sozioökonomischen Sterbeverhältnisse zu erklären.

Im Zusammenhang mit den angesprochenen Selektionsprozessen ist zu bedenken, das die Teilnehmer an der Berliner Altersstudie vermutlich bereits eine selektive Gruppe darstellten, weil ungefähr ein Sechstel der Frauen und rund ein Drittel der Männer in den betrachteten Kohorten gar nicht erst 70 Jahre alt geworden sind. Um das Sterbegeschehen vor dem Alter 70 zu analysieren, wurden in einer früheren Studie auf Daten für die an der Berliner Altersstudie beteiligten Geburtskohorten zurückgegriffen, die im Rahmen der Mikrozensus Zusatzerhebung 1971 erhoben wurden. Der Vergleich zwischen der BASE-Stichprobe und der 20 Jahre vorher gezogenen Stichprobe für den Mikrozensus liefert Hinweise auf das Sterbegeschehen in der vorgängigen Lebensphase. Für die jüngste Geburtskohorte (1922 Geborene) beispielsweise konnte die Mortalität zwischen dem 49. und dem 69. Lebensjahr analysiert werden, während sich bei der ältesten Kohorte (1887 Geborene) der Blick auf die Altersspanne 84 bis 104 Jahre öffnete. Die Ergebnisse dieser Untersuchung sprechen dafür, dass der Einfluss des sozioökonomischen Status auf die Mortalität im höheren Alter nachlässt (Lampert & Maas 2002).

Im Zuge der demographischen Alterung ist zu erwarten, dass sich das Muster der Mortalität in der älteren Bevölkerung wandelt. Wenn immer mehr Menschen alt und sehr alt werden, die bislang aufgrund benachteiligter Lebensbedingungen und einer hohen Krankheitsanfälligkeit vorzeitig gestorben sind, dann verlieren Selektionsprozesse an Bedeutung. Dies könnte dazu führen, dass sich die sozioökonomische Ungleichheit im Sterbegeschehen zunehmend vom mittleren ins höhere Alter verlagert, was das gesamte Erscheinungsbild des Alter(n)s nachhaltig verändern würde. Schon aus diesem Grund sollten alte und sehr alte Menschen stärker als bisher in der sozialepidemiologischen Forschung berücksichtigt werden.

Literatur

Adler NE, Boyce T, Chesney MA, Cohen S, Folkman S, Kahn RL, Syme L (1994). Socioeconomic status and health: The challange of the gradient. American Psychologist 49: 15-24.

Babitsch B (2005). Soziale Ungleichheit, Geschlecht und Gesundheit, Bern: Hans Huber.

Baltes PB, Baltes MM (1994). Gerontologie: Begriff, Herausforderung und Brennpunkte. In: Baltes PB, Mittelstraß J, Staudinger UM, eds., Alter und Altern: Ein interdisziplinärer Studientext, Berlin: de Gruyter: 1-34.

Barker DJP (1991). The foetal and infant origins of inequalities in health in Britain. Journal of Public Health and Medicine 13: 64-68.

Barker DJP, ed. (1992). The foetal and infant origins of adult disease, London: British Medical Journal Publications.

Berkman LF, Glass T, Brissette I, Seeman TE (2000). From social integration to health: Durkheim in the new millenium. Social Science & Medicine 51: 843-857.

Boult C, Kane RL, Louis TA, Boult L, McCaffrey D (1994). Chronic conditions that lead to functional limitations in the elderly. Journal of Gerontology: Medical Sciences 49: M28-M36.

Breeze E, Sloggett A, Fletcher AE (1999). Socioeconomic and demographic predictors of mortality and institutional residence among middle aged and older people: results from the Longitudinal Study. Journal of Epidemiology and Community Health 53: 765-774.

Bundesministerium für Gesundheit und Soziale Sicherung [BMGS] (2005). Lebensverhältnisse in Deutschland. 2. Armuts- und Reichtumsbericht der Bundesregierung, Berlin: BMGS.

Christensen K, Vaupel JW (1996). Determinants of longevity: genetic, environmental and medical factors. Journal of Internal Medicine 240: 333-341.

Cohen S, Tyrrell DAJ, Smith AP (1991). Psychological stress in humans and susceptibility to the common cold. New England Journal of Medicine 325: 606-612.

Dowd JJ, Bengtson VL (1978). Aging in minority populations. An examination of the double jeopardy hypothesis. Journal of Gerontology 33: 427-436.

Elo IT, Preston SH (1996). Educational differences in mortality: United States, 1979-85. Social Science & Medicine 42: 47-57.

Fox JA, Goldblatt PO, Jones DR (1985). Social class mortality differentials: artefact, selection or life circumstances. Journal of Epidemiology and Community Health 39: 1-8.

Geyer S (1997). Ansätze zur Erklärung sozial ungleicher Verteilung von Krankheiten und Mortalitäten. Gesundheitswesen 59: 36-40.

Hauser R, Stubig H-J (1985). Strukturen der personellen Verteilung von Nettoeinkommen und Wohlfahrtspositionen. Hauser R, Engel B, eds., Soziale Sicherung und Einkommensverteilung. Empirische Analysen für die Bundesrepublik Deutschland, Frankfurt a.M., New York: Campus: 41-97.

Herlyn U (1997). Stadt- und Regionalsoziologie. In: Korte H, Schäfers B, eds., Einführung in die Praxisfelder der Soziologie, Opladen: Leske+Budrich: 243-262.

Janßen C (2001). Soziale Schicht und gesundheitliche Kontrollüberzeugungen (health locus of control). In: Mielck A, Bloomfield K, eds., Sozial-Epidemiologie. Einführung in die Grundlagen, Ergebnisse und Umsetzungsmöglichkeiten, Weinheim, München: Juventa: 184-195.

Janßen C, Grosse Frie K, Ommen O (2006). Der Einfluss von sozialer Ungleichheit auf die medizinische und gesundheitsbezogene Versorgung in Deutschland. In: Richter M, Hurrelmann K, eds. Gesundheitliche Ungleichheit – Grundlagen, Probleme, Konzepte, Wiesbaden: VS Verlag für Sozialwissenschaften: 141-155.

Kallan J (1997). Effects of sociodemographic variables on adult mortality in the United States: comparisions by sex, age, and cause of death. Social Biology 44: 136-147.

Kaplan EL, Meier P (1958). Nonparametric estimation from incomplete observations. Journal of the American Statistical Association 53: 457-481.

Knesebeck O von dem (2005). Soziale Einflüsse auf die Gesundheit alter Menschen. Eine deutsch-amerikanische Vergleichsstudie, Bern: Hans Huber.

Kooiker S, Christiansen T (1995). Inequalities in health: The interaction of circumstances and health related behaviour. Sociology of Health & Illness 17: 495-524.

Kuh D, Ben-Shlomo Y, eds. (2005). A life course approach to chronic disease. Oxford: Oxford University Press.

Lahelma E, Arber S (1994). Health inequalities among men and women in contrasting welfare states: Britain and three Nordic countries compared. European Journal of Public Health 4: 227-240.

Lampert T, Maschewsky-Schneider U (2001). Die unterschiedliche Ausprägung der gesundheitlichen Ungleichheit bei Frauen und Männern. Public Health Forum 9: 11-12.

Lampert T, Maas I (2002). Sozial selektives Überleben ins und im Alter. In: Backes, Gertrud M.; Clemens, Wolfgang, ed. Zukunft der Soziologie des Alter(n)s, Opladen: Leske + Budrich: 219-249.

Lampert T, Thamm M (2004). Soziale Ungleichheit des Rauchverhaltens in Deutschland. *Bundesgesundhbl. – Gesundheitsforsch. – Gesundheitsschutz* 47 (11): 1033-1042.

Lampert T, Saß A-C, Häfelinger M, Ziese T (2005). Armut, soziale Ungleichheit und Gesundheit. Expertise zum 2. Armuts- und Reichtumsbericht der Bundesregierung. Berlin: Robert Koch-Institut.

Lundberg O (1991). Causal explanations for class inequality in health – an empirical analysis. Social Science & Medicine 32: 385-393.

Lundberg O, Kåreholt I (1996). The social patterning of mortality in a cohort of elderly Swedes. Yearbook of Population Research in Finland 33: 101-110.

Lynch JW, Kaplan GA, Salonen JT (1997). Why do poor people behave poorly? Variation in adult health behaviours and psychosocial characteristics by stages of the socio-economic lifecourse. Social Science & Medicine 44: 809-819.

Maas I, Staudinger UM (1996). Lebensverlauf und Altern: Kontinuität versus Diskontinuität. In: Mayer KU, Baltes PB, eds. Die Berliner Altersstudie, Berlin: Akademie Verlag: 543-572.

Maas I, Borchelt M, Mayer KU (1996). Kohortenschicksale der Berliner Alten. In: Mayer KU, Baltes PB, eds. Die Berliner Altersstudie, Berlin: Akademie Verlag: 109-134.

Marang-van de Mheen PJ, Davey Smith G, Hart CL, Gunning-Schepers LJ (1998). Socio-economic differentials in mortality among men within Great Britain: time trends and contributory causes. Journal of Epidemiology and Community Health 52: 214-218.

Markides KS (1983). Minority aging. In: Riley MW, Hess BB, Bond K, eds. Aging in society: Selected reviews of recent research, Hillsdale: Erlbaum: 115-137.

Markides KS, Machalek R (1984). Selective survival, aging and society. Archives of Gerontology and Geriatrics 3: 207-222.

Marmot MG, Davey Smith G, Stansfeld S, Patel C, North F, Head J, White I, Brunner E, Feeney A (1991). Health inequalities among British civil servants: the Whitehall II study. Lancet 337: 1387-1393.

Marmot MG, Shipley MJ (1996). Do socioeconomic differences in mortality persist after retirement? 25 year follow up of civil servants from the first Whitehall study. British Medical Journal 313: 1177-1180.

Maschewsky-Schneider U (1997). Frauen sind anders krank. Zur gesundheitlichen Lage der Frauen in Deutschland, Weinheim, München: Juventa.

Mayer KU, Baltes PB, eds. (1996). Die Berliner Altersstudie, Berlin: Akademie Verlag.

Mayer KU, Wagner M (1996). Lebenslagen und soziale Ungleichheiten im hohen Alter. In: Mayer KU, Baltes PB, eds. Die Berliner Altersstudie, Berlin: Akademie Verlag: 251-275.

Mielck A (2000). Soziale Ungleichheit und Gesundheit. Empirische Ergebnisse, Erklärungsansätze, Interventionsmöglichkeiten. Bern u.a.: Huber.

Olshansky SJ (1995). Mortality crossovers and selective survival in human and nonhuman populations. New developments in mortality. The Gerontologist 35: 583-587.

Oppolzer A (1994). Die Arbeitswelt als Ursache gesundheitlicher Ungleichheit. In: Mielck A, ed. Krankheit und soziale Ungleichheit, Opladen: Leske + Budrich: 125-165.

Otterblad Olausson P (1991): Mortality among the elderly in Sweden by social class. Social Science & Medicine 32: 437-440.

Pappas G, Queen S, Hadden W, Fisher G (1993). The increasing disparity in mortality between socioeconomic groups in the United States 1960 and 1986. New England Journal of Medicine 329: 103-107.

Richter M, Hurrelmann K, eds. (2006). Gesundheitliche Ungleichheit – Grundlagen, Probleme, Konzepte, Wiesbaden: VS Verlag für Sozialwissenschaften.

Rohwer G (1997). TDA User's Manual Version 2.0 (TDA 6.1). Berlin.

Siegrist J (1989). Steps towards explaining social differentials in morbidity: the case of West Germany. In: Fox JA, ed. Health Inequalities in European Countries, Alder-slot: Gower: 353-371.

Siegrist J (1996). Soziale Krisen und Gesundheit. Eine Theorie der Gesundheitsförderung am Beispiel von Herz-Kreislauf-Risiken im Erwerbsleben. Göttingen u.a.: Hogrefe.

Siegrist J, Dragano N, v. d. Knesebeck O (2006). Soziales Kapital, soziale Ungleichheit und Gesundheit. In: Richter M, Hurrelmann K, eds. Gesundheitliche Ungleichheit – Grundlagen, Probleme, Konzepte, Wiesbaden: VS Verlag für Sozialwissenschaften: 157-170.

Stronks K, van de Mheen HD, van den Boos J, Mackenbach JP (1995). Smaller socioeconomic inequalities in health among women: the role of employment status. International Journal of Epidemiology 24: 559-568.

Stronks K, van de Mheen HD, Looman CWN, Mackenbach JP (1996). Behavioural and structural factors in the explanation of socio-economic inequalities in health: An empirical analysis. Sociology of Health & Illness 18: 653-674.

Theorell T (1992). Life events before and after the onset of premature myocardial infarction. In: Dohrenwend BS, Dohrenwend BP, eds. Stressful life events: Their nature and effects, New York: Wiley: 101-117.

Tofler GH, Stone PH, Maclure M, Edelmann E, Davis VG, Robertson T, Antman EM, Muller JE, MILIS Study Group (1990). Analysis of possible triggers of acute myocardial infarction. The American Journal of Cardiology 66: 22-27.

Umberson D (1987). Family status and health behaviors: Social control as a dimension of social integration. Journal of Health and Social Behavior 28: 306-319.

Vagerö D, Illsey R (1995). Explaining health inequalities. Beyond Black and Barker. A discussion of some issues emerging in the decade following the Black report. European Sociological Review 11: 219-244.

Valkonen T (1993). Socio-economic mortality differences in Europe. NIDI Hofstede Lecture Series, The Hague: Netherlands Interdisciplinary Demographic Institute.

Wing S, Manton KG, Stallard EC, Hames CG, Tyroler HA (1985). The black/white mortality crossover: Investigations in a community-based study. The Journal of Gerontology 40: 78-84.

Soziale Ungleichheit in der Altersmortalität in Dänemark und den USA – Faktoren und ihre Wirkungsweise

Rasmus Hoffmann

1 Theoretische Einordnung sozialer Ungleichheit der Gesundheit

Soziale Ungleichheiten in Gesundheit und Mortalität sind ein dauerhaftes und scheinbar universelles Problem menschlicher Gesellschaften und in zunehmendem Maße ein Forschungsthema von Disziplinen wie der Epidemiologie, Soziologie und Demografie. Der generelle Befund schlechterer Gesundheit und geringerer Lebenserwartung in Gruppen mit niedrigerem sozialen Status wurde in unzähligen Studien nachgewiesen und diskutiert (z.B. Townsend & Davidson 1992; Thorslund & Lundberg 1994; Mackenbach & Kunst 1997), aber die Vielzahl von Faktoren, kausalen Konstellationen und Übertragungsmechanismen zwischen sozialem Status und Gesundheit erschweren eine einheitliche Gesamtdarstellung des Problems und ebenso die Entwicklung einer erklärenden Theorie (siehe z.B. Elkeles & Mielck 1997; Cockerham et al. 1997). In diesem Beitrag möchte ich anhand theoretischer Überlegungen und empirischer Ergebnisse einige wichtige Faktoren sozialer Ungleichheit in der Gesundheit und Mortalität auf ihre relative Bedeutung hin untersuchen und neue Erkenntnisse über deren Wirkungsmechanismen präsentieren.

Im ersten Abschnitt wird die Frage der Entstehung sozialer Ungleichheit in der Gesundheit zunächst etwas weiter gefasst und die soziale Ungleichheit auch von anderen Faktoren für unterschiedliche Gesundheit abgegrenzt. Im zweiten Abschnitt folgt eine kurze Beschreibung der Wohlstands- und Ungleichheitssituation in den beiden Untersuchungsländern Dänemark und USA und im dritten Teil die Vorstellung der Daten, Variablen, Operationalisierungen und der angewendeten Methode. Es folgen die Ergebnisse (Abschnitt 4), Diskussion der wichtigsten Ergebnisse (5) und Schlussfolgerungen (6).

Eine grundlegende, aber oft nur stillschweigend gemachte Annahme bei der Untersuchung sozialer Gesundheitsunterschiede ist, dass diese gemessenen Unterschiede wirklich soziale Unterschiede sind (Hummer et al. 1998: 556). Das bedeutet, dass sie durch Mechanismen entstehen, die im weitesten Sinne mit den Beziehungen zwischen Menschen zu tun haben und nicht zum Beispiel durch angeborene Unterschiede. Eine sich daraus ergebende Motivation für sozialwissenschaftliche Forschung an Gesundheitsunterschieden ist, die Wirkung sozialer Faktoren auf Gesundheit nachzuweisen und sie gegen andere, zum Beispiel genetische Faktoren, abzugrenzen (Oakes & Rossi 2003: 770). Das ist äußerst schwierig, denn an jedem Ort möglicher Kausalketten zwischen dem sozialen Status und Gesundheit ist der Übergang zu biologischen Faktoren sehr komplex und fließend. Als Beispiel sei die Tatsache erwähnt, dass, wenn man von einem gewissen Anteil sozialer Konstruktion und Interpretation von Gesundheit absieht, Krankheit und Tod biologische und physiologische Phänomene sind. Das Problem besteht also darin, die Übergänge zwischen sozialen Ursachen zu nicht sozialen Wirkungen im Körper zu verstehen. Bei der Betrachtung sozialer Faktoren auf die Gesundheit handelt es sich nur um einen Ausschnitt aus einer größeren zum Teil unbekannten Menge gesundheitsrelevanter Faktoren, der schwer abzugrenzen ist. Allerdings unterliegt dieser Ausschnitt zumindest prinzipiell dem Einfluss sozialer Regelungen, ist also kontingent.

Die vielen gesundheitsbedingenden Faktoren außerhalb des Sozialen sind auch der Grund dafür, dass sich Gesundheit so schwer in eine sozialwissenschaftliche Theorie integrieren lässt, zum Beispiel in die Theorie sozialer Ungleichheit. Gesundheit wird eben nicht als Dimension sozialer Ungleichheit aufgefasst, sondern es gibt lediglich gesundheitsrelevante Subdimensionen (Hradil 1994: 377). Nur die Bedingungen für Gesundheit sind sozial ungleich verteilt, nicht aber die Gesundheit selbst. Oberflächlich betrachtet ist der Unterschied zu klassischen Dimensionen sozialer Ungleichheit, wie zum Beispiel Bildung, einleuchtend: Bildung wird durch soziale Verteilungsprozesse ungleich verteilt, erfüllt somit die Definition einer Dimension sozialer Ungleichheit (Hradil 2001). Aber wie ist es mit Gesundheit? Bei genauerer Betrachtung kann man feststellen, dass der Unterschied zwischen Bildung und Gesundheit in Bezug auf ihre soziale Determiniertheit eher graduell als absolut ist: für Bildungsunterschiede sind *auch* genetische Determinanten verantwortlich und für ungleiche Gesundheit *auch* soziale. Um diesen Anteil der gesundheitlichen Ungleichheit, der auf soziale Faktoren zurückzuführen ist, geht es im Folgenden, auch wenn an einigen Stellen etwas verkürzend nur noch von „gesundheitlichen Unterschieden" die Rede sein wird.

Eine weitere Komplikation bei der Erklärung sozialer Unterschiede in der Gesundheit ist die Frage der Kausalität. Die Variable, die zur Einteilung der Menschen in verschiedene soziale Gruppen dient, zwischen denen dann Gesundheitsunterschiede festgestellt werden, muss nicht die Ursache für diese Unterschiede sein. Die Variable kann auch bloß ein Indikator für einen Risikofaktor sein und auch ein Risikofaktor verursacht auf der individuellen Ebene nicht notwendigerweise eine Krankheit oder führt zum Tod. Ihrer Definition nach bestehen soziale Gesundheitsunterschiede zwischen sozialen Gruppen, aber Kausalität im engeren Sinne kann dabei nur vermutet, aber nicht beobachtet oder bewiesen werden. Der häufig gemachte Unterschied zwischen deskriptiven und erklärenden Forschungsergebnissen ist in diesem Sinne kein absoluter, sondern ein gradueller Unterschied, denn mit einer großen Fallzahl, mit einer Studie mit möglichst langer Beobachtungsdauer, mit möglichst vielen geeigneten (Kontroll-)variablen und mit einem passenden statistischen Modell lassen sich die streng genommen immer nur deskriptiven Ergebnisse immer besser auch kausal und plausibel interpretieren.

Als Beispiel für eine der großen Unsicherheiten bei der Frage der Kausalität sei die Kausalitätsrichtung zwischen dem sozialen Status und der Gesundheit erwähnt. Es ist durchaus unklar, ob der soziale Status die Gesundheit oder die Gesundheit den sozialen Status bestimmt (Smith 1999, 2004), sodass eigentlich nur feststeht, dass es eine Koevolution von Status und Gesundheit gibt. Der ganz überwiegende Teil der diesbezüglichen Studien kommt aber zu dem Schluss, dass hauptsächlich der Status die Gesundheit beeinflusst. Diese Ansicht liegt auch dieser Studie zugrunde.

Die erwähnten fundamentalen Schwierigkeiten sollen aber nicht über die Möglichkeit hinwegtäuschen, sich vielfältige, gut gesicherte und konkrete Ergebnisse zu erarbeiten und diese zu präsentieren. Unterschiede zwischen sozialen Gruppen, zum Beispiel in der Mortalität, sind erheblich und der soziale Status, so allgemein definiert, ist nach dem Alter und dem Geschlecht wohl der wichtigste Faktor für das Mortalitätsrisiko.

In Deutschland haben Männer im niedrigsten Einkommensquartil eine um sechs Jahre geringere Lebenserwartung als im höchsten Quartil (Reil-Held 2000: 1). In den 1980er Jahren hatten weiße Männer in den USA mit einem Haushaltseinkommen von weniger als $10.000 eine um 6,6 Jahre geringere Lebenserwartung als Männer mit mehr als $25.000 (Smith 1999: 147). Auch wenn nicht die Extremkategorien einer Variablen verglichen werden, sind die Unterschiede erheblich: Muenning et al. (2005: 2022) zeigen, dass die unteren 80 Prozent der Einkommensverteilung 4,3 Jahre weniger Lebenserwartung haben als die oberen 20 Prozent. Ausgedrückt in gesunden Lebensjahren beträgt dieser Unterschied sogar 5,8 Jahre.

An diesen Beispielen wird deutlich, dass konkrete und leicht verständliche Darstellungen gesundheitlicher Ungleichheit oft auf starken Vereinfachungen des nahezu unendlichen Faktorenspektrums und der schwer zu messenden Größe Gesundheit beruhen. Dies gilt nicht nur für allgemeinverständlich formulierte Publikationen, sondern auch schon für den Prozess der Datenerhebung und der Analyse. Es können eben nur eine begrenzte Anzahl von Indikatoren für den sozialen Status empirisch betrachtet werden, zum Beispiel Bildung oder Einkommen, und ebenso nur konkrete Risikofaktoren wie zum Beispiel Body-Mass-

Index, Rauchverhalten, Alkoholkonsum, Freizeitverhalten, soziale Unterstützung oder der Familienstand (Davey Smith et al. 2001: 99).

Um die Vielfalt von gesundheitsrelevanten Faktoren zumindest etwas zu ordnen schlage ich folgende Kategorien vor:

1. genetische Disposition (z.B. Geschlecht; siehe auch Kuhlmann & Kolip im Band)
2. biologisch-physikalische Umwelt (z.B. Klima)
3. strukturelle und materielle Bedingungen (z.B. Geld, Bildung, soziales Kapital)
4. Verhaltens- und kulturelle Faktoren (z.B. Rauchverhalten oder Wertvorstellungen)
5. psychosoziale Umstände (z.B. Stress)

Diese Gruppen von Faktoren stellen eine möglichst umfassende, nicht aber detaillierte Ordnung dar. Sie sind nicht eindeutig voneinander anzugrenzen und bedingen sich zum Teil gegenseitig. Zum Beispiel ist Geschlecht auch eine sozialstrukturelle Kategorie, Klimafolgen sind sozial ungleich verteilt, Bildung ist gleichzeitig ein struktureller und ein kultureller Faktor und Stress ist kausal gleich mit mehreren der Kategorien verbunden. Auch ist es nicht möglich genau zu bestimmen, welche der Kategorien wie eng mit dem Themenfeld der sozialen Ungleichheit in der Gesundheit verbunden sind, am ehesten wohl die Gruppen 3 und 4, die auch in der späteren empirischen Analyse im Vordergrund stehen.

Für diese Analyse der Zusammenhänge zwischen dem sozialen Status und der Gesundheit und Mortalität beschränke ich mich auf das Alter ab 59 Jahren. Im höheren Alter können prinzipiell die gleichen sozialen Faktoren wirken wie bei jüngeren Menschen und es wurden auch in den letzten Lebensjahren erhebliche Gesundheitsunterschiede nachgewiesen (Liao et al. 1999; Lampert 2000). Aber die Zusammenhänge zwischen Status und Gesundheit im höheren Alter sind bisher weniger erforscht und bedeuten auch ein zusätzliches Problem für das theoretische Verständnis: Im hohen Alter sind gesundheitliche Einschränkungen häufiger und das Leben wird mehr vom Gesundheitsstatus beeinflusst. Aus dieser Tatsache wird in der Literatur häufig der Schluss gezogen, dass im hohen Alter der soziale Status für den Gesundheitszustand auch immer weniger wichtig ist, weil die Gesundheit sich meist ohnehin verschlechtert und zunehmend durch das Alter bestimmt wird und nicht durch den sozialen Status („age as leveler") (Ferraro & Farmer 1996: 319). Dagegen kann man einwenden, dass die Koevolution von sozialem Status und Gesundheit im Lebenslauf auch eine Akkumulation und Konzentration von Vor- und Nachteilen mit sich bringt, die dazu führt, dass im Alter besonders große Status- und Gesundheitsunterschiede entstehen. Diese

Fragen können an dieser Stelle nicht beantwortet werden (siehe Hoffmann 2008). Sie lassen sich dahingehend zusammenfassen, dass zu den beiden Seiten der Gleichung, nämlich sozialer Status und Gesundheit, eventuell noch ein dritter Faktor, nämlich der Alterungsprozess hinzukommt. Dieser Prozess ist ähnlich wie Krankheitsphänomene zwar biologisch und physiologisch determiniert, aber auch äußert plastisch, das heißt unter anderem abhängig vom sozialen Status.

2 Die Untersuchungsländer Dänemark und die USA

Im folgenden empirischen Teil dieses Beitrags werden Daten aus Dänemark und aus den USA analysiert. Diese beiden Länder wurden ausgesucht als zwei sehr verschiedene Fallbeispiele aus der Gruppe der sehr reichen Länder. Der Hauptunterschied ist, dass die soziale Ungleichheit in den USA größer ist und dass es dort weniger soziale Sicherheit gibt. Im hohen Alter verschärfen sich diese Unterschiede zwischen den beiden Ländern noch einmal: in den USA herrscht im hohen Alter besonders viel Ungleichheit und besonders wenig sozialstaatliche Vorsorge. Abbildung 1 zeigt die Entwicklung des Bruttosozialproduktes pro Kopf in beiden Ländern und macht deutlich, dass der Trend und das Niveau des Reichtums in Dänemark und den USA ähnlich sind.

Abbildung 1: Entwicklung des Bruttosozialproduktes pro Kopf und Jahr in Dänemark und den USA von 1976 bis 2003

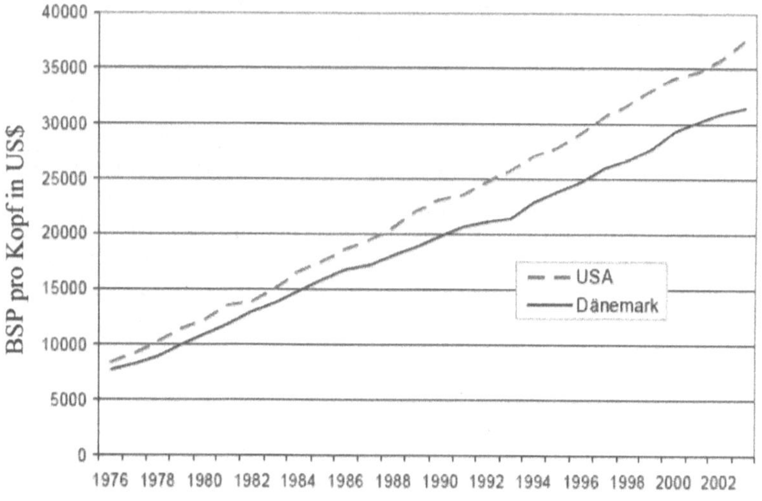

Quelle: Weltbank 2005

Die wichtigsten Unterschiede zwischen den beiden Ländern liegen im Bereich der sozialen Ungleichheit und der Ausgaben für Gesundheit. Die USA hat einen Gini-Koeffizient von 40,8 (im Jahr 2000) und Dänemark von 24,7 (1997). Deutschland hatte im Jahre 2000 einen Gini-Koeffizient von 28,3 (Weltbank 2005). Abbildung 2 zeigt zusätzlich zum Gini-Koeffizienten die Anteile der Einkommensquintile am Gesamteinkommen in beiden Ländern, die auch belegen, dass das Einkommen in den USA ungleicher verteilt ist.

Abbildung 2: Verteilung des Gesamteinkommens auf die Einkommensquintile in Dänemark und den USA

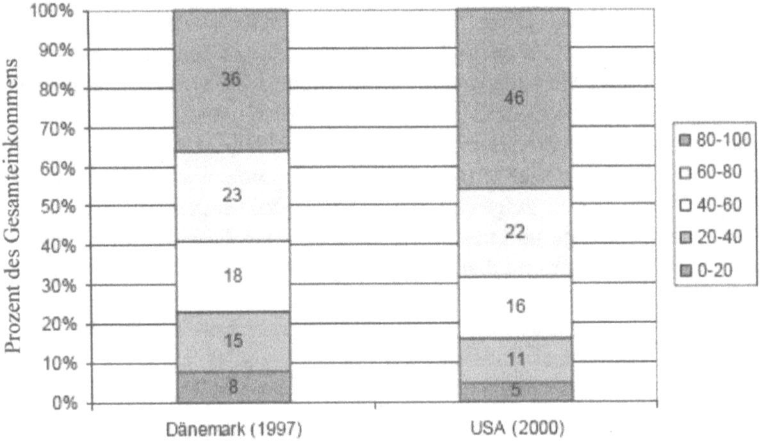

Quelle: Weltbank 2005

In den USA werden 14 Prozent des Bruttosozialproduktes für Gesundheit ausgegeben; 6,2 Prozent sind öffentliche Ausgaben. In Dänemark werden nur 8,5 Prozent des BSP für Gesundheit ausgegeben, allerdings sind hier 7 Prozent öffentliche Ausgaben. Pro Kopf und pro Jahr beliefen sich im Jahre 2001 die Ausgaben für Gesundheit in den USA auf $ 4.900 und in Dänemark auf $ 2.550 (Weltbank 2005). Trotzdem gilt das Gesundheitssystem in den USA, gerade für ältere Menschen, im Vergleich zu Dänemark als schlechter (Kaplan 2001: 145; Williams 2001: 81).

Auch für die Gesundheit lassen sich anhand von Mortalitätsdaten kurz einige Gemeinsamkeiten und Unterschiede beschreiben. Die Lebenserwartung bei Geburt ist international gesehen in beiden Ländern hoch und liegt in Dänemark bei 77,8 und in den USA bei 77,5 Jahren (Human Mortality Database für das Jahr 2003, www.mortality.org). Im Untersuchungszeitraum zwischen 1980 und

2002 lag Dänemark jeweils knapp unter dem Niveau der USA. Der spezielle Ausschnitt der Altermortalität ab dem Alter 59, der im empirischen Teil untersucht werden soll, zeigt etwas größere Unterschiede: hier haben die Älteren in den USA im internationalen Vergleich eine besonders niedrige Mortalität. Die Restlebenserwartung im Alter 59 liegt in den USA bei 23,3 und in Dänemark bei 22,2 Jahren (ebd.)

3 Datenquellen, Operationalisierungen und Methode

Die Auswahl der beiden Länder Dänemark und USA beruht unter anderem auf der Verfügbarkeit hervorragender Daten, die beispielsweise für Deutschland nicht zur Verfügung stehen. Dies sind zum einen Registerdaten aus Dänemark und Längsschnitt-Surveydaten aus den USA. Die dänischen Daten kommen von der Danish Demographic Database, eine Zusammenfassung von Daten aus mehreren Registern der dänischen Verwaltung (Petersen 2000). Sie umfassen die gesamte Bevölkerung und enthalten jährliche prozessproduzierte Individualdaten. Der hier benutze Ausschnitt der Daten aus der Danish Demographic Database ist also eine Vollerhebung und enthält alle Personen, die im Zeitraum 1980 bis 2002 in Dänemark gewohnt haben und 59 Jahre oder älter waren, dies sind insgesamt 2.029.324 Personen.

Die Daten für die USA stammen von der Health and Retirement Study (HRS) und der damit verbundenen AHEAD-Studie (Assets and Health Dynamics among the Oldest Old, beide frei erhältlich unter http://hrsonline.isr.umich.edu). Die Original-Stichprobe ist repräsentativ für die ältere Bevölkerung der USA. In dem hier benutzten Datensatz sind ebenfalls nur Personen ab 59 Jahren und keine Menschen mit schwarzer Hautfarbe (Diese in Bezug auf Status und Mortalität spezielle Gruppe ist in der HRS-Studie zu klein um signifikante Aussagen auch für Schwarze treffen zu können und als Bestandteil eines allgemeinen Samples würden die Aussagen eher verfälscht als durch die Variable Hautfarbe verbessert). Es ergibt sich ein Sample mit 9.376 Personen, die zwischen 1992 und 2000 im Abstand von ca. zwei Jahren maximal fünf Mal befragt wurden.

Tabelle 1: Zur Verfügung stehende Variablen und deren Kategorien

USA		Dänemark	
Schuljahre	0-7 8-15 16+	**Schuljahre**	-7 8 9 10 11+ unbekannt
eigene Kinder	nein ja	**Kinder im Haushalt**	nein ja
Arbeitsstatus	Arbeit Rente arbeitsunfähig	**Haupteinkommens-quelle**	Rente Frührente Lohn Geschäfts-Eink. Transfer-Eink. unbekannt
Familienstand	verheiratet verwitwet geschieden/ledig	**Familienstand**	verheiratet geschieden verwitwet ledig
Vermögen (Perzentile)	0-25 (arm) 25-50 50-100	**Vermögen** (Perzentile)	0-25 (arm) 25-50 50-75 75-100 unbekannt
Einkommen (Perzentile)	0-25 (arm) 25-50 50-100	**Einkommen** (Perzentile) (wahlweise auch Einteilung in nur 3 Gruppen wie USA)	0-10 (arm) 10-25 25-50 50-75 75-90 90-100 unbekannt
Gesundheitsverhalten (Sport, ex-raucher, raucher)	gut mittel schlecht	**Berufsstatus**	Arbeiter, ungel. Mithelfende(r) Arbeiter, gelernt Angestellter Selbstständig unbekannt
subjektive Gesundheit	exzell./sehr gut gut mittel schlecht		
objektive Gesundheit (Krankenhaus, ADL, wenig Gewicht, Gewichtsverlust)	exzell./sehr gut gut mittel schlecht	**Todesursache**	nach ICD

Allgemein wurde bei der Operationalisierung des sozialen Status und der Kontrollvariablen Wert auf Vergleichbarkeit zwischen den Ergebnissen für beide Länder gelegt. Die Operationalisierungen sind zu einem großen Teil sehr ähnlich, aber im dänischen Datensatz konnten wegen der höheren Fallzahl auch feinere Kategorien gebildet werden. Andererseits gibt es im Survey-Datensatz aus den USA wesentlich bessere Informationen zum Gesundheitszustand. Diese ergänzen dann in einigen Fällen die Sterblichkeitsanalysen für die USA und ermöglichen einen zusätzlichen Einblick.

Die wichtigsten Informationen, nämlich die Mortalität und der sozioökonomische Status sind in beiden Datensätzen in hervorragender Datenqualität vorhanden. Der sozioökonomische Status wird in mehreren Dimensionen gemessen, was bei aller Uneinigkeit über den besten Statusindikator die beste Strategie für die empirische Forschung darstellt (Hummer et al. 1998: 560; Oakes & Rossi 2003: 771; Deaton & Paxson 2001). Die Bildung wird in Schuljahren und das Einkommen und das Vermögen in Perzentilen gemessen. Letzteres Maß berücksichtigt also auch die ungleiche Verteilung dieser Ressourcen (Mackenbach & Kunst 1997: 759). Alle Variablen, die sich im Datensatz über den Untersuchungszeitraum hin verändern, werden auch als zeitveränderliche Variablen in die Modelle aufgenommen, dies sind alle außer Geschlecht, Bildung und Todesursachen. Im Folgenden wird nur auf Besonderheiten in der Operationalisierung und auf Unterschiede zwischen den Ländern hingewiesen. Alle Variablen mit ihren Kategorien sind in Tabelle 1 dargestellt.

In den HRS-Daten werden die Kategorien geschieden und ledig wegen der geringen Fallzahl und der ähnlichen Sterblichkeit in beiden Gruppen zusammengefasst. Für Dänemark bedeutet die Kindervariable „im Haushalt lebende Kinder“, während in den HRS Daten die eigenen Kinder gezählt werden, unabhängig von einer Kohabitation. In den dänischen Daten wird der Arbeitsstatus indirekt über die Haupteinkommensquelle erfasst, also zum Beispiel Rente oder Berufseinkommen. Der Berufsstatus stellt im dänischen Datensatz eine zusätzliche Informationsquelle dar, die im HRS-Datensatz wegen des geringen zusätzlichen Informationsgehalts weggelassen wurde.

Die Vor- und Nachteile von subjektiven Gesundheitsmaßen im Gegensatz zu objektiven sind vielfältig (Idler & Benyamini 1997; Ferraro & Farmer 1999; Mackenbach et al. 2002; Jylhä 1994). Mehrmals wird in der Literatur allerdings darauf hingewiesen, dass die subjektive (selbst eingeschätzte) Gesundheit, wie sie im HRS-Datensatz vorliegt, wohl das beste einzelne Gesundheitsmaß ist und darüber hinaus nur die Verwendung mehrerer Dimensionen und Messkonzepte vorzuziehen ist. Deshalb werden in dieser Untersuchung mit den HRS-Daten neben der subjektiven Gesundheit auch das Gesundheitsverhalten (ein Index aus Rauchen und sportlicher Betätigung) und die objektive Gesundheit gemessen (einem Index aus Krankenhausaufenthalten, Activities of Daily Living, Body-Mass-Index und Verlust an Körpergewicht).

Die hier verwendete Methode ist die Ereignisdatenanalyse. In den für beide Geschlechter getrennt berechneten Modellen wird die Variable Alter kontrolliert, indem eine Gompertz-Kurve den Anstieg des Mortalitätsrisikos mit zunehmendem Alter repräsentiert. Koeffizienten geben den multiplikativen Einfluss der kategoriellen Variablen auf das Sterberisiko wieder. Dieses Risiko wird als Rate angegeben, basierend auf dem Quotienten aus Ereignissen (Todesfällen) und Expositionen (Personmonate) für spezifische Kombinationen der Variablenkategorien. Die allgemeine Formel für das Modell ist:

$$\mu_i(t \mid X_{1i},\ldots,X_{ki}) = \mu_0(t)\exp\left(\sum_k \beta_k X_{ki}(t)\right)$$

4 Ergebnisse

Zunächst muss allgemein angemerkt werden, dass beim Modellieren komplexer Prozesse wie dem zwischen sozialem Status, Gesundheit und Mortalität einige Variablen intermediäre Variablen zu anderen darstellen, d.h. dass sie untereinander nicht unabhängig sind. Die Aufnahme dieser Variablen in ein gemeinsames statistisches Modell ist dennoch gerechtfertigt, wenn die verschiedenen Variablen unterschiedliche Ergebnisse zeigen und die Güte des statistischen Modells erhöhen, was beweißt, dass sie verschiedene Dimensionen eines Konstruktes messen.

4.1 Einkommen und andere Statusindikatoren

In den folgenden Tabellen sind relative Mortalitätsraten zwischen den Kategorien einer Variablen dargestellt und zwar relativ zur Referenzkategorie, die immer die Sterblichkeit 1 hat. Es werden jeweils zuerst die Mortalitätsunterschiede zwischen den Kategorien einer Statusvariablen gezeigt (Bildung, Berufsstatus, Haupteinkommensquelle) und dann die Variablen Einkommen und Vermögen kontrolliert. Die folgenden Ergebnisse in Tabelle 2 zeigen, dass die Mortalitätsunterschiede zwischen Bildungsgruppen erheblich reduziert werden, wenn im Modell die finanziellen Variablen kontrolliert werden. Kontrollieren bedeutet, dass nur die Mortalitätsdifferenzen zwischen Bildungsgruppen übrig bleiben, die innerhalb der Kategorien der Kontrollvariable(n) bestehen

Tabelle 2: Mortalitätsunterschiede zwischen Bildungsgruppen mit und ohne Kontrolle des Einkommens und Vermögens, USA

Schuljahre			Einkommen und Vermögen kontrolliert	
	Männer	Frauen	Männer	Frauen
0-7	1	1	1	1
8-15	0,94	0,78***	1,19**	0,97
16+	0,59***	0,63(***)	0,96	0,96

* : p<0.1; ** : p<0.05; *** : p<0.01; Anmerkung: Die Sterne in Klammern bedeuten, dass sich der Wert zwar signifikant von 1 unterscheidet, aber nicht von der vorherigen Variablen-Kategorie.

Wenn Einkommen und Vermögen kontrolliert werden, hat hohe Bildung keinen eigenen positiven Effekt mehr. Männer mit einem mittleren Bildungsniveau von 8-15 Jahren haben sogar signifikant höhere Mortalität als gering gebildete. Dieses überraschende Ergebnis wurde auch schon in anderen Studien berichtet (z.B. Liang et al. 2002), von Hurd et al. (2001: 8) auch für die gleichen Daten aus der HRS-Studie, und wird mit Selektionseffekten begründet.

Tabelle 3: Mortalitätsunterschiede zwischen Bildungsgruppen mit und ohne Kontrollvariablen, Dänemark

Schuljahre			Berufsstatus kontrolliert		Berufsstatus, Einkommen und Vermögen kontrolliert	
	Männer	Frauen	Männer	Frauen	Männer	Frauen
-7	1	1	1	1	1	1
8	0,99	0,99	1,00	1,01	1,03	1,00
9	0,98	0,91	1,03	0,95	1,07	0,97
10	0,80	0,79	0,88	0,84	0,96	0,89
11+	0,73	0,78	0,80	0,82	0,91	0,87
unbekannt	1,11	0,95	1,07	0,92	1,21	1,07

Anmerkung: Das Signifikanzniveau wird für die dänischen Daten nicht angegeben, weil bei einer Fallzahl von über einer Million für jedes Geschlecht praktisch alle Unterschiede über 1 oder 2 Prozent statistisch signifikant sind. Desweiteren hat die Signifikanz und haben Konfidenzintervalle bei dieser Vollerhebung der Bevölkerung ab dem Alter 59 keine Bedeutung, weil nicht von einer Stichprobe auf eine Grundgesamtheit geschlossen werden muss.

Die Ergebnisse in Tabelle 3 für Dänemark sind ähnlich wie die für die USA und zeigen, dass der univariate Einfluss der Bildung auf die Sterblichkeit zum größten Teil darauf zurückzuführen ist, dass besser gebildete Personen einen höheren Berufsstatus und folglich auch ein höheres Einkommen haben. Ein Teil des eigenen Einflusses der Bildung bleibt bestehen, vermutlich weil Bildung auch Kenntnisse über Gesundheit und gesundheitsrelevante Ressourcen bedeutet und kognitive Fähigkeiten verbessert, die nötig sind, um mit komplexen Gesundheitsinformationen und den Gesundheitsinstitutionen umzugehen.

Ähnliche Ergebnisse zeigt die Tabelle 4 in Bezug auf Sterblichkeitsunterschiede zwischen Berufsstatusgruppen in Dänemark, die bei Kontrolle des aus dem (ehemaligen) Berufsstatus resultierenden Einkommen und Vermögen teilweise zurückgehen. So ist zum Beispiel die geringere Mortalität der Angestellten männlichen Personen im Vergleich zu den ungelernten Arbeitern wahrscheinlich nicht auf gesündere Arbeitsbedingungen, sondern auf das höhere Einkommen zurückzuführen. Andererseits sind einige Berufsstatusgruppen auch über das höhere Einkommen hinaus mit einem geringeren Mortalitätsrisiko verbunden, zum Beispiel die Selbstständigen. Bei Frauen ist dieser Effekt der Kontrolle der finanziellen Variablen kaum zu beobachten.

Tabelle 4: Mortalitätsunterschiede zwischen Berufsstatusgruppen mit und ohne Kontrolle des Einkommens und Vermögens, Dänemark

Berufsstatus			Einkommen und Vermögen kontrolliert	
	Männer	Frauen	Männer	Frauen
ungelernte Arbeiter	1	1	1	1
Mithelfende	0,97	0,75	0,95	0,73
gelernte Arbeiter	0,95	0,91	0,99	0,91
Angestellte	0,79	0,82	1,01	0,90
Selbstständige	0,80	0,87	0,86	0,84
Unbekannt	1,08	0,97	0,83	0,78

Die folgende Tabelle 5 zeigt die gleiche Folge zweier Modelle mit und ohne Kontrolle von Variablen, diesmal die relative Mortalität zwischen Gruppen mit verschiedenen Einkommensquellen. Ohne Kontrolle zeigt sich wie erwartet, dass Personen, die im Alter 59+ noch arbeiten, eine geringere Mortalität als RentnerInnen haben und dass der Bezug von Transfereinkommen mit höherer Mortalität assoziiert ist. Für eine sehr kleine Gruppe (<1%) gibt es auch in den qualitativ hochwertigen dänischen Registerdaten keine Angaben zu bestimmten Variablen.

Personen ohne Angaben zur Einkommensquelle haben ein deutlich erhöhtes Sterberisiko.

Tabelle 5: Mortalitätsunterschiede zwischen Gruppen mit unterschiedlicher Haupteinkommensquelle, mit und ohne Kontrolle des Einkommens und Vermögens, Dänemark

Haupt-einkommensquelle			Einkommen und Vermögen kontrolliert	
	Männer	Frauen	Männer	Frauen
Rente	1	1	1	1
Frührente	1,02	0,99	0,93	0,89
Lohn	0,82	0,82	0,84	0,77
Geschäfts-einkommen	0,74	0,84	0,82	0,90
Transfer-einkommen	1,55	1,51	1,20	1,18
unbekannt	1,88	2,44	1,06	1,01

Nach der Kontrolle der Variablen Einkommen und Vermögen ändern sich viele der Unterschiede. Zum Beispiel ist bei gleichem materiellem Wohlstand der Bezug von Frührente mit geringerer Mortalität verbunden als die normale Rente. Der Nachteil, der mit dem Bezug von Transfereinkommen verbunden ist, besteht scheinbar zu mehr als der Hälfte daraus, dass dieses Einkommen geringer ist als die Rente, denn wenn die Höhe des Einkommens kontrolliert wird, verringert sich der Mortalitätsnachteil erheblich. Die höhere Mortalität derjenigen, für die die Haupteinkommensquelle unbekannt ist, wird durch die Kontrolle fast vollständig neutralisiert

Die bisherigen Ergebnisse in Bezug auf die relative Bedeutung der einzelnen Statusdimensionen zeigen, dass das Einkommen den Einfluss der Bildung weitgehend neutralisiert, d.h. die Bildung hauptsächlich über das durch Bildung gesteigerte Einkommen wirkt. Auch im Vergleich zum Arbeitsstatus hat das Einkommen einen größeren Einfluss. Über diese einfache Hierarchie der verschiedenen Faktoren hinaus kann eine Interaktion zwischen den beiden untersuchten Faktoren Bildung und Einkommen weitere Einblicke liefern. Die folgende Abbildung 3 zeigt das Mortalitätsrisiko für alle möglichen Kombinationen der drei Einkommensniveaus mit den drei Bildungsniveaus, relativ zur Referenzkategorie (arm/wenig gebildet).

Abbildung 3: Mortalität von Frauen in den USA mit Interaktion zwischen Einkommen und Bildung (arm und wenig gebildet=1)

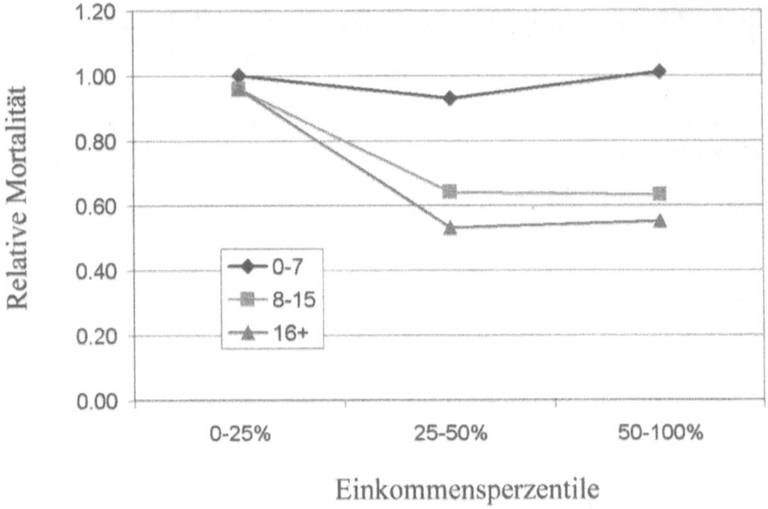

Abbildung 3 zeigt, dass mehr Einkommen nur dann die Mortalität verringert, wenn es mit mittlerer oder hoher Bildung zusammentrifft (Die Linie für wenig gebildete Frauen sinkt in den höheren Einkommensgruppen nicht). Gleichermaßen ist zwischen den verschiedenen Bildungsgruppen kein Mortalitätsunterschied zu erkennen wenn sie (im linken Teil der Abbildung) in der ärmsten Gruppe liegen.

In Abbildung 3 sind nur die Datenpunkte unter der Linie 0,80 signifikant niedriger als 1 auf dem 95-Prozent-Niveau. Kleinere Abstände zwischen den Linien in der Graphik sind wegen der relativ kleinen HRS-Stichprobe nicht signifikant.

Wenn in diesem Interaktionsmodell die Variable Vermögen statt des Einkommens verwendet wird, ergibt sich das gleiche Ergebnis (Ergebnisse nicht gezeigt). Das bedeutet, dass über die übergeordnete Stellung der Statusdimension Einkommen hinaus, zumindest im Falle der Frauen in den USA ein komplementäres Verhältnis zwischen Einkommen und Bildung besteht, d.h. beide Ressourcen sind nötig um geringere Mortalität zu erreichen. Erwähnenswert ist dabei, dass dieser Zusammenhang bei den Männern aus den USA nicht besteht. Dort wird die entsprechende Abbildung durch die oben gezeigte Übermortalität der Männer mit mittlerer Bildung dominiert. In Dänemark scheint diese Interaktion gar nicht zu bestehen (beide Ergebnisse nicht gezeigt).

Dieser Abschnitt hat bewiesen, dass die Variable Einkommen den Einfluss anderer Variablen stark verändert. Gleichzeitig verändern sich die erheblichen Mortalitätsunterschiede zwischen Einkommensgruppen kaum, wenn Bildung, Vermögen oder Berufsstaus als Kontrollvariablen in das Modell integriert werden (Ergebnisse nicht gezeigt). Deshalb wird in den folgenden Analysen das Einkommen als der beste Einzelindikator für den sozioökonomischen Status weiterverwendet.

4.2 Mortalitätsunterschiede zwischen Einkommensgruppen

Tabelle 6 zeigt die Mortalitätsunterschiede zwischen Einkommensgruppen in den USA und Dänemark. Auf die mögliche feinere Unterteilung in Einkommensgruppen mit den dänischen Daten wird hierbei bewusst verzichtet, um gleiche Perzentilgruppen in beiden Ländern gegenüberzustellen. Mit den US-Daten ist eine feinere Einteilung nicht möglich, ohne bei der relativ geringen Fallzahl die Signifikanz der Ergebnisse nicht noch weiter einzuschränken. Da sich wie oben erwähnt die Mortalitätsunterschiede zwischen den Einkommensgruppen mit und ohne Kontrolle der anderen Sozialstatusvariablen kaum unterscheiden, werden hier aus Platzgründen gleich die Modelle mit Kontrollvariablen gezeigt. Diese sind im Modell für die USA die Variablen Bildung, eigene Kinder, Arbeitsstatus, Familienstand und Vermögen und im Modell für Dänemark die Variablen Bildung, Kinder im Haushalt, Haupteinkommensquelle, Familienstand und Vermögen.

Tabelle 6: Mortalitätsunterschiede zwischen Einkommensgruppen in den USA und Dänemark

	Einkommens-Perzentile	Männer	Frauen
USA	0-25 (arm)	1	1
	25-50	0,86**	0,67***
	50-100	0,72(***)	0,65(***)
Dänemark	0-25 (arm)	1	1
	25-50	0,44***	0,32***
	50-100	0,45***	0,34***

Mortalitätsunterschiede zwischen Einkommensgruppen sind in Dänemark größer als in den USA. Dieses Ergebnis ist vermutlich kein Artefakt der Messung, denn das Einkommen wurde in beiden Ländern auf gleiche Weise gemessen und in

Kategorien eingeteilt und es wurden sehr ähnliche Kontrollvariablen berücksichtigt. Der Vergleich dieser beiden Länder illustriert vielmehr den überraschenden aber schon bekannten Befund, dass das Niveau der sozialen Ungleichheit in einem Land nicht sehr eng mit dem Niveau der sozialen Ungleichheit in der Gesundheit oder Mortalität korreliert (Kunst 1997; Huisman et al. 2003, 2004). Die eindeutig größere soziale Ungleichheit in den USA zeigt sich also nicht in größerer gesundheitlicher Ungleichheit. Ein genauer Blick auf die Mortalitätsunterschiede zwischen den Einkommensgruppen in Dänemark (auch mit Hilfe der Abbildungen 6 und 7, in denen alle sechs Einkommenskategorien verwendet werden) zeigt, dass es nur die ärmsten 10 bzw. 25 Prozent sind, die viel höhere Mortalität haben als der gesamte relativ homogene Rest der Einkommensverteilung. Eine Vermutung könnte also sein, dass es in Dänemark, einem Land mit insgesamt geringer sozialer Ungleichheit, nachteiliger ist, zu den ärmsten 25 Prozent zu gehören als in den USA, wo Ungleichheit „normaler" ist. Eine eindeutige Erklärung dieses Unterschiedes zwischen den Gradienten in Dänemark und den USA kann an dieser Stelle leider nicht gegeben werden.

Der Mortalitätsgradient zwischen Einkommensgruppen wird nur unwesentlich kleiner nach Kontrolle des Gesundheitsverhaltens, ein Analyseschritt, der nur für die USA möglich ist. Der Einschluss des Gesundheitsverhaltens hebt keines der signifikanten Ergebnisse für die sozioökonomischen Variablen auf. Das bedeutet, dass sozioökonomische Mortalitätsunterschiede nur zu einem unbedeutenden Anteil auf die gemessenen Verhaltensaspekte körperliche Aktivität und (ehemaliges) Rauchen zurückzuführen sind. Dass dieser hier erfasste Ausschnitt des Gesundheitsverhaltens an sich aber große Bedeutung hat, wird an den erheblichen Mortalitätsunterschieden zwischen den Verhaltensgruppen deutlich.

Tabelle 7: Mortalitätsunterschiede zwischen Einkommensgruppen in den USA und Dänemark mit und ohne Kontrolle des Gesundheitsverhaltens

	Männer	Frauen	Männer	Frauen
Einkommens-Perzentile				
0-25 (arm)	1	1	1	1
25-50	0,86**	0,67***	0,88*	0,68***
50-100	0,72(***)	0,65(***)	0,75(***)	0,65(***)
Gesundheitsverhalten				
gut			1	1
mittel			2,02***	3,06***
schlecht			3,73***	4,05(***)

Im additiven Index für das Gesundheitsverhalten wurden Punkte vergeben für körperliche Betätigung mehr als einmal pro Woche, Rauchen und ehemaliges Rauchen.

4.3 Interaktion zwischen Einkommen und Gesundheit

Diese Interaktion beleuchtet die Zusammenhänge zwischen sozioökonomischem Status, Gesundheit und Mortalität. Unter der Annahme, dass der sozioökonomische Status sich zunächst auf die Gesundheit auswirkt (entsprechende Ergebnisse werden hier aus Platzgründen nicht gezeigt) und diese dann die Mortalität beeinflusst, ist es aufschlussreich zu untersuchen, in welchem Gesundheitszustand sich das Einkommen auf die Mortalität auswirkt. Im Interaktionsmodell, das der folgenden Abbildung 4 zugrunde liegt, werden weiterhin alle Variablen für den sozialen Status kontrolliert (siehe oben).

Abbildung 4: Mortalität von Männern in den USA mit Interaktion zwischen Gesundheit und Einkommen (geringes Einkommen=1)

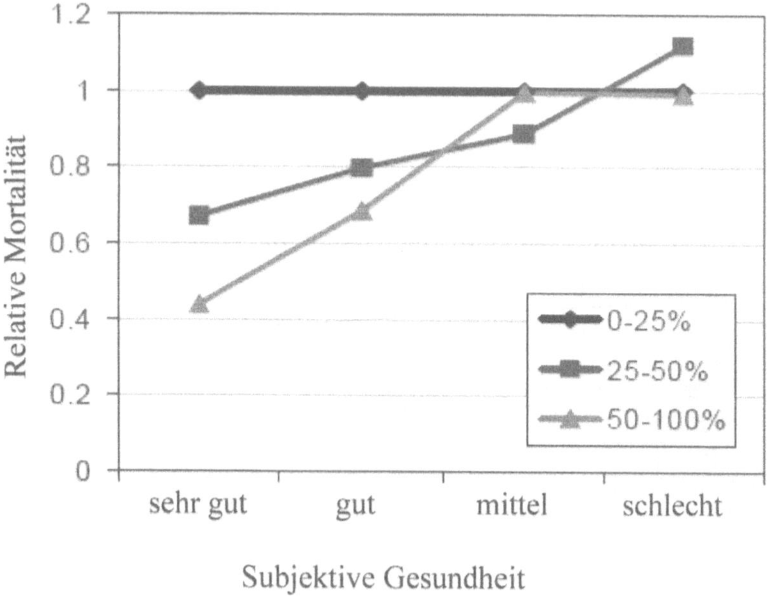

Abbildung 4 zeigt, dass nur in guter Gesundheit erhebliche Sterblichkeitsunterschiede zwischen Einkommensgruppen bestehen. Ist die Gesundheit bereits schlecht (ein Prozess, der ebenfalls sozial ungleich verläuft) wirkt sich das Einkommen auf den Übergang zum Tod nicht mehr aus. Die drei Mortalitätsniveaus zwischen den drei Einkommensgruppen sind nur für die Personen mit sehr guter Gesundheit statistisch signifikant unterschiedlich auf dem 95 Prozent Niveau, die Konfidenzintervalle der anderen Datenpunkte überlappen sich.

Abbildung 5: Mortalität von Frauen in den USA mit Interaktion zwischen Gesundheit und Einkommen (geringes Einkommen=1)

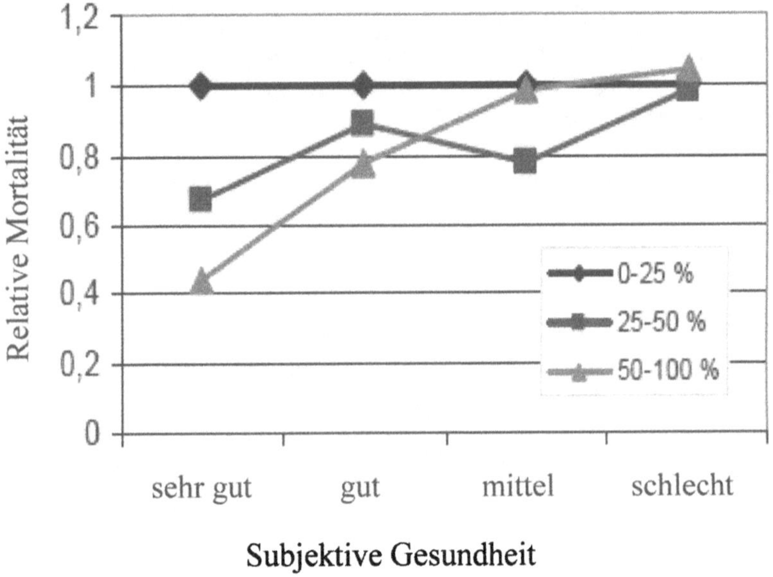

Die gleiche Interaktion für Frauen (Abbildung 5) zeigt das gleiche Bild. Das Einkommen hat die größte Wirkung auf die Mortalität wenn die Gesundheit sehr gut ist. Die Signifikanz für die Unterschiede in dieser Abbildung ist wegen der höheren Fallzahl bei Frauen höher. Dieses Ergebnis für die Interaktion zwischen Einkommen und Gesundheit hängt nicht von der Wahl des Gesundheitsmaßes ab: Eine ähnliche Abbildung ergibt sich, wenn das objektive Gesundheitsmaß angewendet wird (Ergebnisse nicht gezeigt).

4.4 *Soziale Sterblichkeitsunterschiede nach Todesursachen*

Einen weiteren Einblick in das Verursachungsgeschehen zwischen dem sozialen Status und dem Tod eines Menschen ist möglich, wenn nach Todesursachen unterschieden wird. Wenn bestimmte soziale Ressourcen besonders wirksam gegen bestimmte Krankheiten oder Todesursachen wären, dann würde das in einer todesursachenspezifischen Analyse deutlich werden. Den folgenden zwei Abbildungen liegen Modelle zugrunde, in denen als Ereignis nur jeweils Sterbfälle aufgrund einer einzigen Todesursache definiert sind. Andere Sterbefälle werden zensiert. Wiederum werden die anderen sozialen Variablen kontrolliert (Bildung, Familienstand, Kinder im Haushalt, (ehemaliger) Berufsstatus, Haupteinkommensquelle und Vermögen). Wie in den vorigen Abbildungen stellen die Linien die Einkommensperzentilgruppen dar, diesmal allerdings alle sechs Einkommensgruppen, die mit den dänischen Daten möglich sind. Die Todesursachen auf der x-Achse sind nach abnehmender Häufigkeit geordnet, außer der Residualkategorie „andere" ganz rechts.

Abbildung 6: Mortalitätsgradienten zwischen Einkommensgruppen für verschiedene Todesursachen, Männer, Dänemark (ärmsten 10%=1)

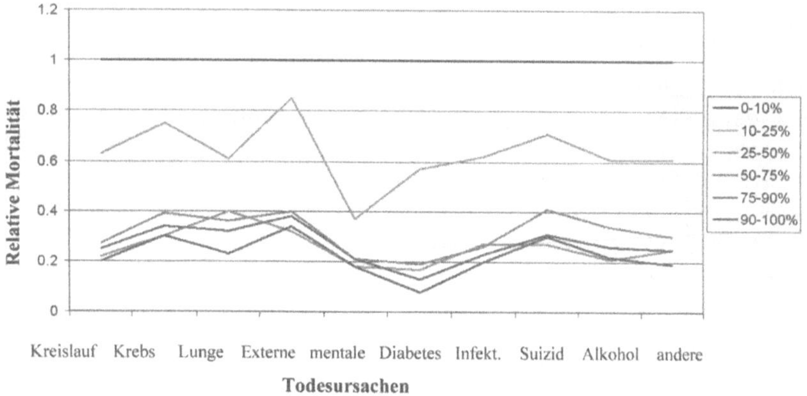

Abbildung 7: Mortalitätsgradienten zwischen Einkommensgruppen für verschiedene Todesursachen, Frauen, Dänemark (ärmsten 10%=1)

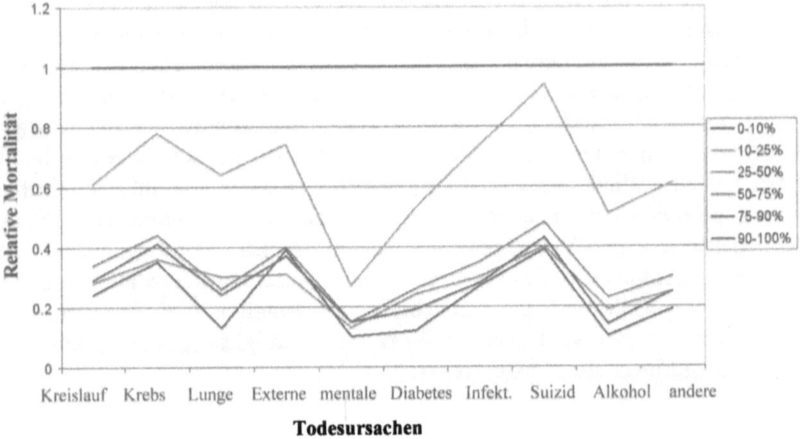

Anmerkung: Die abgebildeten Linien repräsentieren keinen Verlauf über die Zeit hinweg oder andere zusammenhängende Ereignisse, wie es sonst bei Linien in Abbildungen üblich ist. Hier wurde dennoch diese Abbildungsart gewählt, weil die unterschiedlichen Mortalitätsgradienten bei den einzelnen Todesursachen auf diese Weise besser sichtbar und vergleichbar sind als beispielsweise durch boxplots.

Die Abbildungen 6 und 7 zeigen, dass der soziale Mortalitätsgradient zwischen den Todesursachen nur wenig variiert und für alle Todesursachen erheblich ist. Es ist also nicht so, dass die häufigsten Todesursachen den größten sozialen Gradienten aufweisen (Davey Smith et al. 2001: 114), sondern es existiert ein erheblicher Mortalitätsgradient zwischen Einkommensgruppen für alle Hauptgruppen der Todesursachenklassifikation nach ICD (International Classification of Diseases). Es gibt lediglich mäßige Unterschiede in der Größe dieses Gradienten, zum Beispiel scheinen die Todesursachen mentale Krankheiten und Diabetes mehr vom Einkommen abzuhängen als Krebs. Alkoholbedingte Todesfälle zeigen für Männer einen größeren sozialen Gradienten als für Frauen.

5 Diskussion

Die Analysen zu Beginn des vorigen Abschnittes sind zunächst darauf gerichtet, verschiedene Faktoren für den sozialen Status zu vergleichen und ihre Beziehungen untereinander zu untersuchen. Hierbei zeigt sich, dass dem Einkommen die größte Bedeutung beigemessen werden kann, weshalb dieser Indikator im Folgenden weiterverwendet wird, immer unter Kontrolle der anderen Statusvariablen im statistischen Modell. Die Interaktion zwischen Einkommen und Gesundheit bei der Modellierung des Mortalitätsrisikos für die USA zeigt, dass das Einkommen seine große Wirkung auf die Mortalität verliert, wenn die Gesundheit schlecht (geworden) ist. Mit den dänischen Daten ist abschließend eine Untersuchung einzelner Todesursachen möglich. Dabei zeigt sich, dass bei allen Todesursachen erhebliche Sterblichkeitsunterschiede zwischen Einkommensgruppen bestehen.

Die erste Fragestellung schließt an eine Diskussion an, die durchaus kontrovers geführt wird. Zumeist geht es dabei die den Vergleich zwischen Einkommen und Bildung als Prädiktoren für Gesundheit und Mortalität. So schreiben zum Beispiel Ross und Wu (1996: 117): „income does not explain the effect of education on health" und im Gegensatz dazu Schrijvers et al. (1999: 535) „The association between educational level and mortality can be largely explained by material factors". Zwischen diesen beiden Aussagen kann nun eindeutig entschieden und Schrijvers et al. zugestimmt werden. Das heißt jedoch nicht, dass Bildung für die Mortalität keine Bedeutung hat. Wenn durch Bildungsunterschiede ein Großteil der Einkommensunterschiede entsteht, ist es im Sinne von Maßnahmen zu einer Verringerung von Gesundheitsunterschieden sogar besser, wenn man grundlegende Faktoren am Anfang der Kausalkette mit einbezieht. Aber um die Wirkungsmechanismen zu verstehen, ist es ebenso wichtig zu wissen, dass es eher materielle Ressourcen sind, die ein gesundes oder ungesundes Leben bestimmen als zum Beispiel das Wissen um Gesundheitsrisiken. Es geht in diesem Analyseschritt also nicht darum, die indirekte Wirkung von Bildung durch die Kontrolle von Bildungsfolgen im Modell einfach „wegzukontrollieren", was eine durchaus häufige aber kritikwürdige Methode in der Epidemiologie ist (Martelin 1996: 127; Hoover 2003: 123), sondern darum, den verschiedenen Faktoren ihren wahrscheinlichen Platz in der Kausalkette zuzuordnen.

Dieselbe Logik lässt sich in den Modellen in Tabelle 7 wieder finden. Zwischen den Gruppen des Gesundheitsverhaltens bestehen erhebliche Mortalitätsunterschiede, obwohl Sport und Rauchen nur zwei Verhaltensaspekte von vielen sind. Allerdings erklären diese Verhaltensaspekte nicht die Mortalitätsunterschiede weder zwischen Einkommensgruppen (siehe Tabelle 7) noch zwischen Bildungsgruppen (Ergebnisse nicht gezeigt). Das bedeutet Sport und Rauchen sind kein wichtiger Mechanismus für die Wirkung des sozialen Status auf die Gesundheit. Andere in den HRS-Daten zur Verfügung stehende Verhaltensinformationen wurden nicht weiter berücksichtigt, weil sich zum Beispiel zwischen Gruppen unterschiedlichen Alkoholkonsums keine nennenswerten Gesundheits- und Mortalitätsunterschiede feststellen lassen.

Die relativ hohe Mortalität von Frauen mit hoher Bildung aber geringem Einkommen (Abbildung 3) wird verständlich, wenn Bildung als „Input" und Einkommen, auch noch im Rentenalter, als „Output" vom Arbeitsmarkt aufgefasst wird. Diese Gruppe hat vermutlich einen Nachteil, weil sie das Bildungsniveau nicht in materiellen Wohlstand umsetzten kann oder die Personen haben einen ehemaligen materiellen Status wieder verloren. Dies würde die oben gemachte Vermutung untermauern, dass Einkommen stärker auf die Mortalität wirkt als Bildung. Die Existenz der zweiten Gruppe mit hoher Mortalität, nämlich Frauen mit geringer Bildung und hohem Einkommen, weist darauf hin, dass dies keine allgemeine Regel ist: Neben einer Rangfolge in der Wichtigkeit der Statusdimensionen gibt es einen Nachteil für Personen, die Statusinkonsistenzen aufweisen, also bei verschiedenen Statusdimensionen auf unterschiedlichem Niveau liegen (Siegrist et al. 1990).

Abbildungen 4 und 5 zeigen, dass das Einkommen bei kranken Menschen keinen Einfluss mehr auf das Mortalitätsrisiko hat (siehe auch Hoffmann 2005). Dieses Ergebnis bietet Erkenntnisse und führt zu weiteren Fragen, die hier kurz diskutiert werden sollen. Messtechnisch ist zunächst anzumerken, dass Sterbefälle „bei sehr guter Gesundheit" nicht wörtlich zu nehmen sind. Diese Kombination bedeutet lediglich, dass bei einer Welle des Surveys noch sehr gute Gesundheit gemessen wurde und die Person dann in den zwei folgenden Jahren, also vor der nächsten Welle, gestorben ist. Dies beschreibt Personen, die noch am Anfang einer später sehr schnell oder gar nicht eintretenden Gesundheitsverschlechterung stehen im Gegensatz zu denen, die schon länger vor dem Tod krank sind.

Zur inhaltlichen Frage ist zu sagen, dass es plausible sozioökonomische Faktoren gibt, die auch bei schlechter Gesundheit noch die Mortalität beeinflussen können, wie zum Beispiel die Qualität der medizinischen Behandlung. Kåreholt (2000: 36) beschreibt, dass Männer mit dem sozialen Status „Arbeiter" höhere Mortalität haben als Angestellte, auch wenn in beiden Gruppen die gleiche Herzerkrankung vorliegt. Aber die Ergebnisse in den Abbildungen 4 und 5 zeigen, dass der soziale Gradient sich bei schlechter Gesundheit minimiert. Dieses Ergebnis wird verständlich, wenn der Übergang von guter zu schlechter Gesundheit und schließlich zum Tod als ein für den Einfluss des sozialen Status offener Prozess aufgefasst wird: ein Großteil der sozialen Differenzierung in diesem Prozess ist bereits geschehen, wenn sich eine Krankheit entwickelt hat. Der dann folgende individuelle Weg von schlechter Gesundheit zum Tod kann auch noch offen für Statuseinflüsse sein, aber ein großer Teil der weiteren Entwicklung ist bereits determiniert, also pfadabhängig. Die Wirkung des Einkommens auf gute Gesundheit durch konkreten materiellen Wohlstand und durch einkommensabhängige nicht-materielle Faktoren ist höher als dessen Wirkung auf einen schlechten Gesundheitszustand zum Beispiel durch sozial unterschiedliche medizinische Behandlung (Klein & Unger 2001). Einkommen ist also wichtiger und vorteilhafter, wenn dadurch ein „gutes Leben" in guter Gesundheit unterstützt wird, als wenn es dazu benutzt wird, gute medizinische Versorgung und teure Medikamente zu kaufen, wenn eine Person bereits krank ist. Dieses Ergebnis ist gleichzeitig ein starkes Argument für Investitionen in Prävention, die wesentlich effektiver sind als Investitionen in Behandlungen, nicht nur für die Reduktion gesundheitlicher Ungleichheit sondern vermutlich auch bei der Verbesserung des allgemeinen Gesundheitszustandes.

Die sozial nivellierende Wirkung schlechter Gesundheit in Bezug auf die Mortalität heißt nicht, dass es bei schlechter Gesundheit keine soziale Ungleichheit mehr gibt. Vielmehr lenkt es den Blick auf Gesundheitsunterschiede, die bereits durch soziale Ungleichheit verursacht werden. Soziale Ungleichheit, im hohen noch mehr als im jungen Alter, ist bereits inkorporiert in einem mehr oder weniger schlechten Gesundheitsverlauf und nur deshalb gibt es keine soziale Ungleichheit mehr beim Übergang von schlechter Gesundheit zum Tod. Das bedeutet, die Frage der sozialen Ungleichheit in der Gesundheit ist nicht nur analog zur Frage nach der sozialen Ungleichheit in der Mortalität (wenn nämlich Sterblichkeit als Gesundheitsmaß aufgefasst wird), sondern gesundheitliche Ungleichheit ist wichtiger Bestandteil und Analyseschritt der Sterblichkeitsunterschiede.

Die todesursachenspezifische Analyse in den Abbildungen 6 und 7 zeigt, dass der Einfluss einer grundlegenden Statusdimension wie Einkommen zwischen verschiedenen Todesursachen nicht sehr verschieden ist. Das bedeutet, dass sehr unterschiedliche nähere Faktoren und Mechanismen, die zum Tod führen, zum Beispiel Lungenkrebs, von einem oder von wenigen grundsätzlichen Statusfaktoren beeinflusst werden. In der Literatur wird die entsprechende Diskussion mit den Begriffen „fundamental and proximate causes" geführt (Link & Phelan 1995; Hummer et al. 1998: 563). Der Nachteil, in einer niedrigeren sozialen Gruppe zu sein, die hier durch das Einkommen definiert ist, ist also ein fundamentaler Nachteil, der nicht mit bestimmten kausalen Zusammenhängen, wenigen Risikofaktoren oder bestimmten Todesursachen zu erklären ist. Wilkinson (1992: 1084) schreibt dazu:

> „The point, after all, is not to identify each separate risk factor in an attempt to account for the myriad of separate contributions to the lower class health disadvantage [...] but to identify points at which it is possible to intervene in the social processes which make almost all the common causes of mortality and morbidity more common in the lower classes."

Die Frage ist allerdings, wo die Punkte im Entstehungsprozess gesundheitlicher Ungleichheit liegen, bei denen interveniert werden kann. Fundamentale Ursachen sind sehr wichtig, aber auch sehr allgemein, zum Beispiel wenn man den Zugang zu nötigen Ressourcen als fundamentale Ursache definiert. Aber nur in dieser Allgemeinheit trifft der Begriff Ursache wirklich zu, denn durch einen solchen allgemeinen Ressourcenmangel kann erklärt werden, dass niedrigere soziale Gruppen insgesamt anfälliger für Krankheiten sind, egal welche konkreten Faktoren im Einzelfall involviert sind (Marmot 2000: 264). Alle näheren Faktoren wie zum Beispiel das Gesundheitsverhalten sind zwar auch Krankheitsgründe im engeren Sinne, aber eigentlich interessant sind die strukturellen Gründe für das Verhalten (Stronks 1997: 169; Link & Phelan 1995: 86). Diese strukturellen Faktoren, wie zum Beispiel das Einkommen als nahezu omnipotente Ressource, sind dafür verantwortlich, dass einige Gruppen in der Gesellschaft fast alle Todesursachen aufschieben können und andere Gruppen kaum eine.

Für Interventionsmaßnahmen ergeben sich zwei verschiedene Strategien, eine auf fundamentale Ursachen gerichtete allgemeine Verbesserung der Lebenssituation bestimmter sozialer Gruppen und eine eher medizin- und verhaltensorientierte Konzentration auf die näheren Ursachen von Krankheiten, wobei die erste Strategie im Lichte dieser und anderer Ergebnisse mehr Erfolg verspricht (Davey Smith 2001: 91; Link & Phelan 1995, Kunst 1997).

Abschließend können folgende Ergebnisse festgehalten werden:

1. Bildung hat nur wenig eigenen Einfluss auf die Gesundheit. Die größte Bedeutung hat das Einkommen als eine Folge von Bildung.
2. In Dänemark sind die Mortalitätsunterschiede zwischen Einkommensgruppen größer als in den USA.
3. Präventive Maßnahmen tragen wesentlich mehr zur Verringerung sozialer Gesundheitsunterschiede bei als Maßnahmen nach einer Erkrankung.
4. Der soziale Mortalitätsgradient unterscheidet sich nicht wesentlich zwischen verschiedenen Todesursachen.

Literatur

Cockerham WC, Rutten A, Abel T (1997). Conceptualizing Contemporary Health Lifestyles: Moving Beyond Weber. Sociol Quart 38 (2): 321-342.

Davey Smith G, Gunnell D, Ben-Shlomo Y (2001). Life-Course Approaches to Socio-Economic Differentials in Cause-Specific Mortality. In: Leon DA, Walt G, eds. Poverty, Inequality and Health: An International Perspective, Oxford: Oxford University Press: 88-123.

Deaton A, Paxson C (2001). Mortality, Education, Income, and Inequality among American Cohorts. In: Wise D A, ed. Themes in the Economics of Aging. 129-170.

Elkeles T, Mielck A (1997). Entwicklung eines Modells zur Erklärung gesundheitlicher Ungleichheit. Gesundheitswesen 59 (3): 137-143.

Ferraro KF, Farmer MM (1996). Double Jeopardy, Aging as Leveler, or Persistent Health Inequality? A Longitudinal Analysis of White and Black Americans. J Gerontol B Psychol Sci Soc Sci 51b (6): 319-328.

Ferraro KF, Farmer MM (1999). Utility of Health Data from Social Surveys: Is There a Gold Standard for Measuring Morbidity? Am Sociol Rev 64: 303-315.

Hoffmann R (2005). Do Socioeconomic Mortality Differences Decrease with Rising Age? Demogr Res 13(2): 35-62.

Hoffmann R (2008). Socioeconomic Differences in Old Age Mortality, New York et al.: Springer (forthcoming)..

Hoover KD (2003). Some Causal Lessons from Macroeconomics. J Econom 112 (1): 121-125.

Hradil S (1994). Neuerungen der Ungleichheitsanalyse und die Programmatik künftiger Sozialepidemiologie. In: Mielck A, ed. Krankheit und soziale Ungleichheit. Ergebnisse der sozialepidemiologischen Forschung in Deutschland, Opladen: Leske + Budrich: 375-392.

Hradil S (2001). Soziale Ungleichheit in Deutschland. 8th ed. Opladen: Leske + Budrich, UTB.

Huisman M, Kunst AE, Andersen O et al. (2004). Socioeconomic Inequalities in Mortality among Elderly People in 11 European Populations. J Epidemiol Community Health 58 (6): 468-475.

Huisman M, Kunst AE, Mackenbach JP (2003). Socioeconomic Inequalities in Morbidity among the Elderly; a European Overview. Soc Sci Med 57: 861-873.

Hummer RA, Rogers RG, Eberstein IW (1998). Sociodemographic Differentials in Adult Mortality: A Review of Analytic Approaches. Popul Dev Rev 24 (3): 553-578.

Hurd MD, McFadden D, Merrill A (2001). Predictors of Mortality among the Elderly. In: David Wise, ed. Themes in the Economics of Aging, Chicago: University of Chicago Press: 171-197.

Idler EL, Benyamini Y (1997). Self-Rated Health and Mortality – a Review of Twenty-Seven Community Studies. J Health Soc Behav 38 (1): 21-37.

Jylhä M (1994). Self-Rated Health Revisited: Exploring Survey Interview Episodes with Elderly Respondents. Soc Sci Med 39 (7): 983-990.

Kaplan GA (2001). Economic Policy is Health Policy: Findings from the Study of Income, Socioeconomic Status, and Health. In: Auerbach JA, Krimgold BK, eds. Income, Socioeconomic Status and Health: Exploring the Relationship, Washington DC: National Policy Association et al.: 137-149.

Klein T, Unger R (2001). Einkommen, Gesundheit und Mortalität in Deutschland, Grossbritannien und den USA. KZfSS 53 (1): 96-110.

Kunst A (1997). Cross-National Comparisons of Socioeconomic Differences in Mortality. Dissertation, Rotterdam: Erasmus University.

Kåreholt, I (2000). Social Class and Mortality Risk – Introduction. Dissertation, Stockholm University.

Lampert T (2000). Sozioökonomische Ungleichheit und Gesundheit im höheren Lebensalter – Alters- und geschlechtsspezifische Differenzen. In: Backes GM, Clemens W, eds. Lebenslagen im Alter: Gesellschaftliche Bedingungen und Grenzen, Opladen: Leske + Budrich: 159-185.

Liang J, Bennet J, Krause N et al. (2002). Old Age Mortality in Japan: Does the Socioeconomic Gradient Interact with Gender and Age? J Gerontol B Psychol Sci Soc Sci 57b (5): 294-307.

Liao Y, McDee DL, Kaufman JS, Cao G, Cooper RS (1999). Socioeconomic Status and Morbidity in the last Year of Life. Am J Public Health 55: 222-233.

Link BG, Phelan J (1995). Social Conditions as Fundamental Causes of Disease. J Health Soc Behav 35(extra issue): 80-94.

Mackenbach JP, Kunst AE (1997). Measuring the Magnitude of Socio-Economic Inequalities in Health: an Overview of Available Measures Illustrated with Two Examples from Europe. Soc Sci Med 44 (6): 757-771.

Mackenbach JP, Simon JG, Looman CWN, Joung IMA (2002). Self-Assessed Health and Mortality: Could Psychosocial Factors Explain the Assciation? Int J Epidemiol 31: 1162-1168.

Marmot MG (2000). Multi-Level Approaches to Understanding Social Determinants. In: Berkman LF, Kawachi I, eds. Social Epidemiology. Oxford: Oxford University Press: 349-367.

Martelin T (1996). Socio-Demographic Differentials in Mortality at Older Ages in Finland. In: Caselli G, Lopez AD, eds. Health and Mortality among Elderly Populations. International Studies in Demography, Oxford: Clarendon Press: 112-134.

Muenning P, Franks P, Jia H, Lubetkin E, Gold MR (2005). The Income-Associated Burden of Disease in the United States. Soc Sci Med 61: 2018-2026.

Oakes JM, Rossi PH (2003). The Measurement of SES in Health Research: Current Practice and Steps towards a New Approach. Soc Sci Med 56: 769-784.

Petersen, JK (2000). The Danish Demographic Database – Longitudinal Data for Advanced Demographic Methods. Research Report 15, Danish Center for Demographic Research. Odense: Syddansk Universitet.

Reil-Held, A (2000). Einkommen und Sterblichkeit in Deutschland: Leben Reiche Länger? Sonderforschungsbereich 504, Universität Mannheim.

Ross CE, Wu C-L (1996). Education, Age, and the Cumulative Advantage in Health. J Health Soc Behav 37: 104-120.

Schrijvers CTM, Stronks K, Mheen D van de, Mackenbach JP (1999). Explaining Educational Differences in Mortality: the Role of Behavioral and Material Factors. Am J Public Health 89 (4): 535-540.

Siegrist J, Peter R, Junge A, Cremer P, Seidel D (1990). Low Status Control, High Effort at Work and Ischemic Heart Disease: Prospective Evidence from Blue-Collar Men. Soc Sci Med 31 (10): 1127-1134.

Smith JP (1999). Healthy Bodies and Thick Wallets: the Dual Relation between Health and Economic Status. J Econ Perspect 13 (2): 145-166.

Smith JP (2004). Unraveling the SES-Health Connection. Aging, Health, and Public Policy: Demographic and Economic Perspectives (Popul Dev Rev) 30, supplement: 108-132.

Stronks K (1997). Socio-Economic Inequalities in Health: Individual Choice or Social Circumstances? Dissertation, Rotterdam: Erasmus University.

Thorslund M, Lundberg O (1994). Health and Inequalities among the Oldest Old. J Aging Health 6 (1): 51-69.
Townsend P, Davidson N (1992). Inequalities in Health: Black Report. The Health Divide, London: Penguin.
Weltbank 2005: World Development Indicators 2005, CD-ROM.
Wilkinson RG (1992). Commentary; National Mortality Rates: The Impact of Inequality. Am J Public Health 82 (8): 1082-1084.
Williams, DR (2001). Race and Health: Trends and Policy Implications. In: Auerbach JA, Krimgold BK, eds. Income, Socioeconomic Status and Health: Exploring the Relationship, Washington DC: National Policy Association et al.: 67-85.

Gesundheit im Lebenslauf. Zur relativen Bedeutung von Selektions- gegenüber Kausaleffekten am Beispiel des Familienstands

Rainer Unger

1 Einleitung*

Mittlerweile liegen zahlreiche Publikationen zum Zusammenhang von sozialer Ungleichheit und Gesundheit vor, wobei ein großer Konsens darüber besteht, dass die Erklärung dieser Unterschiede nur ansatzweise gelungen ist (Mielck & Helmert 1998; Mielck & Blommfeld 1999; Steinkamp 1992). Exemplarisch für dieses Defizit kann die Äußerung von Feinstein (1993: 280) angeführt werden: „the literature to date has succeeded far better in documenting the existence and extend of health inequalities than in explaining why these inequalities persist". In jüngerer Zeit wird daher der Forderung nach der Erklärung dieser Unterschiede, vor allem international, immer stärkeres Gewicht beigemessen (bspw. Lopez, Caselli & Valkonen 1995; Hummer, Rogers & Eberstein 1998; Wunsch et al. 1996). Richtet man den Blick auf die Forschungsbeiträge in Deutschland, dann erscheint die Beurteilung noch pessimistischer. So kommen Helmert et al. (2000: 15) zu dem Schluss, dass der Beitrag Deutschlands in der internationalen wissenschaftlichen Debatte über das Ausmaß und die Ursachen für die soziale Ungleichheit der Gesundheit sogar als relativ gering einzuschätzen ist.

Zur Erklärung des sozialen Gradienten von Gesundheit werden, insbesondere seit Erscheinen des Black-Reports (Townsend & Davidson 1982), der erstmals das gravierende Ausmaß gesundheitlicher Ungleichheit in England dokumentiert, zwei Erklärungsmustern große Bedeutung beigemessen: Zum einen wird von einer kausalen Wirkung der mit der sozio-ökonomischen Position verbundenen Lebensbedingungen auf die Gesundheit ausgegangen. Dies schließt sowohl materielle Bedingungen als auch veränderte Verhaltensweisen („behavioristische These") mit ein. Beispielsweise wird die Einkommensabhängigkeit von gesundheitlicher Beeinträchtigung mit materiellen Lebensbedingungen wie z. B. den Wohnbedingungen assoziiert. Hinzu kommt aber auch ein vom Bildungsniveau

* Für Anregungen und kritische Hinweise bedanke ich mich bei Manuela Schäfer und Alexander Schulze.

abhängiges gesundheitsrelevantes Verhalten wie z. B. das der Rauchgewohnheiten und des Alkoholkonsums (Feinstein 1993: 304ff). Zum anderen wird mit der Selektivitätsthese argumentiert, dass ein Kausaleffekt auf die Gesundheit bzw. Lebenserwartung nur teilweise oder überhaupt nicht vorliegt, sondern eine gesundheitliche Beeinträchtigung manche Statuswechsel generell beeinflusst (z. B. in Form von abgeschwächter beruflicher Aufwärtsmobilität (Blane, Harding & Rosato 1999) oder in einer geringeren Heiratschance (Lillard & Panis 1996)) und damit letztlich ebenso gesundheitsverschlechternd bzw. lebensverkürzend wirkt.

Diese unterschiedlichen und sich nicht ausschließenden Perspektiven auf den sozialen Gradienten von Gesundheit sind mittlerweile zum vorherrschenden Erklärungsangebot avanciert, und die Selektivitätsthese wird – vermutlich gerade aufgrund der Unkenntnis über ihre relative Bedeutung – als nicht minder zentraler Erklärungsansatz als die kausale Verursachung angesehen. Von großer Relevanz ist jedoch gerade die „Richtung" der Erklärung im Hinblick auf ihre sozialpolitische Bedeutung: Im Fall von Arbeitslosigkeit ist bei schlechter Gesundheit die Frage, ob diese kausal einer Arbeitslosigkeit zugerechnet werden kann, oder ob der ungünstige Gesundheitszustand von Arbeitslosen vielmehr darauf beruht, dass Gesündere eher erwerbstätig sind („healthy worker effect"). Im ersten Fall ist auf Maßnahmen hinzuwirken, die einem schlechteren Gesundheitsverhalten Arbeitloser und mit Arbeitslosigkeit verbundenem psychosozialem Stress entgegenwirken, während im zweiten Fall der Zugang zum Arbeitsmarkt, bzw. der Wiedereinstieg in die Erwerbstätigkeit für gesundheitlich Eingeschränkte ermöglicht und gefördert werden sollte. Beim Familienstand der Verheirateten (der mit „guter" Gesundheit assoziiert ist) stellt sich die Frage, ob primär Unterstützungsleistungen seitens des Partners ausschlaggebend für eine bessere Gesundheit sind und damit der Angriffspunkt zielgerichteter Gesundheitspolitik bei Partnerlosen liegen sollte, oder ob, pointiert gesagt, Gesündere eher heiraten und auch langfristig gesehen „lediglich" von diesem anfänglichen Vorteil profitieren.

Trotz der erheblichen Relevanz ist dieser Gesichtspunkt bislang ungeklärt. Im Mittelpunkt des vorliegenden Beitrags steht deshalb die Frage, welche *relative* Bedeutung dem Selektions- gegenüber dem Kausaleffekt, hier am Beispiel des Familienstands der Ehe, zukommt. Ziel der Untersuchung ist es, sowohl den Wechsel von Gesundheitszuständen, als auch den Wechsel zwischen Statuspassagen, *simultan* im Lebensverlauf zu bestimmen, um auf diese Weise zwischen Selektions- und Kausaleinflüssen diskriminieren und dadurch letztendlich auch entscheiden zu können, welcher Anteil des besseren Gesundheitszustands der Verheirateten auf Selektion und welcher Anteil auf kausale Verursachung zurückzuführen ist. Dabei werden gleichzeitig bestehende Unzulänglichkeiten empirischer Untersuchungen bei der Bestimmung des Kausaleffekts ausgeräumt. Für die Untersuchung sind vor allem Längsschnittanalysen erforderlich, da sie den Vorteil haben, Kovariableneinflüsse zeitversetzt und damit im Sinne von Kausaleinflüssen modellieren zu können. Querschnittuntersuchungen leiden demgegenüber unter dem Problem, dass der Kausaleinfluss „nur noch“ theoretisch zugerechnet werden kann, da er als Ursache der Wirkung nicht mehr zeitlich vorausgeht. Den Längschnittanalysen scheint daher der Vorzug zu geben zu sein, wie sich auch anhand des Anstiegs von Untersuchungen in der Lebensverlaufperspektive dokumentieren lässt. Doch auch hier zeigen sich bei näherer Betrachtung Defizite, wenn es um die eindeutige Bestimmung des Verursachenden Einflusses als Selektions- bzw. Kausaleffekt geht, wie im Folgenden anhand der gegenseitigen Beeinflussung von Gesundheit und Familienstand im Lebenslauf gezeigt wird.

Nach einem Überblick über den Forschungsstand zum Zusammenhang von Gesundheit und dem Familienstand aus der Lebensverlaufsperspektive und die entwickelten Hypothesen (Abschnitt 2), werden die zu Grunde gelegten Daten des Sozio-ökonomischen Panel (SOEP) sowie die Methode der Mehrzustands-Tafeln beschrieben (Abschnitt 3). Anschließend werden die Ergebnisse präsentiert (Abschnitt 4). Abschließend werden Schlussfolgerungen aus den Ergebnissen des Beitrages gezogen und diskutiert (Abschnitt 5).

2 Forschungsstand und Fragestellung

Der Familienstand der Ehe und die damit einhergehenden Lebensverhältnisse sind empirisch vielfach bestätigte Einflussfaktoren auf den Gesundheitszustand und insbesondere auf das Mortalitätsrisiko.[1] In diesen Studien wird primär das niedrigere Mortalitätsrisiko der Verheirateten gegenüber den Ledigen (auch im internationalen Vergleich) belegt (Gove 1973; Rogers 1995; Trovato & Lauris 1989). Bei der Erklärung dieser Unterschiede wird zum einen von einer kausalen Wirkung der mit dem Familienstand der Ehe verbundenen Lebensbedingungen und Verhaltensweisen auf den Gesundheitszustand ausgegangen (z. B. Lillard & Waite 1995; Rogers 1995). Zum anderen wird mit der Selektivitätsthese argumentiert, dass, alternativ oder zusätzlich zu einem Kausaleffekt des Familienstands, eine vorliegende gesundheitliche Beeinträchtigung die Heiratschance vermindert und damit Unverheiratete bzw. Partnerlose per se schlechtere Überlebenschancen haben (z. B. Lillard & Panis 1996). Insgesamt implizieren jedoch beide Effekte, dass Verheiratete gesünder als Ledige sind. Im Rahmen der Unter-

[1] Die vorliegende Untersuchung stellt ausschließlich auf die Familienstände der Verheirateten bzw. der Referenzgruppe der Ledigen ab und vernachlässigt Gesundheitsunterschiede, die aus der Beendigung von Ehen resultieren (z. B. Williams & Umberson 2004).

suchung werden hierzu in einem ersten Schritt (1) die bislang vorliegenden empirischen Befunde repliziert:

H_1: Verheiratete weisen einen besseren Gesundheitszustand als Ledige auf.

Problematisch ist nun, dass beide Effekte in die gleiche Richtung wirken. D. h. dem Selektionseffekt nach heiraten Gesündere häufiger, wodurch die Verheirateten zwingend – wenigstens zu Beginn der Ehe – einen besseren Gesundheitszustand als die Ledigen aufweisen. Ebenfalls tragen die kausal mit der Ehe verbundenen Effekte zu einem besseren Gesundheitszustand bei. D. h. bei der Bestimmung des Gesundheitsgradienten zwischen Verheirateten und Ledigen kann in höheren Ehe- bzw. Altersjahren, wenn neben den Selektionseinflüssen die Kausaleinflüsse in Folge der Eheschließung zum Tragen kommen, nicht mehr zwischen den Effekten unterschieden werden. Um nun den besseren Gesundheitszustand der Verheirateten jeweils nach der „Wirkung" von Selektions- bzw. Kausaleffekt zu unterscheiden, müssen zwei Fragestellungen untersucht werden: (2) Wie beeinflusst der Gesundheitszustand die Heiratswahrscheinlichkeit? Und (3) Wie verändert sich der Gesundheitszustand im Verlauf der Ehe? Erst die Beantwortung dieser Fragen ermöglicht dann abschließend eine Einschätzung (4), in welcher Größenordnung die Effekte vorliegen und ob sie eventuell sogar den Schluss zulassen, dass einer der Effekte zu vernachlässigen ist.

(2) Dem Selektionseffekt nach beruht der gesundheitsfördernde Effekt der Ehe ausschließlich oder zum Teil darauf, dass „gesündere" Ehen auf Eheschließungen zwischen „gesünderen" Personen zurückzuführen sind. Nach diesem Ansatz sind sowohl Erstehen betroffen, als auch Ehen, die nach Scheidung oder Verwitwung geschlossen werden (Hu & Goldman 1990: 233). Ein wichtiger Grund für die schwierige Einschätzung der Rolle des Selektionseffekts war lange Zeit im Fehlen von lebensverlaufbezogenen Untersuchungen zu sehen (Goldman, Korenman & Weinstein 1995: 1718). Stattdessen wurden oftmals periodenbezogene Mortalitätsraten herangezogen und mit indirekten bzw. abgeleiteten Hypothesen aus dem Selektionsargument verglichen. Dies ist zum einen die prognostizierte Zunahme des relativen Mortalitätsrisikos zwischen Verheirateten und Unverheirateten im Heiratsalter zwischen 25 und 40 Jahren: Wenn Gesündere häufiger heiraten als Ungesündere, dann steigt mit jeder zusätzlichen Heirat folglich auch der Gesundheitsunterschied zwischen beiden Gruppen, da der relative Anteil der gesunden Ledigen im Vergleich zu den gesunden Verheirateten immer kleiner wird. Damit einher geht das gleich bleibende Mortalitätsrisiko jenseits des Heiratsalters, da mit Überschreiten des Heiratsalters folglich keinerlei Selektion mehr wirksam ist. Zum anderen wird argumentiert, dass der Selektionseffekt eine Funktion der Heiratsrate ist, und in Gesellschaften mit hoher

Heiratsrate die wenigen verbleibenden Ledigen ungesünder sind als bei niedrigeren Heiratsraten, da bei höherer Heiratsrate größere Selektionseffekte zu vermuten sind (vgl. zum Überblick Goldman 1993: 192f).

In Folge der Studien wurde vor allem auf die Inadäquanz von periodenbezogenen Daten hingewiesen, da der Selektionseffekt damit nicht direkt ermittelt werden kann (Goldman 1993; Hu & Goldmann 1990; Klein 1993; Trovato & Lauris 1989). Aus methodischen Gründen ist neben der Forderung nach Längsschnittdaten ebenfalls zu berücksichtigen, dass sich die empirischen Untersuchungen zum Selektionseffekt stets auf die niedrigeren Mortalitätsraten der Verheirateten bezogen, wohingegen die Selektivität beim Familienstand in erster Linie von der Morbidität (zum Zeitpunkt der Partnerwahl) abhängt und erst nachfolgend auf Mortalität wirkt. Die Auswirkung des Selektionseffekts auf die Mortalität ist auch hier deshalb zu hinterfragen, da ein Protektionseffekt im Verlauf der Ehe den Selektionseffekt verstärkt und er folglich gar nicht vom Protektionseffekt unterschieden werden kann (siehe oben). Solche Analysen im Längsschnitt, die sich auf den angesprochenen Zusammenhang von Ehe und Morbidität beziehen, liegen mit Lillard und Panis (1996), Joung et al. (1998) und Waldron, Weiss und Hughes (1997) vor. Lillard und Panis konnten bspw. zeigen, dass „gesündere" Männer früher heiraten, schneller wieder heiraten und länger verheiratet bleiben und dass die Heiratsrate „gesünderer" Männer insgesamt höher und ihre Scheidungsrate insgesamt niedriger ist. Dies werten sie als Einfluss des Selektionseffekts auf den insgesamt besseren Gesundheitszustand der verheirateten Männer. Ähnliche Befunde, wonach bei schlechterem Gesundheitszustand sowohl geschiedene Frauen eine niedrigere Heiratsrate aufweisen als auch ein höheres Scheidungsrisiko bei verheirateten Frauen vorliegt, liegen mit Waldron, Weiss und Hughes (1997) vor. Allerdings konnten Waldron, Weiss und Hughes keinen signifikanten Einfluss des Gesundheitszustands auf die Heiratswahrscheinlichkeit von ledigen Frauen nachweisen. In einem zweiten Schritt wird daher, analog der Untersuchung von Lillard und Panis (1996), der Einfluss des Gesundheitszustands auf die Heiratswahrscheinlichkeit untersucht:

H_2: Die Heiratswahrscheinlichkeit ist bei einem schlechteren Gesundheitszustand niedriger als bei einem besseren Gesundheitszustand.

(3) Nach der Protektionshypothese, die besagt, dass Verheiratete durch gemeinsame Wirtschaftsführung und durch Spezialisierungsvorteile ökonomisch besser gestellt sind (Lillard & Waite 1995; Rogers 1995), einen gesünderen Lebensstil pflegen (Umberson 1992; Wyke & Ford 1992), aber auch sozial stärker integriert sind und dadurch emotional ausgeglichener bzw. weniger Stress unterworfen

sind (Kobrin & Hendershot 1977; Rogers 1996), weisen sie insgesamt einen besseren Gesundheitszustand als die Ledigen auf.

Erste empirische Ansätze, die diese Kausaleinflüsse des Familienstands auf den Gesundheitszustand im Lebensverlauf untersuchen, finden sich in Studien, die Übergänge zwischen Familienständen und ihre Wirkung auf die Mortalität untersuchen (z. B. Trovato & Lauris 1989; Zick & Smith 1991). Obwohl diese Studien kaum Mechanismen benennen, betonen sie gegenüber Querschnittuntersuchungen die Bedeutung des Lebenslaufs, auch wenn die Wechsel sicherlich auch nur ein singuläres Ereignis und damit einen kurzen Zeitabschnitt im Lebenslauf reflektieren. Zu den bislang vorliegenden Untersuchungen, die längere Phasen der Ehebiographie berücksichtigen, zählen Studien, die der kumulativen Wirkung der Ehe Rechnung tragen. Ihnen liegt die Vorstellung zu Grunde, dass der Protektionseffekt mit jedem zusätzlichen Ehejahr kumulativ ansteigt. Lillard und Waite (1995) fanden bspw. heraus, dass das Sterblichkeitsrisiko mit der Dauer der Ehe für Männer zwar schwächer als für Frauen abnimmt, bei Männern jedoch schon zu Beginn der Ehe eine deutliche Risikoreduktion erkennbar ist. Auch Brockmann und Klein (2002) untersuchen die kumulative Bedeutung der Ehejahre auf die Mortalität. Zu ihren Ergebnissen gehört, dass mit jedem zusätzlichen Ehejahr das Mortalitätsrisiko um 2,2% sinkt und im Unterschied zu den Befunden von Lillard und Waite (1995) sogar zu Beginn der Ehe deutlich höher als das der Ledigen ausfällt.

An den genannten Studien lässt sich gut verdeutlichen, was bei der Bestimmung des Kausaleffekts beachtet werden sollte. Lillard und Waite (1995) beispielsweise spezifizieren den Einfluss der Ehe gegenüber den Ledigen anhand der kumulierten Ehejahre auf das Mortalitätsrisiko. Problematisch ist dabei insbesondere, dass der Gesundheitszustand zum Zeitpunkt der Eheschließung nicht kontrolliert wird. D. h., selbst bei einer festgestellten kumulativen Wirkung der Ehedauer auf den Gesundheitszustand bleibt zunächst offen, inwieweit zuvor erfolgte Selektionsprozesse auf den (vermeintlichen oder zu recht bestehenden) Kausaleinfluss eingewirkt haben. Der so ermittelte Kausaleffekt ist schon deshalb zu hinterfragen, da er den vermuteten anfänglichen Selektionseffekt verstärken und er folglich nicht vom Selektionseffekt unterschieden werden kann. Die Ursachen des festgestellten „initial drop" des Mortalitätsrisikos der verheirateten Männer zu Beginn der Ehe müssen Lillard und Waite (1995: 1149) deshalb entweder auf die „dramatic reduction at marriage in the prevalence of risky behaviors or from the selection of the healthiest individuals into marriage" zurückführen.

Will man diesem methodischen Defizit begegnen, dann sind zur Abschätzung des Kausaleinflusses Längsschnittinformationen notwendig, die den Gesundheitszustand *zu Beginn* des Ereignisses (hier der Heirat) enthalten, um dadurch mögliche Selektionseffekte zu kontrollieren. Eine in der Literatur angewandte Möglichkeit zur teilweisen Eliminierung des Selektionseinflusses besteht darin, den Gesundheitszustand zu Beginn *der Beobachtung* zu kontrollieren, um dadurch den sich in der Folge ergebenden Mortalitätsgradienten kausal auf die Ehedauer zurechnen zu können (Goldman 1995: 191; Heinzel-Gutenbrunner 2000: 52). Das Problem bei dieser Herangehensweise resultiert jedoch daraus, dass sich der kontrollierte Gesundheitszustand meist nicht auf den Zeitpunkt des Eintritts des Ereignisses bezieht (z. B. Heirat), sondern meist erst wesentlich später erhoben wird (Lillard & Waite 1995: 1137, Fußnote 4), nämlich dann, wenn die Befragungspersonen erstmals im Panel erfasst werden. Damit wird der Selektionseffekt erst kontrolliert, nachdem er bereits eingetreten ist.

In einem dritten Schritt wird daher der Einfluss der Ehedauer auf den Gesundheitszustand untersucht, wobei die relative Veränderung gegenüber den Ledigen *ab* dem Zeitpunkt der Eheschließung untersucht wird. Der Einfluss davorliegender Selektionseffekte wird dadurch ausgeräumt.

H_3: Verheiratete weisen mit zunehmender Ehedauer eine relative Verbesserung des Gesundheitszustands gegenüber den Ledigen auf.

(4) Im Gegensatz zur isolierten Betrachtung von Selektions- und Kausaleinflüssen muss der Forschungsstand zur *relativen* Bedeutung der Selektions- gegenüber den Kausaleinflüssen als offen angesehen werden. So ist zwar belegt, dass Gesündere eher heiraten und länger verheiratet bleiben als Ungesündere (H_2). Welcher relative Einfluss der Selektion auf den Gesundheitsunterschied zwischen Verheirateten und Unverheirateten zukommt (und damit nicht als Kausaleffekt interpretiert werden kann), bleibt jedoch empirisch bislang unbestimmt. Dies ist vor allem darauf zurückzuführen, dass empirische Studien oft nur „Zeitfenster" untersuchen, die nicht die gesamte Lebensspanne (bzw. meist nicht von Anbeginn) abdecken. Damit verbunden fokussieren sich die Untersuchungen entweder auf den Gesundheitsgradienten zwischen den bereits Verheirateten und den Unverheirateten in einem späteren Lebensabschnitt oder auf den Gesundheitszustand vor der Ehe im Vergleich zu den Ledigen (siehe oben). Im Unterschied zu den bislang vorliegenden Studien hat diese Untersuchung daher den Schwerpunkt, mit der Methode von Mehrzustands-Sterbetafeln, sowohl die Wechsel zwischen Gesundheitszuständen, als auch die Wechsel zwischen Statuspassagen, *simultan* im Lebensverlauf zu bestimmen, um auf diese Weise zwischen Kausaleinflüssen und Selektionseinflüssen diskriminieren zu können. In einem letzten Schritt wird damit in der Untersuchung erstmals nach der relativen Bedeutung der beiden Effekte gefragt, wobei die bislang vorliegenden empirischen Befunde sowohl einen Selektionseinfluss, als auch eine kumulative Wirkung der Ehedauer, nahelegen:

H_4: Sowohl Selektions- als auch Kausaleffekte tragen zum Gesundheitsgradienten zwischen Verheirateten und Ledigen bei.

3 Daten und Methode

Die vorliegende Untersuchung basiert auf dem Sozio-ökonomischen Panel (SOEP, Wellen 1984-2005), das seit 1984 als jährliche Wiederholungsbefragung von anfänglich ca. 12000 befragten Personen ab 16 Jahren in Privathaushalten vom Deutschen Institut für Wirtschaftsforschung in Berlin (DIW) durchgeführt wird (Hanefeld 1987; Rendtel 1995). Das Erhebungsdesign der Startstichprobe umfasst eine repräsentative Haushaltsstichprobe für die westdeutsche Bevölkerung (Sample A) sowie eine disproportionale Stichprobe für die Haushalte mit türkischem, jugoslawischem, italienischem, griechischem und spanischem Haushaltsvorstand (Sample B). Seit 1990 wurde die Panelerhebung um die fünf neuen Bundesländer (Sample C) sowie ab 1995 um eine Teilstichprobe von Zuwanderern (Sample D) erweitert. Seit 1998 sowie ab 2000 wurden die Stichproben jeweils um eine Ergänzungsstichprobe (Sample E und Sample F) erweitert, deren wichtigste Funktion in der Stabilisierung der Fallzahl der Gesamt-Stichprobe des SOEP liegt. Da das SOEP als Haushaltspanel konzipiert ist, werden im jährlichen Rhythmus alle Haushaltsmitglieder ab 16 Jahren, bzw. wenn sie das Befragungsalter von 16 erreichen, befragt. Die Auswertungen in diesem Beitrag nutzen alle Samples (A-F), da nicht davon ausgegangen wird, dass sich die Familienstandseinflüsse zwischen den Samples unterscheiden.

Ausgangspunkt für die Analyse der Gesundheitsentwicklung nach dem Familienstand ist die subjektive Einschätzung des gegenwärtigen Gesundheitszustands, die mit der Frage erhoben wurde: „Wie zufrieden sind sie mit ihrer Gesundheit?" Als Antwortkategorie fungiert dabei eine Skala von 0 (ganz und gar unzufrieden) bis 10 (ganz und gar zufrieden). Dieser Indikator wurde im Unterschied zu anderen Gesundheitsindikatoren[2] durchgängig von 1984 bis 2005 erhoben und erlaubt dadurch die lückenlose Bestimmung von Übergangen zwischen den Gesundheitszuständen. In der vorliegenden Analyse werden die Kategorien 0-4 und 5-10 als Vorliegen von Krankheit bzw. Gesundheit gewertet. Krankheit wird damit als eine erhebliche Gesundheitsunzufriedenheit betrachtet. Dieser eher harte Indikator hat den Vorteil einer gewissen zeitlichen Stabilität und kommt damit dem Umstand entgegen, dass der zum Befragungszeitpunkt

---

[2] Als weiterer Indikator wurde beispielsweise erfragt: „Wie würden Sie Ihren gegenwärtigen Gesundheitszustand beschreiben?" Hierbei stehen eine Fünfer-Skala mit den Kategorien „sehr gut", „gut", „zufrieden stellend", „schlecht" sowie „sehr schlecht" zur Verfügung. Diese Variable wurde jedoch erst 1992 und durchgängig von 1994 bis 2003 erhoben.

erhobene Gesundheitszustand für die Dauer von einem Jahr angenommen werden muss.

Mit der Methode der Mehrzustandstafel wird nun der Gesundheitszustand vor und im Verlauf der Ehe untersucht, wobei zum einen die relative Verbesserung des Gesundheitszustands der Ledigen durch die Heirat und zum anderen die relative Veränderung der Verheirateten gegenüber den Ledigen ab dem Zeitpunkt der Eheschließung betrachtet wird. Die Mehrzustandstafel hat bereits vielfach zur Analyse der aktiven Lebenserwartung (Crimmins, Hayward & Saito 1996; Land, Guralni & Blazer 1994; Rogers, Rogers & Belanger 1989; Unger 2006), sowie von Familienstandswechseln beigetragen (Schoen & Nelson 1974; Schweitzer 1985). Für diese Untersuchung werden beide Anwendungen aufeinander bezogen, also die Familienstände der Ledigen und Verheirateten zusätzlich nach Gesundheitszustand differenziert. Die Mehrzustandstafel unterscheidet im Gegensatz zur traditionellen Sterbetafel nach dem Gesundheitszustand zwischen der gesunden und kranken Bevölkerung. Die Zahl der gesunden Ledigen $l_{x+1}^{l,g}$ im Alter $x+1$ basiert auf den gesunden Ledigen $l_x^{l,g}$ des Alters x abzüglich der Erkrankten Ledigen $d_x^{l,gk}$ und zuzüglich der gesundenden Ledigen $d_x^{l,kg}$. Da die Ledigen schließlich mit den Verheirateten verglichen werden sollen, werden, exemplarisch für die Heiratskohorte des Alters 25, zusätzlich einmalig die gesunden Heiratenden $d_x^{l,gh}$ im Alter 25 abgezogen. Da die Untersuchung auf die Population bis zum Alter 40 eingegrenzt wird[3], wird auf die Dekremente durch die sehr geringe Anzahl der Sterbefälle bis zu diesem Altersjahr verzichtet. Es wird also angenommen, dass alle Personen bis in Alter 40 überleben:

$$l_{x+1}^{l,g} = l_x^{l,g} - d_x^{l,gk} + d_x^{l,kg} - d_x^{l,gh25}$$

Die Mehrzustands-Tafel der kranken Bevölkerung resultiert entsprechend aus

$$l_{x+1}^{l,k} = l_x^{l,k} - d_x^{l,kg} + d_x^{l,gk} - d_x^{l,kh25}$$

Dabei errechnen sich die jeweiligen Erkrankungen $d_x^{l,gk}$ und die Gesundungen $d_x^{l,kg}$ aus den Erkrankungswahrscheinlichkeiten $q_x^{l,gk}$ und den Gesundungswahrscheinlichkeiten $q_x^{l,kg}$:

$$d_x^{l,gk} = l_x^{l,gk} * q_x^{l,gk}$$

[3] Dadurch soll insbesondere die Veränderung des Gesundheitszustands während der ersten Ehejahre mit den Ledigen verglichen werden.

$$d_x^{l,kg} = l_x^{l,kg} * q_x^{l,kg}$$

Die gesunden $d_x^{l,gh}$ und kranken Heiratenden $d_x^{l,kh}$, die im Alter 25 den Ledigen abgezogen werden und die gleichzeitig den Anfangsbestand der gesunden bzw. kranken Verheirateten bilden, errechnen sich aus den Heiratswahrscheinlichkeiten nach dem Gesundheitszustand[4]:

$$d_x^{l,gh} = l_x^{l,gh} * q_x^{l,gh}$$

$$d_x^{l,kh} = l_x^{l,kh} * q_x^{l,kh}$$

Analog zu den Ledigen wird anschließend eine Mehrzustandstafel für die Verheirateten ab dem Alter 26 *($l_x^{v,g}$ und $l_x^{v,k}$)* erstellt.

Die Berechnung der altersspezifischen Mortalitätsraten beruht auf einem ereignisanalytischen Gompertz-Modell

$$q_x = \exp(\beta_0 + \beta_1 x + \beta_2 X)$$

und der Methode des Episodensplittings (Blossfeld & Rohwer 1995). Dabei bezeichnet x das aktuelle Altersjahr und X eine Reihe weiterer unabhängiger Variablen wie Einkommen, Bildung usw. Die Berechnungen wurden für Männer und Frauen getrennt durchgeführt.

4 Ergebnisse

Im Rahmen der Untersuchung werden in einem ersten Schritt die bislang vorliegenden empirischen Befunde repliziert. In Tabelle 1 sind dazu die Ergebnisse der Familienstandseffekte der Verheirateten auf die Krankheitsprävalenz wiedergegeben. Dabei kann man jeweils von einem gegebenem Altersjahr, Geburtsjahr, Bildungsgrad und Äquivalenzeinkommen ausgehen, deren Einflüsse ebenfalls wiedergegeben sind. Der Effekt der verheirateten Männer (Modell 1) zeigt bspw. einen um 0,409 niedrigeren Logit in der Prävalenz von Krankheit bei den Ver-

[4] Der Gesundheitszustand wird dabei zeitgleich im Jahr des Beginns der Ehe erhoben. Dies ist dadurch gerechtfertigt, dass der Gesundheitszustand zur Eheschließung ausschließlich das Resultat des Selektionseffekts sein kann, da die kausale protektive Wirkung der Ehe zu einem so frühen Zeitpunkt noch nicht greifen kann.

heirateten gegenüber den Ledigen. Zu beachten ist hier, dass der Einfluss der aktuellen Ehe wiedergegeben ist, also durch die Betrachtung der durchschnittlichen Dauer der in Ehe verbrachten Jahre auch keinerlei Aussagen zur Verursachung durch entweder Selektions- oder Kausaleffekte getroffen werden können.

Tabelle 1: Prävalenz von Krankheit der Ledigen vs. Verheirateten (logistische Regression)

	Männer			Frauen		
	Modell 1	Modell 2	Modell 3	Modell 4	Modell 5	Modell 6
Konstante	-4,942	-9,972	-8,394	-15,109*	-18,024**	-15,173
Alter	0,056***	0,060***	0,060***	0,042***	0,042***	0,041***
Geburtsjahr	0,001	0,003	0,002	0,006*	0,008*	0,006
Bildungsjahre	-0,077***	-0,081***	-0,081***	-0,079***	-0,008***	-0,078***
Äquivalenzeinkommen	0,039***	0,038***	0,040***	0,041***	0,040***	0,041***
Verheiratet[1)]	-0,409***			-0,380***		
Ehedauer in Jahren[2)]		-0,082***			-0,063***	
(Ehedauer in Jahren[2)])^2		0,003***			0,003***	
Ehedauer 1-4 Jahre[3)]			-0,327***			-0,482***
Ehedauer 5-8 Jahre[3)]			-0,405***			-0,280***
Ehedauer 9-12 Jahre[3)]			-0,509***			-0,297***
Ehedauer 13- Jahre[3)]			-0,561***			-0,441***
χ^2	375,4	370,8	382,9	259,7	225,7	270,5

[1)] Verheiratet = 1, Ledig =0
[2)] Ledig = 0 Jahre
[3)] Referenzkategorie ist ledig
*** (**, *) = mit einer Irrtumswahrscheinlicheit von weniger als 0,01% (1%, 5%).
Quelle: SOEP (1984-2005, Sample A-F)

In Modell 2 wird demgegenüber dem kumulativen Aspekt der Ehedauer Rechnung getragen. D. h. hier wird gemäß der Protektionshypothese angenommen, dass sich die Gesundheit mit zusätzlichen Ehejahren verbessert. Hier zeigt sich eine Abnahme der Prävalenz um den Faktor 0,082 mit jedem zusätzlichen Ehejahr, die jedoch durch den quadratischen Einfluss der Ehejahre (0,003) auch kleiner wird. Allerdings kann auch hier, obwohl eine (kleiner werdende) Verbesserung des Gesundheitszustands mit jedem zusätzlichen Ehejahr zu beobachten ist, nicht unterschieden werden, ob diese Verbesserung seit Beginn der Ehe auftritt, oder ob auch schon zuvor erfolgte Selektionsprozesse zu einer Besserstellung der Verheirateten gegenüber den Ledigen beigetragen haben. Insofern kann der kumulative Effekt zwar als Indiz für das Vorliegen eines Kausaleffekts herangezogen, letztlich aber keine gesicherten Aussagen über seine Größenordnung getroffen werden. Keinesfalls lässt die Abnahme Rückschlüsse darauf zu, wie hoch die Prävalenz zu Beginn der Ehe ist, da diese letztlich auch von der linearen Modellierung abhängig ist. In Modell 3 wird schließlich unter denselben Einschränkungen den unterschiedlichen Einflüssen verschiedener Zeiträume des Verheiratetseins nachgegangen. Hier zeigt sich insbesondere, sowohl bei den Männern als auch bei den Frauen, eine deutlich niedrigere Prävalenz in den ersten vier Ehejahren, die eher für einen ausgeprägten Selektionseffekt als für einen schon so früh einsetzenden Protektionseinfluss sprechen. Insgesamt entsprechen die Befunde (H_1) den bislang vorliegenden Untersuchungen, wonach Verheiratete gesünder als Ledige sind. Offen bleibt an dieser Stelle inwieweit Selektions- bzw. Kausaleffekte für den Einfluss einer Ehe, bzw. der Verweildauer in der Ehe, auf die Prävalenz geltend gemacht werden können.

Tabelle 2: Heiratsrate der Ledigen Männer und Frauen (Relative Risiken)

	Männer	Frauen
exp(Konstante)	65,740***	46,747***
Alter	2,389***	1,094***
Alter^2	0,985***	0,984***
Geburtsjahr	0,959***	0,969***
Bildungsjahre	0,919***	0,890***
Äquivalenzeinkommen	1,037***	1,049***
Gesundheitszustand[1)]	0,674***	0,619***
Ereignisse	1354	1420
Episoden	28056	22051
Log-Likelihood	-5089,564	-5026,858

[1)] Gesund = 0, krank = 1
*** (**, *) = mit einer Irrtumswahrscheinlicheit von weniger als 0,01% (1%, 5%).
Quelle: SOEP (1984-2005, Sample A-F)

In Tabelle 2 sind die Einflüsse des Selektionseinflusses, also des Gesundheitszustands auf die Heiratsrate, als Relative Risiken wiedergegeben. Die Altersabhängigkeit wird dabei über einen linearen sowie einen quadratischen Term modelliert. Hierbei sind wieder das Geburtsjahr, Einkommen und der Bildungsgrad kontrolliert. Der Effekt des Gesundheitszustands bei den Männern besagt beispielsweise, dass bei schlechter Gesundheit die Heiratsrate um 33% niedriger ist als bei guter Gesundheit. Bei den Frauen beträgt der Effekt 38%. Die zweite Hypothese (H_2) kann daher sowohl für Männer als auch Frauen bestätigt werden: Dem Selektionseinfluss kommt ein deutlicher Einfluss zu.

Da die Analyse des Kausaleinflusses der Ehedauer auf den Gesundheitszustand mit der Methode von Mehrzustandstafeln erfolgt, sind zunächst die Übergangsraten zwischen den Gesundheitszuständen zu bestimmen, also die Erkrankungen und Gesundungen. In Tabelle 3 sind die Übergangsraten für Männer und in Tabelle 4 für Frauen wiedergegeben. Der Wert von 1,028 (Tabelle 3, Erkrankung der Ledigen) besagt, dass mit jedem zusätzlichen Altersjahr das Erkrankungsrisiko um 2,8% ansteigt, während die Gesundungschance um 1,6% abnimmt.

Tabelle 3: Übergangsraten der Männer nach Familienstand (Relative Risiken)

	Ledige		Verheiratete	
	Erkrankung	Gesundung	Erkrankung	Gesundung
exp(Konstante)	11,568	-14,925	5,556	3,446
Geburtsjahr	0,992	1,007	0,995	0,998
Bildungsjahre	0,958**	1,016	0,958*	0,970
Äquivalenzeinkommen	0,986*	1,010	0,948***	1,000
Alter	1,028***	0,984**		
Ehedauer			1,035***	0,983*
Heiratsalter			1,052***	0,976**
Ereignisse	989	598	848	459
Episoden	19004	1507	15278	1192
Log-Likelihood	-3890,760	-1359,376	-3269,632	-1085,081

*** (**, *) = mit einer Irrtumswahrscheinlichkeit von weniger als 1% (5%, 10%).
Quelle: SOEP (1984-2005, Sample A-F)

Tabelle 4: Übergangsraten der Frauen nach Familienstand (Relative Risiken)

	Ledige		Verheiratete	
	Erkrankung	Gesundung	Erkrankung	Gesundung
exp(Konstante)	-0,023	-13,615	17,072	8,699
Geburtsjahr	0,999	1,007	0,990	0,995
Bildungsjahre	0,934***	1,024	0,975	1,021
Äquivalenzeinkommen	0,968***	1,005	0,959***	0,998
Alter	1,039***	0,999		
Ehedauer			1,023***	0,984**
Heiratsalter			1,020**	0,987
Ereignisse	883	521	1098	504
Episoden	13797	1339	16886	1476
Log-Likelihood	-3281,118	-1216,266	-4076,747	-1375,729

*** (**, *) = mit einer Irrtumswahrscheinlichkeit von weniger als 1% (5%, 10%).
Quelle: SOEP (1984-2005, Sample A-F)

Bei den Verheirateten wird die Altersabhängigkeit der Übergangsraten über den Einfluss des Heiratsalters für das erste Ehejahr der jeweiligen Heiratskohorte und für die Folgejahre über den Einfluss der Ehedauer modelliert. Beispielsweise steigt mit jedem Jahr einer späteren Heirat die Erkrankungsrate bei den Männern um 5,2% und in den Folgejahren der Ehe um jeweils weitere 3,5%. Die Gesundungschance hingegen sinkt bei Erhöhung des Heiratsalters um ein Jahr um 2,4% und um 1,7% bei jedem weiteren Ehejahr. Die aus den Relativen Risiken berechneten Übergangsraten sind für Männer in Abbildung 1 und für Frauen in Abbildung 2 wiedergegeben, wobei exemplarisch die Geburtskohorte 1960 sowie bei den Verheirateten die Heiratskohorte des Alters 25 ausgewählt wurde.[5] Die Erkrankungsrate der Verheirateten liegt sowohl bei den Männern als auch bei den Frauen minimal unter der der Ledigen, während die Gesundungschance der Verheirateten deutlich über der der Ledigen liegt. Auch wenn die Übergangsraten noch keine Aussagen über die Entwicklung der Prävalenz der Verheirateten insgesamt zulassen, sprechen sie doch eher für eine Unterstützung seitens der Partner im Krankheitsfall und gegen ein günstigeres Gesundheitsverhalten von Verheirateten gegenüber Ledigen (Wyke & Ford 1992). Damit kommt einer sozialen Kontrolle durch den Partner nur geringe Bedeutung zu, was sich auch

[5] Bei den Bildungs- und Einkommenseinflüssen wurden jeweils die Mittelwerte der Verteilungen zu Grunde gelegt.

mit Aspekten homogener Partnerwahl in Verbindung bringen lässt (Klein & Rüffer 2001).

Abbildung 1: Übergangsraten der Männer

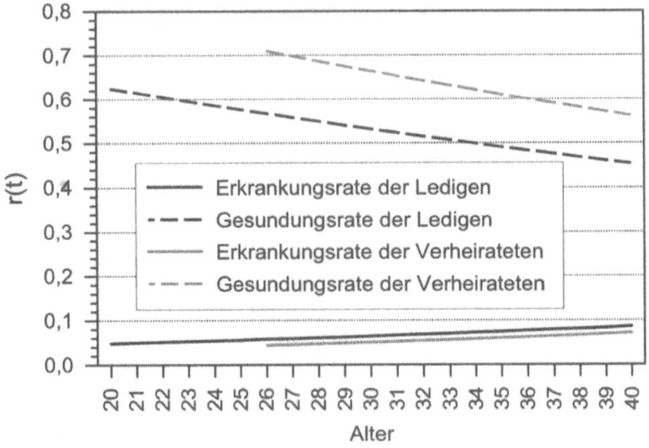

Berechnungen auf Basis von Tabelle 3.
Quelle: SOEP (1984-2005, Sample A-F)

Abbildung 2: Übergangsraten der Frauen

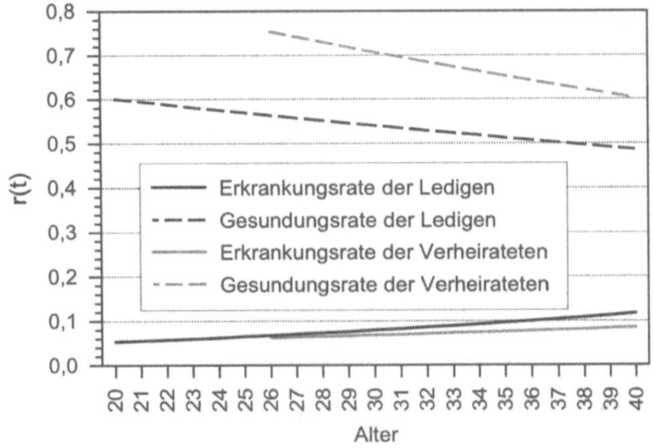

Berechnungen auf Basis von Tabelle 4.
Quelle: SOEP (1984-2005, Sample A-F)

Anschließend lässt sich mit der Methode der Mehrzustandstafel der Gesundheitszustand vor und im Verlauf der Ehe untersuchen, wobei zum einen die relative Verbesserung des Gesundheitszustands der Ledigen durch die Heirat und zum anderen die relative Veränderung der Verheirateten gegenüber den Ledigen ab dem Zeitpunkt der Eheschließung betrachtet wird. Dazu werden anhand der Heiratswahrscheinlichkeiten und der Entwicklung der Übergangsraten der Ledigen und der Verheirateten Familienstandstafeln nach dem Gesundheitszustand für Männer und Frauen, hier exemplarisch für die Kohorte 1960 und Heiratsalter 25, berechnet. In Tabelle 5 ist in den Spalten 3-5 die Anzahl der ledigen Männer nach Gesundheitszustand (ausgehend von 100000 im Alter 20) und die jeweilige

Tabelle 5: Familienstandstafeln der ledigen und verheirateten[1)] Männer nach Gesundheitszustand

Vollendetes Alter	Ehejahr	Ledige gesund	Ledige krank	Ledige %	Verheiratete gesund	Verheiratete krank	Verheiratete %
20		94492	5508	5.51			
21		93374	6625	6.63			
22		92812	7187	7.19			
23		92420	7579	7.58			
24		92075	7924	7.92			
25		91738	8261	8.26			
26	0,5	83625	7958	8.69	7933	481	5.72
27	1,5	83352	8232	8.99	7927	487	5.79
28	2,5	83036	8548	9.33	7908	506	6.01
29	3,5	82697	8887	9.70	7885	529	6.29
30	4,5	82341	9243	10.09	7860	554	6.58
31	5,5	81971	9612	10.50	7833	581	6.91
32	6,5	81588	9996	10.91	7806	609	7.24
33	7,5	81190	10393	11.35	7777	638	7.58
34	8,5	80779	10804	11.80	7747	668	7.94
35	9,5	80354	11230	12.26	7715	699	8.31
36	10,5	79914	11669	12.74	7682	732	8.70
37	11,5	79460	12124	13.24	7648	766	9.10
38	12,5	78991	12593	13.75	7612	802	9.53
39	13,5	78506	13078	14.28	7575	839	9.97
40	14,5	78006	13578	14.83	7536	878	10.43

[1)] Exemplarisch wird hier die Heiratskohorte des Altersjahres 25 dargestellt.
Quelle: SOEP (1984-2005, Sample A-F)

Prävalenz im entsprechenden Alter abgetragen.[6] Da hier exemplarisch die Heiratskohorte im Alter 25 betrachtet werden soll, werden aus der Anzahl der Ledigen im Alter 25 und den Heiratsraten der gesunden respektive kranken Ledigen die entsprechenden Anfangsbestände der Verheirateten berechnet. Anschließend werden wiederum die Anzahl der verheirateten Männer nach Gesundheitszustand und die jeweilige Prävalenz im entsprechenden Alter abgetragen (Spalten 6-8).

Tabelle 6: Familienstandstafeln der ledigen und verheirateten[1)] Frauen nach Gesundheitszustand

Vollendetes Alter	Ehejahr	Ledige gesund	Ledige krank	Ledige %	Verheiratete gesund	Verheiratete krank	Verheiratete %
20		93052	6948	6.95			
21		92252	7747	7.75			
22		91730	8269	8.27			
23		91292	8707	8.71			
24		90873	9126	9.13			
25		90449	9550	9.55			
26	0,5	77769	8814	10.18	12592	823	6.13
27	1,5	77483	9101	10.51	12431	983	7.33
28	2,5	77114	9469	10.94	12373	1042	7.77
29	3,5	76705	9878	11.41	12331	1084	8.08
30	4,5	76271	10312	11.91	12292	1123	8.37
31	5,5	75816	10767	12.44	12252	1163	8.67
32	6,5	75343	11240	12.98	12211	1204	8.98
33	7,5	74852	11732	13.55	12169	1246	9.29
34	8,5	74342	12242	14.14	12125	1289	9.61
35	9,5	73813	12770	14.75	12081	1334	9.94
36	10,5	73265	13318	15.38	12034	1380	10.29
37	11,5	72698	13885	16.04	11987	1428	10.64
38	12,5	72111	14472	16.71	11938	1477	11.01
39	13,5	71505	15079	17.42	11887	1528	11.39
40	14,5	70878	15706	18.14	11835	1580	11.78

1) Exemplarisch wird hier die Heiratskohorte des Altersjahres 25 dargestellt.
Quelle: SOEP (1984-2005, Sample A-F)

6 Der Anfangsbestand (Radix) der gesunden und kranken Ledigen wird über die Prävalenz der Ledigen im Alter 20 mit einer logistischen Regression berechnet.

Für die Untersuchung der Hypothese, welchen Einfluss der Protektionseffekt der Ehe hat (H_3), wird nun die *relative* Veränderung der Verheirateten gegenüber den Ledigen ab dem Zeitpunkt der Eheschließung betrachtet. Der Einfluss davorliegender Selektionseffekte kann dadurch ausgeräumt werden. Betrachtet man die Entwicklung der Prävalenz der ledigen Männer, dann beträgt diese im Alter 26 anfänglich 8,69% und erhöht sich auf 12,26% im Alter 35, also um ca. 41%.[7] Die Prävalenz der verheirateten Männer steigt im gleichen Zeitraum von 5,72% auf 8,31%, also sogar um ca. 45%. Bei den Frauen verläuft die Entwicklung der Prävalenz für die Verheirateten noch ungünstiger: Sie erhöht sich von 6,13% auf 9,94%, also um 62%, während sie bei den Ledigen nur von 10,18% auf 14,74%, also um 45% ansteigt. Interessant ist dabei auch, dass die relative Entwicklung der Prävalenz sowohl von der Höhe der Übergangsraten als auch von der Startprävalenz der entsprechenden Gruppe abhängig ist. So bewirkt der niedrigere Anteil Kranker bei den Verheirateten im Alter 26, dass auch bei einer (minimal) geringeren Erkrankungsrate (vgl. Abbildung 1) absolut *mehr* Personen erkranken, was auch durch eine höhere Gesundungschance der Verheirateten nicht ausgeglichen werden kann. In der Folge kommt es zu einem relativ stärkeren Anstieg der Prävalenz der Verheirateten. Insgesamt zeigt sich also für die ledigen und für die verheirateten Männer eine gesundheitliche Verschlechterung in ähnlicher Größenordnung und für die Frauen sogar eine deutliche Verschlechterung der Verheirateten gegenüber den Ledigen, wodurch dem Protektionseinfluss und damit einer kausalen Wirkung der Ehe in dieser Untersuchung – wenn Selektionseffekte kontrolliert werden – *keine* Bedeutung zukommt.

Welche Annahmen können vor dem Hintergrund der Befunde über die Wirkungsmechanismen des Protektionseffekts getroffen werden? Da die sozioökonomische Position in allen Berechnungen kontrolliert wurde, sind zunächst Spezialisierungsvorteile durch eine ökonomische Besserstellung (Lillard & Waite 1995; Rogers 1995) sowie ein bildungsspezifisches Gesundheitsverhalten (z. B. ein gesünderer Lebensstil durch weniger Alkoholkonsum) auszuschließen (Umberson 1992; Wyke & Ford 1992). Die vorliegende Untersuchung konzentrierte sich daher auf die Überprüfung der Protektionshypothese im Hinblick auf eine soziale Kontrollfunktion des Gesundheitsverhaltens durch den Ehepartner und auf sowohl instrumentelle als auch emotionale Unterstützungsleistungen durch den Partner. Dabei zeigte sich, dass durch die höhere Gesundungschance von Verheirateten zwar Hinweise auf Unterstützungsleistungen im Krankheitsfall gefunden wurden, sie aber nicht zu Verbesserung des Gesundheitszustands von Verheirateten gegenüber Ledigen beitragen. Insgesamt scheinen die Befunde daher die Vermutung nahe zu legen, dass sowohl eine soziale Kontrolle, die

[7] Das Alter 35 wird der Betrachtung zu Grunde gelegt, da es der Anzahl durchschnittlich erlebter Ehejahre entspricht.

zudem ein heterogenes Gesundheitsverhalten der Partner unterstellt, als auch emotionale Unterstützungsleistungen, die sich präventiv auf die Gesundheit auswirken, nicht vorliegen.

Für die Untersuchung der letzten Hypothese (H_4), also der Frage in welcher Größenordnung beide Effekte vorliegen, muss nun lediglich die relative Größenordnung des Selektions- und Kausaleffekts betrachtet werden. Um den Einfluss des Selektionseffektes, also die relative Verbesserung der Ledigen durch die Heirat zu bestimmen, muss dazu die Prävalenz der Verheirateten im ersten Ehejahr (5,72% bei den Männern und 6,13% bei den Frauen) mit der Prävalenz der Ledigen im gleichen Altersjahr (8,69% bei den Männern und 10,18% bei den Frauen) verglichen werden. Insgesamt ergibt sich damit durch die Heirat eine Verbesserung des Gesundheitszustands der Ehe um ca. 33% bei den Männern und um ca. 40% bei den Frauen. Da sich zudem der bessere Gesundheitszustand der verheirateten Männer und Frauen vollständig auf die Selektion der Gesünderen in die Ehe erklären lässt, und kein Kausaleffekt im Sinne einer relativen Verbesserung gegenüber den Ledigen vorliegt, beträgt der Einfluss des Selektionseffektes in beiden Fällen 100%.

5 Diskussion

In diesem Beitrag wurde der relative Anteil von Selektions- gegenüber Kausaleffekten bei den Gesundheitsunterschieden zwischen Verheirateten und Ledigen untersucht. Dabei zeigte sich, dass – entgegen den bislang vorliegenden Untersuchungen, die jedoch den Selektionseinfluss nicht kontrollieren – dem Protektionseinfluss und damit einer kausalen Wirkung der Ehe keine Bedeutung zukommt. Vielmehr lässt sich der Gesundheitsunterschied vollständig auf die Selektion der Gesünderen in die Ehe erklären.

Bedeutsam ist der Befund insofern, als er der Selektion als „Erklärung" bei der Bestimmung des Gesundheitsgradienten eine zentrale und nicht zu vernachlässigende Größe zuweist und Selektion damit nicht als Residualkategorie verstanden werden darf, die, wie in den meisten empirischen Untersuchungen, nur theoretisch (mit)reflektiert wird.

Den Ursachen der, relativ gegenüber den Ledigen, z. T. stärkeren Verschlechterung des Gesundheitszustands im Verlauf der Ehe konnte im Rahmen dieser Untersuchung hingegen nicht nachgegangen werden. Jedoch ist denkbar, dass die Gesunden respektive Kranken, die eine Ehe eingehen, auch eine jeweils unterschiedliche Gesundheitsentwicklung aufweisen. Mit anderen Worten kann es sich hier um ein *Fortwirken der Selektion* handeln, die, für gesunde und kranke zusammen betrachtet, zu einer ähnlichen Gesundheitsentwicklung wie bei den

Ledigen führt. Aber auch welches Gesundheitsverhalten der festgestellten Entwicklung zu Grunde liegt, konnte auf Grund der Datenlage nur indirekt beantwortet werden. Es zeigten sich eher Hinweise für den größeren Einfluss von Unterstützungsleistungen seitens der Partner im Krankheitsfall als für ein günstigeres Gesundheitsverhalten von Verheirateten gegenüber Ledigen.

Bei der Berechnung des kumulativen Einflusses der Ehedauer ist aber auch zu berücksichtigen, dass die durchschnittliche Ehedauer durch die Beschränkung auf die Ehen, die von Beginn an beobachtet werden können, auf kürzere Zeiträume beschränkt bleiben musste. Der Einfluss längerer Ehedauern geht aufgrund des begrenzten Beobachtungszeitraums des SOEP somit nicht in die Berechnungen ein.

Literatur

Blane D, Harding S, Rosato M (1999). Does Social Mobility Affect the Size of the Socioeconomic Mortality Differential? Evidence from the Office for National Statistics Longitudinal Study. Journal of the Royal Statistical Society 162: 59-70.

Blossfeld HP, Rohwer G (1995). Techniques of Event History Modeling. New Approaches to Causal Analysis, Mahwah, New Jersey: Laurence Erlbaum Associates.

Brockmann H, Klein T (2002). Familienbiographie und Mortalität in Ost- und Westdeutschland. Z Gerontol Geriat 35: 430-440.

Crimmins EM, Hayward MD, Saito Y (1996). Differentials in Active Life Expectancy in the Older Population of the United States. J Gerontol B Psychol Sci Soc Sci 51: 111-120.

Feinstein JS (1993). The Relationship between Socioeconomic Status and Health: A Review of the Literature. Milbank Q 71: 279-322.

Goldmann N (1993). Marriage Selection and Mortality Patterns: Inferences and Fallacies. Demography 30: 189-208.

Goldman N, Korenman S, Weinstein R (1995). Marital Status and Health Among the Elderly. Soc Sci Med 40: 1717-1730.

Gove WR (1973). Sex, Marital Status, and Mortality. AJS 79: 45-67.

Hanefeld U (1987). Das Sozio-ökonomische Panel. Grundlagen und Konzeption, Frankfurt a.M., New York: Campus.

Heinzel-Gutenbrunner M (2000). Armutslebensläufe und schlechte Gesundheit – Kausation oder soziale Selektion? Aachen: Shaker Verlag

Helmert U, Bammann K, Voges W (2000). Zum Stand der Forschung: Soziale Ungleichheit und Gesundheit. In: Helmert U, Bammann K, Voges W, Müller R, eds. Müssen Arme früher sterben? Soziale Ungleichheit und Gesundheit in Deutschland, Weinheim, München: Juventa: 15-26.

Hu Y, Goldman N (1990). Mortality Differentials by Marital Status: An International Comparison. Demography 27: 233-250.

Hummer R, Rogers RG, Eberstein IW (1998). Sociodemographic Differentials in Adult Mortality: A Review of Analytic Approaches. Population and Development Review 24: 553-578.

Joung I MA, van de Mheen HD, Stronks K et al. (1998). A Longitudinal Study of Health Selection in Marital Transitions. Soc Sci Med 46: 425-435.

Klein T (1993). Familienstand und Lebenserwartung. Eine Kohortenanalyse für die Bundesrepublik Deutschland. Zeitschrift für Familienforschung 5: 99-114.

Klein T, Rüffer W (2001). Partnerwahl und Rauchgewohnheiten – Analysen zum Einfluss sozialstrukturunabhängiger Mechanismen der Partnerwahl. In: Klein T, ed. Partnerwahl und Heiratsmuster. Sozialstrukturelle Voraussetzungen der Liebe, Opladen: Leske + Budrich: 163-181.

Kobrin FE, Hendershot GE (1977). Do Family Ties Reduce Mortality? Evidence From the United States, 1966-1968. Journal of Marriage and the Family 39: 736-745.

Land KC, Guralnik JM, Blazer DG (1994). Estimating Increment-Decrement Life Tables with Multiple Covariates from Panel Data: The Case of Active Life Expectancy. Demography 31: 297-319.

Lillard LA, Waite LJ (1995). Til Death Do Us Part: Marital Disruption and Mortality. American Journal of Sociology 100:1131-1156.

Lillard L A, Panis C W A (1996). Marital Status and Mortality: The Role of Health. Demography 33: 313-327.

Lopez D, Caselli AG, Valkonen T, ed. (1995). Adult Mortality in Developed Countries: From Description to Explanation. Oxford: Clarendon Press.

Mielck A, Blommfeld K (1999). Inhalte und Ziele der Sozial-Epidemiologie. Beitrag zur Standortbestimmung der deutschsprachigen Diskussion. Das Gesundheitswesen 61: 445-454.

Mielck A, Helmert U (1998). Soziale Ungleichheit und Gesundheit. In: Hurrelmann K, Laaser U, eds. Handbuch Gesundheitswissenschaften, Weinheim, München: Juventa: 519-535.

Rendtel U (1995). Lebenslagen im Wandel: Panelausfälle und Panelrepräsentativität, Frankfurt a.M., New York: Campus.

Rogers RG, Rogers A, Belanger A (1989). Active Life Among the Elderly in the United States: Multistate Life-table Estimates and Population Projections. Milbank Q 67: 370-411.

Rogers RG (1995). Marriage, Sex, and Mortality. Journal of Marriage and the Family 57: 515-526.

Rogers RG (1996). The Effect of Family Composition, Health, and Social Support Linkages on Mortality. J Health Soc Behav 37: 326-338.

Schoen R, Nelson T (1974). Marriage, Divorce, and Mortality: A Life Table Analysis. Demography 11: 267-290.

Schweitzer W (1985). Zur Ermittlung von Familienstandstafeln. In: Buttler G, ed. Statistik zwischen Theorie und Praxis: Festschrift für Karl-August Schäffer zur Vollendung seines 60. Lebensjahres, Göttingen: Vandenhoeck und Reuprecht: 226-239.

Steinkamp G (1992). Soziale Ungleichheit, Erkrankungsrisiko und Lebenserwartung. Kritik der sozialepidemiologischen Ungleichheitsforschung. In: Meulemann H, El-

ting-Camus A, eds. 26. Deutscher Soziologentag. Lebensverhältnisse und soziale Konflikte im neuen Europa. Frankfurt, New York: Campus: 244-246.
Townsend P, Davidson N (1982). Inequalities in Health. The Black Report, Harmondsworth: Penguin.
Trovato F, Lauris G (1989). Marital Status and Mortality in Canada: 1951-1981. Journal of Marriage and the Family 51: 907-922.
Umberson D (1992). Gender, Marital Status and the Social Control of Health Behavior. Soc Sci Med 34: 907-917.
Unger R (2006). Trends in active life expectancy in Germany between 1984 and 2003 – a cohort analysis with different health indicators. Journal of Public Health 14: 155-163.
Waldron I, Weiss C, Hughes ME (1997). Marital Status Effects on Health: Are There Differences between never Married Women and Divorced and Seperated Women. Soc Sci Med 45: 1387-1397.
Williams K, Umberson D (2004). Marital Status, Marital Transitions, and Health: A Gendered Life Course Perspective. J Health Soc Behav 45: 81-98.
Wunsch G, Duchêne I, Thiltgès E et al. (1996). Socio-Economic Differences in Mortality. A Life Course Approach. European Journal of Population 12: 167-185.
Wyke S, Ford G (1992). Competing Explanations for Associations Between Marital Status and Health. Soc Sci Med 34: 523-532.
Zick CD, Smith KR (1991). Marital Transitions, Poverty, and Gender Differences in Mortality. Journal of Marriage and the Family 53: 327-336.

IV. Health Inequalities – Konsequenzen für Forschung und Praxis

Die Bekämpfung gesundheitlicher Ungleichheiten und die Bedeutung sozialer Determinanten: Unterschiedliche Definitionsansätze und ihre politischen Konjunkturen

Hilary Graham

1 Einleitung

In den letzten 100 Jahren hat sich in den wohlhabenden Ländern eine drastische Senkung der allgemeinen Mortalität vollzogen. Die rohe Sterberate sank beispielsweise in den USA zwischen 1900 und 1950 von 17 auf 7 pro 1000, unter Männern sank sie im gleichen Zeitraum in Großbritannien von 15 auf 3 pro 1000. (McKinlay & McKinlay 1994; Charlton 1997). Diese Tendenz hält im 21. Jahrhundert an. Die Lebenserwartung in den Ländern mit hohem Einkommen erreichte bis dato Rekordhöhen (Dorling et al. 2006). Trotz dieses einmaligen Niveaus an Wohlstand und Gesundheit bleiben die Möglichkeiten, ein langes und gesundes Leben zu genießen, sozial ungleich verteilt. Wie in der Vergangenheit auch, haben Personen, die unter privilegierten sozialen Bedingungen leben, eine höhere Lebenserwartung als diejenigen, die in der sozioökonomischen Hierarchie weiter unten stehen. Dieses Muster trifft sowohl auf unterschiedliche ethnische Gruppen als auch auf Männer und Frauen zu. Nachgewiesen für ganz Europa, wiederholen sich diese Unterschiede in den USA und Kanada wie auch in Australien und Neuseeland (Mackenbach 2005; Wilkins et al. 2002; Elo & Preston 1996; Turrell & Mathers 2001; Blakely et al. 2002). Es gibt nur schwache Anzeichen dafür, dass diese sozioökonomischen Ungleichheiten sich verringern. Im Gegenteil, die Indizien der letzten 30 Jahre deuten eher darauf hin, dass sich Ungleichheiten bei den Kernindikatoren der Gesundheit (wie der Sterblichkeit) noch weiter ausweiten. Der Trend reflektiert differentielle Raten im Gesundheitszuwachs: „Während die Sterblichkeit in allen sozioökonomischen Gruppen zurückgegangen ist, verlief der Rückgang in den höheren sozioökonomischen Gruppen proportional schneller“ (Schalick et al. 2000; Mackenbach 2005: 8).

Vor diesem Hintergrund kommen gesundheitliche Ungleichheiten zunehmend auf die politische Agenda. Viele wohlhabende Länder haben die Public

Health-Kernziele erweitert, um beides anzugehen: die Gesundheit der Bevölkerung zu verbessern und gesundheitliche Ungleichheiten zu reduzieren. Beide Ziele werden durch die zunehmende Fokussierung auf soziale Faktoren, die als bedingende Faktoren für die Entstehung gesundheitlicher Ungleichheiten angesehen werden, weiter vorangetrieben. Diese Stoßrichtung wird in dem Ausdruck „tackling social determinants" – „Bekämpfung sozialer Determinanten der Gesundheit" – zusammengefasst, ein Ansatz, der versucht, beides zu vereinen: sowohl eine bessere als auch eine „gleichere" Gesundheit für alle.

Während gesundheitliche Ungleichheiten und soziale Determinanten der Gesundheit einen zentralen Stellenwert in den modernen Gesundheitspolitiken erhalten, ist nicht immer deutlich erkennbar, was mit den jeweiligen Konzepten, die auf die Verringerung von gesundheitlichen Ungleichheiten (und den dahinter liegenden Determinanten) gemeint ist. Stattdessen variieren die entsprechenden Definitionsansätze in Abhängigkeit von Kontext und Zeit. Dies ist durchaus nicht überraschend, weil Studien seit langem zeigen, dass die zu Grunde liegenden politischen Konzepte und Willensbekundungen in den unterschiedlichen Feldern (Forschung, Politik, lokale und nationale Akteure) sehr unterschiedlich ausbuchstabiert werden (Bowker & Starr 2000). Daher kann auch erwartet werden, dass es heute sehr unterschiedliche und vielfältige Bedeutungen dessen gibt, was als gesundheitliche Ungleichheiten und soziale Determinanten der Gesundheit verstanden wird und wie in diesen Zusammenhang interveniert werden kann. Die unterschiedlichen Bedeutungen können aber auch die Chancen einer breiteren Koalition erhöhen, wenn einzelne Institutionen und Akteure mit ihren jeweils unterschiedlichen Sichtweisen in eine Kooperationsbeziehung eintreten (Humpage & Fleras 2001). Gleichzeitig können so auch sehr unterschiedliche Aktivitäten – Gesundheitskampagnen, Unterstützungsdienste für junge Mütter, Vorschulerziehungsangebote, Hausbauprogramme oder die Integration in den Arbeitsmarkt – unter dem gleichen Dach der Reduzierung gesundheitlicher Ungleichheiten und damit verbundener sozialer Problemlagen versammelt werden.

Weite Definitionen und nicht festgelegte Bedeutungen verursachen allerdings auch Schwierigkeiten in der Entwicklung und Verbreitung von Strategien und Maßnahmen. Sie können die unterschiedlichen Akteure in der Politik und Praxis verwirren und letztlich im Unklaren darüber lassen, was sie eigentlich tun sollen. Das Resultat ist, dass Ziele unklar werden und der entscheidende Impuls reduziert wird, Dinge wirklich zu verändern und zu reformieren (Benzeval & Meth 2002). Das Prinzip lautet dann: Anstatt existierende Politik- und Steuerungsformen grundsätzlich zu überdenken, ist es einfacher, etablierte Praktiken einfach neu zu benennen, wodurch aber wiederum die Komplexität gesundheitlicher Ungleichheiten (und ihrer Reduzierung) nicht mehr ernsthaft angegangen wird (Exworthy & Powell 2000; Exworthy et al. 2002). Solche Unklarheiten ob der zu Grunde liegenden Kernkonzepte machen es für die Politikgestaltung schwierig, die möglichen Effekte von Interventionen einzuschätzen: Unterschiedliche Auffassungen über gesundheitliche Ungleichheiten und ihre sozialen Determinanten benötigen auch unterschiedliche Maßstäbe, um den Fortschritt messen zu können.

Der vorliegende Beitrag beleuchtet eben diese unterschiedlichen Bedeutungen, die gesundheitlichen Ungleichheiten und ihren sozialen Determinanten zugeschrieben werden. Er diskutiert ihren Platz in der aktuellen Public Health-Politik, bevor die Unschärfen der einzelnen Konzepte näher betrachtet werden. Der Beitrag konzentriert sich in der Darstellung auf die Problematik in den so genannten wohlhabenden Ländern: auf Staaten also, die früh industrialisiert wurden und ihren Platz unter den reichsten und „gesündesten" Ländern der Welt bewahrt haben. Unter diesen Staaten scheint Großbritannien aktuell an der Spitze der Politikentwicklung zu stehen. Ein Review zur Politikgestaltung in Europa von 1990 bis 2001 zeigt, dass „Großbritannien nach einer Periode des Hinterherhinkens hinter Kontinentaleuropa nunmehr bei der Entwicklung und Implementierung einer Politik, die sozioökonomische Ungleichheiten in der Gesundheit reduzieren soll, vorne steht." (Mackenbach et al. 2003: 1409) Bemerkenswert ist, dass Großbritannien das einzige Land ist, das sich auf eine „verständliche, koordinierte Politik hinbewegt" (ebd.). In einem Update dieses Reviews wurden europäische Länder einem Kontinuum zugeordnet: beginnend bei den Ländern ohne einen politischen Fokus auf gesundheitliche Ungleichheiten bis hin zu denen mit integrierten Plänen, gesundheitliche Ungleichheiten anzugehen. England und die übrigen Regierungen Großbritanniens dominieren inzwischen letztere Gruppe (Judge et al. 2005). Daher bietet Großbritannien ein aufschlussreiches Fallbeispiel, an dem die vielfältigen und sich verändernden Definitionsversuche erläutert werden können, die der Bekämpfung gesundheitlicher Ungleichheiten von offizieller Seite zu Grunde liegen.

2 Ein komprimierter Rückblick auf die Public Health-Politik

Im späten 20. Jahrhundert passierte es nicht zum ersten Mal, dass Regierungen in wohlhabenden Ländern ihre Sorge über soziale Bedingungen ausdrückten, die die Gesundheit der Bevölkerung massiv beeinflussen und so Ungleichheiten in der Gesundheit produzieren. Schon das späte 19. Jahrhundert sah sich einer Public Health-Profession gegenüber, die bereits eine politische Schlüsselrolle in Großbritannien innehatte und Regierungen aufgeforderte, die Lebensbedingungen der Menschen zu verbessern, vor allem in den rasant expandierenden Industriegebieten. Das Ergebnis war eine Reihe von Maßnahmen, um sauberes Trinkwasser sowie grundlegende Standards bei der Einrichtung von Abwassersystemen und der Errichtung von Unterkünften für die urbane Arbeiterklasse festzulegen und zu gewährleisten (Evans 1978; Whitehead 1997). Die frühen Jahrzehnte des 20. Jahrhundert erfuhren gegenüber diesen starken strukturbezogenen Maßnahmen eine deutliche „Einengung des Public Health Mandats" in Richtung individuenzentrierter Interventionen wie der Gesundheitsbildung (Lewis 1986: 6). Im Verlauf des Jahrhunderts, nachdem die Sterblichkeitsrate von Herzerkrankungen und Krebs kontinuierlich anstieg, wurden der Aufgabenbereich und die damit verbundenen Ressourcen für Public Health sogar noch weiter eingeschränkt. Regierungen wandten sich schließlich mehrheitlich an die klinische Medizin, um die Epidemie chronischer Krankheiten zu bekämpfen.

In den siebziger Jahren des 20. Jahrhundert war diese Dominanz der Medizin in der Gesundheitspolitik fortwährender Kritik ausgesetzt (siehe McKeown 1971, 1979; Illich 1975; McKinlay 1975; Navarro 1976; Doyal 1979). Die Kritik kam von Akteuren aus unterschiedlichen Disziplinen und Professionen. Sie alle teilten die Auffassung, nach der die Gesundheitspolitik zu sehr auf klinische Interventionen ausgerichtet war und den sozialen Determinanten von Gesundheit zu wenig Beachtung schenkte. Diese Kritik war Konsens und wurde durch McKeowns historische Analyse zum Rückgang der Sterblichkeit in England und Wales gestützt. McKeowns (1979: 91) argumentierte, dass „der Beitrag der klinischen Medizin zur Reduzierung der Sterblichkeit und dem Anstieg der Lebenserwartung in den letzten drei Jahrhunderten geringer war als der anderer Einflüsse". Unter „anderen Einflüssen" verstand er beispielsweise ökologische Verbesserungen, die Erhöhung des Lebensstandards und insbesondere eine verbesserte Ernährungslage (McKeown 1971). Es gab daher, wie McKinlay (1975: 7) es nannte,

> „a case for refocusing upstream [...] away from those individuals and groups who are mistakenly held responsible for their condition, toward a range of broader upstream political and economic forces."

Diese so genannten „Upstream"-Fakoren stellten fortan die sozialen Determinanten von Gesundheit dar, ein Konzept also, das verwendet wurde, um „den gesundheitsrelevanten Einfluss von Lebens- und Arbeitsbedingungen sowie Mustern von sozialen und ökonomischen Verhältnissen" aufzuzeigen (Doyal 1979: 296). Ein Vierteljahrhundert später übernahm die „WHO Commission on Social Determinants of Health" eine sehr ähnliche Formulierung. Sie unterstrich, dass die „Gesundheit der Menschen größtenteils von sozialen Bedingungen abhängt, in denen sie leben und arbeiten – den sogenannten sozialen Determinanten von Gesundheit" (CSDH 2006: 3).

Diese starke kritische Ausrichtung der siebziger Jahre mündete schnell in Debatten über die Aufgaben von Public Health-Politik ein. Ein frühes Beispiel war ein Bericht der kanadischen Regierung, der explizit auf das Argument von McKeown verwies, dass Sozialpolitik und nicht-medizinische Interventionen der Schlüssel zur Verbesserung der Gesundheit in der Bevölkerung sind. Die Public Health-Politik sollte dementsprechend die „eigentlichen Ursachen von Mortalität und Morbidität" adressieren (Lalonde 1974: 13). Der Lalonde-Bericht war Teil einer größeren politischen Wiederbelebung von Public Health, einer Wiederbelebung, die ihren größten visionären Ausdruck in der Satzung von *„Gesundheit für Alle"* (*Health for All*, HFA) der späten siebziger Jahre fand. Diese Bewegung sollte nationale Regierungen und die WHO dazu verpflichten, ein akzeptables Maß an Gesundheit für alle im Jahr 2000 zu sichern (WHO 1981, 1998). Um die WHO-HFA Equity-Agenda zu unterstützen, formulierten Göran Dahlgren und Margaret Whitehead die Hauptdeterminanten von Gesundheit, die hiernach als eine Art übereinander liegender Schichten verstanden werden müssen (Dahlgren & Whitehead 1991). Die Einflüsse wurden in einem Modell veranschaulicht, das zur bekanntesten Darstellung sozialer Determinanten der Gesundheit avancierte. Abbildung 1 zeigt die neueste Version des Modells (nach Dahlgren & Whitehead 2006).

Abbildung 1:

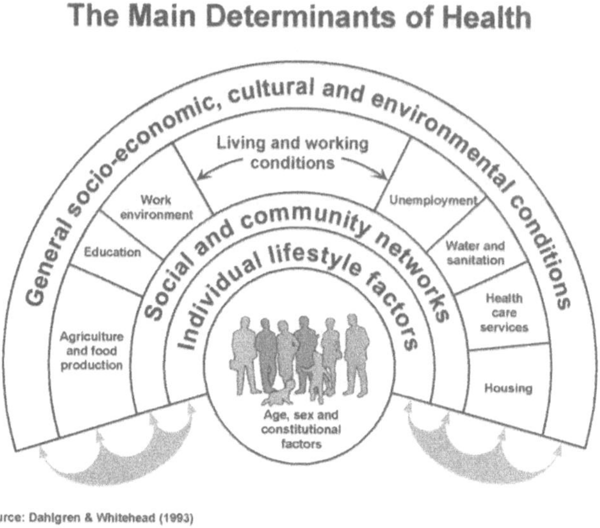

Im Laufe der 1980er und 1990er Jahre begann die Strategie der HFA nationale Politiken zu beeinflussen. So war ihr Einfluss auf Schweden schon im Jahre 1984 überaus offensichtlich (Vallgårda 2007a). In Großbritannien war die Antwort auf die Forderung der HFA dagegen mehrdeutig. Die Labour-Regierung, die einen detaillierten Bericht über sozioökonomische Ungleichheiten in der Gesundheit, den so genannten Black Report, in Auftrag gegeben hatten wurde 1979 durch eine stark konservativ orientierte Regierung abgelöst, die die Schlussfolgerung schlicht ablehnte, nach der die Ursachen von gesundheitlichen Ungleichheiten in den allgemeinen Ungleichheitsstrukturen einer Gesellschaft begründet sind (Townsend & Davidson 1982). Dies lässt bereits erahnen, dass es wenig politischen Willen gab, gesundheitliche Ungleichheiten überhaupt zu identifizieren, um dann die sozialen Determinanten zur Verringerung von Ungleichheiten zu adressieren. Dennoch legte Großbritannien in den frühen 1990er Jahren messbare Ziele zur Gesundheitsverbesserung fest (Secretary of State for Health 1992). Dies war eine fundamentale Änderung der politischen Ausrichtung in Hinblick darauf, wie mit gesundheitlichen Ungleichheiten (oder „gesundheitlichen Variationen", wie sie damals genannt wurden) umgegangen werden sollte. Die Regierung wurde darauf hingewiesen, dass „ohne ein erhöhtes Maß an Aufmerksamkeit für die Problematik, Gesundheitsdifferenzen eine ernst zu nehmende Barriere für das Erreichen der Ziele bedeuten könnten" (Variations Sub-Group 1995: 29). Mit dem Wahlsieg der *Labour*-Partei im Jahr 1997 wechselte der politische Diskurs über Nacht von gesundheitlichen Variationen zu gesundheitlichen Ungleichheiten – und gesundheitliche Ungleichheiten bewegten sich von der Peripherie immer mehr in das Zentrum der Aufmerksamkeit in der Public Health-Politik. Eine ausführliche Analyse zu gesundheitlichen Ungleichheiten wurde abermals in Auftrag gegeben, um eine neue Public Health-Strategie in England und in den dezentralisierten Ländern Großbritanniens – Nordirland, Schottland und Wales – zu entwickeln (Independent Inquiry into Inequalities of Health 1998). Zum ersten Mal machten diese Strategien die Reduzierung von gesundheitsbezogenen sozioökonomischen Unterschieden zu einem expliziten Kernziel in der Politik (Box 1).

Box 1: Gesundheitliche Ungleichheiten bekämpfen

England: „die Gesundheit von allen zu gewährleisten und gesundheitliche Ungleichheit zu bekämpfen, ist ein herausforderndes Ziel – ein Kreuzzug für die Gesundheit in einem Ausmaß, das niemals zuvor von der Regierung unternommen wurde." (Secretary of State for Public Health 1995: 5)

Schottland: „die Vision der Regierung, die Gesundheit für alle zu verbessern [...] ist dabei, eine Verbesserung für Gesundheit und Leben aller Einwohner zu realisieren und die gesundheitlichen Ungleichheiten zu bekämpfen, die momentan existieren [...] Bekämpfung von Ungleichheiten wird das Hauptziel sein." (Secretary of State for Scotland 1999: 2, vii)

Wales: „unsere Vision ist es, Gesundheit zu fördern und zu schützen sowie Ungleichheiten in der Gesundheit zu reduzieren." (Secretary of State for Wales 1998: iv)

Nordirland: „dieser neue Ansatz für die öffentliche Gesundheit [...] zielt darauf ab, die Gesundheit unserer Einwohner zu verbessern und gesundheitliche Ungleichheiten zu reduzieren." (DHSSPS 2000: 17)

Schweden: „die vorgeschlagene Vision ist, eine gute Gesundheit unter der Maßgabe der Gleichheit zu erreichen" (Ministry of Health and Social Affairs 2001: 11).

Neuseeland: „die kombinierten Ziele sollten auf die Verbesserung der Gesundheit in unserer Gemeinschaft abheben und die Reduktion von Disparitäten im Gesundheitszustand aller Neuseeländer einschließlich Maori und der Pazifikbevölkerung beinhalten. [...] Gesundheitliche Ungleichheiten zu adressieren, ist eine Hauptpriorität, die ein fortwährendes Engagement benötigt." (King 2000: 3-4).

Dänemark: „soziale Ungleichheit in der Gesundheit sollte minimiert werden." (Government of Denmark 2002)

USA: „das erste Ziel von *Healthy People 2010* ist, den Menschen aller Altersklassen zu helfen, ihre Lebenserwartung zu erhöhen und ihre Lebensqualität zu verbessern [...] Das zweite Ziel von *Healthy People 2010* ist es, gesundheitliche Disparitäten unter Segmenten der Bevölkerung zu eliminieren" (DHHS 2000: 5, 7).

Die Tendenz der politischen Entwicklung in Großbritannien spiegelt sich ebenfalls in anderen Ländern wider, auch wenn deutliche nationale Unterschiede in Rechnung gestellt werden müssen (Box 1). In einigen Ländern, unter anderem in Australien, ist der Mangel an „Verpflichtungen" auf föderaler Ebene zumindest teilweise durch eine aktivere Politik auf zentraler Ebene ausgeglichen worden (Newman et al. 2006). In einigen Ländern wie den USA und Neuseeland liegt das Hauptaugemerk auf Ungleichheiten zwischen mehr oder weniger benachteiligten ethnischen Gruppen. Größtenteils jedoch liegt der primäre Interventionsfokus auf sozioökonomisch bedingten Unterschieden in der Gesundheit. Bei der

Beschreibung dieser sehr unterschiedlichen Dimensionen gesundheitlicher Ungleichheit bevorzugen einige Regierungen (allen voran die USA) den Ausdruck gesundheitliche Disparitäten, anstatt gesundheitliche Ungleichheiten.

Diese kombinierten politischen Ziele sowohl allgemein verbesserter Gesundheit in der Bevölkerung als auch der egalitären Verteilung von Gesundheitschancen wurden durch Dahlgrens und Whiteheads Modell der Determinanten von Gesundheit deutlich beeinflusst (Box 2). Dieser Einfluss ist in der Public Health-Strategie der USA weniger offensichtlich zu erkennen. Aber sogar hier werden auch solche Determinanten betont, die in Dahlgrens und Whiteheads Modell aufgeführt sind.

Box 2: Soziale Determinanten gesundheitlicher Ungleichheit beachten

England: „(das politische Programm) adressiert die zu Grunde liegenden Determinanten der Gesundheit, um auf die zu Grunde liegenden Ursachen von gesundheitlichen Ungleichheiten abzuzielen. […] Das Ziel der Regierung ist es, gesundheitliche Ungleichheiten zu reduzieren durch die Bekämpfung der umfassenderen Determinanten gesundheitlicher Ungleichheit." (DH 2003: 5, 7)

Schottland: „ein frischer Ansatz ist notwendig – eine Public Health-Strategie, die die grundlegendsten Ursachen unserer Gesundheitsprobleme adressiert." (Secretary of State for Scotland 1998: 1)

Nordirland: „die Regierung ist verpflichtet, die grundlegendsten Ursachen von Krankheit und sozialen Missständen zu bekämpfen. Sie erkennt, welche Auswirkungen Armut, schlechte Wohnverhältnisse, Arbeitslosigkeit und ungesunde Nahrung auf die Gesundheit und das Wohlbefinden haben […] Es ist klar, dass die meisten Ungleichheiten, unabhängig davon ob am Einkommen, Bildungsgrad oder Beruf gemessen, in der Gesundheit mit Nachteilen verbunden sind." (DHSS 1997: 18, 26)

Schweden: „Schweden hat jetzt eine neue nationale Public Health-Politik. […] Wo zuvor Ziele auf Krankheit oder Gesundheitsprobleme ausgerichtet waren, stehen stattdessen nunmehr Determinanten der Gesundheit im Mittelpunkt. Determinanten der Gesundheit sind gesellschaftliche Determinanten oder Lebensbedingungen, die zu guter oder schlechter Gesundheit beitragen." (Ågren 2003: 3, 5)

Neuseeland: „Die Gesundheit der Bevölkerung zu verbessern bedeutet, auf jene Determinanten zu fokussieren, die die Gesundheit am stärksten beeinflussen. […] Die Bekämpfung umfassender Determinanten erfordert ein übergreifendes Handeln in allen Sektoren." (King 2000: 5)

USA: „Gemeinschaften, Staaten und nationale Organisationen werden einen multidisziplinären Ansatz nutzen müssen, um gesundheitliche Gleichheit zu erreichen – ein Ansatz, der die Verbesserung der Gesundheit, der Bildung, Unterkunft, Arbeit, des Rechts, Transports, der Landwirtschaft und der Umwelt beinhaltet." (DHSS 2000)

Zusammengenommen verbirgt sich hinter diesen allgemeinen politischen Absichtserklärungen ein sehr unterschiedliches Verständnis gesundheitlicher Ungleichheit und ihrer sozialen Determinanten. Ein erste Erklärung dafür beinhaltet, dass gesundheitliche Ungleichheiten genau wie das Verständnis ihrer sozialen Determinanten divergierende Bedeutungen aufweisen, die in Abhängigkeit von Zeitpunkten und Orten der jeweiligen Diskussion variieren. Der folgende Abschnitt beleuchtet Aspekte dieser Variationen.

3 Was bedeutet „Bekämpfung gesundheitlicher Ungleichheiten"?

Eine Analyse der politischen Statements und Aktionspläne, die die Entwicklung der neuen Public Health-Politik in England von 1997 bis 2003 kennzeichneten, konnte bereits deutlich machen, dass drei unterschiedliche Semantiken im politischen Diskurs verwendet werden (Graham 2004a). Die „Bekämpfung gesundheitlicher Ungleichheiten" beinhaltet demnach mindestens einen oder mehrere der folgenden Aspekte:

1. Verbesserung der Gesundheit der am stärksten Benachteiligten
2. Annäherung der Gesundheit der am stärksten Benachteiligten an die gesundheitliche Lage der gesamten Bevölkerung und
3. Anhebung der Gesundheit aller sozioökonomischen Gruppen und Anpassung an den Standard derjenigen in den privilegiertesten Positionen.

Diese Typologie wurde – wie nachfolgend erörtert wird – in der Folgezeit bereits benutzt, um nationale politische Strategien gegenüber gesundheitlichen Ungleichheiten zu charakterisieren (Judge et al. 2005; Vallgårda 2007a).

1. Verbesserung der Gesundheit der am stärksten Benachteiligten

Gesundheitliche Ungleichheiten bedeuten hier „Ungleichheiten resultierend aus Armut, schlechten Wohnverhältnissen, Umweltverschmutzung, niedrigen Bildungsstandards, Arbeitslosigkeit und niedrigem Gehalt" (Secretary of State for Health 1998: 12). Begriffen als die gesundheitlichen Effekte von Armut, werden gesundheitliche Ungleichheiten als ein Bedingungsgefüge gefasst, dem ausschließlich Menschen am unteren Ende der gesellschaftlichen Hierarchie ausgesetzt sind. Der Gesundheitsminister wies gegenüber dem britischen Parlament 1998 darauf hin, dass „gesundheitliche Ungleichheiten der Zusammenhang zwischen Armut und schlechter Gesundheit sind" (Hansard 1998: 298). Diese Auffassung von gesundheitlicher Ungleichheit vertritt ein eindeutiges Ziel: die Gesundheit der ärmsten Gruppen zu verbessern. Der Maßstab des Fortschritts ist daher eine absolute Verbesserung der Gesundheit in diesen Gruppen.

Diese Herangehensweise schränkt politische Optionsräume nachhaltig ein. Gesundheitliche Ungleichheiten gleichzusetzen mit der negativen Gesundheit armer Gruppen bedeutet, dass die Politik auf einen relativ kleinen Anteil der Bevölkerung fokussiert ist und dass die allgemeinen Zusammenhänge zwischen sozioökonomischem Status und Gesundheit verschleiert werden. Weiterhin veranlasst dieses Ziel die Regierungen in den wohlhabenden Ländern lediglich dazu, für diese eine, eng definierte Gruppe nichts weiter zu tun, als das beizubehalten und zu bewahren, was ohnehin schon die über Jahrhunderte bewahrte Tradition darstellt. In Abbildung 2 ist zur Illustration der Aufwärtstrend im absoluten Niveau der Gesundheit in den niedrigsten sozioökonomischen Gruppen für England und Wales seit den 1970er Jahren aufgeführt. Wie hier erkennbar ist, halten die Verbesserungen in den Armutsgruppen weder mit jenen mit, die in den privilegiertesten Milieus erzielt werden noch mit dem Durchschnitt der Verbesserungen innerhalb der Gesamtbevölkerung. Wie in anderen wohlhabenden Ländern geht eine Verbesserung der Gesundheit in den ärmeren Gruppen immer noch mit einer Vergrößerung der relativen Ungleichheiten einher (Mackenbach 2005).

Abbildung 2: Lebenserwartung bei Männnern in England und Wales: Unterste soziale Klasse V im Vergleich zur höchsten Klasse I (Berufsstatus), 1972-2001

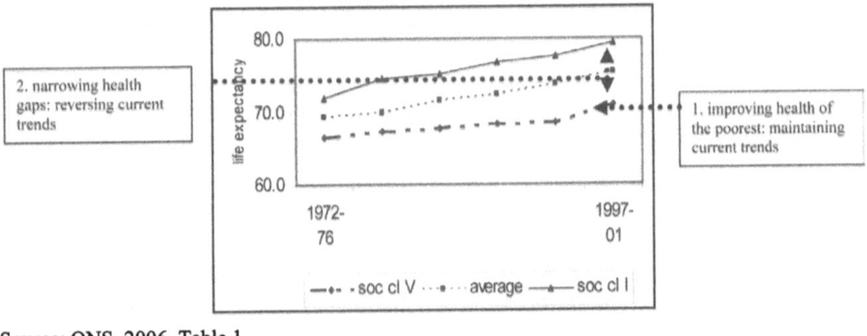

Source: ONS, 2006, Table 1

2. *Health gaps: Schließen von Gräben gesundheitlicher Ungleichheit*

Der Fokus des zweiten Ansatzes liegt auf dem „Gesundheitsabstand". Gesundheitliche Ungleichheiten werden hier verstanden als *Unterschiede* in der Gesundheit zwischen armen Gruppen und einer Vergleichsgruppe, in der Regel entweder die sozioökonomisch privilegierteste Gruppe oder der Durchschnitt der

Bevölkerung. Der Ansatz erfordert die Grundannahme, dass die besser gestellte Mehrheit von den Verbesserungen der öffentlichen Gesundheit unverhältnismäßig stärker profitiert und dass ärmere Gruppen „verlieren" und zurück bleiben. Daher „besteht die Vision, gesundheitliche Ungleichheiten zu verringern darin, [...] den Abstand bzw. den Graben in der Gesundheit zwischen den Schlechter- und Bessergestellten zu reduzieren" (Secretary of State for Health 1998: 55-56). Dies zu erreichen, erfordert mehr als nur die Gesundheit der besonders schlecht Gestellten zu verbessern. Es erfordert auch eine Verbesserung der Gesundheit, durch die die Raten der höheren sozioökonomischen Gruppen übertroffen werden: „Um die Lücke zu schließen, müssen wir sicherstellen, dass die am stärksten marginalisierten und ausgeschlossenen Gruppen und Regionen in der Gesellschaft eine schnellere Verbesserung ihrer Gesundheit erfahren" (Secretary of State for Health 2004: 11). Der Maßstab des Fortschritts ist daher ein doppelter: Verbesserung der Gesundheit der Benachteiligten über die Zeit und relativ zu den Vergleichsgruppen.

Der genannte Ansatz wurde bereits bei der Entwicklung von Gesundheitszielen erprobt. Zum Beispiel umfasste Europas erste HFA-Strategie ein „health-equity-Ziel". Dieses beinhaltete, dass „in allen Mitgliedsstaaten im Jahre 2000 der Abstand in der Gesundheit zwischen den sozioökonomischen Gruppen innerhalb der Länder um mindestens ein Viertel reduziert werden sollte, indem man den Gesundheitsstatus von benachteiligten Gruppen verbessert" (WHO 1985: 24). Die gleiche Zielvorgabe wurde für Europas derzeitige HFA-Strategie bis 2020 gesetzt (WHO 1999: 179). In England ermöglichte diese Zielvorgabe der Regierung, ihre Agenda im Kampf gegen gesundheitliche Ungleichheiten mit dem Bestreben nach einer Verbesserung der Managementleistungen von Gesundheit und Wohlfahrtseinrichtungen anzugleichen (HM Treasury 2002). Um sensible „Marker" für die Gesundheit der Bevölkerung auszuwählen und um die Bedeutung der frühen Lebensjahre zu betonen, wurden Zielvorgaben für die Lebenserwartung und Kindersterblichkeit gesetzt, mit dem Ziel, die relative Kluft in der Gesundheit zwischen denen, die in ärmsten Lebensverhältnissen leben und der Durchschnittsbevölkerung um mindestens 10% zu reduzieren (DH 2001, 2004). Für beide Zielvorgaben wurde ein Ausgangspunkt (1995-97 für Lebenserwartung und 1997-99 für Kindersterblichkeit) und ein Endpunkt (2010) festgesetzt: Während die Zielvorgaben eine Umkehrung der vergangenen Trends erfordern, haben sich Ungleichheiten in beiden Dimensionen zunehmend vergrößert. Die Rate der Kindersterblichkeit ist zwar gesunken und die Lebenserwartung in der Zielgruppe seit dem Ausgangspunkt gestiegen, aber die Verbesserungsquote war im Durchschnitt der Bevölkerung weiterhin höher. Das Ergebnis war, dass sich der relative Abstand bei beiden Indikatoren über das letzte Jahrzehnt eher vergrößerte, anstatt sich zu reduzieren (DH 2005, 2006).

Wie das Beispiel der englischen Gesundheitsziele verdeutlicht öffnet erst die Definition gesundheitlicher Ungleichheiten als relativer Abstand zwischen der Gesundheit in den benachteiligten und privilegierten Gruppen die Tür zu einer ambitionierteren politischen Zielvorgabe. Parallel zum ersten Ansatz („Verbesserung der Gesundheit der am stärksten Benachteiligten") aber basiert dieses Vorgehen aber auf einem eingeschränkten Verständnis von Ungleichheiten. Wie zuvor wird soziale Ungleichheit mit sozialer Benachteiligung verbunden und gesundheitliche Ungleichheiten werden dementsprechend den gesundheitsbezogenen Kosten von Armut gleichgesetzt. Während das Konzept der Verringerung von *health gaps* Vergleiche zwischen Gruppen heranzieht, wird den sozial Privilegierten wenig Aufmerksamkeit geschenkt, denjenigen also, mit denen die Armen verglichen werden. Der erweiterte Blick auf die Strukturen sozialer Ungleichheit wird damit verdrängt und somit auch die politische Auseinandersetzung darüber, warum die Privilegien, die von der am stärksten begünstigten Gruppe in Anspruch genommen werden können, zu einer Verbesserung ihrer gesundheitlichen Lage führt, die durchweg nicht nur die gesundheitliche Situation der ärmsten Gruppe, sondern die aller anderen sozioökonomischen Gruppen bei Weitem überragt.

3. Health gradients: Verringerung des sozialen Gradienten gesundheitlicher Ungleichheit

Im Übereinstimmung mit der wissenschaftlichen Fachdiskussion und den speziellen Studien, die verschiedene Regierungen in Auftrag gaben, erkennt der dritte Ansatz den systematischen Zusammenhang zwischen der sozioökonomischen Position und dem Gesundheitsstatus als ein gesellschaftsübergreifendes Phänomen an, das als Problem des sozialen Gradienten gesundheitlicher Ungleichheit diskutiert wird. In einem offiziellen Review über Maßnahmen zur Reduzierung gesundheitlicher Ungleichheiten heißt es hierzu:

> „[...] health inequalities follow a social gradient...health indicators show a stepwise relation to social position in a gradient which correlates higher social class with increased health throughout the different social groups...health is related to an individual's position in society at every level" (DH 2002: 2, 31).

Die Bekämpfung gesundheitlicher Ungleichheiten ist danach Teil einer Gesamtstrategie, bei der die Verbesserung der Gesundheitsbilanz in den ärmsten Gruppen nur einen Teilaspekt darstellt und mit der alle gesellschaftlichen Gruppen am höchsten möglichen Gesundheitsstandard partizipieren sollen. Wenn es, wie der englische Gesundheitsminister formulierte, „unsere Vision von einem Land ist, in dem jeder die gleiche Chance auf gute Gesundheit hat" (Blears 2002), dann verschiebt sich der Fokus von der Beseitigung der Gesundheitsdefizite der Armen hin zur Anhebung des allgemeinen Niveaus gesundheitlicher Lebenschancen orientiert an einem Standard, der wiederum daran bemessen wird, was potenziell (also an der Norm derjenigen bemessen, die am privilegiertesten leben) möglich ist. Es ist eine Vision, die mit den Grundsätzen der WHO übereinstimmt und die auch in der HFA-Strategie deutlich hervorgehoben wird: dass nämlich „das Erreichen des höchsten erreichbaren Standards an Gesundheit eines der fundamentalsten Rechte eines jeden Menschen ist." (World Health Assembly 1998: 1)

Am Beispiel der männlichen Lebenserwartung in England und Wales entlang, zeigt Abbildung 3 wie diese allgemeinen Prinzipien in konkrete Ziele zur Reduktion von gesundheitlichen Ungleichheiten übertragen werden kann. Um das Niveau der Gesundheit auf den höchsten Standard anzuheben, bedarf es einer Verbesserung gesundheitlicher Lebenschancen, deren Effektivität für die Ärmsten am höchsten ist und dann stufenweise für die wohlhabenderen Gruppen geringer wird and am niedrigsten für die Personen ist, die bereits unter besonders privilegierten Bedingungen leben. Diese unterschiedlichen Quoten im „Gesundheitszuwachs" benötigen wiederum unterschiedlich effektive Anstrengungen bei der Veränderung jener Faktoren, die die Gesundheit fördern: Faktoren also, die als soziale Determinanten der Gesundheit bezeichnet werden.

Abbildung 3: Lebenserwartung bei Männern nach sozialer Klasse (Berufsstatus), England and Wales, 1972-2001

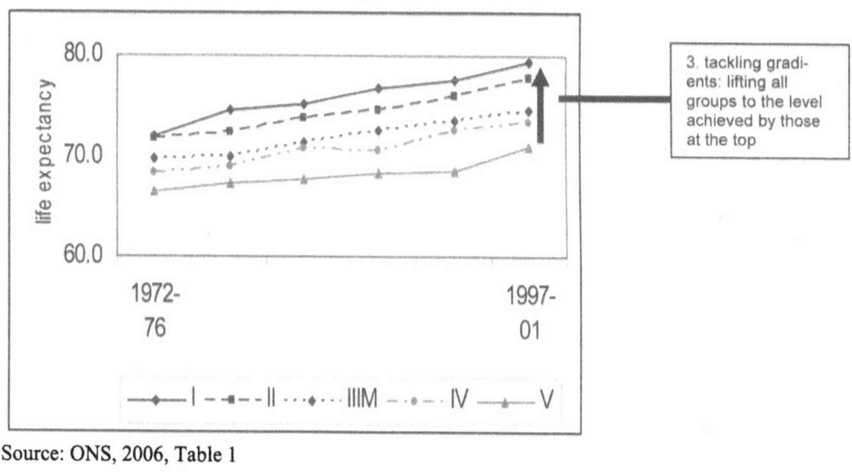

Source: ONS, 2006, Table 1

4 Was ist mit den sozialen Determinanten von Gesundheit gemeint?

Ebenso wie das Konzept der gesundheitlichen Ungleichheit, hat auch das Konzept der sozialen Determinanten von Gesundheit mit unterschiedlichen Bedeutungen Eingang in den politischen Diskurs gefunden (Graham 2004b). Es ist *erstens* ein Konzept, dass entweder weit oder eng definiert werden kann. Im weiten Sinne definiert, erstrecken sich soziale Determinanten von „individuellen Faktoren des Lebensstils" bis hin zu „allgemeinen Lebensbedingungen" (siehe Abbildung 1). Diese Definition beinhaltet eine Perspektive, die in den politischen Rahmenpapieren befürwortet wurde, die beispielsweise in Norwegen und Schweden wie auch in Großbritannien eine neue Politik ankündigten (Vallgårda 2007b). Bei ihrem „Start" enthielt Schottlands neue Strategie die Aussage, dass „eine Veränderung der Lebensstile befördert werden müsse, aber in einem bestimmten Rahmen, der die zu Grunde liegenden sozialen, ökonomischen und ökologischen Bedingungen, die Gesundheit beeinflussen, berücksichtigt. Eine lohnenswerte Arbeit, ein anständiges Haus, eine saubere Umwelt, all dies sind Schlüsselfaktoren für Gesundheit" (Secretary of State for Scotland 1998: 1). Der Aktionsplan, der die frühe Phase in Englands neuer Strategie markierte, merkte in sehr ähnlicher Weise an, dass alle verschiedenen Ebenen von Dahlgrens und Whiteheads Modell (Abbildung 1) wichtig sind und „die Bekämpfung gesundheitlicher Ungleichheiten uns dazu veranlasst, all diese Ebenen mit Veränderungen zu adressieren" (DH 2002: 16). Ein engeres Konzept sozialer Determinanten berücksichtigt dagegen ausschließlich individuelle Risikofaktoren. Zum Beispiel identifiziert die aktuelle Public Health-Strategie in England „*Choosing Health*" Rauchen, Ernährung, Sport, Alkohol und sexuelle Gesundheit als Handlungsprioritäten (DH 2004). Eine Analyse des dänischen Public Health-Programms deutet parallel darauf hin, dass dieses Programm ebenfalls fast ausschließlich auf das Gesundheitsverhalten fokussiert (Vallgårda 2007b).

Zweitens stellen soziale Determinanten ein Konzept dar, in dem die Zusammenhänge zwischen den einzelnen konstituierenden Elementen nicht immer klar sind. So werden Determinanten oft als eine Liste dargestellt: beispielsweise „als Armut, Bildungsdefizite, Arbeitslosigkeit, schlechte Wohnungen, Obdachlosigkeit" in der etwas weiteren Deutung (DH 2003: 7) und als „Rauchen, Alkoholmissbrauch, Ernährung", wenn soziale Determinanten enger gefasst werden (Wanless 2003: 23). Das, was oft vergessen wird, ist die Einflussgröße, die diese einzelnen Determinanten miteinander und schließlich mit dem Leben der einzelnen Menschen verbindet. Dieser Faktor bezeichnet die soziale Positionierung der Einzelnen: ihr Platz in den komplexen Strukturen sozialer Ungleichheit, von denen sie umgeben werden: soziale Klassen, Geschlecht und Ethnizität. Am Ausführlichsten analysiert wurde diesbezüglich die soziale Klasse bzw. der sozioökonomische Status. Bildung, Beruf und Einkommen sind hier die zentralen konstituierenden Bestandteile des sozioökonomischen Status. Bildung bestimmt zu einem großen Teil den Beruf, der wiederum das Einkommen beeinflusst, und zusammen determinieren sie den Zugang zu Ressourcen, die es Individuen ermöglichen Lebensbedingungen und einen individuellen Lebensstil auf eine gesundheitsförderliche Art und Weise auszubilden. Dementsprechend wird der sozioökonomische Status auch als „die wichtigste Ursache von Gesundheit und die fundamentale Größe zur Verbesserung von Gesundheit" (House & Williams 2000: 90) bezeichnet.

Drittens werden die unterschiedlichen Konzeptionen sozialer Determinanten in politischen Rahmenpapieren und Leitlinien in zweifacher Weise miteinander verknüpft: zum einen mit Gesundheit, zum anderen mit gesundheitlichen Ungleichheiten. Dies kann dazu führen, dass die Unterschiede zwischen diesen beiden Konzepten verwässern, indem *Determinanten der Gesundheit* und *Determinanten gesundheitlicher Ungleichheiten* synonym verwendet werden. Diese beiden Konzeptionen so zu behandeln, als wären sie identisch, kann den Eindruck erwecken, dass eine Verbesserung der Determinanten der Gesundheit – zum Beispiel ein anhaltender Anstieg des Lebensstandards und ein anhaltender Rückgang der Raucherprävalenz – gleichzeitig und automatisch die Verringerung gesundheitlicher Ungleichheiten herbeiführen würde. Wirklich relevant für die Reduzierung gesundheitlicher Ungleichheiten ist indes – so viel kann hier bereits geschlossen werden – nicht die Verbesserung solcher allgemeinen Bedingungen, sondern vielmehr die Reduzierung der spezifischen Benachteiligungen und Belastungen, die in der Bevölkerung ungleich getragen werden.

So hat sich beispielsweise das allgemeine Niveau bei verschiedenen Schlüsseldeterminanten allein in Großbritannien kontinuierlich verbessert, die Verteilung der Gesundheitsrisiken wurde aber dennoch zunehmend ungleicher – und über Jahrzehnte hinweg wurde auch das Sterberisiko immer ungleicher verteilt. Bezogen auf die sozioökonomische Position, die „fundamentale Determinante der Gesundheit", bedeutet dies: In den letzten Jahrzehnten hat eine ständige Erhöhung der Standards stattgefunden. Die Anteile der Bevölkerung mit qualifizierter Bildung und nicht-manueller Tätigkeit sind drastisch gestiegen; ebenso wie das Durchschnittseinkommen. Aber eine Politik, die diese positiven Trends beförderte, hat dennoch keine Reduzierung der Ungleichheiten (also der Abstände) zwischen den sozioökonomischen Positionen bewirken können. Stattdessen nahmen soziale Ungleichheiten zu, so beim akademischen Bildungszugang, beim Zugang zu sicheren und gut bezahlten Jobs und im Einkommen (Graham 2007). Ähnliches gilt für das Rauchen, die deutlichste vermeidbare Ursache von

Abbildung 4: Rauchprävalenz bei Männern und Frauen nach sozioökonomischen Gruppen, Großbritannien, 1960-2000

Frauen

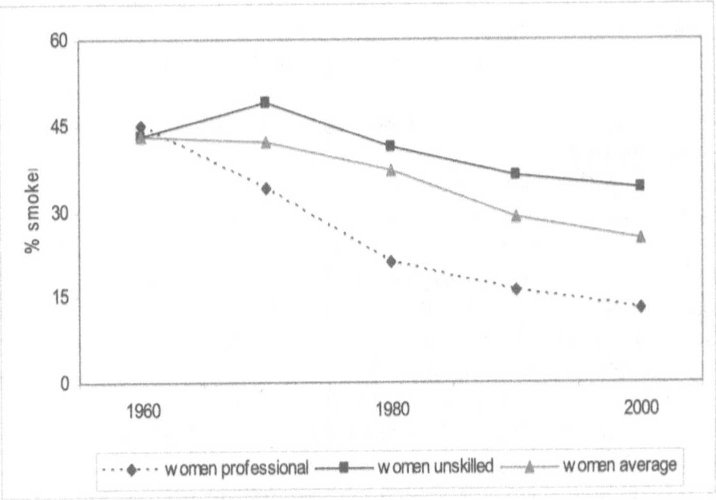

Männer

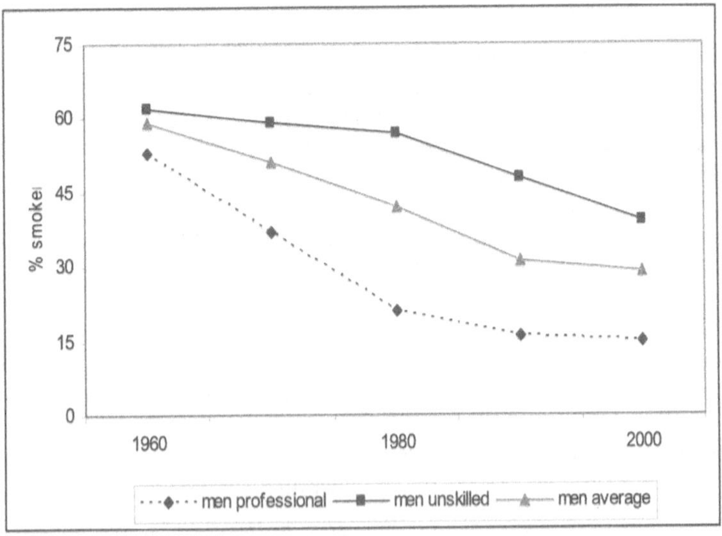

Source: Wald and Nicolaides-Bouman, 1991: Table 5.2, 5.3; ONS 2001: Table 8.9

schlechter Gesundheit und gesundheitlichen Ungleichheiten (Prabhat et al. 2006). In der Gesamtbevölkerung gab es zwar eine positive Veränderung dieser Schlüsseldeterminante in den vergangenen vierzig Jahren (siehe Abbildung 4). Die Entwicklung aber, die mit diesen allgemeinen Verbesserungen assoziiert ist, ging mit einer Ausweitung der sozioökonomischen Unterschiede in der Raucherprävalenz einher. Was früher eine weit verbreitete Gewohnheit ohne klares sozialstrukturelles Klassenprofil war, ist heute größtenteils beschränkt auf die ärmeren Gruppen der Gesellschaft.

Abbildung 5: Die sozialen Determinanten der Gesundheit (und gesundheitlicher Ungleichheit)

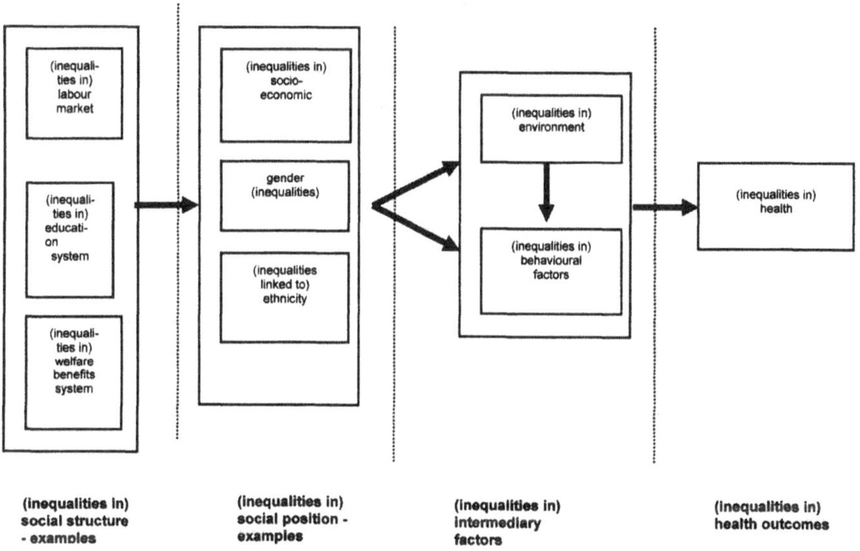

Wie die Beispiele verdeutlichen, ist es wichtig, soziale Determinanten der Gesundheit und gesundheitliche Ungleichheiten genau zu unterscheiden, wenn eine Politik betrieben werden soll, die soziale Determinanten ernsthaft in den Blick nimmt. Abbildung 5 macht diese Unterscheidung noch einmal deutlich, indem sie hervorhebt, dass es gerade die sozialen Determinanten (und ihre ungleiche Verteilung) sind, die die Ungleichheiten in der Gesundheit verursachen. Ein *determinanten-orientierter* Ansatz zur Bekämpfung von gesundheitlichen Ungleichheiten erfordert also eine Politik, die einen gleichen Zugang zu allen zentralen Gütern und die Gleichheit der Lebensbedingungen ermöglicht: Eine Verringerung von Ungleichheiten also, die durch gesellschaftliche Institutionen wie dem Arbeitsmarkt produziert werden, eine Reduzierung von Ungleichheiten zwischen sozialen Positionen bis hin zu Ungleichheiten der so genannten proximalen Risikofaktoren.

5 Schlussfolgerung

In vielen Ländern richtet die aktuelle Public Health-Politik ihre Aufmerksamkeit erneut auf die ungleiche Verteilung von Gesundheit. Eine stetig wachsende Anzahl an Regierungen strebt danach, gesundheitliche Ungleichheiten zu reduzieren, indem sie die sozialen Determinanten als deren Ursache adressieren. Der vorliegende Beitrag hat dabei die mitunter uneindeutigen und „schwammigen" Bedeutungszuschreibungen der einzelnen zu Grunde liegenden Kernkonzepte untersucht. Mit Bezug auf das Ziel der Verringerung gesundheitlicher Ungleichheiten konnte dabei ein Spektrum von Definitionsansätzen identifiziert werden: 1) die Fokussierung auf die schlechte Gesundheit der ärmsten Gruppen, 2) die Lücke zwischen ihrer gesundheitlichen Lage und derjenigen der Gesamtgesellschaft und 3) die systematische Beziehung zwischen sozialer Ungleichheit und Gesundheit in Form des sozialen Gradienten gesundheitlicher Ungleichheit. In Hinblick auf soziale Determinanten der Gesundheit deutete sich an, dass ein Konzept, das ursprünglich in die Politik eingeführt wurde, um gesellschaftliche Einflüsse auf Gesundheit zu betonen (*upstream*-Faktoren), oft auf *downstream*-Risikofaktoren beschränkt wird. Ein weiteres Problem ist, dass das Konzept sozialer Determinanten gleichzeitig sowohl auf die Gesundheit im Allgemeinen als auch auf gesundheitliche Ungleichheiten bezogen wird. Dies verschleiert aber, dass es vor allem die ungleiche Verteilung der Determinanten und hier insbesondere die Ungleichheiten in den sozialen Positionen ist, aus denen gesundheitliche Ungleichheiten resultieren.

Tabelle 1: Bekämpfung gesundheitlicher Ungleichheiten durch Berücksichtigung der sozialen Determinanten

Welche Gesundheitsziele?	**Welche Zielgruppen?**	**Was muss getan werden bzgl. proximaler Determinanten wie z.B. Raucherquoten?**	**Was muss getan werden bzgl. weiter gefasster Determinanten wie z.B. Anhebung des Bildungs-, Erwerbsniveaus?**
Verbesserung der Gesundheit der ärmsten Gruppen	Die ärmsten Bevölkerungsgruppen	Reduzierung der Risikofaktoren in den ärmsten Gruppen	Verbesserung bzgl. weiter gefassten Determinanten (Bildung etc.) der ärmsten Gruppen
Schließung der Lücke zwischen den Ärmsten und dem Durchschnitt	Die ärmsten Bevölkerungsgruppen	Überdurchschnittlicher Reuzierung der Risikofaktoren bei den ärmsten Gruppen	Überdurchschnittliche Verbesserung bzgl. der weiter gefassten Determinanten (Einkommen etc.) der ärmsten Gruppen
Reduzierung des sozialen Gradienten	Alle Gruppen, bis zu den wohlhabendsten	Reduktion der Prävalenzen aller Bevölkerungsgruppen auf das Niveau der am meisten begünstigten Gruppe	Verbesserung bzgl. der weiter gefassten Determinanten aller Bevölkerungsgruppen auf das Niveau der am meisten begünstigten Gruppe

Tabelle 1 fasst die Analysen zusammen, die in dem Beitrag präsentiert wurden. Sie liefert eine schematische Darstellung der unterschiedlichen Wege, wie ein determinanten-orientierter Ansatz zur Bekämpfung von gesundheitlichen Ungleichheiten formuliert werden kann. Die Tabelle enthält eine Reihe von Zielen gegen gesundheitliche Ungleichheiten anzukämpfen, die Zielgruppen gesundheitlicher Ungleichheit zu benennen sowie damit zusammenhängende Implikationen zur Veränderung sowohl proximaler als auch umfassender sozialer Determinanten. Die Tabelle kann ebenso zur Kategorisierung politischer Reaktionen auf nationaler wie auch auf sub-nationaler Ebene benutzt werden wie dazu dienen, die Entwicklung politischer Entscheidungen über die Zeit und settingübergreifend zu verfolgen.

Die Tabelle kann beispielsweise eine querschnittliche Momentaufnahme liefern, wie sich das Ziel der Bekämpfung gesundheitlicher Ungleichheiten in unterschiedlichen Ländern darstellt. Sie kann differenzieren zwischen Ländern, die eher darauf fokussieren, die Kluft und die Risikofaktoren auf individuellem Level zu verringern (z.B. Dänemark) und jenen Ländern wie etwa Schweden, die versuchen sowohl den allgemeinen Gradienten in der Gesundheit zu reduzieren als auch die weiteren Determinanten der Gesundheit zu beachten (Vallgårda 2007a). Die Tabelle kann darüber hinaus zur Veranschaulichung benutzt werden, wie politische Reaktionen sich über die Zeit ändern. In England z.B. ist an die Stelle der breiteren Perspektive, wie sie in frühen politischen Rahmenpapieren präsent war, ein viel eingeschränkterer Ansatz getreten. Nationale Pläne und Aktionsprogramme bezogen sich anfangs auf alle drei Ziele und sowohl auf Risikofaktoren als auch auf weiter gefasste Determinanten der Gesundheit. In den Dokumenten war die Einsicht präsent, dass „Interventionen mehr als nur die benachteiligten Regionen und die am meisten sozial Benachteiligten und sozial Exkludierten erreichen sollte, um Fortschritte gegen bestehende gesundheitliche Ungleichheiten zu erreichen“ (DH 2002: 2). Sie „betonten die Notwendigkeit für effektive Interventionen, um die weiteren Einflüsse auf gesundheitliche Ungleichheiten zu adressieren“ und verwiesen z.B. auf die Notwendigkeit, die Kluft in den Bildungschancen zu verringern und das Einkommen von armen Familien anzuheben (DH 2003: 20). Jedoch hat gerade die Formulierung von Zielen zur Verringerung gesundheitlicher Ungleichheit den perversen Effekt gehabt, dass sich die Public Health-Politik auf dem Rückzug befindet und verhaltensbezogene Risikofaktoren und Interventionen im Gesundheitssektor an Bedeutung gewinnen: also eben die „downstream“-Herangehensweise, die im Fokus der Kritiken der 1970er Jahre stand. Derzeitige politische Rahmenpapiere stellen heraus, dass es bei der Bekämpfung gesundheitlicher Ungleichheiten darum geht, die formulierten Ziele für die Lebenserwartung und die Kindersterblichkeit zu erreichen, indem Todesfälle unter denjenigen kleinen und den eng definierten Bevölkerungsuntergruppen vermieden werden, die Zielgruppe des Monitorings sind (DH 2007). Der Ansatz der weiteren Determinanten spielt keine Rolle bei den „identifizierbaren Maßnahmen zur Reduktion der Kluft im Bereich der Kindersterblichkeit“ (DH 2007: 35). Stattdessen liegt die Betonung auf dem Risikoverhalten (Teenager-Schwangerschaft, Rauchen, Übergewicht/Adipositas und der Reduzierung des plötzlichen Kindstodes, indem man „benachteiligte Frauen davon überzeugt, ihr Bett nicht mit ihrem Baby zu teilen oder es in Bauchlage schlafen zu legen“; DH 2007: 7) und auf klinischen Interventionen (antenatales und neonatales Screening, Diagnose von angeborenen Fehlbildungen und spezielle Nachsorge für Frühgeburten).

In ähnlicher Weise legt der derzeitige politische Rat für das Gesundheitsziel „Lebenserwartung“ fest:

> „To deliver the target the focus needs to be on preventing early deaths, particularly in those who already have disease or are at high risk (and) successful delivery will be primarily through NHS actions, rather than actions to tackle wider determinants" (DH 2007: 12).

Die Tabelle ebenso wie der gesamte Beitrag unterstreichen die Plastizität der Konzepte, die der Public Health-Politik in einer ansteigenden Anzahl wohlhabender Länder Legitimität verleihen. Diese Konzepte sind evidenzbasiert, sowohl für den Bereich gesundheitlicher Ungleichheiten, der durch Studien über die systematische Beziehung zwischen sozialer Ungleichheit und Gesundheit gestützt wird, als auch für den Bereich der sozialen Determinanten, der besonders betont wurde, um einer politischen Zuhörerschaft zu vermitteln, dass die wesentlichen Einflüsse auf die Gesundheit der Menschen in ihren sozialen Lebens- und Arbeitsbedingungen liegen. Sobald sich aber die Konzepte in die Politik hineinbewegen, können sich ihre Bedeutungen verändern und es werden schnell eine Reihe allgemeinerer und flexiblerer Bedeutungen daraus abgeleitet und benutzt. Das Banner „Bekämpfung gesundheitlicher Ungleichheiten" und „Beachtung sozialer Determinanten" kann so einer Politik angeheftet werden, die in unterschiedlichen Kontexten unterschiedlich ausgerichtet ist und sich über die Zeit schnell verändern kann. Während politische Reaktionen jedoch variieren, existieren sozioökonomische Gradienten in der Gesundheit und in den gesundheitsbezogenen Determinanten weiter fort und weiten sich aus. Diese persistenten Gradienten deuten an, dass Regierungen einen langen Weg beschreiten müssen, um die Politik so zu institutionalisieren, dass gesundheitliche Gleichheit entlang aller sozioökonomischen Gruppen gewährleistet ist.

Übersetzt aus dem Englischen von Elias Sahrai und Uwe H. Bittlingmayer

Literatur

Ågren G (2003). Sweden's New Public Health Policy, Stockholm: National Institute for Public Health.

Benzeval M, Meth F (2002). Health Inequalities: a priority at a cross roads. Final report to the Department of health, London: Queen Mary University of London.

Blakely T, Woodward A, Pearce N et al. (2002). Socioeconomic factors and mortality among 25-64 year olds from 1991-1994: the New Zealand Census-Mortality Study, N Z Med J 115: 93-97.

Blears H (2002). Foreward by the Minister for Public Health. In: Department of Health. Tackling Health Inequalities: 2002 Cross-Cutting Review, London: Department of Health.

Bowker GC, Star SL (2000). Sorting Things Out: Classification and Its Consequences, Cambridge MA: MIT Press.
Charlton J (1997). Trends in all-cause mortality: 1841-1994. In: Charlton J, Murphy M, (eds.). The Health of Adult Britain 1841-1994, Volume I., London: The Stationery Office: 17-29.
Commission on Social Determinants of Health (CSDH) (2006). Commission on Social Determinants of Health (ref WHO/EIP/EQH/01/2006), WHO, Geneva: WHO.
Dahlgren G, Whitehead M (1991). Policies and Strategies to Promote Equity in Health, Stockholm: Institute for Future Studies.
Dahlgren G, Whitehead M (1993). Tackling Inequalities in Health: What Can We Learn From What Has Been Tried? Working paper prepared for the King's Fund International Seminar on Tackling Inequalities in Health, September 1993, London: King's Fund.
Dahlgren G, Whitehead M (2006). Levelling Up II: a discussion paper on European strategies to tackle social inequities in health, Copenhagen: WHO.
Department of Health (DH) (2001). The National Health Inequalities Targets, London: Department of Health.
Department of Health (DH) (2002). Tackling Health Inequalities: 2002 Cross-Cutting Review, London: Department of Health.
Department of Health (DH) (2003). Tackling Health Inequalities: A Programme for Action, London: Department of Health.
Department of Health (DH) (2004). Choosing Health: Making Healthy Choices Easier, Cm 6374, London: Department of Health.
Department of Health (DH) (2005). Tackling Health Inequalities: Status Report on the Programme for Action, London: Department of Health.
Department of Health (DH) (2006). Tackling Health Inequalities: Status Report on the Programme for Action – 2006 Update of Headline Indicators, London: Department of Health.
Department of Health (DH) (2007). Review of the Health Inequalities Infant Mortality PSA Target, London: Department of Health.
Department of Health and Human Services (DHHS) (2000). Healthy People 2010. 2nd edition, Washington: US Government Printing Service.
Department of Health and Social Services (DHSS) (1997). Well into 2000: A Positive Agenda for Health and Wellbeing, Belfast: The Stationery Office.
Department of Health, Social Services and Public Safety (DHSSPS) (2000). Investing in Health: A Consultation Paper, Belfast: DHSSPS.
Dorling D, Shaw M, Davey Smith G (2006). Global inequality of life expectancy due to AIDS, BMJ 332: 662-664.
Doyal L with Pennell I (1979). The Political Economy of Health. London: Pluto Press.
Elo IR, Preston SH (1996). Educational differentials in mortality: United States, 1979-1985, Soc Sci Med 42(1): 47-57.
Evans EJ (ed.) (1978). Social Policy 1830-1914, London: Routledge and Kegan Paul.
Exworthy M, Powell M (2000). Variations on a theme: New Labour, health inequalities and policy failure. In: Hann A, ed. Analysing Health Policy, Aldershot: Aldgate.

Exworthy M, Berney L, Powell M (2002). 'How great expectations in Westminster may be dashed locally': the local implementation of national policy on health inequalities. Policy and Politics 30: 76-96.

Government of Denmark (2002). Healthy Throughout Life: the Targets and Strategies for Public Health Policy of the Government of Denmark, 2002-2010, Government of Denmark, Copenhagen.

Graham H (2004a). Tackling health inequalities in England: remedying health disadvantages, narrowing gaps or reducing health gradients, J Soc Policy 33: 115-131.

Graham H (2004b). Social determinants and their unequal distribution: clarifying policy understandings. Milbank Q 82: 101-24.

Graham H (2007). Unequal Lives: Health and Socioeconomic Inequalities, New York, NY: Open University Press.

Hansard (1998). Tessa Jowell, House of Commons debate on Health Inequality, 25th February 1998, CD126-PAG1/9.

HM Treasury (2002). Spending Review 2002: Public Service Agreements 2003-2006, London: The Stationery Office.

House JS, Williams DR (2000). Understanding and explaining socioeconomic and racial/ethnic disparities in health. In: Smedley BD, Syme SL, eds. Promoting Health: Intervention Strategies from Social and Behavioural Health, Washington: National Academy Press: 81-124.

Humpage L, Fleras A (2001). Intersecting discourses: closing the gaps, social justice and the Treaty of Waitangi, Social Policy of New Zealand 16: 37-53.

Illich I (1975). Medical Nemesis: the Expropriation of Health, London: Caldar and Boyers.

Independent Inquiry into Inequalities in Health (1998). Report of the Independent Inquiry into Inequalities in Health (Acheson Report), London: The Stationery Office.

Judge K, Platt S, Costongs C, Jurczak K (2005). Health Inequalities: a Challenge for Europe, an independent expert report commissioned by and published under the auspices of the UK Presidency of the EU. London: Central Office of Information.

King A (2000). The New Zealand Health Strategy, Wellington: Ministry of Health.

Lalonde M (1974). A New Perspective on the Health of Canadians: a working document, Ottawa: Minister of Supply and Services Canada.

Lewis J (1986). What Price Community Medicine? The Philosophy, Practice and Politics of Public Health since 1919, Brighton: Wheatsheaf Books.

Mackenbach JP, Bakker MJ for the European Network on Interventions and Policies to Reduce Inequalities in Health (2003). Tackling socioeconomic inequalities in health: analysis of European experiences, The Lancet 362: 1409-1414.

Mackenbach JP (2005). Health Inequalities: Europe in Profile, An independent expert report commissioned by and published under the auspices of the UK Presidency of the EU, Rotterdam: Erasmus MC University Medical Center.

McKeown T (1971). A historical appraisal of the medical task. In: McLachlan G, McKeown T, eds. Medical History and Medical Care, Oxford: Oxford Univ. Pr.: 29-55.

McKeown T (1979). The Role of Medicine: Dream, Mirage or Nemesis?, Oxford: Basil Blackwell.

McKinlay JB (1975). A case for refocussing upstream – the political economy of illness. In: Enelow AJ, Henderson JB, eds. Applying Behavioral Science to Cardiovascular Risk, Washington: American Heart Association: 7-17

McKinlay JB, McKinlay SM (1994). Medical measures and the decline of mortality. In: Conrad P, Kern R, eds. The Sociology of Health and Illness: Critical Perspectives, New York: St Martin's Press: 10-23.

Ministry of Health and Social Affairs (2001). Health on Equal Terms – National Goals for Public Health, final report by the Swedish National Committee for Public Health, Government Official Reports, 2000:91, Stockholm: Ministry of Health and Social Affairs.

Navarro V (1976). Medicine Under Capitalism, London: Croom Helm.

Newman L, Baum F, Harris E (2006). Federal, State and Territory government responses to health inequities and the social determinants of health in Australia, Health Promot J Austr 17: 217-225.

Office for National Statistics (ONS) (2001). Living in Britain: Results from the 2000/01 General Household Survey, London: The Stationery Office.

Office for National Statistics (ONS) (2006). Trends in life expectancy by social class, 1972-2001, London: Office for National Statistics. (Accessed 24.4.07: www.statistics.gov.uk/downloads/theme_population/Life_Expect_Social_class_1972_01/Life_Expect_Social_Class_1972-2001.pdf).

Prabhat J, Peto R, Zatonski W et al. (2006). Social inequalities in male mortality, and in male mortality from smoking: indirect estimation from national death rates in England and Wales, Poland, and North America, The Lancet, 9533: 367-70.

Schalick LM, Hadden WC, Pamuk E, Navarro V, Pappas G (2000). The Widening Gap in Death Rates among Income Groups in the United States from 1967-1986. International Journal of Health Services 30 (1): 13-26.

Secretary of State for Health (1992). The Health of the Nation, Cmd 1986, London: HMSO.

Secretary of State for Health (1998). Our Healthier Nation: a Contract for Health, Cm 3852, London: The Stationery Office.

Secretary of State for Health (1999). Saving Lives: Our Healthier Nation, Cm 4386, London: The Stationery Office.

Secretary of State for Health (2004). Choosing Health: Making Healthy Choices Easier, Cm 6374, London: The Stationery Office.

Secretary of State for Scotland (1998). Working Together for a Healthier Scotland: a Consultation Document, Edinburgh: The Stationery Office.

Secretary of State for Scotland (1999). Towards a Healthier Scotland: a White Paper on Health, Edinburgh: The Stationery Office.

Secretary of State for Wales (1998) Better Health, Better Wales, London: The Stationery Office.

Townsend P, Davidson P (eds.) (1982). Inequalities in Health: The Black Report, Harmondsworth: Penguin.

Turrell G, Mathers C (2001). Socioeconomic inequalities in all-cause and cause-specific mortality in Australia: 1985-1987 and 1995-1997, Int J Epidemiol 30: 231-239.

Vallgårda S (2007a). Health inequalities: political problematizations in Denmark and Sweden, Crit Public Health 17: 45-56.
Vallgårda S (2007b). Public health policies: a Scandinavian model? Scand J Public Health 35:205-211.
Variations Sub-Group of the Chief Medical Officer's Health of the Nation Working Group (1995). Variations in Health: What Can the Department of Health and the NHS Do?, London: Department of Health.
Wald N, Nicolaides-Bouman A (1991). UK Tobacco Statistics, Oxford: Oxford Univ. Pr.
Wanless D (2003). Securing Good Health for the Whole Population: Population Health Trends, London: HMSO.
Whitehead M (1997). Life and death over the millennium. In: Drever F, Whitehead M, eds. Health Inequalities, London: Office for National Statistics.
World Health Organisation (WHO) (1981). Global Strategy of Health For All by the Year 2000, Geneva: WHO.
World Health Organisation (WHO) (1985). Targets for Health for All, Copenhagen: World Health Organisation Regional Office for Europe.
World Health Organisation (WHO) (1992). Targets for Health for All, Copenhagen: WHO Regional Office for Europe.
World Health Organisation (WHO) (1998). Renewal of Health for All, Geneva: WHO.
World Health Organisation (WHO) (1999). Health21: The Health for All Policy Framework for the WHO European Region, Copenhagen: World Health Organisation Regional Office for Europe.
Wilkins R, Berthelot J-M, Ng E (2002). Trends in mortality by neighbourhood income in urban Canada from 1971 to 1996. Health Rep 13(Suppl):45-72.
World Health Assembly (1998). World Health Declaration, Health for All Policy for the Twenty-First Century, Geneva: World Health Organisation.

Ungleichheitsverstärkende Prävention vs. ungleichheitsverringernde Gesundheitsförderung – Plädoyer für eine konzeptionelle und durchsetzungspraktische Unterscheidung

Peter-Ernst Schnabel

Einführung

Obwohl der Volksmund längst schon weiß, dass Vorbeugen besser ist als Heilen, gehört den zusammengetragenen Erkenntnissen von Medizinsoziologie, Medizinpsychologie, Sozialepidemiologie und neuerdings von den Gesundheitswissenschaften zum Trotz (Schnabel 2007), die Prävention zu den extrem *vernachlässigten* Randbereichen des deutschen Gesundheitswesens. Das hat eine Reihe von wissenschaftshistorischen, interventionsphilosophischen, versorgungs- und professionspolitischen Gründen, die – weil nicht immer so offensichtlich, wie sie es sein müssten – hier zuerst diskutiert werden sollen. Danach wird dann die Frage nach einer alternativen Politik vorbeugenden Versorgungshandelns zu stellen sein. Beides ist wichtig, ja unerlässlich, weil heutzutage „Kurieren" und „Staat machen" (Göckenjahn 1984), d. h. der mit öffentlichen und/oder solidarisch erbrachten Mitteln finanzierte Reparaturbetrieb vorzeitig verschlissener Lebens- und Arbeitskraft namens „Gesundheitswesen" einerseits und die *herrschaft*spolitischen, *ökonomischen* und auf den inneren *sozialen* Frieden gerichteten Selbsterhaltungsmechanismen nationaler Gesellschaften andererseits derartig auf einander angewiesen sind (v. Ferber 1973), dass eines ohne das andere weder gedacht noch verändert werden kann.

Was aber hat das mit der zentralen Thematik des vorliegenden Buches, der gesundheitlichen Ungleichheit und mit Gesundheitsförderung, der Thematik dieses Beitrags zu tun ?

Gesellschaftliche *Ungleichheit*, als empirisch evidente Mischung aus überwiegend sozial determinierten persönlichen Entwicklungsmöglichkeiten, gesellschaftlichen Aufstiegschancen, Erkrankungsrisiken und Gesundheitsressourcen (Richter & Hurrelmann 2006) stellt nichts weniger dar, als eine Fehlentwicklung einer in Wirklichkeit auf das Glück und die gleichen Entfaltungsmöglichkeiten aller Bürger programmierten Real-Gesellschaft. Bei sozialer und gesundheitlicher Ungleichheit handelt es sich vielmehr um eine *funktionale* Voraussetzung für die Selbsterhaltung eines Gemeinwesens, welches seit dem Zeitalter der bürgerlichen Revolutionen auf dem fundamentalen Prinzip der vermeintlich *leistungsbedingten* Verteilung knapper und wertvoller Güter (z. B. Bildung, Besitz, Ansehen, Gesundheit, Glück) an *Wenige* und der übrig bleibenden, weniger wertvollen Güter an *Viele* beruht (Schnabel 2008). Wir haben es deshalb auch nicht mit einem „Betriebsunfall", sondern mit schierer *Normalität* zu tun, wenn staatstragende Institutionen, zu denen das organisierte Krankheitsversorgungswesen nun einmal gehört, diesen konstitutiven Ungleichheitstatbestand durch ihr Interventionshandeln nicht zuletzt auch im eigenen Interesse *aufrecht* zu *erhalten*, statt – wie in den Dokumenten der Weltgesundheitsorganisation (WHO) gefordert (u. a. WHO 1946, 1986) – im gesundheitlichen Interesse aller zu *verändern* trachten[1].

Gesundheitsförderung als praktische Konsequenz von „New Public Health"[2], jener von der Weltgesundheitsorganisation (WHO) in den 70er-Jahren des vergangenen Jahrhunderts angestoßenen, auch auf *Systemkritik* und Veränderung von Medizinsystem *und* Gesellschaft gerichteten Bewegung, steht den Tatbeständen sozialer und gesundheitlicher Ungleichheit notwendiger Weise kritisch gegenüber. *Prävention*, das z. Zt. am weitesten *verbreitete* Konzept vorbeugenden Versorgungshandelns, welches sich vielerorts als Gesundheitsförderung maskiert, ohne es zu sein (Schnabel 2007), tut das nicht. Deshalb wird sich eine auf den Zusammenhang von Gesundheitsförderung und gesundheitlicher Ungleichheit zielende Untersuchung wie die vorliegende mit der gegenwärtigen Präventionspolitik und der sie dominierenden Medizin kritisch auseinander zu setzen sowie über Alternativen und deren Durchsetzungsmöglichkeiten nachzudenken haben.

---

[1] Die gegenwärtig unter dem Stichwort „Sozialkapital" geführte Diskussion über die Gründe der ungleichen Zugriffschancen auf medizinische und soziale Dienstleistungen liefert dafür einen ebenso beredten Beleg wie das im aktuellen versorgungspolitischen Diskurs von der Ärzteschaft benutzte Defensivargument, dass es der medizinischen Besser-Versorgung der sozial Bemittelten wie anno dazumal geradezu bedürfe, um die medizinische Grundversorgung der breiten Masse zu gewährleisten.

[2] Sie wird aus guten Gründen, wie noch zu zeigen sein wird, von „Old Public Health" unterschieden, unter dem ein historisch früheres, auf sozialmedizinischen und medizinalstatistischen Kenntnissen aufruhendes staatliches Überwachungssystem zur Verhinderung von epidemischen Volkskrankheiten zu verstehen ist und die ihren Höhepunkt sowie ihre konseqenteste und s. Zt. fortschrittlichste Ausgestaltung im weltweit einmaligen öffentlichen Gesundheitswesen der „Weimarer Republik" erfuhr. Themen, Interventionsphilosophie und Vorgehensweise sind aber derart verschieden voneinander, dass die heute noch weit verbreitete Vorstellung, man habe in den 70er-Jahren des vergangenen Jahrhunderts mit der Etablierung von „New Public Health" reibungslos an alte deutsche Traditionen angeknüpft, bei genauerem Hinsehen als abwegig erscheint.

1 Bekanntes, aber wenig Beachtetes zur Ausgangslage

Als sich Ende der 80er-Jahre des vergangenen Jahrhunderts die Gesundheitswissenschaften/ Public Health als „*Inter*-Disziplin" an deutschen Universitäten zu etablieren begannen, waren sich nicht alle, wohl aber die meisten Initiatorinnen und Initiatoren darüber im Klaren, dass es sich um eine *neue* Form der wissenschaftlichen und der Anwendungspraxis und damit zugleich auch um ein Unternehmen handelte, welches die bis dato mit Krankheit und Gesundheit befassten Einzelwissenschaften sowie die Gesundheitspolitik nicht nur als willkommene Ergänzung, sondern auch als *Herausforderung* oder gar als sachunangemessene *Einmischung* in angestammte Domänen und Betätigungsfelder auffassen würden (Laaser, Wolters & Kaufmann 1990; Schwartz & Badura 1991). Nicht anders verhielt es sich mit der Gesundheitsförderung, die im Namen der von der WHO ausgerufenen Philosophie der „New Public Health" und entsprechend der in der „Ottawa Charter for Health Promotion" (WHO 1986) nieder gelegten Strategieleitlinien auf etwas bis dahin reichlich *Ungewohntes* gerichtet war. Hierbei handelte es sich um:

- die Wiedereinsetzung des Menschen in die *Verantwortung* für die eigene und für die Krankheit und Gesundheit der anderen,
- die Veränderung des individuellen und kollektiven *Umgangs* mit Erkrankungsrisiken und Gesundheitspotentialen,
- die zeitgleiche und *partizipative Gestaltung* gesundheitsdienlicher Lebens- und Arbeitswelten und
- den strikten Auftrag an die mit Krankheit und Gesundheit befassten Akteure, sich in allen Ländern der Welt und im Interesse der jeweiligen Gesamtgesellschaften besonders um die Belange der sozial und gesundheitlich Benachteiligten durch Aufklärung, Kompetenzbildung, Mediation medizinischer mit nichtmedizinischen Diensten zu kümmern.

Gesundheit als physio-psycho-soziales Phänomen und nicht als „... die bloße Abwesenheit von Krankheit und Gebrechen" zu thematisieren (WHO 1946: 2), war in einem *radikalen* Sinne innovativ, weil es zugleich auch dem Umgang mit den Gesundheitsproblemen moderner Gesellschaften eine neue wissenschaftlich hoch interessante und versorgungspolitisch notwendige Seite erschloss. Deren Berücksichtigung hätte nicht nur inhaltliche und praktische, sondern auf Dauer auch *strukturelle* Veränderungen der etablierten Versorgungssysteme, d. h. nicht nur eine „Umorientierung", wie sie die WHO (1986: 2) diplomatisch empfiehlt, sondern Umwälzungen *strikt reformerischen* Ausmaßes zur Folge haben müssen. Auch die in der Ottawa Charta überwiegend als *systemisch* konzipierte Gesundheitsförderung trug partiell umstürzlerische Züge. Denn sie, die an die Stelle einer expertengesteuerten Kuration und Präventivmedizin die Wiederaneignung von Krankheit und Gesundheit durch ihre Träger zu setzen beabsichtigte, benötigte als Funktionsvoraussetzung nicht nur den *mündigen* Patienten (von Reibnitz, Schnabel & Hurrelmann 2001). Sie zielte auch auf den Konsumenten medizinischer Dienstleistungen, der vor den Zumutungen der ungerechten Verteilung persönlicher Entwicklungschancen ebenso in Schutz zu nehmen war, wie vor den oft unverschuldeten Folgen gesundheitlicher Ungleichheit (Rosenbrock & Kümpers 2006; Altgeld 2006; Mielck 2006). Auch dies hätte eigentlich zu empfindlichen Störungen des etablierten Versorgungswesens und über kurz oder lang zu durchgreifende Veränderungen in der Behandlung chronisch kranker Menschen sowie bei der Schöpfung, Nutzung und lebenslangen Förderung gesundheitlicher Potentiale führen müssen.

Heute allerdings, nach rund zwanzig Jahren intensiver Forschung und der akademischen Ausbildung zahlreicher Public Health Experten, lässt sich von all dem nur wenig beobachten (Schnabel 2005). Zwar wird in Deutschland über Gesundheit und wie man sie fördern könne sehr viel mehr, leider aber auch uneinheitlicher und widersprüchlicher *geredet*, als zuvor. An den Universitäten jedoch ist nicht mehr viel vom einstigen *Expansion*sdrang der Gesundheitswissenschaften/Public Health zu spüren. Eine Flut neuer Ausbildungsgänge, die Gesundheit im Namen führen, täuscht darüber hinweg, dass vom *sozialkritischen* und *innovativen* Elan gesundheitswissenschaftlicher Forschung, Lehre und Praxis nur noch wenig geblieben ist. Indem sie immer mehr krankheitsbezogene *Versorgungsforschung* betreiben, haben die Gesundheitswissenschaften damit begonnen, sich wie Medizinpsychologie und -soziologie mit der undankbaren Rolle von Hilfs- oder Zulieferwissenschaften für die Medizin abzufinden. Schließlich ist nicht zu übersehen, dass in der öffentlichen, überwiegend mit solidarisch aufgebrachten Mitteln finanzierten Präventionspolitik nicht nur die „angepasstesten“ Konzepte (Kühn & Rosenbrock 1994) und die *wirkungsärmeren* Interventionsstrategien überleben. Ohne dass darauf nennenswert – allenfalls mit einem gescheiterten Präventionsgesetz – reagiert worden wäre, hat sich außerdem herausgestellt, dass von der herrschenden Vorbeugungspolitik (Bauer 2005) wie auch von den anderen Leistungen, die unser Versorgungssystem zu bieten hat (siehe auch die Beiträge von Siegrist; Spallek & Razum und Mielck in diesem Band), ausgerechnet jene Bevölkerungsgruppen am wenigsten profitieren, die ihrer aufgrund sozialer Benachteiligungen und gesundheitlicher Risiken am dringendsten bedürfen.

2 Wie soziale Benachteiligung und gesundheitliche Ungleichheit zusammenhängen und was diesen Kontext am Leben hält

Wenn wir uns danach fragen, was die Realisierung dieses so ambitionierten Modernisierungsprogramms der WHO *verzögert* haben mag – und das sollten wir endlich tun, um die Gründe zu verstehen, Widerstände abzubauen, aber auch Rückschritte zu vermeiden (Altgeld 2004) –, dann geraten zunächst die folgenden, teilweise verdrängten und in ihren Wirkungen noch präzisierungsbedürftigen Einflussfaktoren in den Blick[3].

Die abendländische Geistesgeschichte und eine „halbierte" Aufklärung

Wir alle, die wir uns als Wissenschaftler und Praktiker in einer „Wissensgesellschaft" und als geistige Erben einer mit der Aufklärung beginnenden modernen Geistesgeschichte verstehen, vergessen leicht, dass die wahren „Gewinner" dieser Aufklärung nicht die Sozial-, sondern die *Natur-* (insbes. die Physik), die *Ingenieurswissenschaft* und nicht zuletzt auch die *Medizin* gewesen sind. Als s. Zt. durchaus revolutionäre, insbesondere gegen Scholastik und Mystizismus gerichtete Vertreter einer „halbierten"[4], weil ausschließlich der reinen Verstandesarbeit verpflichteten Rationalität, sind sie bis heute außerordentlich bestimmend für das Ansehen und Selbstverständnis, die Interessen und die Forschungsmethodik modernen Wissenschaften geblieben. Zwar hat es als Reaktion auf die mit der industriellen Revolution einher gehenden gesellschaftlichen Verwerfungen eine geistes- und wissenschaftsgeschichtliche Entwicklung gegeben, die Berufene, wie den Naturwissenschaftler und Philosophen C. F. von Weizsäcker veranlassten, von der Soziologie als Philosophie des 20. Jahrhunderts zu sprechen (von Weizsäcker 1995). Tonangebend für das, was in den heutigen Universitäten und Hochschulen, aber auch in den Gegenwartsgesellschaften im Namen der Wissenschaft geschieht, sind jedoch die Natur- und Ingenieurswissenschaften und darüber hinaus all jene mit ihnen besonders eng assoziierten Disziplinen geblieben. Sie vermittelten denen, die sich ihrer Methoden bedienten, nicht nur

---

[3] Die Bielefelder Fakultät für Gesundheitswissenschaften hat erst kürzlich im Kontext einer Reihe von Tagungen („Health Inequalities I, II und III") damit begonnen. Aus ihnen wird neben dem vorliegenden ein weiteres Buch mit dem Titel „Normativität und Public Health. Vernachlässigte Dimensionen gesundheitlicher Ungleichheit" hervorgehen, in dem die Wirkung verschiedener dieser Faktoren systematischer untersucht und an Hand von „models of good practice" darüber nachgedacht werden soll, wie man ihnen theoretisch und praktisch begegnen kann (Bittlingmayer, Sahrai & Schnabel 2008). Siehe auch die Webseite: http://www.uni-bielefeld.de/gesundhw/health-inequalities/

[4] Eine von J. Habermas (1981) verwendete Bezeichnung, die ihm dazu dient, die einseitige Ausrichtung der alltäglichen Kommunikation auf die Rationalität wirtschaftender Subjekte zu beschreiben, eignet sich aber auch für die hier gemeinte, sogar bis in einen Teil der Sozialwissenschaften hineinreichende Engführung wissenschaftlicher Diskurse zu charakterisieren.

relativ einfache, dem jeweiligen Forschungsinteresse geschuldete und notwendig *unterkomplexe* Ausschnittvergrößerungen der Wirklichkeit. Ihrer permanenten Suche nach den fundamentalen Kausalgesetzen, die nicht nur die materiale, sondern auch die soziale Welt zusammenhalten, ist ein für Politik und Praxis höchst attraktives, aber fragwürdiges Versprechen immanent, dass die immer *komplexeren* Probleme dieser Welt mit *einfachen* Mitteln zu lösen seien.

Für die Klärung der Fragen nach den Ursachen, Folgen und Minderungsmöglichkeiten gesundheitlicher Ungleichheit sowie nach der Entstehung und den Beseitigungschancen dessen, was sich als *Akzeptanz-* und *Wirkungsdilemma* (Bauer 2005) der gegenwärtigen Präventionspolitik beschreiben lässt (vgl. Kap. 3), ist diese eher traditionelle Fixierung auf ein hoch *selektives*, weniger der Sache als der speziellen Erkenntnisinteressen und Methode geschuldetes Wissenschaftsideal aus mehreren Gründen problematisch. Es hat zur Ausformung einer in Wissenschaft, Politik und Öffentlichkeit gleichermaßen verbreiteten Vorherrschaft dessen geführt, was als *medizinisch-mechanistisches* Weltbild beschrieben worden ist (Faltermaier 2005). Wer ihm huldigt, hält alle Probleme, seien sie körperlicher, seelischer oder sozialer Natur für technisch lösbar. Er interessiert sich nur für pathogene Prozesse im menschlichen Organismus. Er hält *Krankheit* für ein individuelles Versagen, dessen Folgen nur mit Expertenhilfe und nach dem Aufspüren der spezifischen körperlichen Symptomatik quasi per „Knopfdruck“, d. h. auf die immer gleiche, von den psycho-sozialen Entstehungs- und Verlaufsbedingungen der Krankheit und den Eigenarten ihres Trägers absehenden Weise behoben werden kann. Hierbei handelt es sich um Denk- und Verhaltensweisen, die im Zuge der relativ erfolgreichen bevölkerungsmedizinischen Auseinandersetzung mit den übertragbaren Massenkrankheiten des Spätmittelalters und der frühen Neuzeit ausgebildet worden und in enger Verbindung mit den sich sukzessive verbessernden Lebensumständen der Menschen (McKeown 1979) relativ erfolgreich gewesen sind. Im Umgang mit den chronisch degenerativen Massenkrankheiten von heute sind sie bevölkerungsmedizinisch nur noch von begrenztem Wert, weil sie sich auf die meist körperliche Endstrecke einer Krankengeschichte beziehen, in der mit hohem technischen und finanziellen Aufwand nur noch körperliche Symptome kuriert, aber die psycho-sozialen Entstehungsbedingungen nicht mehr ursächlich bekämpft werden können. Das führt nicht nur zu Unter-, Fehl- und Überversorgungstatbeständen der Bevölkerung insgesamt. Da medizinische Erfolge in der Spätphase chronischer Erkrankungen mit der Höhe des Einsatzes für medikamentöse, chirurgische und andere Mittel korrelieren, haben wir es bei den materiell schlechter gestellten Patienten aus der Unterschicht nicht nur mit Menschen zu tun, die von diesen Versorgungsdefiziten stärker betroffen sind als der materiell besser gestellte Teil der Bevölkerung (Richter & Hurrelmann 2006). Sie sind überdies in einem nur schwer zu durchbrechenden „Teufelskreis“ gefangen. Die desolate gesellschaftliche Situation bringt überproportional hohe physio-psycho-soziale Belastungen mit sich, die im Verein mit unangemessener Versorgung dazu führen, dass noch höhere, mit zunehmendem Alter auch krankheitsbedingte Belastungen entstehen. Sie wiederum haben noch größere soziale Schwierigkeiten zufolge, die wegen fehlender Eigen- in zunehmendem Maße nur noch durch Fremdmittel und d. h. zu Lasten der Solidargemeinschaft der Sozial- und Krankenversicherten bewältigt werden können.

Kapitalistisches Wirtschaften und gesellschaftliche Bedingungen
Dass wir nicht in einer universellen, einzig menschenverträglichen, sondern in einer sehr *speziellen* Wirtschaftsordnung leben, die das gesellschaftliche Zusammenleben der Menschen auf intensive Weise prägt und von einem stets prekären, immer wieder herzustellenden Konsens ihrer Mitglieder getragen wird, mögen manche schon vergessen haben, seit konkurrierende Systeme, wie das Sozialistische, weltweit an ihren inneren Widersprüchen gescheitert sind. Dennoch sollte nicht übersehen werden, dass es sich bei dieser als „kapitalistisch“ bezeichneten um eine Ordnung handelt, die durch das *Privateigentum* an Produktionsmitteln und durch ein *freies*, nach Prinzipien der Gewinn- und Nutzenmaximierung handelndes *Unternehmertum* gekennzeichnet ist. Ein System auch, welches Arbeitgeber und Arbeitnehmer in ein durch das juristische Konstrukt der Vertragsfreiheit nur dürftig kaschiertes *Ungleichheitsverhältnis* zwingt und sich darum bemüht, die von Angebot und Nachfrage bestimmten Mechanismen der Warenproduktion und -konsumption durch staatlicherseits mehr oder weniger regulierte Markmechanismen zu steuern und so vor den Auswüchsen extremer *Ausbeutung* zu bewahren versucht.

Um zu funktionieren, bedarf die kapitalistische Wirtschafts- einer Gesellschaftsordnung, welche Menschen nicht nur in viel, wenig und nichts *Besitzende*, in exzellent, gut und schlecht *Qualifizierte*, in Inhaber von Aufstiegspositionen und *Chancenlose* und in Verbindung damit auch in solche zueinander stellt, die *geringe* Belastungen im Lebenslauf mit hohen Kompensationsmöglichkeiten und solche, die – wegen der geringer dotierten und anstrengenderen Massenarbeit, die im Kapitalismus geleistet werden muss – *hohe* Belastungen mit geringeren Kompensationsmöglichkeiten kombinieren. Es bedarf wirksamer Erziehungs- und Ausbildungsinstanzen, durch die Menschen dazu gebracht werden, die ihnen durch Geburt angestammten *Rollen* als Gewinner, Mitläufer und Benachteiligte relativ widerstandslos zu akzeptieren sowie politischer Regulationsmechanismen, die dieses System ökonomischer und gesellschaftlicher Ungleichheiten zur Legitimität verhelfen, indem sie den Eindruck erwecken, dass es durch den Willen des *Volkes* kontrolliert und beeinflusst werden könne. *Verbände*herrschaft und *freier Markt* auf der einen und *Globalisierung* in Form des weltweiten und konkurrenzlosen Durchsetzens kapitalistischer Wirtschaftsprinzipien auf der anderen Seite haben infolge des sukzessiven Wegfalls nationalstaatlicher Regulationsmechanismen eher dazu beigetragen, diese Gegensätze zu verschärfen, statt – wie dies von den marktgläubigen Globalisierungsbefürwortern voraus gesagt worden ist – zum Vorteil aller zu beseitigen (Beck 2001).

Für die Beantwortung unserer Fragestellung nach den Herstellungs- und Egalisierungsbedingungen gesundheitlicher Ungleichheit ist der Hinweis auf die besonderen Prinzipien, nach denen die Welt organisiert wird, in der wir leben und arbeiten, aus mehreren Gründen wichtig. Wie alle Systeme ist auch das kapitalistische Wirtschaftssystem davon abhängig, dass nicht nur die Organisationen (Wirtschaftunternehmen und die ihnen ideell und materiell zu arbeitenden Institutionen) sondern auch die Menschen auf eine für die Aufrechterhaltung kapitalistischen Wirtschaftens notwendige Weise funktionieren. Dazu gehören die Arbeitsteilung und mit ihr einhergehende gesellschaftliche und gesundheitliche Folgen ebenso wie die ungleiche Verfügung über Produktionsmittel, die mit ungleichen Chancen der Profitmaximierung und Wohlstandsmehrung verbunden ist. Für das Funktionieren des Kapitalismus ebenso wichtig ist aber auch, dass die wirtschaftenden Unternehmen über ein unerschöpfliches, relativ uneingeschränkt einsetzbares Reservoir brauchbarer Arbeitskräfte verfügen können müssen.

Gerade um letzteres und hier besonders um die Wiederherstellung vorzeitig verschlissener Lebens- bzw. Arbeitskraft hat sich die moderne Medizin seit Jahrhunderten mit wachsendem Erfolg bemüht (Göckenjahn 1984). Aus dieser Leistung, die sie inzwischen so gut wie konkurrenzlos anzubieten vermag, konnte und kann sie eben jene Anerkennung schöpfen, die es ihr heute erlaubt, nicht nur bei allen Fragen der Krankheit, sondern neuerdings auch der Gesundheit an hervorragender Stelle mit zu entscheiden und ihren Einfluss in der Forschungsförderungs-, aber auch in der Versorgungs- und der Systementwicklungspolitik geltend zu machen. Außerdem ist das Erbringen medizinischer Dienstleistungen zum größten Teil *privatwirtschaftlich* organisiert, was dazu führt, dass die Ärzte als eine ausschließlich sich selbst verantwortliche, von niemandem als sich selbst kontrollierte Unternehmerschaft nicht nur in der Lage ist, über den gesellschaftlichen Bedarf an kurativen Leistungen selbst zu entscheiden, sondern dieses – wie sich u. a. an der Entwicklung der Versorgungskosten (Krämer 1991), dem Einsatz profitabler Medizintechnik (Abholz 1986) oder der Verschreibung von Medikamenten (Langbein, Martin & Weiss 2000) zeigen lässt – tatsächlich auch zum eigenen Vorteil tut.

Zur gesundheitlichen Ungleichheit tragen kapitalistische Wirtschaftsordnung und die von ihr beeinflussten gesellschaftlichen Verhältnisse direkt bei, indem sie das Gros materiell und ausbildungsmäßig schlechter gestellter Menschen mit stärkeren Belastungen und höheren Erkrankungsrisiken konfrontiert als die Angehörigen der Mittel- und Oberschicht (Babitsch et al. 2006; Peter 2006,). Sie tut es aber auch indirekt, indem sie für eben diese neben einer defizitären Versorgung auch noch ein qualitativ schlechteres und schwerer zugängliches Angebot an Versorgungsleistungen zur Verfügung stellt (Siegrist, Dragano & von den Knesebeck 2006).

Verfestigte Strukturen innerhalb des Wissenschaftsbetriebs
Der Wissenschaftsbetrieb hat selbst dort, wo er sich als gesellschaftskritischer gebärdet, die Aufgabe, Wirtschafts- und Gesellschaftssystem am Leben zu erhalten (Bittlingmayer 2005). Dieses tut er, indem er der Gesellschaft mit all seinen Disziplinen dabei hilft, bestehende Probleme in *konservierender* Absicht zu lösen oder ihr anstelle alter, nicht funktionierender Lösungen *neue* anbietet, die im Extremfall sogar den Wandel der Gesellschaft als Überlebensstrategie mit einschließen können. Ist die Wissenschaft dazu nicht in der Lage, steht ihre Existenz auf dem Spiel; ein Umstand, auf den der Wissenschaftbetrieb als seinerseits um Selbsterhaltung bemühtes System immer schon durch interne *Reformen* oder durch *Ausdifferenzierung* neuer Sparten und Disziplinen zu reagieren vermochte.

Augenblicklich haben wir es mit einem Zustand zu tun, indem sich die Gesellschaft aufgrund von Lösungsdefiziten im Bereich der Krankenversorgung und infolge eines Geschehens, welches man mit den Worten des Wissenschaftssoziologen T. Kuhn als „Revolution" beschreiben könnte (Kuhn 2001), einerseits mit den Gesundheitswissenschaften/Public Health ein in vielerlei Hinsicht eben so *notwendiges* wie *neues* Erkenntnisinstrumenarium zugelegt hat. Sie sind grundlagenwissenschaftlich interdisziplinär, strikt anwendungsorientiert und in der praktischen Umsetzung, sei es in der Versorgung chronisch Kranker, in der Gesundheitssystemgestaltung oder in der Gesundheitsförderung integriert und multimodal aufgestellt (Schnabel 2005). Andererseits haben es die „Neuen" mit einer Gruppe traditioneller, untereinander wenig verbundener, durchweg auf Krankheit fixierter einzelwissenschaftlicher *Konkurrenten* zu tun, die sich wie die Medizin, die Medizinpsychologie und -soziologie oder die „Gesundheits"-Pädagogik auf längere Erfahrung und eine weit stärkere Verankerung in Wissenschaft, Politik und Gesellschaft berufen können. Und es ist noch keineswegs entschieden, ob es den Gesundheitswissenschaften gelingen wird, im Wettbewerb mit der Medizin und ihren Hilfsdisziplinen um einen ebenso *sach*angemessenen wie *bedürfnis*orientierten Umgang mit Gesundheit und Krankheit zu bestehen.

Aus diesen Widerständen gegen eine längst fällige Modernisierung sowohl des Forschungs- als auch des Ausbildungsbetriebs, folgt zum einen, dass sich die Gesundheits*wissenschaften* aufgrund mangelnder Mittel, die immer wieder in andere traditionelle Felder von Forschung und Lehre fließen, nur langsam entfalten können. Was zum einen dazu führt, dass sie sich mit so wichtigen Fragestellungen, wie denen nach dem Zusammenhang von Lebens- und Arbeitsbedingungen der in mehrfacher Hinsicht benachteiligten Unterschicht sowie der Ungleichheit von Erkrankungsrisiken und Gesundheitschancen nicht im nötigen *Ausmaß* und mit dem erforderlichen *Nachdruck* befassen können. Zum anderen müssen der wissenschaftliche Nachwuchs, vor allem aber auch die in die Praxis gehenden Absolventen gesundheitswissenschaftlicher Studiengänge mit konventionell qualifizierten und orientierten Experten auf dem Arbeitsmarkt insofern unter ungleichen Bedingungen konkurrieren als diejenigen Instanzen, die sie beschäftigen und über ihren Einsatz entscheiden, noch stark im medizinisch-mechanistischen Denken befangen sind.

Sozialpolitische Traditionalismen und rechtliche Normierung
Historisch gesehen haben sich die dominierenden Prinzipien, nach denen der von den einen als „Wohlfahrtsstaat" gelobter und von den anderen als „ideeller Gesamtkapitalist" kritisierter Sozialstaat in einer Zeit entwickelt, die mit anderen als den sozialpolitischen Regulationsproblemen von *heute* konfrontiert gewesen ist (Schmidt 2005). Veränderte Lebensbedingungen, eine drastisch erleichterte Geburtenkontrolle, das Wirken sozialer und gesundheitlicher Dienste, der Wandel im Spektrum modernen Massenkrankheiten und demographische Veränderungen, haben einerseits zu einer Anhebung des Lebensniveaus geführt, welche den immer schon besser Gestellten in sehr hohem, aber auch den früher schlecht oder mäßig Situierten in geringerem Maße zugute gekommen ist. Andererseits haben sich aber auch neue soziale und gesundheitliche Probleme entwickelt, die mit hoheitsstaatlicher Kontrolle und *karitativ* motiviertem Interventionismus allein nicht mehr zu bewältigen sind (Heinze 1986). „*Subsidiarität*" ein aus der kirchlichen Soziallehre abgeleitetes und seit den Bismarckschen Sozialreformen für sozialpolitisches Entscheiden und Handeln bis heute tonangebendes Prinzip, stellt zwar – in *vermeintlich* moderner Weise – die Selbstverantwortung des Einzelnen, aber auch der untergeordneten Gliederungen, wie der Stadt, der Gemeinde oder der Kommune *über* staatliches Eingreifhandeln. Faktisch und besonders in Zeiten knapper öffentlicher Mittel und fortschreitender Ökonomisierung aller Dienstleistungsbereiche, kann dieses jedoch nicht nur zum *Rückzug* des Staates und zur *Qualitätsminderung* der in seinem Namen erbrachten Leistungen führen (Speck 2001). Nach dem Subsidiaritätsprinzip wird der Staat überhaupt erst sozial unterstützend tätig, wenn sich Hilfsbedürftige ihm und seinen Instanzen gegenüber als zur Selbsthilfe unfähige *Versager* zu erkennen gegeben haben (Kaufmann 1986). Ist dieses jedoch geschehen, erdrückt sie der Staat mit der Allmacht seiner gesetzlich geregelten Kontrollen und zuständigen Ämter, *entmündigt* sie systematisch und hält sie besonders in Fällen anhaltender Hilfsbedürftigkeit vor

allem auch deshalb fest, weil vielen die Rückkehr auf einen zunehmend deregulierten Arbeitsmarkt und in die andere, finanziell kaum vorteilhaftere Abhängigkeit von künftigen Arbeitgebern nicht attraktiv genug erscheint.

Mit der Entstehung, mindestens aber Aufrechterhaltung gesundheitlicher Ungleichheit hat diese Sozialstaatsorientierung nicht nur deshalb zu tun, weil das damit verbundene Grundverständnis letztinstanzlichen, aber dann auch um so restriktiveren Intervenierens über die Zeit ihren Niederschlag im Sozial- und Versorgungs*recht* und in den *Strukturen* gefunden hat, im Rahmen derer dieser Interventionismus vollzogen wird. Eingegriffen wird mit steuerlichen oder solidarisch erbrachten Mitteln auch im so genannten Gesundheitswesen erst dann, wenn sich der Patient als Patient nicht mehr zu helfen weiß und durch eine *Expertenschaft*, die jede über die Entscheidung zur bedingungslosen Kooperation hinaus gehende Selbstbestimmung der Patienten als unbotmäßige Einmischung betrachtet. Und sie handeln auf der Grundlage von Sozialgesetzen und im Rahmen von Strukturen, die es den Ärzten erlauben, sozial besser Gestellte mit allem, was die Medizin zu bieten hat, aber die weniger gut Situierten oft nicht einmal mit dem Nötigsten zu versorgen und die es eher *bestraft* als belohnt, wenn sich Patienten, zumal die sozial Benachteiligten mit der Tatsache ihrer Unter- und Fehlversorgung (Sachverständigenrat 2000/2001) *kritisch* auseinandersetzen. Ihnen, die nach dem Solidarprinzip in Zeiten relativen Wohlergehens einzahlen, um sich eine medizinische Behandlung bei Bedarf überhaupt leisten zu können und deren versorgungspolitische Interessen am schlechtesten organisiert sind, bleibt im Eintrittsfall von Krankheit und Gebrechen nichts anderes übrig, als mehr oder weniger dankbar zu *akzeptieren*, was ihnen die Gesellschaft im Rahmen existierender Versorgungsroutinen bietet.

Das medizinische Deutungs- und Versorgungsmonopol

Obwohl sie in die Kritik geraten und im Zuge der allgemeinen Ökonomisierung auch zunehmender staatlicher Kontrolle unterworfen wird, beschreibt das, was die US-amerikanischen Soziologen T. Parsons (1958), E. Freidson (1979) H. S. Becker (1992) schon früh als „professional dominance" bezeichnet haben, die gesellschaftliche Position recht gut, welche die Ärzte auch heute noch besitzen. Seit dem Beginn des vergangenen Jahrhunderts auch rechtlich mit dem Versorgungsmonopol versehen, haben sie nicht nur die auf Krankheit und Gesundheit bezogene Herrschaft über die *Köpfe* der Menschen erlangt, indem nur sie verbindliche Auskunft darüber geben dürfen, was Krankheit ist und wie man ihr begegnet. Staatlicherseits damit beauftragt, haben allein Ärzte das Recht, zu tun, was der Volksmund als „Krank-" bzw. „Gesund-*Schreiben*" bezeichnet. Sie waren bzw. sind in Folge dieser Monopolstellung legitimiert, jeder Patientenkarriere einen Anfang und ein Ende zu setzen, aber auch zu bestimmen, was zwischen Anfang und Ende geschieht. Und sie haben dadurch enorm *strukturbildend* auf alles eingewirkt, was in den vergangenen 200 Jahren in der Krankenversorgung geschehen ist. Das schloss bzw. schließt die Entwicklung der einschlägigen Sozialgesetze mit ein, durch die u. a. auch die für das reibungslose Funktionieren des Versorgungssektors wichtigen *Geschäftsbedingungen* zwischen den Anbietern und den Konsumenten medizinisch-therapeutischer Dienstleistungen geregelt werden.

Mit welchen durchgreifenden Konsequenzen für das Denken und Handeln von Menschen und Organisationen der unaufhaltsame Aufstieg des Gesundheitswesens zu einem der expansivsten Arbeitsmärkte und zum inzwischen größten Produktionssektor verbunden gewesen ist, kann an dieser Stelle natürlich nicht untersucht werden. Obwohl wir Dank so brillanter Analysen, wie denen von Ariès (1982) oder Foucault (1976), von Illich (1983), Dörner (1975) oder Göckenjahn (1984) schon einiges über die Motive, Triebkräfte und Folgen wissen, muss noch viel, vor allem im Blick auf die aktuellen Konsequenzen erforscht werden. In punkto Versorgungssituation lässt sich allerdings schon an dieser Stelle mit einiger Plausibilität vermuten, dass ein nicht unbeträchtlicher Teil der Mängelzustände, die von einer im Auftrag der Bundesregierung regelmäßig gutachtenden Expertengruppe konstatiert worden sind (Sachverständigenrat 2000/ 2001), auf die Monopolstellung der Ärzte und die dominant kurative Ausrichtung von Akteuren und Strukturen im Gesundheitswesen zurückzuführen sind. Dass daran angesichts der Unsummen, die uns das Gesundheitssystem jährlich kostet, nicht mehr durch Kostensteigerung, sondern nur durch einvernehmliche Entscheidungen über das Ausschöpfen von *Rationalisierungspotentialen* und/oder durch *Umverteilung* eines Teils der Mittel auf andere als kurative Dienste zu ändern wäre, ist durchaus bekannt. In dieser Richtung geschieht jedoch nur wenig und vieles viel zu zögerlich, weil es die gesellschaftliche Monopolstellung der Ärzteschaft erlaubt, sich dem dazu nötigen Diskurs erfolgreich zu entziehen. Dies gilt auch und vor allem für den Bereich vorbeugenden Versorgungshandelns, mit dem – seriösen Prognosen zufolge (Lehmann et al. 2006; Mielck 2006) – der gesundheitlichen Ungleichheit und ihren Folgen heute am besten beizukommen wäre, sofern es gelingt, ihn ausreichend zu finanzieren und seine Botschaften auf kommunikativ kompetente Weise an die Menschen heranzutragen

Das Krankheits- und Gesundheitsverständnis der Patienten und Verbraucher

Wenn öffentlich bezahlte und private Versorgungsdienstleister in der aktuellen Diskussion über die steigenden Versorgungskosten die *eigene* Verantwortung bestreiten und statt dessen auf die inflationären Erwartungen der *Patientenschaft* verweisen, übersehen sie gerne, dass die so oft gescholtenen Begehrlichkeiten der Konsumenten „nicht vom Himmel“ fallen. Man muss und sollte sie als Resultate einer längeren *Lerngeschichte* (Sozialisation) betrachten, die Menschen nicht nur als Einzelne, sondern auch als Bevölkerungsgruppen absolvieren. Sie, die nicht nur das Denken und den Umgang mit Krankheit und Gesundheit bestimmt, sondern in ihren Ausprägungen dermaßen mit den unterschiedlichen Lebens- und Arbeitsweisen verbunden ist, dass man bereits von verschiedenen *Krankheitskulturen* der Ober- und Unterschicht (Boltanski 1976), von Männern und Frauen (Kolip 1997), von Kindern und Jugendlichen (Franzkowiak 1986) gesprochen hat und bei genauerem Hinsehen wohl auch auf Krankheitskulturen weiterer, von gesundheitlicher Ungleichheit und unangemessener Versorgung besonders betroffenen Bevölkerungsgruppen, wie z. B. von Alleinerziehenden oder Menschen mit Migrationshintergrund stoßen würde.

Ungeachtet dieser existierenden, von den Versorgungsexperten aller Couleur zu Unrecht vernachlässigten Differenziertheiten, ist es der Medizin und den vielen, in der Volksaufklärung engagierten Institutionen einer ganzen Reihe historischer Gegenbewegungen zum Trotz bis in die Gegenwart hinein gelungen, den medizinisch-mechanistischen Blick auf die Welt (Faltermaier 2005) und in Verbindung damit ihren bio-physiologisch eingeengten Umgang mit den meisten *Gesundheitsproblemen* der Gegenwart als Norm in den Köpfen der Bevölkerung zu verankern. Zwar beginnt sich durch das Wirken der Gesundheitswissenschaften, die im Zuge der von der WHO angestoßenen Gesundheitspolitik auch in Deutschland Fuß gefasst haben, so etwas wie die Transformation zu einem vor allem von der gebildeten bürgerlichen *Mittelschicht* verstandenen und gesprochenen „Gesundheitscode" abzuzeichnen (Bauch 1996). Bisher wird darüber aber in vielen Büchern und auf Symposien nur geredet. In der Gesundheits- und Forschungsförderungspolitik, in den Strukturen des Gesundheitswesen oder im Entscheidungshandeln seiner Akteure jedoch ist davon – wie das kürzliche Scheitern des in dieser Hinsicht ambitionierten „Gesetzes zur Verbesserung der gesundheitlichen Prävention" (Deutscher Bundestag 2005) unter anderem verdeutlicht – noch nicht viel angekommen.

Aus dem Blickwinkel dieses Sozialisationsgeschehens tragen dazu mit hoher Wahrscheinlichkeit zwei nur scheinbar widersprüchliche Effektlinien bei. Dabei geht es zum einen um den leider noch viel zu wenig untersuchten Umstand, dass Angehörige unterer sozialer Schichten sich wegen ihrer im Lebenslauf erlernten Abhängigkeit von den arbeitskrafterhaltenden und krankheitsvermeidenden Leistungen ein besonders *medizinkonformes* Gesundheitsdenken aneignen müssen (vgl. u. a. die Beiträge von Davey Smith, Unger und Weyers in diesem Band). Das Dringen auf Gleichbehandlung oder gar Widerstand nützt ihnen bei ihrem politisch unorganisierten und vergleichsweise geringen Einfluss wenig. Zum anderen sind gerade sie es, bei denen sich durchschnittlich hohe Belastungen mit geringeren Kompensationschancen, etwa in Form von Bildung,

Geld, sozialer Anerkennung (Lampert 2005), aber auch psycho-sozialer und medizinischer Versorgung (Siegrist, Dragano & von den Knesebeck 2006) zu einer pathogenen Mischung interagierender Risiken verdichten, denen nicht erst im Krankheitsstadium, sondern wesentlich *früher* begegnet werden sollte. Und dies dann nicht bloß mit Strategien, die auf die Eliminierung einzelner Risikofakoren abzielen, sondern mit komplexeren, vor allem auch die Stärkung von Gesundheitsressourcen betreibenden Maßnahmen, die das Versorgungssystem noch nicht in ausreichendem Maße bereit hält und die sie deshalb auch noch nicht einzufordern und zu nutzen lernen konnten.

3 Ungleichheiten und Wirkungsdefizite in der aktuellen Präventionspolitik – Ursachen und Konsequenzen

Was oben an Bedingungsfaktoren für die Existenz gesundheitlicher Ungleichheit und die Ungleichverteilung von Versorgungschancen benannt worden ist, hat natürlich auch erheblichen Einfluss auf die Art, wie die Präventionspolitik organisiert ist und wie sie wirkt.

So ist es der halbierten Aufklärung und dem daraus entstandenen Weltbild geschuldet, wenn auch präventionspolitisch überwiegend Konzepte bevorzugt und Maßnahmen realisiert werden, die den Grundprinzipien medizinisch-kurativen Intervenierens fast zum Verwechseln ähnlich sind. Eingegriffen wird, auch wenn es sich um einen sehr frühen Zeitpunkt, wie bei der Primärprävention[5] handelt, erst dann, wenn es mit Hilfe des statistischen Risikofaktorenkonstrukts gelungen ist, bestimmten individuellen Einstellungs- und Verhaltensbesonderheiten einen Krankheitswert zuzuschreiben. Gesundheit gerät überwiegend nur als das Fehlen von Krankheit oder Gebrechen in den Blick. Sie ohne Krankheitsanlass und so früh im Leben wie möglich zu fördern, sich außerdem darum zu bemühen, individuelle und kollektive Gesundheitsressourcen aufzuspüren, sie aufeinander abzustimmen und systematisch zu stärken, käme den Vertretern dieses dem kurativen Eingreifhandeln nachempfundenen Vorgehens nicht nur nicht in den Sinn (Schnabel 2007). Aufgrund ihrer Monopolstellung, die sie als zentrale Reproduktivkraft im Kapitalismus inne hat, ist die Ärzteschaft durchaus in der

---

[5] Im medizinischen Sprachgebrauch unterscheidet man primär-, sekundär- (Früherkennung) und tertiärpräventive (Rehabilitation) Maßnahmen voneinander und neigt dazu Primärprävention, die alle Maßnahmen umfasst, bevor eine Krankheit physiologisch manifest geworden ist, mit Gesundheitsförderung gleich zu setzen. Sachlich, konzeptionell und von den Ergebnissen her gesehen ist diese Gleichsetzung inakzeptabel, wenn auch nicht auszuschließen ist, dass die Reduzierung bzw. Beseitigung singulärer Risikofaktoren einen bisher noch nicht hinreichend präzisierten Beitrag zur Herstellung und Aufrechterhaltung von Gesundheit in jenem Sinne leistet, in dem ihn die Gesundheitswissenschaften verstehen (vgl. hierzu Altgeld im Band).

Lage und professionspolitisch entsprechend gut organisiert, um auch über den Umfang und die Art der Maßnahmen zu bestimmen, die zu Vorbeugungszwecken ergriffen werden sollen. Dies schließt die Fähigkeit mit ein, jeder *Präventionspolitik* wirksam entgegen zu treten, die den Eindruck erweckt, sie könne erfolgreich und damit geeignet sein, die bislang ungebremste Entwicklungsdynamik auf dem profitablen Markt für medizinische Dienstleistungen geschäftsschädigend zu beeinflussen.

Keine geringere präventionspolitische Steuerungswirkung entfaltet der innovationsresistente Wissenschaftsbetrieb. Infolge seiner immer noch starken Ausrichtung auf die monodisziplinäre Aufklärung über Krankheit wissen wir heute vergleichsweise wenig über Gesundheit und über die sehr viel komplexeren, weil Psyche und Sozialität des Menschen mit einschließenden Mechanismen, mittels deren sie *systematisch* und *nachhaltig* gefördert werden könnte (Hurrelmann 2006). Das führt dazu, dass auch in der Praxis mangels genauerer Kenntnisse Gesundheitsförderung selbst dort nur wenig zum Einsatz kommt, wo sie als Maßnahme durch nichts zu ersetzen wäre (Badura & Hehlmann 2003; Hurrelmann, Klotz & Haisch 2004). Ihre Akteure, die in der Regel sehr gut ausgebildet sind, unterliegen noch viel zu oft im Wettbewerb mit den Anbietern von Maßnahmen und Programmen, die von medizinischem Interventionsdenken geprägt sind und oder von Medizinern kontrolliert werden. Und sie tun dies aus Gründen, die kaum etwas mit der *Sache*, insbes. nichts mit der Wirkung und Wirtschaftlichkeit der Aktivitäten, sondern mit der Monopolstellung der modernen Medizin und mit deren Macht zu tun haben, diese überall, wo über Präventionspolitik entschieden wird, auch durchzusetzen. Aus dem gleichen Grund fehlt es auch an den erforderlichen Ressourcen, um in vergleichenden Längsschnittstudien der Frage nachzugehen, ob und wie viel Primärprävention einer- und Gesundheitsförderung andererseits zur Verminderung sozial bedingter Ungleichheit (Rosenbrock & Kümpers 2006) oder zur Herstellung von gesundheitlicher Chancengleichheit (Altgeld 2006) tatsächlich beizutragen vermögen.

Für die Finanzierung und Realisierung einer verstärkt auf Gesundheitsförderung setzenden Vorbeugungspolitik ist das oben in ihrem Beitrag zur Entstehung und Aufrechterhaltung der Ungleichheitstatbestände in der medizinischen Versorgung diskutierte, fest in den Angebotsstrukturen und in den Köpfen der Akteure verankerte Sozialstaatsdenken doppelt problematisch. Denn es konterkariert mit seiner Fixierung auf den stattgehabten Not- bzw. Krankheitsfall alle Bemühungen, eine effektive Vorbeugungs-Politik, die ihren Namen verdient, tatsächlich zur *vierten* und damit finanziell, personell und strukturell hinreichend verankerten Säule des Gesundheitswesens zu machen. Außerdem verhindert dieses Denken geradezu, dass der Staat und andere im gesellschaftlichen „Auftrag" tätigen Instanzen (Familien, Kindergärten, Schulen, Einrichtungen der Berufsaus- und der Erwachsenenbildung) mit öffentlichen Mitteln auf sachangemessene und bedürfnisorientierte Weise und zu einem Zeitpunkt in der menschlichen Biographie interveniert, an dem krankheitsförmige Hilfs- oder Versorgungstatbestände noch nicht vorliegen und an denen die Stärkung gesundheitlicher Ressourcen mit größerer Aussicht auf Erfolg betrieben werden kann (Naidoo & Wills 2003).

Schließlich tragen die oben bereits erwähnten Sozialisationseffekte auf Seiten der ausbildungsmäßig und materiell schlechter gestellten und besonders abhängig arbeitenden Bevölkerungsteile auch verstärkt zur Entstehung dessen bei, was man in der gesundheitswissenschaftlichen Interventionsforschung als *Präventionsdilemma* (Bauer 2005) bezeichnet hat und welches seinerseits vermutlich auf ein Akzeptanz- und eine daraus resultierendes Wirkungsschwäche zurückzuführen ist. Dass das Gros gegenwärtig angebotener Präventionsmaßnahmen diejenigen Bevölkerungsgruppen nicht wirklich erreicht, die ihrer aus Gründen stärkerer Belastung und einer vergleichsweise schlechteren Regelversorgung am meisten bedürfen, ist auf zwei miteinander zusammenhängende Aspekte ihrer Lerngeschichte zurück zu führen. Zum einen haben wir es bei den Präventionsangeboten von heute mit einem *Mittelschichtbias* zu tun, der dafür verantwortlich zu machen ist, dass sie vor allem in inhaltlicher, motivationaler und kommunikationsstrategischer Hinsicht an dem vorbei gehen, was für die Lebens- und Arbeitswelt sozial benachteiligter Bevölkerungsgruppen, für die dort herrschenden Überlebensprobleme einschließlich des davon beeinflussten Umgangs mit Körper, Krankheit und Gesundheit, kurz: für ihre besondere noch ziemlich unerforschte *Gesundheitskultur* (Franzkowiak 1986) charakteristisch ist. Sich ihren andersartigen Bedürfnissen entsprechend gegen diese unangemessenen Präventionsversuche „auf Krankenschein“ und die damit verbundenen Veränderungszumutungen zu wehren und für angemessenere Angebote einzusetzen ist ihnen jedoch unmöglich. Zum anderen verfügen die Anbieter, bei denen es sich in der Regel um Krankenkassen und andere Versicherungsträger handelt, über keine Individualangebote, die ihnen und ihren Problemlagen *angemessen* und daher für sie *akzeptabel* wären. Und sie verfügen auch nicht über einen freien, sondern nur über einen von anderen (verschreibenden Ärzten, Unternehmern, Schulbehörden u. a.) abhängigen Zugang zu sach- und vor allem bedürfnisangemesseneren Alternativen, wie wir sie aus manchen Konzepten der schulischen oder betrieblichen Gesundheitsförderung kennen. Mit wirklichem Interesse angenommen und infolge dessen auch wirksamer wären Vorbeugungsmaßnahmen vermutlich eher dann, wenn man die Adressaten – wie in anderen Interventionsbereichen bereits erfolgreich ausprobiert (Armbruster 2006) – an der Gestaltung der Maßnahmen sehr viel stärker *beteiligen* würde als bisher.

In Ergänzung der bereits ausgeführten Zusammenhänge sollte an dieser Stelle nicht unerwähnt bleiben, dass die an sozialen Unterschieden und ungleich verteilten Gesundheitschancen weitgehend *desinteressierte* Präventionspolitik auch insgesamt *falsch aufgestellt* ist und dass davon zwar alle Bevölkerungsteile, in besonderer Weise aber wiederum die sozial und gesundheitlich Benachteiligten am stärksten betroffen sind (Altgeld 2006). Um dies zu erkennen, braucht man sich in Übereinstimmung mit den vorliegenden krankheits- und gesundheitswissenschaftlichen Erkenntnissen (Hurrelmann 2006) nur zu vergegenwärtigen, dass sich die variierende gesundheitliche Verfassung eines Menschen und damit letztendlich auch sein Versorgungsbedarf aus dem Wechselspiel von mindestens vier verschiedenen Entwicklungslinien ergeben:

- dem im Lebenslauf kumulierenden und linear ansteigenden *Belastungsempfinden*,
- den linear abnehmenden formellen (z. B. medizinischen Versorgung) und informellen (z. B. soziale Unterstützung) *Kompensationsmöglichkeiten*,
- den in frühen Lebensphasen stark, später weniger stark ansteigenden physischen (z.B. Genetik und körperliche Konstitution) und psychischen (z. B. den Sense of Coherence) *Gesundheitsressourcen* und schließlich
- der anfänglich verhalten, später im Leben stärker progredierenden *Wahrscheinlichkeit zu erkranken.*

Bezogen auf die *Lebensachse* von der frühen Kindheit bis ins spätere Alter müssen wir nun feststellen, dass die überwiegende Mehrheit von präventiven Interventionen der oben bereits erwähnten, alles beherrschenden kurativen Eingreiflogik entsprechend erst im Arbeitsleben/ Erwachsenenalter unternommen werden. D. h. zu einer Zeit, in der sich der eigentliche Gegenstand der Intervention, die riskanten Verhaltensweisen bereits stark in das Persönlichkeitsinventar der Adressaten *eingeschliffen* haben und in der das Belastungsempfinden und die Erkrankungswahrscheinlichkeit der Probanden *hoch* sind, die Gesundheitsressourcen, unter ihnen insbesondere die Plastizität des menschlichen Organismus abzunehmen und Kompensationsangebote ihre Wirksamkeit zu verlieren beginnen. Sinnvoller wäre es im Sinne einer durchgreifenden und nachhaltigen Vorbeugungs- und Gesundheitsförderungspolitik, sehr viel *früher*, d. h. in einer Phase der Entwicklung anzusetzen, in der das Verhaltensinventar und die Persönlichkeit noch im *Werden* begriffen, die Gesundheitspotentiale und die Wirkung eventueller Kompensationsmöglichkeiten relativ *hoch* und das Belastungsempfinden sowie die Erkrankungswahrscheinlichkeit wegen der psycho-physischen Leistungsfähigkeit des noch jugendlichen Gesamtorganismus als relativ *niedrig* zu veranschlagen sind.

Für Angehörige der *Mittelschicht*, die von Anfang an vor allem mit Gesundheitsressourcen und mit Zugriffschancen auf formelle und informelle Kompensationsmöglichkeiten besser ausgestattet sind, mag eine dermaßen spät, d. h. erst im Stadium einer als wahrscheinlich angenommenen oder bereits existierenden Krankheit ansetzende Präventionspolitik noch einen gewissen Sinn ergeben. An den Bedürfnissen der mit weniger Ressourcen und Kompensationsmöglichkeiten beginnenden und im Lebenslauf mit höherem Belastungsempfinden und vermehrten Erkrankungsrisiken konfrontierten Angehörigen der *Unterschicht* geht sie jedoch vorbei. Hier müsste im Interesse der Individuen, aber auch des Kollektivs besonders früh (Schnabel 2001), sozial ausgleichend und mit spezieller staatlicher Unterstützung eingegriffen werden. Es wird angesichts des inzwischen immer offenkundiger werdenden Bedarfs aber auch zu fragen sein, ob und in wie weit wir über solche Modelle guter Vorbeugungspraxis überhaupt verfügen

4 Modelle guter Vorbeugungspraxis ! ?

In der Gesundheitsförderungsforschung beginnt es sich allmählich durchzusetzen, die *Qualität* infrage stehender Maßnahmen nicht länger durch den Vergleich mit den Ergebnissen konzeptionell, inhaltlich und strategisch ganz anders gelagerter Präventionsaktivitäten, sondern an Hand von *„Modellen guter Praxis"* (Rosenbrock & Michel 2007) und mit Hilfe von *Kriterien* zu messen, die für die Identifikation und Beurteilung von Wirkungen auf die Gesundheit von Menschen und Organisationen *tauglich* sind. Dabei geht es mit Sachangemessenheit oder Evidenzbasiertheit, Bedürfnisorientierung, Niedrigschwelligkeit, Partizipation, Emanzipation (Empowerment), Setting-Orientierung, Nachhaltigkeit, Wirtschaftlichkeit, Zielkongruenz und der Verfügbarmachung von Sozialkapital um Indikatoren, die an anderer Stelle (Lehmann et al. 2006; Schnabel 2007) erklärt und begründet worden sind, hier aber nur erwähnt werden können.

Je strikter diese Kriterien bei der Beurteilung dessen eingesetzt werden, was gegenwärtig in höchstens 20 v.H. Fällen in der Vorbeugungspolitik unter dem Namen „Gesundheitsförderung im Setting" geschieht, um so deutlicher wird, dass es sich nur selten um Maßnahmen und Programme handelt, die es im Sinne der „Ottawa Charter for Health Promotion" (WHO 1986) zuwege bringen, *Individuen* und Gruppen aufzuklären und zu einem bewussten Umgang mit der eigenen Gesundheit zu befähigen und *gleichzeitig* die partizipative Gestaltung gesundheitsförderlicher *Lebens-* und *Arbeitswelten,* geschweige denn die Umorientierung der *Gesundheitsdienste* dauerhaft voran zu treiben. Zwar haben wir es bei Krankenkassen und anderen Versicherungsträgern, den Hauptakteuren der Präventionspolitik, zunehmend auch mit Aktivitäten zu tun, die im Wissen um die relativ bescheidenen Erfolge der Verhaltensprävention und überzeugt von der durchgreifenden Wirksamkeit der Gesundheitsressourcenoptimierung konzeptionell die geeigneten *Strategien* verfolgen. Aufgrund einer gegenüber Gesundheitsförderung voreingenommenen Umwelt, einer viel zu wenig auf die verschiedenen in der Gesellschaft existierenden Gesundheitskulturen eingestellten Interventionsweise und einer fehlenden finanziellen Absicherung können sie in der Regel jedoch immer nur *Teile* dessen realisieren, was für eine nachhaltige Förderung der Gesundheit, insbesondere der Gesundheit sozial und gesundheitlich benachteiligter Bevölkerungsgruppen erforderlich wäre. Dies gilt leider auch für Maßnahmen und Projekte, die offiziell den Ehrentitel eines „Models of good practice" verliehen bekommen haben und von denen hier nur diejenigen beispielhaft erwähnt werden sollen, die sich im Unterschied zu den relativ weit entwickelten Konzepten der betrieblichen Gesundheitsförderung verstärkt um die Förderung junger Menschen bemühen.

Z. B. Gesundheitsförderung im familiären Setting
Gesundheitsförderung in und mit Familien gehört aus Gründen, die noch genauer erforscht und dann rechts- und versorgungspolitisch überarbeitet werden müssten zu den *weißen Flecken* der Präventionspolitik (Schnabel 2001). Deshalb und weil hier mit Unterstützung hinreichend qualifizierter und mit genügend Ressourcen ausgestatteten Einrichtungen (z. B. Kindertagesstätten, Schulen, regionalen Dienste) sehr viel für die Gesundheitsförderung sozial benachteiligter Familien, insbes. aber auch von Einelternfamilien oder Familien mit Migrationshintergrund getan werden könnte, verdienen es z. B. „*Steps*" ein Projekt der Stadt Herford/NRW oder das Flensburger Projekt „*Schutzengel e. V*" wegen ihres interdisziplinären, partizipativen, non-direktiven Ansatzes hervorgehoben zu werden „ (BZgA 2006).

Von der Bundeszentrale für gesundheitliche Aufklärung (BZgA) gerade zum nachahmenswerten Vorbild ernannt (Lehmann et al. 2006), überzeugt z. B. „Steps – Optimierung früher Hilfen für junge Familien mit besonderen Belastungen" nicht nur dadurch, dass die gesamte Planung auf einer dezidierten *Analyse* der örtlichen Versorgungslandschaft und einer an Zielen wie *Vorbeugung*, *Niedrigschwelligkeit* und *Bedürfnisangemessenheit* ausgerichteten Optimierungsstrategie beruht. Von Anfang an werden hier junge Mütter und Väter vor allem mit Migrationshintergrund durch ein *Stufensystem* (Steps) familienbegleitender und problembezogener pränataler (Gynäkologen), nataler (Hebammen), postnataler (Selbsthilfegruppen, aufsuchende Sozialarbeit) und elementarpädagogischer (Kindertagesstätten, Vorschulerziehung) darin *unterstützt*, ihren Kindern die Bedingungen für eine möglichst belastungsfreie Entwicklung in Familie und Umwelt zur Verfügung zu stellen. Nicht anders aber als bei dem im gleichen

Bericht der BZgA (Lehmann et al. 2006) geadelten Projekt „Schutzengel e.V.“, welches aus der ungewöhnlichen, aber allseits gewinnbringenden *Kooperation* von Sozialpolitik, Kirche, Wohnungswirtschaft und Krankenkassen hervorgegangen ist und sich zum Ziel gesetzt hat, durch Hilfestrukturen für *sozial benachteiligte* Ein- und Mehrelternfamilien ein kindgerechtes Aufwachsen innerhalb eines *sozialisationsfähigen* Umfeldes zu ermöglichen, ist der *Bestand* aus mehreren Gründen *prekär*. Ein großer Teil dieser gut funktionierenden Gemeinwesenarbeit mit Familien beruht auf der *ehrenamtlichen* Mitarbeit eines kleinen Teils engagierter Bürger, die nach ihrem Ausscheiden nur schwer zu ersetzen sind. Der Staat findet sich hier, wie meist auch an anderen Stellen nur zu einer *rudimentären* Anschubfinanzierung bereit, um sich dann ohne längerfristige Perspektive und ohne wirkliches Interesse an der Amortisierung der bereits investierten Gelder schnellstmöglich zurückzuziehen. Auch eine *Weiterführung* der in Familie, Kommune und Kindergärten angestoßenen Entwicklungen in den nachfolgenden Bildungseinrichtungen unterbleibt, weil die Kommunikation an den Übergangs- bzw. Übergabestellen vor allem deshalb zu schlecht funktioniert, weil sich die Schule anderen Vermittlungszielen als der Gesundheitsförderung von Schülern und Lehrern verpflichtet weiß

Z. B. Gesundheitsförderung im schulischen Setting

Eben diese veralteten Orientierungen hindert Verantwortliche und Akteure nicht nur daran, die Zusammenhänge zwischen den heute immer noch vorherrschenden Organisationsformen *schulischen* Unterrichts und dem desolaten *Gesundheitszustand* vor allem der Schüler aus der sozialen Unterschicht, zwischen der Gesundheit der Schüler und ihren Leistungen sowie der Gesundheit der Schüler und der Gesundheit der Lehrer zu durchschauen. Es fehlt auch der Wille bzw. das Vermögen, dieses inzwischen verfügbare Wissen förderungsstrategisch zu nutzen. Infolge dessen haben wir es in den Schulen oft nur mit singulären, kaum in den Unterrichtsalltag integrierten und um eine gesundheitsförderliche Entwicklung der Schule als Organisation bemühten Aktivitäten, sondern immer noch vermehrt mit *risikofaktorenorientierter, abschrekckungspädagogisch*[6] operierender Gesundheitserziehung zu tun (Priebe, Israel & Hurrelmann 1993). Dies ist um so bedauerlicher, als die Schule wegen ihrer biographisch frühen und familiennahen Position, aber auch wegen ihrer leichten Zugriffsmöglichkeiten

[6] Mit diesem Terminus werden begrenzte, bei Jugendlichen gar nicht oder sogar kontrafaktisch wirkende (Leppin 1995) gesundheitserzieherische Maßnahmen und Programme beschrieben, die Einstellungs- und Verhaltensänderungen dadurch zu erreichen suchen, dass sie ihren Adressatinnen und Adressaten z. B. mit schockierenden Bildern von verteert-verkrebstem Lungengewebe, einem offenen, zur Amputation anstehenden Raucherbein oder einer zirrhotischen Leber konfrontieren, um sie so vom fortgesetzten Drogenmissbrauch abzubringen.

auf fast alle Kinder und Jugendlichen einer Gesellschaft zu den *hervorragenden* Orten der Gesundheitsförderung gehören könnte.

Weil dem leider noch nicht so ist, verdient ein seit Jahren unter dem programmatischen Titel „Offenes Partizipationsnetz und Schulgesundheit“ (OPUS) erfolgreich durchgeführtes (Barkholz et al. 2001) nachahmenswertes Modell schulischer Gesundheitsförderung an dieser Stelle besondere Erwähnung. Bei *OPUS* handelt es sich um ein *freies*, allen Interessierten zugängliches *Netzwerk* von Schulen, die untereinander und mit *anderen* zweckdienlichen *Instanzen* (z. B. Eltern, Kindergärten, Sportvereine, Betriebe, medizinischen und psychosozial intervenierenden Dienstleistern in den jeweiligen Regionen) zusammenarbeiten und die dabei entstehenden *Synergien* nutzen, um die in der Ottawa Charta niedergelegten Zielvorgaben unter besonderer Berücksichtigung der gesundheitlich und sozial *zu kurz kommenden* Teile der Bevölkerung in die Tat umzusetzen. Besonders hervorstechend daran ist, dass Gesundheitsförderung nicht allein zum Zweck der Krankheitsverhinderung, sondern in der Absicht betrieben wird, die *Entwicklungs*- und die *Lernvoraussetzungen* der Heranwachsenden umfänglich zu verbessern, dass versucht wird, die Gesundheit von *Schülern* und *Lehrern* zeitgleich und in Abhängigkeit von einander zu fördern und dass der gesundheitsförderlichen Gestaltung der *Organisation* von Schule und Unterricht in Zusammenarbeit aller direkt und indirekt *Betroffenen* (insbes. Schüler, Eltern, Lehrer, Schulverwaltung) eine ebenso große Bedeutung beigemessen wird, wie der Förderung *der* Schüler oder Lehrer als Einzelpersonen.

Leider wird nicht nur in den an OPUS beteiligten, sondern auch in anderen Schulen, die wie z. B. in dem aus den Vereinigten Staaten stammenden „Lions Quest“-Programm (Kähnert 2004) „Life Skill“ als Gesundheitsförderung betreiben, immer wieder die Erfahrung gemacht, dass an *Gymnasien* eher als an Haupt- und Realschulen zwar vieles in Gang gesetzt werden kann (Bittlingmayer/Sirch 2006), solange sich die Maßnahmen *allein* auf die *Schüler*, allenfalls noch auf den motivierteren Teil der *Elternschaft* konzentrieren. Weniges bis gar nichts konnte und kann indes bewegt werden, wenn das Unterrichtsverhalten der Lehrer, wenn staatlicherseits vorgegebene Lehrpläne und Curricula oder gar die Schule als Organisation zu Gegenständen von Analyse und Intervention gemacht werden sollen. Hier mangelt es nicht nur an *sozialkritischem* und *fachübergreifendem* Engagement sowie an personellen und strukturellen *Ressourcen*, deren es bedarf, um nachhaltige Wirkung zu erzielen. Es muss auch noch sehr viel Aufklärungsarbeit geleistet werden um die *Schulverwaltung* davon zu überzeugen, dass tragende Erfolge in der Förderung der Gesundheit von Lehrern und Schülern ohne *Schulentwicklung* nicht zu haben sind. Und es fehlt es an *Visionen* in der Bildungs- und Gesundheitspolitik sowie am Willen von Wirtschaft und Gesellschaft, den Schulen, denen sie die Qualifizierung des Nachwuchses und der Arbeitskräfte anvertrauen, mehr Engagement in der Gesundheitsförderung abzuverlangen, sie bei der Durchführung zu unterstützen und die in den Schulen geleistete Arbeit durch eigenen Aktivitäten fortzusetzen

Zum Stand der aktuellen Präventionspolitik – ein Fazit

Wie zu sehen war, lässt selbst die prämierte Frühförderung sowohl aus generellen als auch aus speziellen, d. h. die besonderen Bedingungen in den Familien, Kindergärten und Schulen betreffenden Gründen (Schnabel 2004) noch einiges zu Wünschen übrig. Das gilt weniger für die sehr stark auf Eigeninitiative und dem Willen zur Vernetzung beruhenden Gesundheitsförderungsaktivitäten auf *kommunaler* Ebene (Menke 2007) und am wenigsten für die Gesundheitsförderung in der *Arbeitswelt.* Letztere ist in den *Groß-* und *Mittelbetrieben*, wo man ihre Akteure heute schon nach wissenschaftlich überprüften Methoden und mit geeigneten Instrumenten arbeiten lässt, überaus erfolgreich (Pfaff & Slesina 2001). Hier kann man von dem erst kürzlich novellierten Arbeitsschutzgesetz, aber auch davon profitieren, dass betriebliche Gesundheitsförderung schon europaweit nach internationalen Standards erbracht und qualitätsgesichert werden kann (Luxemburger Deklaration 2007). In den *kleineren* und *Kleinbetrieben*, die heute knapp 60% derjenige Orte ausmachen, an denen in Deutschland beruflich ausgebildet und gegen Geld gearbeitet wird, ist das weit weniger der Fall (Meggender, Pelster & Sochert 2005). Hier findet überwiegend risikofaktorenorientierte Verhaltensprävention, Gesundheitsförderung jedoch so gut wie gar nicht statt, weil bisher zu wenig geeignete Instrumente und Methoden entwickelt worden sind, um Gesundheitsförderung in den kleinbetrieblichen, insbes. handwerklichen Arbeitsalltag zu integrieren.

Wenn man sich den insgesamt deutlich *unterrepräsentierten* und *unterfinanzierten* Bereich vorbeugenden und gesundheitsfördernden Versorgungshandelns (Sachverständigenrat 2000/ 2001) in seiner Gesamtheit anschaut, dann kann man dort noch weitere stark entwicklungsbedürftige Gebiete entdecken. Dazu gehört mit den Familien und Kindergärten der gesamte Bereich der *frühen Förderung*, für den sich Politik und Öffentlichkeit aus angebbaren und veränderungsbedürftigen Gründen (Schnabel 2003) gerade erst zu erwärmen beginnen. Von einer flächendeckenden Gesundheitsförderung in *Schulen,* die es vermag, aus den Erkenntnissen über den Einfluss der Schule auf die Gesundheit von Schülern und Lehrern und über die gesundheitlichen Bedürfnisse von Kindern und Jugendlichen die interventions- und kommunikationsstrategisch richtigen Konsequenzen zu ziehen, kann außer einer begrenzten Zahl ambitionierter Projekte nicht die Rede. Der größte Mangel herrscht jedoch an *zielgruppen*orientierten Dauerprogrammen, die in der Lage wären, die von der Evaluationsforschung gerade erst heraus gearbeiteten *Akzeptanz-* und *Wirkungsprobleme* (Bauer &

Bittlingmayer 2006), z. B. bei den Gruppen der älteren Menschen in modernen Gesellschaften, der Kinder und Jugendlichen, der sozial Benachteiligten mit und ohne Migrationshintergrund oder der Patienten nachhaltig zu lösen.

5 Plädoyer für das Primat einer „subversiven" Gesundheitsförderungspolitik –nicht nur, aber auch im Interesse sozial Benachteiligter

Wer sich nicht nur auf der Ebene der symbolischen Präventionspolitik, d. h. dort auskennt, wo über Inhalte und Vorgehensweisen bloß geredet wird, sondern auch dabei ist, wenn entschieden und gehandelt wird, der weiß, dass von dort, wo *riskofaktorenorientierte* Primär-, Sekundär- oder Tertiär- und/oder daran angebundenen Verhältnis*prävention* statt findet, in der Regel *kein* Weg zu einer aus sachlichen Gründen viel öfter indizierten Gesundheitsförderung führt. Der Begriff „Prävention" als Bezeichnung für das *Ganze* ist gesellschaftsweit zwar eingeführt. Er ist aber symbolisch von der Medizin dermaßen stark besetzt, dass es wenig Sinn macht, alles dasjenige, was eine nachhaltig wirkende Vorbeugungspolitik der Gesellschaft und ihren Bürgern an Denk-, Verhaltens- und Strukturänderungen zumuten muss, unter diesem, sondern eher unter dem neuen Begriff der *„Gesundheitsförderung"* nahe zu bringen. Er beschreibt das, *worum es* wirklich *geht*, sehr viel authentischer, steht den hauptsächlich mit Gesundheit befassten Wissenschaften *besser zu Gesicht* und ist darüber hinaus auch viel eher geeignet, dem als Gesundheitswissenschaften/Public Health bezeichnenden Konsortium fachübergreifend lehrender und forschender Disziplinen als *Kristallisationspunkt* für eine längst fällige Identitätsbildung zu dienen; eine Identitätsbildung, die sie in den noch ausstehenden Auseinandersetzungen mit der einflussreicheren und durchsetzungsmächtigeren Medizin und der von ihr dominierten Präventionspolitik noch bitter benötigen werden.

Dafür, nicht nur den Begriff „Gesundheitsförderung" als Bezeichnung für die gesamte Vorbeugungspolitik zu verwenden, sondern sich im Interesse ihrer Neuordnung für das *Primat* der Gesundheitsförderung einzusetzen, sprechen vor allem programmatische Gründe. Wie die Erfahrung zeigt, existieren überall dort, wo in der Praxis Gesundheitsförderung *neben* dem, was in den Settings Familie, Kindergarten, Schule, Betrieb, Kommune an speziellen Strategien der Gefährdungsminderung, der Ressourcenstärkung und der Organisationsentwicklung zur Anwendung kommt, vielerlei Möglichkeiten, um bei Bedarf zusätzliche Instrumente einzusetzen, die dem *Empowerment*, der *Vernetzung* und der Beseitigung von *Risikofaktoren* dienen. Die Engführung der Vorbeugungspolitik unter dem Primat der Verhaltensprävention hingegen lässt das – wie die bisher gemachten Erfahrungen fast durchgängig zeigen – nicht zu und verweigert sich damit einer der wichtigsten *Einsichten*, die die Evaluationsforschung in den vergangenen Jahren gewonnen hat. Sie wurden eben erst wieder in einem vor kurzem erschienenen Buch mit dem Titel „*Diversity* Management in der Gesundheitsförderung" (Altgeld, Bächlein & Deneke 2007) auf den Punkt gebracht und laufen darauf hinaus, dass die bislang mäßigen Wirkungen der aktuellen Präventionspolitik gerade nicht durch eine *anbieter*freundliche Standardisierung und Monopolisierung, sondern nur durch eine differenzierte und nutzerfreundliche Bedarfsorientierung zu verbessern sind.

Nach allem, was oben an Beobachtungen und Argumentationen zusammen getragen worden ist, wäre es jedoch eine Illusion, zu glauben, man könne die mit dem Begriff „Präventionsdilemma" (Bauer 2005) beschriebenen *Akzeptanz*- und *Wirkungs*defizite der aktuellen Präventionspolitik dadurch beheben, dass man Prävention und Gesundheitsförderung unter dem Dach der Prävention einfach bloß zusammenführt. Denn eine Zusammenführung mit dem Ziel, durch eine effizientere Vorbeugungspolitik, die den sachangemessenen Einsatz aller verfügbaren Konzepte und Methoden ermöglicht, nicht nur, aber auch zur *Egalisierung* gesundheitlicher Ungleichheit beizutragen, ist lediglich unter *konzeptionellen*, *inhaltlichen* und *strukturellen* Bedingungen möglich, die sich von den heute existierenden *deutlich* unterscheiden.

Gesundheitsförderung im Rahmen der New Publik Health-Politik der WHO ist im Unterschied zur *gleichmacherischen* Interventionsphilosophie primär-, sekundär- und tertiär-präventiven Eingreifhandelns konzeptionell immer *sozialkritisch* aufgestellt (WHO 1986). Ihr verdanken wir in Vertiefung der Befunde einer ebenfalls kritischen Sozialmedizin nicht nur die Einsicht, dass, sondern auch *wie* sich soziale Benachteiligung und gesundheitliche Ungleichheit gegenseitig beeinflussen. Dank der von ihr angestoßenen Forschung wissen wir auch, dass für die Beseitigung der gesundheitlichen Ungleichheit und für die Lösung der daraus resultierenden Versorgungsprobleme sowohl in den entwickelten Industrie-, als auch in den Schwellen- und Entwicklungsländern erheblich mehr durch die generelle Verbesserung der *Lebens*- und *Arbeitsverhältnisse*, die Reduktion psycho-sozialer *Belastungen* und die Egalisierung der *Kompensationschancen* getan werden kann, als durch die fortgesetzte Hochrüstung medizintechnischer Dienste.

Anwendungspraktisch wird Gesundheitsförderung von einer *sozial-kompensatorischen* statt von einer subsidiären, fast ausschließlich vom *Versorgungsnotfall* her denkenden Interventionsphilosophie getragen. Sie tatsächlich umzusetzen, würde zwangsläufig dazu führen müssen, dass den sozial Benachteiligten ebenso wie im Fall der eben daran in den 70er- Jahren des vergangenen Jahrhunderts gescheiterten, nun nach PISA wieder auflebenden Idee der „*kompensatorischen* Erziehung" nicht nur eine gleiche, sondern aufgrund der bestehenden

Nachteile eine *bessere* Versorgung zuteil werden müsste als den besser Situierten (vgl. hierzu Graham im Band). Ein solches Vorgehen steht dem von der sozialen Realität *abstrahierenden*, in Wirklichkeit auf den Schutz privilegierter Minderheit hinauslaufenden Funktionsselbstverständnis unserer sich nach dem Leistungsprinzip selbst organisierenden Gesellschaft frei wirtschaftender Bürger im Wege. Und es wäre, da eine völlige Umwälzung außer Frage steht, nur zu integrieren, wenn es gelänge, dem Subsidiaritätsprinzip auf grundgesetzlichem oder auf versorgungsrechtlichem Wege[7] ein *Solidaritätsprinzip* an die Seite zu stellen. Mit ihm könnte es gerechtfertigt werden, Menschen und Gesellschaft bereits im Stadium der relativen *Unauffälligkeit* Gesundheitsförderung insbesondere wegen der damit verbundenen Vorteile für das *Kollektiv* zuzumuten, welches seine Ressourcen dann neu und weniger versorgungsorientiert verteilen könnte.

Nach allem, was wir über den Einfluss der Gesundheitsförderung wissen, steht fest, dass sie ihre durchgreifendsten Wirkungen als *Integrierte* erzielt. Als solche ist sie fördernd auf allen, d. h. neben der bio-physiologischen auch auf der psychosozialen Ebenen aktiv, bedient sich insbesondere solcher Instrumente und Strategien, die nicht *nur* Individuen dazu befähigen, mehr Verantwortung für ihre Gesundheit zu übernehmen, sondern darüber hinaus *auch* in der Lage sind, die Lebens- und Arbeitswelt der Menschen gesundheitsförderlich zu gestalten. Und sie bringt, in dem Maße, in dem es geling, das *Denken* über und den Umgang mit Gesundheit in der durch die Ottawa Charta und andere, an sie anschließende Dokumente[8] angeregten Weise zu revidieren, auch sozialanalytisch und -interventionistisch geschulte *Experten* zum Einsatz, die wissen, wie, auf welchen Ebenen und mit welchen Mitteln man agieren muss, um den Einzelnen, aber auch den Systemen, die unser Alltagsleben organisieren, die dazu erforderlich Botschaften erfolgreich zu vermitteln.

Dass Gesundheitsförderung wie auch die neuerdings unter den Begriffen „managed care“ und „disease management“ diskutierten Versorgungskonzepte zunehmend als *Diversifizierte* und Integrierte konzipiert werden, ist *kein* Zufall. Vielmehr reagiert die Praxis so auf Erkenntnisse, die sie den Gesundheitswissenschaften als *Inter-Disziplin*, einem dauerhaften Konsortium mehrerer zu ein und demselben Gegenstand forschender und lehrender Einzelwissenschaften verdan-

---

[7] Z. B. könnte, wie in der Verfassung der WHO bereits angedacht und schon einmal auf deutschem Boden in der Verfassung der ehemaligen Deutschen Demokratischen Republik verwirklicht, ein Grundrecht des Menschen auf das unbeschädigte Aufwachsen in einer unbeschädigten Umwelt verankert werden. Die sozialrechtlichen und versorgungspraktischen Konsequenzen für eine demokratisch und sozialstaatlich verfasste Gesellschaft wären enorm.

[8] Dazu gehören neben der erwähnten Jakarta Declaration (WHO 1997) auch die „Bangkok Charter“ (2004), in denen wir u. a. nicht nur Forderungen, sondern zugleich auch die sich im weltweiten Maßstab verbessernden Kenntnisse über den sinnvollen und erfolgreichen Einsatz von Gesundheitsförderung niedergelegt finden.

ken. Inhaltlich geht es dabei vor allem um die auf monodisziplinäre Weise nur sehr schwer zu klärende Frage, wie *Physis*, *Psyche* und *Sozialität* bei der lebenslangen Herstellung und Aufrechterhaltung von Gesundheit zusammenwirken und welche *Konsequenzen* daraus für die Gesundheitsförderung gezogen werden müssen. Für den herkömmlichen Wissenschaftsbetrieb stellen Interdisziplinen eine ständige, an die eigenen Grenzen konventionellen Forschens gemahnende Herausforderung dar. Welche in ihren Wirkungen letztlich *inhumanen* Einflüsse hier noch zu überwinden sind, wird deutlich, wenn man sich den zögerlichen, inzwischen schon wieder rückläufigen Ausbau eigenständiger „Schools of Public Health" in Deutschland[9] vor Augen hält oder den hinhaltenden Widerstand der Deutschen Forschungsgemeinschaft, der *Gralshüterin* des Wissenschaftsbetriebs, andere als medizinlastige Versorgungsforschungsprojekte zu fördern.

Eine auf interdisziplinären Erkenntnissen aufbauende und als integriert konzipierte Gesundheitsförderung macht schließlich nur Sinn, wenn sie nicht als mono-, sondern als *plurimodal* operierende angeboten wird. Dass die in der herkömmlichen Präventionspolitik dominierenden Bemühungen, fast ausschließlich durch *kognitive* Einflussnahme risikomindernde Verhaltensänderungen herbei zu führen weder *allgemein* besonders gut, noch bei denjenigen Bevölkerungsteilen funktioniert, bei denen der *Bedarf* an wirksamen Förderungsprogrammen am *größten* ist, hat die Interventions- im Verein mit der *Kommunikationsforschung* nicht nur dazu gebracht, intensiver als zuvor darüber nachzudenken, wie man sie besser erreicht und nachhaltiger motiviert. Man hat außerdem damit begonnen, Gesundheitskommunikationsexperten und -expertinnen auszubilden, mit denen eine bis dato übersehene *Kompetenzlücke* innerhalb des Präventionssystems geschlossen werden soll. Sie werden darin unterwiesen, Gesundheitsbotschaften nicht nach dem „Schema-F", sondern auf allen wichtigen *Ebenen*, unter Einsatz der dafür erforderlichen *Medien* auf zielgruppen- und bedarfsspezifische *Weise* vermitteln zu können. Auf diese Weise sind sie den Ökotrophologen, Sozial- und Sportpädagogen, die bisher im Auftrag von Krankenkassen und anderen Versicherungsträgern angebotenen Präventionsmaßnahmen realisiert haben, überlegen. Da ihr systematischer Einsatz aber ohne gravierende Veränderungen in der bisherigen *Angebotspolitik* der Krankenkassen nicht realisiert werden kann, ist für die Zukunft noch mit erheblichen *Widerständen* nicht nur von Seiten der bisherigen Akteure, sondern auch von Seiten der Vorstände zu rechnen, die sich z. Zt. vor allem in präventionspolitischer Hinsicht noch seltsam konservativ verhalten.

---

[9] Nach einer in den 90er-Jahren des vergangenen Jahrhunderts von der WHO herausgegebenen Richtlinie (1 School of Public Health pro 10 Mill. Köpfe der Bevölkerung) müsste es statt einer an der Universität Bielefeld mindestens sechs bis sieben in Deutschland geben.

Angesichts der sozialphilosophischen Prämissen, die *überdacht*, der Denk und Kommunikationsroutinen, die *rekonfiguriert*, der alternativen Interventionskonzepte die verlässlich *implementiert* und der Ressourcen, die *umverteilt* werden müssten, um diese aus *sachlichen* Gründen gebotenen Neuerungen zu finanzieren, könnte man die Forderung nach Einführung einer *sozial* verantwortlichen und *nachhaltig* wirkenden Gesundheitsförderungspolitik heute durchaus als partiell *subversiv* (umstürzlerischen) Akt bezeichnen. Angesichts der dadurch für Betroffene und System erreichbaren Vorteile, sollte man sich jedoch ernsthaft danach fragen, ob in diesem besonderen Fall die Zwecke nicht doch die Mittel heiligen.

Literatur

Abholz HH (ed.) (1986). Medizin und Technologie. Das Argument – Sonderband AS 141, Berlin: Argument-Verlag.

Altgeld T (2004). Gesundheitsfördernde Settingansätze in benachteiligten städtischen Quartieren. Expertise im Auftrag des Bundesministeriums für Familie, Senioren, Frauen und Jugend und der Regiestelle E&C, Berlin.

Altgeld T (2006). Gesundheitsförderung: Eine Strategie für mehr gesundheitliche Chancengleichheit jenseits von kassenfinanzierten Wellnessangeboten und wirkungslosen Kampagnen. In: Richter M, Hurrelmann K, eds. Gesundheitliche Ungleichheit – Grundlagen, Probleme, Perspektiven, Wiesbaden: VS Verlag für Sozialwissenschaften: 389-404.

Altgeld T, Bächlein B, Deneke C, eds. (2007). Diversity Management in der Gesundheitsförderung. Zielgruppen und Zielgruppengenauigkeit im Wandel, Frankfurt a.M.: Mabuse Verlag.

Ariès P (1982). Studien zur Geschichte des Todes, München: dtv Wissenschaft.

Armbruster M (2006). Eltern-AG: Das Empowerment-Programm für mehr Elternkompetenz in Problemfamilien, Heidelberg: Auer.

Babitsch B, Lampert T, Müters S, Morfeld M (2006). Ungleiche Gesundheitschancen für Erwachsene: Zusammenhänge und mögliche Erklärungsansätze. In: Richter M, Hurrelmann K, eds. Gesundheitliche Ungleichheit – Grundlagen, Probleme, Perspektiven, Wiesbaden: VS Verlag für Sozialwissenschaften: 221-240.

Badura B, Hehlmann T (2003). Betriebliche Gesundheitspolitik, Berlin u.a.: Springer.

Barkholz U, Gabriel R, Jahn H, Paulus P (2001). Offenes Partizipationsnetz und Schulgesundheit. Gesundheitsförderung durch vernetztes Lernen, Flensburg & Lüneburg: BMBF.

Bauch U (1996). Gesundheit als sozialer Code, Weinheim, München: Juventa.

Bauer U (2005). Das Präventionsdilemma. Potenziale schulischer Kompetenzförderung im Spiegel sozialer Polarisierung, Wiesbaden: VS Verlag für Sozialwissenschaften.

Bauer U, Bittlingmayer UH (2006). Zielgruppenspezifische Gesundheitsförderung. In: Hurrelmann K, Laaser U, Razum O, eds. Handbuch Gesundheitswissenschaften. (4. vollst. überarb. Aufl.) Weinheim, München: Juventa: 781-818.
Beck U (2001). Was ist Globalisierung? Irrtümer des Globalismus - Antworten auf Globalisierung, Frankfurt a.M.: Suhrkamp.
Becker HS (1992). Boys in white: student culture in medical school, New Brunswick: Transaction Books.
Bittlingmayer UH (2005). „Wissensgesellschaft“ als Wille und Vorstellung, Konstanz: UVK.
Bittlingmayer UH, Sirch U (2006). „Erwachsen werden“ an (west-)deutschen Schulen. Eine Implementationsstudie in drei ausgewählten Bundesländern, Bielefeld.
Boltanski L (1976). Die soziale Verwendung des Körpers. In: Kamper D, Rittner V, eds. Zur Geschichte des Körpers, München, Wien: Hanse: 138-183.
Bundeszentrale für gesundheitliche Bildung (BZgA), ed. (2006). Qualitätsmanagement in Gesundheitsförderung und Prävention. Bd. 15 der Reihe „Forschung und Praxis der Gesundheitsförderung“, Köln: BZgA.
Deutscher Bundestag (2005). Gesetzentwurf der Fraktionen SPD und BÜNDNIS 90/DIE GRÜNEN. Entwurf eines Gesetzes zur Stärkung der Gesundheitlichen Prävention. Drucksache 15/4833, 15. 02. 2005.
Dörner K (1975). Bürger und Irre. Zur Sozialgeschichte und Wissenschaftssoziologie der Psychiatrie, Frankfurt a. M.: Fischer.
Faltermaier T (2005). Gesundheitspsychologie, Stuttgart: Kohlhammer.
Ferber C von (1973). Medizin und Sozialstruktur. In: Albrecht G (ed.). Soziologie, Opladen: Westdeutscher Verlag: 601-628.
Foucault M (1976). Die Geburt der Klinik. Eine Archäologie des ärztlichen Blicks, München: Hanser.
Franzkowiak P (1986). Risikoverhalten und Gesundheitsbewusstsein bei Jugendlichen, Berlin u. a.: Springer.
Freidson E (1979). Der Ärztestand. Berufs- und wissenschaftssoziologische Durchleuchtung einer Profession, Stuttgart: Kohlhammer.
Göckenjahn G (1984). Kurieren und Staat machen. Gesundheit und Medizin in der bürgerlichen Welt, Frankfurt a.M.: Suhrkamp.
Habermas J (1981). Theorie kommunikativen Handelns, 2 Bde., Frankfurt a.M.: Suhrkamp.
Heinze G (ed.) (1986). Neue Subsidiarität. Leitlinien für eine künftige Sozialpolitik?, Opladen: Westdeutscher Verlag.
Hurrelmann K (2006). Gesundheitssoziologie. Einführung in sozialwissenschaftliche Theorien von Krankheitsprävention und Gesundheitsförderung, Weinheim, München: Juventa.
Hurrelmann K, Klotz T, Haisch J, eds. (2004). Lehrbuch Prävention und Gesundheitsförderung, Bern u.a.: Hans Huber.
Illich I (1983). Die Nemisis der Medizin. Von den Grenzen des Gesundheitswesens, Reinbek bei Hamburg: Rowohlt Tachenbuchverlag.
Kähnert H (2004). Life-skills Programme an deutschen Schulen. Wie wirken sie. ProJugend (2): 11-14.

Kaufmann FX (1986). Steuerungsprobleme der Sozialpolitik. In: Heinze G, ed. Neue Subsidiarität. Leitlinien für eine künftige Sozialpolitik?, Opladen: Westdeutscher Verlag: 39-63.

Kolip P (1997). Geschlecht und Gesundheit im Jugendalter. Die Konstruktion von Geschlechtlichkeit über somatische Kulturen. Opladen: Leske + Budrich.

Krämer W (1991). Die Krankheit des Gesundheitswesens – Die Fortschrittsfalle der modernen Medizin, Frankfurt a.M.: Fischer.

Kühn H, Rosenbrock R (1994). Präventionspolitik und Gesundheitswissenschaften. Eine Problemskizze. In: Rosenbrock R, Kühn H, Köhler M, eds. Präventionspolitik, Berlin: Ed. Sigma Verlag: 29-54.

Kuhn TS (1969/2001). Die Struktur wissenschaftlicher Revolutionen, Frankfurt am Main: Suhrkamp.

Laaser U, Wolters P, Kaufmann FX, eds. (1990). Gesundheitswissenschaften und öffentliche Gesundheitsförderung. Aktuelle Modelle für eine Public-Health-Ausbildung in der Bundesrepublik Deutschland, Berlin u.a.: Springer.

Lampert T (2005). Schichtspezifische Unterschiede im Gesundheitszustand und Gesundheitsverhalten. Blaue Reihe des Berliner Zentrum Public Health, Berlin: BZPH.

Langbein K, Martin H-P, Weiss H (2000). Bittere Pillen - Nutzen und Risiken der Arzneimittel. Ein kritischer Ratgeber, Köln: Kiepenheuer & Witsch.

Lehmann F, Geene R, Kaba-Schönstein L, Kilian H, Meyer-Nürnberger M, Brandes S, Bartsch G (2006). Kriterien guter Praxis in der Gesundheitsförderung bei sozial Benachteiligten, Köln: BZgA.

Leppin A (1995). Gesundheitsförderung in der Schule. In: Kolip P, Hurrelmann K, Schnabel P-E, eds. Jugend und Gesundheit, Weinheim, München: Juventa: 235-250.

Luxemburger Deklaration zur betrieblichen Gesundheitsförderung (2005). http://cdl.nieder-sachsen.de/ blob/images/C3729291_L20.pdf; Zugriff am 20. 09. 2007.

McKeown T (1979). The Role of Medicine, Oxford: Blackwell.

Megender O, Pelster K, Sochert R (2005). Betriebliche Gesundheitsförderung in kleineren und mittleren Unternehmen, Bern u.a.: Hans Huber.

Menke C (2007). Gesunde Städte-Preis 2007. Gesunde Städte Nachrichten 1, 6-11.

Mielck A (2006). Quantitative Zielvorgaben zur Verringerung der gesundheitlichen Ungleichheit: Lernen von anderen westeuropäischen Staaten. In: Richter M, Hurrelmann K, eds. Gesundheitliche Ungleichheit – Grundlagen, Probleme, Perspektiven, Wiesbaden: VS Verlag für Sozialwissenschaften: 439-452.

Naidoo J, Wills J (2003). Lehrbuch der Gesundheitsförderung, Köln: BZgA.

Parsons T (1958). Struktur und Funktion der modernen Medizin. In: König R, ed. Probleme der Medizinsoziologie. Sonderheft 3 der Kölner Zeitschriften für Soziologie und Psychologie: 16-34.

Peter R (2006). Psychosoziale Belastungen im Erwachsenenalter: Ein Ansatz zur Erklärung sozialer Ungleichverteilung von Gesundheit. In: Richter M, Hurrelmann K, eds. Gesundheitliche Ungleichheit – Grundlagen, Probleme, Perspektiven, Wiesbaden: VS Verlag für Sozialwissenschaften: 109-124.

Pfaff H, Slesina W, eds. (2001). Effektive betriebliche Gesundheitsförderung. Konzepte und methodische Ansätze zur Evaluation und Qualitätssicherung, Weinheim, München: Juventa.

Priebe B, Israel G, Hurrelmann K, eds. (1993). „Gesunde Schule". Gesundheitserziehung, Gesundheitsförderung, Schulentwicklung, Weinheim, Basel: Beltz.

Reibnitz C von, Schnabel P-E, Hurrelmann K, eds. (2001). Der mündige Patient. Konzepte zur Patientenberatung und Konsumentsouveränität im Gesundheitswesen, Weinheim, München: Juventa.

Richter M, Hurrelmann K, eds. (2006). Gesundheitliche Ungleichheit. Grundlagen, Probleme, Perspektiven, Wiesbaden: VS Verlag für Sozialwissenschaften.

Rosenbrock R, Kümpers, S (2006). Primärprävention als Beitrag zur Verminderung sozial bedingter Ungleichheit von Gesundheitschancen. In: Richter M, Hurrelmann K, eds. Gesundheitliche Ungleichheit – Grundlagen, Probleme, Perspektiven, Wiesbaden: VS Verlag für Sozialwissenschaften: 371-388.

Rosenbrock R, Michel C (2007). Primäre Prävention – Bausteien für eine systematische Gesundheitssicherung, Berlin: Medizinisch Wissenschaftliche Verlagsgesellschaft.

Sachverständigenrat für die konzertierte Aktion im Gesundheitswesen, eds. (2000/2001). Bedarfsgerechtigkeit und Wirtschaftlichkeit. Bd. III: Über-, Unter und Fehlversorgung, Baden-Baden: Nomos Verlag.

Schmidt MG (2005). Sozialpolitik in Deutschland; Historische Entwicklung und internationaler Vergleich, Wiesbaden: VS Verlag für Sozialwissenschaften.

Schnabel P-E (2001). Familie und Gesundheit. Bedingungen, Möglichkeiten und Konzepte der Gesundheitsförderung, Weinheim, München: Juventa.

Schnabel P-E (2003). Familie, Gesundheit und öffentliches Interesse. In: Bundesvereinigung für Gesundheit, ed. Gesundheitsstrukturen und Handlungsfelder. Loseblattsammlung, Neuwied: Luchterhand, Kap. VI/7: 1-23.

Schnabel P-E (2004). Gesundheitsförderung in Familie und Schule. In: Hurrelmann K, Klotz T, Haisch, J, eds. Lehrbuch Prävention und Gesundheitsförderung, Bern u.a.: Huber: 281-292.

Schnabel P-E (2005). Grundlagen und Entwicklungsperspektiven der Gesundheitswissenschaften. In: Kerres A, Seeberger B, Mühlbauer B, eds. Gesamtlehrbuch Pflegemanagement, Berlin u.a.: Springer: 159-188.

Schnabel P-E (2007). Gesundheit fördern und Krankheit prävenieren. Besonderheiten, Leistungen und Potentiale aktueller Konzepte vorbeugenden Versorgungshandelns, Weinheim, München: Juventa.

Schnabel P-E (2008). Jeder ist (k)eines Glückes alleiniger Schmied – Gesundheitsförderung ist niemals nur die Privatangelegenheit einzelner Menschen allein. Kerbe – Forum für Sozialpsychiatrie 4, (im Erscheinen).

Schwartz FW, Badura B (1991). Public health: Ansätze zu Aufbaustudiengängen in Deutschland. Erfahrungen aus dem Ausland, Gerlingen: Bleicher.

Siegrist J, Dragano N, Knesebeck O von dem (2006). Soziales Kapital, soziale Ungleichheit und Gesundheit. In: Richter M, Hurrelmann K, eds. Gesundheitliche Ungleichheit – Grundlagen, Probleme, Perspektiven, Wiesbaden: VS Verlag für Sozialwissenschaften: 157-170.

Speck O (2001). Die Ökonomisierung sozialer Qualität. Zur Qualitätsdiskussion in Behindertenhilfe und Sozialer Arbeit, München: Reinhardt Verlag.
Weizsäcker CF (1995). Zeit und Wissen, München: Dt. Taschenbuch-Verlag.
Westermayer G, Bähr M, eds. (1994). Betriebliche Gesundheitszirkel, Göttingen: Verlag für Angewandete Psychologie.
World Health Organization (WHO) (ed.) (1997). The Jacarta Declaration on leading health promotion into the 21st Century. http://www.who.int/healthpromotion/conferences/ previous/jakarta/declaration/en/index1.html (Zugriff am 29. 07. 2007).
World Health Organization (WHO). (ed.) (1986). Ottawa Charter for Health Promotion. Ottawa/ Canada (http://www.euro.who.int/AboutWHO/Policy/20010827_2; Zugriff am 04. 09. 2007).
World Heath Organization (WHO) (ed.) (1946). Constitution of the World Health Organization. Geneva/Switzerland (http://www.searo.who.int/LinkFiles/About_SEARO_const.pdf; Zugriff am 04.09.2007).

Gesundheitsfördernde Settingarbeit als Schlüsselstrategie zur Reduktion von gesundheitlichen Ungleichheiten

Thomas Altgeld

1 Einleitung

Von den dreiundzwanzig Pressemitteilungen, die das Bundesministerium für Gesundheit im Jahr 2007 bis Mitte November zum Themenfeld Prävention herausgegeben hat, variieren ganze acht Pressemitteilungen das Präventionsprogramm, das von dem Ministerium in den letzten beiden Jahren am intensivsten gefördert wurde, nämlich die im Mai 2005 gestartete Kampagne „Bewegung und Gesundheit". „Ziel der bundesweiten Aktion ist es, gesunde Lebensstile in Deutschland zu fördern und zu zeigen, wie einfach es ist, sich im Alltag mehr zu bewegen. Unter dem Motto `Deutschland wird fit. Gehen Sie mit.` liegt der Schwerpunkt der zahlreichen Maßnahmen und Veranstaltungen auf dem Thema Bewegung. Bei den Veranstaltungen wird ein kostenloser Schrittzähler verteilt. Am Hosen- oder Rockbund getragen, zählt der Schrittzähler über einen Pendelmechanismus die Bewegungen. Damit kann jede und jeder einfach sehen, wie viele Schritte sie oder er täglich zurücklegt – und wird motiviert, ein paar Schritte mehr zurückzulegen. 3.000 Schritte extra am Tag sind ein guter Anfang" (http://www.die-praevention.de/hintergrund/praeventionskampagne/index.html, Zugriff 6/2007).

Dieses relativ einfache Strickmuster von gut gemeinter Prävention, einfache Botschaften mit multimedialem Aufwand und giveaways an Zielgruppen zu vermitteln, die die Hauptinhalte der Botschaften bereits kennen, hat seit langem Konjunktur im Bereich der Gesundheitspolitik und der kassengetragenen Prävention. Hafen kritisiert diesen Präventionsmainstream als Feigenblattaktivitäten:

> „Ganz allgemein lässt sich sagen, dass eine nachhaltige, professionalisierte Prävention, die nicht lediglich auf der Kreativität und dem Engagement der Präventionsfachleute beruht, von politischen Entscheidungsprozessen abhängig ist, welche die Prävention nicht nur als Feigenblatt nutzen, um ihren 'guten Willen' zu dokumentieren. Prävention und eine funktionierende Früherkennung können ein sinnvolles Unterfangen sein; sie können sogar Kosteneinsparungen mit sich bringen. Eine solche Wirk-

samkeit wird sich jedoch nur einstellen, wenn sich die Prävention nicht auf kurzfristige Einmalaktivitäten beschränkt, sondern nachhaltig operiert und dabei auf strukturelle Veränderung in sozialen Systemen ausgerichtet ist. Mit öffentlichkeitswirksamen Präventionskampagnen oder Informationsveranstaltungen im Schulunterricht allein lässt sich keine wirkungsvolle Prävention machen. Eine solche ist nicht so billig und so einfach zu haben; vielmehr erfordert sie ein klares politisches Bekenntnis und Entscheidungen, die auf politischen Widerstand stoßen" (Hafen 2005: 630f).

Der ebenfalls im Herbst 2007 vom Bundesministerium für Gesundheit begonnene mittlerweile ebensfalls gescheiterte zweite Anlauf für ein deutsches Präventionsgesetz erfährt dagegen weder in den Pressemitteilungen noch in den Medien irgendeine Aufmerksamkeit. Das Bundesgesundheitsministerium erarbeitete im Herbst 2007 einen neuen Gesetzesentwurf, der eine abgespeckte Version des 2005 vor der Bundestagswahl gescheiterten ersten Gesetzesanlaufes darstellen soll. Abgespeckt werden dabei vor allem die massiv kritisierten bürokratischen Routinen für die geplante Präventionsstiftung auf Bundesebene. Es sollen nunmehr nur die Aufgaben für die Stiftung der Sozialversicherungsträger festgeschrieben und keine überbordenden Strukturvorschriften mehr gemacht werden. Die CDU-geführten Bundesländer haben bereits im Vorwege eine einheitliche Haltung zu dem für November 2007 erwarteten Gesetzesvorschlag abgestimmt. Darin wird unter anderem die Einbeziehung der Sekundärprävention in das Gesetz gefordert und die Organisation von Prävention als gesamtgesellschaftliche Aufgabe, das heißt, insbesondere an der Stiftung sollten sich nicht nur Sozialversicherungen beteiligen.

Der schon zum Terminus technicus avancierte Begriff von der „Prävention als gesamtgesellschaftliche Aufgabe" wird auch von den Sozialversicherungsträgern gerne benutzt, um darauf hinzuweisen, dass sie keineswegs mehr Geld für Prävention ausgeben wollen, sondern insbesondere andere Stellen dafür zuständig sind. Aber bis auf die Prävention in der Arbeitswelt, an der Arbeitgeber, Berufsgenossenschaften, Krankenversicherer und private Anbieter in gesetzlich definierten Rollen beteiligt sind, gibt es bislang kaum realistische Vorstellungen, wie das in anderen Bereichen, z. B. in Kindertagesstätten, Schulen und Stadtteilen funktionieren soll. Bislang ist in diesen Lebenswelten eher zu viel Prävention monothematisch nebeneinander organisiert, als dass abgestimmte Präventionskonzepte effektiv mit und für sogenannte „schwer erreichbare Zielgruppen" verwirklicht worden wären. Der Ansatz des gesundheitsfördernden Settings, der mit dem Gesetzesentwurf neue Finanzierungsmöglichkeiten erhalten soll ist bislang kaum nachhaltig in Deutschland verankert worden. Auch wenn der Settingbegriff mittlerweile schon inflationär benutzt wird von den Akteuren des Gesundheitssektors, sind die wesentlichen Inhalte und Strategien des Ansatzes bislang kaum bekannt. Nachfolgend soll deshalb zunächst eine kurze Definition des Settingansatzes gegeben und dessen Potenziale für die Reduktion von gesundheitlichen Ungleichheiten aufgezeigt werden (Kapitel 2). Anschließend werden die Aktivitäten der gesetzlichen Krankenversicherungen in diesem Bereich ausführlicher dargestellt und kritisiert (Kapitel 3). Der letzte Teil des Beitrages zeigt neuere Entwicklungen in der Settingarbeit in Deutschland auf und entwickelt daraus Empfehlungen für die Weiterentwicklung (Kapitel 4).

2 Was ist ein gesundheitsförderndes Setting?

Großmann und Scala charakterisieren den Settingansatz als „Schlüsselstrategie der Gesundheitsförderung" (Großmann & Scala 2003: 206). Er ist zeitgleich mit der Ottawacharta zur Gesundheitsförderung entwickelt worden. Bis auf Baric und Conrad (1999) hat es nachfolgend keine nennenswerte theoretische Weiterentwicklung des der im Rahmen des Gesunde-Städte-Netzwerkes der Weltgesundheitsorganisation erstmals ausformulierten Strategie gegeben. Dennoch findet der Settingansatz in der Gesundheitsförderungspraxis zunehmende Verbreitung. Allerdings lässt der permanente Gebrauch der Wortmarke „Prävention und Gesundheitsförderung" und der ständige kursorische Bezug auf den Settingansatz im Rahmen der deutschen Präventionsgesetzprävention befürchten, dass eine differenzierende Auseinandersetzung mit den zu Grunde liegenden Inhalten beider Konzepte nicht mehr stattfindet (Schnabel 2007). „Gesundheitsförderung ist nicht eine andere Facette der Prävention oder gar mit ihr identisch, sondern impliziert einen radikalen Perspektivenwechsel, der nicht die Krankheiten in den Blick nimmt, sondern die Determinanten für Gesundheit und Wohlbefinden" (Altgeld & Kolip 2004: 42).

Diese Steigerung von Gesundheit und Wohlbefinden ist eben nicht nur mit Blick auf das Verhalten von Individuen und darauf zielende Strategien zu erreichen, sondern vor allem zu erreichen auf der eher kleinräumigen Verhältnisebene des gesundheitsfördernden Settings. Der Settingansatz ist nicht verständlich ohne Blick auf die fünf Handlungsebenen der Ottawa-Charta zur Gesundheitsförderung von 1986. Dort wurde erstmals umfassend eine Gesundheitsförderungsstrategie definiert, die auf mehreren Ebenen ansetzt:

- Entwicklung einer gesundheitsfördernden Gesamtpolitik
- Schaffung Gesundheitsförderlicher Lebenswelten
- Unterstützung gesundheitsbezogener Gemeinschaftsaktionen
- Entwicklung persönlicher Kompetenzen
- Neuorientierung der Gesundheitsdienste (Franzkowiak & Sabo 1993: 96ff).

In der Ottawa-Charta werden diese fünf Handlungsebenen keineswegs als eine Art Auswahlmenü verstanden, aus dem man sich die am leichtesten zu realisierende Ebene, im Zweifelsfall die der Entwicklung persönlicher Kompetenzen, einfach aussuchen kann und allein dadurch schon auf dem richtigen Weg ist. Im Gegenteil, die Ottawa-Charta definiert mit diesen fünf Handlungsebenen erstmals ein integriertes Konzept zur Gestaltung wirksamer Gesundheitsförderung. Die Wechselwirkungen zwischen den einzelnen Handlungsebenen sind unabweisbar. Die Entwicklung persönlicher Kompetenzen beispielsweise unabhängig etwa von der Schaffung gesundheitsförderlicher Lebenswelten und einer gesundheitsfördernden Gesamtpolitik reduziert die Wirksamkeit dieser Handlungsebene auf ein Minimalmaß, den persönlichen Handlungsspielraum von Individuen. Dieser ist in bestimmten Gesellschaften je nach sozialer Lage des Einzelnen unterschiedlich groß ausgeprägt und kann nur im Zusammenwirken mit den anderen Handlungsebenen erweitert werden. Der Settingansatz selbst ist quasi als Umsetzungsstrategie der zweiten Handlungsebene, Schaffung gesundheitsförderlicher Lebenswelten, zu verstehen.

Die Definition von bestimmten gesundheitsfördernden Settings stellte einen notwendigen Konkretisierungsschritt zur Implementation von Gesundheitsförderungsansätzen dar. Individuen und Gruppen sollen ihre Bedürfnisse wahrnehmen und ihre Lebensumstände verändern können (vgl. Altgeld 2004). Dieser Ansatz versteht sich als emanzipatorisch – das Schlüsselwort in der Ottawa Charta lautete „Empowerment" – und politisch, denn das Ziel war und ist es, gesundheitsförderliche Rahmenbedingungen (Lebenswelten) zu schaffen, um mehr Chancengleichheit zu erlangen (vgl. Altgeld & Kolip 2004). Durch die Ottawa Charta ziehen sich zwei Leitgedanken: Gesundheitsförderung als Aufgabe aller Politikbereiche (Intersektoralität: Gesundheitsförderung wird als Querschnittsaufgabe gefasst) sowie Stärkung der Kompetenzen, die es Individuen und Gruppen ermöglichen, ihre Bedürfnisse wahrzunehmen, die eigenen Stärken zu erkennen und Einfluss auf ihre Lebensumwelt auszuüben (Kickbusch 2003).

Die Erfolgsgeschichte des Settingansatzes begann mit der Gründung des Gesunde-Städte-Netzwerkes durch die Weltgesundheitsorganisation 1986. In den Prinzipien der „Gesunden Stadt" wird der Settingansatz erstmals umgesetzt. „Ein Setting wird einerseits als ein soziales System verstanden, das eine Vielzahl relevanter Umwelteinflüsse auf eine bestimmte Personengruppe umfasst und andererseits als ein System, in dem diese Bedingungen von Gesundheit auch gestaltet werden können. [...] Der Settingansatz fokussiert die Rahmenbedingungen, unter denen Menschen leben, lernen, arbeiten und konsumieren" (Großmann & Scala 2003: 205). Gerade in Deutschland hätte sich dieser Ansatz ohne die konkrete Benennbarkeit, welches soziale System, welche Lebenswelt gesundheitsförderlich verändert werden soll, nicht vermitteln lassen. Der abstrakte Begriff des Settings, der in der angelsächsischen Gesundheitsförderungsliteratur sehr gut verankert ist, hat in Deutschland bis Mitte der 90er Jahre nur innerhalb der Präventions- und Gesundheitsförderungsliteratur Eingang gefunden. Im Gesundheitsbereich selbst und angrenzenden Sektoren wie beispielsweise der Kinder- und Jugendhilfe oder dem Schulsektor war er lange Zeit weitgehend unbekannt, erfährt aber auch hier zunehmende Verbreitung in den letzten fünf Jahren.

Der Settingansatz stellt mittlerweile tatsächlich die Kernstrategie zur Umsetzung der Gesundheitsförderung dar. Ihm liegt die Idee zugrunde, dass Gesundheit kein abstraktes Ziel ist, sondern im Alltag hergestellt und aufrechterhalten wird. Gesundheitsförderung muss in diesem Lebensalltag ansetzen. Die Fokussierung auf definierte Sozialräume, sei es beispielsweise der Betrieb, die Schule oder das Krankenhaus, ermöglicht es, die Zielgruppen und Akteure genauer zu bestimmen, adäquate Zugangswege zu definieren und die vorhandenen Ressourcen innerhalb des Systems zu nutzen. Wesentliche Qualitätsmerkmale für diese Interventionsart sind:

- Partizipation aller im Setting beteiligten Gruppen (z.B. in Schulen: Eltern, unterrichtendes und nicht-unterrichtendes Personal sowie die Schülerschaft)
- Integration: Nicht Einzelmaßnahmen werden in den Vordergrund gestellt, sondern ein Gesamtkonzept entwickelt
- Prozessorientierung: Die Ziele werden in dem Setting selbst definiert sowie kontinuierlich überprüft und weiterentwickelt (vgl. Altgeld 2004).

Im Unterschied zur traditionellen Gesundheitserziehung wird nicht der einzelne Mensch und sein individuelles Verhalten in den Vordergrund der Interventionen und Maßnahmen gestellt, sondern das soziale System selbst. Dabei können dennoch einzelne Gesundheitsprobleme oder -risiken fokussiert werden, z.B. innerhalb von Gesunde-Stadt-Projekten die Verkehrssituation oder der Impfstatus bestimmter Bevölkerungsgruppen. Der Settingansatz ermöglicht es zudem, individuen- und umweltbezogene Maßnahmen (z.B. Freiräume in städtischen Wohngebieten oder Schulhofgestaltung) miteinander zu verbinden.

Wesentlicher Impulsgeber und Motor für die Entwicklung des Settingansatzes war bis 1996 die Weltgesundheitsorganisation. Für insgesamt sieben Settings bzw. Lebenswelten wurden bis zu diesem Zeitpunkt unter Beteiligung der WHO konzeptionell vorbereitet und innerhalb von internationalen Gesundheitskonferenzen modellhafte Netzwerke gestartet. Maßgeblich für diesen Start war eine definierte Grundsatzprogrammatik und eine Selbstverpflichtung von Akteuren zur Erprobung bestimmter Strategien innerhalb ihres jeweiligen Settings (vgl. Altgeld & Kolip 2004: 44ff). Mit dieser Art von Starthilfe und zunächst konzeptioneller Begleitung der WHO wurden seit Ende der Achtziger Jahre des vorigen Jahrhunderts folgende Settings gestartet:

- Gesunde Städte
- Gesundheitsfördernde Schulen
- Gesundheitsfördernde Betriebe
- Gesundheitsfördernde Krankenhäuser
- Gesunde Regionen
- Gesundheitsfördernde Gefängnisse
- Gesundheitsfördernde Hochschulen

Die Weltgesundheitsorganisation hat die Weiterentwicklung des Settingansatzes über die Definition neuer Settingbereiche Mitte der 90er Jahre eingestellt und sich anderen Aufgabenschwerpunkten zugewandt. Der Stellenwert von Gesundheitsförderung innerhalb der Arbeit der WHO hat seitdem kontinuierlich abgenommen. Die fünfte und sechste Weltkonferenz für Gesundheitsförderung in Mexiko (2000) und Bangkok (2005) fokussierten auf die Ebene der gesundheitsfördernden Gesamtpolitik und die Zusammenarbeit mit dem Wirtschaftssektor. In der Bangkok Charta für Gesundheitsförderung in einer globalisierten Welt (www.dngfk.de/files/19/Bangkok_20-10.2005_deutsch_CD.pdf, Zugriff 6/2007) wird festgehalten: „Die Vereinten Nationen erkennen an, dass das Erreichen des höchstmöglichen Gesundheitsstandards eines der fundamentalsten Rechte aller Menschen ohne Unterschied darstellt. Gesundheitsförderung basiert auf diesem wesentlichen Menschenrecht. Dieses positive und umfassende Konzept begreift Gesundheit als einen Bestimmungsfaktor für Lebensqualität einschließlich des psychischen und spirituellen Wohlbefindens.“ Die Forderungen der Bangkok-Charta sind entsprechend auf die Bedingungen einer globalisierten Welt hin angelegt und damit leider auch weniger kleinräumig und konkret. In der deutschen Gesundheitspolitik wurden die Ergebnisse dieser beiden Weltgesundheitskonferenzen auch kaum zur Kenntnis genommen. Die Umsetzung in nationale Politikstrategien, die eine Kernforderung der Konferenz in Mexiko 2000 war, ist deshalb auch bislang nicht in Angriff genommen worden.

Aber in der Gesundheitsförderungspraxis sind auch ohne die Impulsgeberfunktion der Weltgesundheitsorganisation in den letzten 10 Jahren einige nennenswerte Entwicklungen zu verzeichnen. Insbesondere die Entwicklung eine Ansatzes zur „Gesundheitsfördernden Kindertagesstätte“ (vgl. u.a. BZgA 2002; Richter, Holz & Altgeld 2004) stellt eine Innovation für diesen Bereich dar. Die Verankerung von Gesundheitsförderung in Kindertageseinrichtungen in Deutschland trägt den Forderungen nach früherer Förderung Rechnung, die vor allem im Rahmen des schlechten Abschneidens Deutschlands in den PISA-Rankings in der bildungspolitischen Diskussion erhoben wurden. Die Weiterentwicklung und modellhafte Erprobung eines Ansatzes zu Gesundheitsfördernden Familien (Schnabel 2001) ist bislang nicht erfolgt. Wahrscheinlich wird er aufgrund der familienpolitischen Rahmenbedingungen, die die Verantwortung für die Erziehung bei den Familien belässt, auch kaum Chancen auf eine Weiterentwicklung haben. Interessant sind dagegen die im Rahmen des Gesunde-Städte-Netzwerkes und des Programms Soziale Stadt vorangetriebenen Ansätze der kleinräumigeren „Gesundheitsfördernden Quartiere (u.a. Freie und Hansestadt Hamburg 2006).

Der partizipative und emanzipatorische Charakter des Settingansatzes führt zu einem Verzicht auf die Bestimmung von Präventionsthemen und Gesundheitsförderungsbedarfen von außen. Dies ist der wesentliche Unterschied zu allen klassischen Präventionsprojekten wie beispielsweise dem eingangs angesprochenen Programm „Gesundheit und Bewegung“ des Bundesministeriums für Gesundheit. Die meisten der unzähligen Programme zur Prävention werden zur Zeit noch monothematisch und unvernetzt nebeneinander betrieben. Sie werden von außen an die Lebenswelten der vermeintlich Betroffenen und an die Individuen herangetragen. Sie verfügen wie auch das Eingangsbeispiel sehr gut deutlich macht in den meisten Fällen nur über geringe Reichweiten. Zudem unterliegt die Thematisierung einzelner Gesundheitsrisiken und die nachfolgend intensivierten Präventionsaktivitäten immer bestimmten Trends und „Präventionsmoden“ (vgl. Altgeld 2006a). Das aktuelle Trendthema der Prävention ist eindeutig Übergewicht und Bewegungsmangel. Allein für dieses Feld der Prävention von Übergewicht und Adipositas lässt sich ein regelrechter Boom von Programmen und Maßnahmen in Deutschland nachweisen. Heindl (2006) charakterisiert dies als „Programmeuphorie“. Mehr als 300 unterschiedliche Programme wurden von sehr heterogenen Anbietern auf sehr unterschiedlichen Qualitätsniveaus allein für die Zielgruppe der Kinder und Jugendlichen entwickelt, meistens ohne Einbezug der anvisierten Zielgruppen oder deren Eltern und zumeist auch ohne Nutzung des Sachverstandes der vielen auf diesem Gebiet zum Teil seit Jahren tätigen Initiativen und Projekten (Altgeld 2006b). Bis auf die Aids-Prävention ist es in den vergangenen 20 Jahren in Deutschland nicht gelungen, Maßnahmen auf allen staatlichen Ebenen (Bund, Länder und Kommunen) untereinander und mit den nichtstaatlichen Akteuren zu verzahnen und besonders vulnerable Gruppen mit zielgruppenspezifischen Programmen in nennenswertem Ausmaß anzusprechen. Freilich konnte die Aids-Prävention in den 80er und 90er Jahren in Deutschland aber auch davon profitieren, dass die massenmediale Thematisierung dieser Erkrankung ausgesprochen intensiv war und Infektionsängste in der Gesamtbevölkerung ebenfalls über Jahre hinweg weit verbreitet waren und die Zielgruppen intensiv in die Präventionsarbeit einbezogen wurden. Ähnliche Konstellationen und mobilisierende Ängste sind für die Themen Übergewicht und Bewegungsmangel angesichts langer Gewöhnung an das Problem und seine dauernde konsequenzenlose Thematisierung in der deutschen Bevölkerung keineswegs zu erwarten.

Die Lieblingsinstrumente der Gesundheitspolitik auf allen Ebenen (Europa, Bund, Länder und Kommunen) Plakate und darum herumgruppierte Minimalkampagnen ohne relevanten Kontextbezug richten sich in der Regel an die gesamte Bevölkerung. „Sie transportieren gesundheitsrelevante Botschaften, ohne jedoch auf die fördernden und hemmenden Bedingungen ihrer Annahme und Umsetzung einzugehen oder gar diese zu verändern. Sie sind unaufwändig zu organisieren, haben aber, wenn überhaupt, nur einen geringe gesundheitliche Wirkung. Typischerweise werden sie auch nicht im Hinblick auf gesundheitliche Wirkungen evaluiert. Sie entsprechen nicht (mehr) dem Stand des gesundheitswissenschaftlichen Wissens" (Altgeld et al. 2006: 14).

Der Settingansatz stellt genau diesen Kontextbezug her und ermittelt Gesundheitsbedarfe unterschiedlichster Zielgruppen in einem Setting. Er verzichtet damit auf die Problemdefinition von außen und grenzt damit auch nicht allein durch die Problemdefinition selbst besondere, dann immer „schwer erreichbare Zielgruppen" aus. Genau dieser Verzicht auf die im Präventionssektor übliche Form von Definitionsmacht zeichnet seine besondere Eignung für Reduktion sozial bedingter ungleicher Gesundheitschancen aus.

3 In gesundheitsfördernde Settings wird bislang zu wenig investiert

Zu der bislang nicht flächendeckenden Verbreitung des Settingansatzes in auch nur irgendeinem Bereich hat sicherlich die mangelnde Investitionsbereitschaft staatlicher und nichtstaatlicher Strukturen beigetragen. Die vergleichsweise abstrakte Aufgabe, Gesundheitsbedarfe in der jeweiligen Lebenswelt ermitteln zu lassen und das Setzen auf eine kleinräumige Strategieentwicklung, ist ein echtes Investitionshindernis. Die Bereitschaft, sich vermeintlich brennenden Präventionsthemen, die gerade von den Medien gepuscht werden, zuzuwenden, ist deutlich höher als die Bereitschaft in Systementwicklung einzelner Einrichtungen und damit in sehr heterogene Aktivitäten zu investieren.

Die gesetzliche Krankenversicherung leistet über ihre Leistungsausgaben für Gesundheitsförderung und Prävention trotz anders lautendem Gesetzesauftrag bislang keinen nennenswerten „Beitrag zur Verminderung sozial bedingter Ungleichheiten von Gesundheitschancen" (SGB V, § 20(1)). Investiert wird kassenseitig vor allem in die Primärprävention nach dem individuellen Ansatz und zwar mit zunehmend steigenden Beträgen. Der gesetzliche Vorgaberichtwert von 2,73 Euro wurde 2006 erstmals überschritten. Der Durchschnitt der Ausgaben lag 2007 bei 3,30 Euro über alle Kassenarten hinweg, am höchsten bei den

Betriebskrankenkassen mit 3,82 Euro und am niedrigsten bei den Landwirtschaftlichen Sozialversicherungsträgern mit 2,42 Euro (siehe Abbildung 1).

Abbildung 1: Leistungsausgaben der gesetzlichen Krankenversicherung für Prävention und Betriebliche Gesundheitsförderung (BGF) 2006 (vgl. Bonitz 2007)

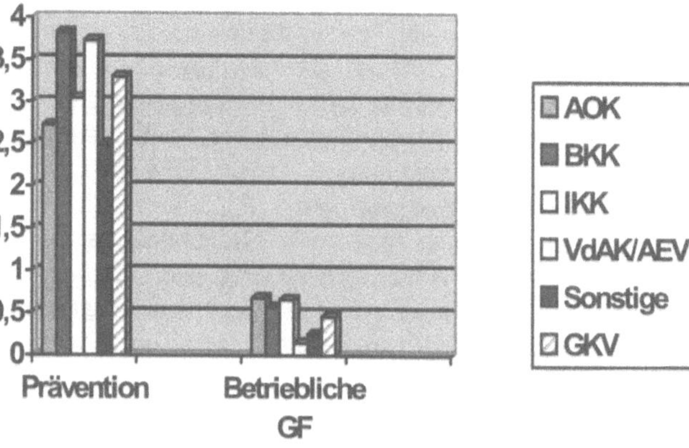

Wenn überhaupt nennenswert in Settings von der Gesetzlichen Krankenversicherung investiert wird, dann in die Betriebliche Gesundheitsförderung. Hier lag die AOK mit 0,68 Euro pro Versichertem auf Platz eins und die Ersatzkassen mit 0,12 Euro auf dem letzten Platz innerhalb der Kassenarten. Die Betriebliche Gesundheitsförderung funktioniert in Deutschland vor allem in Großbetrieben. Klein- und mittelständische Betriebe werden bislang kaum nennenswert erreicht. Die Wirksamkeit betrieblicher Gesundheitsförderung ist nicht hinsichtlich ihrer Wirksamkeit für unterschiedliche Beschäftigungsgruppen hinreichend beforscht worden. Ob betriebliches Gesundheitsmanagement einen nennenswerten Beitrag zur Verminderung sozial bedingter Ungleichheiten von Gesundheitschancen innerhalb der erreichten Betriebe leisten kann, bleibt deshalb unklar. Außerdem wird über diesen Zugang bereits eine eher privilegierte Bevölkerungsgruppe erreicht, nämlich diejenigen, die in einem Beschäftigungsverhältnis stehen. Trotz einer leichten Entspannung auf dem deutschen Arbeitsmarkt in 2007 bleibt die Zahl der Arbeitslosen auf einem hohen Niveau und nach wie vor über 3,5 Millionen-Grenze. Vor allem der Anteil an Langzeitarbeitslosen bleibt auf einem relativ konstant hohen Niveau, insbesondere sind von Arbeitslosigkeit Menschen mit einem niedrigen Bildungsniveau betroffen. Gesundheitsförderungsstrategien für Arbeitslose wurden nur einigen wenigen Modellprojekten exemplarisch durchgeführt. Eine nachhaltige Zusammenarbeit mit der Arbeitsverwaltung seitens der Krankenversicherung existiert nicht.

Aber natürlich sind die Leistungsausgaben in die betriebliche Gesundheitsförderung hinsichtlich ihrer Wirksamkeit wesentlich besser eingesetzt als diejenigen für die Primärprävention nach dem individuellen Ansatz. „Bei Interventionen nach dem Individuellen Ansatz handelt es sich um Gesundheitsförderungs- bzw. Präventionsangebote (Kurse, Seminare), die auf den einzelnen Menschen uns sein Verhalten ausgerichtet sind. Versicherte suchen diese Kurse auf und erhalten dort Hilfestellungen für eine gesunde und Erkrankungen vorbeugende Lebensführung – dies entsprechend ihrer jeweiligen individuellen Fähigkeiten und Möglichkeiten“ (Medizinischer Dienst der Spitzenverbände der Krankenkassen e.V. 2007: 53). Hier ist ein kontinuierlicher Anstieg seit der Wiedereinführung des § 20, SGB V zu verzeichnen. Dennoch bleibt die tatsächliche Inanspruchnahme nach wie vor marginal, nur 1,7% aller Versicherten nahmen 2005 diese Leistungen in Anspruch (ebd.: 54). Die Dokumentation der Leistungen nach § 20, SGB V ist in der Ausdifferenzierung, was Handlungsfelder, Alter und Geschlecht anbelangt, sehr ausführlich angelegt. Zu sozial benachteiligten Bevölkerungsgruppen finden sich ganze fünf Sätze in der Auswertung, von denen die wesentlichen drei hier komplett zitiert werden sollen: „Daten zu Kursteilnehmern aus sozial ungünstigen Rahmenbedingungen (wie z.B. niedriges Einkommen) lagen für 2005 nicht vor. Bekannt ist, dass individuelle Kursangebote eher selten Versicherten mit niedrigem Einkommen oder geringer Schulbildung in Anspruch genommen werden. [...] Aus Sicht der Krankenkassen sind zur Erreichung dieser Personengruppe deshalb vielmehr Maßnahmen nach dem Settingansatz geeignet“ (ebd.). Aber genau in diese Settings wird kaum, und wenn dann nur sehr punktuell, investiert. So wurden in der Dokumentation 2005 ganze 130 Settingaktivitäten in Kindertagesstätten angegeben (ebd.: 35) bei einer Gesamtzahl von 48.000 Kindertagesstätten in Deutschland. In Schulen sieht das Verhältnis mit 681 gemeldeten Aktivitäten im Vergleich zu der Gesamtzahl von 42.000 Schulen in Deutschland zwar etwas besser aus, aber darüber werden nicht einmal 2% aller Schulen erreicht. Die Hochrechnungen der Krankenkassen, denen zu Folge sich die Gesamtzahl von über Settingaktivitäten erreichten Personen auf insgesamt 1,9 Millionen Menschen belaufen, sind weder nachvollziehbar noch schlüssig. Sie berücksichtigen in keiner Weise die Interventionstiefe, die Dauer der Intervention und gehen immer davon aus, dass im Setting alle zugehörigen Personen erreicht werden. Im Einzelfall werden selbst diese optimistischen Schätzungen noch multipliziert mit der Anzahl der indirekt erreichten Gruppen (z.B. Eltern über Kindertagesstätten und Schulen).

Noch bedauerlicher ist, dass die Leistungsausgaben für diese Interventionen in Settings nicht quantifiziert werden. Die anvisierte Zielzahl von 0,50 Euro pro Versicherten dürfte bei weitem nicht erreicht werden.

Aber nicht nur in den Leistungsausgaben der gesetzlichen Krankenversicherungen zeigt sich eine bislang rudimentäre Investitionsbereitschaft in die gesundheitsfördernde Settingarbeit, sondern auch bei der Verankerung in den Bildungs- und Erziehungsplänen der Bundesländer, die den Rahmen für die Arbeit der Kindertagesstätten und Schulen bestimmen. In einer Analyse der Bildungs- und Erziehungspläne von allen Bundesländern kommt Rothkegel zu dem Fazit: „In der Analyse wird deutlich, dass die bildungsbereichsübergreifenden Kriterien in der Mehrzahl der Bildungspläne zumindest ansatzweise erfüllt werden. Die speziell für die Gesundheitsförderung bedeutsamen Kriterien werden nur von wenigen Plänen erfüllt“ (Rothkegel 2005: 86). Bei der Verhältnisprävention steht nach wie vor die Raumgestaltung und Materialausstattung im Vordergrund. Auch wenn für diesen Bereich Entwicklungsbedarfe in vielen Kindertagesstätten nicht von der Hand zu weisen sind, sind damit keine umfassenden verhältnispräventiven Ansätze nach dem Settingansatz in Kindertagesstätten skizziert worden. Nur ein einziger Bildungsplan (aus Sachsen) „deutet die Förderung der Erzieherinnengesundheit an“ (ebd.: 85).

Für den Schulbereich steht eine vergleichende Analyse der Landesbildungspläne noch aus, aber Beispiele aus Baden-Württemberg und Bayern zeigen, dass Gesundheitsförderung im Schulbereich kaum vorkommt und vor allem auf Gesundheitserziehungsansätze zurückgegriffen wird, die bestimmte Gesundheitsrisiken über Lehrplangestaltung in den Griff kriegen will. Gesundheitsförderung und Gesundheitserziehung spielt in den jeweiligen Schulgesetzen der Länder nur eine nachrangige Rolle, wenn überhaupt explizite Regelungen dazu getroffen werden. Die Kultusministerkonferenz selbst hat nur 1992 einen Bericht „Zur Situation der Gesundheitserziehung in der Schule“ verabschiedet. Er gibt die bislang einzige länderübergreifende Übersicht zur Situation der Gesundheitserziehung in der Bundesrepublik und formuliert daraus Empfehlungen, die zwar den Ansatz der Gesundheitsförderung als relevant und zukunftsträchtig für Schulen charakterisiert, aber im wesentlichen der klassischen Gesundheitserziehung mit ihrem individuellen, risikominimierenden Ansatz verpflichtet bleibt (vgl. Kultusministerkonferenz 1992). Eine längst geplante Überarbeitung dieser Richtlinie ist in den letzten Jahren jedoch nicht erfolgt.

4 Der Settingansatz per se ist kein Königsweg für die Reduktion gesundheitlicher Ungleichheiten

Der partizipative Charakter des Settingansatzes hat die Aktivitäten in diesem Feld lange Zeit vor einer genaueren Analyse bewahrt, ob gesundheitliche Chancengleichheit innerhalb der Settings hergestellt werden kann oder ob auch hier gilt, was Bauer (2005) für den Bereich schulischer Präventionsprojekte als „Präventionsdilemma“ benannt hat, dass nämlich die Zielgruppen mit den größten Bedarfen am wenigsten von solchen Ansätzen profitieren können. Die ersten Modellversuche im Schulbereich in Deutschland zeigen, dass allein bei der Beteiligung von Schulen unterschiedliche Bereitschaften nach Schulformen zu verzeichnen sind. Die vergleichsweise geringe Beteiligung von Haupt-, Sonder-/Förderer- und Berufsbildenden Schulen an den Modellversuchen, für die Übersichten nach Schulformen vorliegen, zeigt auch, dass für diese Schulformen ein breiter Ansatz, der auf freiwilligen Interessenbekundungen der Kollegien beruht, kaum greift. Diese Auswahlprozedur für die Beteiligung an den Modellversuchen reproduziert eher soziale Ungleichheiten, weil Gymnasien beispielsweise überproportional häufig vertreten waren, als dass es sie allein im Hinblick auf die Schulformen abbaut (Bittlingmayer & Sirch 2006). Hier muss über spezielle Anreizsysteme, auch in Form materieller Ressourcen nachgedacht werden, wenn Schulformen, die besonders geeignet sind, sozial benachteiligte Kinder und Jugendliche zu erreichen, stärker als bisher in die Modellversuche einbezogen werden sollen (vgl. Altgeld 2006a).

Dass solche gegenläufigen Anreizsysteme oder eine Konzentration auf eher benachteiligte Schulsysteme funktioniert, zeigt der Modellversuch „gesund leben lernen“ Niedersachsen, bei dem in der ersten Phase ausschließlich Förderschulen ausgewählt wurden (Windel & Altgeld 2005). Gesundheitsförderung wurde im niedersächsischen Projekt als Managementaufgabe begriffen und dem Bereich der Organisationsentwicklung zugeordnet. Entsprechend dem Leitbild der „lernenden Organisation“ wurde gesunde Schulentwicklung als Lernprozess definiert, der aus folgenden Schritten besteht:

- Bestandsaufnahme und Ermittlung des Handlungsbedarfs
- Ursachenanalyse und Entwicklung von Maßnahmen in Gesundheitszirkeln
- Entscheidung über die Umsetzung von Maßnahmen
- Umsetzung der Maßnahmen
- Evaluation

Die Evaluation wird als erneute Bestandsaufnahme gesehen, die wiederum Handlungsbedarf ermittelt. Der Lernprozess beginnt erneut bzw. schreitet fort. Der Projektansatz geht von im Setting Betrieb gemachten Erfahrungen und Erkenntnissen aus. Die theoretischen Grundlagen, Instrumente und Strategien des betrieblichen Gesundheitsmanagements und der Projektorganisation wurden zur Initiierung von Veränderungsprozessen in den Schulen genutzt. Die jetzt vorliegende umfangreiche Evaluation (Kliche et al. 2007) zeigt, dass vor allem Schulen mit ungünstigem Ausgangsniveau von dem Projekt profitieren. Der Vergleich zwischen unterschiedlichen Schulformen war möglich, weil in den anderen beiden am Modellversuch beteiligten Bundesländer, Sachsen-Anhalt und Rheinland-Pfalz anders als in Niedersachsen alle Schulformen an dem Projekt beteiligt waren. „Die Auswertungen zeigen auf allen drei Ebenen (Strukturen, Lehrer- und Schülergesundheit), dass Schulen mit niedrigeren Eingangswerten mehr von dem Projekt profitiert haben. Das Programm sollte also vorrangig an Schulen angeboten werden, die bislang noch wenig Entwicklungs- und Gesundheitsförderungsprojekte durchlaufen haben“ (ebd.: 219).

Die interne Projektevaluation des niedersächsischen Modellversuches zeigt, dass der Verzicht auf Problemdefinitionsmacht von außen durchaus nicht zu anderen Themenschwerpunkten führen muss. Die acht niedersächsischen Schulen der ersten Modellphase haben während der zweijährigen Interventionsphase ca. 90 Teilprojekte durchgeführt. Die Teilprojekte sind auf Basis der schulischen Beteiligungsgruppen entstanden, d.h. über Schüler- und Lehrergesundheitszirkel vorgeschlagen und von den schulinternen Steuerungsgruppen priorisiert und umgesetzt werden. In allen acht Schulen wurden Befragungen von Schülerinnen und Schülern sowie Lehrkräften durchgeführt. Die Themenübersicht über alle Teilprojekte ergibt ein eindeutiges Bild, die Teilprojekte waren in folgenden Bereichen angesiedelt:

Tabelle 1: Übersicht über Teilprojekte im niedersächsischen Modelversuch (vgl. Landesvereinigung für Gesundheit Niedersachsen 2005)

Projektthema	N
Ernährung	20
Umgestaltung Innenräume	13
Bewegung/Fitness	12
Gesundheit der Lehrkräfte	9
Gewaltprävention	8
Verhaltensmodifikation/Regeln für Zusammenleben	8
Umgestaltung von Schulhof/-garten	7
Eltern(mit)arbeit	4
Lärm	3
Nichtrauchen	3
Zahngesundheit/Hör-/Sehtest	3
Kommunikation	2
Leistungsüberprüfung	1

Auffallend ist auch hier das deutliche Übergewicht der Themen Bewegung und Ernährung, die zusammen mehr als ein Drittel der Teilprojekte ausmachen. Aber es macht einen wesentlichen qualitativen Unterschied, ob Themen und fertige Präventionsprogramme von außen an Schulen herangetragen werden und dort nur mehr oder weniger gut umgesetzt werden können oder ob Schulen Themen als wichtig priorisieren und dann die relevanten Teilaspekte des Themenfeldes passgenau angehen und schulspezifische Lösungen finden. Unter den 20 Nennungen zum Themenfeld Ernährung sind zumeist sehr konkrete Teilprojekte wie die Neuorientierung des Angebotes der Schulkioske oder die Einrichtung eines Schulfrühstückes realisiert worden. Schulfrühstückangebote meistens übrigens, weil die Steuerungsgruppen im Rahmen der Problemanalyse häufig erstmals erkannt haben, wie viele Kinder insbesondere aus sozial benachteiligten Familien zuhause kein Frühstück vor der Schule erhalten.

Eine vergleichende Analyse der Effektivität und des gesundheitlichen Outcomes für andere Settingbereiche steht noch aus. Insbesondere die Effekte der Arbeit des am längsten etablierten Settingansatzes im Bereich der Gesundheitsfördernden Städte sind bislang überhaupt noch nicht daraufhin untersucht worden.

Auch für andere, bislang kaum definierte, sozial benachteiligte Zielgruppen lassen sich innerhalb der Settingarbeit neue Entwicklungen verzeichnen. Bislang richten sich die Programme der Gesundheitsförderung und Prävention vor allem an jüngere Altergruppen. Das Sprichwort „Was Hänschen nicht lernt, lernt Hans nimmer mehr" ist zum Leitmotiv der meisten Gesundheitsförderungs- und Präventionsmaßnahmen geworden. Die Bedeutung von älteren Menschen als wichtige Zielgruppe für Strategien und Maßnahmen der Gesundheitsförderung wird dagegen nur langsam gesehen. Eine Untersuchung im Auftrag der Bundeszentrale für gesundheitliche Aufklärung (2007) zeigt, dass die Mitgliedsstädte des Gesunde-Städte-Netzwerkes im Vergleich zu anderen Kommunen deutlich häufiger gesundheitsfördernde und präventive Angebote für ältere Menschen vorhalten. Allerdings finden sich hier auch höhere Nennungen für nicht erreichte Zielgruppen von älteren Menschen. Insbesondere ältere Migranten, nicht-mobile ältere Menschen, ältere Männer und sozialbenachteiligte/bildungsferne ältere Menschen werden kaum erreicht. „Gerade für diese letzte Zielgruppe wird ein dringender Bedarf an Ansprache formuliert (über alle Altersgruppen), da Armuts- und Gesundheitsrisiken besonders hoch sind. Zugleich sind jedoch hier die Erfolge auch in Ansprache (auch bei quartiersbezogenen Ansätzen) besonders gering.

Die größten Präventionspotenziale haben nicht die sogenannten „jungen und aktiven Alten" mit hohem Bildungsniveau und guter materieller Ausstattung, die mittlerweile sowohl von gewinnorientierten als auch nicht-gewinnorientierten Präventionsangeboten als Zielgruppe entdeckt wurden. Denn diese Gruppen zumeist sind ausreichend in der Lage, ihre Gesundheitschancen eigenständig zu verbessern. Besonders hohe Präventionsbedarfe und -potenziale haben darüber hinaus insbesondere:

- vor allem Beschäftigte in höheren Lebensaltern mit geringem Verdienst,
- ältere Arbeitslose,
- Menschen im Rentenalter mit geringen Rentenbezügen,
- ältere Menschen mit Migrationshintergrund,
- alleinstehende ältere Menschen mit wenig sozialer Einbindung
- Pflegebedürftige und ältere Menschen mit Behinderungen
- Ältere Männer mit geringem Bildungsniveau

Im Rahmen des Modellprojektes „Neues Altern in der Stadt", dass die Bertelsmannstiftung seit 2006 durchführt, wurde in einer von sechs Modellkommunen, in Bruchsal versucht, genau für diese Zielgruppen genaue Bedarfe zu ermitteln und Handlungskonzepte umzusetzen. Als vielversprechend erweist sich hier die Zusammenarbeit mit dem Projektgebiet der „Sozialen Stadt" in Bruchsal. Für den ausgewiesenen Stadtteil mit besonderem Erneuerungsbedarf wurde ein Konzept entwickelt, das über präventive Hausbesuche bei den oben genannten Zielgruppen die genauen Bedarfe ermittelt und Angebote an diese Zielgruppen dann vermittelt. Angebunden an das Quartiersmanagement werden diese präventiven Hausbesuche in Zusammenarbeit von Freiwilligendiensten und bezahlten Kräften organisiert.

Neben der Konzentration etablierter Settingansätze auf die unterpriveligierten Settings des jeweiligen Bereiches wie es an den Beispielen von „gesund leben lernen" und dem Projekt „Neues Altern in der Stadt" kurz aufgezeigt wurde, lässt sich auch die Weiterentwicklung des Settingansatzes für noch nicht definierte Settings wie Kindertagesstätten speziell aus der Motivation heraus, hier mehr gesundheitliche Chancengleichheit herzustellen, als neuerer Trend verzeichnen.

In Niedersachsen wurde von der Landesvereinigung für Gesundheit Niedersachsen e.V. in Kooperation mit anderen Partnern das Konzept „Gesund in allen Lebenslagen" entwickelt, das den ersten umfassenden Handlungsansatz zum Setting „Gesundheitsfördernde Kindertagesstätte" darstellt. Dabei wurde die Förderung von Gesundheitspotentialen sozial benachteiligter Mädchen und Jungen sowie deren Eltern in den Vordergrund der Konzeptentwicklung gestellt (vgl. Richter, Holz & Altgeld 2004). „Zentrale Zielstellung des Projektes war es, den anwachsenden armutsbedingten Risiken für Kinder durch frühzeitige Interventionen im Setting 'Gesundheitsfördernde Kindertagesstätte' entgegenzuwirken. Das unter Beteiligung von Fachkräften aus Kindertagesstätten entwickelte Handlungskonzept reagiert auf Veränderungsbedarfe und -potenziale in Kindertagesstätten, in denen gehäuft Gesundheitsrisiken vorliegen“ (Altgeld 2006a: 399). Die Erprobung des Handlungskonzepts in der Praxis von Kindertagesstätten in Niedersachsen und Baden-Württemberg zeigt, dass die Weiterentwicklung des Settingansatzes für Settings mit einem besonders hohen Anteil an sozial benachteiligten Bevölkerungsgruppen greift.

Alle drei Beispiele zeigen, dass der Settingansatz sich sukzessive auch als Kernstrategie zur Herstellung gesundheitlicher Chancengleichheit nutzen lässt. Grundlage dafür ist eine gezielte konzeptionelle Weiterentwicklung des Settinganansatzes in diese Zielrichtung. Dafür ist eine Sensibilisierung der handelnden Akteure und die Verbesserung der Rahmenbedingungen für die Settingarbeit notwendig.

5 Fazit

Eine Konzentration öffentlicher Gelder und quasi-öffentlicher Sozialversicherungsgelder in dem Bereich der gesundheitsfördernden Settings auf Settings, in denen ein überwiegender Teil sozial benachteiligten Bevölkerungsgruppen erreicht wird, wäre, wie die oben ausgeführten Beispiele zeigen, sinnvoll und effektiv. Die mögliche Anwendungsbreite des Settingansatzes in der Gesundheitsförderung für sozial benachteiligte Zielgruppen ist bei weitem noch nicht ausgelotet. Hier müssen neue Entwicklungslinien ermöglicht und passende finanzielle Rahmenbedingungen geschaffen werden. Paradoxerweise hätte der 2005 gescheiterte erste Gesetzesentwurf zum Präventionsgesetz genau diese finanziellen Spielräume für eine solchermaßen neu orientierte Settingarbeit eröffnet, trotz seiner überbordenden bürokratischen Strukturen. Auch ohne ein neues Präventionsgesetz, das die gleichen politischen Auseinandersetzungen wie der letzte Anlauf hervorrufen hat und bereits gescheitert ist, sollte der Handlungsspielraum der Politik, was die kassenfinanzierte Prävention und Gesundheitsförderung anbelangt, endlich genutzt werden. Dass das Gros der zunehmenden Leistungsausgaben in diesem Bereich entgegen des eigentlichen Gesetzesauftrages zur Reduzierung ungleicher Gesundheitschancen quasi gegenläufig ausgegeben wird und damit gesundheitliche Ungleichheiten vergrößert werden statt sie abzubauen, ist nicht länger hinnehmbar. Hier bestehen auch unterhalb eines eher hochschwelligen Präventionsgesetzes einfache gesetzgeberische Handlungsspielräume.

Im Bereich der Forschungsförderung des Bundesministeriums für Bildung und Forschung sind für den Bereich der Präventionsforschung bereits erste Neuorientierungen vorgenommen worden. Die vierte Präventionsausschreibung des Ministeriums aus dem Jahr 2007 fokussiert auf die Weiterentwicklung der Arbeit in gesundheitsfördernden Settings zu mehr gesundheitlicher Chancengleichheit.

„Gegenstand der Förderung sind Forschungsvorhaben zur Entwicklung und/oder Überprüfung der Wirksamkeit von Maßnahmen zur primären Prävention und Gesundheitsförderung für Angehörige von Zielgruppen in schwierigen sozialen Lagen. Hierbei sollen Projekte in zielgruppenorientierten Lebenswelten (Settings) im Fokus stehen" (http://www.bmbf.de/foerderungen/10500.php, Zugriff 11/2007).

Ähnlich konsequente Schwerpunktsetzungen lässt die heterogene Förderungs- und Anbieterstruktur der Arbeit in gesundheitsfördernden Settings bislang leider vermissen. Die Potenziale der gesundheitsfördernden Settingarbeit als Schlüsselstrategie zur Reduktion von gesundheitlichen Ungleichheiten auf das Gesundheitsverhalten liegen auf der Hand, aber es fehlen nach wie vor die Rahmenbedingungen, die zur Entfaltung des Potenzials beitragen.

Literatur

Altgeld T (2004). Gesundheitsfördernde Settingansätze in benachteiligten städtischen Quartieren – Expertise im Auftrag des Bundesministeriums für Familie, Senioren, Frauen und Jugend und der Regiestelle E&C, Berlin.

Altgeld T (2006a). Gesundheitsförderung: Eine Strategie für mehr gesundheitliche Chancengleichheit jenseits von kassenfinanzierten Wellnessangeboten und wirkungslosen Kampagnen. In: Richter M, Hurrelmann K, eds. Gesundheitliche Ungleichheit. Grundlagen, Probleme, Perspektiven, Wiesbaden: VS Verlag für Sozialwissenschaften: 389-404.

Altgeld. T (2006b). Vernetzung als Erfolgsvoraussetzung in der Prävention und Gesundheitsförderung. Krankenkassen (noch kein) Partner für die Kinder und Jugendhilfe. Präsentation Fachgespräch Gesundheitsförderung in der Kinder- und Jugendhilfe Deutsches Jugendinstitut (7.10.2006).

Altgeld T, Geene R, Glaeske G, Kolip P, Rosenbrock R, Trojan A (2006). Prävention und Gesundheitsförderung – Ein Programm für eine bessere Sozial- und Gesundheitspolitik, Bonn: Friedrich-Ebert-Stiftung.

Altgeld T, Kolip P (2004). Konzepte und Strategien der Gesundheitsförderung. In: Hurrelmann Klaus, Koltz Theodor, Haisch Jochen, eds. Lehrbuch der Prävention und Gesundheitsförderung, Bern: Hans Huber: 41-51.

Baric L, Conrad G (1999). Gesundheitsförderung in Settings, Hamburg: Verlag für Gesundheitsförderung G. Conrad.

Bauer U (2005). Das Präventionsdilemma, Wiesbaden: VS Verlag für Sozialwissenschaften.

Bittlingmayer UH, Sirch U (2006). „Erwachsen werden" an deutschen Schulen. Eine Implementierungsstudie in den ausgewählten Bundesländern Hamburg, NRW und Baden-Württemberg, Bielefeld: o.V.

Bonitz D (2007). Partizipation in der betrieblichen Gesundheitsförderung. WZB-Tagung Partizipation in der Gesundheitsförderung 24.09.2007.

Bundeszentrale für gesundheitliche Aufklärung (2002). „Früh übt sich..." – Gesundheitsförderung im Kindergarten, Köln.

Bundeszentrale für gesundheitliche Aufklärung, eds. (2003). Leitbegriffe der Gesundheitsförderung. 4. Erweiterte und überarbeitete Auflage, Schwabenheim an der Selz: Fachverlag Peter Sabo.

Bundeszentrale für gesundheitliche Aufklärung, eds. (2007). Seniorenbezogene Gesundheitsförderung und Prävention auf kommunaler Ebene – Eine Bestandsaufnahme, Köln.

Franzkowiak P, Sabo P, eds. (1993). Dokumente der Gesundheitsförderung, Mainz: Verlag Peter Sabo.

Freie und Hansestadt Hamburg Bezirksamt Eimsbüttel, eds. (2006). Quartiersdiagnose. Lenzgesund –mehr Gesundheit ins Quartier, Hamburg.

Grossmann R, Scala K (2003). Setting-Ansatz in der Gesundheitsförderung. In: Bundeszentrale für gesundheitliche Aufklärung, eds. Leitbegriffe der Gesundheitsförderung. 4. Erweiterte und überarbeitete Auflage, Schwabenheim an der Selz: Fachverlag Peter Sabo: 205-206.

Hafen M (2005). Systemische Prävention – Grundlagen für eine Theorie präventiver Maßnahmen, Heidelberg: Carl-Auer-Verlag.

Heindl I (2006). Gesundheitsförderung durch Ernährung. Präsentation Fachgespräch Gesundheitsförderung in der Kinder- und Jugendhilfe Deutsches Jugendinstitut (7.10.2006).

Kickbusch I (2003). Gesundheitsförderung. In: Schwartz FW, Badura B, Busse R, Leidl R, Raspe HH, Siegrist J, Walter U, eds. Das Public Health Buch. Gesundheit und Gesundheitswesen, München: Urban & Fischer: 181-189.

Kliche T, Deu A, Ewald E, Post M, Wessolowski N, Wormitt K, Koch U (2007). Gesundheitswirkungen und Prävention: Verfahrensentwicklung zur Evaluation von Maßnahmen der GKV nach § 20 SGB V- Wirkungen Schulischer Gesundheitsförderung: Eine Wirkungsabschätzung der Setting-Interventionen im Projekt „gesund leben lernen". (unveröffentlichtes Manuskript).

Kultusministerkonferenz (1992). Zur Situation der Gesundheitserziehung in der Schule. Bericht der Kultusministerkonferenz vom 5.-6. November 1992, Bonn.

Landesvereinigung für Gesundheit Niedersachsen e.V. (2005). Projektdokumentation gesund leben lernen, Hannover.

Medizinischer Dienst der Spitzenverbände der Krankenkassen e.V. (MDS), eds. (2007). Dokumentation 2005 – Leistungen der Gesetzlichen Krankenversicherung in der Primärprävention und Betrieblichen Gesundheitsförderung gemäß § 20 Abs.1 und 2 SGB V, Essen.

Richter A, Holz G, Altgeld T, eds. (2004). Gesund in allen Lebenslagen – Förderung von Gesundheitspotenzialen bei sozial benachteiligten Kindern im Elementarbereich, Frankfurt: ISS-Eigenverlag.

Rothkegel S (2005). Gesundheitsförderung in den Bildungs- und Erziehungsplänen in Deutschland, Magdeburg: Blauer Punkt Verlag.

Schnabel P-E (2001). Gesundheitsfördernde Familie, Weinheim, München: Juventa.

Schnabel P-E (2007). Gesundheit fördern und Krankheit prävenieren, Weinheim, München: Juventa.

Windel I, Altgeld T (2005). Gesund leben lernen – Gesundheitsmanagement in Schulen – Schulische Gesundheitsförderung unter besonderer Berücksichtigung sozial benachteiligter Schülerinnen und Schüler. In: Gesellschaft für Versicherungswissenschaft und -gestaltung e.V., eds. Mit Maßnahmen ins Ziel, Köln: gvg-Verlag: 75-77.

Gesundheitspolitik und gesundheitliche Ungleichheit. Anmerkungen über Unterlassungen und Fehlentwicklungen gesundheitspolitischen Handelns

Thomas Gerlinger

1 Einleitung

Gesundheitspolitik kann grundsätzlich auf zwei Feldern aktiv werden, um einen Beitrag zum Abbau gesundheitlicher Ungleichheiten zu leisten: Erstens kann sie ihr Handeln darauf richten, die gesellschaftlichen Ursachen für gesundheitliche Ungleichheit zu beseitigen oder zumindest die Wirkung dieser Ursachen einzudämmen. Zweitens kann sie dafür Sorge tragen, dass im Falle einer eingetretenen Erkrankung allen Personen eine möglichst gute medizinische Versorgung zuteil wird. Im ersten Fall ist das weite Feld von Prävention und Gesundheitsförderung angesprochen, im zweiten das der Krankenversorgungspolitik.

Dieser Beitrag geht der Frage nach, welche Mechanismen auf diesen beiden Feldern dazu führen, dass das Problem der Reduzierung gesundheitlicher Ungleichheit nicht wirkungsvoll angegangen wird, ja sich möglicherweise sogar weiter verschärft (vgl. auch Graham in diesem Band). Dabei sollen unter „der" Gesundheitspolitik hier pragmatisch jene Akteure verstanden werden, die auf dem Feld der Gesundheitserhaltung und auf dem der Krankheitsbewältigung kollektiv verbindliche Regeln definieren und für deren Einhaltung Sorge tragen (sollen).

2 Prävention und Gesundheitsförderung

2.1 Erfolgsbedingungen

Die gesundheitliche Ungleichheit von Gesundheitschancen in Deutschland ist vor allem auf das Zusammenwirken von belastenden Lebensverhältnissen und Lebensweisen zurückzuführen. Prävention und Gesundheitsförderung sollten daher das bevorzugte Handlungsfeld bei der Verringerung dieser Ungleichheit sein. Schwierigkeiten bei der Umsetzung dieses Vorhabens ergeben sich vor allem aus den besonderen „stofflichen" Eigenschaften des Problems und der auf die Problemlösung gerichteten Handlungsoptionen. Es besteht – in den Gesundheitswissenschaften – ein recht breiter Konsens darüber, dass eine nachhaltige Reduzierung sozialer Ungleichheit am ehesten dann zu erreichen ist, wenn sich Interventionen nicht auf die Veränderung von gesundheitsrelevanten Verhaltensweisen beschränken, sondern dies mit der gezielten Veränderung der lebens- und arbeitsweltlichen Kontextbedingungen verknüpft wird – im Idealfall: wenn ein gesundheitsförderliches Setting geschaffen wird, das ein gesundheitsgerechtes Verhalten der Beteiligten systematisch unterstützt (z.B. Rosenbrock & Gerlinger 2006; vgl. auch Altgeld in diesem Band).

Die Schaffung gesundheitsförderlicher Settings – oder auch nur eine gesundheitsgerechte Beeinflussung von Kontextbedingungen – erfordern bekanntlich sehr weit reichende und komplexe Interventionen. In Deutschland haben sich innovative und wegweisende Praxismodelle der Prävention seither nur punktuell entwickelt. Insofern kann die Realisierung solcher Vorhaben auch als eine soziale Innovation angesehen werden.[1] Auf welche Hindernisse die Implementierung solcher Bestrebungen stößt, ist in allgemeiner Form von der sozialwissenschaftlichen Innovationstheorie beantwortet worden (vgl. hierzu: Van de Ven & Rogers 1988; Van de Ven, Angle & Poole 1989; Wolfe 1994; Rogers 1995; Slappendel 1996). Weithin anerkannt sind die Erfolgsbedingungen sozialer Innovationen, wie Rogers (1995) sie zusammengefasst hat: Demnach ist der Erfolg sozialer Innovationen abhängig von

- dem wahrgenommenen Nutzen einer Innovation, wobei es sich dabei um einen ökonomischen Nutzen, um einen ideellen Nutzen oder um eine Verbesserung der Lebensqualität handeln kann;
- der Beobachtbarkeit der Ergebnisse, also der Möglichkeit, den Nutzen der Innovation zu messen bzw. nachzuweisen;
- der Kompatibilität mit geltenden Normen, bisherigen Erfahrungen, Interessen der Anwender sowie dominanten Überzeugungen und Problemlösungsmustern;
- der Komplexität einer Innovation, also der Reichweite an Veränderungen, die zu ihrer Implementierung notwendig sind.

Die Erfolgschancen einer Innovation sind also umso höher, je größer der von ihr erwartete Nutzen, je stärker ihre Anschlussfähigkeit an existierende Bedingungen, je besser ihr Nutzen nachweisbar und je geringer die Komplexität der vor-

[1] Soziale Innovationen sind „neue Wege, Ziele zu erreichen, insbesondere neue Organisationsformen, neue Regulierungen [...], die die Richtung des sozialen Wandels verändern, Probleme besser lösen als frühere Praktiken, und die deshalb wert sind, nachgeahmt und institutionalisiert zu werden" (Zapf 1989: 177).

zunehmenden Veränderungen ist. Sie sinken in dem Maße, wie diese Eigenschaften nicht vorhanden sind. Wendet man diese Erfolgsbedingungen auf die Schaffung gesundheitsförderlicher Settings an, so wird deutlich, dass die dafür erforderlichen Wandlungsprozesse ungemein voraussetzungsreich sind.

Nutzen
Bereits die Frage nach dem Nutzen, den ein Abbau gesundheitlicher Ungleichheit für Akteure der Gesundheitspolitik mit sich bringt, wirft erhebliche Schwierigkeiten auf. Geht man davon aus, dass im Zentrum des Zielkoordinatensystems politischer Akteure das Streben nach Macht steht, so rückt die Frage in den Mittelpunkt, ob und inwiefern der Abbau gesundheitlicher Ungleichheit dem Streben politischer Eliten nach Machterhalt und Machterweiterung dienen kann. Denkbar wäre dies, wenn größere Bevölkerungsgruppen entsprechende Schritte einfordern würden und die politischen Eliten sich im Falle einer Nichtbeachtung derartiger Initiativen hohen Legitimationsrisiken ausgesetzt sähen oder wenn die Existenz gesundheitlicher Ungleichheit Quelle sozialer bzw. politischer Konflikte wäre. Dies ist aber nicht der Fall und bis auf weiteres auch nicht in Sicht – auch wenn das Thema in den vergangenen Jahren eine wachsende Aufmerksamkeit auf sich gezogen hat.

Dasjenige Motiv für den Abbau gesundheitlicher Ungleichheit, für das sich über die Parteigrenzen hinweg vermutlich am einfachsten politische Unterstützung mobilisieren ließe, dürfte die Vermeidung künftiger Behandlungskosten sein. Dieses Ziel könnte am ehesten erreicht werden, so ließe sich argumentieren, wenn man Prävention und Gesundheitsförderung auf diejenigen Gruppen konzentriert, die den größten Behandlungsbedarf aufweisen. Der Abbau gesundheitlicher Ungleichheit könnte so als Bestandteil einer wettbewerbsorientierten gesellschaftlichen Rationalisierungsstrategie konzipiert werden, mit deren Hilfe der Standort Deutschland im internationalen Wettbewerb gestärkt werden kann. Ein egalitäres und damit dem politischen Makrotrend im Kern zuwiderlaufendes Vorhaben ließe sich somit – womöglich unter Umgehung sozialer Konflikte – einfügen in ein hegemoniales Konzept gesellschaftlicher Transformation.

Allerdings ist eine solche Sichtweise wenig realistisch. Folgende Gegenargumente ließen sich anführen: Erstens würde im Konkreten der Abbau gesundheitlicher Ungleichheit mit anderen Interessen in Konflikt geraten. Dies lässt sich insbesondere etwa am Beispiel der Arbeitswelt zeigen. Unternehmen verfolgen in vielen Fällen ihre Interessen gerade dadurch erfolgreich, dass sie die Gesundheit von Beschäftigten „vernutzen“ und die Folgekosten gesellschaftlich externalisieren. Dies ist ein Hinweis darauf, dass sich der Abbau gesundheitlicher Ungleichheit gerade nicht jenseits von Interessenkonflikten realisieren lässt. Zweitens wäre der Gesundheitspolitik, selbst wenn man ihr die Fähigkeit und Bereitschaft zur Konfrontation mit mächtigen Interessen nicht absprechen wollte, ein solches Maß an Rationalität kaum zuzutrauen. Denn die Machtorientierung politischer Akteure hat zur Folge, dass sich ihr Handlungshorizont zumeist auf den Zeitraum bis zur nächsten Wahl beschränkt, bei der politische Macht neu zugewiesen wird. Politische Maßnahmen der Kontextsteuerung zum Zweck der Prävention und Gesundheitsförderung haben aber die Eigenschaft, dass die Kosten für Entwicklung und Implementierung zwar unmittelbar anfallen, der gesundheitliche Nutzen – und in seiner Folge mögliche Nebeneffekte wie Einsparungen usw. – erst nach Jahren oder Jahrzehnten eintreten. Diese Divergenz der Zeithorizonte ist damit ein ernstes Hindernis für die Inangriffnahme nachhaltig wirksamer Projekte zum Abbau gesundheitlicher Ungleichheit. Drittens kommt hinzu, dass sich die Wirkung eher unspezifischer Maßnahmen nur schwer messen lässt. Auch wenn langfristig positive Veränderungen in Folge auftreten, fällt angesichts der Vielzahl intervenierender Variablen der Nachweis eines Kausalzusammenhangs zur getroffenen Maßnahme häufig schwer. In jedem Fall sind derartige Projekte mit einer inhärenten Unsicherheit über den Zusammenhang zwischen Ursache und Wirkung belastet, die breiten Raum bietet, den Nutzen solcher Maßnahmen – gerade in Zeiten allenthalben knapper Kassen – in Zweifel zu ziehen.

Darüber hinaus ist es grundsätzlich denkbar, dass Gesundheitspolitik dieses Ziel auch aus normativen Gründen verfolgt. Der Abbau gesundheitlicher Ungleichheit wäre in diesem Fall Teil der Policy Beliefs verantwortlicher Eliten. Er bedürfte in diesem Fall keines weiteren Nutzens, sondern wäre gleichsam Selbstzweck. In der Tat hat der Abbau sozialer Ungleichheit von Gesundheitschancen vor einigen Jahren Einzug in die Programmatik politischer Parteien gehalten – nämlich jener, von denen man cum grano salis sagen kann, dass sie sich links von der Mitte bewegen. Bei CDU und FDP wird die soziale Ungleichheit von Gesundheitschancen hingegen unter der Formel von der „Eigenverantwortung" weitgehend individualisiert und als ein Problem gesehen, das sich der staatlichen Zuständigkeit und Verantwortung weitgehend entzieht (Schmidt 2007). Man wird also realisieren müssen, dass die Bereitschaft politischer Eliten, zum Erreichen dieses Ziels beizutragen, höchst unterschiedlich ausgeprägt ist. Aber auch dort, wo eine solche Bereitschaft anzutreffen ist, stehen entsprechende Bekenntnisse zumeist in Konflikt mit anderen Zielen. Zudem ist nicht ersichtlich, dass Gesundheitspolitik allein über die erforderlichen Steuerungsinstrumente verfügt, um dieses Ziel zu erreichen.

Kompatibilität

Im Hinblick auf die Kompatibilität mit existierenden Interessen und Normen ist für komplexe Interventionen zur Gestaltung gesellschaftlicher Kontextbedingungen von Bedeutung, dass Unterstützung für Krankheitsprävention und Gesundheitsförderung vor allem dann mobilisiert wird, wenn sich diese kommerzialisieren lassen, sie also in Form von Waren und Dienstleistungen auf eine kaufkräftige Nachfrage stoßen. Dies ist aber bei unspezifischen Maßnahmen der Kontextsteuerung zur Prävention und Gesundheitsförderung zumeist nicht der Fall. Da die Akteure in aller Regel um die knappen Ressourcen im Gesundheitswesen konkurrieren, stoßen derartige Vorhaben bei denjenigen, die als Anbieter von Dienstleistungen und Waren tätig sind, zumeist auf wenig Sympathie, wenn nicht sogar auf offenen Widerstand. Schließlich dominieren in der Gesundheitspolitik ökonomische Gesichtspunkte weithin über gesundheitliche Aspekte.

Komplexität

Primärpräventive Interventionen zum Abbau gesundheitlicher Ungleichheit zeichnen sich in der Regel dadurch aus, dass sie die Komplexität von Handlungen und Strukturen steigern (Urban 2001). Sie erfordern ein komplexes, abgestimmtes Vorgehen unter Einbeziehung einer Vielzahl von Interventionsebenen, Interventionsfeldern und Akteuren. Dies stellt ihre Implementation vor besondere Schwierigkeiten. So müssen Akteure ihre bisherigen Handlungsroutinen und Problemwahrnehmungen in Frage stellen; häufig müssen primärpräventive Maßnahmen in Organisationen und in strukturelle Zusammenhänge implementiert werden, die anderen Zielen und Anreizsystemen folgen und in denen andere Handlungsregeln gelten. Daraus erwächst ein hoher Koordinations- und Anpassungsbedarf, der die Akteure – zumal bei fortbestehenden strukturellen Handlungszwängen – nicht selten überfordert. In dem Maße, wie die Handlungskette zur Implementierung derartiger Maßnahmen länger wird und die Zahl der einbezogenen Akteure sowie deren Interessenheterogenität steigt, wächst die Wahrscheinlichkeit von Innovationsblockaden, denn damit nehmen die möglichen Bruchstellen und die Zahl potentieller Veto-Spieler zu.

2.2 Handlungsstrategien und Konsequenzen

Primärprävention und Gesundheitsförderung, insbesondere solche Maßnahmen, die auf strukturelle Veränderungen der Kontextbedingungen zielen, stoßen also auf ungemein schwierige Implementationsbedingungen. Dies mag erklären, dass derartige Vorhaben höchst unzureichend in der deutschen Gesundheitspolitik verankert sind. Sofern gesundheitspolitische Akteure sich das Ziel einer Verringerung gesundheitlicher Ungleichheiten überhaupt zu Eigen machen, lassen sich in ihren Reaktionen auf die skizzierte Gemengelage typische Muster erkennen.

Zum einen erwächst aus den erwähnten Schwierigkeiten die Neigung, die Komplexität des erforderlichen Wandels zu reduzieren – durch eine Reduktion der Problemanalyse und der Problemlösungsstrategie. Schwierigkeiten können durch eine Rücknahme der Anforderungen und Ziele umgangen werden. Häufig geschieht dies dadurch, dass die an sich erforderliche Verknüpfung verhaltens- und verhältnisbezogener Veränderungen zu Lasten letzterer aufgelöst wird. Damit wächst zwar die Aussicht, nunmehr bescheidener formulierte Ziele erreichen zu können, zugleich sinkt aber auch die Wahrscheinlichkeit, wirklich dauerhafte Veränderungen herbeiführen zu können. Zum anderen zeigt sich die Tendenz, Problemanalyse und Problemlösungsstrategie in die gegebenen Interessenlagen und Machtverhältnisse einzupassen. Eine solche Reaktionsweise ist umso wahrscheinlicher, je weniger die makropolitischen Rahmenbedingungen konfliktorientierte Handlungsstrategien als Erfolg versprechend erscheinen lassen.

Für Maßnahmen zur Verringerung gesundheitlicher Ungleichheit hat dies u.a. zur Konsequenz, dass Konzepte, die am Individuum orientiert sind, komplexen Interventionen zur Veränderung von Arbeits- und Lebensbedingungen vorgezogen werden. Hagen Kühn und Rolf Rosenbrock haben diesen Mechanismen mit der einprägsamen Formel vom „Darwinschen Gesetz der Präventionspolitik „ charakterisiert (Kühn & Rosenbrock 1994: 39ff.; vgl. auch Schnabel im Band). Demnach konkurrieren bei der Krankheitsvorbeugung unterschiedliche Präventionstypen miteinander. Dabei sind diejenigen Maßnahmen am durchsetzungsfähigsten, die gegenüber ihrer gesellschaftlichen Umwelt am besten angepasst sind. Bei der Vorbeugung von Gesundheitsgefahren haben Interventionen, die am Individuum ansetzen (genetische Disposition, Gesundheitsverhalten) größere Chancen auf Realisierung als komplexe gesellschaftliche Prozessinnovationen, denn sie lassen sich erstens vergleichsweise leicht kommerzialisieren – also als Waren oder Dienstleistungen anbieten – und erlauben es zweitens, gesellschaftliche und ökonomische Strukturen nicht anzutasten. Die Bevorzugung verhaltenspräventiver Ansätze hat zudem den Charme, dass sie die Ideologie von im Kern individuell verschuldeten Erkrankungsursachen unterstützen.

3 Krankenversorgung

Es besteht ein weitgehender Konsens darüber, dass die gesundheitlichen Ungleichheiten in Deutschland bisher nur wenig mit sozialen Schranken beim Zugang zur gesundheitlichen Versorgung zu tun hatten. Als wichtiger Grund hierfür gilt der in den Nachkriegsjahrzehnten vollzogene Ausbau des sozialen Sicherungssystems im Gesundheitswesen, der dazu geführt hat, dass nahezu die gesamte Bevölkerung einem Versicherungsschutz bei Krankheit und Pflegebedürftigkeit unterliegt.

Allerdings geben die gravierenden Veränderungen in der Gesundheitspolitik und fortexistierende Strukturmängel im Gesundheitswesen Anlass zu der Frage, ob und inwiefern Gesundheitspolitik nicht im wachsenden Maße selbst daran beteiligt ist, die soziale Ungleichheit in Krankenversorgung und Pflege zu verstärken. Unter diesem Aspekt sollen im Folgenden einige Schlaglichter auf den Zusammenhang von Krankenversorgungspolitik und gesundheitlicher Ungleichheit geworfen werden.

3.1 Die Privatisierung von Krankheitskosten

Zu den wichtigsten Entwicklungstendenzen jüngerer Gesundheitspolitik zählt die Privatisierung von Krankheitskosten. Sie wird nicht nur aus Sicht der „politischen Klasse" begrüßt, die sie ja in ihrer Mehrheit vorangetrieben hat, sondern stößt auch in der Wissenschaft – insbesondere in der Gesundheitsökonomie – auf mancherlei Unterstützung. Sie soll die Versicherten veranlassen, zum einen die Inanspruchnahme von Gesundheitsleistungen auf das medizinisch notwendige Maß zu begrenzen und zum anderen durch gesundheitsgerechtes Verhalten die Wahrscheinlichkeit einer späteren Inanspruchnahme von Leistungen der Krankenversorgung zu senken.

Die Erhöhung von Zuzahlungen und explizite Leistungsausgliederungen sind auch in der deutschen Gesundheitspolitik ein zentrales Instrument zur Kostendämpfung und haben insbesondere seit den 1990er Jahren zu einem erheblichen Anstieg des privaten Anteils an den Krankenbehandlungskosten geführt. Im Jahr 1991 belief sich das Zuzahlungsvolumen für GKV-Leistungen auf umgerechnet 3,3 Mrd. Euro – dies entsprach 4,4% der GKV-Leistungsausgaben (Pfaff, Busch & Rindsfüßer 1994); ein gutes Jahrzehnt später, im Jahr 2002, waren es mit nunmehr 9,8 Mrd. Euro bereits 7,3 Prozent der Leistungsausgaben (Statistisches Bundesamt 2004). Mit dem 2004 in Kraft getretenen GKV-Modernisierungsgesetz, das die kräftige Anhebung bestehender und die Einführung neuer Zuzahlungen vorsah, dürfte sich diese Summe noch einmal deutlich erhöht haben (Pfaff et al. 2003). Allein die Zuzahlungen zu Arzneimitteln sind zwischen 2003 und 2005 von 1,77 auf knapp 2,25 Mrd. Euro, also um 27,1 Prozent, gestiegen (Nink & Schröder 2006: 218). In der Gesamtsumme der Zuzahlungen sind noch nicht die ausgegliederten sowie der vermutlich beachtliche Umfang von informell verweigerten Leistungen eingerechnet, die Versicherte in vollem Umfang privat finanzieren müssen.

Aus der Diskussion über die Steuerungswirkung von Zuzahlungen ist bekannt, dass diese erst dann eine Reduzierung der Leistungsinanspruchnahme erzeugen, wenn sie auch finanziell deutlich spürbar sind. Da die Spürbarkeit von Kosten mit sinkendem Einkommen steigt, treffen Zuzahlungen in erster Linie sozial schwache Bevölkerungsgruppen. Die beabsichtigte Steuerungswirkung steht also im Widerspruch zur Sozialverträglichkeit dieses Instruments. Dieser Mechanismus lässt sich auch recht gut am Beispiel der Praxisgebühr von 10 Euro je Quartal zeigen, die zum 1.1.2004 eingeführt wurde. Aussagekräftige Daten über die Auswirkungen der Praxisgebühr auf die Inanspruchnahme durch die Versicherten sind zwei repräsentativen Befragungen zu entnehmen: dem GKV-Monitor des Wissenschaftlichen Instituts der Ortskrankenkassen (WidO), mit dem 3.000 GKV-Versicherte zu speziellen Themen befragt werden, und dem Gesundheitsmonitor der Bertelsmann-Stiftung, der zweimal jährlich Daten bei 12.000 Versicherten und 2.000 Ärzten erhebt. Dem GKV-Monitor des WidO zufolge hatten im 1. Quartal 2004 – also nach dem Inkrafttreten des GMG – 11,2 Prozent der Befragten wegen der Praxisgebühr auf einen Arztbesuch verzichtet oder ihn ins 2. Quartal verschoben. Dabei waren es unter den Befragten mit einem Haushaltseinkommen von 3.000 Euro und mehr „nur" 8,2 Prozent, bei denen mit weniger als 1.000 Euro immerhin 19,2 Prozent und unter Arbeitslosen sogar 20,9 Prozent (Zok 2005). Die Ergebnisse des Gesundheitsmonitors der Bertelsmann-Stiftung weisen in eine ähnliche Richtung (Gebhardt 2005). Ihm zufolge ist der Anteil derjenigen, die einen Arztbesuch aufgrund der Praxisgebühr vermeiden, in den untersten Einkommensgruppen (bis 999 €) und in den obersten Einkommensgruppen (3.000 € und mehr) am höchsten. Personen mit schlechtem Gesundheitszustand haben die Zahl ihrer Arztbesuche zwischen dem Frühjahr 2003 und dem Frühjahr 2005 am stärksten reduziert, nämlich von durchschnittlich 23 auf 16 Besuche, also beinahe um ein Drittel.

Allerdings ist die Datenlage nicht frei von Widersprüchen. So ergab eine Wiederholungsbefragung durch das WidO im Frühjahr 2005 eine weitgehende Einebnung dieser Unterschiede (Zok 2005). Auch eine Analyse von Daten des Sozio-ökonomischen Panels (Grabka, Schreyögg & Busse 2005) verneint einen überproportional häufigen Verzicht sozial schwächerer Gruppen auf einen Arztbesuch. Sie geht zudem davon aus, dass die Einführung der Praxisgebühr nicht zu einem Verzicht auf medizinisch notwendige Arztbesuche geführt hat. Allerdings scheint diese weit reichende Schlussfolgerung durch die Daten nicht gedeckt und steht die Aussage, dass Zuzahlungen nicht zu einem überproportionalen Rückgang der Arztbesuche unterer Sozialschichten führt, im Widerspruch zu internationalen Befunden (Holst 2004).

Gesetzliche Sozial- und Überforderungsklauseln in der GKV begrenzen zwar in gewissem Maße die Höhe der individuellen Zuzahlungen. So beläuft sich der Höchstbetrag für Zuzahlungen auf zwei Prozent der Bruttoeinnahmen zum Lebensunterhalt (§ 62 SGB V). Chronisch Kranke zahlen lediglich bis zu einem Prozent zu, wenn sie vor ihrer Erkrankung an angebotenen Vorsorgeuntersuchungen teilgenommen haben und sich therapiegerecht verhalten. Kinder und Jugendliche unter 18 Jahren sind von Zuzahlungen, sieht man einmal vom Zahnersatz ab, vollständig befreit. Zuzahlungen in Höhe von bis zu zwei Prozent stellen optisch zwar eine niedrige Schwelle dar, jedoch liegt der betreffende Anteil am frei verfügbaren Einkommen erheblich höher, erst recht dann, wenn dieses gering ausfällt. Zudem hat der Versicherte das Erreichen der Belastungsgrenze gegenüber seiner Krankenkasse durch das Einreichen der Zahlungsbelege nachzuweisen und die Zuzahlungsbefreiung zu beantragen. Auch dies stellt für viele Betroffene eine nicht zu unterschätzende Hürde dar. Zudem wurde mit dem GMG zum 1.1.2004 die zuvor geltende vollständige Zuzahlungsbefreiung für sozial Schwache aufgehoben, also für solche Personen, die eine bestimmte Bruttoeinkommensgrenze unterschreiten oder die Empfänger bestimmter staatlicher Fürsorgeleistungen sind.

Des Weiteren wird die Privatisierung von Krankheitsrisiken noch durch die Verbreitung so genannter „Wahltarife" mit Selbstbehalt bzw. Beitragsrückerstattung forciert. Bei Selbstbehalttarifen erklären sich Versicherte bereit, bis zu einem bestimmten Betrag die in einem Kalenderjahr entstehenden Behandlungskosten vollständig selbst zu tragen. Als Gegenleistung erhalten sie eine Prämie von ihrer Krankenversicherung, zumeist in Form einer Reduzierung ihres Krankenversicherungsbeitrags. Bei Beitragsrückerstattungsmodellen wird den Versicherten ein Teil ihres Krankenversicherungsbeitrags erstattet, wenn sie im vorangegangenen Jahr keine Leistungen in Anspruch genommen haben oder die Inanspruchnahme ein bestimmtes Maß nicht überschritten hat. Die Krankenkassen können seit dem 1.4.2007 derartige Modelle *allen* Versicherten anbieten; bisher war ihnen dies nur für freiwillig Versicherte gestattet, denen man auf diese Weise einen Anreiz zum Verbleib in der GKV geben wollte.

Die Möglichkeiten zur Inanspruchnahme von Selbstbehalttarifen und Beitragsrückerstattungsmodellen für alle GKV-Versicherten stellen eine Verletzung des Solidarprinzips dar. Mit ihnen halten Prinzipien der privaten Krankenversicherung Einzug in die GKV. Sie sind insbesondere für junge und gesunde Versicherte finanziell interessant, die davon ausgehen können, dass ihr Beitragsnachlass höher ausfällt als der tatsächlich zu zahlende Selbstbehalt. Auf diese Weise werden dem Solidarsystem Mittel entzogen, die durch die Gemeinschaft aller Versicherten einer Krankenkasse aufgebracht werden müssen. Zwar berühren diese Modelle nicht unmittelbar die Inanspruchnahme von Gesundheitsleistungen; sehr wohl aber werden Personen mit erhöhtem Behandlungsbedarf – und damit vor allem sozial Schwache – durch sie finanziell stärker belastet, weil sie eben die Mindereinnahmen im Rahmen der Solidargemeinschaft gegenfinanzieren müssen, ohne individuell von den Wahlmodellen zu profitieren. Die solidarische Umverteilung von Lasten zwischen gesunden und kranken Versicherten im GKV-System wird durch diese tarifliche Gestaltungsoption eingeschränkt und die Entsolidarisierung unter den GKV-Versicherten vorangetrieben.

3.2 Leistungsverweigerungen

Kostendämpfungsmaßnahmen in der deutschen Gesundheitspolitik setzen nicht nur an der Nachfrageseite, sondern auch an der Angebotsseite an. In diesem Zusammenhang wurden seit der ersten Hälfte der 1990er Jahre zunehmend solche Vergütungsformen im Gesundheitswesen eingeführt, die bei den Ärzten und Krankenhäusern finanzielle Anreize zur Leistungsbegrenzung, wenn nicht Leistungsminimierung setzen. Die wichtigsten Instrumente sind Budgets und Pauschalen. Budgets definieren eine Ausgabenobergrenze (je Arzt bzw. je Krankenhaus oder auch für die jeweiligen Sektoren insgesamt) für die von den Kassen finanzierte Leistungsmenge; sie schaffen den Anreiz, die Leistungsmenge nicht über diese Grenze hinaus auszuweiten, weil weitere Leistungen nicht vergütet werden. Pauschalentgelte sind prospektiv vereinbarte Vergütungssätze für einen bestimmten Behandlungsfall; sie schaffen den Anreiz, den Aufwand je Behandlungsfall zu minimieren, weil sich der Gewinn des Leistungserbringers aus der Differenz von prospektiver Vergütung und Behandlungskosten ergibt.

Die Einführung derartiger Instrumente beruht auf der Erfahrung, dass Ärzte ohne feste Ausgabengrenzen dazu neigen, Diagnostik und Therapie unbegründet auszuweiten. Insofern gibt es zu ihnen wohl keine Alternative. Allerdings besteht das grundsätzliche Problem dieser Vergütungsformen darin, dass ihr Volumen nicht an einem zu ermittelnden gesundheitlichen Versorgungsbedarf, sondern an der Beitragssatzstabilität, also einer volkswirtschaftlichen Bestimmungsgröße ausgerichtet ist. Außerdem wirken sie gleichsam als Heckenschnitt und sind nicht mit adäquaten Instrumenten der Feinsteuerung kombiniert. Daher können sie – selbst wenn das Gesamtvolumen für eine notwendige Versorgung ausreichen mag – auch nicht gewährleisten, dass zielgenau die überflüssigen Leistungen erschlossen werden. Ebenso wenig wie Patienten mit hohen Zuzahlungen verzichten auch Ärzte, deren monetäres Interesse auf eine Mengenbegrenzung gerichtet ist, nicht nur auf solche Leistungen, die begründetermaßen als überflüssig gelten können.

Es gibt zahlreiche Hinweise darauf, dass der Einsatz dieser Instrumente zu Leistungsverweigerungen im Versorgungsalltag führt. So gaben bei einer Befragung von Versicherten einer großen Ersatzkasse 27,4 Prozent der antwortenden

Befragten an, dass ihnen im vorausgegangenen Quartal in der ambulanten Behandlung eine Leistung vorenthalten worden sei. Bei mehr als der Hälfte von ihnen geschah dies unter ausdrücklichem Hinweis auf vorhandene Budgetgrenzen. Die V mit derknüpfung dieser Daten mit den Krankendaten begründet den Schluss, dass bei zehn Prozent dieser Vorgänge sicher davon auszugehen ist, dass die vorenthaltenen Leistungen medizinisch notwendig waren, vermutlich aber war der Anteil noch viel höher (Braun 2000). Auch andere Untersuchungen stützen diese Befunde. Laut einer Emnid-Erhebung machten 37 Prozent der Befragten Erfahrungen mit Leistungsverweigerungen oder -einschränkungen (Continentale 2003). Sie sind vor allem bei Arzneimittelverordnungen zu beobachten, aber auch bei von Ärzten selbst durchgeführten Behandlungen (z. B. Braun 2004). In der stationären Versorgung führten die neuen Pauschalentgelte zu einer verstärkten Ausrichtung von Ärzten und Krankenhausleitungen an ökonomischen Nutzenerwägungen. Dies äußert sich u. a. in der vorzeitigen Entlassung von Patienten, in der Weigerung, Patienten aufzunehmen, und in der Verschiebung von Operationen (Simon 2001).

Da diese Vergütungsformen in der ambulanten Versorgung nur für den Bereich der GKV, nicht aber für die PKV gelten, betreffen etwaige Leistungsverweigerungen auch nur gesetzlich Krankenversicherte. Insofern verstärkt die Existenz solcher Instrumente die soziale Ungleichheit zwischen beiden Gruppen in der gesundheitlichen Versorgung. Unklar ist allerdings, ob *innerhalb* der GKV Personen mit geringem Einkommen stärker von derartigen Leistungsverweigerungen betroffen sind. Zwar ist die Annahme plausibel, dass im Versorgungsalltag Leistungen vor allem sozial Schwachen und Personen mit geringem Bildungsniveau vorenthalten werden, weil sie in der Regel über geringere Ressourcen verfügen, um ihre Bedürfnisse in den Institutionen des Gesundheitswesens wirkungsvoll zu artikulieren und durchzusetzen. Aber für eine Verifizierung dieser Vermutung fehlt es an validen Daten.

3.3 Das Nebeneinander von gesetzlicher und privater Krankenversicherung

Das Nebeneinander von gesetzlicher und privater Krankenversicherung berührt in unterschiedlicher Hinsicht die Gleichheit in der medizinischen Versorgung. *Erstens* betrifft sie den Umfang der Leistungsgewährung. Dieser ist in der privaten Krankenversicherung zumeist großzügiger als in der gesetzlichen Krankenversicherung. Formelle Leistungsausschlüsse, aber auch informelle Leistungsverweigerungen infolge von Budgets und Pauschalvergütungen haben die Unterschiede zwischen GKV und PKV in den letzten Jahren größer werden lassen. Jedoch muss dies nicht in jedem Fall gleichbedeutend sein mit einer qualitativ schlechteren Versorgung von GKV-Patienten. Denn in der großzügigeren Leistungsgewährung für privat Krankenversicherte mögen sich auch solche Interventionen verbergen, für die keine medizinische Notwendigkeit vorliegt – zumal Ärztinnen und Ärzte aufgrund der in der PKV ungedeckelten Einzelleistungsvergütung ein großes Interesse an einer Mengenexpansion haben. Zudem ist mit Blick auf die GKV-Versicherten festzuhalten, dass das Krankenversicherungsrecht einen Anspruch auf die Versorgung mit allen medizinischen Leistungen gewährt, die nach dem Stand der medizinischen Kenntnisse für die Behandlung der jeweiligen Krankheit notwendig sind (§§ 1, 2 Abs. 1, 12 Abs. 1, 70 u. 72 SGB V). Dennoch existieren begründete Zweifel, ob der Anspruch von GKV-Patienten auf alles medizinisch Notwendige auch im Versorgungsalltag eingelöst wird. Sie richten sich auf zwei Aspekte:

- Zum einen lässt sich in Zweifel ziehen, ob der Gemeinsame Bundesausschuss (G-BA), der für die Bewertung des therapeutischen Nutzens und der Wirtschaftlichkeit medizinischer Interventionen und damit für die Definition des GKV-Leistungskatalogs zuständig ist, tatsächlich immer nur solche Leistungen aus der Erstattungspflicht der Krankenkassen ausschließt, die medizinisch nicht notwendig sind. Denn die Beschlüsse des G-BA richten sich nicht allein nach dem medizinischen Wissen, das zudem in vielen Fällen so eindeutig nicht ist; vielmehr fließen in diese Entscheidungen häufig einschlägige Interessen der beteiligten Leistungsanbieter und Kostenträger sowie die existierenden Budgetzwänge ein (Urban 2003).
- Zum anderen werfen die erwähnten finanziellen Leistungsanreize für die Leistungsanbieter die Frage auf, ob nicht in manchen Fällen den Patientinnen und Patienten in der GKV auch Notwendiges vorenthalten wird, selbst wenn sie auf solche Leistungen einen Rechtsanspruch haben (s.o.).

Das Nebeneinander von gesetzlicher und privater Krankenversicherung berührt nicht nur den Leistungsumfang für die jeweiligen Versichertengruppen, sondern *zweitens* auch die räumliche und zeitliche Verfügbarkeit gesundheitlicher Versorgung. Bedeutsam für das Versorgungsangebot sind vor allem die Unterschiede in der ärztlichen Vergütung zwischen PKV und GKV. In der ambulanten privatärztlichen Versorgung werden die Leistungen von Ärztinnen und Ärzten mit festen Euro-Beträgen vergütet, die zudem mit einem Multiplikationsfaktor versehen werden können; in der vertragsärztlichen Versorgung unterliegt die ärztliche Vergütung hingegen restriktiven Budgets und Mengenbegrenzungsregelungen. Im Ergebnis liegen die Honorare für identische Leistungen in der privatärztlichen Versorgung erheblich über denen in der vertragsärztlichen Versorgung. Dementsprechend groß ist die Bedeutung von Privatpatienten für die Einnahmen niedergelassener Ärzte. Im Jahr 2003 belief sich der durchschnittliche Anteil der Einnahmen aus privatärztlicher Tätigkeit an den gesamten Einnahmen niedergelassener Ärzte auf 22,2 Prozent (Statistisches Bundesamt 2006a: 15), obwohl Privatversicherte nur gut 10 Prozent der Bevölkerung ausmachen. Bei einzelnen Facharztgruppen war der entsprechende Anteil noch deutlich höher: Hautärzte erzielten aus privatärztlicher Tätigkeit 37,3 Prozent ihrer Einnahmen, Frauenärzte 34,3 Prozent und Orthopäden 33,8 Prozent (ebda.: 16ff.).

Ärzte reagieren auf diese Vergütungsanreize auf zweierlei Weise. Zum einen bevorzugen sie Privatpatienten bei der Vergabe von Behandlungsterminen. So ergab eine 2006 vom WidO durchgeführte repräsentative Befragung von GKV- und PKV-Versicherten, dass jeder vierte GKV-Patient (25,3 Prozent) trotz akuter Beschwerden zwei Wochen oder länger auf einen Arzttermin warten musste, unter den PKV-Patienten waren es nur 7,8 Prozent (Zok 2007: 4). 45,1 Prozent der Privatpatienten bekamen innerhalb eines Tages einen Termin, bei den Kassenpatienten traf dies nur auf 31,9 Prozent zu (ebda.). Dabei bewertete rund ein Drittel der gesetzlich versicherten Patienten die Wartezeit auf den letzten Arzttermin als zu lang (ebda.: 6). Darüber hinaus müssen Kassenpatienten auch in der Arztpraxis selbst deutliche längere Wartezeiten in Kauf nehmen als Privatpatienten.

Zum anderen ist eine verstärkte Neigung von Ärzten festzustellen, sich in Versorgungsgebieten mit einem hohen Anteil von Privatpatienten niederzulassen. Dies führt zu einer Konzentration von Ärzten in städtischen Ballungsgebieten und zu einer Vernachlässigung ländlicher Räume, da der Anteil von Privatpatienten in den Städten höher ist als auf dem Land. So ergab die erwähnte WidO-Untersuchung denn auch, dass die Wartezeiten auf einen Arzttermin in städtischen Ballungszentren deutlich kürzer sind und von diesen kürzeren Wartezeiten wiederum Privatpatienten besonders profitieren. Traditionell ist die Arztdichte im ländlichen Raum ohnehin niedriger. Seit geraumer Zeit aber wachsen die Diskrepanzen zwischen Stadt und Land, und mittlerweile macht sich in einigen Regionen Ostdeutschlands bereits ein Ärztemangel, gerade in der hausärztlichen Versorgung, bemerkbar (z.B. Segert & Zierke 2005). *Innerhalb* der Ballungszentren selbst existiert ebenfalls ein starkes Gefälle in der Arztdichte zwischen wohlhabenden und ärmeren Vierteln.

Drittens hat das Nebeneinander von gesetzlicher und privater Kranken- und Pflegeversicherung im Zusammenwirken mit dem bisherigen Fehlen einer Versicherungspflicht für alle Bürgerinnen und Bürger zu einer wachsenden Zahl von Nichtversicherten geführt. Politische Entscheidungen zur Änderung des Krankenversicherungsrechts haben zu dieser Entwicklung beigetragen, so u.a. die Abschaffung der Versicherungspflicht für die „kleinen Selbständigen“. Die Zahl der Nichtversicherten ist, dem Mikrozensus zufolge, allein zwischen 1995 und

2003 von 105.000 auf 188.000 gestiegen. Überrepräsentierte Gruppen sind Personen mit einem Haushaltsnettoeinkommen unter 1.100 Euro monatlich, geschiedene Personen sowie Migrantinnen und Migranten (Greß, Walendzik & Wasem 2005). Angesichts der Einführung von Hartz IV gehen Wohlfahrtsverbände davon aus, dass die Zahl der Nichtversicherten mittlerweile auf 250.000 bis 300.000 gestiegen sein dürfte. Denn der Krankenversicherungsschutz für Arbeitslose durch die Bundesagentur für Arbeit erstreckt sich seitdem nicht mehr auf solche Personen, die bis Ende 2004 Empfänger von Arbeitslosenhilfe oder Sozialhilfe waren, wenn deren Antrag auf Gewährung von Arbeitslosengeld II abgelehnt wurde. Wenn sie nicht als mitversicherte Familienangehörige unter den Schutz der GKV fallen, sind diese Personen darauf angewiesen, sich entweder freiwillig in der GKV oder in der privaten Krankenversicherung abzusichern. Für diesen Personenkreis bedeutet das Inkrafttreten von „Hartz IV“ also den Verlust des gesetzlichen Krankenversicherungsschutzes. Allerdings sollte dieses Problem mit dem Wirksamwerden der Gesundheitsreform 2007 an Brisanz verlieren, denn diese sieht spätestens mit Wirkung vom 1. Januar 2009 die Einführung einer generellen Versicherungspflicht vor. Zudem erhalten bereits im Jahr 2007 alle Nichtversicherten ein Rückkehrrecht in das System – also GKV oder PKV –, in dem sie zuletzt krankenversichert waren. Es ist davon auszugehen, dass sich infolgedessen die Zahl der Personen ohne Kranken- und Pflegeversicherungsschutz deutlich verringern wird.

4 Fazit

Gesundheitspolitik ist durch eine Reihe von Unterlassungen und Fehlentwicklungen an der Aufrechterhaltung, ja möglicherweise der Verschärfung gesundheitlicher Ungleichheiten beteiligt. Auf dem Gebiet der Prävention und Gesundheitsförderung sind es vor allem dominierende ökonomische Interessen, die divergierenden Zeithorizonte politischer und gesundheitlicher Handlungslogiken, die Schwierigkeiten eines kausalen Nutzennachweises für unspezifische Maßnahmen der Kontextveränderung sowie die für einen nachhaltigen Abbau von Ungleichheiten kaum vermeidbare Komplexität der Maßnahmen, die einem Abbau gesundheitlicher Ungleichheiten im Wege stehen. Der hier in Rede stehende Typus komplexer sozialer, unspezifischer und langfristig wirkender Prävention zum Abbau gesundheitlicher Ungleichheit weist Merkmale und Anforderungen auf, die ihn als besonders schwer durchsetzbar erscheinen lassen. Gesundheitspolitik neigt unter diesen Bedingungen dazu, die Komplexität von Maßnahmen und damit die Reichweite von Veränderungen zurückzunehmen sowie diese in die herrschenden Interessenlagen und Machtkonstellationen einzupassen. Es fehlt ihr an Bereitschaft, auf dem Gebiet der Prävention und Gesundheitsförderung eine wirklich „gegentendenzielle" Politik auf den Weg zu bringen (vgl. auch die Beiträge von Graham und Schnabel im Band). Primärprävention leidet unter mangelnder Zielgruppenorientierung, insbesondere sind gesundheitlich und sozial benachteiligte Gruppen unterrepräsentiert. Unter den insgesamt eher geringen Aktivitäten der Primärprävention dominieren nach wie vor die Versuche zur individuellen Verhaltensbeeinflussung.

Hinzu kommt ein tief greifender Wandel auf dem Gebiet der Krankenversorgungspolitik. Hier haben die Privatisierung von Krankheitskosten durch erhöhte Zuzahlungen, informelle Leistungsverweigerungen in der gesetzlichen Krankenversorgung sowie das Nebeneinander von gesetzlicher und privater Krankenversicherung – bei einer wachsenden Kluft zwischen beiden Systemen – die sozialen und die räumlich-zeitlichen Barrieren zur Inanspruchnahme von Gesundheitsleistungen für Teile der Bevölkerung erhöht. Die Krankenbehandlungskosten sind in den vergangenen Jahren spürbar privatisiert worden – eine Entwicklung, die sich bekanntermaßen bei sozial Schwachen und chronisch Kranken finanziell in besonderer Weise bemerkbar macht. Die soziale Ungleichheit von Zugangschancen zur gesundheitlichen Versorgung hat sich somit verstärkt. Auch gibt es deutlich Hinweise auf eine wachsende Ungleichheit in der Versorgung von GKV- und PKV-Patienten.

Zwar lässt sich aufgrund der vorliegenden Daten keine belastbare Aussage darüber treffen, ob und in welchem Ausmaß die skizzierten gesundheitspolitischen Entwicklungstrends den sozialen Gradienten in der *gesundheitlichen* Ungleichheit verstärken oder verstärkt haben. Allerdings enthalten sie Hinweise darauf, dass eine solche Entwicklung tatsächlich eingetreten sein kann, und auch Plausibilitätsüberlegungen legen dies nahe. Die Gefahr, dass eine fortschreitende Privatisierung von Krankheitskosten nicht nur die soziale, sondern auch die gesundheitliche Ungleichheit verstärkt, ist also nicht von der Hand zu weisen.

In der Krankenversorgungspolitik sind eine Abkehr von diesem Entwicklungstrend und ein Wiederanknüpfen an eine Politik des sozial undiskriminierten Zugangs zu Gesundheitsleistungen dringend geboten. Weder in der Präventionspolitik noch in der Krankenversorgungspolitik ist eine solche Trendwende wirklich in Sicht. Ein Anstoß in diese Richtung ist am ehesten dann zu erwarten, wenn entsprechende Forderungen mit Nachdruck in der Öffentlichkeit formuliert und die Legitimationsrisiken eines einfachen „Weiter so" für die politischen Eliten spürbar erhöht werden.

Literatur

Braun B (2000). Rationierung und Vertrauensverlust im Gesundheitswesen – Folgen eines fahrlässigen Umgangs mit budgetierten Mitteln?, St. Augustin.
Braun B (2004). Erwartungen an die mittelfristige Zukunft der Gesundheitsversorgung. In: Böcken J, Braun B, Schnee M, eds. (2004). Gesundheitsmonitor 2004. Die ambulante Versorgung aus Sicht von Bevölkerung und Ärzteschaft, Gütersloh: 122-136.
Continentale (2003). Zusatzversicherung im Mittelpunkt. Eine repräsentative Emnid-Bevölkerungsbefragung der Continentale Krankenversicherung A.G., Dortmund.
Gebhardt B (2005). Zwischen Steuerungswirkung und Sozialverträglichkeit – eine Zwischenbilanz zur Praxisgebühr aus Sicht der Versicherten. In: Böcken J, Braun B, Schnee M, Amhof R, eds. (2005). Gesundheitsmonitor 2005. Die ambulante Versorgung aus Sicht von Bevölkerung und Ärzteschaft, Gütersloh: 11-31.
Grabka MM, Schreyögg J, Busse R (2005). Die Einführung der Praxisgebühr und ihre Wirkung auf die Zahl der Arztkontakte und die Kontaktfrequenz – eine empirische Analyse, Deutsches Institut für Wirtschaftsforschung, Discussion papers 506, Berlin.
Greß S, Walendzik A, Wasem J (2005). Nichtversicherte Personen im Krankenversicherungssystem der Bundesrepublik Deutschland – Bestandaufnahme und Lösungsmöglichkeiten. Expertise für die Hans-Böckler-Stiftung, Essen
Holst J (2004). Modalitäten und Effekte von Zuzahlungen im Gesundheitswesen, Institut für Medizinische Soziologie im Klinikum der Johann Wolfgang Goethe-Universität Frankfurt, Arbeitspapier Nr. 24/2004, Frankfurt a.M.
Kühn H, Rosenbrock R (1994). Präventionspolitik und Gesundheitswissenschaften. In: Rosenbrock R, Kühn H, Köhler BM, eds. Präventionspolitik. Gesellschaftliche Strategien der Gesundheitssicherung, Berlin: edition sigma: 39-53.
Nink K, Schröder H (2006). Ökonomische Aspekte des deutschen Arzneimittelmarktes 2005. In: Schwabe U, Paffrath D, eds. Arzneiverordnungs-Report 2006. Aktuelle Daten, Kosten, Trends und Kommentare, Berlin, Heidelberg (2007): 182-244.
Pfaff AB, Langer B, Mamberer F, Freund F, Kern AO, Pfaff M (2003). Zuzahlungen nach dem GKV-Modernisierungsgesetz (GMG) unter Berücksichtigung von Härtefallregelungen, Universität Augsburg, Volkswirtschaftliche Diskussionsreihe, Beitrag Nr. 253, Augsburg.
Pfaff AB, Busch S, Rindsfüßer C (1994). Kostendämpfung in der gesetzlichen Krankenversicherung. Auswirkungen der Reformgesetzgebung 1989 und 1993 auf die Versicherten, Frankfurt a.M./New York: Campus.
Rogers EM (1995). Diffusion of Innovations (4th ed.), New York: Free Press.
Rosenbrock R, Gerlinger T (2006). Gesundheitspolitik. Eine systematische Einführung (2., vollst. überarb. u. erw. Aufl.), Bern: Verlag Hans Huber.
Schmidt B (2007). Eigenverantwortung haben immer die Anderen. Der Verantwortungsdiskurs im Gesundheitswesen, Bern: Hans-Huber.
Segert A, Zierke I (2005). Regionale Ungleichheiten aus der Perspektive nachhaltiger Regionalentwicklung. Das Beispiel ländlicher Räume in Deutschland, Potsdam.

Simon M (2001). Die Ökonomisierung des Krankenhauses. Der wachsende Einfluss ökonomischer Ziele auf patientenbezogene Entscheidungen, Wissenschaftszentrum Berlin für Sozialforschung, Arbeitsgruppe Public Health, Discussion Paper P01–205, Berlin: WZB.

Slappendel C (1996). Perspectives on Innovation in Organizations. In: Organization Studies 17 (1): 107-129.

Statistisches Bundesamt (2004). Auskunft gegenüber den Autoren über Schätzungen zur Gesundheitsausgabenrechnung.

Statistisches Bundesamt (2006a). Fachserie 2, Reihe 1.6.1: Unternehmen und Arbeitsstätten. Kostenstruktur bei Arzt-, Zahnarzt- und Tierarztpraxen, Wiesbaden.

Statistisches Bundesamt (2006b). Fachserie 13, Reihe 2.2: Sozialleistungen. Statistik der Sozialhilfe: Sozialhilfe – Hilfe in besonderen Lebenslagen, Wiesbaden.

Urban HJ (2001). Komplexitätsdifferenz als Innovationsblockade, oder: das Assurance-Dilemma im Public Health-Ansatz, Berlin: Ms.

Van de Ven AH, Angle HL, Poole MS, eds. (1989). Research on the Management of Innovation: The Minnesota Studies, New York: Harper & Row.

Van de Ven AH, Rogers EM (1988). Innovations and Organizations: Critical Perspectives. In: Communication Research 15 (5): 632-651.

Wolfe RA (1994). Organizational Innovation: Review, Critique and Suggested Research Directions. In: Journal of Management Studies 31 (3): 405-431.

Zapf, W (1989). Über soziale Innovationen. In: Soziale Welt, 40. Jg., H. 1-2: 170-183.

Zok K (2005). Reaktionen auf das GMG: Wie verhalten sich die Versicherten? Ergebnisse einer repräsentativen Versichertenbefragung. In: WidO-Monitor, 2. Jg., H. 2, S. 1-7.

Zok K (2007). Warten auf den Arzttermin. Ergebnisse einer Repräsentativumfrage unter GKV- und PKV-Versicherten. In: WidO-Monitor, 4. Jg., H. 1, S. 1-7.

Verzeichnis der Autorinnen und Autoren

Altgeld, Thomas, geb. 1963, Diplompsychologe, Geschäftsführer der Landesvereinigung für Gesundheit und Akademie für Sozialmedizin Niedersachsen e.V., Arbeitsschwerpunkte: Gesundheitliche Chancengleichheit, Qualitätsmanagement in der Gesundheitsförderung, Männergesundheit. *Anschrift:* Landesvereinigung für Gesundheit Niedersachsen e.V., Fenskeweg 2, 30165 Hannover, email: thomas.altgeld@gesundheit-nds.de

Bauer, Ullrich, geb. 1971, Sozial- und Gesundheitswissenschaftler, Jun. Prof. Dr., Arbeitsschwerpunkte: Health Inequalities, Versorgungsforschung, Gesundheitssystemanalyse, Evaluations-, Bildungs- und Sozialisationsforschung, Ungleichheitssoziologie und Sozialstrukturanalyse. *Anschrift:* Universität Bielefeld, Fakultät für Gesundheitswissenschaften, Universitätsstr. 25, 33615 Bielefeld, email: ullrich.bauer@uni-bielefeld.de

Bittlingmayer, Uwe H., geb. 1970, Sozial- und Gesundheitswissenschaftler, Dr. phil., Arbeitsschwerpunkte: Kritische Theorie und Gesundheit, soziale und gesundheitliche Ungleichheiten, empirische Bildungsforschung, Präventions- und Sozialisationsforschung, *Anschrift:* Universität Bielefeld, Fakultät für Gesundheitswissenschaften, Universitätsstr. 25, 33615 Bielefeld, email: uwe.bittlingmayer@uni-bielefeld.de

Bödeker, Wolfgang, geb. 1956, Mathematiker und Epidemiologe, Dr. rer.nat., Referatsleiter beim BKK Bundesverband, Arbeitsschwerpunkte: Arbeit- und Gesundheit, Wirksamkeit und Nutzen von Prävention. *Anschrift*: BKK Bundesverband, Abteilung Gesundheit, Kronprinzenstr 6, 45128 Essen, email: boedekerw@bkk-bv.de

Davey Smith, George, geb. 1959. MD, DSc, FRCP, FMedSci, Professor for Clinical Epidemiology an der University of Bristol, Direktor der Avon Longitudinal Study of Parents and their Children; Direktor des MRC Centre for Causal Analyses in Translational Epidemiology (CAiTE). Arbeitsschwerpunkte: Health Inequalities, Lebenslaufforschung, Methoden der Epidemiologie, Genetische Epidemiologie, International Public Health. *Anschrift*: University of Bristol, Department of Social Medicine, Canynge Hall, Whiteladies Road, Clifton, Bristol, BS8 2PR, UK, email: george.davey-smith@bristol.ac.uk

Dragano, Nico, geb. 1972, Soziologe, Dr. phil., Wissenschaftlicher Mitarbeiter am Institut für Medizinische Soziologie der Universität Düsseldorf, Arbeitsschwerpunkte: soziale Ungleichheit und Gesundheit, Arbeit und Gesundheit. *Anschrift*: Institut für Medizinische Soziologie, Heinrich-Heine-Universität Düsseldorf, PO 101007, 40001 Düsseldorf, email: dragano@uni-duesseldorf.de

Elkeles, Thomas, geb. 1952, Prof. Dr. med., Dipl. Soz., Arbeitsschwerpunkte: Gesundheits-, Präventions- und Sozialpolitik, Gesundheitssystemforschung; Arbeitslosigkeit, Migration und Gesundheit; Soziale und gesundheitliche Ungleichheit, (Betriebliche) Gesundheitsförderung, Evaluationsforschung, Gemeinde- und Regionalsoziologie. *Anschrift*: Hochschule Neubrandenburg, Fachbereich Gesundheit, Pflege, Management, Brodaer Str. 2, 17033 Neubrandenburg, email: elkeles@hs-nb.de

Erhart, Michael, geb. 1970, Diplompsychologe, Wissenschaftlicher Mitarbeiter an der Fakultät für Gesundheitswissenschaften, Universität Bielefeld. Arbeitsschwerpunkte: Gesundheitsbezogene Lebensqualität, chronische Erkrankungen, statistische Modellierung, Psychometrie und Epidemiologie, internationale Studien zur Kinder- und Jugendgesundheit. *Anschrift*: Universität Bielefeld, Fakultät für Gesundheitswissenschaften, Universitätsstr. 25, 33615 Bielefeld, email: michael.erhart@uni-bielefeld.de

Friedel, Heiko, geb. 1971, Diplom Sozialökonom, Dr. rer.pol., Projektleiter am Institut für Prävention und Gesundheitsförderung an der Universität Duisburg-Essen, Arbeitsschwerpunkte: Epidemiologie, gesundheitsökonomische Evaluation. *Anschrift*: Institut für Prävention und Gesundheitsförderung an der Universität Duisburg-Essen, Träger: Team Gesundheit Gesellschaft für Gesundheitsmanagement mbH, Max-Fiedler-Straße 6, 45128 Essen, email: friedel@ipg-uni-essen.de

Gerlinger, Thomas, geb. 1959, Prof. Dr. Dr., Direktor des Instituts für Medizinische Soziologie, Direktor des Instituts für europäische Gesundheitspolitik und europäisches Sozialrecht an der Johann Wolfgang Goethe-Universität Frankfurt. Arbeitsschwerpunkte: Gesundheitssystemforschung, Gesundheitspolitik, internationaler Vergleich von Gesundheitssystemen, Versorgungsforschung. *Anschrift*: Institut für Medizinische Soziologie, Fachbereich Medizin, Johann Wolfgang Goethe-Universität Frankfurt, Theodor-Stern-Kai 7, 60590 Frankfurt a. M., email: gerlinger@em.uni-frankfurt.de

Geyer, Siegfried, geb. 1956, Prof. Dr. phil, Dipl.-Soz., Leiter der Medizinischen Soziologie der Medizinischen Hochschule Hannover. Arbeitsschwerpunkte: Bedeutung sozialer Faktoren bei Ausbruch und Verlauf von Krankheiten, insbesondere Wechselwirkungen zwischen Erkrankung und Merkmalen sozialer Differenzierung, empirische Forschungsmethoden. *Anschrift*: Medizinische Soziologie OE 5420; Medizinische Hochschule Hannover, 30165 Hannover,
email: geyer.siegfried@mh-hannover.de

Graham, Hilary, geb. 1950, PhD, Public health researcher, Professor am Department of Health Sciences der University of York, UK. Arbeitsschwerpunkte: Sozioökonomische Ungleichheiten in der Gesundheit, Lebenslauf und sozioökonomische Lage, Gesundheit und Gesundheitsverhalten, Public Health Politik. *Anschrift*: Area 2, Seebohm Rowntree Building, Department of Health Sciences, University of York, YO10 5DD, email: hmg501@york.ac.uk

Hoffmann, Rasmus, geb. 1971, Soziologe und Demograph, Dr. rer.pol., Wissenschaftlicher Assistent am Institut für Soziologie und Demographie der Universität Rostock. Arbeitsschwerpunkte: Soziale Ungleichheit, Sozialepidemiologie, Mortalität, Alterung der Gesellschaft. *Anschrift*: Universität Rostock, Institut für Soziologie und Demographie, Ulmenstr. 69, 18057 Rostock,
email: rasmus.hoffmann@uni-rostock.de

Huisman, Martijn, geb. 1975, PhD, Researcher in social and psychiatric epidemiology am Interdisciplinary Center for Psychiatric Epidemiology des University Medical Center Groningen. Arbeitsschwerpunkte: Sozioökonomische Ungleichheiten in der physischen und psychischen Gesundheit, sozioökonomische Unterschiede im Rauchverhalten, der Beitrag psychosozialer Faktoren für gesundheitliche Ungleichheiten. *Anschrift*: Interdisciplinary Center for Psychiatric Epidemiology, University Medical Center Groningen, PO Box 30001, 9700 RB, Groningen, The Netherlands. email: martijn.huisman@med.umcg.nl.

Kolip, Petra, geb. 1961, Psychologin, Dr. phil., Professorin für Sozialepidemiologie am Fachbereich Human- und Gesundheitswissenschaften der Universität Bremen, Direktorin des Instituts für Public Health und Pflegeforschung. Arbeitsschwerpunkte: Geschlecht und Gesundheit, Präventionsforschung, Evaluationsforschung. *Anschrift*: Universität Bremen, Fachbereich 11 / IPP, Grazer Str. 2, 28359 Bremen, email: kolip@uni-bremen.de

Kuhlmann, Ellen, geb. 1957, PD, Dr. rer.soc, MA Public Health, Senior Lecturer am Department of Social and Policy Sciences, University of Bath, United Kingdom. Arbeitsschwerpunkte: vergleichende Gesundheitspolitik, Professionen, Geschlecht und Gesundheit. *Anschrift*: Department of Social and Policy Sciences, University of Bath, Bath BA2 7AY, UK, email: e.c.kuhlmann@bath.ac.uk

Laaksonen, Mikko, geb. 1969, PhD, University Lecturer am Department of Sociology, University of Helsinki, Finland. Arbeitsschwerpunkte: Soziale Unterschiede in der Gesundheit und im Gesundheitsverhalten, Erklärungsansätze gesundheitlicher Ungleichheit. *Anschrift*: Department of Sociology, P.O.B. 18 (Unioninkatu 35), 00014 University of Helsinki, Finland,
email: mikko.t.laaksonen@helsinki.fi

Lahelma, Eero, geb. 1947, PhD, Professor for Medical Sociology am Department of Public Health, University of Helsinki, Finland. Arbeitsschwerpunkte: Soziale Determinanten der Gesundheit, gesundheitliche Ungleichheit, internationale Vergleiche der Gesundheit und des Gesundheitsverhaltens. *Anschrift*: Department of Public Health, P.O.B. 41 (Mannerheimintie 172), 00014 University of Helsinki, Finland, email: eero.lahelma@helsinki.fi

Lampert, Thomas, geb. 1970, Diplomsoziologe, Robert Koch-Institut, Stv. Leiter des Fachgebiets Gesundheitsberichterstattung. Arbeitsschwerpunkte: Soziale und gesundheitliche Ungleichheiten, Kinder- und Jugendgesundheit, Gesundheitsverhalten und gesundheitsbezogene Lebensstile, Gesundheitsberichterstattung. *Anschrift*: Robert Koch-Institut, FG Gesundheitsberichterstattung, Seestr. 10, D-13353 Berlin, email: t.lampert@rki.de

Maas, Ineke, geb. 1964, PhD Sociology, Associate Professor, Department Sociology/ICS, Utrecht University. Arbeitsschwerpunkte: Sozialstrukturanalyse, Bildungssoziologie, Soziologie des Alterns. *Anschrift*: Department of Sociology/ ICS, Utrecht University, Heidelberglaan 2, 3584 CS Utrecht, The Netherlands, email: i.maas@fss.uu.nl.

Martikainen, Pekka, geb. 1966, PhD, Senior Lecturer am Department of Sociology, University of Helsinki, Finland. Arbeitsschwerpunkte: Soziale und demographische Ungleichheiten in der Gesundheit, Ungleichheit und sozialräumliche Effekte, alternde Populationen, internationale Vergleiche gesundheitlicher Ungleichheiten, Armut und Gesundheit. *Anschrift*: Population Research Unit, Department of Sociology, P.O.B. 18 (Unioninkatu 35), 00014 University of Helsinki, Finland, email: pekka.martikainen@helsinki.fi

Mayer, Karl Ulrich, geb. 1945, Professor for Sociology und Co-Director of Center for Research on Inequalities and the Life Course(CIQLE) an der YALE University, USA. Arbeitsschwerpunkte: Soziale Ungleichheit and soziale Mobilität, Lebensverlaufsforschung, Soziologie des Alterns, Bildungssoziologie, Berufs- und Arbeitsmarktforschung. *Anschrift*: Center for Research on Inequalities and the Life Course, YALE University, 140 Prospect Street, New Haven, CT 06511-8933, USA, email: karl.mayer@yale.edu

Mielck, Andreas, geb. 1951, Medizin-Soziologe, Sozial-Epidemiologe, Dr. phil., M.P.H. (Epidemiologie), Dipl. Soz., Wissenschaftlicher Angestellter am GSF-Institut für Gesundheitsökonomie und Management im Gesundheitswesen Neuherberg. Arbeitsschwerpunkte: Soziale Ungleichheit und Gesundheit, Gesundheitsversorgung. *Anschrift*: GSF - Forschungszentrum für Umwelt und Gesundheit, Institut für Gesundheitsökonomie und Management im Gesundheitswesen, Postfach 1129, 85758 Neuherberg, email: mielck@gsf.de

Pickett, Kate E., geb. 1965, PhD, Epidemiologist, Senior Lecturer am Department of Health Sciences an der University of York, England. Arbeitsschwerpunkte: Effekte von Einkommensungleichheit, sozialer Lage und Nachbarschaft auf die Gesundheit, Ursachen und Konsequenzen des Rauchens in der Schwangerschaft. *Anschrift*: Department of Health Sciences, Seebohm Rowntree Building, Area 3, University of York, Heslington, York, YO10 5DD, UK,
email: kp6@york.ac.uk

Puls, Wichard, geb. 1953, Medizin-Soziologe, PD, Dr. phil., Lehrbeauftragter und Projektmitarbeiter am Institut für Soziologie der Universität Münster. Arbeitsschwerpunkte: Soziologische Suchtforschung, Stressforschung, Betriebliche Gesundheitsforschung. *Anschrift*: Institut für Soziologie, Scharnhorststr. 121, 48151 Münster, email: puls@uni-muenster.de

Rahkonen, Ossi, geb. 1952, PhD, Senior Lecturer am Department of Public Health, University of Helsinki, Finnland. Arbeitsschwerpunkte: Soziale Determinanten der Gesundheit, Gesundheitsverhalten, Lebenslauf, Gesichte der Sozialmedizin. *Anschrift*: Department of Public Health, P.O. Box 41, 00014 University of Helsinki, Finnland, email: ossi.rahkonen@helsinki.fi

Ravens-Sieberer, Ulrike, geb. 1964, Psychologin und Gesundheitswissenschaftlerin, Professorin für Psychosoziale Versorgung und Gesundheitspsychologie an der Fakultät für Gesundheitswissenschaften der Universität Bielefeld. Arbeitsschwerpunkte: Kinder- und Jugendgesundheit, Seelische Gesundheit, Prävention

und Gesundheitsförderung. *Anschrift*: Universität Bielefeld, Fakultät für Gesundheitswissenschaften, Universitätsstr. 25, 33615 Bielefeld,
email: u.ravens-sieberer@uni-bielefeld.de.

Razum, Oliver, geb. 1960, Arzt und Epidemiologe, Dr. med., Professur für Epidemiologie und International Public Health an der Fakultät für Gesundheitswissenschaften der Universität Bielefeld. Arbeitsschwerpunkte: Migration und Gesundheit, Sozialepidemiologie, Gesundheitsversorgung in Entwicklungsländern. *Anschrift*: Universität Bielefeld, Fakultät für Gesundheitswissenschaften, Universitätsstr. 25, 33615 Bielefeld, email: oliver.razum@uni-bielefeld.de

Richter, Matthias, geb. 1971, Medizin- und Gesundheitssoziologe, Dr. rer. soc., Wissenschaftlicher Assistent an der Fakultät für Gesundheitswissenschaften der Universität Bielefeld. Arbeitsschwerpunkte: Gesundheit- und Gesundheitsverhalten im Kindes- und Jugendalter, Determinanten und Mechanismen gesundheitlicher Ungleichheit, Sozialepidemiologie, Prävention und Gesundheitsförderung, Methoden der empirischen Sozialforschung. *Anschrift*: Universität Bielefeld, Fakultät für Gesundheitswissenschaften, Universitätsstr. 25, 33615 Bielefeld, email: matthias.richter@uni-bielefeld.de

Schnabel, Peter-Ernst, geb. 1943, Soziologe und Gesundheitswissenschaftler, Dr., Professor an der Fakultät für Gesundheitswissenschaften/Universität Bielefeld, AG „Prävention und Gesundheitsförderung". Arbeitsschwerpunkte: Wissenschaftstheorie /-geschichte, Sozialisations-, Kommunikations- und Gesundheitsforschung, Theorie und Praxis vorbeugenden Versorgungshandelns, Evaluationsforschung. *Anschrift*: Universität Bielefeld, Fakultät für Gesundheitswissenschaften, Universitätsstr. 25, 33615 Bielefeld,
email: peter-ernst.schnabel@uni-bielefeld.de

Siegrist, Johannes, geb. 1943, Medizinsoziologe, Professor an der Medizinischen Fakultät der Heinrich Heine-Universität Düsseldorf, Direktor des Instituts für Medizinische Soziologie der Universität Düsseldorf und Leiter des Zusatzstudiengangs Public Health. Arbeitsschwerpunkte: Psychosoziale Arbeitsbelastungen und Gesundheit, soziale Ungleichheit und Gesundheit, Soziologie der Gesundheit im höheren Lebensalter. *Anschrift*: Institut für Medizinische Soziologie der Heinrich Heine-Universität Düsseldorf, Universitätsstr. 1, 40225 Düsseldorf, email: siegrist@uni-duesseldorf.de.

Spallek, Jacob, geb. 1978, Diplom-Gesundheitswissenschaftler und Epidemiologe, Wissenschaftlicher Mitarbeiter in der Abteilung Epidemiologie und Interna-

tional Public Health an der Fakultät für Gesundheitswissenschaften der Universität Bielefeld. Arbeitsschwerpunkte: Migration und Gesundheit, Krebsepidemiologie, Epidemiologische Methoden. *Anschrift*: Universität Bielefeld, Fakultät für Gesundheitswissenschaften, Universitätsstr. 25, 33615 Bielefeld,
email: jacob.spallek@uni-bielefeld.de

Unger, Rainer, geb. 1970, Dr. phil., Wissenschaftlicher Mitarbeiter am Bundesinstitut für Bevölkerungsforschung. Arbeitsschwerpunkte: Medizin- und Gesundheitssoziologie, Sozialepidemiologie, Bevölkerungssoziologie, Sozialstrukturanalyse. *Anschrift*: Universität Bremen, Zentrum für Sozialpolitik, Barkhof, Parkallee 39, 28209 Bremen, email: r.unger@zes.uni-bremen.de

Weyers, Simone, geb. 1973, Medizinsoziologin, Dr. phil., Wissenschaftliche Mitarbeiterin am Institut für Medizinische Soziologie der Heinrich-Heine-Universität Düsseldorf, Wissenschaftliche Referentin bei der Bundeszentrale für gesundheitliche Aufklärung, Köln. Arbeitsschwerpunkte: psychosoziale Gesundheitsdeterminanten, soziale Ungleichheit von Gesundheit und Gesundheitsverhalten, Verminderung gesundheitlicher Ungleichheiten in der Gesundheitsförderung. *Anschrift*: Institut für Medizinische Soziologie, Heinrich-Heine-Universität Düsseldorf, Universitätsstrasse 1, 40225 Düsseldorf.
email: weyerss@uni-duesseldorf.de

Wilkinson, Richard, geb. 1943, M.Med.Sci., M.A., B.Sc (Econ), Professor for Social Epidemiology, Division of Epidemiology and Public Health, University of Nottingham Medical School. Arbeitsschwerpunkte: Determinanten der bevölkerungsbezogenen Gesundheit in wohlhabenden Ländern, Einkommensungleichheiten in und zwischen Ländern, Erklärungsansätze gesundheitlicher Ungleichheit und sozialer Probleme. *Anschrift*: Division of Epidemiology and Public Health, University of Nottingham Medical School, Nottingham NG7 2UH,
email: richard.wilkinson@Nottingham.ac.uk

Wille, Nora, geb. 1978, Diplompsychologin, MPH, Wissenschaftliche Mitarbeiterin an der Fakultät für Gesundheitswissenschaften der Universität Bielefeld. Arbeitsschwerpunkte: Psychische Gesundheit, Lebensqualität, Epidemiologie. *Anschrift*: Universität Bielefeld, Fakultät für Gesundheitswissenschaften, Universitätsstr. 25, 33615 Bielefeld, email: nora.wille@uni-bielefeld.de

SPRINGER NATURE

GPSR Compliance

The European Union's (EU) General Product Safety Regulation (GPSR) is a set of rules that requires consumer products to be safe and our obligations to ensure this.

If you have any concerns about our products, you can contact us on ProductSafety@springernature.com

In case Publisher is established outside the EU, the EU authorized representative is:

Springer Nature Customer Service Center GmbH
Europaplatz 3
69115 Heidelberg, Germany

FSC
www.fsc.org
MIX
Papier | Fördert gute Waldnutzung
FSC® C083411

Kolibri 360 GmbH
Ferdinand-Jühlke-Straße 7
99095 Erfurt, Deutschland
produktsicherheit@kolibri360.de